Günter H. Willital, Alfred Holzgreve (Hrsg.)
Chirurgische Sofortmaßnahmen

Günter H. Willital, Alfred Holzgreve (Hrsg.)

Chirurgische Sofortmaßnahmen

7., vollständig überarbeitete und aktualisierte Auflage

DE GRUYTER

Herausgeber

Univ.-Prof. Dr. med. Günter H. Willital
Kinderchirurgische Universitätsklinik Münster, Lehrstuhl für Neugeborenen- und Kinderchirurgie
Kinderchirurgisches Forschungsinstitut mit Datenbank IDBEC Münster/Datteln
Ärztehaus Centr-o-med
Heibeckstraße 30
45711 Datteln
E-Mail: G.Willital@web.de

Prof. Dr. med. Dr. phil. Alfred Holzgreve
Vivantes Netzwerk für Gesundheit GmbH
Klinikum Neukölln
Rudower Straße 48
12351 Berlin
E-Mail: alfred.holzgreve@vivantes.de

Das Buch enthält 211 Abbildungen und 66 Tabellen.

ISBN: 978-3-11-028319-8
e-ISBN (PDF): 978-3-11-028362-4
e-ISBN (EPUB): 978-3-11-038160-3

Library of Congress Cataloging-in-Publication data
A CIP catalog record for this book has been applied for at the Library of Congress.

Bibliografische Information der Deutschen Nationalbibliothek
Die Deutsche Nationalbibliothek verzeichnet diese Publikation in der Deutschen
Nationalbibliographie; detaillierte bibliografische Daten sind im Internet
über http://dnb.dnb.de abrufbar.

© 2017 Walter de Gruyter GmbH, Berlin/Boston
Satz: Meta Systems Publishing & Printservices GmbH, Wustermark
Druck und Bindung: Hubert & Co. GmbH und Co. KG, Göttingen
Einbandabbildung: Echo/Juice Images/getty images
♾ Gedruckt auf säurefreiem Papier
Printed in Germany

www.degruyter.com

Vorwort zur 7. Auflage

Was ist initial zu tun bei Verletzungen und Erkrankungen des Thorax, des Abdomens, am Skelettsystem, bei Schädel-Hirn-Verletzungen und bei Handverletzungen sowohl bei Kindern als auch bei Erwachsenen? Welche Sofortmaßnahmen stehen zur Verfügung? Mit diesem **chirurgischen Mini-Guide** sind Sie schnell und umfassend orientiert. Er hilft in der chirurgischen und pädiatrischen Praxis, in der chirurgischen Notfallaufnahme der Klinik – und, wie in der Vergangenheit bewährt – in chirurgischen Abteilungen von Bundeswehrkrankenhäusern.

Die Autoren unterschiedlicher Fachbereiche befassen sich intensiv mit der Therapie erkrankter und verletzter Organe. In sieben Auflagen wurde dies über mehrere Dekaden weiter entwickelt. Initial ist dieses Buch entstanden in der Zeit von Professor Dr. G. Hegemann, Professor Dr. H. Bünte, Professor Dr. K. Schwemmle und Professor Dr. F. Gall. Der jährlich stattfindende Deutsche Chirurgenkongress (Frau Professor Dr. G. Schackert, Professor Dr. J. Fuchs) war und ist dafür ein permanenter Wegweiser. Dies hat dazu geführt, dass differenzierte und weiterentwickelte Eingriffe in der Neugeborenen- und Kinderchirurgie beschrieben werden: in dieser Printversion und jetzt auch in der Onlineversion.

Ein Stichwortverzeichnis bietet sich an, die entsprechenden chirurgischen Informationen zu Sofortmaßnahmen für den Medizinstudenten als Vorbereitung zum Facharzt und als „Mini-Guide" in chirurgischen Praxen und Polikliniken zu nutzen.

Ein auf Sicherheit ausgerichteter neuer Operationswegweiser führt telemedizinisch auf Ausnahmeverläufe und Vermeidung von Komplikationen und wie man sie behandelt hin (IDBEC Datenbank).

Herrn Dr. T. Meinert, Leiter des De Gruyter Verlages in Berlin, danke ich für die optimale Kooperation. Mein besonderer Dank gilt Frau Dr. B. Nagl, die mit sehr großer Sachkompetenz die Organisation und Erstellung dieses Buches durchgeführt hat. Ebenso danke ich Herrn Hans Osthushenrich für die sehr aufwendigen Vorlagen für die Print- und Onlineversion sowie allen Mitarbeitern, die in außergewöhnlicher Weise und Kompetenz an dieser 7. Auflage mitgewirkt haben.

Münster, Berlin   Günter H. Willital, Alfred Holzgreve
Februar 2017

Wichtiger Hinweis – Haftungsausschluss

Therapeutische Maßnahmen einschließlich Operationen bei Neugeborenen, Säuglingen, Kindern und Jugendlichen sind einer ständigen Weiterentwicklung unterworfen durch Forschung, klinische Erfahrungen und daraus resultierenden Erkenntnissen weltweit. Die in diesem Werk gemachten Angaben zur Diagnostik, Therapie, Prävention und sonstigen Behandlungen erfolgten durch eine Vielzahl langjährig tätiger internationaler medizinischer Spezialisten. Autoren und Herausgeber haben große Sorgfalt darauf verwendet, dass die Angaben dem aktuellen Wissensstand bei Fertigstellung des Werkes entsprechen. Dies betrifft auch die Indikationen zur Behandlung, für Ergebnismitteilungen, für die Prognose und für Angaben zu Komplikationen und Ausnahmeverläufe. Für all diese Angaben sowie für Hinweise zu Instrumenteneinsätzen, zu Implantaten, zu Faden-Nadelkombinationen, zu Geräte-Einstellungen, zu Zeitangaben vor, während und nach einer Operation und zu Dosierungsanweisungen kann keine Gewähr übernommen werden. All diese Mitteilungen unterliegen dem Haftungsausschluss. Die Ärzte bzw. die Benutzer sind verpflichtet durch ihre individuelle Prüfung und Untersuchung der Kinder Risiken, Allergien und Unverträglichkeiten zu erkennen und ihre chirurgische Tätigkeit entsprechend auszurichten. Insbesondere muss eine sorgfältige Prüfung der Medikamente, der Präparate und der Instrumente erfolgen unter Einbeziehung von Kontraindikationen bevor der Einsatz erfolgt. Bei Unklarheiten ist die Konsultation von Spezialisten erforderlich, um festzustellen, ob die gegebene Empfehlung gegenüber den Angaben in diesem Werk abweichen. Eine solche Prüfung ist insbesondere dann angezeigt bei seltenen Indikationen, seltenen Lokalisationen und seltenen Erkrankungen sowie bei selten verwendeten Instrumenten oder Präparaten insbesondere, wenn diese neu auf den Markt gebracht wurden. Jede Anwendung und Dosierung erfolgt auf eigene Gefahr des Benutzers. Ein Haftungsausschluss erfolgt insbesondere auch im Ausland, wenn religiöse, ethnische oder sonstige landesspezifische Gesetze existieren. Das Werk, einschließlich aller seiner Teile, ist urheberrechtlich geschützt. Die veröffentlichten Inhalte unterliegen dem internationalen Urheberrecht. Dies gilt insbesondere für Vervielfältigung, Verwertungen, Bearbeitungen, Übersetzungen, Einspielungen, Datenbankverwertungen, Verarbeitung in elektronischen Systemen, Darstellung in fremden Frames oder analoge Inhaltsverwertungen. Deshalb ist eine vorherige schriftliche Zustimmung notwendig. Die Verknüpfung zu Webseiten Dritter unterliegt der Haftung der jeweiligen Betreiber. Autoren und Herausgeber appellieren an jeden Benutzer Auffälligkeiten mitzuteilen.

Abkürzungsverzeichnis

Abkürzung	Erklärung
μg	Mikrogramm
A	Amper
AAEL	Antibiotika assoziierte Enterokolitis
AAT	Echo Analatresie Echo
ABC-Schema	A: Airway
	B: Breathing
	C: Circulation
ABS	Antibiotic stewardship activity
A-C	Acromion-clavicular
ACE	Acetylcholinesterase
ACT	Autologe Chondrocytentransplantation
ACTH	Adrenocorticotrophes Hormon
AMIC	Autologe Matrix-induzierte Chondrogenese
AO	Arbeitsgemeinschaft für Osteosynthese
ap	Anteriore-posteriore Richtung
AP	Alkalische Phosphatase
APGAR	Neugeborenen-Zustand-Score: Atmung, Puls, Grundtonus, Aussehen, Reflexe
APTT	Aktivierte Partielle Thromboplastinzeit
aSDH	Aktues subdurales Hämatom
ASS	Acetylsalicylsäure
BGA	Blutgasanalyse
BSG/BKS	Blutsenkungsgeschwindigkeit
BWS	Brustwirbelsäule
BZ	Blutzucker
CCT	Craniale Computer-Tomographie
CK	Creatin-Kinase
CK-MB	Creatin-Kinase Isoenzym
CPK	Creatin-Phospor-Kinase
CPP	Cranialer Perfusionsdruck
CRP	C-reaktives Protein
CRPS	Complexes regionales Schmerzsyndrom /Complex Regional Pain Syndrom
CT	Computer-Tomographie
DAS	Diffuse axonale Schädigung
DGAI	Deutsche Gesellschaft für Anästhesie
DGI	Deutsche Gesellschaft für Infektiologie
DH	Deutsche Horizontale
DISI	Dorsal flexed intercalated segment instability
DMSO	Dimethylsulfoxid
DNOAP	Diabetisch-neuropathische-Osteoarthropathie
DPN-D	Di-Phosphoridin Nukleotid Diaphorese
DRUG	Distales Radio-Ulnar-Gelenk
DSA	Digitale Subtraktions-Angiographe
DVEP	Dorsale Vorhauterweiterungsplastik
ECT	Emissions-CT
EDH	Epidurales Hämatom
EKG	Elekrokardiogram
ERCP	Endoskopisch retrograde Cholangio-Panreatico-Graphie

Faktor-XIII	Blutgerinnungsfaktor
FAST	Focussed Assessment with Sonographie for Trauma
FDP	Flexor digitorum profundus
FDS	Flexor digitorum superficialis
FPG	Femoropatellagelenk
FSME	Abkürzung für Zeckenimpfung
g	Gramm
Gamma-GT	Gamma-Glutamat-Transaminase
GCS	Glasgow-Coma-Scale
GFR	Glomeruläre Filtrationsrate
GIS	Gastrointestinales System
Glc	Glucose
h	Stunde
H^+	H-Ionen
HDC-Vakzine	Humandiploid-Zell-Vakzine
HKB	Hintere Kreuzbandläsion
HM	Herzmassage
HRCT	High resolution CT
HWS	Halswirbelsäule
I.E.	Internationale Einheiten
i.m.	Intramuskulär
i.v.	Intravenös
ICP	Intracranieller Druck
ICR	Intercostalraum
ID	Innendurchmesser Tubus
IDBEC	Internationale kinderchirurgische Datenbank
IgA	Immunglobulin A
IgE	Immunglobulin E
IgG	Immunglobulin G
IgM	Immunglobulin M
ISS	Injury Severity Score
J	Joule
K^+	Kalium-Ionen
KD-Schraube	Schraubenosteosynthese (400)
KG	Körpergewicht
kg	Kilogramm
KOF	Körperoberfläche
L_{1-5}	Lendenwirbelkörper 1–5
LDH	Lakat-Dehydrogenase
LGIS	Unteres gastrointestinales System
LWS	Lendenwirbelsäule
MA	Milliamper
MAP	Mittlerer arterieller Druck
mg	Milligramm
MHK	Minimale Hemmkonzentration
min.	Minute
ml	Milliliter
mmHg	Millimeter-Quecksilbersäule
mmol	Millimol
MOV	Multiorganversagen

MPFL	Mediales patellofemorales Ligament
MRSA	Methicillin-resistenter staphylococcus aureus
MRT	Magnet-Resonanz-Tomographie
MTBE	Methyl-Buthyl-Äther
Na^+	Natrium-Ionen
$NaHCO_3$	Natrium-Hydrogen-Karbonat
Nd:YAG-Laser	Neodym-Yttrium Alluminium-Granat-Laser
NEC	Nekrotisierende Enterokolitis
NSAR	Saures Antipyretisches Analgetikum
O_2	Sauerstoff
OP	Operation
pa	Posteriore-anteriore Richtung
PET	Positonen Emissions CT
pH	Säurewert und Maß für Wasserstoff-Ionen-Konzentration
pH < 7	Saure Lösung
pH > 7	Alkalische Lösung
pH 7	Neutrale Lösung
pp-Heilung	Per priman Intentionem Heilung
ps-Heilung	Per secundam Intentionem Heilung
PTS	Schiene
RCT	Randomized controlled trial
RF	Reißfestigkeit
RR	Riva-Rocci-Apparat (Blutdruckmessung)
s.c.	Subkutan
SAM	Short arm motion
SCS-Sonde	Spinal Cord Stimulation
SDD	Selektive Darm-Dekontamination
SGOT	Serum Glutamat-Oxalacetat-Transaminase
SHT	Schädel-Hirn-Trauma
SI	Schock-Index
SIRS	Systemic Inflammatory Response Syndrome
SPECT	Single-Photo-Emissions CT
Tbl.	Tabletten
TD	Tetanus-Diphterie-Impfung
TDM	Therapeutisches Drug Monitoring
TG	Tubegauze
t-SAB	Traumatische subarachnoidale Blutung
UGIS	Oberes gastrointestinales System
USP	Fadenstärke
V	Volt
VKB	Vordere Kreuzbandläsion
ZVD	Zentraler Venendruck
ZVK	Zentraler Venenkatheter

Inhalt

M. Möllmann

G. H. Willital, C. Kraneis, J. Kraneis, H. von Mallinckrodt

H.-R. Raab, A. Troja, D. Antolovic, G. H. Willital

G. H. Willital

Autorenverzeichnis

Kapitel 1
Dr. med. Cornelius Rosenfeld
Rheinerstr. 59, 48282 Emsdetten

Sandra Lerch
Kliniken Mühldorf a. Inn
Krankenhausstraße 1, 84453 Mühldorf a. Inn

Prof. Dr. med. Günter H. Willital
Kinderchirurgische Universitätsklinik Münster,
Lehrstuhl für Neugeborenen- und Kinder-
chirurgie
Kinderchirurgisches Forschungsinstitut
mit Datenbank IDBEC Münster/Datteln
Ärztehaus Centr-o-med
Heibeckstraße 30, 45711 Datteln

Kapitel 2
Dr. med. Cornelius Rosenfeld
Rheinerstr. 59, 48282 Emsdetten

Prof. Dr. med. Günter H. Willital
Kinderchirurgische Universitätsklinik Münster,
Lehrstuhl für Neugeborenen- und Kinder-
chirurgie
Kinderchirurgisches Forschungsinstitut
mit Datenbank IDBEC Münster/Datteln
Ärztehaus Centr-o-med
Heibeckstraße 30, 45711 Datteln

Kapitel 3
Prof. Dr. med. Werner Lang
Universitätsklinikum Erlangen
Krankenhausstr. 12, 91054 Erlangen

Dr. med. Alexander Meyer
Universitätsklinikum Erlangen
Gefäßchirurgische Abteilung
Krankenhausstr. 12, 91054 Erlangen

Kapitel 4
Prof. Dr. med. M. A. Selman Uranues
Klinische Abteilung für Allgemeinchirurgie
Sektion Chirurgische Forschung
LKH-Universitäts-Klinik Graz
Auenbruggerplatz 29, A-8036 Graz

Kapitel 5
Prof. Dr. med. Amir Samii
Rudof-Pichlmayr-Str. 4, 30625 Hannover

Kapitel 5.16
Dr. med. Jörg M. Koch
St. Franziskus-Hospital Münster
Hohenzollernring 74, 48145 Münster

Dr. med. Claudia Schuhmacher
St. Franziskus-Hospital Münster
Hohenzollernring 74, 48145 Münster

Kapitel 6
Prof. Dr. med. Gerold Mönnig
UKM, Albert-Schweitzer Campus 1 Gebäude A1
48149 Münster

Kapitel 7
Dr. med. Markus Öhlbauer
BG Unfallklinik Murnau
Prof. Küntscher-Str. 8, 82418 Murnau

Kapitel 8
Prof. Dr. med. Justus Strauch
Klinik für Herz- und Thoraxchirurgie
BG Universitätsklinik Bergmannsheil
Bürkle-de-la-Camp-Platz 1, 44789 Bochum

Kapitel 9
Prof. Dr. med. Alfred Holzgreve
Vivantes Klinikum Neukölln
Rudower Str. 48, 12351 Berlin

PD Dr. med. Stefan Hutter
Klinikum der Ludwig-Maximilians-Universität
Maistraße 11, 80337 München

Dr. med. Susanne Reschke
Chirurgische Klinik Mühldorf a. Inn
Krankenhausstr. 1, 84453 Mühldorf a. Inn

Dr. med. Wolfgang Richter
Chirurgische Klinik Mühldorf a. Inn
Krankenhausstr. 1, 84453 Mühldorf a. Inn

Dr. med. Christian Umschlag
Chirurgische Klinik Mühldorf a. Inn
Krankenhausstr. 1, 84453 Mühldorf a. Inn

Kapitel 10
Prof. Dr. med. Bodo Tröbs
Kinderchirurgische Klinik,
Marienhospital Herne
Universitätsklinikum der Ruhr-Universität
Bochum
Widumer Str. 8, 44627 Herne

PD Dr. med. Gerd Steinau
Klinik für Allgemein-, Viszeral- und
Transplantationschirurgie
Universitätsklinik Aachen
Pauwelstr. 30, 52074 Aachen

Kapitel 11
Prof. Dr. med. Thomas A. Schildhauer
Chirurgische Klinik
BG Universitätsklinik Bergmannsheil
Bürkle-de-la-Camp-Platz 1, 44789 Bochum

Dr. med. Dirk Luther
Chirurgische Klinik
BG Universitätsklinik Bergmannsheil
Bürkle-de-la-Camp-Platz 1, 44789 Bochum

Kapitel 11.8
Dr. med. Jürg Pfister
Chirurgie Klinik Gut AG
Via Arcona 34, CH-7500 St. Moritz

Kapitel 11.9
Dr. med. Hubert Saat
Peppermühl 32, 48249 Dülmen

Kapitel 12
Prof. Dr. med. Günter H. Willital
Kinderchirurgische Universitätsklinik Münster,
Lehrstuhl für Neugeborenen- und Kinder-
chirurgie
Kinderchirurgisches Forschungsinstitut
mit Datenbank IDBEC Münster/Datteln
Ärztehaus Centr-o-med
Heibeckstraße 30, 45711 Datteln

Dr. med. Claudia Kraneis
Ärztehaus Centr-o-med
Heibeckstr. 30, 45711 Datteln

Kapitel 13
Prof. Dr. med. Michael J. Strobel
sportopaedicum Straubing
Bahnhofplatz 27, 94315 Straubing

Priv.-Doz. Dr. med. Thore Zantop
sportopaedicum Straubing
Bahnhofplatz 27, 94315 Straubing

Kapitel 14
PD Dr. med. Martin Langer
UKM Albert-Schweitzer Campus 1 Gebäude W1
48149 Münster

Kapitel 15
Prof. Dr. med. Michael Möllmann
Klinik für Anästhesie und operative
Intensivmedizin
St. Franziskus Hospital Münster
Hohenzollernring 72, 48145 Münster

Kapitel 16
Prof. Dr. med. Günter H. Willital
Kinderchirurgische Universitätsklinik Münster,
Lehrstuhl für Neugeborenen- und Kinder-
chirurgie
Kinderchirurgisches Forschungsinstitut
mit Datenbank IDBEC Münster/Datteln
Ärztehaus Centr-o-med
Heibeckstraße 30, 45711 Datteln

Dr. med. Claudia Kraneis
Ärztehaus Centr-o-med
Heibeckstr. 30, 45711 Datteln

Hartmut von Mallinckrodt
Hamerbach 40, 40822 Mettmann

Kapitel 17
Prof. Dr. med. Hans-Rudolf Raab
Klinik für Allgemein- und Viszeralchirurgie
Klinikum Oldenburg gGmbH
Rahel-Straus-Str. 10, 26133 Oldenburg

Dr. med. Achim Troja
Klinik für Allgemein- und Viszeralchirurgie
Klinikum Oldenburg
Rahel-Straus-Straße 10, 26133 Oldenburg

PD Dr. med. Dalibor Antolovic
Klinikum Oldenburg
Rahel-Strauss-Straße 10, 26133 Oldenburg

Kapitel 18
Prof. Dr. med. Günter H. Willital
Kinderchirurgische Universitätsklinik Münster,
Lehrstuhl für Neugeborenen- und Kinder-
chirurgie
Kinderchirurgisches Forschungsinstitut
mit Datenbank IDBEC Münster/Datteln
Ärztehaus Centr-o-med
Heibeckstraße 30, 45711 Datteln

Kapitel 19
Dr. med. Albrecht Hartmann
Diagnostische Radiologie
Klinik Mühldorf am Inn
Krankenhausstr. 1, 84453 Mühldorf a. Inn

Dr. med. Barbara Hartmann
Diagnostische Radiologie
Klinik Mühldorf am Inn
Krankenhausstr. 1, 84453 Mühldorf a. Inn

Kapitel 20
Alexander Bacak
Almfeldstraße 3, 83373 Taching

Prof. Dr. med. Günter H. Willital
Kinderchirurgische Universitätsklinik Münster,
Lehrstuhl für Neugeborenen- und Kinder-
chirurgie
Kinderchirurgisches Forschungsinstitut
mit Datenbank IDBEC Münster/Datteln
Ärztehaus Centr-o-med
Heibeckstraße 30, 45711 Datteln

Dr. med. Claudia Kraneis
Dr. med. Jochen Kraneis
Ärztehaus Centr-o-med
Heibeckstr. 30, 45711 Datteln

Kapitel 21
Dr. med. Jobst von Fallois
Duisburger Str. 42, 40477 Düsseldorf

Prof. Dr. med. Günter H. Willital
Kinderchirurgische Universitätsklinik Münster,
Lehrstuhl für Neugeborenen- und Kinder-
chirurgie
Kinderchirurgisches Forschungsinstitut
mit Datenbank IDBEC Münster/Datteln
Ärztehaus Centr-o-med
Heibeckstraße 30, 45711 Datteln

Dr. med. Claudia Kraneis
Dr. med. Jochen Kraneis
Ärztehaus Centr-o-med
Heibeckstr. 30, 45711 Datteln

Hartmut von Mallinckrodt
Hamerbach 40, 40822 Mettmann

Kapitel 22
Dr. med. Claudia Kraneis
Dr. med. Jochen Kraneis
Ärztehaus Centr-o-med
Heibeckstr. 30, 45711 Datteln

Prof. Dr. med. Günter H. Willital
Kinderchirurgische Universitätsklinik Münster,
Lehrstuhl für Neugeborenen- und Kinder-
chirurgie
Kinderchirurgisches Forschungsinstitut
mit Datenbank IDBEC Münster/Datteln
Ärztehaus Centr-o-med
Heibeckstraße 30, 45711 Datteln

C. Rosenfeld, G. H. Willital, S. Lerch

1 Wundbehandlung

1.1 Ziel der Behandlung

Heilung per primam intentionem (p. p.-Heilung), d. h. Wundheilung ohne Infektion (Phlegmone, Abszess, Wundstarrkrampf, Tollwut, Gasbrand) mit kosmetisch unauffälliger Narbe. Dies erreicht man durch:

1. Beseitigung von Keimen, Fremdkörpern und nekrotischem Gewebe aus der Wunde, durch exakte Friedrich'sche Wundexzision bzw. Wundkürettage und Spülung.
2. Verhütung einer Sekundärinfektion d. h. Heilung per secundam intentionem, (p. s.-Heilung) durch frühzeitige und spannungsfreie Readaptation der gesäuberten Wundränder.

Dadurch erreicht man nach Abschluss der Wundheilung ein optimales funktionelles und kosmetisches Ergebnis.

> 71% aller Wunden sind keimfrei.
> Die primäre Keimbesiedlung von Wunden besteht zu:
> - 15% aus Koli/Proteus/Pseudomonas;
> - 8% aus Staphylokokken;
> - 5% aus Bacteroides fragilis;
> - 1% aus Gasbrand und Tetanus.

1.2 Sofortmaßnahmen

Reanimation und Schockbehandlung haben immer absolute Priorität vor einer Wundversorgung.

> **Einverständniserklärung/Patientenverfügung:** In jedem Fall ist eine präoperative Aufklärung des Patienten über den geplanten operativen Eingriff bzw. über die Form der Lokalanästhesie, über die Art des Eingriffes und über mögliche postoperative Komplikationen schriftlich festzulegen. Bei Patienten unter 18 Jahren ist die Einverständniserklärung der Eltern einzuholen.
>
> Jede Wundversorgung macht einen detaillierten OP-Bericht notwendig, d. h. präoperativer Befund, Begründung operativer Schritte, um postoperative Maßnahmen zu vermeiden. (H. Fenger)
>
> **Die andersartige Wundversorgung bei Kindern**
> - Die äußere Erscheinungsform des Chirurgen spielt eine wichtige Rolle: weißer Mantel weg, blaues oder grünes T-Shirt an.

DOI 10.1515/9783110283624-001

- Nur kurze beiläufige Wundbesichtigung. Keinen manuellen oder instrumentellen Kontakt mit der Wunde.
- Dann Gespräch mit den Eltern ohne, dass es das Kind sofort mitbekommt: oberflächliche Riss-Quetschwunden können geklebt werden. Tiefere Wunden: kurze Narkose, chirurgische Wundversorgung und Hautnaht.

Weiteres kindergerechtes Vorgehen:
- keine Sprays auf die Wunde, alle Sprays brennen;
- Schmerzzäpfchen durch die Eltern verabreichen oder homöopathische Tropfen;
- 15–20 Minuten die schmerzstillende Wirkung abwarten, dann erst geht es weiter.

Bei geplanter Wundklebung folgendes Vorgehen: Eltern und Pflegepersonal lassen warmes Wasser über die Wunde laufen und „Abtrocknen" mit steriler Gaze.
   Technik der Wundklebung:
- trockene Wundränder mit Zeigefinger und Daumen durch das Pflegepersonal zusammendrücken und Hautkleber über die Wundränder streichen;
- elastischer Wundverband, keine Mullbinden;
- Tetanus-Richtlinien überprüfen;
- Wundkontrolle alle 2 Tage, insgesamt 4-mal.

1. Vor jeder Wundversorgung immer *Anamnese* über den Unfallhergang erheben, um über die Art der Verletzung und Mitverletzung anderer Organe Aufschluss zu bekommen.
2. Vor jeder Wundversorgung Überprüfung von Motorik, Sensibilität und Durchblutung.
3. Bei Kindern vor jeder Untersuchung ein Diazepam Supp. (0,5–0,8 mg/kg KG) zur Beruhigung verabreichen. Kinder mit 10–15 kg Körpergewicht (KG) sollen 5 mg Diazepam bekommen.
     Kinder über 15 kg KG sollen 2 × 5 mg oder 1 × 10 mg Diazepam erhalten.
     Kinder über 3 Jahre können auch 1–2 mg Diazepam i. v. bekommen.
4. Eine *Prämedikation* ist in der Regel bei chirurgischen Eingriffen in Lokalanästhesie nicht notwendig. Handelt es sich jedoch um besonders ängstliche Patienten oder um Kinder und Jugendliche, so kann vor dem Eingriff eine Infusion angelegt und ca. 25–30 Minuten vorher ein Sedativum, z. B. Diazepam 5–10 mg i. v., verabreicht werden. Kurz vor dem Eingriff kann dann noch zusätzlich intravenös Tramadol verabreicht werden: Kinder 1–2 Jahre 1–2 mg/kg KG i. v. bis maximal 6 mg/kg KG pro Tag. Die Prämedikation bei Operationen in Allgemeinnarkose erfolgt durch den Anästhesisten.
     Die praktische Tätigkeit hat gezeigt, dass Wundversorgungen mit Wundrevision und mehreren Nähten bei Kindern am wenigsten traumatisierend sind, wenn eine kurze Anästhesie durchgeführt wird. Dies garantiert auch eine ungestörte und sichere OP-Durchführung.

! Kurznarkose bei Kindern mit Wundversorgung.

5. Verhinderung einer Sekundärinfektion durch eine adäquate Propyhlaxe:
6. Abnehmen des Verbandes erst dann, wenn anschließend die Möglichkeit einer operativen Versorgung gegeben ist.
7. Anlegen von Mundschutz, Kopfbedeckung, OP-Kittel und OP-Handschuhen.
8. Die meisten Gelegenheitswunden sind frei von Erregern. Die Sekundärinfektion erfolgt durch unsachgemäße Behandlung der Wunde und durch Keime, die von außen an die Wunde herangetragen werden.
9. Vorbereitung des Wundgebietes für die Wundversorgung durch 2–3-malige Desinfektion (s. Kap. 18.2). Ein 1–3 cm breiter Bereich der behaarten Kopfhaut muss rasiert werden, um später einen rutschfesten Schutzverband anlegen zu können.
10. Kleine, oberflächliche Schürfwunden (Erosionen) werden nach Wundreinigung mit physiologischer NaCl-Lösung und gegebenenfalls anschließender Applikation von Fucidine Salbe steril, trocken und rutschfest verbunden. Bei allen Wunden größeren Ausmaßes geht man folgendermaßen vor: Stark verschmutzte Wunden werden präoperativ durch 0,9 %ige NaCl-Lösung gereinigt. Im Operationsbereich sollen je nach Alter des Patienten und Lokalisation der Wunde bzw. des Operationsgebietes die Haare entfernt werden. Dies kann präoperativ durch einen Einmalrasierer oder Applikation eines Haarentferners erfolgen. Im Bereich der Augenbraue ist das Entfernen der Haare kontraindiziert. Nach erfolgter Haarentfernung kann ein endgültiges Entfernen abrasierter Haarteile durch Abtupfen mit einem Tape oder Pflasterstreifen erfolgen. Lange, nicht abrasierte Haare können aus dem Operationsfeld durch Anlegen von Operations-Tapes weggehalten werden.
11. Lagerung: Der operative Eingriff, ob in Lokalanästhesie oder in Narkose sollte immer am liegenden Patienten durchgeführt werden. Bei Operationen in Lokalanästhesie muss dafür gesorgt werden, dass das Abdecktuch im Kopfbereich so angebracht ist, dass der Patient damit nicht ab- bzw. zugedeckt wird, sondern ungehindert atmen und den Kopf bewegen kann.

   Es ist weiterhin zweckmäßig, dass der Patient präoperativ seine Blase entleert hat. Bei operativen Eingriffen am Arm und an der Hand erfolgt eine gesonderte Lagerung der oberen Extremität auf einem Handtisch.

   Bei operativen Eingriffen an der Peripherie der Extremitäten ist darauf zu achten, dass die Hand bzw. der Unterarm, der Fuß und der Unterschenkel so desinfiziert und abgedeckt werden, dass sie jederzeit, ohne die Sterilität zu gefährden, angehoben und bewegt werden können.
12. Assistenz durch die Schwester: Vorbereitung des Operationstisches mit Nahtmaterial, Instrumenten und Abdeckfolien erfolgt durch die OP-Schwester. Fehlt eine Schwester, so wird die Lokalanästhesie vor der Händedesinfektion mit sterilen Handschuhen durchgeführt. In diesem Fall ist es wichtig, dass alles, was während der Operation benötigt wird, auf dem sterilen, abgedeckten Instrumententisch bereitgelegt ist, bevor die Handschuhe angezogen werden.

Präoperativ sollen, wenn hierfür eine Indikation besteht, kleine Formalinbehälter für die Aufnahme von Biopsiematerial bzw. Abstrichröhrchen für bakteriologische Untersuchungen vorbereitet sein.

13. Anziehen der sterilen Gummihandschuhe: Nach erfolgter Händedesinfektion und trockenen Händen öffnet man die in sterilem Papier verpackten Gummihandschuhe. Zunächst wird der linke Handschuh angezogen (siehe Symbol auf den verpackten Handschuhen). Hier wird der im Handgelenk umgeschlagene linke Handschuh mit dem rechten Daumen und den Fingern so angefasst, dass man mit der linken Hand und gespreizten Fingern den linken Handschuh anziehen kann. Der Gummihandschuh wird dann über den Bund des Armes des sterilen Kittels gestülpt. Analog wird mit dem Anziehen des Gummihandschuhs auf der rechten Seite verfahren.

14. Lokalanästhesie (siehe auch unter Punkt 9): als Leitunganästhesie mit z. B. 1–2 % Xylonest® (Gegenanzeige bei Kindern unter 6 Monaten) oder als Infiltrationsanästhesie mit 0,5–1 % Xylonest®. Dann einige Minuten warten, bis die gewünschte Wirkung eintritt.

15. Abdecken: Abdecken des Operationsfeldes erfolgt durch sterile Tücher, Schlitztücher und durch Einmaltücher. Bei Operationen an der unteren Extremität bzw. an der Hand ist der Operationstisch bzw. der Handtisch zunächst mit einer wasserundurchlässigen Gummifolie und anschließend mit sterilen Abdecktüchern abzudecken. In vielen Fällen ist es notwendig, das Operationsfeld, insbesondere bei Kindern, mit Operations-Tapes steril einzugrenzen. Tuchklemmen sollten nicht verwendet werden, da die Einstichstellen nach der Operation schmerzhaft sind und Narben hinterlassen. Wenn die Tuchklemmen nur dazu dienen, die Tücher zusammenzuhalten, so kann es hierdurch leicht zu Verschiebungen, zum Verrutschen und damit zur Unsterilität kommen. Abdecktücher mit einem Klebestreifen können dabei verwendet werden.

16. Operative Wundversorgung im Sinne einer Friedrich'schen Wundexzision innerhalb der ersten 6–8 Stunden nach der Verletzung (Abb. 1.1). An erster Stelle steht die Suche nach Fremdkörpern und ihre Entfernung sowie die Exzision bzw. die Kürettage von verschmutztem, devitalisiertem Gewebe mit Schere bzw. Skalpell, scharfem Löffel und chirurgischer Pinzette. Anschließend Wundexzision nach Friedrich im engeren Sinne, deren Ausmaß je nach Lokalisation wechselt; sparsame Wundexzision an den Fingern und im Gesicht. Aus topographisch-anatomischen Gründen kann deshalb oft die praktisch mögliche Wundversorgung der klassischen Friedrich'schen Wundausschneidung nicht entsprechen.

Die Exzision hat im gesunden Gewebe neben dem Wundrand zu erfolgen und darf nicht nur auf den Wundrand beschränkt sein. Richtig durchgeführte Wundexzision zeigt an allen Wundflächen frisches, gesundes Gewebe.

Anfrischen der Wundränder ohne Exzision durch Kürettage mit scharfem, kleinem Löffel ist bei allen oberflächlichen, nicht verschmutzten, glattrandigen Wunden (Schnittwunden) erlaubt.

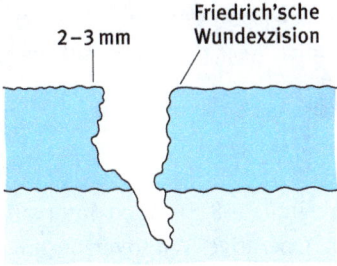

2–3 mm   Friedrich'sche
Wundexzision

Abb. 1.1: Operative Wundversorgung, Wundausschneidung nach Friedrich.

17. Es ist wichtig, sich einen genauen Überblick über die Wunde (Tiefe, Ausdehnung, Taschenbildung) zu verschaffen; nur so kann man verborgene Fremdkörper und Glassplitter erkennen und beseitigen und die Mitverletzung tiefer gelegener Schichten und Organe feststellen.

    Besonders wichtig: Exakte Beleuchtung durch die Schwester einstellen lassen und selbsthaltenden Wundhaken verwenden, wenn keine Assistenz verfügbar ist.

18. Spülen und Reinigen der Wunde mit physiologischer NaCl-Lösung, um eine klare Übersicht im Wundbereich zu erhalten. Bei verschmutzten Wunden kann eine antibiotische Lösung verwendet werden.

19. **Beachte:** Verwendung von Wasserstoffperoxid als Wundspülung ist kontraindiziert. Es gibt Komplikationen, wo es nach dieser Spülung zu irreversiblen Durchblutungsstörungen mit Thrombosen, Nekrosen und an den Extremitäten zu Gefäßverschlüssen gekommen ist. Wasserstoffperoxid soll aus der Praxis und aus der Poliklinik entfernt werden.

20. Sofortiger primärer Wundverschluss (Hautnaht) innerhalb der ersten 6–8 Stunden, maximales Zeitintervall 12 Stunden zur Verhütung einer Sekundärinfektion. Hautnaht locker anlegen, Zug und Spannung vermeiden, was in besonderem Maß für die Handchirurgie gilt. Bei tiefen Wunden wenige subkutane, invertierende Nähte anlegen. Bei primär verschmutzten Wunden eine Minidrainage einlegen, um später infiziertes Wundsekret abzuleiten.

    Nahtmaterial: Atraumatisches Nahtmaterial, besonders für die Handchirurgie, bei Kindern und im Gesicht (Prolene 4–0 bis 7–0). Schleimhautwunden werden mit Vicryl versorgt. Alle übrigen Wunden können mit nicht-atraumatischen Nahtmaterial versorgt werden. Die Lokalanästhesie kleinster Bezirke erfolgt mit Xylocain®. Bei Wunden und Kopfschwartenwunden mit starker Blutungstendenz kann ein Drain zur Entlastung eingelegt und ein Kompressionsverband angelegt werden. Bei flächenhaften oberflächlichen Schürfwunden, bei denen eine Wundnaht nicht angelegt werden kann, erfolgen eine Wundreinigung und ein Kompressionsverband mit Fucidine®-Salbe.

! Darf Fadenmaterial einmal oder mehrmals zur Naht verwendet werden?
- Nur einmal: wegen der Gefahr der Verschleppung der Infektion, wenn die Naht im sichtbar infizierten Bereich gesetzt wurde.
- Mehrmals: wenn saubere Wundverhältnisse und keine lokalen Infekte vorliegen.

21. Wundexzision und primäre Naht sind verboten,
    a) wenn entzündliche Veränderungen sichtbar sind (6–8 Stunden Intervall überschritten; äußerste Grenze 12 Stunden). Operative Wundversorgung würde den Leukozytenwall zerstören und die Gewebsspalten für virulente Erreger öffnen. Man begnügt sich in solchen Fällen mit der Abtragung oberflächlicher Nekrosen ohne typische Wundexzision;
    b) bei Wunden, aus denen Fremdkörper nicht restlos entfernt wurden;
    c) bei taschenreichen Wunden, bei denen aus topographisch-anatomischen Gründen die erforderliche Friedrich'sche Wundexzision nicht möglich ist;
    d) bei Berufsverletzungen von Personen, die mit infektiös-organischem Material (hochinfektiöse Keime) Kontakt haben (Chirurgen, Pathologen usw.). Wundexzision, primärer Wundverschluss ist möglich bei Wunddrainage, Antibiotika i. v. und Ruhigstellung. Vorgehensweise individuell nach Vorgeschichte und Lokalbefund. Postoperative Kontrolle täglich über 6–8 Tage erforderlich;
    e) wenn Bisswunden (gefährliche Mischinfektionen, tiefe Quetschungen) oder tiefe Stichverletzungen vorliegen. Wundexzision, aber kein primärer Wundverschluss. Hier gibt es Ausnahmen vor allem im Gesicht, am Hals und an den Händen. Exakte Wundreinigung, Wundspülung und lokale Applikation von Antibiotika sind notwendig. Primäre Wundnaht ist dann erlaubt. Intravenöse Antibiotikaapplikation empfehlenswert; täglich Wundkontrollen. Bei beginnender Abszessbildung Eröffnen der Wunde durch Entfernen von einigen Nähten und lokale Applikation von Kompressen über der Wunde, getränkt mit 3 %iger NaCl-Lösung im 3–5-stündigem Wechsel (osmotische Wundreinigung);
    f) bei Kriegswunden und stark verschmutzten Wunden bei Verkehrsunfällen (hochinfektiöse Keime). Besondere Sorgfalt bei Riss-Platz-Quetschwunden über dem Knie- und Ellenbogengelenk, da hier wegen des Unfallmechanismus meist starke Kontamination und Fremdkörperinkorporation mit Gewebenekrosen vorliegen. Bei Eröffnung einer Bursa erfolgt Exzision. Unerlässlich sind Sondierung der Wundausdehnung, Wunddebridement, Spülung, Beurteilung von Sehnen, Gefäßen, Nerven und Knochen. Bei offenen Gelenksverletzungen und Eröffnung von Körperhöhlen erfolgt ein primärer Wundverschluss.
22. Primäre Wundnaht ist nicht möglich. Was ist zu tun?
    In Fällen, bei denen eine primäre Hautnaht kontraindiziert ist, wird eine *„primär verzögerte Naht"* zwischen dem 3. und 6. Tag durchgeführt. Bis dahin:

a) muss ein ungestörter *Sekretabfluss* aus der Wunde nach außen gewährleistet sein. Ein luftdichter Salbenverband ist kontraindiziert;

b) müssen *lokale Umschläge*, angefeuchtet mit 0,9% bzw. 3% Kochsalzlösung, appliziert werden;

c) muss bei größeren Wundhöhlen ein *Drain* eingelegt werden;

d) muss der betreffende Gliedabschnitt *ruhiggestellt* werden (Ruhigstellung durch Gipsverbände einschließlich benachbarter Gelenke; s. Kap. 12.1);

e) können *Antibiotika* je nach Lokalbefund, vor allem bei tiefen Penetrations- und Risswunden und bei Wundkontamination mit organischem Material, verabreicht werden.

f) Bei *Bisswunden* und bei den erwähnten Berufsverletzungen ist eine Wundexzision, soweit möglich, innerhalb der erlaubten Zeitspanne gestattet, die primäre Naht ist gelegentlich erlaubt.

23. Die primär verzögerte Naht wird zwischen dem 3. und 6. Tag ohne erneute Anfrischung der Wundränder durchgeführt, wenn entzündliche Veränderungen fehlen bzw. abgeklungen sind. Nach dem 3. Tag ist ein invasiver Infektionsprozess, der von der Wunde ausgehen könnte, nicht zu befürchten.

24. *Nach der Wundversorgung*: Reinigung des Wundbereichs und Entfernung von Blutresten. Jeder Verband muss:

a) steril;

b) trocken;

c) rutschfest angelegt sein.

25. Bei Wunden an Fingern und größeren Wunden an den übrigen Extremitäten muss eine *Ruhigstellung und Hochlagerung* erfolgen. Bei starker Schwellungstendenz Durchführung abschwellender Maßnahmen (lokale Kühlung, Hochlagerung auf Braun'scher Schiene).

a) Furosemid-Tabletten: Erwachsene 3 × 500 mg, Kinder über 12 Jahre 10 mg/kg KG.

b) ASS+C-ratiopharm®: Erwachsene 1–2 Tbl., Kinder $^1/_2$–1 Tbl. (nicht bei Kindern unter 12 Jahren).

c) Traumanase forte: Erwachsene 3 × 3 Tbl., Kinder 2–3 × 1 Tbl.

d) Auch bei kleineren Wunden sollte, nachdem man einen sterilen Schutzverband, z.B. einen Stülpa-Verband, angelegt hat, eine kurzfristige Ruhigstellung erfolgen.

26. Immer die Frage der *Tetanusprophylaxe* klären!

27. Alle oberflächlichen Schürfwunden werden nach entsprechender Wundsäuberung und Reinigung mit einer Salbkompresse (z.B. Fucidine-Gaze) verbunden. Bei stark sezernierenden Wunden wird zur Aufnahme der Wundsekrete über die Kompresse eine Saugauflage verwendet.

Man beachte besonders die im folgenden Abschnitt aufgeführten Faktoren, um einen ungehinderten Heilungsverlauf zu gewährleisten.

1.3 Wichtige Faktoren für den Heilungsablauf

1.3.1 Lokale Faktoren

1. Alle Nekrosen und Fremdkörper müssen bei der Wundversorgung entfernt werden.
2. Blutende Gefäße müssen vor Wundverschluss ligiert oder koaguliert werden. Der Verband muss unter leichter Kompression angelegt sein. Hämatome und Serome verzögern den Wundheilungsvorgang und begünstigen die sekundäre Wundinfektion.
3. Wundränder sollen durch Instrumente nicht *traumatisiert* werden, um keine Nekrosen zu riskieren bzw. Ödeme im Wundheilungsgebiet zu begünstigen.
4. Wundränder dürfen nicht unter zu starke Zugspannung gesetzt und müssen exakt adaptiert werden.
5. Verband muss zur Vermeidung einer Infektion steril, trocken und rutschfest angelegt sein.
6. Ruhigstellung des versorgten Körperabschnitts durch Immobilisation (schnell abbindende Gipsbinden, Kunststoffverbände) oder Bettruhe und Hochlagerung (antiödematöse Maßnahme).

1.3.2 Allgemeine Faktoren

Bei ausgedehnten und multiplen Weichteilverletzungen:
1. Beseitigung von Hypoproteinämien (katabole Stoffwechsellage) durch kalorien- und eiweißreiche Kost, gegebenenfalls unterstützt durch Infusion von Humanalbuminlösungen.
2. Beseitigung von Anämien, Flüssigkeits- und Elektrolytstörungen durch kausale Maßnahmen.
3. Beseitigung von Hypovitaminosen (Vitamin C trägt zur Kollagenbiosynthese bei) durch Applikation von ca. 1.000 mg Vitamin C (Vitamin C-ratiopharm®) für 4–5 Tage bei Erwachsenen und 250–500 mg bei Kindern. Im Säuglingsalter ist die einmalige Gabe von 5 mg (200.000 E) Vitamin D (Vigantol) indiziert.
4. Vitamin-K-Mangel begünstigt Hämatome und gefährdet die Wundheilung (1 mg/kg KG Konakion p. o. oder i. v., max. 20 mg an drei aufeinanderfolgenden Tagen).
5. Vitamin A fördert die Wundepithelialisierung.
6. Vermeidung von Glukokortikoidapplikation, da sie katabol wirkt, die fibroblastische Tätigkeit hemmt und die Abwehrkräfte gegen Bakterientoxine blockiert.
7. Immunsuppressiva und Zytostatika verzögern die Wundheilung.
8. Wundheilungsstörungen, Wundrupturen und Wundfisteln können entstehen, wenn im Subkutangewebe zuviele Knoten (mehr als 3) gesetzt werden, wenn

zu dickes Nahtmaterial verwendet wird, wenn die Knoten zu locker gesetzt werden und, wenn die Gewebereadaptation unter massiver Spannung (Ischämie, Abhilfe: Mobilisation von Gewebsschichten) mit nachfolgender Gewebsnekrose erfolgt.

9. Tyrothricin-Gel als mikrobielles Peptid unterstützt alle 3 Phasen der Wundheilung.

1.4 Behandlung von speziellen Weichteilverletzungen

1.4.1 Verletzungen am Auge

1. Bei Verletzungen der Augenbraue werden zunächst die Nähte durch die Augenbraue gesetzt, eine Rasur der Haare erfolgt nicht.
2. Bei Augenlidverletzungen erfolgt keine Exzision der Haut, da sonst ein unvollständiger Lidschluss mit Gefahr der Hornhautschädigung durch Austrocknung droht.
3. Bei Verletzungen und Naht im inneren Augenwinkel muss darauf geachtet werden, dass der Tränengang nicht eingeengt wird. Konsiliararzt hinzuziehen.

1.4.2 Ohrenverletzungen

1. Bei Verletzungen der Ohrmuschel erfolgt eine Infiltrationsanästhesie der Haut mit ganz dünner Nadel (Insulinnadel).
2. Posttraumatische Hämatome der Ohrmuschel sollen punktiert werden, andernfalls kommt es zu einer bindegewebigen, postoperativen Organisation des Hämatoms mit Deformierung des Ohres.

Piercing – Hinweise: Die Applikation erfolgt nach Hautdesinfektion mit sterilen Handschuhen und keimfrei verpackten Geräten. Die Wundheilung ist nach 14 Tagen abgeschlossen. Entlang der Einstich- und Ausstichstelle bildet sich ein Kanal, der von neu gebildeter Haut ausgekleidet ist. Komplikationen können sein: Infektionen, Blutungen, Ausrisse, Allergien, Gefühlsstörungen und wulstige Narben. Bezogen auf die Lokalisation des Piercings kommen diese Komplikationen am häufigsten vor am Bauchnabel 15 %, Ohr 14 %, Zunge 24 %, Nase 9 %, Lippe 8 %, Intimbereich 45 %. Die Behandlung nach dem Piercing soll immer offen erfolgen ohne Pflasterverband. Der Piercing Schmuck soll in der Heilphase (14 Tage) nicht herausgenommen werden. Nach endgültiger Piercing-Schmuck-Entfernung können entstellende Hauteinziehungen entstehen, die unter operationsmikroskopischem Mikroeingriff einwandfrei entfernt werden können.

1.4.3 Verletzungen der Wange

1. Bei tiefen Verletzungen der Wange ist auf Verletzungen des Nervus facialis und des Ductus parotideus zu achten, die bei stark verschmutzten Wunden nicht

primär, sondern sekundär rekonstruiert werden müssen (im OP-Bericht vermerken).

2. Bei tiefen Verletzungen ist die Wunde genau zu revidieren, um Verletzungen der Mundschleimhaut zu erkennen und entsprechend zu versorgen.

3. Eine Markierung des Nervus facialis nach traumatischer Durchtrennung soll nicht erfolgen, da bei späterer Rekonstruktion ein Auffinden des Nervus facialis (mit einer Nervenstimulationssonde) in der Regel keine Schwierigkeiten bereitet und durch die Markierungsnähte wertvolle Nervenareale verloren gehen können. Auch hier ist es wichtig, diesen Befund im OP-Bericht zu dokumentieren.

1.4.4 Mundverletzungen

1. Bei Verletzungen der Lippen ist auf eine stufenfreie Readaptation der Wundränder im Lippenbereich zu achten. Orientierung ist die Grenze des Lippenrots. An dieser Linie muss die erste Naht gesetzt werden (Hautnaht 5–0 atraumatisch monophiles Nahtmaterial).

2. Nahtmaterial im Mund mit 4–0 Fadenstärke.

3. Catgut ist ungeeignet, da dieses Nahtmaterial im Mund quillt und seine Reißfestigkeit unter Speicheleinwirkung zu früh verliert.

1.4.5 Verletzungen des Halses

1. Bei Durchtrennung oberflächlicher Halsvenen erfolgt eine einfache Gefäßligatur.

2. Bei Stichverletzungen sind Begleitverletzungen von Ösophagus, Trachea und tiefen Halsvenen genau zu überprüfen (Wundrevision, Endoskopie von Trachea und Ösophagus). Bei Carotisverletzungen ist eine spezielle gefäßchirurgische Revision und Gefäßversorgung indiziert.

1.4.6 Weichteilverletzungen des Thorax

1. Bei tiefen Läsionen des Thorax, insbesondere bei perforierenden Thoraxverletzungen mit der Gefahr einer Lungenverletzung darf kein luftdichter Verband angelegt werden (Gefahr des Spannungspneumothorax). Ein solcher Verband ist nur dann indiziert, wenn gleichzeitig eine Bülau-Drainage angelegt wird.

2. Lagerung des Verletzten auf der verletzten Seite und sofortiger Transport in die Klinik.

3. In situ befindliche perforierende Fremdkörper bleiben zunächst liegen und werden im Operationssaal entfernt.

1.4.7 Weichteilverletzungen des Abdomens

1. Bei allen Stichverletzungen und tieferen Verletzungen der Bauchdecke erfolgt eine genaue Revision der Wunde in Narkose.
2. Bei perforierenden Verletzungen, die in das Abdomen reichen, ist in jedem Fall eine Laparotomie/Laparoskopie mit Revision der Bauchhöhle indiziert.

1.4.8 Verletzungen der Schleimbeutel

Betroffen sind in erster Linie die Bursa olecrani und die Bursa praepatellaris.
1. Bei jeder Wundrevision in diesen Bereichen muss die Intaktheit der Schleimbeutel überprüft werden.
2. Bei der Revision in diesem Bereich ist es immer ratsam, eine Blutsperre anzulegen. Es ist in der Regel zweckmäßig, die Bursa bei Verletzungen in toto zu entfernen.
3. Ruhigstellung des betroffenen Gelenks für 8–10 Tage.

1.4.9 Stichverletzungen der Fußsohle

1. Revision der Wunde mit Entfernung des eingetretenen Fremdkörpers.
2. Wundreinigung und Wundspülung mit 0,9%iger NaCl-Lösung. Wasserstoffperoxid ist kontraindiziert (s. o.). Bei Stichverletzungen, die nicht älter als 8 Stunden sind, primäre Wundversorgung und Wundnaht. Bei Wunden die älter sind, bleibt die Wunde offen und wird alle 6 Stunden mit einem feuchten Verband (3%ige Kochsalzlösung – osmotische Wundreinigung) versehen. Später kann dann eine Sekundärnaht erfolgen.
3. Ruhigstellung auf einer Schiene.
4. Anlegen einer Infusion und Antibiotikaapplikation.

1.4.10 Eingewachsene Zehennägel

Definition
Diese Bezeichnung entspricht nicht dem eigentlichen Entstehungsmechanismus. Betroffen ist am häufigsten die große Zehe in ihrem medialen und lateralen Zehennagel-Abschnitt. Die Ursachen sind häufig zu enges Schuhwerk und falsche Nagelpflege, wobei die seitlichen Nagelpartien zu kurz abgeschnitten werden. Verantwortlich für die Beschwerden ist der Druck des seitlichen Nagelwalls gegen den scharfkantigen Nagelrand mit chronischer Entzündung und Wuchern der Weichteile von der Seite her über den Nagel.

Anhaltender Druck von der Seite verursacht Ulzerationen und eine chronische Infektion.

Konservative Maßnahmen

1. Vermeidung von zu engem Schuhwerk.
2. Gerades, horizontales Abschneiden des Zehennagels (senkrecht zur Seitenkante) und Abschneiden der außerhalb des Nagelwalls die Zehenkuppen überragenden Nagelenden, so dass die lateralen Kanten des Nagels frei sind.
3. Anlegen von feuchten Verbänden mit 0,9%iger Kochsalzlösung.
4. Lokale Applikation von antibiotischen Salben und antibiotischen Lösungen nach vorausgegangener antibakterieller Austestung.
5. Orthonyxie-Behandlung nach 3 Tagen.
6 Nagelspange.

Operative Maßnahmen

In den allermeisten Fällen reicht die konservative Therapie nicht aus. Eine absolute Indikation ist immer bei rezidivierenden Infekten und Phlegmonen gegeben. Die Operation erfolgt in folgenden Schritten:

1. Seitliche Keilexzision von Nagel und Weichteilen bis zur Nagelwurzel.
2. Entfernung des Nagels allein stellt keine kausale Therapie dar, da der hypertrophierte Nagelwall dabei belassen bleibt.
3. Der operative Eingriff erfolgt in Blutsperre an der Großzehenbasis. Die Anästhesie erfolgt in Form einer Oberst-Leitungsanästhesie oder in Allgemeinnarkose bei Kindern.
4. Im seitlichen Drittel des Großzehennagels wird der mediale und laterale Nagel unterfahren und längsgespalten mit gerader Schere. Dann erfolgt die keilförmige Exzision des darunter liegenden Nagelbettes mit dem sich darüber vorwölbenden, seitlich angrenzenden Nagelwall bis auf den Knochen.
5. Anschließend erfolgt die Extraktion dieses Nagelteils und der Weichteile mit einer Klemme.
6. Dann wird ein Salbenstreifen eingelegt, die Wunde bleibt komplett offen, Nähte erfolgen nicht. Die Nagelmatrix ist im gesamten Bereich der exzidierten Stelle zu entfernen. Sie reicht viel weiter nach proximal als man häufig annimmt. Bleiben Anteile der Nagelmatrix bestehen, so sind sie häufig Ursache für Rezidive. Die Nagelmatrix ist der am weitesten nach proximal reichende Nagelanteil unter der Haut im Allgemeinen als horizontal verlaufende Nagelwurzel bezeichnet. Die Nachbehandlung besteht in Applikation eines Salbenverbandes, täglichem Verbandswechsel und Fußbad.

1.4.11 Bursitis

Definition

Schleimbeutel sind synoviale Polster zum Schutz exponierter Körperstellen gegen äußere mechanische Einflüsse.

Sie sind besonders häufig Verletzungen, Infektionen und chronischen Reizen ausgesetzt. Am meisten gefährdet sind die subkutan gelegenen Schleimbeutel im Bereich des Ellenbogens (Bursa olecrani) und des Kniegelenks (Bursa praepatellaris und Bursa infrapatellaris). Posttraumatisch oder durch chronische Entzündung kann es dann zu einer Ergussbildung kommen.

Chronische Reizzustände führen zu einer Schleimbeutelwandverdickung mit Ausbildung von Zotten und Strängen, die später auch als harte mobile Knoten zu tasten sind.

Diagnostik

1. Sorgfältige Inspektion von Ellenbogen und Kniegelenk im Hinblick auf Verletzungen und Entzündungen.
2. Bei palpablen fluktuierenden Schwellungen genaue Anamnese erstellen im Hinblick auf vorausgegangene Verletzungen bzw. berufsbedingte Belastungen.
3. Bei akuter Bursitis: Druck- und Bewegungsschmerz, Rötung und Überwärmung.
4. Röntgen-Übersichtsaufnahme in zwei Ebenen zum Ausschluss alter Frakturen mit freien Gelenkkörpern.
5. Punktion und Aspiration des Schleimbeutelergusses und Untersuchungen des Punktates:
   a) bakteriologischer Nachweis mit Resistenzbestimmung;
   b) Ausschluss einer Tuberkulose;
   c) rheumaserologische Untersuchungen;
   d) Nachweis von Harnsäure im Punktat.

Konservative Maßnahmen

1. Kompressionsverband und Ruhigstellung des betroffenen Gelenkes auf einer Schiene, um die Resorption von Erguss bzw. Hämatom zu beschleunigen.
2. Falls keine ausreichende Rückbildung innerhalb von 3–4 Tagen erfolgt, so ist die Indikation zur Punktion unter streng aseptischen Voraussetzungen gegeben.
3. Anschließend erfolgt erneut ein Kompressionsverband und Ruhigstellung für 10–14 Tage.
4. Bei der eitrigen Bursitis ist zusätzlich eine Infusion mit Antibiotika anzulegen.

Operationsindikationen

1. Traumatische Eröffnung der Bursa als Begleitverletzung.
2. Akute, eitrige Bursitis und akute abszendierende Bursitis.
3. Rezidivierende chronische Bursitis, insbesondere bei Vorliegen von Verkalkungen und zahlreichen freien flottierenden Gewebeanteilen im Gelenk.

Operative Maßnahmen

1. Die Exstirpation des Schleimbeutels wird entweder in Infiltrationsanästhesie oder in Plexusanästhesie oder Vollnarkose durchgeführt.
2. Inzisionslinie am Ellenbogen: bogenförmige Schnittführung um das Olecranon auf der radialen Seite, nicht auf der ulnaren Seite (Nervus ulnaris).
3. Inzision über dem Kniegelenk: medial oder lateral längs verlaufender Bogenschnitt, der je nach Ausdehnung der Bursa nach oben oder nach unten verlängert werden kann.
4. Abpräparieren des Haut-Subkutis-Anteils en-bloc von der Oberseite der Bursa. Die Haut wird mit scharfen Häkchen nach oben gehalten und die Bursa davon abpräpariert.
5. Abpräparieren der Bursa von ihrer Basis, die auf ihrer Unterlage, z. B. an der Olecranonspitze, relativ fest anhaftet. Es ist zweckmäßig, dass die Bursa möglichst geschlossen herauspräpariert wird, um so eine möglichst komplette Exzision zu sichern.
6. Nach Entfernen der Bursa erfolgt eine Reinigung der Wunde mit physiologischer Kochsalzlösung, anschließend wird eine Drainage eingelegt.

> **!**
> – Die dünne Haut über der Bursa ist immer nekrosegefährdet und schlecht durchblutet. Hier kommt es insbesondere auf eine atraumatische Präparation an.
> – Die Bursa sollte mit dem Skalpell so dicht wie möglich an der Schleimbeutelseite herauspräpariert werden, damit möglichst viel Subkutangewebe am Hautlappen verbleibt.
> – Eine unwillkürliche Öffnung der Haut wird mit einer dünnen atraumatischen Naht wieder verschlossen.

Nachbehandlung

Für die Dauer von 6–10 Tagen sollte ein Kompressionsverband angelegt werden. Die Redon-Drainage kann am dritten Tag entfernt werden, die Entfernung der Fäden erfolgt zwischen dem 14. und 21. Tag.

1.5 Wundinfektionen

1.5.1 Einleitung

Ursachen

Häufige Erreger von Wundinfektionen:

1. *Proteus*
2. *Pyozyaneus*
3. *E. coli*
4. *Staphylococcus*
5. *Klebsiella*

Bei allen infizierten Wunden Dreifachabstrich durchführen:
- bakteriologisch;
- mykologisch;
- virologisch.

!

Begünstigende Faktoren einer Wundinfektion

1. Sterilitätsfehler bei der Wundversorgung.
2. Ungenügende Wundsäuberung bei stark verunreinigten Wunden.
3. Nicht lege artis durchgeführte Friedrich-Wundexzision mit Belassen von Nekrosen und Gewebematerial.
4. Zurücklassen von Fremdkörpern in der Wunde durch unzureichende Wundrevision.
5. Zu dickes Nahtmaterial, zu viele Knoten, Nähte zu locker geknüpft, Nahtmaterial zu lang abgeschnitten (Fadenfistel).
6. Fehlende Drainage bei taschenreichen Wunden.

Leitsymptome

1. Wundrötung (rubor)
2. Wundschwellung (tumor)
3. lokale Überwärmung (calor)
4. lokaler Schmerz (dolor)
5. Funktionseinschränkung (functio laesa)

Infektionen nehmen ihren Ursprung von stark verschmutzten Wunden mit ausgedehnten Weichteilnekrosen und taschenreichen Wunden. In jedem Wundareal kann es zu einer Vermehrung gramnegativer Keime und zu einer Mischinfektion kommen. Neben den allgemeinen klinischen Zeichen der Infektion kann bei putriden Entzündungen ein deutlich tastbares Knistern im Gewebe und in der Wundumgebung als Zeichen einer Gasbildung durch Anaerobier zu beobachten sein.

Allgemeine Richtlinien zur Therapie

1. Eröffnung der Wunde, mit 3%iger NaCl-Lösung angefeuchtete Verbände anlegen, dadurch wird aufgrund des osmotischen Konzentrationsgefälles eine Wundreinigung erzielt.
2. Entfernen von Nekrosen und devitalisiertem Gewebe bis zum gesunden Gewebe oder Kürettage.
3. Gewährleistung von Luftzutritt zu der gesamten Wundoberfläche.
4. Lokale und/oder parenterale Antibiotikatherapie.

1.5.2 Furunkel, Karbunkel, Phlegmone, Abszess

Definitionen

Furunkel: Umschriebene, akut eitrige Entzündung eines Haarbalges und seiner Talgdrüse als schmerzhafter bohnen- bis walnussgroßer Knoten mit gelblichem Zentrum und zentralem Eiterpropf. Als Erreger kommen meist Staphylokokken, seltener Streptokokken in Frage. Treten mehrere Furunkel gemeinsam auf, so spricht man von einer „Furunkulose". Im Rahmen der Furunkulose muss immer ein Diabetes ausgeschlossen werden.

Karbunkel: Hierbei handelt es sich um eine Gruppe von mehreren, dicht beieinander stehenden Furunkeln, die bis handtellergroß sein können.

Abszess: Eiteransammlung in einem nicht vorgebildeten, allseitig abgeschlossenen Hohlraum. Der Abszess weist eine Fluktuation auf. Der Abszess ist von einer Abszessmembran umgeben. Man unterscheidet einen „heißen Abszess", der mit einer akuten Entzündung und Fieber einhergeht von einem „kalten Abszess", der bei chronischer Entzündung meist tuberkulös bedingt ist.

Die häufigsten Formen von Abszessen sind: appendizitischer Abszess, Abszess im Douglas-Raum, Leberabszess, Hirnabszess, Iliakalabszess, intraabdomineller Schlingenabszess, paranephritischer Abszess, periproktitischer Abszess, Peritonsillarabszess, Lungenabszess, retromamillärer Abszess, retropharyngealer Abszess, subphrenischer Abszess, axillärer Schweißdrüsenabszess. Die Größe des Abzesses kann mittels Ultraschall festgestellt werden.

Phlegmone: Flächenhaft fortschreitende eitrige Entzündung des Unterhaut-Zellgewebes. Häufige Erreger sind hämolysierende Streptokokken.

Diagnostik

1. Erhebung eines genauen topographisch-anatomischen Lokalbefundes.
2. Untersuchung der Topographie der Entzündung in Bezug auf die Umgebung des Gewebes (Gesicht, Nacken, Achselhöhle, Leistengegend, Gesäß).
3. Ultraschalldiagnostik.
4. Differentialblutbild und BSG.
5. Ausschluss einer Leukämie.
6. Ausschluss eines Diabetes durch Blutzuckerbestimmung.

! Bei Kindern kommt es gelegentlich nach einer Impfung zu einer Lymphadenitis in der Leistengegend oder in der Achselhöhle.

Konservative Therapie

Sie ist indiziert bei der Follikulitis und bei entzündlichen Infiltrationen ohne eitrige Einschmelzung. Es erfolgen Ruhigstellung, feuchtkalte Umschläge und Verbände mit antibiotischen Salben. Zugsalben sollen nicht appliziert werden, da daraus sehr leicht ein Abszess entstehen kann. Oberflächliche Eiterblasen können ohne Lokalanästhesie mit der Pinzette abgetragen werden und werden anschließend feucht verbunden. Bei Abszessen im Operationsbereich wird das Nahtmaterial entfernt, die Wunde gespreizt, der Eiter abgelassen, eine Lasche oder ein Streifen eingelegt und die Wunde mit einem feuchten Verband mit 3 %iger Kochsalzlösung für 3–4 Tage verbunden, wobei der Verband alle 6–12 Stunden gewechselt wird.

Operative Therapie

Jede eitrige Einschmelzung im Sinne eines Abszesses, eines Furunkels und eines Karbunkels wird durch Inzision und Gegeninzision in Lokalanästhesie oder in Allgemeinnarkose operativ versorgt.

Die Inzision hat sich den jeweiligen lokalen Verhältnissen anzupassen, soll aber in der Regel nicht unter 10 mm lang sein und die Haut-Brücke ebenfalls eine Breite von 10 mm nicht unterschreiten. Abszessmembranen und abszedierende Lymphknoten müssen entfernt werden, sonst kann die Infektion rezidivieren. In allen Fällen erfolgen eine Spülung des Abszesses, eine Entfernung von Nekrosen und eine bakteriologische Untersuchung.

> Bei Infektionen im Gesichtsbereich droht die Gefahr einer Verschleppung von Bakterien über Gesichtsvenen in den Sinus cavernosus mit dort eintretender Sinus-cavernosus-Thrombose. Es ist eine sorgfältige Entleerung des Eiters durch Inzision zu erreichen, wiederholte Manipulationen wie Ausdrücken der Eiterblase sind daher kontraindiziert. In diesem Fall ist eine antibiotische Therapie angezeigt mit stationärer Behandlung. **!**

1.5.3 Gasbrand

Definition

Hierbei handelt es sich um eine besondere Form der putriden Infektion, bedingt durch den Gasbrandbazillus *Clostridium perfringens* (anaerobes Bakterium, bildet 12 Toxine). Die Infektion kommt bevorzugt vor bei Weichteilverletzungen mit Hohlräumen, Nekrosen und tiefer greifenden Wundläsionen. Diese Unfälle ereignen sich häufig in der Landwirtschaft: Verletzungen und Eindringen von Holzteilen und Erde in die Weichteile. Auch bei Schussverletzungen und ausgedehnten Verletzungen im Straßenverkehr ist mit Gasbrand zu rechnen. Diagnosestellung: Histologie von myolytischem Muskelgewebe und anaerobe Blutkulturen.

Leitsymptome

1. Ausgeprägte Schmerzhaftigkeit im Bereich der Wunde (Myonekrosen).
2. Ausgedehntes Ödem im Wundbereich (Gewebszerstörung durch Toxine).

3. Bei Palpation stellt man ein Knistern im Wundbereich als Ausdruck der Gasbildung im Gewebe fest (Gasbildung durch Eiweißzerfall und Freisetzung von Kohlenwasserstoff und Kohlensäure).
4. Gründlich-bräunlich verfärbte oder schmutzige braun-grau verfärbte Haut im Bereich der Wunde, vor allem im Bereich des Wundrandes durch Haemolysin und Hyaluronidase.
5. Sekretion von bräunlich-wässrigem Exsudat mit charakteristischem Fäulnisgeruch als Ausdruck einer Mischinfektion durch Zerstörung der Zellmembranen durch Lezithinasen und Desoxyribonukleasen.
6. Im Röntgenbild sieht man spindelförmig länglich konfigurierte Luftareale, die zwischen den einzelnen Muskelfasern lokalisiert sind.
7. Regionale Lymphknoten sind geschwollen und schmerzhaft.
8. Im fortgeschrittenen Stadium deutliche Zeichen der Benommenheit und Zeichen einer schweren Intoxikation: Zyanose, fahle, blasse Gesichtshaut, hämolysebedingter Ikterus und Anämie.

! Bei Gasbrand ist die erhebliche Diskrepanz zwischen dem Lokalbefund und dem Allgemeinbefund besonders charakteristisch. Die Schwere des Krankheitsbildes ist bedingt durch die Toxineinschwemmung der Gasbranderreger in die Blutbahn.
Inkubationszeit: 24–72 Stunden, in seltenen Fällen wird eine Inkubationszeit bis zu 30 Tagen beobachtet. Die Letalität liegt bei 40–60%. Bei foudroyantem Verlauf letale Ausgänge bereits nach 5–10 Stunden möglich.

Sofortmaßnahmen
Breiteste Eröffnung der Haut mit operativer Entfernung sämtlicher nekrotischer Gewebeanteile und Exzision bis in die gesunden Wundareale, Fasziotomie zur Gewebsdekompression.

Bei Frakturen mit Gasbrandinfektion sind je nach Lokalbefund mehrere Drainagen anzulegen, in Extremfällen ist eine Amputation in Betracht zu ziehen.

Behandlung der Gasbrandinfektion durch hyperbaren Sauerstoff (3 bar Sauerstoff, hyperbare Oxygenation): Dadurch wird den anaeroben Gasbranderregern ihre Lebensgrundlage, nämlich der anaerobe Zustand entzogen, so dass es relativ rasch zu einem Rückgang der Infektion kommt. Dazu ist eine vorübergehende Sauerstoffüberdruckbehandlung notwendig.

Antibakterielle Therapie mit 20 Mega Ampicillin i. v.

1.5.4 Tollwut

Erreger
Es handelt sich dabei um Rhabdoviren, die von allen warmblütigen Wirbeltieren mit manifester Erkrankung auf den Menschen übertragen werden können. Die Vi-

ren befinden sich im zentralen Nervensystem, im Speichel, im Urin und auch in der Milch der Tiere. Die Übertragung erfolgt durch Biss oder durch das Belecken von kleineren Hautverletzungen oder Epitheldefekten, z. B. Schürf- oder Kratzwunden.

Inkubationszeit
1–4 Monate, Extremwerte sind 10 Tage bis 1 Jahr. Die Letalität liegt zwischen 60–80 %.

Leitsymptome
1. Uncharakteristische Prodomalerscheinungen wie Kopfschmerz, Appetitmangel.
2. Schluckbeschwerden, Spasmen im Larynx-Pharynxbereich, Widerwillen gegen Aufnahme von Flüssigkeit, Schlingkrämpfe.
3. Vermehrte Speichelsekretion.
4. Motorische und sensible Ausfälle mit unterschiedlicher Lokalisation.
5. Im späteren Verlauf Symptome einer akuten Enzephalitis (konvulsive und paralytische Formen mit gesteigerter Reflexerregbarkeit).

Diagnostik
1. Es besteht keine Möglichkeit, beim Menschen nach entsprechender Bissverletzung die Verdachtsdiagnose Tollwut zu sichern.
2. Die Sicherung der Diagnose geschieht immer über histologische Untersuchungen des möglicherweise verursachenden Tieres. Histologisch lassen sich dabei im Gehirn der Tiere die sogenannten Negri-Körperchen nachweisen.
3. Weiterhin lässt sich die Diagnose durch einen Fluoreszenz-Antikörpertest im Hirngewebe innerhalb von 24 Stunden stellen. Bei positivem Ausfall ist jedoch die Diagnose nicht hundertprozentig sicher. Deshalb sollte ein verdächtiges Tier nicht sofort getötet, sondern beobachtet werden. Bleibt es 10 Tage, bei Katzen und Hunden 5 Tage, symptomlos, so kann Tollwut mit Sicherheit ausgeschlossen werden. Stirbt das Tier, so muss die histologische Untersuchung des Gehirns in einem entsprechenden Institut durchgeführt werden.
4. Bei entsprechend begründetem Verdacht muss immer eine Impfung und eine Lokaltherapie durchgeführt werden (s. u.).

Impfung
1. Aktive Impfung mit Humandiploid-Zell-Vakzine (HDC-Vakzine): Dabei handelt es sich um auf menschlichen fibroblastischen Gewebekulturen gezüchtete und inaktivierte Viren. Dosierung: 1 ml i. m. (Fläschchen mit Trockensubstanz für 1 ml Lösung).
2. Passive Immunisierung (humanes Rabies-Immunoglobulin): z. B. Hyperab® (Fläschchen zu 2 ml und 10 ml mit 150 I. E. pro ml). Dosierung: 20 I. E./kg KG;

davon soll die Hälfte i. m. gespritzt werden, die andere Hälfte wird lokal um die Wunde infiltriert. Die passive Immunisierung wird ausschließlich als Simultanimpfung durchgeführt.

Impfprophylaxe

1. Präexpositionelle Impfung bei erhöhtem Risiko z. B. bei Veterinärmedizinern, Tierpflegern und Förstern. Impfplan HDC-Vakzine 1 × 1 ml an 3 Tagen im Abstand von je 28 Tagen (1. Tag, 29. Tag und 57. Tag). Alternative: Vier Injektionen an den Tagen 1, 2, 4 und 22. Der Impfschutz hält 3–5 Jahre an, die Auffrisch-Impfung wird alle 3 Jahre empfohlen.
2. Postexpositionelle Impfung bei:
   a) Biss durch sicher tollwütiges Tier.
   b) Biss durch ein tollwutverdächtiges Tier, das kurze Zeit nach dem Biss eingeht.
   c) Biss durch ein Tier ohne ersichtlichen Grund in tollwutverseuchtem Gebiet.
   d) Bissverletzungen bei Kindern, wenn über den Unfallhergang keine Angaben zu gewinnen sind.
   e) Personen, die Hautverletzungen aufweisen und mit Sekreten tollwütiger Tiere in Kontakt gekommen sind.
   f) Personen, die mit Tierleichen unbekannter Todesursache, insbesondere mit Wild, in Kontakt gekommen sind.

Lokalbehandlung

1. Das kontaminierte Wund-Areal muss bei Tollwutverdächtigen zunächst mit Wasser und Seife gereinigt werden. Anschließend erfolgt die Desinfektion nicht nur der Haut in der unmittelbaren Umgebung, sondern der Wunde selbst mit Desinfektionsmitteln wie 40–70 %igem Alkohol, Betaisodonna.
2. Infiltration der Wunde mit Immunglobulin (homologes Rabies-Imunglobulin). Infiltration der Hälfte der errechneten Gesamtimmunglobulindosis, also von 10 I. E./kg KG in die Umgebung der Wunde. Eine passive Immunisierung und eine postexpositionelle aktive Immunisierung sind anzuschließen.
3. Die Bisswunde soll grundsätzlich exzidiert und nicht genäht werden. In jedem Fall ist auch eine Überprüfung der Tetanusimmunisierung durchzuführen. Jeder Tollwutverdacht ist meldepflichtig.

1.6 Dekubitus-Prävention, Dekubitus-Pflege

In Deutschland gibt es etwa 7,58 Millionen Menschen, die eine Dekubitus-Prävention oder aber eine Dekubitus-Pflege benötigen.

Prävention und Pflege können betreffen Kinder, Jugendliche und Erwachsene. Dies betrifft Verunfallte mit mehreren Frakturen, Bewusstlose und Beatmete, Querschnittsgelähmte, hochgradig thermisch geschädigte Patienten und Patienten, die aus unterschiedlichen Gründen über Wochen oder Monate als Bettlägerige gepflegt werden müssen.

Das Problem besteht darin, dass Darminhalt und Urin über einen bestimmten Zeitraum mit der Gesäßhaut in Kontakt kommen, dort die Haut schädigen, die Haut infizieren und zusammen mit einer druckbedingten Durchblutungsstörung zu einer offenen Wunde (Dekubituswunde) führen. Die Pflege hierbei ist außerordentlich aufwendig und zum Teil für das Pflegepersonal und die Angehörigen psychisch sehr belastend. Deshalb ist bei der obengenannten Patientengruppe die Prävention entscheidend aus der Sicht:

a) des Patienten,
b) des Pflegepersonals,
c) aus Kostengründen.

Stuhlabgang und Urinabgang sollten vom Pflegepersonal kontrollierbar sein, ob Windeln diese Aufgaben erfüllen ist fraglich.

Patienten, Pflegepersonal, Ärzte und Angehörige befürworten deshalb sogenannte TrueStop-Analtampons, die einen unwillkürlichen Stuhlabgang vermeiden. Analtampons (Einmalprodukte) können vom Pflegepersonal zu bestimmten Zeitpunkten am Tag nach einem einfachen Schema gewechselt werden. Dies ist für das Pflegepersonal unvergleichlich hygienischer als Windeln. Ein Wundliegen kann vermieden werden. Das Pflegepersonal kann nach einem festgelegten Behandlungsplan eine solche Tamponbehandlung vornehmen. Die Tampons gibt es in unterschiedlichen Größen, sie sind schleimhautverträglich und dichten den Darm sicher ab. Der unwillkürliche Urinabgang kann durch Blasenkatheter oder durch eine supravesikale Ableitung kontrolliert werden. Betriebswirtschaftliche Untersuchungen haben ergeben, dass die Dekubituspflege finanziell 3540-mal teurer ist als die präventive Analtamponanwendung (Dekubitus-Prävention und Dekubitus-Pflegeerleichterung, z. B. durch Analtampons TrueStop® Hilfsmittelnummer: 15.25.17.0005).

1.7 Literatur

Brölmann FE, Vermeulen H, Go P, Ubbink D. Guideline "Wound Care": recommendations for 5 challenging areas. Ned Tijdschr Geneeskd. 2013;157(29):A6086

Cannada LK, Taylor RM, Reddix R, Mullis B, Moghadamian E, Erickson M, Southeastern Fracture Consortium. The Jones-Powell Classification of open pelvic fractures: a multicenter study evaluating mortality rates. J Trauma Acute Care Surg. 2013 Mar;74(3):901–6

Demetriades D, Salim A. Management of the open abdomen. Surg Clin North Am. 2014 Feb;94(1):131–53

Ferreira F, Barbosa E, Guerreiro E, Fraga GP, Nascimento B Jr, Rizoli S. Sequential closure of the abdominal wall with continuous fascia traction (using mesh or suture) and negative pressure therapy. Rev Col Bras Cir. 2013 Jan–Feb;40(1):85–9

Fowler JR, Ilyas AM. Epidemiology of adult acute hand infections at an urban medical center. J Hand Surg Am. 2013 Jun;38(6):1189–93

Gill I, Quayle J, Fox M. A low energy paediatric clavicle fracture associated with acute brachial plexus injury and subclavian artery compression. Ann R Coll Surg Engl. 2013 Mar;95(2): e30–3.

Harvin JA, Mims MM, Duchesne JC, Cox CS Jr, Wade CE, Holcomb JB, Cotton BA. Chasing 100 %: the use of hypertonic saline to improve early, primary fascial closure after damage control laparotomy. J Trauma Acute Care Surg. 2013 Feb;74(2):426–30; discussion 431–2

Hirner A, Weise K (eds.). Chirurgie – Schnitt für Schnitt, Thieme, Stuttgart, New York, 2004:446– 67.

Kircik LH, Dickerson JE Jr, Kitten C, Weedon KA, Slade HB. Allogeneic growth arrested keratinocytes and fibroblasts delivered in a fibrin spray accelerate healing in Mohs micrographic surgery wounds. J Drugs Dermatol. 2013 May;12(5):558–61

Lang C, Staiger C. Tyrothricin. An underrated agent for the treatment of bacterial skin infections and superficial wounds? Pharmazie. 2016;71:299–305.

Müller V, Willital GH. Presentation of a pediatric surgical database on complications. BAPS Meeting, 2003 Budapest in Pediatric Surgcial Research Reports on Demand

Orr JD, McCriskin B, Dutton JR. Achillon mini-open Achilles tendon repair: early outcomes and return to duty results in U. S. military service members. J Surg Orthop Adv. 2013 Spring;22(1):23–9

Osterloh F. Ambulant oder stationär? Deutsches Ärzteblatt 18, Jg 114, Januar 2017

Schumpelick V, Kasperk R, Stumpf M. Operationsatlas Chirurgie, Thieme Verlag, 2013

Seamon MJ, Smith BP, Capano-Wehrle L, Fakhro A, Fox N, Goldberg M, Martin NM, Pathak AS, Ross SE. Skin closure after trauma laparotomy in high-risk-patients: opening opportunities for improvement. J Trauma Acute Care Surg. 2013 Feb;74(2):433–9; discussion 439–40

Shanahan DR. Inaugural professional lecture: the progression of trauma wound care. Why delay wound closure. J Wound Care. 2013 Apr;22(4):194–6

Stroh C, Meyer F, Manger T. Increased requirements for the challenging abdominosurgical management of morbid obesity-what does the abdominal surgeon need to know? Zentralbl Chir. 2013 Aug;138(4):456–62

Willital GH. Wundbehandlung. In Willital GH, Lehmann RR. Chirurgie im Kindesalter, Spitta Verlag, Balingen, 2000:1003–10

Willital GH, Kiely E, Gohary AM, Gupta DK, Li M, Tsuchida Y. Atlas of Childreńs Surgery. Lengerich-Berlin-Bremen-Miami-Riga-Viernheim-Wien-Zagreb: Pabst Science Publisher, 2006.

Willital GH, Mittag J. Digital Atlas of Pediatric Sugery Vol. I/II, Amazon Kindle Direct Publishing ASIN: B 0161EFG16, 2016/2017.

J. Leidel, C. Rosenfeld, G. H. Willital

2 Tetanus – Wundstarrkrampf: Prophylaxe und Initialtherapie bei Frischverletzten

2.1 Erreger

Das Bakterium Clostridium tetani verursacht durch die von ihm gebildeten Toxine den Wundstarrkrampf (Entdeckung durch Knud Faber 1899).

Die widerstandsfähigen Dauerformen (Sporen) des Bakteriums können überall vorkommen: im Straßenstaub, in der Erde, im landwirtschaftlichen Bereich, in der Darmausscheidung von Pferden und Rindern. Die Infektion erfolgt durch Eindringen der Sporen in Wunden. Hierbei handelt es sich häufig um Bagatellverletzungen. Besonders gefährdete Wunden sind schmale, enge Verletzungen, Kratzer oder Stiche, d. h. Verletzungen die unter Sauerstoffabschluss oder Sauerstoffmangel stehen. In dieser Sauerstoffarmut vermehrt sich das Bakterium. Man spricht von anaeroben Umgebungsverhältnissen, die das Bakterium benötigt, um sich zu vermehren. Die Bakterien sondern Giftstoffe (Toxine) ab.

2.1.1 Inkubationszeit

Sie beträgt 24 Stunden bis 60 Tage, in der Mehrzahl der Fälle 4–14 Tage. Je kürzer der Zeitraum vom Beginn erster Symptome bis zum Vollbild des Tetanus (tonisch-klonische Krämpfe), desto gefährlicher und schwerer ist die Erkrankung. Letalität 20–30 %. Eine durchgemachte Infektion mit Clostridium tetani hinterlässt keine Immunität. Zweiterkrankungen sind möglich. Häufigkeit in Deutschland ca. 15 Erkrankungen pro Jahr.

2.1.2 Vorkommen

Der Erreger kommt ubiquitär vor. Clostridium tetani lebt auch im Darm von Rindern und Pferden parasitär und wird mit deren Kot ausgeschieden. Kinder sind besonders gefährdet, erkranken aber seltener als Erwachsene.

> Mit einer Tetanusinfektion muss grundsätzlich bei allen Bagatellverletzungen der Haut und der Schleimhaut, bei allen tiefen, verschmutzten Wunden, bei allen Straßen- und Landwirtschaftsunfällen, sowie bei Verbrennungen und Erfrierungen gerechnet werden.

> Bei Kindern besondere Tetanusgefährdung durch Verbrennungen, Bagatellverletzungen an den Extremitäten, Nabelinfektionen (Tetanus neonatorum, ca. 5.000 Fälle weltweit).

DOI 10.1515/9783110283624-002

2.1.3 Pathogenese – krampfauslösende Kettenreaktionen durch Toxine

Das Bakterium vermehrt sich unter Sauerstoffabwesenheit in „geschlossenen Wunden", die nicht oder kaum mit Luft und Sauerstoff in Kontakt kommen.

Das Bakterium bildet Giftstoffe (Toxine):

1. Tetanolysin, das hämolysierend und kardiotoxisch auf die Herzmuskulatur wirkt.
2. Tetanospasmin, das die Nervenzellen, die die Muskulatur versorgen, schädigt und zu Krämpfen führt. Hierbei kommt es zu einer Schädigung der motorischen Vorderhornzellen auf hämatogenem Weg oder entlang der Perineuralscheide oder entlang der Achsenzylinder.

Das proteolytische Tetanospasmin gelangt von den peripheren Nervenbahnen in das ZNS mit folgender krampfauslösender Kettenreaktion:

– Renshaw-Zellen im Vorderhorn des Rückenmarks werden zerstört → Inaktivierung eines Synapsen-Membrankomplexes (Synaptobrevin-vesicular associated membrane complex) → Blockierung der Neurotransmitterfreisetzung (Glycin und GABA) → unkontrollierte Aktivierung der Alpha Motoneurone → tonisch klonische Verkrampfungen (dauernde und zuckende Krampfformen) der quergestreiften Willkürmuskulatur.

Zusammenfassend: Das proteolytische Tetanusspasmin schädigt die muskelinnervierenden und muskelsteuernden Nervenzellen und führt zu diesen Muskelkrämpfen.

2.2 Leitsymptome

Erste Krankheitszeichen, ausgelöst durch Tetanospasmin sind: Kribbeln und Taubheitsgefühl im Wundbereich, Unruhe, Kopfschmerzen. Dann folgen schmerzhafte Krämpfe im Bereich des Kiefers, des Kehlkopfs, der Brustmuskulatur und der Rückenmuskulatur. Die Dauer der Krampfanfälle beträgt wenige Minuten.

Eine Ansteckung von Mensch zu Mensch findet nicht statt. Eine überstandene Erkrankung hinterlässt keinen Schutz.

Man unterscheidet 3 Schweregrade:

– Schweregrad I: Risus sardonicus = Facies tetanica, Trismus (Kieferklemme), Opisthotonus, Spasmen der Kau- und Gesichtsmuskulatur (Abb. 2.1).
– Schweregrad II: Generalisiert tonisch-klonische Krämpfe mit folgender Priorität der befallenen Muskeln; Kau-, Gesichts-, Nacken-, Rücken-, Extremitätenmuskulatur (Opisthotonus) (Abb. 2.2).
– Schweregrad III: Spasmus der Zwerchfell- und Atemmuskulatur, Dyspnoe, Ateminsuffizienz.

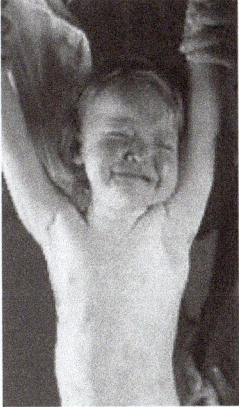

Abb. 2.1: 3-jähriger Junge mit Tetanus in Folge landwirtschaftlicher perforierender Verletzung der Fußsohle durch verstreute Nägel. Die Verspannung im Gesicht wird als Risus sardonicus bzw. als Facies tetanica bezeichnet: Trismus (Kieferklemme), Opisthotonus (Rückwärtsbeugung des Kopfes und Überstreckung von Rumpf und Extremitäten, Spasmen der Kau- und Gesichtsmuskulatur.

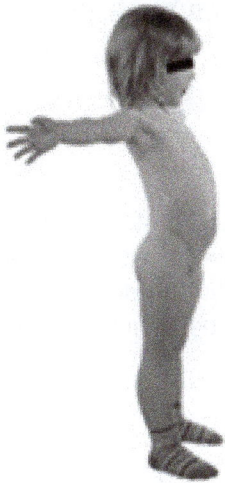

Abb. 2.2: Tonisch-klonische Krämpfe der Rücken- und Extremitätenmuskulatur bei einem $4^1/_2$ Jahre alten Mädchen nach einer Wurfspießverletzung im Bereich des rechten Rückens.

2.3 Prophylaxe

Alle Maßnahmen, die im Verletzungsfall zur Tetanusprophylaxe ergriffen werden, können das Risiko der Tetanuserkrankungen vermindern, jedoch nicht mit genügender Sicherheit völlig ausschließen. Da sich jeder die Tetanuserkrankung durch Bagatellverletzungen zuziehen kann, soll die Tetanusprophylaxe durch eine Grundimmunisierung erreicht werden. In jedem Fall ist der Impfpaß zu überprüfen.

Bei allen Weichteilverletzungen ist die frühzeitige Wundrevision innerhalb der ersten 6 Stunden die sicherste Tetanusprophylaxe.

Die zwei *Kardinalfragen* bei tetanusprädisponierten Patienten sind:

1. Ist der Patient gegen Tetanus grundimmunisiert, d. h. hat er drei Impfungen erhalten? Impfpass zeigen lassen!

2. Wann ist die letzte Impfung gegen Tetanus verabreicht worden? Erfolgte diese innerhalb der letzten 10 Jahre nach Grundimmunisierung?

Die Beantwortung dieser Fragen ergibt die Richtlinien für das weitere Vorgehen. Sobald die Bindung des Tetanustoxins an die Nervensubstanz erfolgt ist, ist jede Prophylaxe erfolglos.

Man kennt zwei Maßnahmen:

1. Aktive Immunisierung
2. Simultanimpfung

2.3.1 Aktive Immunisierung

Impfung mit einem Tetanus-Adsorbatstoff (Tetanustoxoid), z. B. Tetanol®, zum Aufbau der körpereigenen Immunität.

2.3.2 Simultanimpfung

Wenn kein Impfschutz oder kein ausreichender Impfschutz besteht, ist eine simultane Immunisierung notwendig. Unzureichender Impfschutz bedeutet, dass eine Grundimmunisierung nicht erfolgte. Unzureichender Impfschutz bedeutet aber auch, dass nach erfolgter Grundimmunisierung innerhalb von 10 Jahren keine Auffrischimpfung erfolgte.

Die dann notwendige Simultanimpfung besteht aus:
1. Toxoidimpfstoff (Tetanol) zum Aufbau körpereigener Immunität.
2. Homologes Antitoxin (Tetagam), d. h. mit menschlichen Antikörpern gegen den Tetanuserreger angereichertes Serum. Die passiv wirkenden verabreichten Antikörper sollen das Zeitintervall vom Zeitpunkt einer möglichen Infektion bis zum Eintritt der körpereigenen Antikörperbildung überbrücken.

Die Simultanimpfung (Tetanol und Tetagam), ist die beste Methode zum Schutz nicht immunisierter bzw. nicht grundimmunisierter Verletzter.

2.4 Vorgehen im Verletzungsfall

Vorausgegangene Injektionen mit Tetanol (lt. Impfausweis) in vorschriftsmäßigen Abständen	Abstand zur letzten Injektion am Verletzungstag	Am Verletzungstag		Abstände zu weiteren Injektionen mit Tetanol (0,5 ml i. m.) zur Vervollständigung des aktiven Schutzes		
		Tetagam 250 I. E. i. m.	Tetanol 0,5 ml i. m.	2–4 Wochen	6–12 Monate	alle 10 Jahre (Auffrischimpfung)
		gleichzeitig an kontralateralen Körperstellen				
keine	–	×	×	×	×	×
1	bis 2 Wochen	×		×	×	×
1	2–8 Wochen	×	×		×	×
1	über 8 Wochen	×	×	×	×	×
2	bis 2 Wochen	×			×	×
2	2 Wochen bis 6 Monate				×	×
2	6–12 Monate		×			×
2	über 12 Monate	×	×	×		
3	bis 5 Jahre				×	
3	5–10 Jahre		×		×	
3	über 10 Jahre	×	×		×	

2.5 Grundimmunisierung

Die Grundimmunisierung besteht aus 3 Impfungen mit 0,5 ml Tetanol i. m. im Abstand von 6–8 Wochen. Wenn die Grundimmunisierung im Säuglingsalter durchgeführt wird, so kann sie kombiniert werden mit weiteren Impfstoffen in Form eines 5- oder 6-fach Impfstoffs. Nur wer eine solche komplette Grundimmunisierung erhalten hat ist gegen Wundstarrkrampf geschützt. Eine Wiederholungsimpfung, die den Impfschutz reaktivieren soll, ist innerhalb der nachfolgenden 10 Jahre indiziert. Verletzt sich eine Person 10 Jahre oder später nach einer Grundimmunisierung und eine Wiederholungsimpfung erfolgte nicht, dann ist kein ausreichender Schutz gegen Wundstarrkrampf gegeben. Bei dem Patient ist dann im Verletzungsfall eine Simultanimpfung durchzuführen. Anschließend erfolgt dann die Weiterführung der Grundimmunisierung.

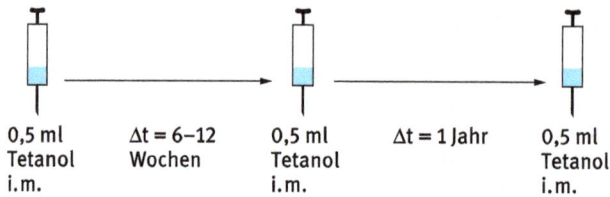

0,5 ml   Δt = 6–12   0,5 ml   Δt = 1 Jahr   0,5 ml
Tetanol   Wochen   Tetanol   Tetanol
i.m.   i.m.   i.m.

Abb. 2.3: Grundimmunisierung.

2.5.1 Auffrischimpfung

Auffrischimpfungen erfolgen mit Tetanol (tetanus toxoid), wenn eine Grundimmunisierung vollständig erfolgte und danach innerhalb von 10 Jahren eine entsprechende Verletzung aufgetreten ist.

Gelegentlich wird die 3. Injektion bei der Grundimmunisierung als Auffrischimpfung bezeichnet. Sie gehört aber, wie bereits erwähnt, zur Grundimmunisierung.

Indikation zur Auffrischimpfung: Patienten, die eine vollständige Grundimmunisierung haben und deren Verletzung sich innerhalb der daran anschließenden 10 Jahre ereignete, benötigen diese sogenannte Auffrischimpfung durch Tetanol (Tetanustoxoid) 0,5 ml i.m. Durch die Auffrischimpfung wird ein ausreichender Antitoxintiter erreicht (Booster-Effekt). Ein sicherer Schutz ist ein gemessener Antitoxintiter-Wert von 0,01 I.E./ml. Bei Kindern ist nach erfolgter Grundimmunisierung eine Auffrischimpfung im Alter von 11 bis 14 Monaten indiziert.

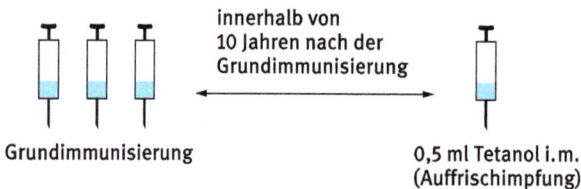

innerhalb von
10 Jahren nach der
Grundimmunisierung

Grundimmunisierung

0,5 ml Tetanol i.m.
(Auffrischimpfung)

Abb. 2.4: Auffrischimpfung.

2.6 Therapeutisches Vorgehen bei Tetanus

Die wichtigste Sofortmaßnahme in der Tetanusprophylaxe ist die sorgfältige Wundbehandlung in Form der Friedrichschen Wundexzision. Tetanuserreger können in inaktiver Form jahrelang im Gewebe liegenbleiben und können dann bei Operationen aktiviert werden. Deshalb: bei jeder Entfernung von Fremdkörpern im Gewebe

(Holzsplitter, Glassplitter) Überprüfung des Tetanusschutzes und ggf. vor der Operation eine entsprechende Impfung durchführen.

1. Bei Hinweisen auf beginnenden Tetanus oder bei eingetretenem Tetanus ist die tetanusinfektionsverdächtige Wunde durch Wundexzision, Wunderöffnung und Offenlassen der Wunde zu behandeln.
2. Bekämpfung der Krämpfe je nach Stadium durch Diazepam. Bei stärkeren, schweren und unvermittelt auftretenden Spasmen und Konvulsionen: Intubation, Relaxieren, Beatmung, Tracheotomie.
3. Sicherung einer hochkalorischen Ernährung (4.000–5.000 kcal) entweder über eine weiche Ernährungssonde oder durch Einleitung einer Dauertropfinfusion, ca. 2.500–3.000 ml bei Erwachsenen und bei Kindern 80–130 ml/kg KG/d, zur Deckung des Kalorienbedarfs, des Flüssigkeits- und Elektrolytbedarfs sowie Humanalbuminlösung. Vorsicht vor Überwässerung bei Säuglingen.
4. Verhütung und Bekämpfung von Infekten durch Antibiotika. Antibiotika sind gegen die vegetativen Formen der Tetanuserreger wirksam, nicht gegen die Sporen oder gegen das Tetanustoxin. Hauptindikation sind Sekundärinfektionen. Kortikosteroide während der ersten Tage, bei Erwachsenen 50 mg, bei Kindern 1–3 mg/kg KG. Wirkung fraglich.
5. Zur Vermeidung von Stressulzera: Ranitidin® i. v. als H^+-Blocker.
6. Allgemeine pflegerische Maßnahmen: Das Grundprinzip besteht im Fernhalten jeglicher Reizmomente; Patienten sollen ruhig, dunkel und kühl untergebracht werden. Wichtig ist die Freihaltung der Atemwege durch wiederholte Bronchialtoilette (Absaugen, Bronchiallavage). Alle Patienten müssen auf einer Intensivstation überwacht werden.

2.7 Tetanusprophylaxe und Initialtherapie bei Frischverletzten

2.7.1 Erreger

Tetanus wird durch *Clostridium (C.) tetani* verursacht, ein obligat anaerobes, bewegliches, grampositives, sporenbildendes Stäbchenbakterium. Die im Erdreich überdauernden Sporen (Dauerformen) sind sehr widerstandsfähig, können jahrelang überleben und wieder zur vegetativen Form auskeimen. Diese bildet zwei Exotoxine, das Tentanolysin, das kardiotoxisch ist und eine Hämolyse verursacht, und das Tetanospasmin. Das Tetanospasmin ist ein Neurotoxin und löst die typischen Symptome des Wundstarrkrampfs aus.

2.7.2 Erregerreservoir

C. tetani kommt ubiquitär in der Erde vor und wird auch im Darm von Pferden, seltener von Kühen, anderen Tieren oder dem Menschen gefunden. Mit den Faeces gelangen die Keime wiederum in die Erde.

2.7.3 Epidemiologie

Weltweit sterben nach WHO-Angaben jährlich etwa 250.000 Menschen an Tetanus. In Deutschland und der EU ist er eine seltene Erkrankung geworden. Zwischen 1991 und 2000 traten in Deutschland jährlich zwischen 7 und 16 Fällen auf. Seit Inkrafttreten des Infektionsschutzgesetzes 2001 gibt es keine Meldepflicht mehr und damit auch keine statistische Erfassung. In der EU waren 2010 insgesamt 130 Fälle erfasst worden. Das entspricht einer Inzidenz von 0,02 Fällen pro 100.000 Einwohner. Die meisten Fälle (57) stammten aus Italien. Mit steigendem Alter nimmt auch die Inzidenz zu, die meisten Fälle treten bei Menschen ≥ 65 Jahren auf. Der Anteil von Frauen beträgt europaweit 63 % der gemeldeten Zahlen (ECDC 2012).

2.7.4 Pathogenese

Bei einer Verletzung, die auch geringfügig und oberflächlich sein kann, werden mit Schmutz oder Fremdkörpern (Splitter, Nagel, Dornen) Sporen in die Wunde eingebrachten. Diese keimen bei anaeroben Wundverhältnissen aus, vermehren sich lokal und bilden Toxine. Das Tetanospasmin bindet an Rezeptorganglioside von Neuronen und wanden entlang der motorischen, sensiblen und vegetativen peripheren Nerven ins Zentralnervensystem. Die toxische Wirkung auf die motorischen Vorderhornzellen sowie auf die vegetativen Reflexbahnen führen zu den klinischen Erscheinungen des Tetanus. Wenn das Toxin an die Nervenzellen gebunden ist, hat Antitoxin keine neutralisierende Wirkung mehr. Mit einer Tetanusinfektion nicht immuner Personen muss grundsätzlich bei allen tiefen, verschmutzten Wunden, bei allen Straßenunfällen und Landwirtschaftsinfektionen, sowie bei Verbrennungen und Erfrierungen, aber auch bei allen Bagatellverletzungen der Haut und der Schleimhäute gerechnet werden.

2.7.5 Inkubationszeit

Die Inkubationszeit beträgt einen Tag bis mehrere Wochen, meist 3 Tage bis 3 Wochen. Eine kurze Inkubationszeit spricht für eine höhere Toxinmenge und bedeutet eine schlechtere Prognose.

2.7.6 Klinik

Wichtigstes diagnostisches Kriterium ist die Tonuserhöhung der Muskulatur beginnend mit der Kaumuskulatur. Der Mund kann nicht oder nur mit Mühe geöffnet werden (Trismus), Sprechen und Schlucken fallen schwer. Die Starre der mimischen Muskulatur bewirkt einen grinsend-weinerlichen Gesichtsausdruck (Risus sardonicus). Die Steifheit der Nacken- und Rückenmuskulatur führt zum Opisthotonus. Bei leichteren Verläufen kann es bei dieser Muskelstarre bleiben. Bei schwereren Verläufen können geringste optische, akustische oder Berührungsreize klonisch-tonische Krämpfe auslösen.

Die Letalität beträgt auch bei optimaler intensivmedizinischer Behandlung 10 bis über 20 %, ohne diese ist sie deutlich höher. Todesursache ist meist eine respiratorische Insuffizienz z. B. durch Lähmung der Atemmuskulatur und der Glottis, aber auch kardiale Komplikationen können zum Tode führen.

Selten kommt ein lokalisierter Tetanus vor, bei dem nur eine Muskelgruppe betreffen ist. Die Prognose ist hierbei gut.

2.8 Prophylaxe

2.8.1 Präexpositionelle Schutzimpfung (RKI 2013)

Da jeder sich Verletzungen zuziehen kann und dann durch Tetanus gefährdet ist, ist die Tetanusimpfung für die gesamte Bevölkerung ausnahmslos empfohlen. Die ständige Impfkommission (STIKO) am Robert Koch-Institut, deren Empfehlungen nach einem Urteil des BGH von 2000 den „medizinischen Standard" darstellen (BGH 2000), empfiehlt die Grundimmunisierung bereits im Säuglingsalter. Hierzu erfolgen vier i. m. Injektionen mit einem Kombinationsimpfstoff gegen Tetanus (T), Diphtherie (D), Pertussis (aP), Haemophilus influenzae Typ b (I-Iib), Poliomyelitis (IPV) und Hepatitis B (HB) im Alter von 2, 3, 4 Monaten sowie im Alter von 11 bis 14 Monaten.

Mit 5–6 Jahren wird eine erste Auffrischimpfung mit einem Impfstoff gegen Tetanus, Diphtherie und Pertussis (Tdap) empfohlen, die von einer zweiten Auffrischimpfung gegen Tetanus, Diphtherie, Pertussis und Poliomyelitis (Tdap-IPV) im Alter von 9–17 Jahren gefolgt wird. Ab einem Alter von 5 bzw. 6 Jahren (je nach Fachinformation) werden Kombinationsimpfstoffe mit reduziertem Gehalt an Diphtherie- bzw. Pertussis-Antigen verwendet (gekennzeichnet durch Abkürzung in Kleinschreibung, z. B. (Tdap), wobei ap den azellulären Pertussis-Impfstoff bezeichnet, der heute ausschließlich verwendet wird). Danach sollte alle 10 Jahre mit einem Impfstoff gegen Tetanus und Diphterie (Td) aufgefrischt werden. Seit 2009 empfiehlt die STIKO, dass alle Erwachsenen die nächste fällige Auffrischimpfung gegen Tetanus und Diphtherie einmalig als Kombinationsimpfung gegen Tetanus, Diphtherie und Pertussis (Tdap) oder bei entsprechender Indikation zusätzlich gegen Polio (Tdap-IPV) erhalten sollen. Dies gilt auch für eine Auffrischimpfung im Verletzungsfall (s. u.).

Zum im Impfkalender angegebenen Zeitpunkt versäumte Impfungen sollten so bald wie möglich nachgeholt werden, wobei je nach Alter unterschiedliche Impfstoffe eingesetzt werden. Auch hierzu finden sich detaillierte Hilfestellungen in den Empfehlungen der STIKO. Nach dem ersten Geburtstag bis ins hohe Alter besteht eine nachzuholende Grundimmunisierung aus drei Impfungen mit einem Intervall von mindestens 4 Wochen zwischen 1. und 2. sowie mindestens 6 Monaten zwischen 2. und 3. Impfung mit einem altersentsprechenden Kombinationsimpfstoff (RKI 2013).

Grundsätzlich gilt, dass es keine unzulässig großen Abstände zwischen den Impfungen gibt.

Jede Impfung zählt! Auch eine für viele Jahre unterbrochene Grundimmunisierung oder nicht zeitgerecht durchgeführte Auffrischimpfung muss nicht neu begonnen werden, sondern wird mit den fehlenden Dosen des jeweils indizierten Kombinationsimpfstoffs komplettiert.

2.8.2 Postexpositionelle Tetanus-Immunprophylaxe im Verletzungsfall

Die Tetanus-Immunprophylaxe muss unverzüglich erfolgen. Fehlende Impfungen der Grundimmunisierung sind entsprechend den für die Grundimmunisierung gegebenen Empfehlungen nachzuholen. Ob zeitgleich mit der aktiven auf der kontralateralen Seite auch eine passive Immunisierung (Simultanimpfung) erfolgen muss, richtet sich nach dem Impfstatus des Patienten und der Art der Verletzung (Tab. 2.1).

In der Praxis wird die Empfehlung der STIKO, auch bei der Immunprophylaxe des Tetanus im Verletzungsfall Kombinationsimpfstoffe (Tdap) anzuwenden, viel zu selten umgesetzt.

Die gesetzliche Unfallversicherung übernimmt nur die Kosten für die Anwendung eines monovalenten Tetanusimpfstoffs. Zur Frage etwaiger weiterer Impfungen soll der Patient an den Hausarzt verwiesen werden. Da es keinen monovalenten Pertussis-Impfstoff mehr gibt, bedeutet dies, dass entweder nochmal eine Impfung mit einem Impfstoff mit Tetanus-Komponente erfolgen muss oder aber die Auffrischung gegen Diphtherie und besonders Pertussis unterbleibt. Auch eine Umfrage bei Krankenhausapotheken ergab, dass Kombinationsimpfstoffe mit Pertussis-Komponente allenfalls sehr selten eingesetzt werden.

Zwar wird das primäre Ziel des Schutzes vor einer Erkrankung an Tetanus auch so erreicht, aber das Vorgehen läuft dem Ziel, die niedrige Impfrate gegen Pertussis bei Erwachsenen in Deutschland von derzeit nur 5,9 % zu verbessern, zuwider (Böhmer 2013). Schließlich ist dieses Vorgehen nicht mit den Empfehlungen der STIKO konform und entspricht somit nicht dem medizinischen Standard.

Neben der Immunprophylaxe gehört die Wundexzision nach Friedrich zu den wichtigsten Maßnahmen bei der Versorgung einer Gelegenheitswunde. Sie sollte möglichst in den ersten 6–8 Stunden nach der Verletzung vorgenommen sein und dient der Entfernung von Schmutz, Fremdkörpern und devitalisiertem Gewebe sowie der Schaffung aerober Wundverhältnisse.

Tab. 2.1: Tetanus-Immunprophylaxe im Verletzungsfall (RKI 2013).

Anzahl zuvor erhaltener Impfdosen	Saubere, geringfügige Wunden		Alle anderen Wunden[1]	
	DTaP/Tdap[2]	TIG[3]	DTaP/Tdap[2]	TIG[3]
Unbekannt	Ja	Nein	Ja	Ja
0 bis 1	Ja	Nein	Ja	Ja
2	Ja	Nein	Ja	Nein[4]
3 oder mehr	Nein[5]	Nein	Nein[6]	Nein

[1] Tiefe und/oder verschmutzte (mit Staub, Erde, Speichel, Stuhl) kontaminierte Wunden, Verletzungen mit Gewebszertrümmerung und reduzierter Sauerstoffversorgung oder Eindringen von Fremdkörpern (z. B. Quetsch-, Riss-, Biss-, Stich-, Schusswunden); schwere Verbrennungen und Erfrierungen, Gewebsnekrosen, septische Aborte

[2] Kinder unter 6 Jahren erhalten einen Kombinationsimpfstoffmit DTaP, ältere Kinder Tdap (verringerter Diphtherietoxoid-Gehalt und verringerte azelluläre Pertussis-Komponente). Erwachsene erhalten ebenfalls Tdap, wenn sie noch keine Tdap-Impfung im Erwachsenenalter erhalten haben.

[3] TIG = Tetanus-Immunglobulin, im Allgemeinen werden 250 IE verabreicht, die Dosis kann auf 500 IE erhöht werden.

[4] Ja, wenn die Verletzung langer als 24 Stunden zurückliegt.

[5] Ja (1 Dosis), wenn seit der letzten Impfung mehr als 10 Jahre vergangen sind.

[6] Ja (1 Dosis), wenn seit der letzten Impfung mehr als 5 Jahre vergangen sind.

2.9 Therapeutisches Vorgehen bei Tetanus

Die Therapie des Tetanus muss unter intensivmedizinischen Bedingungen symptomatisch erfolgen und verfolgt verschiedene Zielsetzungen:
- Neutralisierung eventuell nachgebildeten und noch nicht rezeptorgebundenen Toxins durch die Gabe einer einmaligen Dosis von 10.000 IE (bei Kindern: je nach Alter 5.000–10.000 IE) humanem Tetanus-Antitoxin. Für weitere 3–4 Tage jeweils 3.000 IE;
- antibotische Behandlung (Metronidazol) zur Abtötung der Tetanus-Clostridien als Quelle weiterer Toxinbildung;
- antikonvulsive und muskelrelaxierende Maßnahmen;
- Sicherstellung der Atmung, Intubation, Tracheotomie;
- bei wachen Patienten: Feenhalten jeglicher Reize;
- hochkalorische Ernährung.

2.10 Literatur

Bagcchi S. Tetanus vaccination during pregnancy reduces risk of neonatal mortality in India, study finds. BMJ. 2013 Sep 25;347:f5808

BGI-I: VI ZR 48/99 Verkündet am 15. Februar 2000

Böhmer WW, I-Iellenbrand W, Matysiak-Klose D, Heininger U, Müters S, Wichmann O. Pertussis-Impfquoten bei Erwachsenen in Deutschland, Dtsch Med Wochenschr. 2013;138:1451-7

Brandon L, Nurdin NF, Byrne M, Moylett E. Clinical tetanus in an 11 year old boy. Ir Med J. 2013 Nov–Dec;106(10):313–4

Carrera E, Manzano R, Garrido E. Efficacy of the vaccination in inflammatory bowel diseases. World J Gastroenterol. 2013 Mar 7;19(9'):1349–53

Centers for Disease Control and Prevention (CDC). Updated recommendations for use of tetanus toxid, reduced diphtheria toxoid, and acellualar pertussis vaccine (Tdap) in pregnant women-Advisory Committee on Immunization Practices (ACIP), 2012. MMWR Morb Mortal Wkly Rep. 2013 Feb 22;62(7):131–5

Cheung K, Hatchell A, Thoma A. Approach to traumatic hand injuries for primary care physicians. Can Fam Physician. 2013 Jun;59(6):614–8

ECDC: Annual epidemiological report 2012; www.ecdc.europa.eu

Graziani S, Romiti ML, Cappoini C, Di Cesare S, Corrente S, Monteferrario E, Di Paolo A, De Marchis C, Chini L, Moschese V. Immune responses to tetanus vaccination in Italian healthy subjects and children with recurrent infections. J Biol Regul Homeost Agents. 2013 Jan–Mar;27(1):95–103

Hirner A., Weise K. (eds.). Chirurgie – Schnitt für Schnitt, Thieme, Stuttgart, New York, 2004:446–67

Imdad A, Bautista RM, Senen KA, Uy ME, Mantaring JB 3rd, Bhutta ZA. Umbilical cord antiseptics for preventing sepsis and death among newborns. Cochrane Database Syst Rev. 2013 May 31;5:CD008635

Khan AA, Zahidie A, Rabbani F. Interventions to reduce neonatal mortality from neonatal tetanus in low and middle income countries – a systematic review. BMC Public Health 2013 Apr 9;13:322

Müller V, Willital GH. Presentation of a pediatric surgical database on complications. BAPS Meeting, 2003 Budapest in Pediatric Surgcial Research Reports on Demand

RKI: Empfehlungen der Ständigen Impfkommission (STIKO) am Robert Koch-Institut. Stand: August 2013; Epi Bull 34/2013

Sawar U, Javed M, Wilson-Jones N. Tetanus prophylaxis: are we getting right? J Plast Reconstr Aesthet Surg. 2014 Feb;67(2):287–9

Schumpelick V., Kasperk R., Stumpf M. Operationsatlas Chirurgie, Thieme Verlag, 2013

Willital GH. Tetanus-Prophylaxe und Initialtherapie bei Frischverletzten. In Willital GH, Lehmann RR. Chirurgie im Kindesalter, Spitta Verlag, Balingen, 2000:1011–14

Zielinski A, Rudowska J. Tetanus in Poland 2011. Przegl Epidemiol. 2013;67(2):253–4, 357–8

W. Lang, A. Meyer

3 Blutstillung bei Blutungen traumatischer Genese

3.1 Blutungstypen

Primär traumatisch bedingte Blutungen		Sekundäre Blutungen	
Blutung nach außen	Blutung nach innen	Spätblutung	Nachblutung
– venös – arteriell	– intraabdominelle Blutung – intrathorakale Blutung – intrakranielle Blutung – retroperitoneale Blutung – interstitielle Blutung (z. B. Lunge) – Kontusionshämatome – Frakturhämatome	Sekundäre Blutung durch Lösung des Thrombus, nachdem zunächst durch körpereigene Sofort- maßnahmen die Blu- tung zum Stillstand gekommen war.	Nachträgliche Blutung nach chirurgischer Ver- sorgung einer Wunde.

> **!** Bei allen sekundären Blutungen muss ein vollständiger Blutgerinnungsstatus einschließlich der Bestimmung des Faktor XIII bestimmt werden, um mögliche Gerinnungsstörungen als Ursache der Blutung kausal zu behandeln.

3.1.1 Einteilung von Gefäßverletzungen

Generell werden Gefäßverletzungen in scharfe Grade (Grad I–III) und stumpfe Gra-de (Grad I–III) eingeteilt (Einteilung nach Vollmar). Die Einteilung beruht auf der Beteiligung der einzelnen Gefäßwandschichten durch scharfes bzw. stumpfes Trauma:

Tab. 3.1: Scharfe Gefäßverletzungen.

Grad	Gefäßwandschicht	Symptomatik
I	Durchtrennung der Adventitia ohne Eröffnung des Lumens	Keine Blutung, keine Ischämie
II	Eröffnung des Lumens ohne vollständige Durchtrennung	Arterielle Blutung, keine Ischämie
III	Komplette Durchtrennung des Gefäßes	Arterielle Blutung, periphere Ischämie

DOI 10.1515/9783110283624-003

Tab. 3.2: Stumpfe/geschlossene Gefäßverletzungen; modifiziert nach Hepp/Kogel, Gefäßchirurgie, Urban & Fischer Verlag/Elsevier GmbH; 2. Auflage 2006.

Grad	Gefäßwandschicht	Symptomatik
I	Intimaläsion/Quetschung	Keine Blutung, keine Ischämie
II	Verletzung Intima und Media, Dissektion	Periphere Ischämie fakulatativ
III	Zerquetschung aller Wandschichten, okkludierender Thrombus	Selten Blutung, periphere Ischämie

3.2 Vorbemerkung zur Blutstillung

Eine Blutstillung als Sofortmaßnahme bei Blutungen nach außen setzt voraus, dass man:
1. die Blutungsquelle/den Blutungstyp erkennt;
2. den Gefäßstamm komprimieren kann;
3. das blutende Gefäß abdrücken und dann chirurgisch versorgen kann.

Stufenweise Versorgung einer Blutung:
1. Provisorisch: Ziel jeder Sofortmaßnahme zur Behebung der Blutung ist es, die Blutungsquelle zum Stehen zu bringen, gleichgültig auf welche Art und Weise.
2. Vorbereitend: Therapie des schockgefährdeten Patienten (s. Kap. 4.7). Blut verabreichen, im Notfall Blutgruppe 0 rh negativ, Blutkonserven kreuzen.
3. Vorbereitung zur Operation (definitive Versorgung der Blutungsquelle).

3.3 Sofortmaßnahmen bei venösen Blutungen

3.3.1 Anzeichen

Blut ist dunkel, geringe oder keine Pulsation im Bereich der Blutungsquelle.

3.3.2 Vorgehen

Direkte, örtliche Blutstillung durch sofortige Kompression mit sterilen Kompressen. Ein frisches Taschentuch ist praktisch steril zur sofortigen Blutstillung am Unfallort. Lagerung des betreffenden Abschnitts über Herzhöhe und damit Verminderung der Schwerkraft der Blutsäule.

Diese Lagerung zur Verminderung der Blutungstendenz bei Läsionen im venösen Bereich ist bei herznahen Venen (Hals, Oberarme), in denen ein Sog herrscht, wegen der Entstehung von Luftembolien nicht angebracht.

1. Bei *stark blutenden Wunden* wird mit Kompressen und Druckverband die Blutung eingedämmt. Eine venöse Blutung steht vorübergehend immer durch Kompression oder an unzugänglichen Stellen, z.B. unterhalb des Leistenbandes, durch Tamponade. Entscheidend ist die rasche operative Versorgung stark blutender Gefäße. Blutungen aus Venen distal des Ellenbogengelenks oder Kniegelenks, kleine intrathorakale oder abdominelle Venen werden durch Gefäßligatur zum Stillstand gebracht. Größere Venen sollen immer rekonstruiert werden. Bei kritischem Blutverlust (s. Kap. 4.3–4.5) müssen Blutersatzmittel oder ungekreuztes Blut der Blutgruppe 0 rh negativ verabreicht werden. Abklemmen von größeren venösen Gefäßen soll nach Möglichkeit unterbleiben, da dadurch zusätzlich eine Gefäßwandläsion gesetzt und die Gefäßrekonstruktion erschwert wird.

2. Bei eher *diffusen Blutungen* und Blutungen geringen Grades wird ein steriler, komprimierender Schnellverband (Kompressionsbinde) angelegt. Wenn eine Unterbindung nicht möglich ist, erfolgt eine passagere Blutstillung durch Kompressionsverband bei gleichzeitiger Hochlagerung der Blutungsquelle.

> Geschlossene Venenverletzungen können zu lokalisierten Thrombosen führen. Hier ist dann nach Erstellung bildgebender Verfahren ggf. eine venöse Thrombektomie angezeigt. **!**

3.4 Sofortmaßnahmen bei arteriellen Blutungen

3.4.1 Anzeichen

Austritt von hellrotem Blut, das aus der Verletzungsstelle des Gefäßes spritzt, oder stoßweise herauspulsiert.

3.4.2 Vorgehen

Die Blutstillung in der Akutsituation folgt einem Stufenschema:
1. manuelle Kompression und Hochlagerung der Extremität über Herzniveau;
2. Anlegen eines Druckverbandes, ggf. unter Verwendung eines Verbandspäckchens;
3. Anlage eines Tourniquets/Blutdruckmanschette proximal der Blutungsquelle, wenn durch o.g. Maßnahmen keine Hämostase zu erreichen ist.

Ein Abklemmen von größeren Gefäßen sollte nach Möglichkeit unterbleiben, da dadurch zusätzlich ein durch die Klemme bedingter Gefäßschaden gesetzt wird, der die anschließende Gefäßrekonstruktion erschwert. (Ausnahmen: Amputation, längerer Transport, durch anatomische Lage kein Tourniquet möglich.)

3.5 Durchführung der manuellen Gefäßkompression

Eine erfolgreiche Arterienkompression ist an all den Stellen möglich, an denen das zu komprimierende Gefäß von nur wenigen Weichteilen bedeckt ist, dicht unter der Haut liegt und gegen ein knöchernes Widerlager gepresst werden kann (zur Topographie der Hals- und Kopfarterien siehe Abb. 3.1).

Technische Durchführung der Kompression der:

1. *Arteria temporalis*: durch Druck gegen das Os temporale;
2. *Arteria facialis*: durch Kompression der Arterie am Ramus mandibulae;
3. *Arteria carotis*: durch Daumendruck auf das Gefäß im Trigonum caroticum des Halses gegen die Halswirbelsäule, während die übrigen vier Finger den Musculus sternocleidomastoideus um den Hals umfassen;
4. *Arteria subclavia*: durch Abdrücken des Gefäßes hinter der Mitte der Klavikula gegen die 1. Rippe mit vier Fingern;
5. *Arteria femoralis*: durch Druck auf das Gefäß, indem beide Hände von oben her den Oberschenkel umfassen und beide Daumen das Gefäß in Höhe des Leistenbandes gegen das Os pubis drücken.

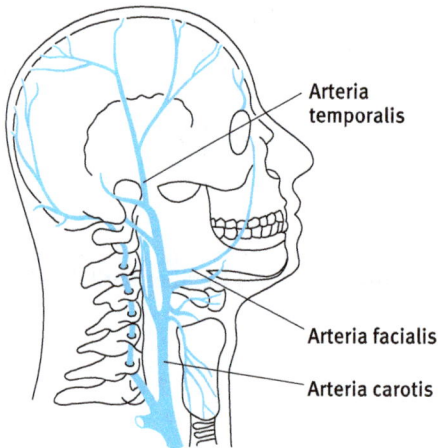

Abb. 3.1: Überblick über die Topographie der Arteria temporalis (Druck gegen das Os temporale), Arteria facialis (Druck gegen den Ramus mandibulaes) und Arteria carotis (Druck auf das Gefäß im Trigonum caroticum gegen die Halswirbelsäule) mit den Stellen, an denen die Kompression erfolgt.

3.6 Druckverband

Anlegen eines Druckverbandes mit elastischer Binde, dann als Zwischenlager ein Verbandspäckchen verwenden und nochmals Anlegen einer elastischen Binde (doppelter, isolierender Druckverband).

3.7 Durchführung der Arterienkompression mittels Tourniquet/pneumatischer Manschette

Die Anlage eines Tourniquets muss primär von einer suffizienten Analgesie unterstützt werden. Die Richtwerte für den jeweiligen Manschettendruck belaufen sich auf 250 mmHg für den Oberarm und 400 mmHg für die untere Extremität. Prinzipiell sollte die Manschette so distal wie möglich angelegt werden, um das Ischämieareal zu minimieren. Ein proximaler Abstand zur Blutungsquelle von etwa 5 cm ist anzustreben, wobei die Manschette direkt auf die Haut aufgelegt wird, um ein Abrutschen zu verhindern. Eine Anwendungszeit des Tourniquets von 1,5 bis 2 Stunden soll nicht überschritten werden. Unter diesen Voraussetzungen ist die Blutstillung über Tourniquets eine sichere, schnelle und effektive Methode im präklinischen Setting.

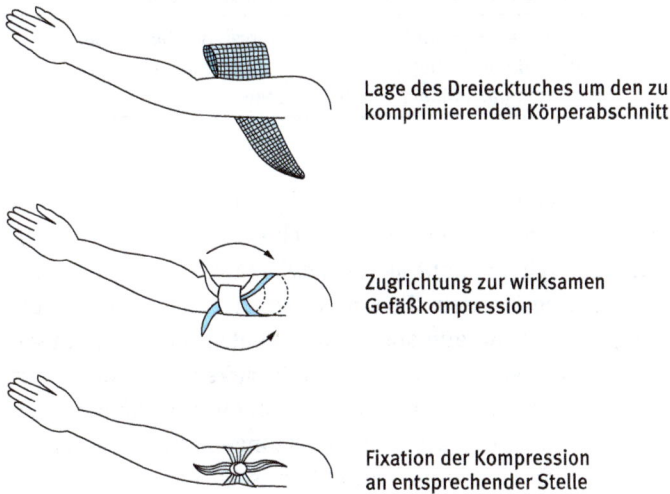

Lage des Dreiecktuches um den zu komprimierenden Körperabschnitt

Zugrichtung zur wirksamen Gefäßkompression

Fixation der Kompression an entsprechender Stelle

Abb. 3.2: Blutstillung durch mechanische Gefäßkompression.

3.8 Diagnostik von Gefäßverletzungen

Entscheidend für das Outcome bei Gefäßverletzungen ist ein rascher und standartisierter diagnostischer Algorithmus. Die klinische Untersuchung sollte eine Erhebung des Pulsstatuses, Temperatur, Hautkolorit umfassen, zusammen mit einer Prüfung der Sensibilität und Motorik. Im nächsten Schritt erfolgt zur Diagnosesicherung die Bestimmung des Knöchel-Arm-Indexes mittels Dopplerdruckmessung. Ein pathologischer Wert von kleiner 1,0 muss bei entsprechender Klinik und Hin-

Tab. 3.3: Behandlungsrichtlinien der Begleitverletzungen bei Läsionen der Extremitätenarterien (W. J. Stelter, H. Kortmann).

Gehirn	Diagnostik und Therapie absolut vorrangig
thorakale Organe	Diagnostik und Therapie absolut vorrangig
abdominale Organe	Diagnostik und Therapie absolut vorrangig
Hauptvenen proximal des Ellenbogens bzw. Kniegelenks	Versuch der Rekonstruktion durch Naht, End-zu-End-Anastomose oder Interposition einer autologen Vene nach Wiederherstellung der arteriellen Strombahn
Venen distal des Ellenbogen- oder Kniegelenks	Ligatur
Knochen	Osteosynthese vor der Gefäßrekonstruktion (bei Ischämie von mehr als 6 Stunden umgekehrtes Vorgehen möglich)
Nerven	nach Arterienrekonstruktion primäre Nervennaht bei sauberer Wunde und gutem Allgemeinzustand, sonst frühsekundäre Nervennaht nach Ablauf von 3–6 Wochen

weisen auf Gefäßverletzung weiterführende Untersuchungen zur Planung des weiteren Vorgehens zur Folge haben (bei hämodynamisch stabilen Patienten großzügige Indikationsstellung zur digitalen Subtraktionsangiographie (DSA), bei kompensiertem, lokalisiertem, umschriebenem Befund alternativ auch Farbduplexsonographie). Bei instabilen und polytraumatisierten Patienten muss eine Spiral CT-Angiographie (CTA) aufgrund der rascheren Durchführbarkeit im Rahmen des Schockraummanagments erfolgen. Im Falle massiver Blutungen (hämorrhagischem Schock) progredientem Hämatom, scharfen Verletzungen Grad III und peripherer Ischämie ist eine sofortige Operation und chirurgische Exploration ohne weiter diagnostische Verzögerungen oftmals unumgänglich. Die Blutungsquelle bzw. Gefäßläsion ist in diesen Situationen meist bereits klinisch gut lokalisierbar. Zur intraoperativen Kontrolluntersuchung eignen sich die DSA und die Duplexsonographie. Ebenso kann der Blutfluss durch geeignete Sonden im cw-Dopplerverfahren dargestellt werden.

Häufig können bei Frakturen des Beckens und der Extremitäten Gefäßverletzungen vorliegen. Die Sicherung einer Gefäßläsion erfolgt auch hier durch digitale Subtraktionsangiographie (DSA), CT-/MRT-Untersuchungen. Die stabile Osteosynthese erleichtert und gewährleistet die Wiederherstellung der lädierten Gefäße (Operation simultan). Verletzungen venöser Stammgefäße sollten nach erfolgter Thrombektomie rekonstruiert werden.

Über intrakranielle Blutungen (s. Kap. 5.2 und 5.3), intrathorakale Blutungen (s. Kap. 8.5) und intraabdominellen Blutungen (s. Kap. 9.2) ist in den entsprechende Kapiteln nachzulesen.

Einen Überblick über die Behandlungsrichtlinien und Priorität der Behandlung bei Begleitverletzungen im Zusammenhang mit Gefäßverletzungen der Extremität gibt Tabelle 3.3.

3.9 Definitive operative Versorgung rupturierter Arterien

3.9.1 Art der Gefäßläsion

Grundsätzlich ist die Gefäßrekonstruktion an Hals, Oberarm, Ellenbeuge und Unterarmbereich sowie an Becken, Leistenbeuge, Kniekehle und Unterschenkel anzustreben. Die Rekonstruktion kann durch direkte Naht oder durch Interposition eines Saphenasegments (autologe Vene) erfolgen (Abb. 3.3).

Eine Gefäßunterbindung größerer arterieller Gefäße sollte immer unterbleiben. Sie ist in jedem Fall kontraindiziert an den in Abbildung 3.4 dargestellten Arterien des Oberarms, des Oberschenkels und der Kniekehle.

Im Bereich der oberen und unteren Extremitäten gibt es drei Stellen, in deren Bereich eine Gefäßligatur zu einem funktionellen Durchblutungsstop des periphe-

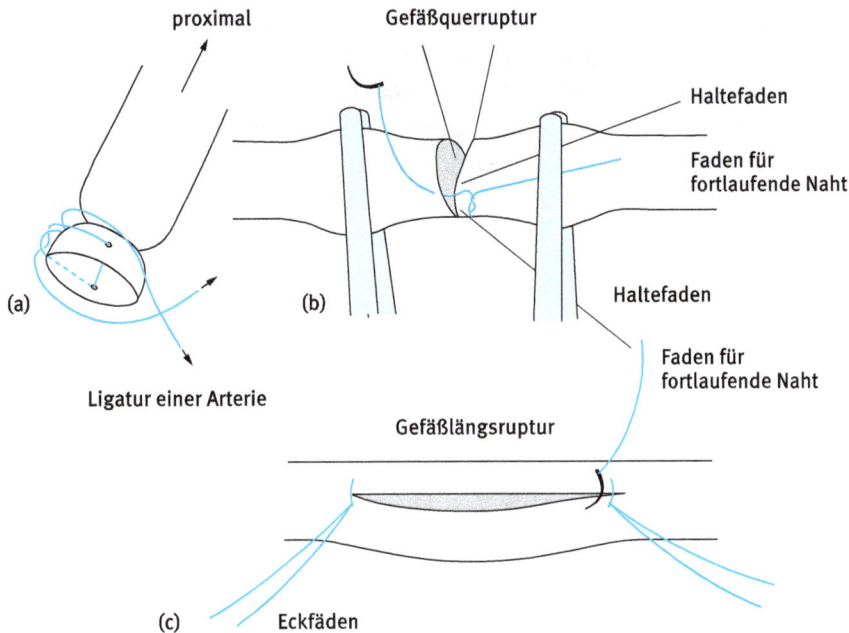

Abb. 3.3: (a) Arterienligatur; (b) Naht einer komplett rupturierten Arterie Anlegen der beiden Eckfäden (Prolene 6–0), Nähte im Kindesalter Prolene 7–0 oder 8–0. Die Gefäßhinterwand wird fortlaufend genäht. An den Enden wird der Faden mit dem liegenden Eckfaden verknüpft. Analoges Vorgehen bei der Naht der Gefäßvorderwand; (c) Naht eines Gefäßlängsriss, atraumatische Gefäßnaht mit Prolene.

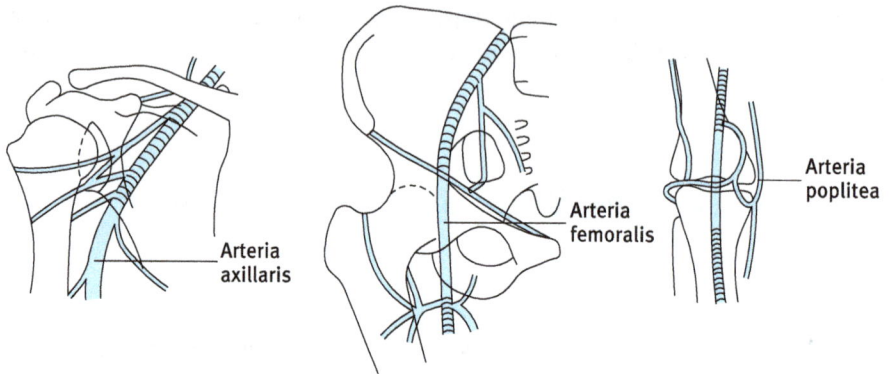

Abb. 3.4: Arterien, die im Verletzungsfalle immer rekonstruiert werden müssen.

ren Gliedabschnitts infolge ungenügender Ausbildung des Kollateralkreislaufs führt. (Abb. 3.4).

Möglichkeiten der Gefäßrekonstruktion bei Gefäßverletzungen:

1. Gefäßverletzungen durch Einriss oder Ausriss eines Gefäßabganges: *direkte Naht*, wenn die Gefäßstümpfe sich nach Resektion der verletzten Gefäßstrecke mobilisieren lassen und spannungsfrei eine Anastomose möglich ist.
2. Subtotaler Einriss der Gefäßwand: Resektion und *End-zu-End-Anastomose*.
3. Axiale Verletzung des Gefäßes: *Patcherweiterung* des Gefäßes.
4. Verletzungen des Gefäßes über eine größere Strecke: *Veneninterposition*. Wenn eine spannungsfrei End-zu-End-Anastomose wegen langstreckiger Defekte der Arterien nicht möglich ist, erfolgt die Interposition einer körpereigenen Vene. Verwendet wird die Vena saphena magna der kontralateralen Seite.

3.9.2 Technik der Gefäßnaht

Die Anastomose wird mit dünnen, atraumatischen Gefäßnahtmaterial (z. B. Prolene 6–0) durchgeführt. Die Naht erfolgt in evertierender Form, so dass Intima auf Intima zu liegen kommt.

Nur bei ganz peripheren Gefäßverletzungen ist eine Ligatur der Gefäße indiziert, insbesondere dann, wenn es sich um keine funktionellen Endarterien handelt.

3.9.3 Weitere Versorgungsmaßnahmen

1. Hochdosierte Antibiotikatherapie i. v. (Breitspektrumantibiose).
2. Antikoagulation mit unfraktioniertem Heparin (Ziel-PTT: 2–3-fach der Norm) bei hohem Verschlussrisiko der Rekonstruktion nach individueller Entschei-

dung (Berücksichtigung der Begleitverletzungen, Größe der Gefäße, Abstromverhältnisse etc.).

3. Kontinuierliche Überwachung (klinische Kontrolle) bei Verdacht auf geschlossene Arterienverletzung (z. B. im Falle einer Kniegelenksluxation).

4. Cave: sekundäre lokale Thrombose bei initial asymptomatischer Intimaläsion.

5. Bei unklarem Befund ggf. Wiederholung apparativer Untersuchungen (Farbduplexsonographie, MRA, CTA, ggf. DSA).

6. Frühzeitige Diagnose traumatisch bedingter arteriovenöser Fisteln (Ursache: penetrierendes Trauma oder stumpfe Gewalteinwirkung von außen mit simultaner Verletzung von Arterie und Vene durch ein Knochenfragment).

Leitsymptome sind: Ödem, ausgeprägte Varikosis, tastbarer schwirrender Tumor mit Hyperämie, auskultatorisch systolisches Dauergeräusch, das bei arterieller Kompression erlischt, kardiale Dekompensation, periphere Mangeldurchblutung, angiographischer Befund.

Ein Spontanverschluss tritt außerordentlich selten ein; operative Korrektur: 3–4 Wochen nach erfolgtem Trauma. In einigen Fällen ist auch eine endovaskuläre Behandlung möglich (z. B. Coils, Stentgraft).

3.10 Interventionelle Blutungskontrolle

Unter bestimmten Voraussetzungen kann eine interventionelle, d. h. kathedergestützte Therapie zur Blutungskontrolle durchgeführt werden. Die interventionelle Versorgung umfasst u. a. die Schienung des verletzten Gefäßes über eine perkutane oder offene Implantation von Stentprothesen, Ballonblockade des Gefäßes bei aktiver Blutung (ggf. simultan im Rahmen des chirurgischen Eingriffs) und Verschluss eines blutenden Gefäßastes über Metallspiralen (Coils). Voraussetzung hierfür ist eine sichere Identifikation der Blutungsquelle in der vorausgegangenen Diagnostik (DSA, CTA, d. h. Nachweis von Kontrastmittelaustritt aus dem Gefäß). Besonders geeignet für interventionell-radiologisches Vorgehen sind Verletzungen offen-chirurgisch schlecht erreichbarer Gefäße wie z. B. der Beckengefäße (A. iliaca interna) bei komplexen Frakturen oder Endäste der A. profunda femoris. Eine Stentimplantation in die Extremitätenarterien kann im Einzelfall bei Vorliegen eines stumpfen Gefäßtraumas und bestehender Intimaläsion/Dissektion oder traumatischen Pseudoaneurysmen erwogen werden.

Im hämorrhagischen Schock und massiver Blutung aus grossen abdominellen Gefäßen kann interventionell über einen Ballonkatheder eine temporäre Ballonokklusion des entsprechenden Gefäßes erfolgen. Ziel dieser Maßnahme ist das Erreichen einer hämodynamischen Stabilisierung des Patienten bis eine definitive chirurgische oder interventionell Versorgung erfolgen kann.

3.11 Geschlossene Gefäßverletzung – Essentials der initialen Sofortdiagnostik und Soforttherapie

3.11.1 Leitsymptome und Einteilung

1. Stumpfe Gefäßverletzungen sind häufig Begleitverletzungen im Rahmen vorausgegangener Frakturen oder Luxationen, z. B. Kniegelenksluxation, Humerusfraktur, Schulterluxation, Oberschenkelfrakturen.
2. Richtungsweisende Leitsymptome sind die Zeichen der akuten Ischämie. Diese werden nach Pratt klassifiziert (sog. „6 P nach Pratt"):
   a) Pain (Schmerz);
   b) Pulslessness (Pulslosigkeit);
   c) Pallor (Blässe);
   d) Parästhesia (Sensibilitätsstörung);
   e) Paralysis (Lähmung);
   f) Prostration (Schock).
3. Die international übliche Einteilung der akuten Ischämie erfolgt nach Rutherford (Tab. 3.4).

Tab. 3.4: Einteilung der akuten Ischämie erfolgt nach Rutherford.

Stadium	Symptomatik	CW-Dopplersignale	
I	kein Sensibilitätsverlust kein motorisches Defizit	arteriell + venös +	keine akute Bedrohung
IIa	Sensibilitätsverlust minimal kein motorisches Defizit	arteriell – venös +	akuter Therapiebedarf Amputationsgefahr
IIb	Sensibilitätsdefizit proximal motorisches Defizit mäßig	arteriell – venös +	akuter Therapiebedarf Amputationsgefahr
III	Sensibilitätsverlust komplett Paralyse	arteriell – venös –	irreversibler Gewebsuntergang

3.11.2 Diagnostik

Siehe Kapitel 3.8.

3.11.3 Sofortmaßnahmen

Ziel der Behandlung ist die sofortige Wiederherstellung der Perfusion.

Bei kombinierten Verletzungen des Bewegungsapparates und der Gefäße wird, wenn zeitlich möglich, eine Stabilisierung, z. B. Fixateur externe vor der Gefäßrekonstruktion durchgeführt. Aufwändige und zeitraubende Komplexversorgungen sollten zugunsten einer raschen Wiederherstellung der arteriellen Strohmbahn vermieden werden.

Zur Wiederherstellung der arteriellen Strombahn dient die direkte Naht oder eine Patchplastik; bei einer längerstreckigen Läsion wird ein kompletter Gefäßersatz (Interponat) vorgenommen. Als Material wird bevorzugt autologe Vena saphena magna verwendet.

Verletzungen der Vena cava und ihrer unmittelbaren Äste werden durch direkte Naht ggf. über Venenpatchplastik verschlossen. Analog dazu werden Läsionen der Vena femoralis und der Vena jugularis ebenfalls durch primäre Naht direkt versorgt. Bei Verletzungen der Venen am Oberarm kann aufgrund der Verzweigungen des Venennetzes die verletzte Vene durch Ligatur ohne Folgen behandelt werden.

3.11.4 Komplikationen durch Ischämie

Man unterscheidet zwischen Früh- und Spätkomplikationen.

Die Frühkomplikation ist bedingt durch die Ischämie der entsprechenden Extremitäten, die dann unbehandelt zu einem Extremitätenverlust führen kann.

Spätkomplikationen (im venösen/arteriellen Bereich) sind:
- Gefäßreverschluss;
- arteriovenöse Fistel;
- traumatisch bedingtes Aneurysma (Pseudoaneurysma).

Posttraumatische Aneurysmen sind sog. falsche Aneurysmen, da in ihrem Wandaufbau Teile einer normalen Gefäßwand fehlen. Die Wand des falschen Aneurysmas ist in wesentlichen Abschnitten durch beschichtetes Bindegewebe ersetzt worden. Diese falschen Aneurysmas zeigen aber auch alle Komplikationsmöglichkeiten des Aneurysmas: Penetration, Perforation, Druck auf Nachbarorgane, Thrombosierung und Embolisierung, so dass auch in diesem Fall eine operative oder interventionelle Korrektur nach Diagnosestellung meist indiziert ist.

Die arteriovenöse Fistel führt durch die hämodynamische Kurzschluss-Situation zu einer Volumenbelastung des Herzens. Bei Vorliegen einer arteriovenösen Fistel kann die bestehende gesteigerte Herzfrequenz durch Kompression der Fistel nahezu völlig beseitigt werden. Längerbestehende arteriovenöse Fisteln führen zu einer extremen Erweiterung der Arterien und Venen proximal der Fistel und zu einer Ischämie (Lumenabnahme der Arterie) peripher davon.

Mögliche Komplikation durch Kompartmentsyndrom. Leitsymptom (Blickdiagnose) ist nach Extremitätentrauma/Frakturen die deutlich zu erkennende gespannte, livide, glänzende und druckschmerzhafte Haut mit Sensibilitätsstörungen. Ursache sind Hämatom und Ödem in der Faszienloge mit pathologischer Druckerhöhung auf Muskulatur, Nerven und Gefäße.

Die Therapie besteht in einer tiefen Inzision von Haut, Subcutis und Faszie in ganzer Länge. Dies führt zu einer sofortigen Druckentlastung und zu einer Wiederherstellung von Sensibilität, Motilität und Durchblutung der betroffenen Extremitäten. Das Frakturhämatom kann abgesaugt werden, die Fragmente achsengerecht reponiert werden und Gefäßkompressionen durch Knochenfragmente aufgehoben werden.

Cave: ein Kompartmentsyndrom durch Muskelödem/Reperfusion nach einer erfolgten Gefäßrekonstruktion stellt eine gefährliche weil häufig übersehene Komplikation dar, da es verzögert auftreten kann. („postischämisches Kompartmentsyndrom"). Bei länger als 6 Stunden bestehender Ischämie, sowie komplettem sensomotorischem Defizit sollte aus diesem Grunde eine prophylaktische Kompartmentspaltung simultan mit der Gefäßrekonstruktion erwogen werden.

3.12 Akuter peripherer Gefäßverschluss – Essentials der initialen Sofortdiagnose und Soforttherapie

3.12.1 Ursachen des akuten Gefäßverschlusses

Die häufigsten Ursachen des akuten arteriellen Gefäßverschlusses sind die Embolie (80–90 %) und die arterielle Thrombose (10–20 %).

Die häufigsten Emboliequellen können:
1. rheumatische Herzklappenfehler (Mitralvitium mit Flimmerarrhythmie);
2. koronare Herzkrankheit mit/ohne Infarkt und Herzaneurysmen;
3. offenes Foramen ovale;
4. zentrale oder periphere Aneurysmen;
5. ulzeröse Plaques der Aorta sein.

Ursache der arteriellen Thrombose sind präexistente arteriosklerotische Stenosen oder durchgeführte Gefäßrekonstruktionen. Dabei kommt es sukzessive durch Appositionsthrombosen zu einem kompletten thrombotischen Verschluss eines bereits vorher stenosierten Gefäßsegmentes. Lokalisation ist am häufigsten die Becken- bzw. Oberschenkeletage.

Man unterscheidet vier verschiedene Typen der arteriellen Verschlusskrankheit an der unteren Extremität:
- **Typ I:** Aortentyp, Verschluss der Aorta, Klaudikatiobeschwerden in der Hüfte und der Oberschenkelmuskulatur.
- **Typ II:** Beckentyp, Verschluss aortoiliakal, Klaudikatiobeschwerden in der Oberschenkelmuskulatur.
- **Typ III:** Oberschenkeltyp, Verschluss femuropopliteal, Klaudikatiobeschwerden in der Wadenmuskulatur.
- **Typ IV:** Unterschenkeltyp, Verschluss popliteotibial, Klaudikatiobeschwerden im Bereich des Fußes.

3.12.2 Leitsymptome bei arterieller Embolie und Thrombose

Der arterielle Gefäßverschluss ist gekennzeichnet durch eine mehr oder weniger hochgradige Gewebeischämie.

Symptomatik beim akuten arteriellen Gefäßverschluss (arterielle Embolie)
siehe Kapitel 3.11.

Symptomatik der arteriellen Thrombose
Die Symptomatik wird wesentlich von der Kompensationsfähigkeit des Kollateralkreislaufs bestimmt. Wegen der präformierten Kollateralen verläuft der thrombotische Verschluss einer Extremitätenarterie meist weniger dramatisch als bei der arteriellen Embolie. Anamnestische Angaben über eine Claudicatio intermittens und der Nachweis obliterativer Prozesse im arteriellen Gefäßsystem.

In 15 % ist eine Embolie von einer Arterienthrombose nicht zu unterscheiden. In diesen Fällen sollte eine Doppler- und Duplexsonographie durchgeführt werden. Meist ist zur Therapieplanung auch eine digitale Subtraktionsangiographie (DSA), eine CT- oder MRT-Untersuchung notwendig, die dann über das weitere Vorgehen Aufschluss geben.

3.12.3 Differentialdiagnose

Einen Überblick über die Differentialdiagnose akuter Gefäßverschlüsse gibt die Übersicht nach D. Raithel (Tab. 3.5).

Tab. 3.5: Differentialdiagnose des Beinschmerzes (nach D. Raithel).

Parameter	Arterielle Embolie	Arterielle Thrombose	Venenthrombose	Phlegmasia coerulea dolens	Muskelriss	Ischialgie
Anamnese	Herzkranke mit meist gesunden Arterien, Ursprungsort: linkes Herz	Gefäßkranke mit Arteriosklerose, schlechter Gesundheitszustand	rezidivierende Thrombophlebitis	starker Schmerz in der Wade durch fulminante tiefe Beinvenenthrombose	akute oder chronische Überforderung eines Muskels	Reizung oder Kompression des N. ischiadicus

Tab. 3.5: Fortsetzung.

Para-meter	Arterielle Embolie	Arterielle Thrombose	Venen-thrombose	Phlegmasia coerulea dolens	Muskel-riss	Ischialgie
Beginn	akute Gefäß-verlegung	akut bis subakut	akut	akut	akut	akut/ subakut
Schmer-zen	stark, Linderung durch Tieflagerung	akut, Ischämie-syndrom	lokalisiert	stark	bei Bewe-gung, An-spannung und Deh-nung	vom Rücken ins Bein bis zum Fuß
Hauttem-peratur	kühl	Unterkühlung durch arterielle Minderdurch-blutung	überwärmt durch Ent-zündung	proximal warm, distal kühl	warm	warm
Hautfarbe	blass, später marmoriert	blass, später marmoriert	leichte Rötung, Zyanose	zyanotisch	normal	normal
Haut-venen	kollabiert	kollabiert	gestaut, Va-rikophlebitis	gestaut, thrombotisch	normal	normal
Ödem	– (kein Ödem)	– (kein Ödem)	+ (an zirkum-skripter Stelle)	++ (rasche Anschwellung der Extremität)	+ umschrie-ben	– (kein Ödem)
Pulse	verminderte oder auf-gehobene Pulse	verminderte oder auf-gehobene Pulse	normal	reflektorische arterielle Minderdurch-blutung	normal, bei Hämatom einge-schränkt	normal

3.12.4 Sofortmaßnahmen

Sofortige Klinikeinweisung zur Beseitigung des Strombahnhindernisses, um die is-chämische Extremität zu erhalten. Für den Transport in die Klinik sind folgende Maßnahmen zu ergreifen:

1. Schmerzlinderung durch Analgetika i. v.;
2. Heparinisierung zur Prophylaxe einer Appositionsthrombose (10.000–20.000 I. E. Heparin i. v.);
3. Infusion bei bestehendem Schockzustand;
4. Tieflagerung der gepolsterten Extremität zur Vermeidung von Drucknekrosen.

3.12.5 Kontraindikationen

– Gefäßerweiternde Substanzen, da sie die peripher bereits verminderte Durchblutung weiter verschlechtern;
– externe Wärmezufuhr;
– Hochlagerung der Extremität.

3.12.6 Operationsindikation

Eine umgehende chirurgische Versorgung ist insbesondere bei Verschlüssen mit sensomotorischem Defizit indiziert. Es erfolgt die Entfernung des Embolus zusammen mit einer Anschlussthrombose mit dem Fogarty-Katheter.

Die arterielle Thrombose zwingt in der Regel zur Rekonstruktion, d. h. zur definitiven Wiederherstellung der arteriellen Strombahn. Konservativ darf nur bei ganz peripher gelegenen Obliterationen vorgegangen werden (D. Raithel).

3.13 Venöse Gefäßverschlüsse

3.13.1 Ursachen und Lokalisation der Thrombosen

Die häufigste Lokalisation der Thrombosen sind die Beckenvenen, die Oberschenkelvenen und die Venen im Bereich der Kniekehle. In einem Fünftel der Fälle ist die Ursache der Thrombose unbekannt. Hauptursachen sind: frühere Thrombophlebitiden oder Thrombosen (TVT), Bettlägerigkeit der Patienten in der postoperativen Phase, Traumen, Tumoren, Gravidität, Post-partum-Sepsis und lokale Infektionen. Hauptkomplikationen bei Frakturen ist die posttraumatische Thromboembolie zwischen dem 7. und 12. Tag. In 56 % der Fälle ist die linke, in 44 % die rechte Seite betroffen (Raithel).

3.13.2 Vorbeugende Maßnahmen zur Verhütung einer Thromboembolie

1. Physikalische Therapie;
2. Vermeidung von Blutstase im Wundbereich bzw. in den Extremitäten durch intensive krankengymnastische Übungsbehandlung;
3. Niedermolekulares Heparin in prophylaktischer Dosierung.

3.13.3 Symptomatik

1. Bläulich livide verfärbte, geschwollene Extremität;
2. Lokal zunehmende Schmerzen in der betroffenen Region;
3. Pulse der entsprechenden Extremität tastbar.

Die klinische Diagnose ist mit einer Fehlerquote von über 30 % behaftet. Bei entsprechender klinischer Wahrscheinlichkeit für das Vorliegen einer tiefen Venenthrombose ist zur Sicherung der Diagnose ein D-Dimer-Test, sowie bei positivem Ergebnis, eine Kompressionssonographie angezeigt.

Tab. 3.6: Wells-Score zur Einschätzung der klinischen Wahrscheinlichkeit einer tiefen Venenthrombose, (AWMF-Leitlinie S2 Angiologie: Venenthrombose und Lungenembolie).

Aktive oder behandelte Krebserkrankung in den letzten 6 Monaten	1
Lähmung, Parese oder kürzliche Gipsimmobilisation der unteren Extremitäten	1
Bettruhe (länger als 3 Tage), große OP (innerhalb der letzten 12 Wochen)	1
Schmerz/Verhärtung entlang des tiefen Venensystems	1
Schwellung des gesamten Beines bis zum Oberschenkel	1
Schwellung Unterschenkel > 3 cm zur Gegenseite	1
Eindrückbares Ödem am symptomatischen Bein	1
Erweiterte oberflächliche Kollateralvene am symptomatischen Bein (keine Varizen)	1
Tiefe Venenthrombose in der Anamnese	1
Andere Diagnose ebenso wahrscheinlich wie die tiefe Venenthrombose	−2

Geringe Wahrscheinlichkeit für das Vorliegen einer TVT bei Wells-Score ≤ 1. Bei negativem D-Dimer Test ist in diesem Fall keine weitere venöse Diagnostik erforderlich. Bei einem Score > 1 und positivem D-Dimer-Test erfolgt zunächst eine Kompressionssonographie, bei unklarem Befund ggf. Phlebographie zur Diagnosesicherung.

3.13.4 Konservative Behandlung

Die Therapie der tiefen Venenthrombose erfolgt primär konservativ. Bei Diagnosesicherung ist eine umgehende therapeutische Antikoagulation mit niedermolekularem Heparin erforderlich. Parallel dazu soll eine Sekundärprophylaxe mit Vitamin-K-Antagonisten begonnen werden. Der Zielwert der International Normalized Ratio (INR) liegt zwischen 2,0 und 3,0. Die Behandlungsdauer mit oralen Antikoagulantien ist abhängig von der Ursache, Rezidiven, und persönlichen Risikofaktoren, mindestens jedoch 3 Monate.

Begleitend sollte eine Kompressionstherapie der betreffenden Extremität durchgeführt werden (z. B. Kompressionsstrümpfe).

3.13.5 Indikation zur Operation/Lyse

Die Indikation für eine thrombusbeseitigende Maßnahme wie Lysetherapie oder operative venöse Thrombektomie kann im Einzelfall gestellt werden (in Abhängig-

Tab. 3.7: Häufigkeit der ABO–Blutgruppen in Mitteleuropa (aus: Pschyrembel®, Klinisches Wörterbuch, Walter de Gruyter, Berlin, 2014).

Blutgruppe	Erythrozyteneigenschaften		Häufigkeit	Alloagglutinine
0	[H]		≈ 40,5 %	Anti-A[1], Anti-B
A	A_1	≈ 37 %	≈ 44,5 %	Anti-B
	A_2	≈ 7,5 %		
	(A_X)	(selten)		
B	B		≈ 10,5 %	Anti-A[1]
AB	A_1B	≈ 3,5 %	≈ 4,5 %	keine
	A_2B	≈ 1,0 %		
	(A_XB)	(selten)		

[1] Individuen der Blutgruppen 0 und B besitzen regelmäßig A_1-Antikörper, der Titer gegen das Antigen A_2 ist dagegen variabel und meist niedrig.

keit des OP-Risikos, der individuellen Risikofaktoren und der Klinik) bei jungen Patienten mit frischen, isolierten Thrombosen (< etwa 7–10 Tage) der Beckenvenen bzw. der iliofemoralen Strombahn als Erstereignis. Da ascendierende Thrombose häufig erst ab Thrombusprogredienz in die iliakale Etage klinisch manifest werden, sind die Ergebnisse der operative Thrombektomie in diesen Fällen unbefriedigend, da aufgrund des häufig älteren Thrombusmaterials distal eine vollständige Rekanalisation nicht mehr erreicht werden kann. So besteht nur im Falle isolierter, descendierender Thrombosen der Beckenvenen mit nach distal freiem Venensystem und entsprechender Symptomatik eine Indikation zur venösen Thrombektomie. Auch eine sehr seltene Phlegmasia coerulea dolens gilt als Indikation zum operativen Vorgehen. Generell sollte die Indikation zum operativen Vorgehen kritisch geprüft werden. Ziel ist die Vermeidung eines postthrombotischen Syndroms, sowie einer Embolisierung von Thrombusanteilen in die Pulmonalarterien.

3.13.6 Operationstechnik

Operation wird in Vollnarkose über transfemoralen Zugang und querer Venotomie der Vena femoralis proximal der Saphenacrosse durchgeführt. Die Einführung des Thrombektomiekatheders (Ballonkatheder nach Fogarty) und die Durchführung an sich sollte unter intraoperativer Röntgenkontrolle erfolgen; während dessen wird eine Ballonblockade der Vena cava inferior zur Vermeidung einer intraoperativen Lungenembolie durchgeführt. Nach vollständiger Thrombektomie wird eine temporäre (im Allgemeinen für 3 Monate, dann folgt der operative Verschluss im Intervall) arteriovenöse Fistel zwischen einem Saphena-Ast und der A. femoralis communis angelegt. Dadurch kommt es zu einer Zunahme der Strömungsgeschwindigkeit und des Flussvolumens in der Beckenvene. So wird eine verbesserte Offenheitsrate der thrombektomierten Vene erreicht und die Ausbildung von Rezidivverschlüssen und Stenosen verhindert. Eine postoperative orale Antikoagulation über einen Zeitraum von 3 bis 6 Monaten wird empfohlen.

3.14 Literatur

AWMF Leitlinie S3 Polytrauma/Schwerverletztenbehandlung

AWMF Leitlinie S2 Angiologie: Venenthrombose und Lungenembolie

Deutsche Gesellschaft für Gefäßchirurgie und Gefäßmedizin: Leitlinie Gefäßverletzungen

Galambos B, Tamás L, Zsoldos P et al. Gefäßverletzungen in der täglichen Praxis. Zentralblatt für Chirurgie 2004;129:81–86

Helfen T. BASIC Notfall- und Rettungsmedizin, Elsevier Verlag, 2012

Henne-Bruns D, Dürig M, Kremer B. Chirurgie, Thieme Verlag, Stuttgart, 2007

Hepp W, Kogel H. Gefäßchirurgie, Elsevier Verlag, 2006

Luther BLP. Kompaktwissen Gefäßchirurgie: Differenzierte Diagnostik und Therapie, Springer Verlag 2010

Rentsch M, Khandoga A, Angele M, Werner J. Komplikationsmanagement in der Chirurgie, Springer Verlag, 2015

Ruppert V, Sadeghi-Azandaryani M, Mutschler W, et al. Gefäßverletzungen an den Extremitäten. Der Chirurg 2004;12:1229–40

M. A. Selman Uranüs

4 Schock

4.1 Definition

Unter Schock versteht man ein Kreislaufversagen aufgrund eines Missverhältnisses zwischen peripherem Stromzeitvolumen und Herzzeitvolumen. Schock ist definiert durch eine verminderte Organperfusion und führt zu einem Missverhältnis zwischen Sauerstoffangebot und Sauerstoffbedarf. Nicht primär der Blutdruck, sondern die Minderdurchblutung der Organe dirigiert den Ablauf dieses pathologischen Vorgangs, der als Schock bezeichnet wird.

Objektivierung und Quantifizierung des Schocks:

$$\text{Schockindex (SI)} = \frac{\text{Pulsfrequenz}}{\text{syst. Blutdruck}} \text{ (Normalwert 0,5)}$$

Beispiele:

1. Normalwert: $\frac{60}{120} = 0,5 \text{ (SI)}$

2. drohender Schock: $\frac{100}{100} = 1,0 \text{ (SI)}$

3. manifester Schock: $\frac{120}{80} = 1,5 \text{ (SI)}$

Schockindex: 1,0: ca. 30 % Volumenverlust
Schockindex: 1,4: ca. 40 % Volumenverlust

Tab. 4.1: Vitalparameter im Kindesalter-Grenzwerte; HF= Herzfrequenz, AF: Atemfrequenz, RRsyst: systolischer Blutdruck (nach Larsen GY et al. Pediatrics 2011;127:e1585–1592).

Alter	HF/min	AF/min	RRsys,mmHg	Temperatur in °C nieder	Temperatur in °C hoch
0–< 1 Monat	> 205	> 60	< 60	< 36	> 38
> 1 Monat–< 3 Monate	> 205	> 60	< 70	< 36	> 38
> 3 Monate–< 1 Jahr	> 190	> 60	< 70	< 36	> 38,5
> 1–< 2 Jahre	> 190	> 40	< 70 + (Alter × 2)	< 36	> 38,5
> 2–< 4 Jahre	> 140	> 40	< 70 + (Alter × 2)	< 36	> 38,5
> 4–< 6 Jahre	> 140	> 34	< 70 + (Alter × 2)	< 36	> 38,5
> 6–< 10 Jahre	> 140	> 30	< 70 + (Alter × 2)	< 36	> 38,5
> 10–< 13 Jahre	> 100	> 30	< 90	< 36	> 38,5
> 13 Jahre	> 100	> 16	< 90	< 36	> 38,5

DOI 10.1515/9783110283624-004

Ein wichtiger Kreislaufparameter neben Pulsfrequenz und arteriellem Blutdruck ist der zentralvenöse Druck (ZVD). Normalwert: 4–10 cm Wassersäule.

Im Kindesalter ist die Erfassung von Vitaldatenparameter sowie einiger wichtiger klinischer Parameter für die frühzeitige Erfassung eines Schockgeschehens besonders wichtig. Tabelle 4.1 zeigt die altersentsprechenden Grenzwerte von Herzfrequenz, Atemfrequenz, Temperatur und systolischen Blutdruck.

4.2 Schockformen

1. Volumenmangelschock (Abb. 4.1)
   a) hämatogener Schock
   b) Verbrennungsschock
   c) Operationsschock
   d) Dehydratationsschock
2. vaskulärer Schock
   a) anaphylaktischer Schock
   b) chirurgischer oder Wundschock
   c) Narkoseschock
   d) neurogener Schock
   e) septischer Schock
   f) toxischer Schock – Endotoxinschock
3. kardiogener Schock
   a) kardiale Ursachen: Myokardinfarkt, Rhythmusstörungen, Myokarditis
   b) extrakardiale Ursachen: Perikardtamponade, Spannungspneumothorax, Lungenembolie
4. metabolischer Schock
   a) hyperglykämischer Schock
   b) hypoglykämischer Schock

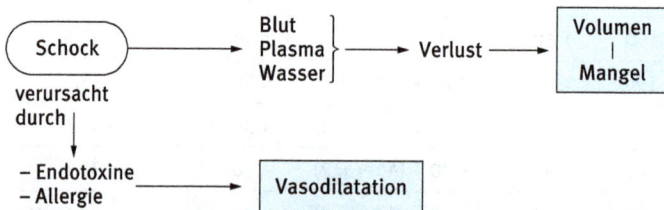

Abb. 4.1: Volumenmangelschock, z. B. als hämatogener Schock, Verbrennungsschock und Dehydratationsschock. Vaskulärer Schock, z. B. als infektiös-toxischer Schock (Endotoxine) und als anaphylaktischer Schock.

4.3 Wesen des hypovolämischen Schocks

Verminderung des zirkulierenden Blutes einschließlich Plasma und Elektrolyten führt zu einer Minusdekompensation des Kreislaufs, die bei fast allen mittelschweren bis schweren Blutungen (Verkehrsunfällen) vorkommt. Bei einem Blutverlust von 20–30 % der Gesamtblutmenge wird eine kritische Grenze erreicht, bei der die Zentralisation des Kreislaufs, d. h. Konzentrierung der vorhandenen Blutmenge auf die für das Überleben wichtigen Organ, wie Herz und zentrales Nervensystem, erfolgt. Die Durchblutung der Peripherie wird reduziert, ebenfalls die Durchblutung bestimmter Organe, wie z. B. der Leber, Lungen und Nieren. Deshalb kommt es bei längerer Dauer der Zentralisation zur Schädigung dieser parenchymatösen Organe.

Besonders gefährdet im Hinblick auf einen hypovolämischen Schock sind Säuglinge und Kleinkinder (Abb. 4.2). Blutvolumenverluste bei Neugeborenen und Säuglingen von über 10 % müssen aufgrund der damit zusammenhängenden verminderten Sauerstoffaustauschkapazität durch Blut ersetzt werden (Tab. 4.2).

Der Blutverlust bei Knochenbrüchen, wenn auch es sich um eine geschlossene Fraktur handelt, kann beträchtlich ausfallen. Durchschnittlicher *Blutverlust bei folgenden Frakturen kann wie folgt erfolgen:* Oberarm 300–900 ml, Unterarm 100–400 ml, Becken 500–5.000 ml, Oberschenkel 1.000–2.500 ml, Unterschenkel 500–900 ml.

	Neugeborene und junge Säuglinge	Erwachsene
Herzfrequenz	⬇	⬆
Rektaltemperatur	⬇	⬆
Atemfrequenz	⬇	⬆
Hämatokrit	⬇	⬆

Abb. 4.2: Unterschiedliches Verhalten von Säuglingen und Erwachsenen im Schockzustand.

Tab. 4.2: Überblick über durchschnittliche Blutmengen in verschiedenen Altersstufen.

Alter	Blutmenge
Frühgeborene	100 ml/kg
Neugeborene	90 ml/kg
Kleinkinder	80 ml/kg
Erwachsene	70 ml/kg

4.4 Typen des hypovolämischen Schocks

Blutverlust	Plasmaverlust	Wasserverlust
nach außen: – Ulkusblutung – Blutung aus Ösophagusvarizen	– Verbrennungen – Durchfälle – hohes Ileostoma	– Erbrechen – Durchfälle – Schwitzen – Dünndarm-Fisteln – hohes Ileostoma

in Körperhöhlen:
– intraabdominelle Blutung
– intrathorakale Blutung
	– peritonitisches Exsudat
	– Pankreatitis
	– Ileus
	– pleuritisches Exsudat/
	  Transsudat
		– Stenosen im
		  Verdauungstrakt

in die Gewebe: – schwere Weichteil- Kontusionen – Frakturen großer Knochen – Crush-Syndrom	– grossflächige Wunden – Frakturen großer Knochen – schwere Infektion – Verbrennungsgebiet	
– Blutverdünnung	– Bluteindickung	

> **!** Mit abnehmender Fließgeschwindigkeit des Blutes tritt eine Bluteindickung und damit eine Erhöhung der Blutviskosität ein.

4.5 Sofortuntersuchung

Man achte auf:

1. *Temperatur und Hautfarbe der Körperperipherie.* Periphere Zirkulation nimmt ab (Hypovolämie). Kälte, Zyanose besonders an Fingern, Zehen, Nasenspitze zu beobachten.
2. *Blutdruck, Puls und Venendruck* (Abb. 4.3). Die nichtinvasive Blutdruckmessung beim Kind wird mittels oszillometrischer Methode durchgeführt. Dabei werden die Herzfrequenz, der systolische und diastolische Blutdruck und der arterielle Mitteldruck ermittelt. Die Manschettenbreite ergibt sich aus dem Oberarmdurchmesser multipliziert mit 1,2.
3. *Urinausscheidung* (1 ml/kg/h), *Urinosmolarität* (normal 800–900 mmol/kg). Urinuntersuchung durch Schnelltest.
4. *Thoraxübersichtsbild* zum Ausschluss eines Pneumothorax, einer Perikardtamponade oder einer Lungenembolie.

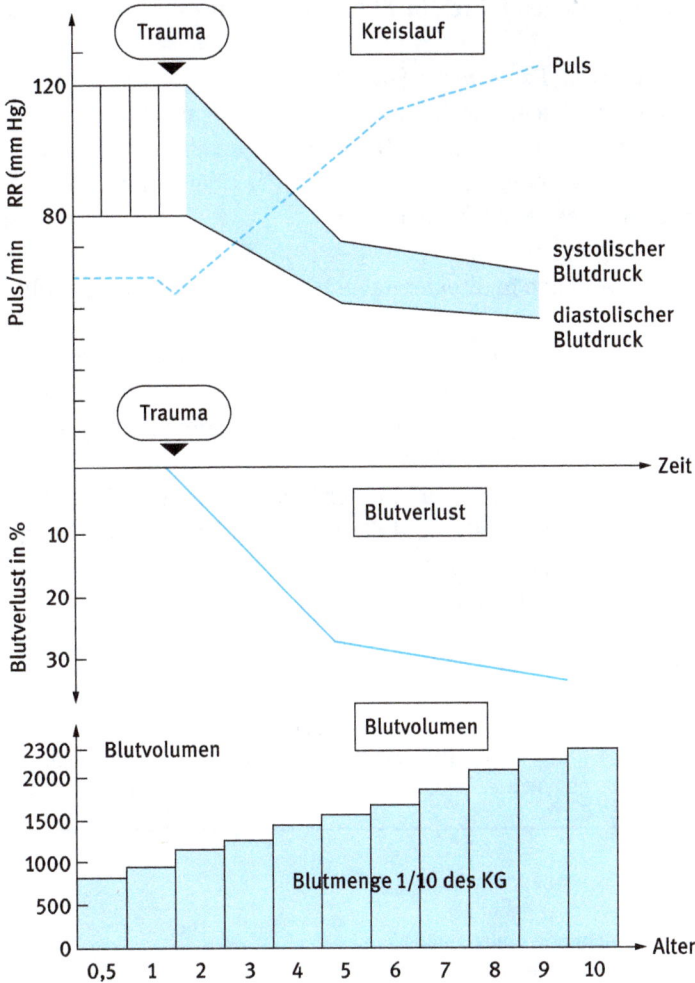

Abb. 4.3: Blutverlust-Blutdruckamplitude-Puls-Diagramm im hypovolämischen Schockzustand. Schockindex: Quotient aus Pulsfrequenz und systolischem Blutdruck ist größer als 0,5 bedeutet, dass ein Schockzustand existiert. Das untere Diagramm veranschaulicht die Gesamtblutmenge altersabhängig.

5. *Abdomineller Ultraschall* zur Diagnose von intraabdominellen oder retroperitonealen Blutungen oder Organverletzungen. Ergänzend können *CT-* oder *MRT-Untersuchungen* durchgeführt werden.
6. *EKG* (Diagnose von Rhythmusstörungen, Herztamponade).
7. *Sofortiges Entfernen von liegenden Kathetern bei Verdacht auf einen septischen Schock* (z. B. zentraler Venenkatheter, Thoraxschläuche, Drainagen, Blasenkatheter). Abstriche und bakterielle, virologische und mykologische Untersuchungen der Katheterspitze. Arterielle Blutabnahmen bei Hyperthermie infolge

Sepsis. Gramnegative Bakterien führen in 20 %, grampositive Bakterien in 5 % der Fälle zu einer Sepsis.

8. *Hypoxämie bis anoxämische Parenchymschäden:*
   a) Hypoxämie an Gehirn, Leber und Niere durch zentrale Regulationsstörung. Drosselung der arteriellen Nierendurchblutung führt zu einem Niervenversagen. Daraus resultiert eine Anurie, die sich unter Umständen während einer polyurischen Phase wiederholen kann.
   b) Herzmuskel-Schädigungen.

9. *Angstgefühl* und Unruhe stehen in direkter Relation zu dem erlittenen Blutvolumenverlust.

10. *Lufthunger* und Bewusstseintrübung sind umso größer, je massiver der Blutverlust ist.

11. *Brechreiz* und Erbrechen als Folge schwerer Schockformen durch Blutvolumenverlust.

12. *Pupillenweite:* Sauerstoffmangel führt zu einer Erweiterung der Pupillen.

13. Beim Kind müssen die Vitalparameter und die klinischen Zeichen der Organminderperfusion erfasst werden (Tab. 4.3). So lässt sich am schnellsten ein mögliches Schockgeschehen erfassen.

Tab. 4.3: Septischer Schock – Klinische Kriterien; Start entsprechend des Schockprotokolls beim Vorhandensein von drei klinischen Kriterien bzw. Hypotension und einem klinischen Kriterium, nach Brierley et al. Crit Care Med 2009;37:666–688.

Rekapillarisierungszeit	> 3s
Vigilanz	Ruhelos, agitiert, apathisch
Puls	Schwach oder hebend
Haut	kalt, marmoriert oder gerötet
Herzfrequenz	Höher als der Normwert entsprechend dem Alter
Atemfrequenz	Höher als der Normwert entsprechend dem Alter
Temperatur	Niedriger oder höher als der Normwert entsprechend dem Alter
RR systolisch	Niedriger als der Normwert entsprechend dem Alter

! Folgen des Schocks bei nicht rechtzeitig erfolgter Beseitigung der Schocksituation:
1. Gefäßperipherie: Thrombozytenaggregation, Mikrothromben, Verlegung peripherer Abschnitte der Endstrombahn, lebensbedrohliche periphere kapilläre Zirkulationsstörungen.
2. Lunge: Störung der Ventilation.
3. Niere: Rückgang der stündlichen Urinausscheidung. Der bei ausgedehnten Quetschungen vermehrte Anfall von Myoglobin kann bei zusätzlicher Minderdurchblutung der Nieren zu einem Ausfall von Myoglobin in den Nierenkanälchen und zu sekundärer Verstopfung führen. Durch Verlegung der Nierentubuli kommt es zur Oligurie und Anurie sowie zum sogenannten Crush-Syndrom.

4.6 Erkennen des richtigen Schockstadiums

4.6.1 Einteilung der Stadien

1. Stadium der Vasokonstriktion
2. Stadium der Vasodilatation
3. Stadium der Vasoatonie

4.6.2 Primärer Schock

Kompensierter Schock: physiologische Reaktion auf Hypovolämie durch *Kontraktion* der Arteriolen und präkapillären Sphinkteren, auch als **weißer Schock** bezeichnet (Zentralisation des Kreislaufs).
– Auftreten kurz nach dem Unfall;
– Blässe und Kälte (Zustand der Hypothermie);
– Gesicht mit kaltem Schweiß bedeckt;
– Tachykardie oder verlangsamter Puls, relative Bradykardie, Vagusreizung (vasovagale Traumareaktion);
– Blutdruck normal oder wenig erniedrigt;
– Atmung normal, oberflächlich oder verlangsamt;
– Pupillen eng und reagieren gut;
– Durst fehlt oder nur geringgradig;
– Patient ist gut ansprechbar.

Reicht die Kompensation nicht aus, so wird die Umlaufgeschwindigkeit des Blutes erhöht (Folge: Tachykardie). Wenn Tachykardie und Vasokonstriktion versagen, beginnt der Blutdruck zu fallen. Das reduzierte zirkulierende Blutvolumen führt zur Hypoxie.

4.6.3 Sekundärer Schock

Zyanotischer, **blauer Schock**, Stadium der *Vasodilatation* (Nachlassen kompensierender Mechanismen in den peripheren Gefäßen):
– blasser Patient wird zyanotisch (Lippen, Fingernägel);
– Puls steigt über 100/min;
– Blutdruck sinkt unter 100 mm Hg systolisch, systolischer Blutdruck sinkt rascher als diastolischer;
– Atemfrequenz erhöht, Atemtyp oberflächlich;
– Pupillen weit und reagieren langsam;
– Bewusstsein getrübt;

- periphere Venen kollabieren;
- venöser Rückfluss zum Herzen nimmt ab, Abnahme von Schlagvolumen und Herzminutenvolumen;
- Koronarinsuffizienz infolge Hypotonie (→ Schocktod).
- Strömungsgeschwindigkeit der Peripherie nimmt ab (Sludge-Phänomen):
  - Thrombosegefahr;
  - Ischämiereaktionen;
  - Nekrosen peripherer Gewebe.

4.6.4 Grauer Schock (dekompensierter Schock)

- Hautfarbe grau-zyanotisch;
- Puls nicht mehr tastbar;
- Blutdruck nicht mehr registrier bar;
- Atemfrequenz weiter erhöht, Atemtyp ganz oberflächlich;
- Pupillen weit, reagieren nicht;
- Patient bewusstlos;
- direkte Organschädigung: Gehirn, Herz, Leber, Niere.

4.7 Sofortmaßnahmen

Behandlungsprinzip: Klärung der Blutungsquelle (Sonographie des Abdomens, Herzbeutel und der Pleurahöhlen; bei unsicherem Befund CT) bzw. Klärung der Schockursache. Auffüllen der Blutstrombahn, Sauerstoffzufuhr, Beseitigung der Azidose, Normalisierung von Elektrolytstörungen.

4.7.1 Behandlungsrichtlinien beim Schock

- Blutersatz
- Plasmaersatz
- Flüssigkeitszufuhr
- Sauerstoffgabe
- Wärmeregulation
- Schmerz- und Unruhebeseitigung
- Kortikoidgabe
- Antibiotikagabe
- kreislaufunterstützende Massnahmen

Das wichtigste Medikament bei der Schockbehandlung ist das Volumenersatzmittel.

4.7.2 Sicherung der ausreichenden Sauerstoffzufuhr

- Freilegen der Atemwege
- Freihalten der Atemwege
- Beatmen

Ist ein Hindernis im Larynxbereich nicht zu beseitigen, wird eine Tracheotomie (s. Abschn. 18.19) durchgeführt. Hypoxie verschlimmert den Schockzustand, primäre Versorgung großer Blutungsquellen.

Bei Aspiration: endobronchiales Absaugen und Lavage mit dem Bronchoskop über eine IHN-Maske.

4.7.3 Klärung der Schockursache und des Schockstadiums

Nach den oben angeführten Leitlinien erfolgt die Klärung der Schockursache. Anschließend bzw. teilweise parallel zur Abklärung erfolgt das Einleiten der Sofortmaßnahmen zur Beseitigung dieses Zustands (s. u.).

4.7.4 Lagerung

Patient *flach* lagern, eventuell leichte Trendelenburg-Position (Schockposition, wenn schwere Kopf- und Thoraxverletzungen fehlen): Verhinderung der Aspiration, Verbesserung der Gehirndurchblutung.

Wichtig: Jede unnötige Bewegung vermeiden; sie verstärkt den Schock.

4.7.5 Beseitigung des Volumendefizits

Blutverlust wird in den meisten Fällen unterschätzt (Blutverlust bei Oberschenkelfrakturen bis zu 1.500–2.500 ml Blut).
- Venae sectio oder zentralvenöser Katheter (durch den Anästhesisten) zur sofortigen Transfusion, besonders vorteilhaft bei Kindern; gleichzeitig Plasmaersatzlösung infundieren. Je schneller der Ersatz der verlorengegangenen Kreislaufsubstanz erfolgt, umso besser ist die Wirkung.
- Blutentnahme, nach Freilegung der Vene, vor Infusionsbeginn für Hämoglobin-, Hämatokrit-, Erythrozyten- und Blutgruppenbestimmung.
- *Indikationsrichtlinien für die Substitution:*
  Blut (Frischblut, gewaschene Erythrozyten sowie Fresh-Frozen-Plasma in Kombination mit Erythrozytenkonzentrat) bei hämorrhagischem Schock des poly-

traumatisierten Patienten; dies ist indiziert, wenn der Blutverlust mehr als 20–30 % der Gesamtblutmenge beträgt, der Hämoglobingehalt unter 10 g% und der Hämatokrit unter 30 % liegt. Ist dieser kritische Wert unterschritten und die Blutungsquelle noch nicht diagnostiziert oder versorgt und kein gekreuztes Blut vorhanden, so ist in jedem Fall ungekreuztes Blut der Blutgruppe 0 rh negativ zu verabreichen. Traumatisch bedingte Blutungen können intrakraniell, intrathorakal, intraabdominell oder bei Frakturen in die Weichteile erfolgen.

Elektrolytlösungen können bei allen hypovolämischen Schockzuständen zur vorübergehenden Auffüllung *des Kreislaufs* (max. 2 l beim Erwachsenen) verabreicht werden.

Niedermolekulare Infusionslösungen dienen zur raschen Wiederherstellung von Blut- und Herzzeitvolumen und der entscheidenden Verbesserung des peripheren Stromzeitvolumens durch desaggregierende Wirkung, Verminderung der Blutviskosität und Vermeidung einer durch Azidose und Gewebeschäden zusätzlich begünstigten Fettembolie.

– *Infusionsmenge*:
Um den Blutdruck um 20 mm Hg zu steigern und den Puls um 20/min zu senken, braucht der Verletzte durchschnittlich $^1/_{10}$–$^1/_7$ seines Blutvolumens als Infusionsmenge, d. h. mindestens 500 ml Blut, zur Aufrechterhaltung dieses Zustandes aber meist mehr.

In den ersten 15 Minuten werden etwa 500 ml Blut oder Blutderivate verabreicht. Bei ungenügender Reaktion bzw. bei nicht Beherrschung der Blutung muss die Transfusion bis zur Stabilisierung der Kreislaufparameter in Form von Blut, Fresh-Frozen-Plasma (FPP) und Gerinnungsfaktoren fortgesetzt werden. Empfehlenswert ist die Verfügbarkeit eines Transfusionsprotokolles mit entsprechenden Richtlinien. Engmaschige Blutbildkontrollen aber auch kontinuierliche Blutdruckmessung und Prüfung des zentralen Venendrucks (Venenkanüle mit Glasrohr liegt in Höhe zwischen vorderem und mittlerem Drittel des Thoraxdurchmessers in Atriumhöhe; Medifix-Schlauchsystem zur Venendruckmessung) sind wichtige Parameter für die weitere Therapieführung. Blutdruck allein ist für die Beurteilung des Schockzustandes ungenügend, da kompensatorische Mechanismen verschleiernd sich auswirken können. Stündliche Kontrolle von Urinausscheidung ist ein wichtiger Maßstab für die Substitutionstherapie an Flüssigkeit.

Eine Urinmenge von 30–40 ml/h bei Erwachsenen und 1 ml/kg/h als unterer Grenzwert bei Kindern genügen, da zunächst das System der Antidiurese wirksam ist. Nicht exakter Blutvolumenersatz im Kindesalter kann sich auf Grund des sehr knappen Kompensationsspielraums rasch deletär auswirken.

Aldosteron-Antagonisten: Schockzustände stellen für den Organismus schwere Stresssituationen dar, die von einem Hyperaldosteronismus begleitet sind.

Zur Besserung des Elektrolytgleichgewichtes und Vermeidung schwerer Kalium-Verluste können zusätzlich zu der erforderlichen Volumen- und Elektrolytsubstitution zwei Ampullen Aldactone pro injectione (400 mg) nacheinander langsam i. v. injiziert oder in Form einer Kurzinfusion verabreicht werden. In Abhängigkeit der Sanierung der Blutungsquelle und der Kreislaufparameter können nach 4–6 Stunden 2 weitere Ampullen Aldactone pro injectione folgen.

Jedoch, eine Tagesdosis von 800 mg Aldactone darf nicht überschritten werden. *Aldactone hat initial beim Schock im Kindesalter keinen Stellenwert.*

Bei Azidose: 8,4 % Natriumbikarbonat (NaHCO$_3$)-Lösung; Dosis: Basendefizit × 0,3 × kg KG.

- Bei Herz- und Nierenerkrankungen können größere Infusionsmengen von Plasmaexpandern zum Lungenödem führen.
- Blutentnahme für Laborbestimmungen immer *vor* Infusionsbeginn mit Plasmaexpandern durchführen (Blutgruppenbestimmung kann gestört werden).
- Hyperonkotische *Plasmaexpander* können als Antikoagulans wirken.
- *Vermeidung einer Hämodilution* und resultierender therapiebedingter Anoxie infolge Auffüllung des Kreislaufs mit blutfreier Flüssigkeit durch intermittierende Bluttransfusionen.
- Heparinisierung: Zur Verbesserung der Kreislaufsituation im peripheren Bereich und zur Verminderung der Hyperkoagulopathie werden bei Erwachsenen 500 I. E. Heparin/h appliziert. Bei Kindern verabreicht man eine low-dose in Form von 100 I. E. Heparin pro kg KG und Tag. Physikalische Massnahmen zur Thromboseprophylaxe mit Wadenkompression, aktive und passive Bewegung der unteren Extremitäten sind weitere wichtige therapeutische Ansätze.

4.7.6 Wärmeregulation

Durch offene Wunden und durch Blutverlust kommt es rasch zu einer Senkung der Körpertemperatur, die eine Verschlechterung des Metabolismus und der Gerinnung zur Folge hat. Dieser Zustand kann, wenn nicht rasch gegen gesteuert wird, zum irreversiblen Triangel „Wärmeverlust – Koagulopathie – Azidose" mit tödlichem Ausgang führen. Wenn die Körpertemperatur nicht korrigiert wird, können die Koagulopathie und die Azidose nicht wirksam bekämpft werden. Blut und andere Infusionen müssen gewärmt sein und der Patient sollte zugedeckt und über den gesamten Körper langsam aufgewärmt werden. Hingegen, *eine lokale Wärmeapplikation kann sich aber als nachteilig zeigen, weil diese zu einer lokalen* Vasodilatation → periphere Stase → Erhöhung des örtlichen Stoffwechsels → Erhöhung des Sauerstoffdefizits führen kann.

4.7.7 Schmerz und Unruhe beseitigen!

Patienten, die trotz Schmerzausschaltung körperlich unruhig sind und psychisch überlagert sind, sollten eine milde beruhigende Medikation bekommen. Am besten eignen sich kurz wirksame Benzodiazepine (z. B. Temesta® 1 bis 2 mg). Als Analgetikum eignet sich ein schnell wirksames Morphinpräparat z. B. Hydal rapid® sehr gut. Eine schmerzfreie Lagerung ist unerlässlich. Immobilisation von Wundgebieten und Frakturen durch fixierende, schienende Verbände (Applikation von Luftkissenschienen, die auf schonendste Weise Frakturen vorübergehend immobilisieren), Herstellung äußerer Ruhe.

4.7.8 Vasokonstriktorische Medikamente

Vasokonstriktorische Medikamente sind bei hämorrhagisch-traumatischem Schock kontraindiziert. Vasoaktive Substanzen ohne primäre Volumentherapie bleiben wirkungslos. Die Infusion bzw. Transfusion ist in diesem Fall durch kein Medikament zu ersetzen. Sobald der Venendruck ansteigt, der arterielle Druck aber noch ungenügend ist, kann man verabreichen:
- Noradrenalin (Arterenol®, 1 ml 1 : 1000 = 1 mg) 0,2–0,5 ml langsam i. v. oder 16 mg/1.000 ml 0,9 % NaCl-Lösung. So viel von der Infusion geben, bis der Blutdruck auf der gewünschten Höhe ist. Bei Säuglingen 0,1–0,3 ml, bei Kleinkindern 0,3–0,5 ml, bei Schulkindern 0,5–0,7 ml in 10-facher Verdünnung i. v. Hautnekrosen bei paravenöser Infusion. Die Dosis von Arterenol reicht von 0.05 bis 1.0 µg/kg/min.
- Katecholamine zur Stabilisierung des Kreislaufs. Dopamin® hebt den Blutdruck vor allem in den Nieren. Dosierung: Nierendosis: 3 µg/kg KG/min, Kreislaufdosis: bis 10 µg/kg KG/min. Dobutamin® erhöht vor allem die Kontraktilität des Herzens (positiv inotrop) *und kann in einer Dosis von 4–20 µg/kg/min kontinuierlich verabreicht werden.*

Hirnödemprophylaxe beim anaphylaktischen Schock *erfolgt mit einer* initialen Gabe von 48 mg Dexamethason i. v., dann alle 2 Stunden mit 8 mg fortgesetzt wird.

4.7.9 Kortikosteroide

Anhaltende Schockzustände gehen immer mit einer Nebenniereninsuffizienz einher. Ferner stabilisieren Kortikoidsteroide die Zellmembran und beugen so einer respiratorischen Insuffizienz vor. Urbason-Solubile® 30 mg/kg KG i. v. in 30 Sekunden injizieren, besonders im Behandlungsbeginn anhaltender Schocksituationen. Wiederholung nach einigen Stunden ohne Gefahr möglich.

4.7.10 Schocklunge

Die respiratorische Insuffizienz ist ein Hauptproblem in der Intensivmedizin. Bei Volumenmangel- und vaskulär bedingtem Schock müssen die intensivmedizinischen Maßnahmen alle Möglichkeiten beinhalten, die das Entstehen einer respiratorischen Insuffizienz (Schocklunge) verhindern. Die Bildung und Freisetzung toxischer Peptide und Kinine im Schock und die daraus folgenden strukturellen Veränderungen in Lunge und anderen Organen können durch die frühzeitige intensivmedizinische Therapie verzögert oder verhindert werden. Endotheldefekte und Ödem bleiben begrenzt, die gestörte Mikrozirkulation und damit die azidotische Stoffwechsellage werden normalisiert.

1. *Herzmittel:* Schock ist ein primäres Versagen der peripheren Zirkulation, nicht des Herzens. Stützung des Herzens durch herzwirksame Medikamente i. v. (internistische und intensivmedizinische Konsiliartherapie).
2. Bei schweren Schockzuständen sollte an die Prophylaxe von Stressulzera des Magens angedacht und mit einem Protonenpumpen Inhibitor (PPI) bekämpft werden.

4.8 Technik der zentralen Venendruckmessung

4.8.1 Definition

Unter zentralem Venendruck (ZVD) versteht man den Druck im klappenlosen oberen Hohlvenensystem. Er wird durch Flüssigkeitsmanometrie mit Hilfe eines in die Vena cava superior vorgeschobenen Kunststoffkatheters bestimmt. Die Messung des zentralen Venendrucks ist der wichtigste Parameter für die Korrektur von Hypo- bzw. Hypervolämien.

4.8.2 Instrumentarium

Die Messung des ZVD erfolgt entweder mit Messlatte oder Statham und Monitor.

Messung mit Messlatte

Benötigtes Material:
1. Venenkatheter mit „Splitkanüle";
2. Thoraxschublehre;
3. Filzstift zur Markierung des Nullpunktes am Thorax des Patienten;
4. Venendruckbesteck;
5. Messskala.

Zu 1. *Venenkatheter.* Länge der Katheter: vier verschiedene Größen von 15 cm bis 60 cm Länge. Nadel: so genannte „Splitkanüle", die durch Auseinanderklappen entfernt werden kann. Sie hat eine Länge von 65 mm für Erwachsene und 30 mm für Kinder.

Zu 2. *Thoraxschublehre:* Sie dient zur Bestimmung des Nullpunkts für die Messskala. Diese Thoraxschublehre besteht aus einem oberen und einem äußeren Schenkel, der bei liegendem Patienten den äußeren sternovertebralen Abstand abnimmt. Der Zeiger in der Mitte teilt die umgriffene Strecke in $^2/_5$ (oberer Abschnitt) und $^3/_5$ (unterer Abschnitt) ein und gibt somit automatisch die Lage der Katheterspitze im Brustkorb und somit den äußeren Nullpunkt für die Messskala an.

Zu 4. *Venendruckbesteck:* Das Venendruckbesteck wird an den Venenkatheter angeschlossen und dient zur Messung des zentralen Venendrucks. Es besteht aus einem Y-Schlauch, wobei der eine Schenkel als flüssigkeitszuführender Schlauch, der andere als Messschenkel dient und der abführende Schenkel mit dem zentral liegenden Venenkatheter verbunden wird. An der Teilungsstelle der drei Schläuche befindet sich ein Dreiwegehahn, der das Umstellen von Infusion auf Messungen in einfacher Weise gestattet.

Zu 5. *Messskala:* Die Messskala kann an jedem Infusionsständer durch zwei an der Rückseite befestigte Greifarme befestigt werden. Der Messschenkel des Venendruckbestecks kann neben der Messskala in entsprechender Höhe fixiert werden.

Messung über Druckwandler

Man benötigt:
1. zentralen Venenkatheter;
2. Druckwandler;
3. Monitor.

Zu 1. Die Spitze des Venenkatheters muss im oberen Vorhof bzw. in der Vena cava superior liegen.
Zu 2. Die Flüssigkeitssäule des ZVK muss blasenfrei mit dem Druckwandler verbunden sein.
Zu 3. Der Monitor zeigt die vom Druckwandler übermittelten Werte graphisch und digital an.

4.8.3 Durchführung der Messung des ZVD (Abb. 4.4)

1. Zugang: Vena basilica in der Ellbeuge, Vena jugularis externa oder interna, Vena subclavia.
2. Vorbereitungen:
   a) Reinigen, Säubern und Desinfektion der Haut mit Äther, Alkohol oder Kodan®;
   b) Vorbereitung des Instrumentariums auf einem sterilen Anreichtisch;
   c) Anziehen von Kopfbedeckung, Mundschutz und sterilen Handschuhen;
   d) Abdecken des Operationsfeldes mit Operationstapes.

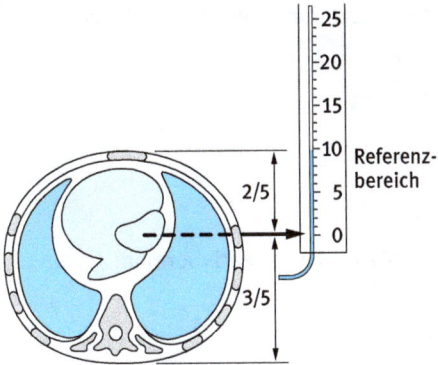

Abb. 4.4: Zentrale Venendruckmessung. Schema zur Ermittlung der Höhe des rechten Vorhofs bei liegenden Patienten (aus: Pschyrembel®, Klinisches Wörterbuch, Walter de Gruyter, Berlin, 2014).

3. Punktion der Vene: zur Venenpunktion s. Kap. 18.14, 18.15. Beim Einfließen von Blut in den Katheter wird die Staubinde gelöst. Der Verschlussstopfen am Ende des Katheters verhindert das Ausfließen von Blut.

4. Einführen des Katheters: Bei liegender Kanüle wird nun der im Plastikschutzschlauch liegende Venenkatheter vorgeschoben und durch Röntgenkontrolle der richtige Sitz der Katheterspitze überprüft. Der Schutzschlauch wird dann entfernt. Der Mandrin wird zurückgezogen, die Infusion angeschlossen. Die beiden Kunststoffflügel werden auseinandergeklappt, die Nadel entfernt.

5. Versorgung der Kathetereintrittsstelle: lokale Applikation von Neomycin Salbe. Abdecken der Eintrittsstelle mit sterilen Kompressen und Befestigung des Katheterschlauches mit Heftpflasterstreifen.
   Anmerkung: Unter zentralem Sitz der Katheterspitze versteht man die Lage des Katheters im klappenlosen oberen Hohlvenensystem.

6. Bestimmung des äußeren Nullpunkts: Hierzu dient die Thoraxschublehre. Der Patient befindet sich in der Rückenlage. Der äußere sternovertebrale Abstand wird mit der Schublehre in der Mitte zwischen Manubrium und Xiphoid bestimmt. Dabei weist der Zeiger auf den äußeren Nullpunkt, der an der seitlichen Thoraxwand des Patienten mit einem Filzstift markiert wird.

7. Einrichten der Messskala: Entsprechend der Nullpunktbestimmung wird die Messskala mit der Halterungsvorrichtung am Infusionsständer in der gleichen Höhe angebracht, an der die Nullpunktbestimmung mit Hilfe der Thoraxschublehre ermittelt wird.

8. Zentrale Venendruckmessung: Prüfung der Durchgängigkeit des ganzen Systems durch rasches Einlaufen lassen aus dem Infusionssystem. Über den Dreiwegehahn lässt sich der Infusionsschenkel abstellen und auf Messung einstellen. Je nach Höhe des zentralen Venendrucks pendelt sich die Flüssigkeitssäule

im Venenkatheter auf einen bestimmten Wert ein, der dann als zentraler Venendruck abgelesen wird.

4.8.4 Beurteilung des ZVD

Normalwert: 4–10 cm Wassersäule. Abnahme bis in den Negativbereich: Hypovolämie. Anstieg:
– Hypervolämie;
– Herzinsuffizienz;
– mechanische Behinderung der zentralen Strombahn durch Thrombose;
– Veränderungen der Lungenstrombahn (Lungenembolie, Fettembolie, Luftembolie);
– Herztamponade.

> **!** Beim traumatisierten Patienten mit erhöhtem intraabdominellen Druck oder bei Thoraxverletzungen (Pneumothorax, Hämatothorax) kann ein „normaler ZVD" eine Normovolämie vortäuschen.

4.9 Wichtige Kontrolluntersuchungen

4.9.1 Urinmengenbestimmung

Einlegen eines Blasenkatheters ist besonders wichtig bei Kindern. Urin-Stundenportionen sind in Tabelle 4.4 dargestellt. Minimale Stunden-Urinproduktion bei Neugeborenen, Säuglingen und Kleinkinder beträgt 1 ml/kg/h.

Tab. 4.4: Tagesurinproduktion in verschiedenen Altersstufen.

Alter	Tagesurinproduktion in ml/24 h
1–2 Tage	30–60
3–10 Tage	100–300
10 Tage–2 Monate	250–450
2 Monate–1 Jahr	400–500
1–3 Jahre	500–600
3–5 Jahre	600–700
5–8 Jahre	650–1.000
8–14 Jahre	800–1.400
über 15 Jahre	1.000–1.600

4.9.2 Weitere Kontrollen

–   Kontinuierliche Kontrolle von Blutdruck und Venendruck bis Werte im Bereich der Norm erreicht sind, dann über weitere 24 Stunden laufende Kreislaufüberwachung.
–   Kurzfristige Kontrollen von Hämoglobin, Hämatokrit und Erythrozyten, um die Frage der Hämokonzentration und Hämodilution zu klären (Urinmengenbestimmung s. o.).

4.10 Sofortmaßnahmen ohne Erfolg

Bei fehlender Besserung trotz Infusionstherapie muss man an folgende Punkte denken:
1.   intraabdominelle Blutung (abdomineller Ultraschall, CT, MRT, Laparoskopie);
2.   Spannungspneumothorax, Hämatothorax (thorakale Punktion);
3.   Herztamponade;
4.   (vorher bestehende) Herzinsuffizienz;
5.   Stammhirnschädigung, intrakranielle Blutung;
6.   infektiös-toxischen Zustand;
7.   starke Störung des Elektrolytgleichgewicht;
8.   Gewebehypoxie großen Ausmaßes: irreversibler Schock.

4.11 Anaphylaktischer Schock

4.11.1 Synonyme

Normovolämischer Schock (Entspannungskollaps) mit Vasodilatation und Verlust des peripheren Gefäßwiderstands.

4.11.2 Kennzeichen

1.   Patient reagiert auf Allergene wie z. B. Seruminjektion, Penicillin oder andere Medikamente (Kontrastmittel) innerhalb von Sekunden oder Minuten (auch Stunden z. B. nach Kontrastdarstellungen mittels CT oder MRT sowie i. v. Pyelogramm oder Angiogramm);
2.   Hautveränderung: Urtikaria, Ödeme (Gesicht);
3.   akuter Blutdruckabfall;
4.   Krämpfe;
5.   Würg- und Erstickungsgefühl;

6. Status asthmaticus;
7. zunehmende Bewusstlosigkeit;
8. weite Pupillen;
9. Stuhl- und Urininkontinenz.

4.11.3 Sofortmaßnahmen

1. Patienten *flach* lagern, Schockposition bzw. Trendelenburg'sche Lagerung.
2. Sofort Vasopressoren verabreichen: *Noradrenalin* (Arterenol® 1 : 1000) 0,5 ml sublingual oder Suprarenin (1 : 1000) 0,2–0,8 ml s. c.
3. Sicherung einer ausreichenden *Sauerstoffzufuhr* durch Freilegen, Freihalten der Atemwege und Beatmung bei Atemstillstand.
4. Ferner: *Urbason-Solubile®*: bis zu 250 mg i. v. innerhalb von 30 Sekunden. Bei Kindern bis zu 5 mg/kg Körpergewicht.
5. *Bei Obstruktion der oberen Luftwege erfolgt die Inhalation von Epinephrin, ist zusätzlich eine schwere bronchiale Obstruktion vorhanden kann ein β-Mimetikum inhaliert bzw kont. i. v. gegeben werden (Euphyllin ev. Additiv).*

4.12 Septischer Schock im Kindesalter

Es wird zwischen systemisch entzündlichem Syndrom (SIRS), Sepsis, schwerer Sepsis (Sepsis mit Organdysfunktion) und septischem Schock (persistierende Organminderperfusion) unterschieden. Die Sepsis wird als eine systemische, entzündliche Reaktion bei nachgewiesener oder klinisch wahrscheinlicher Infektion angesehen. Die Früherkennung der Sepsis beruht auf dem Erfassen von klinischen Zeichen der Organminderperfusion (siehe Tab. 4.2). Im Kindesalter ist die Hypotension kein Frühzeichen eines Schockgeschehens, da die Initialphase des Schockgeschehens beim kleinen Kind meist mit einem erhöhten Gefäßwiderstand (kalter Schock) einhergeht.

Nach dem frühzeitigen Erkennen des Schocks muss sofort ein Gefäßzugang (venös oder intraossär) zur Verabreichung von Volumen gelegt werden. Dabei können kristalline Lösungen in 20 ml/kg Schritten bis zu 60 ml/kg in 15 Minuten infundiert werden. Die Abnahme einer Blutkultur vor der ersten Antibiotikagabe ist sinnvoll, soll jedoch die Antibiotikagabe nicht verzögern. Falls die Flüssigkeitstherapie keine Perfusionsverbesserung bringt, muss rasch mit einer Katecholamintherapie begonnen werden. Die Therapieziele der Behandlung des septischen Schockes sind in Tabelle 4.5 aufgelistet. Steroide werden bei Katecholamin-refraktärem Schock insbesondere bei möglicher Nebennierenrindeninsuffizienz verabreicht. (Hydrocortison: 3–6 mg/kg/Tag kontinuierlich i. v. oder in 3 Einzeldosen). Weitere Therapiemaßnahmen beinhalten die metabolische Kontrolle des Blutzuckers (rasche Kor-

Tab. 4.5: Septischer Schock im Kindesalter – Therapeutische Ziele, nach Brierley et al. Crit Care Med 2009;37:666–688.

- Rekapillarisierungszeit < 2 s
- Normale Pulse ohne Unterschied zwischen peripheren und zentralen Pulsen
- Warme Extremitäten
- Harnmenge > 1 ml/kg/h
- Normale Bewusstseinslage
- Laktat bzw. HCO_3-Normalisierung
- $SvcO_2$ > 70 %

---

rektur einer Hypoglykämie beim Kleinkind, bzw Kontrolle der Hyperglykämie), von Elektrolyten, Kalzium, Magnesium und Phosphat, die Antipyrese bei Temperaturen > 39 °C, die parenterale bzw partielle orale Ernährung, die Gabe von Blutprodukten (Erykonzentat bei einem Hb < 10g/dl, Frischplasma und Thrombozyten bei manifester Blutung bzw bei erhöhtem Blutungsrisiko). Der frühzeitige Einsatz einer kontinuierlichen Nierenersatztherapie kann bei akutem Nierenversagen, bei Multiorganversagen bzw bei Diuretika resistenter Volumsüberladung sinnvoll sein. Die Prognose des septischen Schocks im Kindesalter ist assoziiert mit dem frühzeitigen Erkennen des Schockgeschehens, der frühzeitigen, ausreichenden Volumengabe, eventuell gefolgt von einer frühzeitigen Therapie von vasoaktiven Medikamenten und der frühzeitigen Antibiotikagabe.

4.13 Fettembolien

4.13.1 Definition

Okklusion von Gefäßen, meist im kleinen Kreislauf (Lunge) durch Lipidglobuli und daraus resultierenden Zirkulationsstörungen.

4.13.2 Ursachen

1. Fettembolien nach Traumen (Frakturen, Weichteilverletzungen, Verbrennungen)
2. Fettembolien nach Pankreatitis, Verbrauchskoagulopathien, Infektionen, Vergiftungen und Eklampsie.

4.13.3 Leitsymptome

- akut auftretende Leitsymptome: motorische Unruhe, Beklemmungsgefühl, Tachykardie, Blutdruckabfall, Dyspnoe, Zyanose, Husten, Sehstörungen, Bewegungsstörungen, röntgenologische Verschattung der Lunge, EKG mit Rechtsherzbelastung, ZVD Erhöhung, Hypoxämie in der Blutgasanalyse

– protrahiert auftretende Leitsymptome: petechiale Blutungen, zerebrale Symptome (Bewusstlosigkeit, Apoplexiebild), Oligurie, Anurie

4.13.4 Soforttherapie

Prophylaktische Maßnahmen sind wichtig:
1. Schockbehandlung (Volumentherapie, Verbesserung der Mikrozirkulation)
2. Beseitigung von Azidose und Hypoxie
3. Patientenmobilisation

4.14 Lagerungsformen

Die folgende Tabelle gibt einen Überblick über die Lagerung von Patienten bei bestimmten Verletzungen und Erkrankungen (Abb. 4.5).

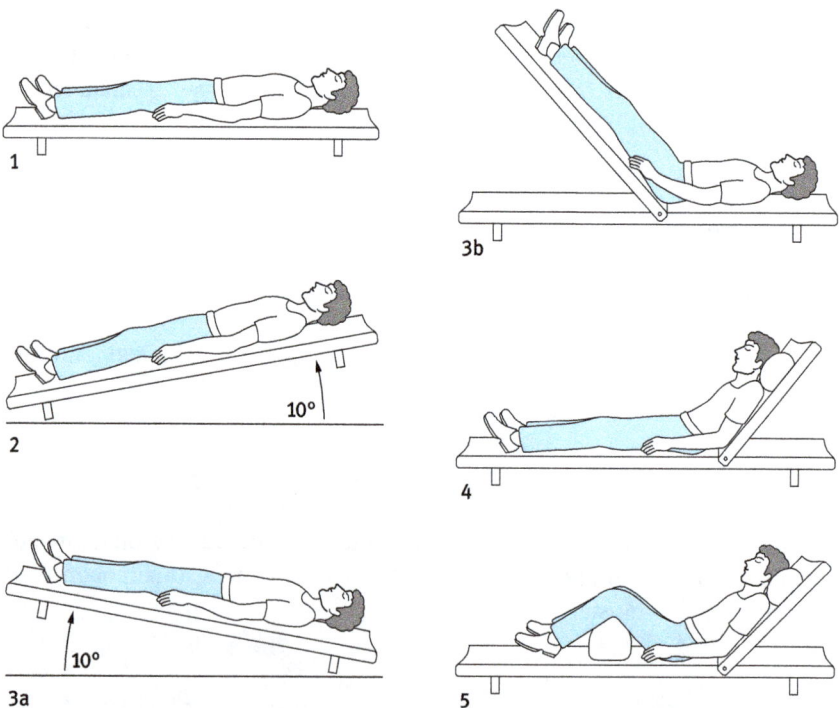

Abb. 4.5: Lagerungsformen: (1) Flachlagerung, z.B. bei Wirbel- oder Beckenfraktur; (2) Hochlagerung des Kopfes, z.B. bei Schädel-Hirn-Trauma; Flachlagerung in Kopftieflage, z.B. bei Hypovolämie; (3a), ggf. mit Anheben der Beine (3b); (4) Oberkörperhochlagerung, z.B. bei kardiorespiratorischer Erkrankung; (5) Fowler-Lagerung: z.B. bei Abdominaltrauma oder Peritonitis (aus: Pschyrembel®, Klinisches Wörterbuch, Walter de Gruyter, Berlin, 2014).

Tab. 4.6: Lagerungsformen.

Indikation	Lagerung
Unfallverletzte	stabile Seitenlage zur Freihaltung der Atemwege, Verhütung der Aspiration
Schädel-Hirn-Trauma	stabile Seitenlage mit erhöhtem Oberkörper, Kopf in Mittelstellung, Lagerung auf der gesunden Seite zur Verbesserung des venösen Abflusses und Verminderung des Hirndrucks
Volumenmangelschock	stabile Seitenlage, Kopf-Tieflage zur Freihaltung der Atemwege, Vermeidung einer Aspiration, Hochlagerung der Beine zur Verbesserung des venösen Rückflusses
Thoraxtrauma	stabile Seitenlage mit erhöhtem Oberkörper und Lagerung auf der verletzten Seite, um die Belüftung des unverletzten Lungenflügels zu verbessern, Atemwege freizuhalten, Vermeidung einer Aspiration
Wirbelsäulentrauma	Flachlagerung, Kopf in Mittelstellung; **besonders zu beachten:** Vermeidung von weiteren Umlagerungen und unnötigen Bewegungen im Wirbelsäulenbereich
Atemnot	erhöhter Oberkörper zur Erleichterung der Atmung
Lungenödem	aufrechte Lagerung mit herabhängenden der Atmung und Entlastung des Lungenkreislaufs
kardiogener Schock	Lagerung mit erhöhtem Oberkörper zur Verminderung des venösen Rückflusses zum insuffizienten Herzen
Vena-cava-Kompressionssyndrom	Linkslagerung zur Entlastung der unteren Hohlvene, dadurch wird der venöse Rückfluss gefördert
akuter peripherer Arterienverschluss	Tieflagerung der entsprechenden Extremitäten zur Verbesserung des arteriellen Zuflusses über Kollateralen
akuter peripherer Venenverschluss	Hochlagerung der betreffenden Extremität zur Erleichterung des venösen Abflusses über Kollateralen
hypertone Krise	Lagerung des Oberkörpers in erhöhter Position zur Verminderung des arteriellen Zuflusses zum Gehirn

4.15 Literatur

Ashcraft KW, Holder TM. (eds.). Pediatric Surgery, W.B. Saunders Company, Philadelphia, 1993
Henne-Bruns D, Dürig M, Kremer B. Chirurgie, Thieme Verlag, Stuttgart, 2007
Hirner A, Weise K (eds.). Chirurgie Schnitt für Schnitt, Thieme, Stuttgart, New York, 2004:446–67
Pape-Köhler C, Stein G. Unfallchirurgie in der Grund- und Notfallversorgung, Thieme Verlag, 2016
Pinter G, Likar R. Geriatrische Notfallversorgung: Strategien und Konzepte, Springer Verlag, 2013
Rentsch M, Khandoga A, Angele M, Werner J. Komplikationsmanagement in der Chirurgie, Springer Verlag, 2015
Schwarz NT, et al. Allgemein- und Viszeralchirurgie essentials: Intensivkurs zur Weiterbildung, Thieme Verlag, 2012
Van Aken HK, Hinnerk W, et al. Lokalanästhesie, Regionale Schmerztherapie, Thieme Verlag, 2010

A. Samii

5 Schädel-Hirn-Trauma

5.1 Leitsätze, Definitionen und Einteilung des Schädel-Hirn-Traumas (SHT)

Leitsätze

Bei Patienten mit verschiedenen Unfallfolgen ist auf Folgendes zu achten: Das Schicksal des Polytraumatisierten wird von dem cerebralen Schaden bestimmt: schnelle Diagnose und schnelle Therapie. Jedes Jahr: auf 100.000 Einwohner entfallen 750 Schädel-Hirn-Traumen. Von ihnen haben 25 % ein sehr schweres Schädel-Hirn-Trauma. Einen bleibenden Hirnschaden behalten ein Drittel von ihnen. Deshalb hat bei dem erstbehandelnden Arzt die Diagnostik eines Schädel-Hirn-Traumas aus prognostischer Sicht eine hohe Signifikanz und Priorität. Die zweite Priorität ist die konstante bildgebende Überwachung des Patienten mehrmals und in stündlichen Abständen.

Die Begründung ist folgende: Der isolierte initiale Hirnschaden wird in den meisten Fällen sofort erkannt und anbehandelt. Im Anschluss daran wird folgende Gefahr häufig übersehen: Es handelt sich um eine progresive Ausdehnung und Volumenzunahme einer Hirnblutung. Es besteht aber bei dieser Situation eine äußerst hohe Gefahr der weiteren Blutung und einer verzögerten Indikationsstellung zur CCT-Untersuchung. Daraus resultiert in Folge des erhöhten intrakraniellen Drucks eine Hirnparenchymschädigung mit bleibender Zerstörung von Hirnarealen. Die praktischen Dinglichkeitsmaßnahmen, die sich daraus ergeben, sind: nach frühzeitiger und rechtzeitiger CCT-Untersuchung mit nur geringgradigem Blutungsherd ist gerade bei diesem „pseudoberuhigendem Befund" ganz dringlich nach 2–3 Stunden diese CCT-Untersuchung zu wiederholen und mit dem Vorbefund zu vergleichen. Dies ist gelegentlich ein drittes oder viertes Mal notwendig. Diese CCT Wiederholungsuntersuchung ist vor allem angebracht, wenn sich der Befund des Patienten in dieser Zeitspanne nicht ändert.

Der Leitsatz lautet: wiederholte CCT-Untersuchungen ermöglichen ein rechtzeitiges neuro-chirurgisches erfolgreiches operatives Vorgehen.

Übersicht über Abkürzungen und ihre Bedeutung
- ICP-Monitoring = intrakranielle Druckmessung
- CBF = intrakranielle Hirndurchblutung
- GCS = allgemein cerebraler Neurostatus
- t-ICB = traumatische intracerebrale Blutung
- ICP = intracranieller Druck
- aSDH = akutes subdurales Hämatom
- EDH = epidurales Hämatom
- t-SAB = traumatische subarachnoidale Blutung
- DAS = diffuse axonale Schädigung
- GCS = Glasgow Coma Scale
- CCT = kranielle Computertomographie
- SHT = Schädel-Hirn-Trauma
- CPP = cerebraler Perfusionsdruck
- MAP = mittlerer arterieller Blutdruck

DOI 10.1515/9783110283624-005

Ein SHT liegt vor, wenn eine äußere Gewalteinwirkung zu einer strukturellen Verletzung des Schädels und/oder zu einer strukturellen und/oder funktionellen Läsion des Gehirns führt. Hierbei ist zu beachten, dass sich strukturelle Läsionen auf zellulärer Ebene den herkömmlichen bildgebenden Verfahren (CT und MRT) entziehen können.

Prinzipiell muss zwischen der Primärläsion (Hirngewebsverletzung und Gefäßschäden) mit deren unmittelbaren Folgen (Hämatom und zelluläre pathophysiologische Kaskade) und Sekundärläsion (Ödem, Ischämie) mit deren Folgen unterschieden werden. Dies hat eine bedeutende klinische Rolle, da das übergeordnete Therapiekonzept beim SHT darin besteht, das traumatisierte und somit vulnerable Gehirn vor sekundären Schäden zu bewahren.

5.2 Gedecktes Schädel-Hirn-Trauma

1. **Commotio** (sogenannte Hirnerschütterung, gedecktes Schädel-Hirn-Trauma)
   Definition: Vorübergehende Störung der Gehirnfunktion ohne nachweisbare morphologische Veränderungen.
   Symptome: Vorübergehende allgemeine Symptome wie kurze Bewusstlosigkeit (wenige Sekunden bis < 15 min), Gedächtnisstörungen (anterograde oder retrograde Amnesie), Verwirrtheit, Verlangsamung, Kopfschmerzen, Übelkeit, Schwindel und Erbrechen (Abb. 5.1).
2. **Contusio**
   Definition: Traumatische morphologische Veränderungen im Sinne von intrazerebralen Gefäßzerreißungen und Gewebeschäden. In der Regel Hirnrindenprellungsherde mit Läsion auf der Gegenseite der Gewalteinwirkung: Contre-Coup.
   Symptome: Vigilanzminderung bis zur Bewusstlosigkeit, neurologische (Herd)-Symptome, vegetative Symptome, Kopfschmerzen.

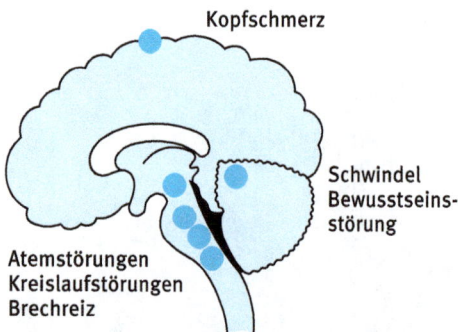

Abb. 5.1: Allgemeine Hirndruckzeichen.

> Contusio cerebri in stummen Hirnregionen, wobei die ausgeprägten Hirnsymptome fehlen können! **!**

3. **Compressio**
   Definition: erhöhter Hirndruck durch intrakranielle Blutungen oder Hirnödem. Unterschiedliche Leitsymptome: allgemeine Zeichen eines erhöhten intrakraniellen Drucks (ICP) mit Kopfschmerzen bis zur Bewusstlosigkeit, neurologische (Herd)-Symptome, vegetative Symptome. Die Störung der Bewusstseinslage kann, bezogen auf das Unfallereignis, in unterschiedlich großen Zeitintervallen auftreten:
   a) *Dreiphasenverlauf:* Nach einer primären Bewusstlosigkeit tritt ein symptomfreies Intervall auf, dem wieder eine sekundäre Bewusstlosigkeit folgt.
   b) *Zweiphasenverlauf:* Der Patient ist nach dem Unfall bei vollem Bewusstsein und wird erst später bewusstlos.
   c) *Einphasenverlauf:* Der Patient ist von Unfallbeginn an völlig bewusstlos.

4. **Schädelbasisbruch/Schädeldachbruch**
   Man unterscheidet zwischen Kalottenfrakturen und Schädelbasisfrakturen. Es gibt direkte Bruchformen, die am Ort der Gewalteinwirkung entstehen (Biegungsbruch) und indirekte Bruchformen, die als Folge der Schädelverformung bei breitflächiger Gewalteinwirkung entstehen (Berstungsbruch). Die häufige Kombination von Biegungs- und Berstungsrüchen bezeichnet man als Globusbruch. Die direkten Brüche der Kalotte führen in der Regel zu einer Impressionsfraktur. Die Schädelbasisfrakturen finden sich primär im Bereich der Frontobasis und des Felsenbeins. Sie sind meist die Ausläufer von Kalottenfrakturen.

5. **akutes Subduralhämatom (aSDH)**
   Definition: eine rasch entstehende Einblutung zwischen Dura mater und Arachnoidea (spatium subdurale) aufgrund von Brückenvenenabrissen und/oder Verletzungen kortikaler Venen und Arterien (Abb. 5.2).
   Symptome: siehe Compressio cerebri.

6. **epidurales Hämatom (EDH)**
   Definition: Eine Blutung zwischen Dura mater und Schädelknochen. Die Ursache ist meist eine Verletzung der Arteria meningea media oder seltener der Vena meningea media oder eine Sinusblutung in Verbindung mit einer Kalottenfraktur (Abb. 5.3).
   Symptome: siehe Compressio cerebri.

7. **traumatische Subarachnoidalblutung (t-SAB)**
   Hierbei handelt es sich um eine Blutung im Subarachnoidalraum durch Gefäßverletzung. Prognostisch ungünstig (Abb. 5.4).

8. **diffuse axonale Schädigung (DAS)**
   Definition: Diffuse axonale Schädigungen treten insbesondere dann auf, wenn der Kopf gegen weiche Gegenstände prallt (z. B. Innenverkleidung von Autos).

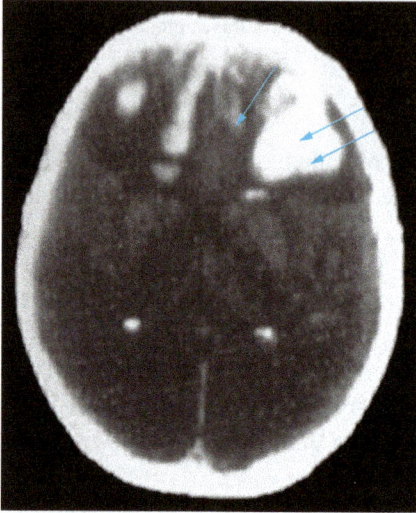

Abb. 5.2: Subdurales Hämatom; fronto-temporo-parietal (1 Pfeil), konvex-konkave Struktur (2 Pfeile), Fissura Sylvii als Ausbuchtung des Hämatoms erkennbar, hyperdense Struktur.

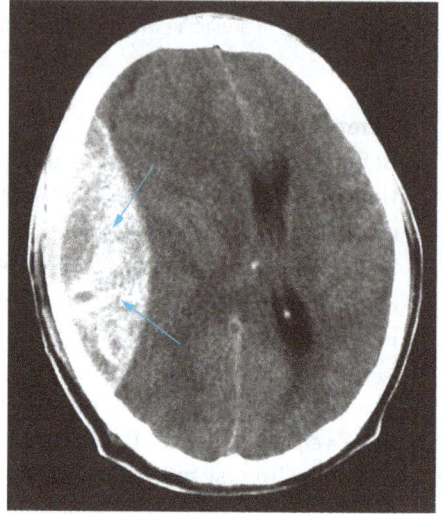

Abb. 5.3: Epidurales Hämatom; temporal linsenförmig, hyperdens, bikonvex (Pfeile).

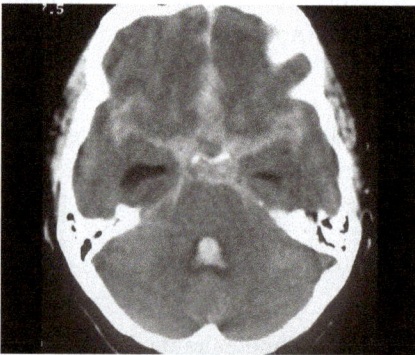

Abb. 5.4: Subarachnoidales Hämatom; als flacher, hyperdenser Saum entlang der Hirnkonvexität.

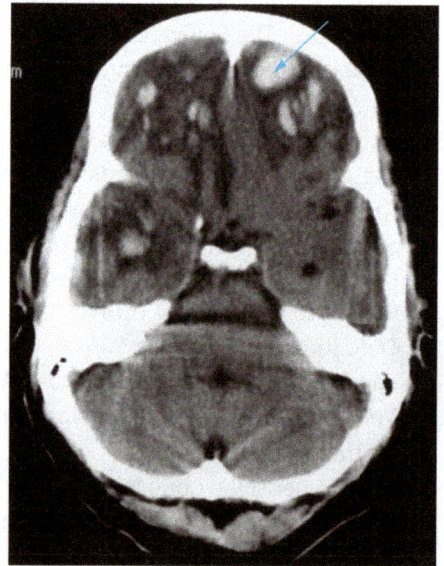

Abb. 5.5: Intracerebrales Hämatom; im Frontal- oder Temporallappen lokalisiertes hyperdenses Areal mit (Pfeil) hypodensem Saum (perifokales Ödem) umgeben.

Dabei kommt es zum Auftreten von Rotations- und Akzelerationskräften, wobei bei entsprechender Intensität der Kräfte die Großhirn- und Kleinhirn-Hemisphären gegeneinander zu rotieren beginnen. In weiterer Folge resultieren im Bereich der zerebralen „Konnektionspunkte" (z. B. Corpus callosum und dorsolateraler oberer Hirnstamm) Zerreißungsverletzungen. Die DAS kann bei fehlender raumfordernder intrakranieller Blutung/Kontusion Ursache einer Bewusstlosigkeit nach SHT sein (Abb. 5.5).

5.3 Offene Schädel-Hirn-Verletzungen

Sie entstehen durch Gewalteinwirkung auf den Schädel mit resultierendem Duradefekt und offener Verbindung des Schädelinneren nach außen. Bei basaler Schädelfraktur auch ohne Hautverletzung möglich. Es besteht stets die Gefahr einer Infektion (Meningitis, Enzephalitis).

Einteilung:
1. Impressionsfraktur: Schädeldach, Stirn, seitliche Schädelpartie und Hinterkopf.
2. Frontobasale Schädelfraktur: Fraktur im Bereich des Sinus frontalis und Os ethmoidale; typische Fraktur bei Auffahrunfällen.
3. Schussverletzungen.

5.4 Diagnostik

Bei jedem Schädel-Hirnverletzen mit erkennbaren oder unerkennbaren Mehrfachverletzungen ist sofort ein Neurochirurg hinzuzuziehen. Analog dazu ist bei jedem sogenannten multitraumatisierten Patienten (z. B. nach einem Autounfall) gerade bei minimalen Hinweisen auf ein Schädel-Hirn-Trauma frühzeitig eine Neurochirurg zur Beurteilung eines Schädel-Hirn-Traumas hinzuzuziehen. Die notwendigsten Untersuchungen sind: neurologisch-neurochirurgische Sofortuntersuchungen mit Überprüfung der Pupillenweite und der Lichtreflexe, Röntgen-Schädel-Untersuchungen, CCT-Untersuchungen.

5.4.1 Beurteilung der Vigilanz

Zum Grading des Bewusstseins eines SHT Patienten hat sich die Glasgow Coma Scale (GCS) durchgesetzt. Hierbei werden maximal 15 Punkte zur Evaluierung von drei Parametern vergeben: Augen öffnen (1–4 Punkte), beste sprachliche Reaktion (1–5 Punkte) und beste motorische Reaktion der oberen Extremitäten (1–6 Punkte).

Glasgow-Coma-Scale:

Augen öffnen	spontan	4 Punkte
	auf Aufforderung	3 Punkte
	auf Schmerzreiz	2 Punkte
	kein Augenöffnen	1 Punkt
verbale Reaktion	voll orientiert, prompt	5 Punkte
	unvollständig orientiert	4 Punkte
	inadäquate Äußerungen	3 Punkte
	unverständliche Laute	2 Punkte
	keine verbale Antwort	1 Punkt
motorische Reaktion	adäquat auf Aufforderung	6 Punkte
	auf Schmerzreiz gezielte Abwehr	5 Punkte
	auf Schmerzreiz ungezielte Abwehr	4 Punkte
	auf Schmerzreiz Beugesynergismen	3 Punkte
	auf Schmerzreiz Strecksynergismen	2 Punkte
	auf Schmerzreiz keine Bewegung	1 Punkt

Der GCS-Wert ergibt sich aus der Addition der Einzelwerte.
- 13–15 Punkte: leichtes SHT
- 9–12 Punkte: mittleres SHT
- 3–8 Punkte: schweres SHT

(Patienten mit einem GCS < 8 Punkte sind obligatorisch bewusstlos.)

5.4.2 Symptome von Hirn-Einklemmungen durch erhöhten Hirndruck

- Formen der Hirneinklemmung:
  - zinguläre Herniation bei einseitiger Raumforderung unter der Falx;
  - tentorielle Herniation bei massiver supratentorieller Raumforderung, wobei sich das Mittelhirn unter dem Tentorium einklemmt;
  - forminale Herniation bei extremer intrakranieller Raumforderung, wobei das Stammhirn in das foramen occipitale magnum eingepreßt wird.
- Leitsymptome bei erhöhtem intrakraniellem Druck:
  - Kopfschmerzen, Übelkeit, Erbrechen, Bewußtseinsstörung, Nackensteifigkeit, Koordinationsstörungen, Paresen, Krämpfen, Aphasie, Hirnfunktionsstörungen mit entrundeten, lichtstarren Pupillen, Atemstörungen, fehlender Muskeltonus.
  - Eine einseitige Pupullienerweiterung weist auf eine homolaterale Druckschädigung des Nervus occulomotoricus hin mit einer contralateralen Hemiparese.
- Unterschiedliche Symptomatik bei Mittelhirneinklemmung oder Stammhirneinklemmung:

- Pupillenweite: eng bei Mittelhirneinklemmung – weit bei Stammhirneinklemmung;
- Lichtreaktion: keine bei Mittelhirneinklemmung – keine bei Stammhirneinklemmung;
- Muskeltonus: erhöht bei Mittelhirneinklemmung – vermindert bei Stammhirneinklemmung;
- Herzfrequenz: erhöht bei Mittelhirneinklemmung – erniedrigt bei Stammhirneinklemmung;
- Reflexe: erhöht bei Mittelhirneinklemmung – vermindert bei Stammhirneinklemmung.

5.4.3 Intrakranielle Druckmessung beim Schädel-Hirn-Trauma

Ein topographisch-anatomischer Gesichtspunkt spielt eine wichtige Rolle nach einem Schädel-Hirn-Trauma. Das Gehirn ist starr-umgeben von der knöchernen Schädelstruktur. Die feste Schädeldecke ermöglicht keine Ausweichsmöglichkeiten. Das intrakranielle Volumen bei intaktem Schädel ist somit fest definiert, und die drei Hauptkomponenten, Gehirn, Liquor cerebrospinalis und Blut stehen in einem pulsatilen Gleichgewicht. Somit muss bei Zunahme des Volumens einer der Komponenten eine andere im selben Maße abnehmen. Andernfalls kommt es zu einem intrakraniellen Druckanstieg. Der normale intrakranielle Druck (ICP) liegt beim Erwachsenen bei < 15 mm Hg und beim Kind bei 3–7 mm Hg. Durch ein SHT können Hirnödem, intrakranielle Blutungen und Kalottenverletzungen mit direkter Hirnkompression zu einer Zunahme des ICP führen. Die Folgen der Zunahme des ICP reichen von Kopfschmerzen bis hin zum Tod durch Hirneinklemmung. Daher ist eines der Kardinalanliegen nach SHT die frühzeitige Erkennung/Vermeidung eines ICP-Anstiegs. Pathophysiologisch muss immer berücksichtigt werden, dass ein ICP-Anstieg über 20 mm Hg bereits den zerebralen Blutfluss ungünstig beeinflusst und somit zu zerebralen Sekundärschäden führen kann. Die intrakranielle Druckmessung erfolgt in der Regel rechts frontal (Kochers).

5.5 Allgemeine Sofortmaßnahmen

Die wichtigsten Faktoren, die beachtet werden müssen, sind (Tab. 5.1):
- Freihalten der Atemwege bzw. Beatmung/Intubation zur Gewährleistung einer ausreichenden Oxygenierung,
- Kreislaufstabilisierung zur Gewährleistung einer ausreichenden Hirndurchblutung,
- Beurteilung der Bewusstseinslage und des Verletzungsmusters,

– Stabilisierung der Halswirbelsäule. Da beim Schädel-Hirn-Trauma Mitverletzungen der Halswirbelsäule vorkommen ist immer ein bildgebendes Verfahren der Halswirbelsäule durch Röntgen- oder CT-Untersuchungen durchzuführen.

Tab. 5.1: Wichtigste allgemeine Sofortmaßnahmen beim Schädel-Hirn-Verletzen.

Bewusstsein/ Reaktionslage	Atmung	Kreislauf/Infusionen	bei Unruhe und Schmerzen
wach	freimachen, freihalten	500 ml kolloidale Lösungen	Psyquil (Triflupromazin) 10–40 mg. i. v.
somnolent	freimachen, freihalten	500 ml kolloidale Lösungen	Psyquil 10–40 mg i. v.
bewusstlos, Unruhe, Krämpfe	freimachen, freihalten, beatmen	500–1.000 ml kolloidale Lösungen	Psyquil 10–40 mg i. v. + Tramadol-ratiopharm® 1–3 Amp. + Atropin 0,5 mg
bewusstlos, schlaffer Muskeltonus	freimachen, freihalten, beatmen	500–1.000 ml kolloidale Lösungen	keine Dämpfung; verstärkte Atemdepression möglich

Bei der Ankunft des SHT-Patienten in der chirurgischen Ambulanz müssen folgende Informationen erhoben werden: Unfallhergang, Vigilanz, Atmung, Motorik der vier Extremitäten, Pupillenstatus und der Verlauf dieser Parameter.

!
1. Kontrolle von Kreislauf, Atmung, Infektionsverhütung offener Schädel-Hirn-Verletzungen und die Erkennung posttraumatischer Hämatome.
2. Blutdruck und Pulskontrolle, während der ersten 24 Stunden Dauerüberwachung auf der Intensivstation.
3. Bei anhaltender Ateminsuffizienz immer einen Pneumo- oder Hämatothorax ausschließen (Auskultation, Ultraschall, Röntgen, CT). Sofortige Probepunktion.

5.6 CCT-Untersuchungen (craniale Computertomographie)

Prinzipielle Indikationen zur CCT-Untersuchung nach SHT
– Verdacht auf Vorliegen eines SHT bei fehlender neurologischer Beurteilbarkeit, (Alkohol, Intoxikation, Sedierung);
– Schädelfraktur, auch beim leichten SHT;
– mittelschweres und schweres SHT (GCS 3–9 Punkte);
– Nachweis einer Impressionsfraktur;
– Verdacht auf frontobasale oder otobasale Verletzung.

Notfallmäßige Indikation zur CCT-Untersuchung nach SHT
- Sekundäre Bewusstseineintrübung mit gleichzeitiger neurologischer Verschlechterung (= ipsilaterale Pupillenerweiterung mit kontralateraler Hemisymptomatik).

Das erste Notfall-CCT dient in erster Linie dem Ausschluss intrakranieller Hämatome und sollte bei mittelschwerem und schwerem SHT nach ca. 4–8–12 Stunden wiederholt werden, bei entsprechender Klinik auch früher. Dieses Vorgehen ist wichtig, da ein früh nach dem Trauma durchgeführtes CT ein intrakranielles Hämatom nicht endgültig ausschließt. Hämatome können sich auch mit einer zeitlichen Verzögerung entwickeln (Risikogruppen für verzögerte Hämatome sind Patienten mit Hirnatrophie (ältere Patienten, Alkoholiker).

Checkliste für das CCT nach SHT
- Schädelfraktur: Lokalisation und Ausdehnung, multiple Frakturen, Impressionsfraktur;
- Schichtdicke und Ausdehnung eines intrakraniellen Hämatoms;
- Mittellinienverlagerung;
- Hirnödem mit Ausdehnung;
- Ventrikelaufstau;
- Anzahl, Lokalisation und Ausdehnung von Kontusionsblutungen;
- Subarachnoidalblutung;
- Verhältnisse der basalen Liquorräume.

Diese Informationen sind für den weiterbehandelnden Neurochirurgen (falls nicht vor Ort) essentiell bei einer telefonischen Befundbeschreibung!

Typische pathologische Befunde im CCT/therapeutische Maßnahmen
1. Epidurales Hämatom:
   a) CCT: Blutung erscheint als hyperdense bikonvexe Struktur (linsenförmig), liegt meistens temporal (Abb. 5.6a).
   b) Therapie: grundsätzlich sofortige operative Entfernung des Hämatoms und Versorgung der Blutungsquelle, außerdem Anlage von Durahochnähten zur Prävention einer Rezidivblutung.
2. Akutes Subduralhämatom:
   a) CCT: Blutung erscheint als hyperdense, konvex-konkave Struktur über der Großhirnhemisphäre, im Vergleich zum EDH ist die Fissura Sylvii als Ausbuchtung des Hämatoms erkennbar; vorwiegende Lokalisation fronto-temporo-parietal (Abb. 5.6b).
   b) Therapie: notfallmäßige große Trepanation, Duraeröffnung, Ausräumung des Hämatoms, Ligatur blutender Gefäße, bei ausgeprägter Hirnschwellung kann eine Duraerweiterungsplastik ohne Reimplantation des Knochendeckels erfolgen.

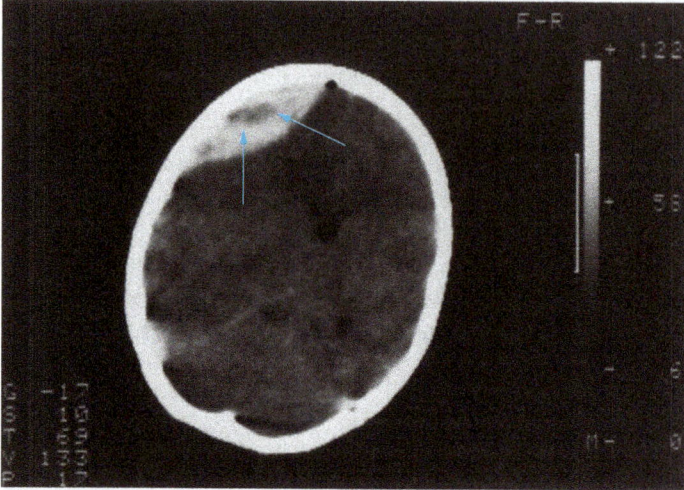

(a)

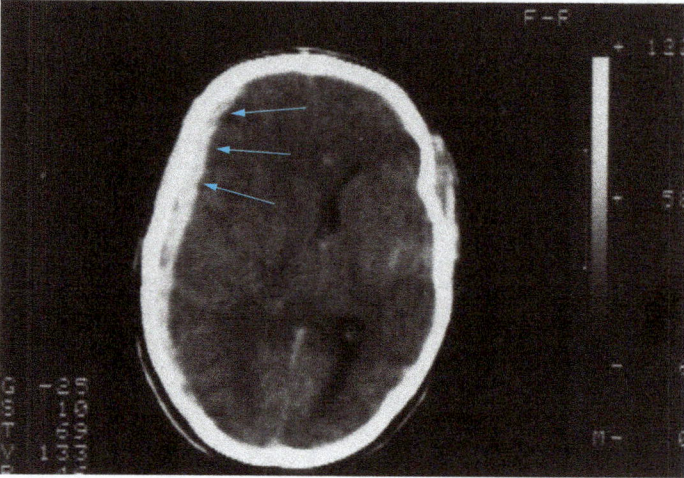

(b)

Abb. 5.6: (a) Typischer CT-Befund bei einem fronto-temporalen Epiduralhämatom. Bikonvexe hyperdense Zone. (b) Typischer CT-Befund bei einem akuten subduralen Hämatom über der linken Hemisphäre. Schmale, sichelförmige hyperdense Zone.

3. Traumatische Subarachnoidalblutung:
   a) CCT: subarachnoidale Blutansammlung als flächiger hyperdenser Saum entlang der Hirnkonvexität oder im Bereich der basalen Zisternen (Abb. 5.4).
   b) Therapie: Die t-SAB gilt als prognostisch ungünstiger Parameter und kann einen posttraumatischen Vasospasmus begünstigen, die Gabe von Nimodipin hat sich als therapeutisch sinnvoll zur Reduktion bzw. Vermeidung der sekundären Hirnischämie nach t-SAB gezeigt.

4. Kontusionsblutungen/traumatische intrazerebrale Blutung (t-ICB):
   a) CCT: umschriebenes inhomogenes (Kontusion)/homogenes (t-ICB) hyper-denses Areal, das meist von einem hypodensen Saum umgeben ist (perifokales Ödem) und häufig im Frontal und/oder Temporallappen lokalisiert ist, Kontusionen können auch multiple und multilokulär vorkommen (Abb. 5.5).
   b) Therapie: Indikation zur Operation hängt von der raumfordernden Wirkung ab. Diese wird primär anhand von CCT Kriterien (Größe, Mittellinienverlagerung) beurteilt. Bei Vorhandensein solcher Blutungen muss bei konservativer Therapie ohne OP nach spätestens 12 h ein Kontroll-CCT durchgeführt werden, da diese Blutungen innerhalb der ersten 72 h an Größe zunehmen können und dann eventuell eine OP-Indikation besteht. Trepanationen erfolgen ausgerichtet nach der Computertomographie direkt über der Einblutung, eventuell *navigationsgestützt*.

5.7 Indikationen für das ICP-Monitoring

Der ICP sollte bei Patienten mit einem schweren SHT (GCS 3–8 Punkte) und einem pathologischen CCT (Hämatom, Kontusion, Ödem oder komprimierte basale Zisternen) gemessen werden. Ebenso ist ein ICP-Monitoring bei SHT-Patienten mit einem unauffälligen CCT indiziert, wenn der Patient klinisch neurologisch nicht adäquat beurteilt werden kann (Bewusstlosigkeit oder Intubation und Analgosedierung). Patienten mit mindestens zwei der folgenden drei Risikofaktoren sollten auch bei unauffälligem CCT und Fehlen der oben genannten Kriterien eine ICP-Messung erhalten:

1. Alter > 40 Jahre;
2. systolischer Blutdruck < 90 mm Hg;
3. ein- oder beidseitige Beuge- oder Strecksynergismen.

Bei Verdacht auf einen ICP-Anstieg muss zuerst mittels CT eine operationsbedürftige Raumforderung ausgeschlossen werden (siehe oben was das weitere Vorgehen bei Vorliegen einer Blutung anbelangt).

Initiale relevante CCT Befunde mit Hinweis auf ICP Anstieg:
- verstrichene kortikale Furchung;
- Kompression des 3. Ventrikels;
- Kompression der basalen Zisternen.

Bei Verdacht auf eine intrakranielle Drucksteigerung sollte die Anlage einer ICP-Sonde erfolgen, um den weiteren Verlauf zu kontrollieren und die hirndrucksenkende Therapie gezielt zu steuern.

> Oberste Maxime ist die Vermeidung von Sekundärschäden durch zerebrale Ischämie. Die Hirn-
> durchblutung (CBF) hängt direkt mit dem zerebralen Perfusionsdruck zusammen (CPP); dieser
> berechnet sich aus dem mittleren arteriellen Druck (MAP) und dem ICP:
> CPP = MAP–ICP
> Therapieziele:
> – ICP < 20 mm Hg
> – CPP ~ 70 mm Hg

5.8 Schädel-Hirn-Trauma – Sofortmaßnahmen

Der Neurostatus umfasst:
- Bewusstseinslage: GCS;
- Pupillen: Weite, Seitenvergleich und Reaktion;
- Halbseitensymptomatik: Motorik, Reflexe, pathologische Reflexe.

Bei jedem schweren SHT, insbesondere bei Motorradunfällen und bei Airbag-Auslö-
sung ist dringend eine augenärztliche Untersuchung wegen eines stumpfen Augen-
traumas notwendig.

Leichtes Schädel-Hirn-Trauma bei 15 GCS Punkten und höher
- GCS beträgt 15 Punkte, Patient ist wach und orientiert, hat keine Amnesie und
  keine äußeren Verletzungszeichen, geringe Kopfschmerzen: Überwachung,
  ggf. nach Hause.
- GCS beträgt 15 Punkte, Patient ist wach und orientiert und hat eine Amnesie
  oder äußere Verletzungszeichen. Wird bei der Röntgen-Schäudeluntersuchung
  eine Fraktur festgestellt, dann erfolgt eine CT-Untersuchung. Ist der CT-Befund
  pathologisch, erfolgt eine Einweisung in die Neurochirurgie. Ist der CT-Befund
  unauffällig, kann eine Weiterbehandlung in einem allgemeinen Krankenhaus
  erfolgen. Wird bei der Röntgen-Schäudeluntersuchung keine Fraktur festgestellt,
  erfolgt im allgemeinen Krankenhaus eine Überwachung, bis der Patient klinisch
  unauffällig ist. Bei neurologischer Verschlechterung erfolgt eine Kontroll-CT.

Mittelschweres Schädel-Hirn-Trauma bei 9–14 GCS Punkten
GCS beträgt 9–14 Punkte, der Patient ist bewusstseinsgetrübt oder hat neurologisch
Herdzeichen oder zerebrale Anfälle. In diesen Fällen ist eine sofortige CCT-Untersu-
chung angezeigt.
- CT-Befund pathologisch: Neurochirurgie;
- CT-Befund unauffällig: Überwachung im Krankenhaus;
- bei neurologischer Verschlechterung: Kontroll-CT.

Schweres Schädel-Hirn-Trauma bei 3–8 GCS Punkten

In diesen Fällen ist eine Sicherung der Vitalfunktionen indiziert. Es soll eine CCT-Untersuchung durchgeführt werden und eine Überweisung in die Neurochirurgie erfolgen.

Die neurologische Beurteilung eines verunfallten Patienten in der chirurgischen Ambulanz kann durch die Intubation am Unfallort, durch Analgosedierung sowie durch Begleitverletzungen (Polytrauma) erschwert sein. Daher ist die Durchführung eines CCT in dubio stets indiziert. Da der verantwortliche Arzt in der chirurgischen Ambulanz Entscheidungen hinsichtlich der Prioritäten von diagnostischen und therapeutischen Maßnahmen zu treffen hat, müssen einige Entscheidungsgrundlagen für die Indikationsstellung zur Durchführung einer CCT überprüft werden.

5.9 Kopfplatzwunden und Sofortmaßnahmen

Sofortige temporäre Versorgung mit Kompression oder mit Ligatur zur Vermeidung von hohen Blutverlusten (beispielsweise bei Verletzung der Arteria temporalis superficialis).

Maßnahmen bei tiefen Wunden:

– Leitungsanästhesie entlang des N. frontalis, N. supraorbitalis, N. zygomaticus und N. temporalis, N. auriculotemporalis, N. auricularis posterior, N. occipitalis minor und major.
– Bei jeder Wundrevision soll durch digitale Palpation der Schädelkalotte eine Stufenbildung als Hinweis auf eine Schädelfraktur ausgeschlossen werden.
– Bei Autounfällen kommt es häufig zu Glassplittereinsprengungen in die Weichteile, wobei die Glassplitter tief in der Wunde lokalisiert sein können.
– Die Haut wird atraumatisch mit 2-0 oder 3-0 Prolene readaptiert, wobei die Galea aponeurotica zur besseren Blutstillung mitgefasst werden soll.

5.10 Penetrierende Fremdkörper

Nur unter neurochirurgischen Bedingungen nach Durchführung eines CCT entfernen. Der Fremdkörper könnte eine Blutung tamponiert haben, welche nach Entfernen des Fremdkörpers wieder bluten könnte.

5.11 Blut/Liquor aus Nase/Ohr

Blut/Liquor aus Ohr und/oder Nase sind hinweisend auf ein offenes SHT mit Schädelbasisfraktur und benötigen unbedingt die Durchführung eines CCT und wegen der Infektionsgefahr eine antibiotische Abdeckung (z. B. Cephalosporin der dritten Generation). Eine Liquorrhoe wird durch Bestimmung von β-2-Transferrin aus dem Nasen- bzw. Ohrensekret nachgewiesen. Die Therapie der Liquorrhoe ist zunächst konservativ, da sie meist spontan sistiert.

5.12 Monokel-/Brillenhämatom

Ein Monokelhämatom ist eine äußerlich sichtbare blau-rote subkutane Hautverfärbung durch eine Blutung rund um das Auge. Diese kann herrühren von einer periorbitalen Fraktur mit Blutung oder seltener von einer sich asymmetrisch ausgebreiteten Blutung bei einer Schädel-Basisfraktur.

Ein Brillenhämatom ist eine äußerlich sichtbare blau-rote subkutane Hautverfärbung durch eine Blutung, verursacht durch eine Schädel-Basisfraktur.

In beiden Fällen ist eine CCT-Untersuchung indiziert. Die „blutunterlaufenden Hautareale" manifestieren sich am 1. bis 2. Tag postoperativ.

5.13 Kalottenfraktur

Bei palpatorischem Hinweis auf eine Impression muss ein CCT durchgeführt werden, da ein erhöhtes intrakranielles Blutungsrisiko besteht. Eine offene Impressionsfraktur mit und ohne Duraläsion muss immer chirurgisch versorgt werden. Sollte bei fehlender Blutung im CCT bei einem gedeckten SHT eine Impressionstiefe von mehr als einer halbe Kalottendicke vorliegen, muss die operative Anhebung des Imprimates erfolgen. Bei einer gedeckten Kalottenfraktur mit Impression von weniger als halber Kalottendicke muss bei korrelierendem neurologischem Herdbefund ebenfalls eine Operation erfolgen.

Bei jeder Wundversorgung am Schädel, die bis auf den Knochen reicht, muss man die Oberfläche der Kalotte mit Finger und Pinzette abtasten, um eine Stufenbildung am Knochen und damit eine Kalottenfraktur auszuschließen.

5.14 Behandlung des posttraumatischen Hirnödems

Allgemeine Maßnahmen
- Sedierung
- Oberkörperhochlagerung (30°)
- Liquordrainage

Medikamentöse Behandlung
Osmotische Diuretika können bei Bedarf wiederholt werden. Die Gabe von Mannitol kann für einen kurzen Zeitraum bis zu einer Stunde den intrakraniellen Druck

senken. Bei Verdacht auf transtentorielle Herniation ist die Gabe auch ohne Messung des ICP gerechtfertigt. Für den Nutzen einer darüberhinausgehenden Anwendung in der Prähospitalphase gibt es jedoch keine Evidenz.

Ultima Ratio bei therapierefraktärer Hirndrucksteigerung

- TRIS-Puffer (der max. arterielle pH-Wert 7,6 sollte nicht überschritten werden);
- Dekompressionskraniotomie (s. o.);
- forcierte Hyperventilation für max. 1 h: Ziel = $paCO_2$ ca. 30 mm Hg (+ Monitoring: Bulbus-Oxymetrie oder Hirngewebs-pO_2);
- milde Hypothermie (34–35°).

> Grundsätzlich muss bei jedem Schädel-Hirn-Trauma infolge Läsion von kleineren oder größeren Arterien oder Venen mit einer intrakraniellen Blutung gerechnet werden. Dabei kann der Zeitraum zwischen Unfall und Zeitpunkt, zu dem das Hämatom klinische Symptome verursacht, erheblich differieren (Minuten bis Tage). Patienten, bei denen das Schädel-Hirn-Trauma im Vordergrund steht, müssen immer im Hinblick auf Kombinationsverletzungen untersucht werden: stumpfes Thoraxtrauma, stumpfes Bauchtrauma, Extremitätenfrakturen. Mit Nachdruck wird in diesem Zusammenhang auf assoziierte Verletzungen des Auges hingewiesen.

> Massive arterielle Blutungen aus der Nase bzw. dem Rachen können ohne Gesichtsschädelzertrümmerung bei Schädelbasisfrakturen und gleichzeitiger Läsion der A. carotis interna vorkommen. Sofortige Tamponade und Versorgung der A. carotis interna bzw. des Circulus Willisii ist in einer neurochirurgischen Klinik indiziert.

5.15 Literatur

Coran AG, Adzick NS, et al. Pediatric Surgery, 2-Volume Set, Elsevier Company, 2012

Dützmann S. BASICS Neurochirurgie, Elsevier Verlag, 2014

Moskopp D, Wassmann H. Neurochirurgie: Handbuch für die Weiterbildung und interdisziplinäres Nachschlagewerk, Schattauer Verlag, 2014

Rentsch M, Khandoga A, Angele M, Werner J. Komplikationsmanagement in der Chirurgie. Springer Verlag, 2015

C. Schuhmacher, J. M. Koch
5.16 Stumpfes Augentrauma – Contusio bulbi

Hinweise für den erstbehandelnden Arzt: Bei allen Patienten, die mit einer Schwellung oder einer sonstigen Verletzung im oder um das Auge herum zur Aufnahme kommen und Sehstörungen andeutungsweise oder als belastende Symptome angeben, müssen im Hinblick auf eine „innere Augenverletzung" (intraokuläre Verletzung) genauer befragt und untersucht werden. In diesem Zusammenhang ist dringlich ein Augenarzt als Konsiliararzt hinzuzuziehen, insbesondere wenn es sich um einen Patienten mit möglicherweise mehreren Verletzungen an verschiedenen Organen oder um bewusstseinsgestörte Patienten handelt. Auf dem Untersuchungsbogen ist extra zu vermerken: Augenärztliches Konsil um (Uhrzeit) angefordert. Augenärztliches Konsil erfolgte um (Uhrzeit) erfolgt. Anderenfalls muss ein zeitlicher Vermerk erfolgen, dass der Patient innerhalb des Krankenhauses in eine Augenabteilung verlegt wurde.

Bei Kindern ist bei sichtbarem stumpfen Augentrauma das ophtalmologische Konsil dringend erforderlich, da Kinder über Angaben zu Sehstörungen nur selten exakte Angaben machen können.

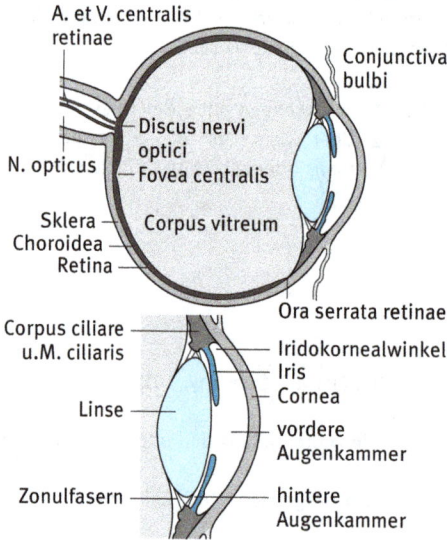

Abb. 5.7: Chirurgische Anatomie des Auges (Pschyrembel, Klinisches Wörterbuch 2014).

5.16.1 Aufnahmebefund – Blickdiagnose

Die Blickdiagnose bei Klinikaufnahme ermöglicht sofort in den meisten Fällen eine Verletzung des Auges zu vermuten: Leitsymptome sind Schwellung um das Auge und in der entsprechenden Gesichtshälfte, Weichteilverletzungen, Blutungen in diesem Bereich und Einschränkung der Sehfunktion. Es kann sich auch um Patienten handeln mit mehreren Organverletzungen, einschließlich eines Schädel-Hirn-Traumas.

Das stumpfe Augentrauma kann durch folgende Verletzungen verursacht werden: Sportverletzungen (Fußball, Handball, Volleyball, Wasserball, Tennis, Squashball, Boxen), Verkehrsunfällen, Sektkorken, Spanngurte etc.

Bei der chirurgischen Erstkonsulation ist sofort ein Augenarzt als Konsilarzt zu verständigen oder der Patient muss mit einem Krankenwagen in die nächste Augenklinik transportiert werden. Dies sollte mit entsprechender Zeitangabe dokumentiert werden.

5.16.2 Akute Folgen und Sofortmaßnahmen

1. **Bindehautunterblutung** (Hyposphagma) oder **Bindehautschwellung** (Chemosis):
   a) Erkennung: Es handelt sich um eine harmlose Unterblutung oder Schwellung der Bindehaut;
   b) Leitsymptome: Fremdkörpergefühl, trockenes Auge, sonst meist keine Beschwerden;
   c) Untersuchung und Maßnahmen: abschwellende Maßnahmen oral, Tränenersatzpräparate, zum Ausschluss einer gedeckten Bulbusruptur sollte eine augenärztliche Vorstellung erfolgen.
2. **Hornhautschwellung** (Corneaödem):
   a) Erkennung: lokalisierte oder generalisierte Schwellung der Hornhaut mit Transparenzverlust. Dies kommt dadurch zustande, dass es durch die Krafteinwirkung zu Einrissen in verschiedenen Hornhautschichten kommen kann mit einem Kammerwassereinstrom in das Stroma der Hornhaut
   b) Leitsymptome: verschwommenes Sehen und Schmerzen wenn zusätzliche Defekte im Hornhautepithel vorliegen
   c) Untersuchung und Maßnahmen: Schmerztherapie, abschwellende Maßnahmen, Sehschärfenprüfung bei augenärztlicher Vorstellung
3. **Vorderkammerblutung** (Hyphäma), **Irisbasisabriss, Iridodialyse:**
   a) Erkennung: Blutung in die Augenvorderkammer auch mit Pupillenentrundung in Folge Verletzungen der Regenbogenhaut (Iris) und der Irisgefäße;
   b) Leitsymptome: Augenschmerzen mit Blendungsempfindlichkeit und Sehverschlechterung;
   c) Untersuchung und Maßnahmen: Schmerztherapie, Sehschärfenprüfung und Pupillentestung durch augenärztliche Vorstellung.
4. **Bulbusruptur:**
   a) Erkennung: Durch die einwirkende Kraft auf das Auge kann es zum Zerreißen des Augenbulbus, insbesondere zu Rissen in der Lederhaut, zu Abris-

sen der Augenmuskulatur, zu Verletzungen im Limbusbereich und zu Verletzungen im Bereich des Sehnervenkopfes kommen. Meistens ist der Quadrant betroffen, der der Gewalteinwirkung gegenüber liegt (Contre-Coup-Effekt). Der Defekt kann von außen unsichtbar bleiben, wenn die Bindehaut darüber geschlossen bleibt (gedeckte Bulbusruptur);

b) Leitsymptome: starke Schmerzen, Augenrötung, Pupillenentrundung, Sehverschlechterung bis zur Erblindung;

c) Untersuchung und Maßnahmen: Die Bulbusruptur ist ein schwerer Notfall. Seitenvergleichende vorsichtige Palpation des Bulbustonus bei geschlossenem Augenlid. Bei einer Bulbusruptur stellt man eine seitendifferente Bulbushypotonie fest. Bei offener Ruptur sollte ein steriler Augenverband angelegt werden. Danach ist eine sofortige Weiterleitung in eine chirurgisch tätige Augenklinik indiziert. Eine sofortige systemische Antibiose ist indiziert mit Tetanusprophylaxe.

5. **Linsendislokation:**

a) Erkennung: Durch das stumpfe Augentrauma kann es entweder sofort oder nach einer Latenzzeit zu einem Abriss oder zu einer Dislokation der körpereigenen oder der künstlichen Linse (nach vorausgegangener Katarakt-Operation) kommen. Die Dislokation kann partiell oder komplett erfolgen mit Verlagerung der Linse in die Augenvorderkammer oder in den Glaskörperraum;

b) Leitsymptome: starke Augenschmerzen, verschwommenes Sehen, Doppelbilder, Sehverlust und Pupillenverziehung mit Augeninnendruckerhöhung;

c) Untersuchung und Maßnahmen: Schmerztherapie, palpatorische Augen-Innendruckabschätzung im Seitenvergleich, Sehschärfeprüfung im Rahmen der augenärztlichen Konsultation.

6. **Glaskörperblutung:**

a) Erkennung und Ursache: Durch ein stumpfes Bulbustrauma kann es zu Einblutungen in den Glaskörper kommen. Blutungen aus Gefäßeinrissen können stammen aus retinalen und chorioidalen Gefäßen;

b) Leitsymptome: schleierhaftes Sehen, Wahrnehmung von sogenanntem „Rußregen" im Auge, Lichtblitze, zunehmende Sehverschlechterung und Sehverlust;

c) Maßnahmen: Wenn nach einem stumpfen Augentrauma die oben genannten Leitsymptome auftreten ist in höchst dringlicher Indikation ein Augenarzt zu verständigen, damit es nicht zum Sehverlust kommt.

7. **Traumatische Netzhautablösung (Ablatio retinae), Netzhautriss:**

a) Erkennung und Ursache: Traumatische Verletzungen der Netzhaut können vorkommen nach schweren gezielten Krafteinwirkungen auf das Auge z. B. durch Sektkorken, Squashball, Spanngurten. Durch solche punktuellen Gewalteinwirkungen in Sekundendauer kann es zu Netzhautablösungen und Netzhautrissen kommen;

b) Leitsymptome: Schattensehen von peripher her, Lichtblitze, Sehverschlechterung, „schwarzer Vorhang" aus der Gesichtsfeldperipherie kom-
mend;

c) Maßnahmen: Unfallhergang und Anamnese genau erfragen, Fingerperi-
metrie durchführen und dann dringliches augenärztliches Konsil durchführen.

8. **Netzhautschwellung = Berlin-Ödem:**

a) Erkennung: Durch ein vorausgegangenes stumpfes Augentrauma kann
durch ein Ödem der Netzhaut eine Sehschärfenminderung eintreten;

b) Leitsymptome: vorübergehende Sehschärfenminderung, mögliche Spätfolgen: Ablatio retinae;

c) Untersuchung und Maßnahmen: Tritt nach stumpfem Augentrauma eine
Sehschärfenminderung ein, so kann diese zustande kommen durch eine
grau-weißliche Verfärbung der zentralen oder der peripheren Retina.
Durch das stumpfe Augentrauma kommt es zu einem Untergang der Foto-
sensoren und zu einer vorübergehenden oder selten bleibenden Sehschär-
fenveränderung.

9. **Aderhautruptur:**

a) Erkennung: Durch ein stumpfes Augentrauma kann es zu einem Einriss
der Chorioidea kommen. Dabei kann es zu einer Blutung aus Gefäßen der
Lamina supraarachnoidea, zu einer Blutung aus der Lamina vasculosa (ar-
teriovenöses Gefäßnetz) oder zu einer Verletzung der Lamina chorioidea
capillaris, dies ist ein Capillarnetz das der Ernährung der Netzhautschich-
ten dient, kommen;

b) Leitsymptome: zunehmende Sehverschlechterung nach einem stumpfen
Augentrauma;

c) Untersuchung und Maßnahmen: genaue Anamnese und Kontrolle des Au-
genbefundes ergeben aufgrund der zunehmenden Sehverschlechterung
die dringliche Indikation für eine augenärztliche Untersuchung.

10. **Pupillenerweiterung:**

a) Erkennung: Das stumpfe Augentrauma kann zu einer Schädigung der die
Pupillenweite regulierenden Muskeln führen. Die Pupillenreaktion fehlt;

b) Leitsymptome: traumatisch bedingte Pupillenerweiterung mit Blendungs-
empfindungen und Sehschärfenverschlechterung;

c) Untersuchung und Maßnahmen: Wenn eine Pupillenerweiterung bzw. eine
Pupillenstörung mit fehlender Pupillenreaktion vorliegt ist ein Neurochirurg und ein Augenarzt in das dringlich notwendige Konsil einzubeziehen,
um eine intrakranielle Blutung bzw. eine Schädigung des Auges festzustellen bzw. auszuschließen.

d) Es kann eine Spontanerholung eintreten.

11. **Orbitafraktur:**

a) Erkennung: Durch das stumpfe Augentrauma kann es zu einer Fraktur der
knöchernen Augenhöhle kommen. Der Orbitaboden ist dabei am häufigs-

ten betroffen (Blow-Out-Fraktur). Weitere Frakturtypen: mediale Orbita-wand mit Verbindung zur Nase und Fraktur des margo orbitalis superior. Frakturdiagnose durch cCT;

b) Leitsymptome: Doppelbilder durch Einklemmung von Augenmuskeln im Frakturspalt oder durch Blutung und Ödem verbunden mit Enophthalmus oder Exophthalmus. Hypästhesie im Versorgungsgebiet des N. infraorbita-lis.

Untersuchung und Maßnahmen: im Vordergrund steht eine genaue Anamnese zum Unfallhergang mit Palpation des gesamten Orbita-randes. Überprüft wer-den muss die Augenbeweglichkeit in verschiedenen Blickrichtungen. Überprü-fung der Sensibilität im Ausbreitungsbereich des N. infraorbitalis. Fraktur-nachweis durch cCT. Aufgrund der Kommunikation der Augenhöhle mit den Nasennebenhöhlen und der damit verbundenen Infektionsmöglichkeit und der Entstehung einer Orbitaphlegmone, ist eine intravenöse Antibiotikagabe indi-ziert.

5.17 Literatur

Bartl G, Hofmann H, Wochesländer E, Faschinger C. Electroophthalmological, Fluorescence angiographical and computer perimetrical examinations in cases of contusio bulbi. Klin Monbl Augenheilkd. 1980 Dec;177(6):858–63

Berg P, Kroll P, Krause K. Pathogenic mechanism of contusio bulbi. Fortschr Ophthalmol. 1989;86(4):407–10

Brandt HP, Liedloff H. Contusio bulbi and posterior detachment of the vitreous body. Klin Monbl Augenheilkd. 1971 Aug;159(2):190–7

Delank, HW. Neurologie. 11. Auflage. Thieme, ISBN 3-12-129771-9, Stuttgart 2006; S. 277 ff.

Hutchison JS. Hypothermia Therapy after Traumatic Brain Injury in Children. In: The New England Journal of Medicine. 2008;358:2447–2456

Kohlhof JK, Löw U, Hille H, Ruprecht KW. Complications following contusio bulbi. Ophthalmologe. 2006 Jul;103(7):612–5

Kolodziejczyk D. Das einfache Schädel-Hirn-Trauma (Diagnostische Fallen und Komplikationen). In: Der Unfallchirurg. 2008;111:486–492

Lim MM, Elkind J, Xiong G, Galante R, Zhu J, Zhang L, Kian J, Rodin JNN Kuzma, Pack AI, Cohen AS. Dietary Therapiy Mitigates Persistent Wake Deficits Caused by Mild Traumatic Brain Injury. In: Science Translational Medicin. 2013;5:215ra173–215ra173

Makiuchi S, Watanabe C. Various features in the fundus due to contusion bulbi. Nihon Ganka Kiyo. 1966 Nov;17(11):1079–86

Miyaura K. Changes in the anterior segment of the eye due to contusio bulbi Nihon Ganka Kiyo. 1967 Jul;18(7): 739–42

Mustafa AG, Alshboul A. Pathophysiology of traumatic brain injury. In: Neurosciences (Riyadh, Saudi Arabia). 2013 Juli;18(3):222–234

Pschyrembel. Klinisches Wörterbuch. De Gruyter, Berlin. 2014

Reißberg S, u. a.: Neuroradiologische Befunde zur Beurteilung der Prognose bei Patienten nach
Schädel-Hirn-Trauma (http://www.springerlink.com/content/8e45vcapwcmvqk8h/fulltext.pdf)
In: Clinical Neuroradiology. 2003;13(1):27–33
Spanau UH, Sauder G, Jonas JB. Vision loss after contusio bulbi.Ophthalmologe. 2006
Feb;103(2):147–8

G. Mönnig

6 Der plötzliche Herztod (Herzstillstand – Kreislaufstillstand – Atemstillstand)

Bei ca. 15 % der stationär behandelten chirurgischen Patienten ereignet sich ein unerwünschtes Ereignis (sog. *advers event*), das in 20 % dieser Fälle ein plötzliches und unerwartetes ist (sog. *plötzlicher Herztod*). Die folgende Darstellung des Managements dieser Ereignisse basiert auf den aktuellen Leitlinien der European Resuscitation Council von 2010 [1]. Diese sind auf der Homepage des Deutschen Rats für Wiederbelebung (www.gcr-org.de) einsehbar.

6.1 Definition

Der plötzliche, außerklinische Herztod ist definiert als ein plötzlich und unerwartet auftretender kardiovaskulärer Tod mit einer vorausgehenden Symptomdauer von maximal 1 Stunde. Der innerklinische Kreislaufstillstand ereignet sich dagegen meist nach einer langsam fortschreitenden Verschlechterung der Kreislaufsituation. Die entsprechende Hypoxämie und Hypotonie bleibt jedoch oft vom medizinischen Personal unerkannt. Die Prognose ist relativ schlecht (Entlassrate < 20 %).

6.2 Ursachen

Der plötzliche außerklinische Herztod ist in aller Regel durch ventrikuläre Tachyarrhythmien oder durch Kammerflimmern, selten auch durch Bradyarrhythmien, bedingt und endet im plötzlichen Herzstillstand mit Todesfolge. Die pathogenetischen kardialen Ursachen sind in Tabelle 6.1 nach ihrer Häufigkeit zusammengefasst. Je kürzer das Intervall zwischen terminalem Ereignis und Bewusstlosigkeit/ Herztod, desto wahrscheinlicher handelt es sich um einen rhythmogenen Mechanismus (ventrikuläre Tachykardie) bis hin zum Sekundenherztod bei Kammerflimmern.

Andererseits ist nicht jeder plötzliche Tod zwangsläufig auch ein plötzlicher (rhythmogener) Herztod. Auch eine massive Lungenembolie, eine massiver Blutverlust, eine Herzbeuteltamponade, ein Pumpversagen, ein Schock (s. Kapitel 4) oder eine Aortenruptur können neben einem Narkosezwischenfall ein plötzliches Kreislaufversagen verursachen. Die Schwierigkeit beim plötzlichen Kreislaufstillstand besteht daher in der Bestimmung des zugrunde liegenden Mechanismus.

DOI 10.1515/9783110283624-006

Tab. 6.1: Die wesentlichen ätiologischen Ursachen für den plötzlichen Herztod.

Herzsystem	Pathogenetische Ursachen
Koronararterien (ca. 80 %)	Arteriosklerose, Spasmen, Thrombose, angeborene Abnormalitäten, Trauma, Dissektion, Hypoplasie
Myokard (ca. 10–15 %)	Kardiomyopathien (dilatativ (DCM)/hypertroph (HOCM)/arrhythmogen rechts-ventrikulär (ARVCM)), Myokarditis, Infiltrate, sekundäre Hypertrophie, sekundäre Herzinsuffizienz, Tumore
Herzklappen (< 5 %)	angeborene/erworbene Herzklappenvitien, Mitralklappenprolaps, Endokarditis, angeborene komplexe Vitien mit/ohne Eisenmenger
Elektrophysiologie (< 5 %)	Abnormalitäten im Sinusknoten, Atrioventrikular-Knoten und His-Bündel, akzessorische Leitungsbahnen, primär elektrische Erkrankungen (langes/kurzes QT-Syndrom; Brugada-Syndrom, katecholaminerge polymorphe ventrikuläre Tachykardien, „idiopathisches" Kammerflimmern); plötzlicher Kindstod, neurohumorale Faktoren

6.3 Diagnose

Die frühe Erkennung eines sich verschlechternden Patienten sowie die Prävention eines Herzstillstandes sind essentiell für die Prognose. Daher sollte jeder Patient, der einer chirurgische Therapie unterzogen wird, einer präoperativen Evaluation unterzogen werden, um dieses Risiko noch vor dem Eingriff zu bestimmen und ggf. zu optimieren (s. Kap. 6.3.2). Im Übrigen sollte bei fehlender Ansprechbarkeit und Atemstillstand/Schnappatmung unverzüglich mit einer kardiopulmonalen Reanimation begonnen werden (s. Kap. 6.4 und Abb. 6.1). Das Tasten eines Pulses ist nicht zwingend erforderlich und sollte diese Maßnahmen nicht verzögern.

6.3.1 Früherkennung

Trotz der oft allmählichen Verschlechterung der Patienten mit innerklinischem Kreislaufstillstand gibt es keinen verlässlichen Einzelparameter, der auf einen drohenden Herztod hindeutet. Dennoch scheinen folgende auffällige Vitalparameter als Frühwarnsystem zusätzlich zum Lebensalter geeignet:
- **Herzfrequenz < 35 und > 140/min,**
- **Atemfrequenz < 6 und > 32/min und**
- **systolischer Blutdruck < 80 mmHg.**

Daher sollten die Vitalparameter von medizinisch geschultem Personal angemessen überwacht werden und es sollte ein eindeutiger Notfallalarmierungs-Algorithmus für jeden Bereich existieren.

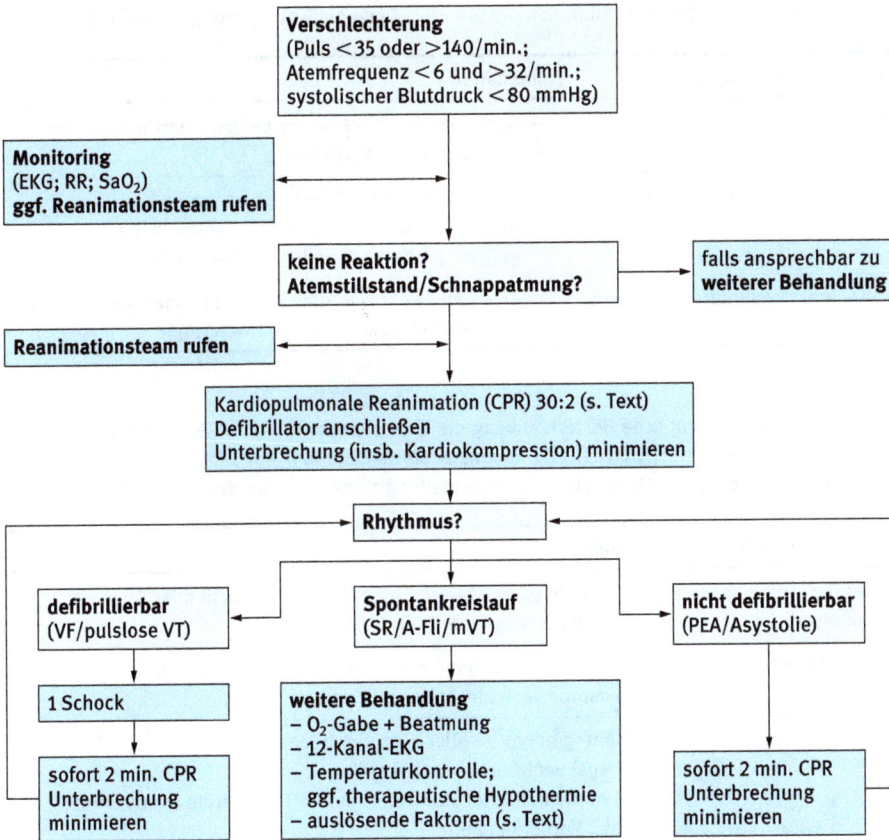

Abb. 6.1: Algorithmus zur innerklinischen Reanimation: Diagnoseschritte sind hellblau; Therapiemaßnahmen hellrot dargestellt. RR = Blutdruck; SaO_2 = Sauerstoffsättigung; mVT = monomorphe ventrikuläre Tachykardie; VF = Kammerflimmern; SR = Sinusrhythmus; A-Fli = Vorhofflimmern; PEA = pulslose elektrische Aktivität.

6.3.2 Präoperative Evaluation

Die Basis der präoperativen Evaluation ist die **Anamnese und körperliche Untersuchung**.

Hierbei sollten insbesondere **Belastbarkeit, Vormedikation, Blutungsneigung und Vorerkrankung** erhoben werden. Ergeben sich keine Hinweise auf eine relevante, beeinflussbare Vorerkrankung in Abhängigkeit vom Operationsrisiko, sind in der Regel keine weiteren Routine-Untersuchungen (EKG/Labor/Röntgen-Thorax) notwendig. Eine weiterführende Diagnostik ist nur bei entsprechenden Hinweisen indiziert (Tab. 6.2).

Bei einer akut symptomatischen Herzerkrankung sollten dagegen elektive Eingriffe bis zu einer kardiologischen Abklärung/Therapieeinleitung verschoben werden (Tab. 6.3).

Tab. 6.2: Indikationen für weiterführende präoperative Diagnostik zur Risikoeinschätzung.

Weiterführende Diagnostik	Indikation
Echokardiographie	– Symptomverschlechterung bei bek. Herzerkrankung – neu aufgetretene Dyspnoe
Sonographie der Halsgefäße	– nach TIA/Apoplex ohne Intervention – nach TIA/Apoplex mit erneuter Symptomatik – ggf. vor großen arteriellen Gefäßeingriffen
Lungenfunktionsuntersuchung	– neu oder akut symptomatische pulmonale Erkrankung – Prognoserelevant in der Thoraxchirurgie

Tab. 6.3: Akut symptomatische Herzerkrankung die einer präoperativen Abklärung bedürfen (AÖF: Aortenklappenöffnungsfläche; CCS: Angina pectoris-Einteilung nach Canadian Cardiovascular Society; NYHA: Herzinsuffizienzeinteilung nach New York Heart Association).

Akut symptomatische Herzerkrankung	
akutes/instabiles Koronarsyndrom	– instabile *oder* schwere Angina pectoris (CCS III oder IV) – kürzlicher Myokardinfarkt (< 30 Tage)
Herzinsuffizienz	– Erstmanifestation *oder* Ruhedyspnoe (NYHA IV) *oder* Symptomverschlechterung
Arrhythmien	– höhergradiger AV-Block (ab Typ II Mobitz) – (neue) ventrikuläre Tachykardie – (symptomatische) supraventrikuläre Tachykardie (> 100/min), inkl. Vorhofflimmern
Herzklappenerkrankung	– schwere Aortenstenose (Gradient > 40 mmHg, AÖF < 1 cm²; symptomatisch) – schwere Mitralstenose (Belastungs-Synkope *oder* Herzinsuffizenz)

6.4 Therapie – Notfallmaßnahmen

Nach innerklinischem Erkennen eines Kreislaufstillstandes (keine Reaktion/abnorme Atmung) sollte sofort mit der kardiopulmonalen Reanimation gemäß den Leitlinien der European Resuscitation Council von 2010 begonnen werden (Abb 6.1). Dabei wird in den neuen Leitlinien der Schwerpunkt auf die möglichst durchgehende Thoraxkompression gelegt.

– Patient in Rückenlage auf eine harte Unterlage (z. B. Reanimationsbrett) bringen.
– **Thoraxkompression** unteres Drittel des Sternums mit beiden gestreckten Armen:
  – ausreichender Tiefe (ca. 5 cm) und;
  – Frequenz (100/min);

- Helfer alle 2 min austauschen, falls möglich;
- Unterbrechungen vermeiden.
- Offene Herzmassage post-/intra-operativ nach Sternotomie mit besserer Koronarperfusion.
- Atemwege sichern; O_2-Gabe (passive Ventilation).
- Atemspende (s. Atemwege) im Verhältnis 30 : 2 mittels Beatmungsbeutel mit Gesichtsmaske, ggf. Atemwegshilfe (Guedel-/Wendel-Tubus).
- Bei intubierten Patienten oder nach Intubation durchgehende Thoraxkompression mit ca. 10/min Beatmungen.
- Rhythmus kontrollieren, ggf. defibrillieren sobald Defibrillator vor Ort.
- Gefäßzugang: intravenös bevorzugt zentralvenös (V. jugularis oder V. subclavia);
  - alternativ: peripher (schneller, ohne Unterbrechung der Thoraxkompression);
  - intraossär; endotracheale Applikation nicht empfohlen.
- Adrenalin alle 3–5 min injizieren (s. auch Medikation).
- Reversible Ursachen behandeln (s. unten).

Reversible Ursachen können bei dieser Patientengruppe insbesondere operationsbedingte Komplikationen sein. Dabei sollten folgende Punkte berücksichtigt werden (**P$_2$H$_4$IT**):
- **P**eri/post-operative Komplikation/Organverletzung/Blutung?
- (Spannungs)-**P**neumothorax?
- **H**ypoxie?
- **H**ypo-/Hyperkalämie/metabolisch?
- **H**ypothermie?
- **H**erzbeuteltamponade?
- **I**ntoxikation/Medikamentenunverträglichkeit?
- **T**hrombose (inkl. akuter Myokardinfarkt und Lungenembolie)?

6.5 Beatmung und Atemwegssicherung – Sofortmaßnahmen

Sobald eine Verlegung der Atemwege bemerkt wird (Symptome: Stridor, Giemen, Gurgeln, Schnarchen, Krächzen) müssen diese geöffnet werden. Eine Atemwegsverlegung durch die Zunge/weicher Gaumen kann leicht durch folgende Maßnahmen behoben werden:

Esmarch-Handgriff:
- Überstrecken des Kopfes;
- Anheben des Kinns;
- Vorschieben des Unterkiefers.

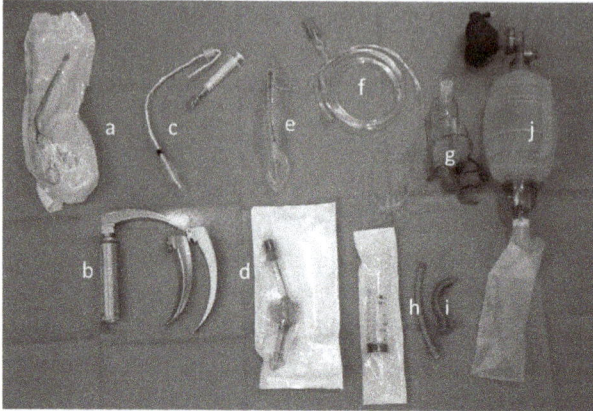

Abb. 6.2: Atemwegshilfen. (a) Magill-Zange; (b) Laryngoskop mit verschiedene Spatelgrößen; (c) endotrachealer Tubus mit Führungsdraht und Blockerspritze; (d) Larynxtubus; (e) Larynxmaske; (f) O_2-Nasenbrille; (g) O_2-Gesichtsmaske; (h) nasopharyngealer Tubus (Wendel); (i) oropharyngealer Tubus (Guedel); (j) Maske-Beutel-System mit O_2-Anschlussmöglichkeit.

Sauerstoff sollte sobald verfügbar gegeben werden. Eine qualitativ gute Thoraxkompression ermöglicht bei offenen Atemwegen bereits eine **passive Ventilation**. Bereits die passive O_2-Gabe über eine **Maske** oder eine Atemwegshilfe verbessert die Prognose. Zur Sicherung der Atemwege stehen anschließend verschiedene Maßnahmen zur Verfügung (Abb. 6.2). **Oropharyngeale (Guedel-Tubus)** und **nasopharyngeale (Wendel-Tubus)** Atemwegshilfen sichern die Atemwege bei bewusstlosem Patienten v. a. vor Verlegung durch die Zunge und den weichen Gaumen und sind einfach zu positionieren. Die **Beutel-Masken-Beatmung** ist die Basismaßnahme der aktiven Ventilation. Sie birgt jedoch die Gefahr eine Magenüberblähung und schützt nicht vor Aspiration. Meist muss die Thoraxkompression zur Beatmung in diesem Fall pausiert werden. Eine **Larynxmaske** lässt sich schneller und einfacher positionieren als eine endotrachealer Tubus. Die **endotracheale Intubation** stellt die optimale Methode zur Sicherung der Atemwege dar, da sie auch vor Aspiration schützt. Sie sollte aber nur von geübtem Personal durchgeführt werden und die Thoraxkompression für maximal 10 s unterbrechen. Die korrekte Lage wird mittels Kapnometrie oder Auskultation der Lunge (beidseitiges Atemgeräusch) sowie des Epigastriums (fehlendes Geräusch) gesichert. Anschließend ist eine durchgehende Thoraxkompression mit paralleler Beatmung über Beutel oder Beatmungsmaschine möglich.

Gelingt eine Sicherung der Atemwege mit diesen Maßnahmen nicht (insbesondere bei ausgedehnter Gesichtsschädelverletzung), kann eine chirurgische **Koniotomie** erforderlich werden. In Notfallsituationen kann diese durch eine weitlumige, starre Nadel durchgeführt werden. Anschließend sollten die Atemwege durch elektive Intubation oder Tracheotomie dauerhaft gesichert werden.

6.6 Medikation

Medikamente können intravenös oder intraossär gegeben werde. Ein peripherer venöser Zugang ist oft einfacher und schneller ohne Unterbrechung der kardiopulmonalen Reanimation (CPR) zu legen, bedarf aber einer mindestens 20 ml Nachinjektion.

Insgesamt gibt es nur wenige Medikamente mit wissenschaftlich bewiesenem Nutzen bei einer Reanimation:

Vasopressoren
– **Adrenalin** nach dem dritten erfolglosen Schock oder bei Asystolie alle 3–5 min 1 mg i. v.

Antiarrhythmika
– **Amiodaron** nach dem dritten erfolglosen Schock 300 mg Bolus i. v.:
    – bei rezidivierenden oder persistierendem VT/VF weiterer 150 mg Bolus i. v.;
    – anschließend Infusion von 900 mg/24 h.
– **Lidocain** 1 mg/kg KG als Alternative (2. Wahl); nicht mit Amiodaron kombinieren.
– **Magnesium** *nur* bei Torsade de pointes Tachyarrhthmie.
– **Atropin** routinemäßig *nicht* empfohlen;
– kann bei vagaler Reaktion sinnvoll sein.

Volumen
– keine routinemäßige Volumengabe, keine Glukose-Lösung
– bei Hypovolämie isotonische Infusion (z. B. 0,9 % NaCl)
– kolloidale Infusionen haben **keinen** gesicherten Vorteil

Pufferung
– **Natriumbikarbonat** 50 mmol nur bei Hyperkaliämie oder Intoxikation mit trizyklischen Antidepressiva:
    – wiederholte Gabe nach Blutgasanalyse;
    – keine routinemäßge Pufferung.

6.7 Arrhythmie – Sofortmaßnahmen

Sowohl bradykarde als auch tachykarde Rhythmusstörungen können zu einer bedrohlichen Situation besonders perioperativ führen. Daher ist ein Rhythmusmonitoring, am besten mittels 12 Kanal EKG, entscheidend für die Diagnose und Therapie. Bei der Reanimation teilt man diese in **defibrillierbar** (meist ventrikuläre Tachykardie und Kammerflimmern) und **nicht-defibrillierbar** (Asystolie, pulslose elektrische Aktivität (PEA), Bradykardie) ein. Bei instabilem, bewusstlosem Patienten mit defibrillierbarer Arrhythmie sollte schnellstmöglich eine Schockabgabe erfolgen, da dies prognosebestimmend ist. Hierzu wird oft auch innerklinisch ein **automatischer Defibrillator (AED)** eingesetzt, der selbstständig eine Rhythmusanalyse durchführt und eine Schockempfehlung gibt. Besonders von in der Reanimation ungeübtem medizinischen Personal sind diese Geräte gut einsetzbar, erfordern aber auch eine Einweisung in die Handhabung. Ein **präkordialer Faustschlag** vermag nur bei beobachtetem Beginn einer Kammerrhythmusstörung bei einem kleinen Anteil der Fälle diese zu beenden. Daher sollte er die Einleitung der Reanimationsmaßnahmen nicht verzögern.

Bei vorerkrankten und perioperativen Patienten kann jedoch auch ein *per se* harmlose Rhythmusstörung, insbesondere neu aufgetretenes Vorhofflimmern, zu einer bedrohlichen Kreislaufdepression führen. Bei akuter Instabilität sollte hier die Elektrokardioversion durchgeführt werden.

Bei **Bradykardien** mit kardiogenem Schock kann zunächst Atropin i. v. verabreicht werden. Bei Ineffektivität sollte ein externer, transkutaner Schrittmacher angeschlossen werden. Dies ist meist über die Patches eines Defibrillators möglich, jedoch für den Patienten schmerzhaft. Die Anlage eines passageren Schrittmacherkabels via V. jugularis mit externem Schrittmacheraggregat ist daher die bessere, aber zeitaufwändigere Alternative. Medikamentös kann zusätzlich Adrenalin oder Orciprenalin i. v. gegeben werden.

Bei hämodynamisch stabilen Patienten mit einer Rhythmusstörung sollte ein 12 Kanal EKG angestrebt werden und wenn möglich, ein Expertenrat eingeholt werden. Hier kann therapeutisch und diagnostisch z. B. die Gabe von Adenosin i. v. sinnvoll sein.

6.8 Literatur

Berliner D, Schneider N, Welte T, Bauersachs J. Differenzialdiagnose bei Luftnot, Deutsches Ärzteblatt Jg 114, Januar 2017, 42–51

Coran AG, Adzick NS, et al. Pediatric Surgery, 2-Volume Set, Elsevier Company, 2012

Fleisher LA, Beckman JA, Brown KA, Calkins H, Chaikof E, Fleischmann KE, Freeman WK, Froehlich JB, Kasper EK, Kersten JR, Riegel B, Robb JF, Smith SC, Jr., Jacobs AK, Adams CD, Anderson JL, Antman EM, Buller CE, Creager MA, Ettinger SM, Faxon DP, Fuster V, Halperin JL, Hiratzka LF, Hunt SA, Lytle BW, Nishimura R, Ornato JP, Page RL, Tarkington LG, Yancy CW. ACC/AHA 2007 guidelines on perioperative cardiovascular evaluation and care for noncardiac surgery: Executive summary: A report of the american college of cardiology/american heart association task force on practice guidelines (writing committee to revise the 2002 guidelines on perioperative cardiovascular evaluation for noncardiac surgery): Developed in collaboration with the american society of echocardiography, american society of nuclear cardiology, heart rhythm society, society of cardiovascular anesthesiologists, society for cardiovascular angiography and interventions, society for vascular medicine and biology, and society for vascular surgery. *Circulation*. 2007;116:1971–1996

Kishel JC, Virmani R. Pathologic features of sudden cardiac death: An overview. *South Med J*. 1987;80:487–493

Helfen T. BASIC Notfall- und Rettungsmedizin, Elsevier Verlag, 2012

Hirner A, Weise K (eds.). Chirurgie – Schnitt für Schnitt, Thieme, Stuttgart, New York, 2004:446–67

Nolan JP, Hazinski MF, Billi JE, Boettiger BW, Bossaert L, de Caen AR, Deakin CD, Drajer S, Eigel B, Hickey RW, Jacobs I, Kleinman ME, Kloeck W, Koster RW, Lim SH, Mancini ME, Montgomery WH, Morley PT, Morrison LJ, Nadkarni VM, O'Connor RE, Okada K, Perlman JM, Sayre MR, Shuster M, Soar J, Sunde K, Travers AH, Wyllie J, Zideman D. Part 1: Executive summary: 2010 international consensus on cardiopulmonary resuscitation and emergency cardiovascular care science with treatment recommendations. *Resuscitation*. 2010;81:Suppl 1:e1–25

Preoperative evaluation of adult patients prior to elective, non-cardiac surgery: Joint recommendations of german society of anesthesiology and intensive care medicine, german society of surgery and german society of internal medicine]. *Anaesthesist*. 2010;59:1041–50

Schumpelick V, Kasperk R, Stumpf M. Operationsatlas Chirurgie, Thieme Verlag, 2013

Schwarz NT, et al. Allgemein- und Viszeralchirurgie essentials: Intensivkurs zur Weiterbildung, Thieme Verlag, 2012

Willital GH, Lehmann RR. Chirurgie im Kindesalter, Spitta Verlag, 2000

M. Öhlbauer

7 Thermische Hautschädigung – Brandverletzungen, Stromverletzungen, Erfrierungen

7.1 Beurteilung der Brandverletzung

Das effektivste therapeutische Vorgehen bei Brandwunden besteht in einer Doppeltherapie, die unmittelbar nach der Verletzung bzw. nach der Aufnahme eines Brandverletzten beginnt:
– Brandwunden-Behandlung: Lokalbehandlung;
– Verbrennungskrankheit: Behandlung von Allgemeinstörungen.

Beide zusammen sind die Voraussetzung, um in kurzer Zeit einen optimalen Heilungsverlauf zu bewirken.

Die Beurteilung von Tiefe und Ausdehnung bei thermischen Hautverletzungen sind im Hinblick auf die einzuschlagende Therapie von großer Wichtigkeit. In diesem Zusammenhang ist die Klärung folgender vier Fragen ratsam:

1. Ausmaß der thermischen Hautschädigung (Tab. 7.1). Beurteilung der Körperoberfläche.
2. Tiefengrad der thermischen Hautschädigung (Tab. 7.2).
3. Alter des Patienten.
4. Gewicht des Patienten.

7.2 Beurteilung der Verbrennungsausdehnung beim Kind und beim Erwachsenen

Wenn auf das Gewebe an thermischer Energie mehr als $2\,kcal/cm^2$ einwirken, kommt es zu einer thermischen Hautschädigung. Ursachen: Flammeneinwirkung, heiße Flüssigkeit, elektrische und chemische Einwirkungen.

Für die Beurteilung von Verbrennungen hinsichtlich ihrer Ausdehnung richtet man sich im Allgemeinen nach der Fünfer-Regel für Kinder (Abb. 7.1) und der Neuner-Regel für Erwachsene.

Die Handfläche beträgt ca. 1 % der Körperoberfläche. Thermische Hautschäden von über 25 % der Körperoberfläche sind lebensgefährlich. Die Fünfer-Regel bei Kindern unter 9 Jahren ist hierzu anwendbar, da im Säuglingsalter die Kopf-, Rumpf- und Extremitätenrelationen im Vergleich zum Erwachsenen verschoben sind. Das Schema zeigt die Fünfer-Regel für Säuglinge und Kinder bis zum 9. Lebensjahr.

DOI 10.1515/9783110283624-007

Tab. 7.1: Beurteilung der Ausdehnung von thermischen Hautschäden anhand der Überblickstabelle zu verschiedenen Körperoberflächen.

	Neugeborenes: 5er Regel	1.–5. Lebensjahr: 5er Regel	6.–15. Lebensjahr: 5er Regel	Erwachsene: 9er Regel
Kopf	20 %	20 %	15 %	9 %
davon Hals	3 %	3 %	2 %	2 %
Obere Extremität	10 %	10 %	10 %	9 %
Thorax	15 %	15 %	15 %	18 %
Rücken/Gesäß	15 %	15 %	20 %	18 %
davon Genitale	1 %	1 %	1 %	1 %
Untere Extremität	15 %	15 %	15 %	18 %

Tab. 7.2: Beurteilung der Tiefe von thermischen Hautschädigungen (Cyan = Schädigung).

Thermische Hautschädigung	normal	Grad I	Grad IIa	Grad IIb	Grad III	Grad IV
Epidermis						
Korium						
Unterhaut Fettschicht						
Faszie Muskulatur						

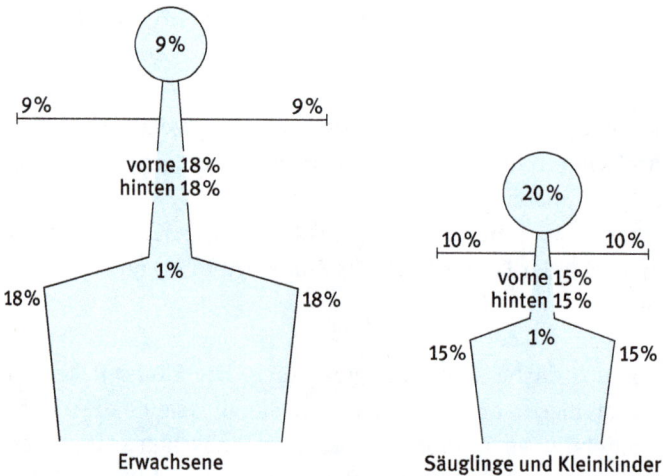

Abb. 7.1: Beurteilung der Körperoberfläche bei Erwachsenen und Kleinkindern.

Die Ausdehnung der Verbrennung wird zu Beginn der Behandlung häufig überschätzt. Sie ist ein wichtiger prognostischer Parameter. **!**

7.3 Diagnostik der Verbrennungsgrade

Eine schematische Übersicht über die Verbrennungsgrade gibt Tabelle 7.2 und Abb. 7.2.

- *Grad I: Erythem und epidermale Blasenbildung.* Stratum corneum und Stratum germinativum sind davon betroffen.
- *Grad II:* Große, nässende, hellrote (Grad II a) bzw. perlweiße, anämische (Grad II b) *Wundoberflächen* und ausgedehnte *Blasenbildung* (Epidermis vom Korium abgehoben). Gesamte Epidermis ist denaturiert und nekrotisch. Schweiß- und Talgdrüsen sind noch intakt. Nadelstiche werden vom Patienten in den verbrannten Bezirken gespürt; die Hautzirkulation ist erhalten: Glasspatelprobe positiv (bei II b bereits negativ).
- *Grad III: Totalnekrose* und Zerstörung aller Hautanhangsgebilde. Graufleckige bis weiße Wundfläche. Analgesie bei Nadelstichproben im verbrannten Bezirk, was einer Totalnekrose der Kutis entspricht. Bei Druck mit dem Glasspatel auf die verbrannten Hautareale kein Hinweis für Blutzirkulation = kapillare Durchblutung. Die Glasspatelprobe ist negativ, d. h. bei intakter Kapillardurchblutung blasst die Haut bei Druck ab = positive Glasspatelprobe. Die Tiefenausdehnung der Hautschädigung lässt sich auch mit der Sensibilitätsprüfung mit einer Nadel bestimmen.
- *Grad IV:* Gewebszerstörung bis auf Muskulatur und Faszie.

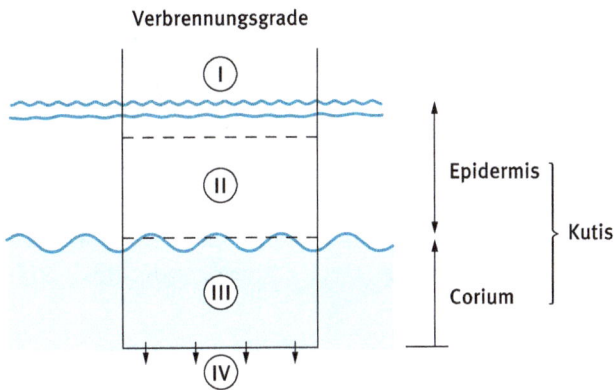

Abb. 7.2: Diagnostik der Verbrennungsgrade. Verbrennungsgrad IV stellt eine Gewebszerstörung bis auf die Muskulatur und Faszie dar.

Tab. 7.3: Überblick über die unterschiedlich tiefen thermischen Hautschädigungen und die damit zusammenhängenden morphologischen Schäden, Symptome und deren Ausheilung.

Thermische Hautschädigung (Grad)	Morphologie Lokalbefund	Symptome	Prognose
I°	Erythem Ödem (Epidermis und Korium)	Rötung Schwellung Schmerz	Heilung innerhalb einer Woche ohne Narben
IIa°	Oberflächlich: Blasen in Epidermis und Korium Epidermis durch Exsudat abgehoben	Blasenbildung Schmerz Rötung und Schwellung	Ausheilung ohne Narben, gelegentlich Pigmentverschiebung
IIb°	Tief: Nekrosen bis ins Korium	– Hautoberfläche: grau-weißlich, fleckig – Sensibilitätsstörungen	Hautregeneration möglich mit Narben
III°	Nekrose von – Epidermis – Korium – Subkutis	– Hautoberfläche: weiß, rötlich-bräunlich, lederartig – Analgesie	Keine Regeneration Demarkierung nach 3 bis 4 Wochen, Kontrakte Narbenbildung
IV°	Nekrose von allen Gewebsschichten bis auf die Faszie und Muskulatur	Verkohlungsnekrose, keine Sensibilität	Keine Regeneration möglich

Als weiteres Diagnostikum zur Differenzierung oberflächlicher und tiefer Verbrennungen, d. h. zur Abgrenzung von Verbrennungsnekrosen, eignet sich die Methode der Vitalfärbung mit Disulfinblau (i. v.). Gut durchblutete, vitale Areale werden angefärbt. Gewebeanteile mit zweitgradiger Schädigung werden durch die Exsudation stärker angefärbt. Nekrotische Partien (drittgradige Verbrennung) bleiben initial ungefärbt.

Ein sicheres, aber sehr aufwendiges Nachweisverfahren für die Vitalität des Gewebes ist eine Enzymprobe zum Nachweis von Di-Phosphoridin-Nukleotid-Diaphorase (DPN-D).

! Die Verbrennungstiefe wird zu Beginn der Behandlung häufig unterschätzt. Befunde über Tiefe der Hautschädigung und Ausdehnung sollen auf einem Verbrennungsprotokoll dokumentiert werden.

Indikation für eine stationäre Behandlung
- Verbrennungen/Verbrühungen I. Grades über 15 % der Körperoberfläche;
- Verbrennungen/Verbrühungen II. Grades über 5–10 % der Körperoberfläche;
- Verbrennungen/Verbrühungen III. Grades ab der Größe eines Handtellers, besonders bei Mitbeteiligung von Gesicht, Händen, Füßen und Gesäß.

Entscheidend sind die Lokalisation der Verbrennung und das Allgemeinbefinden des Patienten. Überblick über die Prognose der thermischen Hautschädigung in Abhängigkeit der Tiefe der Läsion gibt Tabelle 7.3.

7.4 Sofortmaßnahmen beim Erwachsenen

7.4.1 Pathophysiologie – Ablauf der „Verbrennungskrankheit"

In der Haut und im Unterhautfettgewebe entwickelt sich ein hochgradiges Ödem, das nach ca. 72 Stunden sein Maximum erreicht hat. Die zentrale Störung ist eine Membrandurchlässigkeit primär im Bereich des thermisch geschädigten Hautareals, aber auch in ungeschädigten Geweben fernab der Hitzeeinwirkung: Niere, Hirn, Leber. Ursache: Histamin-, Kinin, und Prostaglandinfreisetzung.

Das Hirnödem tritt relativ rasch bei Kindern auf. Die Nierendurchlässigkeit (Glomeruladurchlässigkeit) für Moleküle bis zu einem Molekulargewicht von 120.000 führt zusätzlich zu Serumproteinverlusten (Albuminurie). Kolloidosmotischer Druck im Blut (Normalwert: 280–480 mm H_2O) sinkt um 15–80 mm H_2O. Dem Kreislauf gehen verloren:
- Proteine (Verlust über die Niere und in das lokale Ödem);
- Na^+ (Verlust in das Wundödem): Für 3 K^+, die aus der Zelle austreten, wandern 2 Na^+ und 1 H^+ in die Zelle. Folge: Hyperkaliämie, intrazelluläre Azidose.

Durch die Hitzeeinwirkung kommt es zu Permeabilitätsstörungen des terminalen Gefäßnetzes und zu exsudativen Prozessen. Je größer die Ausdehnung der thermischen Hautschädigung, umso mehr müssen folgende Störungen (Verbrennungskrankheit) berücksichtigt werden:
- Verbrennungsschock als obligatorische Kreislaufinsuffizienz durch verminderte Kreislaufsubstanz (Wundexsudat, Verbrennungsödem; Verdampfung auf der Haut),
- Elektrolytstörungen durch Exsudation,
- Hypoproteinämie durch Eiweißverluste (Plasmaexsudation sowohl in das Gewebe als auch nach außen; enterale Plasmaverluste, ungenügende Proteinsynthese), katabole Stoffwechsellage,

Tab. 7.4: Überblick über den zeitlichen Ablauf der verschiedenen Phasen nach einer thermischen Hautschädigung. Die Stoffwechselstörungen treten beim Erwachsenen ein ab einer Ausdehnung von 15 %, bei Kindern ab 10 % und einer Hitzeschädigung vom Grad IIa bis Grad IV.

Phasen	Folgen 1	Stoffwechselstörungen	Folgen 2
Phase 1: Ödem 1. bis 3. Tag		– lokale Hitzeeinwirkung – Hautschädigung	Grad I–IV
		Freisetzung von Entzündungs-mediatoren	
	Organödem	– Proteinverlust – Flüssigkeitsverlust – Hypovolämischer Schock – Wärmeverlust	Exsudation nach außen
Phase 2: – Ödemrückbildung, – Intoxikationszeichen 3. bis 6. Tag	– Stromumkehr – Hypervolämie	Pyrotoxinämie	– Katabolische Stoffwechsel-lage – Hypothermie

Phase 3:
– Verbrauch von Fett,
– Eiweiß,
   Kohlehydraten
– Gewichtsverlust
   ab 7. Tag
	– Sepsis
	– Infektionsgefahr
		Organfunktionswiederherstel-lung durch:
		– Eiweiß/Kohlehydrat/Fett-Subsitution
		– Kalorienzufuhr
		– Hb-Normalisierung
		– Thromboseprophylaxe
		– Volumenersatz
		– Analgesie
		– Ulkusprophlaxe
			– Kachexie
			– Kalorienverlust

– Frühhämolyse,
– Verbrauchs-Hypogammaglobulinämie, Mangel an IgG, IgA, IgM.

> Man unterscheidet einen Drei-Phasen-Verlauf der thermischen Hautschädigung:
> – Phase 1: Ödemphase 1.–3. Tag;
> – Phase 2: Schockphase 3.–6. Tag;
> – Phase 3: Reparationsphase ab der 1. Woche.

7.4.2 Erste Hilfe – Notfallversorgung am Unfallort

1. Unterbrechung der weiteren Hitzeeinwirkung auf das Gewebe. Lokale Applika-tion von 15 °C bis 20 °C kaltem Wasser oder wassergekühlten Kompressen über

mindestens 30 Minuten. Eine lokale Infektionsgefahr des Verbrennungsareals durch diese Maßnahme besteht nicht und ist kein Gegenargument.
2. Sofortige Schmerzbekämpfung auf i. v. Weg.

Hierdurch werden tieferreichende Hautschäden durch ein sogenanntes „Nachbrennen" vermieden. Beim Patiententransport sollen die Wunden kühl und trocken abgedeckt werden. In keinem Fall dürfen Salben, Puder oder Öl aufgetragen werden.

7.4.3 Sofortmaßnahmen in der Klinik

Primäre Therapie: Flüssigkeitssubstitution i. v.
Schmerztherapie: Stationäre Behandlung Kinder: ab 10 % der geschädigten Hautoberfläche bei Hautschädigung über Grad 2 b, bei Hand- und Gesichtsverletzungen von über $1/3$ der Gesamtfläche.
Stationäre Behandlung Erwachsene: ab 15 % der geschädigten Hautoberfläche bei Hautschädigung über Grad 2 b, bei Hand- und Gesichtsverletzungen von über $1/4$ der Gesamtfläche.

Bei stationärer Aufnahme wird der Patient in ein isoliertes, aseptisches klimatisiertes Zimmer auf einer Intensivstation verlegt. Ein Spezialbett ist bereitzuhalten, und die Patienten werden unter speziellen pflegerischen Maßnahmen gelagert. Die Raumtemperatur soll ca. 30–32 °C betragen. Die Luftfeuchtigkeit ca. 50–70 %.

1. Sofortsuche nach einer oder mehreren transfusionsgeeigneten Venen; falls keine auffindbar, sofort Anlegen einer Venae sectio der Vena saphena magna ventral des Malleolus medialis bzw. der Ellenbeugenvenen oder zentraler Venenkatheter. Blutentnahmen für:
   a) Hämoglobin, Hämatokrit, Blutgruppe, Blutbild, Blutgasanalyse;
   b) Eiweiß, Elektrolyte, Harnstoff, Osmolarität.
      Die Fixation der Transfusionsnadel bzw. des Katheters in der Vene ist die wichtigste Voraussetzung für eine zwischenfallfreie *Transfusion* (vom Arzt nach Anlegen der Infusion zu überprüfen).
2. Infusionstherapie.
   Berechnung der zu infundierenden Flüssigkeitsmenge (Baxter-Schema):

Infusionsmenge (V [ml]) = kg KG × % geschädigte KO × 4 (5 % in den ersten 8 Std.)

Für die individuelle Flüssigkeitstherapie sind immer die individuellen Messwerte wichtig, das oben genannte Behandlungsschema stellt nur eine Richtlinie dar.

In den ersten 24 Stunden:
   a) V [ml] an Blut oder 5 % Albuminlösung. Grund: osmotisch wirksam, jede Anämie und Hypoproteinämie wirkt verzögernd auf die Wundheilung. Der

Verbrennungsschock, wobei dem Plasmaverlust die wichtigste Bedeutung zukommt. stellt für Plasmaexpander ein wichtiges Indikationsgebiet dar plus;

b)   V [ml] an 0,9 % NaCl-Lösung plus;

c)   2.000 ml 5 % Glucoselösung (Glucose).

In den darauffolgenden 24 Stunden:

d) $^1/_2$ V [ml] an Blut, 5 % Humanalbuminlösung plus;

e) $^1/_2$ V [ml] an 0,9 % NaCl-Lösung plus;

f)   2.000 ml Glucoselösung.

Zur Weiterführung der Infusionstherapie siehe unter Punkt 6.

3.   *Schmerzbekämpfung/Sedierung*:

a)   50–100 mg Tramadol i. v. in 3 Minuten injiziert oder mit 10–20 ml physiologischer NaCl-Lösung oder 5 % Glucoselösung verdünnt; bei Kindern Tramadol oder Paracetamol i. v., Dosis: 1 mg/kg;

b)   bei motorischer Unruhe z. B. 10–40 mg Psyquil®.

4.   Weitere Medikamente:

a)   Breitspektrumantibiotika (s. Abschn. 16.3) für die Dauer von ca. 8–10 Tagen. Bei Temperaturanstieg wechseln auf andere Chemotherapeutika.

b)   Urbason solubile® 50 mg i. v. für 2–4 Tage.

c)   Vitamin C 500–1.000 mg i. v., Vitamin B.

5.   *Kontrolle* folgender Werte nach der Einleitung der Infusionstherapie:

a)   Blutdruck, zentraler Venendruck;

b)   Puls;

c)   Temperatur, Füllungszustand der Venen, Farbe des Nagelbetts (Kontrolle der Mikrozirkulation). Unterbringung in Räumen mit 30 °C und 50–70 % Luftfeuchtigkeit;

d)   Atemfunktion; Lokalisation der Verbrennung und Allgemeinzustand bestimmen die Indikation einer O_2-Inhalation, zur Intubation mit temporärer Beatmung oder einer Tracheotomie (z. B. wenn schwere und tiefe Gesichtsverletzungen vorliegen);

e)   Urinausscheidung (normal 50 ml/h, bei Kindern 1 ml/kg/h, ist die untere Grenze); stündliche Kontrolle ist ein Maß für den Therapieerfolg bzw. das Maß der Nierenbelastung; Blasenkatheter einlegen, genaue Flüssigkeitsbilanz auf gesondertem Blatt anlegen, spezifisches Gewicht des Urins jeden Tag bestimmen;

f)   Hämoglobin, Hämatokrit, Elektrolyte, Eiweiß, Harnstoff, Blutgasanalyse.

g)   Diese Werte sind ausschlaggebend für die Dauer, die Menge und die Zusammensetzung der Infusion. In den meisten Fällen kann man die substitutionelle Infusionstherapie nach dem 3. Tag beenden, jenem kritischen Zeitpunkt, zu dem der Rückstrom des Verbrennungsödems im Organismus einsetzt.

6. Aldosteron-Antagonisten zur Blockierung des stressbedingten Hyperaldosteronismus und der damit verbundenen Elektrolytstörungen, 2–4 Ampullen Aldac-

tone® pro injectione nacheinander langsam i. v. injizieren oder in Form einer Kurzinfusion zusätzlich zur Volumen- und Elektrolytsubstitution. Die Tagesdosis beträgt 800 mg, sie kann auch fraktio niert verabreicht werden. Kinderdosis: Säuglinge 25 mg, Kleinkinder 50 mg, Schulkinder 75 mg.

7. *Tetanusprophylaxe:* Bei Grundimmunisierten: 0,5 ml Tetanol® (Tetanustoxoid) i. m. Bei Nicht-Grundimmunisierten: Tetagam® 250 Einheiten i. m. und 0,5 ml Tetanol® i. m. Details zur Tetanusprophylaxe bei Frischverletzten s. Abschn. 2.2 und 2.3.

8. Die Kaltwasserbehandlung als Sofortbehandlung bei Verbrennungen scheint im Hinblick auf eine überzeugende Verminderung des Hautverlustes empfehlenswert zu sein, was durch tierexperimentelle Untersuchungen und klinische Erfahrungen bestätigt wird.

9. Bei allen schweren Verbrennungen sollte zur Prophylaxe einer Stressblutung ein H^+-Blocker i. v. verabreicht werden.

10. Kontrollen folgender Werte:
    a) Nierenleistung (Blasenkatheter, Bilanzierung);
    b) Parenterale Substitution von Kohlehydrate und Eiweiß;
    c) Bluttransfusionen;
    d) sofortige Physiotherapie zur Prävention von Kontrakturen;
    e) Kontrolle von Kalium zur Vermeidung einer Hypoperistaltik;
    f) Gabe von Laxantien zur Prävention von Subileuszuständen;
    g) Dekubitusprophylaxe durch dreimalige Applikation von Analtampons mit intermittierender Darmspülung.

7.4.4 Die lokale Wundbehandlung

Wundabstriche durchführen. Unter Operationsbedingungen und in Narkose ist ein Abbürsten aller Nekrosen durchzuführen. Anschließende Wundbehandlung mit Sulfadiazin (z. B. Flammazine-Creme). Im Gesicht dagegen Anwendung von Dexapenthenol (z. B. Bepanthen-Salbe). Eine Alternativmethode ist die lokale Applikation von 5 %iger Tanninlösung und 10 %iger Silbernitratlösung außer für Gesicht und Hände. Darunter entsteht dann eine Epithelialisation. Die Nekroseentfernung durch Exzision erfolgt als Frühexzision nach dem Abbürsten oberflächlicher Nekrosen. Nach Nekroseentfernung erfolgt eine sofortige Deckung mit autologer Spalthaut. Es ist zu beachten, dass während einer Operation nicht mehr als 30 % der Körperoberfläche durch Nekroseentfernung behandelt werden soll.

7.5 Sofortmaßnahmen bei Kindern

! Bei Säuglingen und Kleinkindern ist der Flüssigkeitsverlust in Relation zum Körpergewicht größer, bedingt durch die größere Körperoberfläche. Deshalb kann in dieser Altersgruppe schnell ein Nierenversagen entstehen (Unterschied zum Erwachsenen). Aufgrund der höheren Permeabilität der Blut-Hirn-Schranke beim Säugling/Kleinkind besteht eine erhöhte Bereitschaft zum Hirnödem und Lungenödem.

1. *Schmerzbekämpfung und Sedierung* mit z. B. Tramadol® oder Paracetamol-ratiopharm® und Atosil® 1–2 mg/kg i. m. alle 4–6 Stunden.
2. *Venae sectio:* Anlegen in den Ellenbeugenvenen oder in der Vene saphena magna ventral vom Malleolus medialis; zentral venöser Zugang. Dann sofort Blutentnahme für Blutgruppe, Hämoglobin, Hämatokrit, Elektrolyte, Eiweiß, Harnstoff. Wichtig ist die sichere Fixation der Kanüle bzw. des Venenkatheters in der Vene und der Haut.
3. *Infusionstherapie:* Berechnung der zu infundierenden Flüssigkeitsmenge:

Infusionsmenge (V [ml]) = $^1/_2$ kg Körpergewicht × % geschädigte KO × 4

   a) V [ml] Albuminlösung plus;
   b) V [ml] physiologische NaCl-Lösung plus;
   c) V [ml] Glucoselösung 5 % plus physiologischer Flüssigkeitsbedarf als 5 % Glucoselösung (1.200 ml/m² Körperoberfläche).

Die obenstehende Übersicht veranschaulicht den physiologischen Flüssigkeitsbedarf bei Kindern. Am 2. Tag genügt meist die Hälfte der Infusionsmenge des ersten Tages plus normalen Flüssigkeitsbedarf. Am 3. Tag ist nur noch bei ausgedehnten Verbrennungen eine Substitutionstherapie nötig.

4. Zusätze zu den Infusionen:
   a) Antibiotika-Applikation: (Dosierung: s. Abschn. 16.3) für die Dauer von 4–6 Tagen;
   b) Urbason solubile® 2–5 mg/kg/d, 2–4 Tage lang;
   c) Vitamin C 200–500 mg täglich.
5. *Tetanusprophylaxe* bei grundimmunisierten Kindern: Auffrischung; bei nicht-grundimmunisierten Kindern: Tetanol® 0,5 ml i. m. und Tetagam® 250 Einheiten i. m.
6. Zur *Beurteilung* der Dauer, Menge und Zusammensetzung der Infusion für die nächsten 24 Stunden überprüft man auf folgende Werte:
   a) Blutdruck, Puls;
   b) Urinausscheidung: Säugling 10–15 ml/h, Kleinkind/Schulkind 15–25 ml/h;
   c) genaue Flüssigkeitsbilanz, Blasenkatheter einlegen;
   d) Blutentnahmen für Laboruntersuchungen: Hämoglobin, Hämatokrit, Elektrolyte, Eiweiß, Harnstoff, Blutgasanalyse.

7. Bei allen schweren Verbrennungen sollte zur Prophylaxe einer Stressblutung ein H$^+$-Blocker alle 6 Stunden i. v., verabreicht werden.

7.6 Ambulante Behandlung der Verbrennungen bei nicht schockgefährdeten Patienten

Wichtigster Faktor bei der Lokalbehandlung von Verbrennungen ist die *Verhütung von Infektionen.*

> Daher immer Mundschutz und OP-Handschuhe anlegen. Die Verbrennungsoberfläche ist primär steril; eine Infektion erfolgt erst sekundär.

Bei verschmutzten Wunden und multiplen Verbrennungsarealen Handschuhe häufiger wechseln.

Die Freiluftbehandlung (Open Air) ist im Allgemeinen der Verbandbehandlung vorzuziehen. Bei der ambulanten Behandlung von Verbrennungen ist ein derartiges Vorgehen technisch oft nicht möglich. Aus diesem Grund kann eine Verbandbehandlung durchgeführt werden.

1. Bei *Verbrennungen I. Grades:* lokale Analgesie durch Xylocain und Auftragen von Gaze und Verband unter leichter Kompression anlegen. Kontrolle nach 2–3 Tagen, dann Bepanthen®-Verband. Heilung meist nach 8 Tagen.
2. Bei *Verbrennungen II. Grades:* Blasen eröffnen, abtragen. Auftragen von Gaze täglich für die Dauer von 4–6 Tagen je nach Ausmaß der Verbrennung. Abdecken durch Bepanthen®-Wundverband nach 1 Woche.
3. Bei *Verbrennungen III. Grades:* Bei kleinerem Ausmaß darf eine Frühexzision bis auf die durchblutete Unterlage und Nekrosebeseitigung wenige Stunden nach der Verbrennung durchgeführt werden.
   Vorteil: Geringer Blut- und Serumverlust, geringere Infektionsgefahr, gute kosmetische und funktionelle Ergebnisse, kurze Heilungsdauer.
   Anschließend Deckung mit Thiersch-Spalthaut-Transplantaten. Damit die Transplantate nicht von ihrer neuen Fläche durch Exsudation abgehoben werden, wird bei stationären Patienten von einer Dauerwache das austretende bzw. sich sammelnde Sekret aus dem Transplantationsbereich abgetupft bzw. mit getränkten Wattestäbchen abgerollt.
4. *Hand:*
   a) Vitalfärbung zur Bestimmung der Demarkationslinie, wenn nötig;
   b) verbrannte Haut primär exzidieren;
   c) Deckung durch Spalthaut-Transplantate.

7.7 Stationäre Behandlung von Verbrennungen größeren Ausmaßes bei schockgefährdeten Patienten

Man muss zwei Behandlungswege unterscheiden, wobei jeder seine eigene Indikation hat:
– dringliche Primärexzision der Gewebenekrosen;
– primäre konservative Behandlung (später eventuell Sekundärexzision).

7.8 Primärexzision (innerhalb der ersten 3 Tage)

7.8.1 Indikation zur Primärexzision – die Frühexzision von Nekrosen mit anschließender Hauttransplantation

1. Hände
2. Gesicht
3. Axillarfalte
4. Halsregion
5. Knieregion
6. Zehen
7. Hüfte
8. Hand-/Sprunggelenke

Begründung
Die Verbrennungswunde wird in eine chirurgische Wunde verwandelt. Die Wundheilung basiert auf einer aseptischen Wunde. Die Aktivität von Myoblasten und Fibroblasten bei Sekundärheilung führt zur Schrumpfung des Gewebes und später immer zu Kontrakturen.

Technik
Die Primärexzision erfolgt tangential mit dem Skalpell. Besonders bei thermischen Schädigungen im Kindesalter ist diese frühzeitige Exzision indiziert. Die Technik mit dem Laser ist im Hinblick auf den Blutverlust schonender. Beurteilung erholungsfähiger Hautareale durch punktförmige Blutung ist schwierig. Konventionelle Exzision (Skalpell) sollte ca. 15–20 % der Hautoberfläche nicht überschreiten; bei der Laserexzision können bis 40–45 % der Körperoberfläche exzidiert werden. Anschließend erfolgt sofort die Deckung durch Hauttransplantation.

> **!** Freiliegende Sehnen (auch bei freiliegendem Knochen- und Knorpelgewebe) werden bei intaktem Gleitlager durch ein freies Hauttransplantat gedeckt. Bei avitalem Gleitlager ist die Deckung

mit gestielten Haut-Fettlappen indiziert. Für die primär konservative Behandlung ergeben sich grundsätzlich zwei Möglichkeiten:
1. Freiluftbehandlung (open-air) und;
2. Verbandbehandlung (Stülpa-Verband).

Zur Gegenüberstellung und Indikationsstellung beider Methoden siehe Tabelle 7.1.

7.8.2 „Open Air-Behandlung"

Indikation

Alle nicht-zirkulären Verbrennungen der Extremitäten und des Rumpfes sowie thermische Hautschädigungen im Gesicht (I./II. Grades), im Bereich des Gesäßes und des Genitales.

Offene Behandlung mit multizentrischer Epithelisation unter dem Wundschorf (bei II.-gradigen Verbrennungen) oder vom Rand her (bei III.-gradigen Verbrennungen) ist der Verbandbehandlung vorzuziehen.

Gründe

1. Allgemeine Vorteile s. o.;
2. geringerer Blutbedarf nach Ablauf der Schockphase;
3. weniger Schmerzmittel nötig;
4. geringeres Fieber;
5. geringere plastische Deckung nötig, da mazerierende Eiterungen vermieden werden;
6. offene Behandlung entzieht den Bakterien das Substrat durch Austrocknung.

Durchführung

Richtige Freiluftbehandlung wird durchgeführt:
- kühl (bei 18–20 °C);
- trocken und ohne Kontakt.

Bei großflächigen Verbrennungen ist jedoch für eine Raumtemperatur von 30 °C und eine Luftfeuchtigkeit von 50–70 % zu sorgen.
- *Hautoberfläche* wird bei thermischen Hautschädigungen I. und II. Grades mit Ceriumnitratcreme (Flammacine®) mehrmals täglich bestrichen.
- Applikation von Paracetamol Supp. zur Sedierung.
- Besondere *Lagerungsvorrichtungen* sind bereitzuhalten bzw. individuell für jeden einzelnen Fall zu organisieren: Drehbett, Bettbögen, die die verbrannten Hautbezirke vor Kontakt schützen.

- Lagerung der Patienten auf *Unterlagen*, die eine Verklebung mit den verbrannten Hautbezirken vermeiden. Häufiges Umlagern der Patienten.
- *Tägliche Kontrollen:* Jede Eiteransammlung in Blasen oder Krusten ist mit sterilem Besteck durch Entleerung der Blasen und Abtragung der Krusten zu beheben.
- Bei Kindern besonders auf Unterkühlung achten!

Ergebnis

Nach 8 Tagen offener Behandlung ergibt sich folgendes Bild:
1. I.-gradige Verbrennungen sind fast ganz abgeheilt.
2. II.-gradige Verbrennungen (II b) zeigen eine multizentrische Epithelisierung.
3. III.-gradige Verbrennungen zeigen Zeichen der Demarkierung mit entzündlichen Komponenten, so dass die Nekrosen möglichst bald (nach 1–2 Wochen) abgetragen werden sollen und eine frühzeitige plastische Deckung vor allem bei Verbrennungen III. Grades von größerem Ausmaß erfolgen soll. Indikation zur Primärexzision s. Kap. 7.8.1.

7.8.3 Verbandbehandlung

Auch hier steht die Verhütung der Infektion an erster Stelle.
1. Gute Ergebnisse erhält man, wenn man die Verbrennungswunde im Operationssaal bei Vollnarkose des Patienten mit physiologischer Kochsalzlösung behandelt, Blasen eröffnet und Hautareale etc. mit Schere und Pinzette entfernt, Nekrosen werden abgebürstet.

> **!** Die lokale Anwendung von Wasserstoffperoxid ist wegen Gewebsnekrosen kontraindiziert.

2. Anschließend werden die Verbrennungsflächen mit Folie abgedeckt und über die betreffenden Verbrennungsmarken hinaus steril verbunden. Der betreffende Körperabschnitt wird, soweit möglich, hochgelagert. Ruhigstellung! Zunehmend werden jedoch auch zirkuläre Verbrennungen offen behandelt.
3. Besonders ist auf die Lagerung der Extremitäten zu achten, um von vornherein Kontrakturen zu vermeiden.
   a) Haltung der unteren Extremität: Fuß-Unterschenkel-Achse 90°, Unterschenkel gegen Oberschenkel um 45° gebeugt, Oberschenkel um 45° von der Unterlage abgehoben.
   b) Haltung der Hand: Wie beim Fassen einer Apfelsine; Kollateralbänder sind gespannt; Winkel der Interphalangealgelenke soll 30° betragen. Daumen in Oppositionsstellung.
4. Nach 10–14 Tagen geht man, nachdem die Nekrosen entfernt wurden, zur lokalen Salbenbehandlung über. Die lokale Salbenbehandlung erfolgt mit Bepanthen®.

5. Plastische Deckung mit Spalthaut-Transplantaten ist bei größeren Epitheldefekten indiziert. Die Entnahmestellen werden unmittelbar mit sekretdurch-
lässigen Salbenkompressen verbunden. Die Sekundärexzision kann dann 8–10
Tage später erfolgen.

7.9 Stromverletzungen

Besondere Vorsicht ist notwendig vor Stromunfällen bei krabbelnden Kindern und
Kleinkindern: alle Steckdosen sollen mit Schutzdeckeln versehen sein. Alle elektrischen Geräte mit einem Stecker sollen unter Verschluss gehalten werden. Kinder
sollen nicht unbeaufsichtigt bleiben. Kinder dieser Altersgruppe sind im Höchst-
maß gefährdet durch Stromunfälle.

7.9.1 Definition

Es handelt sich um Verletzungen durch elektrischen Strom: Stromunfall, Elektro-
unfall, elektrischer Schlag. Die Folgen sind: thermische Hautschädigungen, thermische Auswirkungen auf die Muskulatur, Schädigungen der Herzmuskulatur mit
Kammerflimmern, Herzstillstand, Atemlähmung. Der elektrische Schlag löst eine
Verdampfung von wasserhaltigem Gewebe im Bereich der Stromeintrittsstelle und
im Bereich des Stromaustrittspunkts aus mit der Folge einer massiven thermischen
Hautschädigung (Strommarken). Beim Kontakt mit Weidezaungeräten kommt es
zu Schreckreaktionen, da dort die Entladungsdauer unterhalb einer Mikrosekunde
liegt. In Deutschland sterben durch Stromverletzungen ca. 100 Personen pro Jahr:
90 % der Stromverletzungen entstehen durch Niederspannung (Letalität ca. 3 %),
10 % entstehen durch Hochspannung (Letalität 30 %).

7.9.2 Ursachen

Stromunfälle passieren bei Säuglingen, krabbelnden Kindern und Kleinkindern
durch digitalen Kontakt mit Steckdosen und nicht gesicherten Elektrogeräten. Weitere Ursachen sind defekte Elektrogeräte im Haushalt, bei der Gartenarbeit, am
Arbeitsplatz und beim Sport, durch Beschädigungen von Kabeln, durch Berührung
von Drachen mit stromleitenden Elementen, durch Blitzschlag. Der elektrische
Strom geht dabei immer den Weg des geringsten Widerstandes. Die niedrigsten
Widerstände im Gewebe haben Nervenfasern, Arterien und Muskelzellen.

7.9.3 Verletzungsausmaß

Bei Verletzungen durch elektrischen Strom sind hinsichtlich des Ausmaßes der
Schädigung verantwortlich:

1. Stromstärke;
2. Art des Stromes (Wechselstrom/Gleichstrom);
3. Weg den der Strom über den Körper nimmt;
4. Einwirkdauer.

Vier Stromstärkebereiche sind zu unterscheiden.

1. Verletzungen im Stromstärkebereich I (Stromstärke bis 24 mA und Spannung von 100–380 V): Hier ist der Übergangswiderstand des bedeckten Gewebes relativ hoch.

    Leitsymptome:
    a) Blutungssteigerung;
    b) krampfartigen Kontraktionen der Atemmuskulatur;
    c) Schädigungen des Herzleitungssystems;
    d) Festhalten an den unter Spannung stehenden Teilen (lange Einwirkszeit).

2. Verletzungen im Stromstärkebereich II (Stromstärke 25–80 mA und Spannung von 110–380 V): In diesem Bereich ist der Übergangswiderstand der Haut geringer.

    Leitsymptome:
    a) Störungen der Herzschlagfolge;
    b) Herzstillstand nach 20–30 Sekunden;
    c) Kammerflimmern;
    d) Kontrakturen der Atemmuskulatur und des Zwerchfells.

3. Verletzungen im Stromstärkebereich III (Stromstärken zwischen 80 mA und 8 A bei einer Spannung von 110–380 V): Im Stromstärkebereich III ist der Übergangswiderstand zur Haut außerordentlich gering.

    Leitsymptom:
    a) Kammerflimmern.

4. Verletzungen im Stromstärkebereich IV (Stromstärken über 8 A und Spannung von 2.000–3.000 V).

    Leitsymptome:
    a) sofortiger Herzstillstand;
    b) schwerste Verbrennungen an Aus- und Eintrittsstellen des Stroms.
    c) Brandverletzungen an Ein- und Austrittstellen;
    d) Muskellähmung der Extremitäten und des Herzens;
    e) Gasbildung im Blut;
    f) Knochenbrüche durch Muskelverkrampfung.

7.9.4 Pathophysiologie – Organschäden

Durch den direkten Kontakt des Organismus mit einem stromführenden Leiter kommt es an den Stellen der größten Stromdichte, d. h. an der Berührungsstelle des Organismus mit dem Leiter und der Erdverbindung zu Strommarken als Ausdruck der strombedingten thermischen Schädigung des Gewebes. Im Bereich dieser Strommarken kommt es im Organismus zu sogenannten thermischen Schädigungen an der Haut und Muskulatur mit Austritt von Myoglobin. Weiterhin kommt es zu einer Gefäßwandschädigung mit Thrombose bei meist noch erhaltenem unversehrtem Hautmantel. Weiterhin kommt es zu ausgedehnten Muskelschädigungen mit erheblicher Funktionsstörung der Extremitäten. Die plötzliche strombedingte Kontraktion der Muskulatur kann zu Luxationen und Frakturen, an den Wirbeln zu Luxationsfrakturen führen.

7.9.5 Sofortmaßnahmen am Unfallort

1. Spannungsführende Kabel mit nicht leitenden Gegenständen entfernen (Holz, Lederhandschuhe, trockene Tücher).
2. Stromversorgung abschalten und Atemfunktion und Herz-Kreislauf wiederherstellen (Defibrilator).
3. EKG-Monitoring bis ins Krankenhaus.

7.9.6 Sofortmaßnahmen bei der Aufnahme in der Klinik

Bei *Überwachung* von Patienten mit Stromunfällen sollten folgende Punkte beachtet werden:
1. Anamnese über körperliche Beschwerden und Verlauf.
2. Thoraxschmerzanamnese, Auskultation Herz/Lunge.
3. Zentralnervöse Kontrolle über Bewusstseinslage, Erinnerungslücke (retrograde Amnesie).
4. Allgemeinbefund über die Kreislaufsituation mit elektrokardiographischer Überwachung der Herztätigkeit (EKG-Monitoring) und i. v. Zugang anlegen.
5. Lokalbefund ermitteln an der Haut, Muskeltonus und Gelenkbeweglichkeit.
6. Labor: Blutbild, BGA, Nieren- und Leberwerte, Muskel- und Herzenzyme.
7. Hochspannungsunfälle sollen immer stationär auf einer Intensivstation überwacht werden, Niederspannungsunfälle sollen stationär durch Monitor überwacht werden.

Die Lokalbehandlung und die allgemeine Behandlung sind identisch mit der bei Verbrennungen. Die kardiologische Überwachung und Kontrolle sollte immer in Zusammenarbeit mit dem Internisten erfolgen.

Die Strommarken, insbesondere an der Eintrittspforte, können oft identisch sein mit Verbrennungen IV. Grades. Die Stromaustrittsstelle kann ebenfalls thermische Schädigungen aufzeigen, die identisch sind mit einer Verbrennung IV. Grades.

7.10 Erfrierungen

7.10.1 Definition

Durch Kälteexposition kommt es zur Gewebeschädigung, die als Erfrierung bezeichnet wird. Der Kälteschaden am Gewebe ist lokal begrenzt und führt zu Erythem und zur lokalen Blasenbildung und kann bei entsprechender Dauer der Kälteeinwirkung zur Gewebsnekrose führen. Das morphologische Bild entspricht weitgehend dem des thermischen Schadens. Charakteristisch für die Erfrierung ist jedoch der Gefäßschaden, der häufig verbunden mit Gefäßverschlüssen, zu einer lokalen Durchblutungsstörung der Akren führt.

7.10.2 Klassifikation

Erfrierungen werden nach ihrer Schwere in 4 Grade eingeteilt:
Erfrierung 1. Grades: blasse Hautfarbe, Schwellung der Hautpartie, Schmerzen;
Erfrierung 2. Grades: blau-rote Hautfarbe, Blasenbildung;
Erfrierung 3. Grades: weiß-graue Hautfarbe, beinahe schmerzfreies Absterben des Gewebes;
Erfrierung 4. Grades: weiß-graue Hautfarbe, Vereisung und völlige Gewebezerstörung.

7.10.3 Leitsymptome

1. Erythem: blau-rote Flecken mit „Frostgefühl" an Händen und Füßen. Erfrorene Gewebeabschnitte sind weiß-grau und schmerzhaft. Später verhärten sich diese Weichteile und werden dann gefühlslos. Lokalisation sind die Akren: Nasenspitze, Ohren, Finger, Zehen;
2. lokale Blasenbildung;
3. Nekrosen aufgrund von Durchblutungsstörungen der peripheren Körperabschnitte.

Der Schmerz ist der Wächter vor Erfrierungen. Dies wird durch den Temperaturabfall ausgelöst, auch dann noch, wenn die Temperatur unterhalb von 10 °C beträgt: neurologisches Hypothermie-Meldesystem.

7.10.4 Ursachen

1. Unangepasste Kleidung und Schuhe bei langandauernden tiefen Temperaturen;
2. Wind-Chill-Effekt: hohe Windgeschwindigkeiten bei ca. 0 °C können im Gesicht zu Erfrierungen führen (Wintersportler, Motorschlittenfahrer);

3. Alkohol, Müdigkeit, Unterkühlung und Alleingänge bergen Gefahren für den Einzelnen, da Unkonzentriertheit, Pausen mit Einschlafintervallen, keine Bewegungen und zunehmende Unterkühlung Erfrierungen verursachen können.

7.10.5 Therapie

Sofortmaßnahmen:
Neueste Erkenntnisse haben ergeben, dass die betreffenden Körperabschnitte mit ca. 40 °C warmem Wasser aufgetaut werden sollen. Vorübergehend können dabei Schmerzen und Ödeme entstehen.

Dies steht im Widerspruch zu bisherigen Empfehlungen die von diesem Vorgehen abgeraten haben. Durch die Heißwasserbehandlung steigt zwar vorübergehend der Sauerstoffbedarf im Gewebe mit einer Sauerstoffunterversorgung, die aber weniger Schaden hinterlässt als die toxischen Auswirkungen auf das Gewebe durch langsames Auftauen und Hypoxie. Daher ist das wiederholte Auftauen und die erneute Temperaturabsenkung an den Akren nicht mehr empfehlenswert. Zusätzlich kann die Körpertemperatur angehoben werden durch Wärmeschutz, was die Bekleidung betrifft und warme Getränke. Die Wunden sollen trocken gehalten werden.

7.11 Literatur

Ashcraft KW, Holder TM (eds.). Pediatric Surgery, W.B. Saunders Company, Philadelphia, 1993

Bingöl A. BASICS Plastische und ästhetische Chirurgie, Elsevier Verlag, 2014

Choudhary KN, Soni PP, Sao DK, Murthy R, Deshkar AM, Nanda BR. Role of gentian violet paint in burn wound management: a prospective randomized control trial. J Indian Med Assoc. 2013 Apr;111(4):248–50

Coran AG, Caldamone A, Adzick NS, Krummel TM, Laberge J-M, Shamberger R. Pediatric Surgery, Elsevier, 2012

Daumann S. Wundmanagement und Wunddokumentation. 2. Überarbeitete und erweiterte Auflage, Pflegekompakt. Kohlhammer Verlag, Stuttgart, 2005

Gupta DK, Sharma S. Pediatric Surgery – Diagnosis and Management, Jaypee Brothers Medical Publishers (P) Ltd, New Delhi, 2009

Hasegawa K, Namba Y, Kimata Y. Negative pressure wound therapy invorporating early exercise therapy in hand surgery: bag-type negative pressure wound therapy. Acta Med Okayama 2013;67(4):271–6

Hirner A, Weise K. Chirurgie Schnitt für Schnitt. Georg Thieme Verlag, Stuttgart, 2004

Jeschke mg, Finnerty CC, Shahrokhi S, Branski LK, Bibildox M; ABA Organization and Delivery of Burn Care Committee. Wound coverage technologies in burn care: novel technique, J Burn Care Re. 2013 Nov–Dec;34(6):612–20

Pape-Köhler C, Stein G. Unfallchirurgie in der Grund- und Notfallversorgung, Thieme Verlag, 2016

Piriz-Campos RM, Martin Espinosa NM, Postigo Mota S. Therapeutic guide to critical burn patients. Rev Enferm. 2014 Feb;37(2):39–42

Pschyrembel – Klinisches Wörterbuch 2014, 265. Auflage, Walter de Gruyter Verlag, Berlin, Boston

Schiestl C, Meuli M, Trop M, Neuhaus K. Management of burn wounds. Eur J Pediatr Surg. 2013 Oct;23(5):341–8

Schumpelick V, Kasperk R, Stumpf M. Operationsatlas Chirurgie, Thieme Verlag, 2013

Willital GH, Lehmann RR. Chirurgie im Kindesalter, Spitta Verlag, Balingen, 2000

Ziegler M, Azizkhan RG, von Allmen D, Weber T (eds.). Operative Pediatric Surgery – Second Edition, McGraw-Hill Education, 2014

J. Strauch
8 Thoraxtrauma

8.1 Sofortmaßnahmen

Parallel zur Zunahme der Verkehrsdichte und der damit verbundenen Verkehrsunfälle verhalten sich die Brustkorb-Lungen-Verletzungen (Abb. 8.1). Durch Anschnallpflicht und Airbag ist in dieser Hinsicht eine erhöhte Sicherheit eingetreten. Neben den Verkehrsunfällen kommen als Unfallursachen in Frage Stürze als Arbeitsunfälle, Stürze im häuslichen Bereich, Überrolltrauma und Verschüttungen. Um eine rasche Orientierung über den Zustand des Patienten zu erhalten, erfragt man:

- Den Unfallhergang (*Maßnahme 1*)
  - Thoraximpression durch Anpralltrauma (Autounfall, Motorradunfall);
  - Thoraxkompression durch Überrolltrauma, Verschüttung;
  - Thoraxtrauma durch Dezeleration d. h. Unterbrechung einer rapiden Körperbewegung mit den Folgen von Lungenkontusion, Lungenrissen, Lungenödem.
- Inspektion (*Maßnahme 2*)
  - Prellmarken, asymmetrische Thoraxbewegung, Zyanose, Ateminsuffizienz, Haut-Hals Emphysem, geschwollener Hals-Gesichtbereich;
  - Perthes-Syndrom: Symptomenkomplex ausgelöst durch Verschüttung oder Überrolltrauma mit plötzlicher Thoraxkompression und einem daraus resultierendem reflektorischen Glottisverschluss. Es kommt dabei zu einem

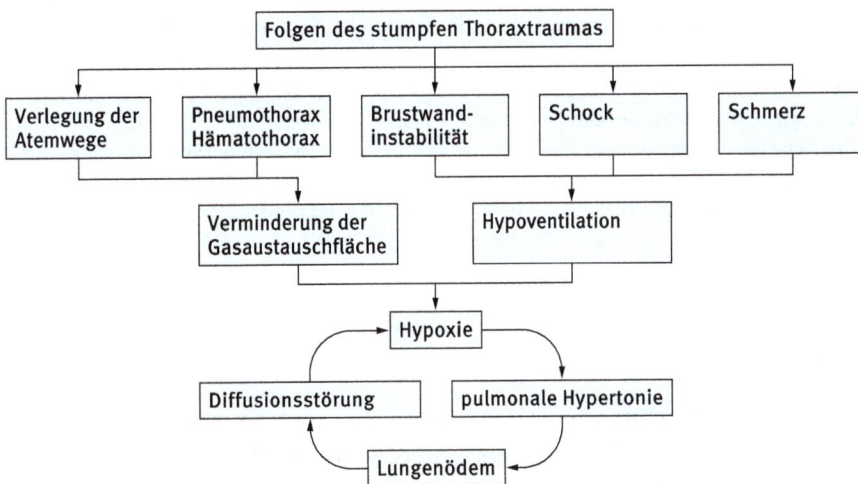

Abb. 8.1: Folgen des stumpfen Thoraxtraumas unter Einbeziehung der Folgeschäden an der Lunge und den damit zusammenhängenden Ventilationsstörungen (H. Bünte).

DOI 10.1515/9783110283624-008

Blutrückstau in die Venen der oberen Körperhälfte mit petechialen Hautblutungen, conjunktivalen/retinalen Blutungen und Blutungen in den Glaskörper und in den Nervus opticus.

– Erstuntersuchung (Maßnahme 3)
  – Puls über 120 pro Minute und Blutdruck unter 100 mm/Hg sind Hinweise für einen Schockzustand bei Hämatothorax, Pneumothorax und Hämoperikard, Untersuchung der Schmerzlokalisation bei Rippenfrakturen, Sternumfrakturen, bei Atemexkursionen.
– Auskultation (Maßnahme 4)
  – Einseitig aufgehobenes Atemgeräusch beim Hämatothorax, Knackgeräusche bei Rippenfrakturen oder sternokostalen Rippenluxationen.
– Perkussion (Maßnahme 5)
  – Hypersonorer Klopfschall beim Hämatothorax, bei Palpation stellt man bei Rippenfrakturen eine Krepitation fest.
– Röntgendiagnostik, MRT (Maßnahme 6)
  – Feststellung von Rippenfrakturen, Wirbelkörperfrakturen, Sternumfrakturen, Hämatothorax, Pneumothorax;
  – Weiße Lunge: durch Permeabilitätsstörungen, durch interstitielle und interalveoläre Flüssigkeiteinlagerung ist die Lunge „verschattet". Daraus resultiert Hypoxämie;
  – Fleckige Lungenverschattung: Hinweise für Aspiration;
  – Clotted Thorax: Verschattung beim Hämatothorax;
  – Sinus costo-diaphragmaticus dreieckförmig verschattet: Erguss.

Wenn ein Patient mit schwerem Thoraxtrauma (Abb. 8.1) eingeliefert wird und Maßnahmen 1–6 konsequent durchgeführt wurden, so sollte in jedem Fall folgendermaßen weiter vorgegangen werden als dringliche Erstversorgung:

1. die Untersuchung nach einem Schockzustand und dann sollte gegebenenfalls die *Schockbekämpfung* eingeleitet werden (s. Kap. 4.7) = **Erstversorgung**;
2. ausreichende *Sauerstoffzufuhr* gewährleistet sein: Freimachen der Atemwege, Freihalten der Atemwege, Beatmen nach erfolgter Intubation (s. Kap. 4.7) = **Erstversorgung**;
3. immer ein Spannungspneumothorax bzw. Hämatothorax ausgeschlossen werden, der durch einfache Punktion diagnostiziert und beseitigt werden kann (s. Kap. 8.4 und 8.5) = **Erstversorgung**;
4. Schmerzbeseitigung durch intravenöse Injektion = **Erstversorgung**;
5. Magenschlauch legen, um eine Aspiration zu vermeiden und, um gegebenenfalls Blut abzusaugen.

Die dringliche **Erstversorgung** ist damit eingeleitet und die weitere Klärung des Verletzungsbildes kann erfolgen. **Dringliche Folgediagnostik:**
– Thorax-Röntgenuntersuchung in zwei Ebenen (Frakturen, Hämatothorax, Pneumothorax;
– EKG (Arrhythmien, Herztamponade, Extrasystolen);

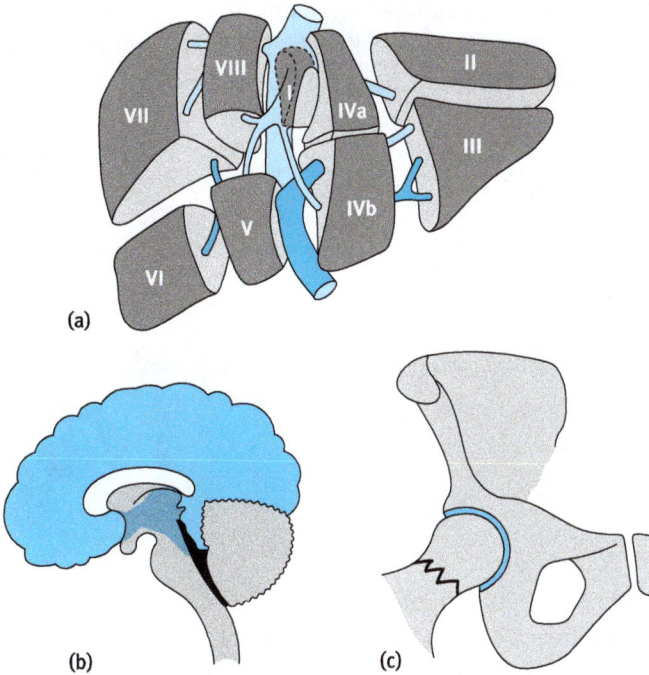

Abb. 8.2: Bei jeden stumpfen Thoraxtrauma kann es zu Kombinationsverletzungen im Bereich (a) des Abdomens (intraabdominelle Blutung, z. B. Leberruptur), (b) des Schädels (intrakranielle Blutung) und (c) des Skelettsystems (z. B. Schenkelhalsfraktur) kommen. Daher ist eine genaue Ganzkörperuntersuchung notwendig. Eine Kontusio bulbi des Auges sollte der Augenarzt ausschließen.

– CT-Untersuchungen (Wirbelkörperverletzungen, Herzverletzung, Gefäßverletzungen, intrapulmonale Läsionen;
– Sonographie und endoösophagealer Ultraschall (Herzwandverletzugen, Aortendissektion, intrathorakale Ergüsse;
– Diagnostische Tracheoskopie/Bronchoskopie zur Feststellung von tracheobronchialen Verletzungen sowie therapeutische Tracheoskopie/Bronchoskopie, um Blut oder Fremdkörper zu entfernen;
– Angiographie zur Feststellung von intrathorakalen Gefäßverletzungen;
– Thorakoskopie, um die Lokalisation eines Lungenrisses/Pleurarisses mit starker Blutung und, um eine Fistelbildung der Lunge mit dem Pleuraraum (innerer offener Pneumothorax festzustellen.

Folgende intrathorakale Organverletzungen machen einen dringlichen chirurgischen Intervention notwendig:
1. Verletzungen des knöchernen Thorax mit Hämatothorax oder Pneumothorax;
2. Trachea-, Brochus- und Lungenrupturen mit Pneumothorax/Hämatothorax. Extreme Luftfistelung über die Thoraxdrainage;

3. massive intrathorakale anhaltende Blutung (Arteria mammaria interna, Interkostalgefäße, große Gefäße, Herz), instabiles Kreislaufverhalten und Zunahme des Hämatothorax (Röntgenbild, Blutung über die Thoraxdrainage);
4. Herztamponade;
5. Aortenruptur gedeckt;
6. Verletzung supraaortaler Äste;
7. Ösophagusruptur;
8. Zwerchfellruptur;
9. instabiler Thorax bei Rippenserienfrakturen.

! Extrathorakale Begleitverletzungen (80 %); häufigste Verletzungskombination sind: Kopf, Bauch, Extremitäten (Abb. 8.2a, b, c).

8.2 Einteilung Thoraxtrauma

Man unterscheidet folgende *Formen* des Thoraxtraumas:
1. Verletzungen des knöchernen Thorax (Rippenfrakturen, Sternumfraktur) mit Hautemphysem, Ausschluss von Claviculafraktur und Wirbelkörperfraktur;
2. offene oder geschlossene Brustkorbverletzungen einschließlich der Pleura (Pneumothoraxformen: äußerer – offener Pneumothorax, geschlossener Pneumothorax, innerer – offener Pneumothorax, Ventilpneumothorax, Hämatothorax);
3. Lungenverletzungen;
4. Verletzungen des Mediastinums (Mediastinalemphysem, Herztamponade);
5. Verletzungen der Speiseröhre;
6. Verletzungen des Zerchfells.

In 80 % der Fälle bei schweren Thoraxtraumen liegen mehrere Verletzungen vor: Kopf, Bauch und Gliedmaßen (Abb. 8.2a, b, c).

8.3 Verletzungen des knöchernen Thorax

8.3.1 Frakturen der Rippen

Diagnose
Bei Verdacht auf Rippenfrakturen immer Röntgenbilder a. p. und seitlich bzw. Schrägaufnahmen anfertigen lassen. Sind im Röntgenbild trotz dieser Aufnahmetechnik keine Frakturen sichtbar, klinisch aber der Verdacht bzw. der Beweis (auskultatorisches Knackgeräusch) einer Rippenfraktur vorhanden, so können nicht

dislozierte Rippenfrakturen bzw. Fissuren, die im Röntgenbild nicht verizifiert werden können, vorliegen. Nachweis durch weitere bildgebende Verfahren: CT-Untersuchungen.

Therapeutische Sofortmaßnahmen

1. Ruhigstellung bzw. Stabilisierung der Rippenfrakturen durch Rippenklammerung oder durch einen Idealhaftstützverband (Semizingulum). Man legt den Verband um die verletzte Seite so an, dass er handbreit auf die gesunde Seite hinüberreicht. In vielen Fällen (z. B. bei adipösen Patienten) muss auf diesen Stützverband verzichtet werden. Liegen Frakturen mehrerer Rippen, d. h. der Thoraxwand, mit einem instabilen Thorax vor, kann eine Stabilisierung durch Metallbügel, ähnlich wie bei der Rekonstruktion von Thoraxdeformitäten, erfolgen (Willital).
2. Da die Patienten infolge stechender Schmerzen bei einer bestimmten Inspirationstiefe nur ungenügend atmen, muss man durch Schmerzausschaltung für eine ausreichend tiefe Ventilation sorgen. Schmerzausschaltung erfolgt durch Analgetika. Bei einem instabilen Thorax durch Rippenserienfrakturen kommt es zu einer paradoxen Atmung. Die beste Stabilisierung kann hier durch eine Intubation erreicht werden, definitive Versorgung durch Metallbügelstabilisation (s. Kap. 8.4.2).

> Rippenfrakturen sind bei Kindern und Jugendlichen bis zum 15.–16. Lebensjahr infolge der Elastizität des Thorax sehr selten.
>
> In allen Fällen sind Luxationen der Halswirbel-, Brustwirbel- und Lendenwirbelkörper auszuschließen. Bei einem Schleudertrauma der Halswirbelsäule (Spezialaufnahmen des Dens durchführen, s. Kap. 19.3) wird für 3–4 Wochen ein straff sitzender Schanz'scher Halsverband angelegt. Bei Luxationen und Subluxationen der HWS ohne neurologische Symptome erfolgt eine Behandlung in der Glisson'schen Schlinge oder durch manuelle Maßnahmen in Narkose.

8.3.2 Frakturen des Sternums

Diagnostik

1. Entsprechendes Trauma vor allem bei Auffahrunfällen (typische Verletzung des Autofahrers ohne Airbag).
2. Umschriebener Palpations- und Stauchungsschmerz über dem Sternum.
3. Charakteristischer Palpationsbefund bei vorhandener Dislokation: Stufenbildung oder Vertiefung.
4. Röntgenbild:
   a) Sternumquerfraktur mit oder ohne Dislokation, wobei sich bei Dislokation das distale Fragment nach kranial verlagern kann.
   b) Impressionsstückfraktur.

Therapeutische Sofortmaßnahmen

1. Kontrolle von Atmung und Kreislauf; bei bewusstlosen, schockierten Patienten Antiaspirationslagerung bzw. Schockposition des Patienten und Schocktherapie (wichtig: venöser Zugang) und Intubation. Bei Sternumfrakturen kann es zu massiven Blutungen aus der Arteria mammaria interna kommen. Dieses Gefäß verläuft parasternal am kostosternalen Übergang.
2. Bei dislozierten Brüchen Einrichtungsversuch im dorsalen Durchhang (nach Böhler), wobei man dem Patienten vorher ein Analgetikum verabreichen soll. Nach Repositionsmanöver Röntgenkontrollaufnahme durchführen.
3. Nur bei Frakturen, die stark disloziert sind und sich nicht reponieren lassen (z. B. imprimierte Stückfraktur), ist eine operative Revision angezeigt. In diesen Fällen erfolgt eine Readaptation der Fragmente durch Naht. Bei Stückfrakturen des Sternums kann eine Stabilisierung der vorderen Thoraxwand, ähnlich wie bei der Trichterbrust, mit einem Metallbügel erfolgen.

8.3.3 Hautemphysem

Definition

Dabei handelt es sich um Luftansammlungen im Subkutangewebe (seitliche Thoraxpartien, Hals, Jugulum, Gesicht, Augen), wobei die Ursache eine Lungenverletzung, eine Trachealruptur (partiell oder subtotal), Bronchusruptur (auch gedeckt) oder eine Ösophagusruptur sein können (Abb. 8.3). Fast immer liegt ein Mediastinalemphysem vor. Pneumothorax bzw. Spannungspneumothorax kann, muss aber nicht gleichzeitig vorliegen.

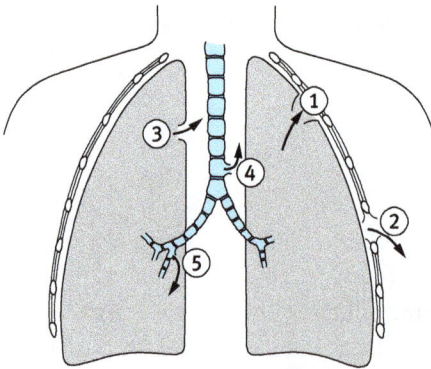

Abb. 8.3: Hautemphyseme können nach einem stumpfen Thoraxtrauma entstehen durch Rippenfrakturen mit Lungenverletzungen, Lungenparenchymrissen, Rissen der Pleura viszeralis oder parietalis, nach Ösophagusrupturen oder nach Bronchialeinrissen (Bünte); (1) = Riss der Pleura viszeralis, (2) = Riss der Pleura parietalis, (3) = Riss der Pleura mediastinalis, (4) = Trachea-Einriss, (5) = Bronchial-Einriss.

Ursachen

1. Riss der Pleura visceralis;
2. Riss der Pleura parietalis mit Rippenfrakturen und oberflächlichen Lungenverletzungen;
3. Riss der Pleura mediastinalis;
4. Trachea-Einriss;
5. Bronchialriss.

Sofortmaßnahmen

1. Scharf begrenzte Hautemphyseme bedürfen keiner speziellen Behandlung. Sie
   bilden sich innerhalb kurzer Zeit wieder zurück. Dauerüberwachung und Beurteilung über Zu- und Abnahme des Emphysems ist notwendig.
2. Immer Röntgenaufnahmen in zwei Ebenen anfertigen, um Rippenfrakturen
   bzw. das Ausmaß eines Pneumothorax (MRT) beurteilen zu können; frühzeitige
   Bronchoskopie oder Ösophagoskopie durchführen (Abb. 8.4).
3. Bei Mediastinalemphysem s. Kap. 8.8.1.

8.4 Pneumothorax

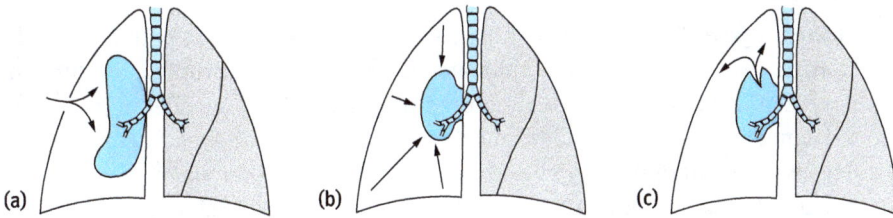

Abb. 8.4: Pneumothorax-Formen; (a) = äußerer, offener Pneumothorax, (b) = geschlossener
Pneumothorax, (c) = innerer, offener Pneumothorax.

8.4.1 Definition

Es handelt sich beim Pneumothorax um eine Luftansammlung im Pleuraspalt zwischen Pleura parietalis und visceralis unterschiedlicher Ausdehnung und unterschiedlicher Genese. Der Donders'sche Druck (negativer Intrapleuraldruck) beträgt
normalerweise ca. 9 cm Wassersäule. Ist der intrapleurale Sog aufgehoben, z.B.
bei einem Pneumothorax, so überwiegt die Retraktionskraft der Lunge und es
kommt zu einem Kollaps der Lunge und zu akuten Hypoxiezeichen mit einem
Atemnotsyndrom. Bei Bronchuseinriss oder Trachealeinriss kann zusätzlich eine

venöse Einflussstauung entstehen. Nach Intubation kann sich ein Pneumothorax entwickeln bzw. verstärken, wenn vorher ein Einriss der mediastinalen oder der visceralen Pleura durch das Thoraxtrauma entstanden ist. Sofortmaßnahme: Beatmungstubus in den Bronchus der Gegenseite schieben und die kontralaterale Thoraxhälfte mit Bülau-Drainage drainieren.

8.4.2 Einteilung

1. *Äußerer, offener Pneumothorax* (Abb. 8.4), wobei infolge Durchtrennung der Brustwand und der Pleura eine direkte Verbindung zum Pleuraspalt besteht. Luft kann durch die Brustwand frei ein- und ausströmen.

2. *Geschlossener Pneumothorax* (Abb. 8.4), wobei der Lungen-/Pleurariss keine Verbindung nach außen hat. Luft strömt in den Pleuraspalt ein und komprimiert die Lunge (Ventilmechanismus): Folge kann eine zunehmende Atemnot sein (Abb. 8.6). Es gibt zwei Verlaufsformen: die Öffnung in der Pleura visceralis, d. h. auf der Lungenoberfläche verschließt sich spontan. Hier ist keine weitere Therapie notwendig. Wenn der Pneumothorax zunimmt und die Atemnot sich verstärkt: Thoraxdrainage (Monaldi) anlegen, damit die Luft und gegebenenfalls Flüssigkeit abgesaugt werden kann und die Lunge sich wieder ausdehnen kann. Wenn sich aber die Pleura/Lungenverletzung nicht verschließt, muss die Läsion operativ verschlossen werden (siehe auch unter innerer offener Pneumothorax).

3. *Innerer, offener Pneumothorax* (Abb. 8.4): Hierbei tritt Luft aus dem Bronchialbaum in den Pleuraspalt ein. Vorkommen: gedeckte Lungenruptur, Ruptur von Kavernen. Auch durch Rippenfrakturen mit Anspießung der Pleura visceralis mit Lungenverletzungen kann ein derartiger innerer, offener Pneumothorax entstehen. Weiterhin kann eine Ruptur des Ösophagus zu einem Spannungspneumothorax und einem Mediastinalemphysem führen. Bei jungen Personen kann infolge der Elastizität des Thorax trotz Lungenruptur jede Rippenfraktur fehlen. Beim offenen Pneumothorax ist pathophysiologisch die atemsynchrone Mediastinalverschiebung charakteristisch. Dieses Mediastinalflattern oder Mediastinalpendeln entsteht dadurch, dass bei der Inspiration auf der Seite der kollabierten Lungen das entsprechende Widerlager fehlt. Es kommt zu einer Verziehung des Mediastinums im Inspirium nach der Seite der gesunden Lunge.
Bei der Exspiration weicht das Mediastinum zur verletzten Seite aus (fehlendes Widerlager der kollabierten Lunge). Hierbei kommt es zu einem Übertritt von Exspirationsluft aus der gesunden Lunge in den Thoraxraum der rupturierten Lunge. Dieses Pendelluftvolumen bedeutet für die Restlunge eine Verminderung des Sauerstoffgehaltes bzw. des Sauerstoffaustausches und führt zu einer Sauerstoffuntersättigung. Dyspnoe und Zyanose beim offenen Pneumothorax sind zurückzuführen auf:

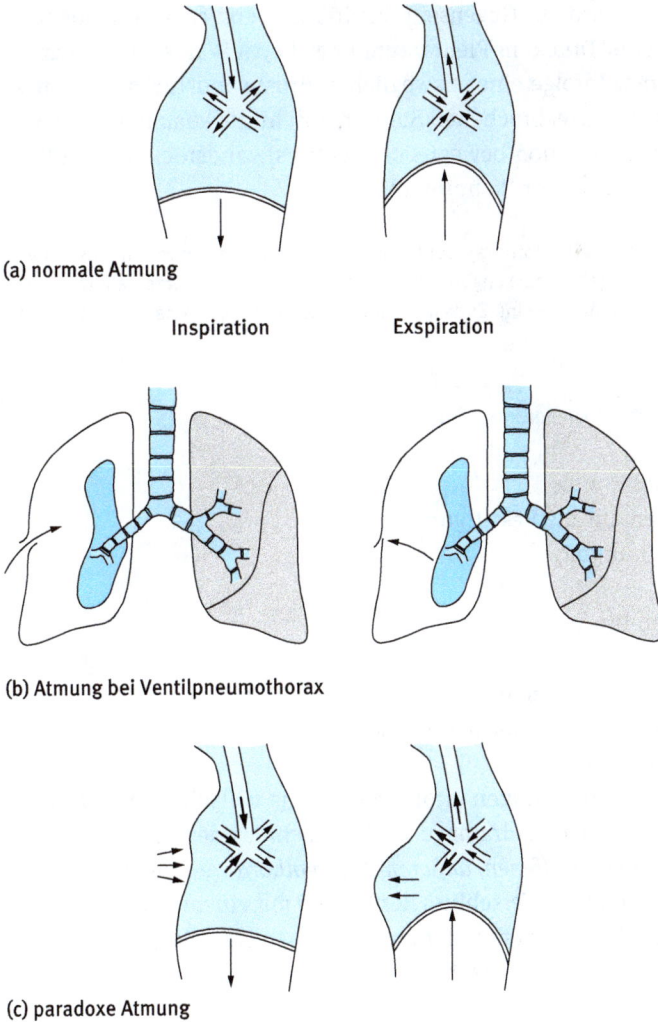

(a) normale Atmung

Inspiration   Exspiration

(b) Atmung bei Ventilpneumothorax

(c) paradoxe Atmung

Abb. 8.5: Normale Atmung (a) und Atemstörungen beim Ventilpneumothorax (b) und bei einer instabilen Thoraxwand (c).

   a) Reduktion der Atemfläche durch den Lungenkollaps;

   b) Pendelluft;

   c) Mediastinalflattern.

4. *Ventil- bzw. Spannungspneumothorax* (Abb. 8.5): Hier besteht eine Verbindung des Bronchialbaumes mit einer Pleuraläsion oder einer offenen Thoraxwandläsion, wobei Luft im Inspirium durch diese Kommunikationsstelle einströmen, aber beim Exspirium nicht wieder durch die gleiche Stelle entweichen kann. Dieser Ventilmechanismus kommt durch eine saugende Thoraxwunde zustan-

de. Das Mediastinum wird zur Gegenseite verdrängt. Vena cava superior wird komprimiert, wenn der Druck im Pleuraraum über 19 cm Wassersäule liegt.

5. *Instabile Thoraxwand:* Infolge eines beweglichen Brustwandstücks (Rippenserienfraktur) oder eines ausgebrochenen Sternumabschnitts kommt es zur paradoxen Atmung: Bei Exspiration bewegt sich das Brustwandstück nach außen, bei Inspiration in umgekehrter Richtung (Abb. 8.5).

❗ Man kennt auch einen Spontanpneumothorax bei Pleuraläsionen infolge eines Lungenemphysems bei Bronchiektasen, angeborene Lungenzysten oder angeborenen Zwerchfelldefekten. Auch hier erfolgt als Sofortmaßnahme eine Entlastung über eine Monaldi-Drainage.

8.4.3 Sofortmaßnahmen beim Pneumothorax

Offener, äußerer Pneumothorax

Sofortmaßnahmen zielen auf die Beseitigung von:
- respiratorischen Störungen;
- Schock und;
- kardialen Störungen hin.

Es erfolgt eine Intubation (immer indiziert bei traumatisch bedingter *Asphyxie,* sichtlich behinderter Atmung und Bewusstlosigkeit) der Trachea durch einen über die Nase eingeführten Katheter.

Die Wiederausdehnung der Lungen erfolgt durch eine vollständige *Entleerung des Pleuraraums* über einer Thoraxdrainage nach Verschluss des Brustkorbs. Die unmittelbare Beseitigung eines *offenen, äußeren Pneumothorax* geschieht als provisorische Notfallmaßnahme durch Verschluss der Wunde mit einem dichten sterilen Vaselinegazestreifen und im OP bei der chirurgischen Erstversorgung durch Übernähung der Lungenverletzung und Verschluss des Thorax.

Operationstechnik des Thoraxwandverschlusses:
1. Steriles Abdecken des Operationsfeldes mit OP-Tapes.
2. Exakte Wundrevision, Ausschluss von Lungenverletzungen, Friedrichsche Wundexzision.
3. Perikostale Nähte; Nähte zunächst legen, noch nicht knüpfen.
4. Einführen eines röntgenkontrastgebenden Thoraxdrains im wundfernen Bereich 2–3 ICR tiefer (Abb. 8.6).
5. Wundverschluss, Fixation des Thoraxdrains über eine U-Naht. Thoraxdrain wird an eine Saugapparatur angeschlossen und es wird mit 15–20 cm Wasserunterdruck gesaugt. Ist der Thoraxwanddefekt so groß, dass durch Readaptation der Rippen die Öffnung nicht geschlossen werden kann, so erfolgt ein Thoraxwandverschluss mit einem bioabbaubarem Implantat. Darüber kann dann die mobilisierte Muskulatur, das subkutane Gewebe und die Haut vernäht werden. Diese Patches werden nach ca. 2–3 Monaten in körpereigenes

kollagenes Bindegewebe umgewandelt. Diese Maßnahme stellt dann einen sicheren Thoraxwandverschluss dar (Willital und Lehmann).

6. Immer Tetanusprophylaxe durchführen.

Durch diese Maßnahmen ist der Überdruck im Pleuraraum entfernt und die Lunge kann sich wieder normal entfalten.

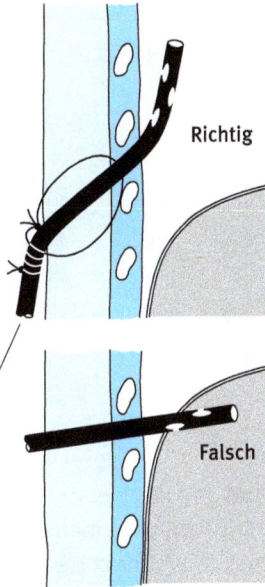

Vermeidung von Fehlern bei Thoraxdrainagen

1. Monaldi-Drainage (Pneumothorax)
   2. ICR parasternal

2. Bülau-Drainage (Hämatothorax)
   5.–6. ICR Axillarlinie

3. Hautinzision 1 ICR tiefer als Durchstrittsstelle

4. U-Naht (Haut und Faszie)

5. Leberverletzung

Fixationsnaht durch Faszie, Muskulatur und Haut

Richtig

Falsch

Abb. 8.6: Die Thoraxdrainage bei Bülau und Monaldi wird so angelegt, dass die Hautinzision einen Intercostalraum tiefer angelegt wird als die Durchtrittsstelle durch den darüberliegenden Intercostalraum. Die Drainage hat einen schrägen Verlauf. Dies ist dadurch begründet, dass beim Entfernen der Thoraxdrainage Hautinzision und Durchtrittsstelle in den Thoraxraum visierartig versetzt übereinander liegen und den Thoraxdrainage-Kanal verschließen. Beim liegenden Patienten sollte die Thoraxdrainage einen Incostalraum höher als beim stehenden Patienten angelegt werden, um eine Verletzung von Abdominalorganen zu vermeiden.

Spannungpneumothorax

Beim Spannungspneumothorax ist die unter Überdruck in dem Pleuraspalt befindliche Luft abzulassen. Notfallmethode nach Thiersch (Abb. 8.7): Pleurapunktion mit großkalibriger Punktionsnadel und mit aufgesetzter wassergefüllter Rekordspitze in der vorderen Axillarlinie. Die Entlastung des Pleuraraums erfolgt durch eine oder mehrere Thoraxdrainagen (Monaldi, Bülau). In der Regel führt eine Monaldi-Drainage (2.–3. ICR Medioklavikularlinie) zu einer schnellen Entlastung des Pneumothorax. Wenn sich bei Intubation und Beatmung der Beatmungsdruck erhöht und Luft aus der verletzten Lunge in den Pleuraplat eindringt wird fortlaufend die Lunge komprimiert und es kommt zu einer Mediastinalverlagerung. In diesen Fällen erfolgt eine sofortige Drainage des Thorax, dadurch wird der Spannungsthorax beseitigt und es erfolgt eine Umintubation des Bronchus auf der Gegenseite. Der Riß im peripheren Lungenabschnitt mit Eröffnung der Pleura visceralis kann durch Naht verschlossen werden.

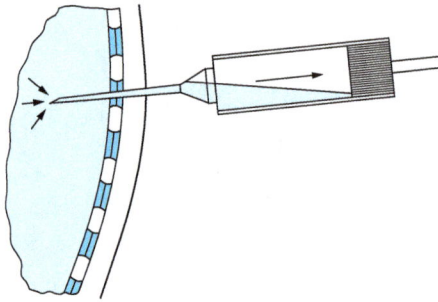

Abb. 8.7: Pleura-Probepunktion bei Ventil-pneumothorax oder beim Hämatothorax.

Stabilisierung des Thorax
- Bei mobiler Brustwand mit Rippen-Serienfrakturen (instabiler Thorax) wird durch Intubation eine innere pneumatische Stabilisierung erzielt. Wenn nach wenigen Tagen der instabile Thorax der einzige Grund für die Fortsetzung der Intubation und Beatmung ist, sollte eine operative Stabilisierung der Thorax-wand mit 1 oder 2 Metallbügeln wie bei der Trichterbrust durchgeführt werden (s. Abschn. 8.3.2). Der Patient kann dann weitestgehend schmerzfrei spontan atmen. Der operative Eingriff ist einfach und dauert nicht länger als 60 Minuten.
- Bei offenen Brustwandverletzungen oder innerem offenen Pneumothorax Applikation von Breitbandantibiotika i. v., 1–2 g alle 12 Stunden.
- Bei Rippenfrakturen und stark reduzierten Atemexkursionen infolge Schmerzen erfolgt eine Blockade der Nervi intercostales durch *Paravertebralanästhesie* z. B. mit ca. 5 ml 0,5 % Carbostesin® im Abstand von 6–7 Stunden. Ziel: ausreichend tiefe Ventilation, Abhusten von Sekret und Schleim.

Schocktherapie
Flüssigkeitszufuhr (Elektrolytlösung) 500 ml in 30 Minuten infundieren. Bei jedem schweren Thoraxtrauma und bei Bewusstlosigkeit sollen die Patienten mit einem niedrig-molekularen Heparin behandelt werden (s. Kap. 4.7.5) zur Vorbeugung von thromboembolischen Komplikationen.

EKG

Bei jedem Thoraxtrauma immer ein EKG im Rahmen des Intensivmonitoring durchführen.

> Die Komplikation einer Herztamponade (s. Abschn. 8.8.2) muss frühzeitig erkannt werden. Das EKG zeigt eine Niedervoltage und Arrhythmie, die zentralvenöse Druckmessung ergibt einen erhöhten ZVD und die Thoraxübersichtsaufnahme zeigt eine veränderte Herzsilhouette in Form eines Zeltes.

Beachte ferner: In allen Fällen je nach Dringlichkeit folgende Untersuchungen durchführen (Intensivmonitoring):
- *Kontrolle von Blutdruck, Puls, Atmung* als Dauerüberwachung auf der Intensivstation bei bewusstlosen Patienten, sonst in den ersten 2–3 Stunden je nach Schwere des Falles alle $^1/_4$ Stunden, dann stündlich.
- *Blutentnahme* zur Bestimmung der Blutgruppe, Hämoglobin, Hämatokrit, Blutgasanalyse, Blasenkatheter legen.
- *Röntgen-Thoraxbild* a. p. und seitlich, CT und MRT gegebenenfalls vorbereiten.
- *EKG-Monitoring.*
- *Initial periphervenöse Zugänge legen, dann zentralen Venenkatheter.*

8.5 Hämatothorax

8.5.1 Definition

Jedes schwere stumpfe Thoraxtrauma mit Atemstörungen oder einem Atemnotsyndrom, bei dem der Patient bewusstlos ist, macht eine exakte Thoraxauskultation, eine orientierende Ultraschalluntersuchung (mit Röntgen, CT oder MRT falls dies aus zeitlichen Gründen möglich ist) und gegebenenfalls eine diagnostische Pleurapunktion rechts und links erforderlich (Diagnostik des Hämatothorax, Diagnostik des Pneumothorax) oder eine diagnostische Thorakotomie/Thorakoskopie notwendig.

Häufige Komplikation intrathorakaler Verletzungen ist der Hämatothorax mit oder ohne Pneumothorax. Dabei handelt es sich um eine Blutansammlung im Pleuraspalt, bedingt durch Ruptur der Arteria subclavia, thoracica interna, intercostalis oder eines Lungengefäßes. Bei jedem Hämatothorax sollte eine Herzwandverletzung mit Perikardverletzung (Herztamponade) in die diagnostischen Erwägungen einbezogen werden.

8.5.2 Sofortmaßnahmen

Jeder Pneumothorax-Hämatothorax (meist zusammen) macht eine Thoraxdrainage (Monaldi oder Bülau) notwendig (Abb. 8.6):

1. Gezielte *klinische Untersuchung* (veränderte Atmung, Suche nach Thoraxkontu-
    sionsmarken, perkutorische Dämpfung, auskultatorisch aufgehobenes Atem-
    geräusch, Blutdruck, Puls, EKG). Das Ausmaß des Hämatothorax kann durch
    Ultraschall festgestellt werden. Grenzen der Dämpfung immer anzeichnen und
    konstante Kreislaufkontrolle bis zur Operation.
2. *Antiaspirationslage* des Patienten einhalten.
3. Falls nötig, *Freimachen und Freihalten der Atemwege*.
4. Bei konstantem Blutdruckabfall und Pulsanstieg nochmalige genaue Orientie-
    rung über eine intrathorakale, intraadominelle oder intrakranielle Blutungs-
    quelle durchführen. Überprüfung, ob durch eine Fraktur ein Blutungsschock
    eingetreten ist. Sofortige *Schocktherapie* einleiten, frühzeitige Thorakotomie als
    lebensrettende Maßnahme (s. u.); wenn keine transfusionsgeeignete Vene zu
    sehen ist, sofort Venae sectio oder Anlegen eines zentralen Venenkatheters.
    Blutentnahme für Blutgruppenbestimmung und Kreuzprobe, Hämoglobin, Hä-
    matokrit. Dann Anlegen der Transfusion bzw. Infusion.
5. *Thorax-Röntgenbild* immer in zwei Ebenen, je nach Zeitfaktor MRT/CT.
6. *Punktionsentlastung* des Hämatothorax durch:
    a) Saugapparatur (Dauerabsaugung);
    b) Spritze mit Dreiwegehahn (Hopf).
    Durchführung einer Punktion siehe unter Pleurapunktion (s. Abb. 8.7). Menge
    des Punktates: Bei großem Hämatothorax 1.000–2.000 ml Blut ablassen; nicht
    zu schnell abpunktieren, da sonst die Wiederausdehnung der Lunge mit der
    Entleerung im Brustfellraum nicht Schritt hält und es zu Zugwirkungen am
    Lungenhilus und am Mediastinum kommt (mit starken Schmerzen). Punktion
    in diesen Fällen kurzfristig abbrechen. Am Ende der Punktion wird eine Drai-
    nage in den Pleuraraum dorsolateral (vordere oder hintere Axillarlinie), am
    tiefstmöglichen Punkt mit einem Thoraxdrain der Größe 24–26 Charrière, ein-
    geführt. Routinemäßig sollte eine Probe des Blutes der ersten Punktion bakte-
    riell untersucht und gegebenenfalls eine Resistenzbestimmung durchgeführt
    werden.

8.5.3 Weiteres Vorgehen

Blutet es aus der drainierten Thoraxhöhle weiter, dann sind eine Thorakotomie/
Thorakoskopie und die Versorgung der Blutungsquelle rasch indiziert. Eine Dekor-
tikation kann bei beginnender Schwielenbildung in der 3.–6. Woche nach der Verletzung indiziert sein. (Abb. 8.12 und 8.13)

> **!** Rasches, gezieltes Vorgehen und frühzeitige Indikation zur Thorakotomie oder Thorakoskopie
> bei anhaltender Blutung aus dem Thorax oder bei weiterbestehendem Pneumothorax sind für
> die Prognose ganz entscheidend wichtig. In all diesen Fällen hat eine Bronchoskopie/Ösopha-
> goskopie zu erfolgen, um einen Abriss oder Einriss eines Stammbronchus/Ösophagusruptur
> rechtzeitig zu erkennen.

8.6 Lungenverletzungen

8.6.1 Einteilung

In der Klinik muss durch eine rasche und genaue Diagnose – unter Berücksichtigung von Mehrfachverletzungen – die Dringlichkeit der konservativen Behandlung und der operativen Versorgung lebensbedrohlicher Traumafolgen geklärt werden. In Frage kommen:
- Lungenkontusion und intrapulmonales Hämatom. Intrapulmonale Blutungen als Folge eines stumpfen Thoraxtraumas treten von dem Beschwerdebild her zwischen dem 4. und 6. Tag in Erscheinung;
- Lungenverletzungen, Risse durch Rippenfrakturen;
- Rupturen der Lunge infolge intrapulmonalen Überdrucks im Moment der Gewalteinwirkung.

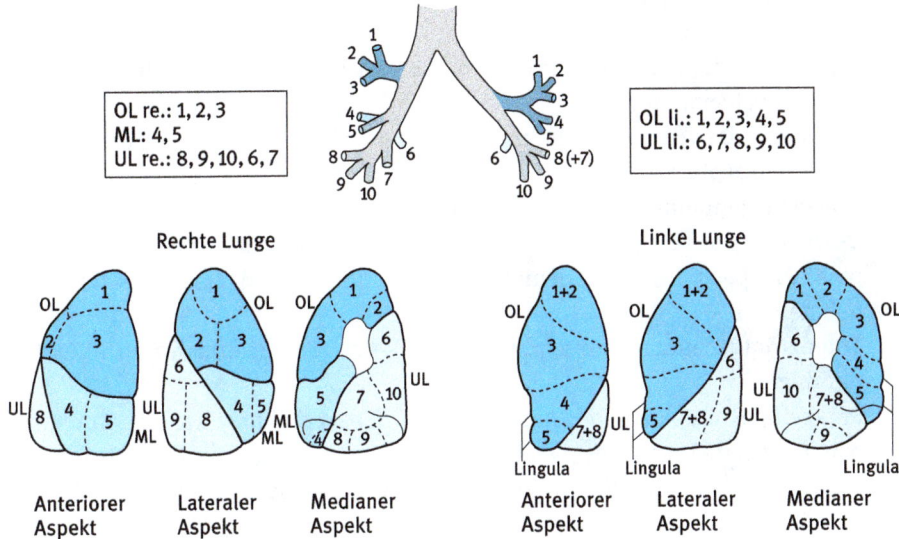

Abb. 8.8: Überblick über die Aufzweigungen von Trachea und Bronchien und die dazugehörigen Lungenlappen und Bronchialäste.

8.6.2 Diagnostik

- Typischer Unfallhergang: kurz einwirkendes Trauma (Schlag, Stoß, Anprall), wobei sich die Druckwellen auf die Organe des Brustraums fortpflanzen und auf nervalem Weg oder durch Blutverlust einen Schock hervorrufen.

- Lokale, äußerlich sichtbare Schürfstellen und subkutane Hämatome.
- Je nach Schwere des Traumas charakteristische bläuliche, livide Verfärbung von Gesicht, Hals und Schultern. Punktförmige oder kleinfleckige Blutergüsse in diesen Bereichen. Blutaustritt unter die Konjunktiven und Schleimhäute des Mundes infolge Ruptur kleinster Venen. Gelegentlich Sehstörungen.
- Posttraumatische Bewusstlosigkeit.
- Unregelmäßigkeiten der Atmung, Ateminsuffizienz, Verschlechterung der Blutgaswerte.
- Temperaturanstieg und großflächige Verschattung im Röntgenbild. Dabei ist das Bild einer sogenannten Kontusionspneumonie zu erkennen.

> **!** Durch die Bronchoskopie kann eine Blutungsquelle diagnostiziert und ein Einriss der Trachea oder eines großen Bronchus festgestellt werden.

8.6.3 Sofortmaßnahmen

1. Freimachen der Atemwege (vor allem bei Patienten im Schock) durch Absaugen von Schleim und Blut.
2. Freihalten der Atemwege durch Antiaspirationsstellung und in Bereitschaft, Erbrochenes abzusaugen.
3. Schockbekämpfung bei Kreislaufkollaps (s. Kap. 4).
4. Bronchoskopie bei Verdacht einer Trachea- oder Bronchusruptur, bei Hämoptoe und beim Mediastinalemphysem als entscheidend diagnostische Maßnahme.
5. Thoraxröntgenaufnahmen a. p. und seitlich bzw. Schrägaufnahmen; EKG-Monitoring.
6. Frühzeitige Intubation bei Anzeichen der Einschränkung der Atemfunktion bzw. intermittierende, positive, maschinelle Druckbeatmung z. B. bei Rippenserienbrüchen mit Stabilitätsverlust der Brustwand (innere pneumatische Schienung).
7. Bülau-Drainage anlegen zur Dekompression der Lunge durch Absaugen von intrapleural lokalisiertem Blut oder Luft.
8. Antibiotika-Applikation als i. v. Dauertropfinfusion.

> **!** Folgende Komplikationen sind möglich:
> - posttraumatische Lungenatelektasen und Kontusionspneumonie;
> - Rupturen herznaher Gefäße;
> - Herztamponade;
> - Herzbeutelriss; Herzmuskelriss; Herzklappenriss;
> - Arrhythmien, Herzflimmern;
> - Zwerchfellruptur;
> - Spannungspneumothorax, Hämatothorax.

8.6.4 Indikation zur Thorakotomie/Thorakoskopie

1. Anhaltende Blutung z. B. aus der Arteria thoracica interna, intercostalis, aus Pulmonalgefäßen bei großen Lungenrupturen sichtbar über die Thoraxdrainage und das abgeleitete Blut;

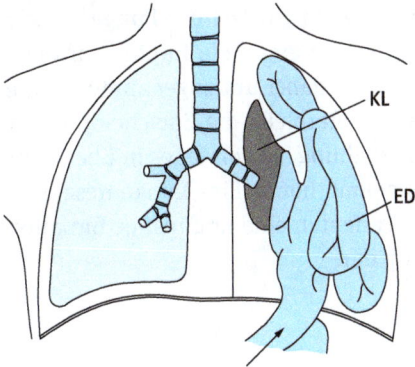

Abb. 8.9: Zwerchfellriss auf der linken Seite. Dadurch kann es zu einer Verlagerung von Dünndarm in den Thorax kommen. Folge ist ein Ileuszustand. Ein zunehmendes Atemnotsyndrom durch Kompression der Lunge und Verlagerung der Mediastinalorgane auf die kontralaterale Seite; KL = komprimierte Lungenabschnitte, ED = ektopisch verlagerter Dünndarm in den Thorax.

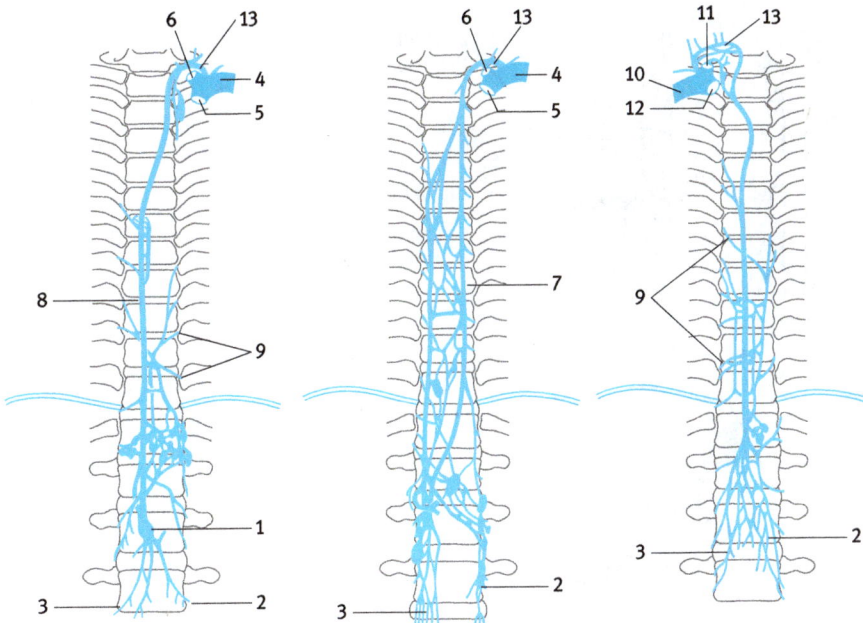

Abb. 8.10: Topographisch anatomische Lage der drei häufigsten Verläufe des Ductus thoracicus, der im linken oberen Venenwinkel in die Vena jugularis einmündet; 1: Cisterna chyli, 2: Truncus lumbaris links, 3: Truncus lumbaris rechts, 4: Truncus brachiocephalicus, 5: Vena brachiocephalica, 6: Vena jugularis interna, 7: Ductus thoracicus links, 8: Ductus thoracicus rechts, 9: Lymphknoten, 10: rechtsseitiger Ductus brachiocephalicus, 11: linksseitige Vena jugularis interna, 12: rechtsseitige Vena brachiocephalica, 13: Ductus thoracicus mündet am Confluens von Vena jugularis interna und Vena subclavia.

2. Bronchuseinriss oder Bronchusausriss;
3. Zwerchfellruptur mit Atemstörung, Ileussymptomatik, Schmerzen (Abb. 8.9);
4. Traumatisch bedingtes Aortenaneurysma;
5. Chylothorax der sich nicht spontan zurückbildet nach konservativer Therapie über 6 bis 8 Wochen (Abb. 8.10, Abb. 8.11).

Die Indikation zu einer Lobektomie ist gegeben, wenn ein Teil der Lunge schwer kontusioniert ist, sich nicht entfaltet und gleichzeitig eine tiefe Ruptur aufweist, aus der Blut und Luft ausströmen. Es handelt sich dabei um sogenannte avitale Lungenabschnitte, die reseziert werden müssen. Unterbleibt die Entscheidung zur Resektion, und begnügt man sich mit einer Übernähung, so kommt es in über 80 % der Fälle erneut zu einer Fistel mit einem Pyopneumothorax. Eine Lungenresektion in einem infizierten Thorax stellt dann für die Patienten eine ungünstige Situation im Hinblick auf die Bronchusstumpfversorgung dar.

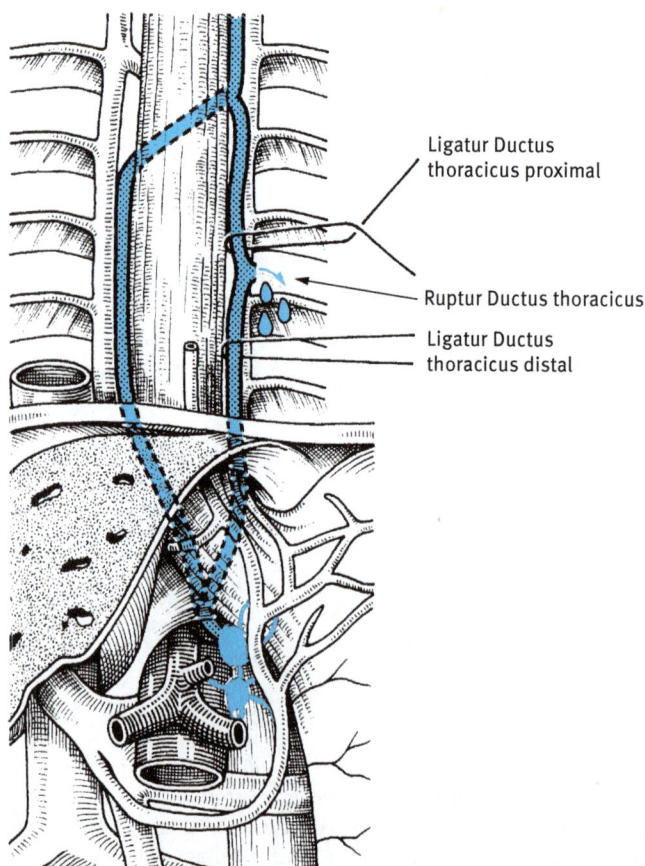

Ligatur Ductus thoracicus proximal

Ruptur Ductus thoracicus

Ligatur Ductus thoracicus distal

Abb. 8.11: Traumatische Läsion des Ductus thoracicus nach stumpfen Thoraxtrauma auf der linken Seite supradiaphragmal. Folgeerscheinung ist ein Chylothorax links.

8.7 Verletzungen der Trachea oder der Stammbronchien

Entscheidend ist die frühzeitige Endoskopie nach einem Thoraxtrauma, um Rupturen der Trachea oder der Stammbronchien rechtzeitig festzustellen. Leitsymptome sind das mediastinale Emphysem, das Halsemphysem und die Einflussstauung am Hals.

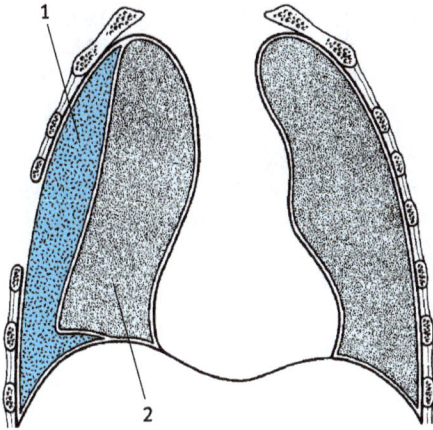

Abb. 8.12: Nach einem Pyo-Pneumothorax kann es zu einer Pleuraschwarte (1) kommen. Die Pleuraschwarte ist lokalisiert zwischen Pleura viszeralis und parietalis und kann durch Kompression der Lunge (2) zu Atemstörungen führen.

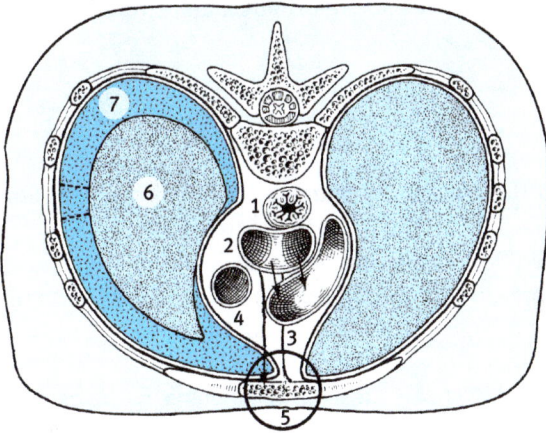

Abb. 8.13: Thoraxquerschnitt mit Darstellung einer Pleuraschwarte (7). Diese ist auf der Lungenoberfläche und auf der Pleura parietalis lokalisiert. Je nach der Ausprägung dieses narbigen, kollagenen Bindegewebes ist die Expansionsfähigkeit der Lunge (6) und damit die Lungenfunktion eingeschränkt; 1 = Ösophagus, 2 = Trachea (komprimiert, nach Pleuraschwartenentfernung Dekompression), 3 = Aorta mit Aortopexie, 4 = Vena cava, 5 = Aortopexie [meist nicht erforderlich], Sternum).

Am häufigsten findet man partielle oder totale Rupturen der proximalen Trachea oder carinanahe Einrisse oder Abrisse der Bronchien. In jedem Fall ist eine sofortige Thorakotomie und Naht der Verletzungsstelle unter intraoperativer Endoskopie notwendig. Die intraoperative Endoskopie (von Willital bei Kindern eingeführt) erleichtert das operative Vorgehen und erhöht die Sicherheit (Atlas of Children's Surgery, Amazon-Kindle, Vol. I/II, 2016/2017).

> **!** Posttraumatische ösophagotracheale Fisteln. Ursache: stumpfes Thoraxtrauma mit Wandkontusion und Minimaleinriss von Ösophagus und Trachea und späterer Fistelverbindung. Leitsymptom: Hustenanfälle nach dem Essen und Trinken. Diagnostik: Instillation von wenigen Millilitern Methylenblau über den Tubus in die Trachea und gleichzeitige Ösophagoskopie. Therapie: Thorakotomie und Fistelverschluss unter endoskopischer intraoperativer Kontrolle und bioabbaubarem Patch Implantation und Interposition zwischen Ösophagusnaht und Tracheanaht zur Absicherung einer erneuten Fistelverbindung. In diesen Fällen erfolgt die Patchimplantation über die Ösophagusnaht und über die Trachealnaht. OP-Zeitpunkt ist die 3. bis 6. Wochen nach dem Trauma nach Abklingen lokaler mediastianler Infektionen und der operative Eingriff kann mit Hilfe der intraoperativen Endoskopie minimalinvasiv erfolgen (Willital).

8.8 Verletzungen des Mediastinums – Mediastinalemphysem

8.8.1 Definition

Beim Mediastinalemphysem handelt es sich um Luftansammlung im Mediastinum vorwiegend aus einem verletzten Bronchus, aus verletztem Lungengewebe oder einer Ösophagusruptur. Die Luft im Mediastinum führt zu einer Kompression extrapulmonaler Lungenvenen, des linken Vorhofs und der Hohlvenen (extraperikardiale Herztamponade).

8.8.2 Leitsymptome

1. Thoraxtrauma z. B. durch Überfahrenwerden, Sturz aus großer Höhe, Verkehrsunfälle durch Zusammenstoß.
2. Gedunsenes Gesicht, pralle Füllung der Halsvenen, petechiale Blutungen der Konjunktiven, luftkissenartige Schwellung am Jugulum und am Hals (knisternder Palpationsbefund), Augenlider gequollen und verdickt.
3. Atemnot, Beklemmungsgefühl.
4. Blutdruckabfall, schwacher Puls, Zyanose, Kreislaufinsuffizienz, pathologische Blutgasanalyse.

8.8.3 Sofortmaßnahmen

1. Venösen Zugang schaffen, z. B. zentralvenöser Zugang am Hals oder periphere Zugäng über Ellenbeugenvenen oder über die Vena saphena magna.

2. Atemwege freimachen, Atemwege freihalten, gegebenenfalls beatmen.
3. Auskultation, thorakaler Ultraschall, Thoraxübersichtsaufnahme in zwei Ebenen, CT, MRT.
4. *Pleurapunktion* (Probepunktion, Abb. 8.6): Ergibt die Punktion Luft, so erfolgt Thoraxsaugdrainage (Monaldi).
5. Führt diese Maßnahme nicht zum Ziel bzw. ergibt die Punktion keine Luft, so muss eine Entlastung durch eine *vordere Mediastinotomie* durchgeführt werden. Technik: Nach vorausgegangener Desinfektion erfolgt ein bogenförmiger Hautschnitt über dem Jugulum bzw. eine kleine quere Inzision über dem Jugulum. Eröffnung des mediastinalen Zellgewebes mit dem Zeigefinger, wobei der Finger möglichst tief hinter dem Sternum eingeführt wird. In den Retrosternalraum wird dann ein Drain eingelegt. Während der Dauer von ca. 6 Tagen Antibiotikumgabe in 2–4 Einzeldosen verabreichen (Mediastinitisprophylaxe).

> Der erste Schritt bei einem Mediastinalemphysem ist nicht die kollare Mediastinotomie, sondern die Überprüfung eines Pneumothorax durch Pleurapunktion. Eine weitere Klärung erfolgt durch die bronchoskopische Untersuchung. **!**

8.9 Herztamponade

8.9.1 Definition

Sie kann Folge einer stumpfen oder penetrierenden Herzverletzung sein, wobei es zur Blutansammlung im Herzbeutel kommt aufgrund einer Blutung aus dem Myokard oder aus perikardialen Gefäßen. Bei Verletzungen des Herzens und nachfolgender Herztamponade ist besonders der venöse Rückfluss zum Herzen behindert. Dabei ist das klinische Bild beherrscht von den Zeichen einer präkardialen Stauung mit Einflussstauung, Verringerung des Schlagvolumens, mit Blutdruckabfall und kompensatorischer Erhöhung der Herzfrequenz (Abb. 8.14).

8.9.2 Leitsymptome

1. *Massives Thoraxtrauma* (penetrierende oder stumpfe Herzverletzung) mit Kontusionsmarkierungen am Thorax und blutunterlaufenen Stellen über dem Thorax.
2. *Anschwellen der Halsvenen* als Ausdruck einer Einflussstauung. Dünnwandige Herzabschnitte wie rechter Vorhof und Hohlvenen geben dem erhöhten Druck durch die Blutung im Herzbeutel (Herztamponade) am frühesten nach und werden dadurch komprimiert.
3. *Blutdruckabfall und Abnahme der Pulsfrequenz* sowie der Pulshöhe, bedingt durch die mechanische Behinderung der diastolischen Füllung und eine damit

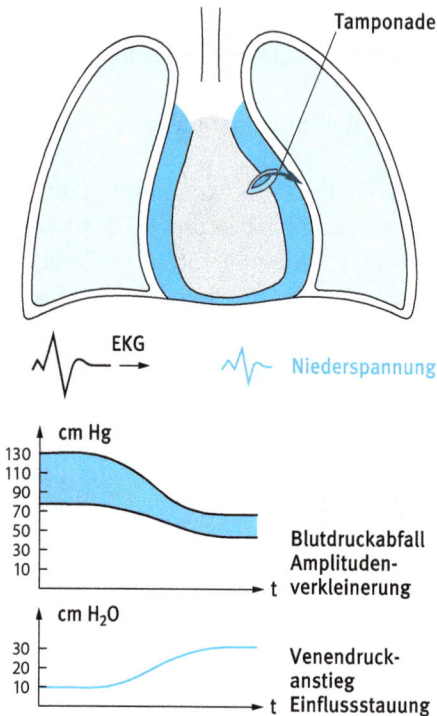

Abb. 8.14: Überblick über die Herzbeutel-tamponade und die diagnostischen Maßnahmen durch Ultraschall/Röntgenbild, Niederspannung im EKG, Blutdruckabfall und Amplitudenverkleinerung sowie Venendruckanstieg.

verbundene Verringerung des Schlagvolumens; kontinuierlich ansteigender Venendruck.

4. *Zyanose, pathologische Blutgasanalyse.*

5. *Mediastinalanalyse mit Hilfe des Ultraschalls oder der Perkussion:* Vergrößerung der absoluten Herzdämpfung. *Auskulatation:* Herztöne abgeschwächt und dumpf.

6. *Röntgenbild, CT, MRT:* Verbreiterung der Herzsilhouette mit Aufhebung der Herztaille und Ausbildung einer typischen Zeltform als Zeichen der Flüssigkeitsansammlung im Herzbeutel.

7. Die Diagnose der Herzbeutelblutung bis zur Tamponade kann heute durch die *Echokardiographie* zuverlässig gestellt werden. Damit ist es bereits möglich, kleinere Blutungen im Herzbeutel ohne klinische Zeichen einer Tamponade festzustellen.

8. *EKG:* Charakteristisch ist die Niedervoltage und die Störung der Erregungsausbreitung.

8.9.3 Sofortmaßnahmen

Entscheidend für die Prognose sind die frühzeitige Diagnosestellung und die daraus resultierenden Maßnahmen.

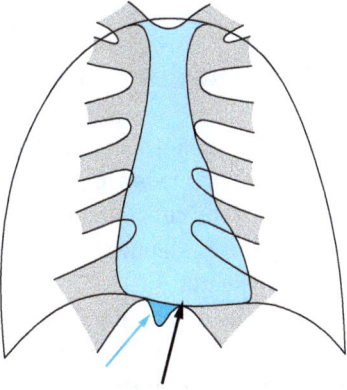

Abb. 8.15: Die Punktion des Herzbeutels erfolgt unmittelbar unterhalb des Processus xiphoideus (schwarzer Pfeil) in schräger proximaler Richtung (blauer Pfeil).

Worauf kommt es an?
Verminderung bzw. Beseitigung des Drucks im Herzbeutel durch Punktion bzw. Thorakotomie; operative Versorgung der Blutungsquelle.

1. Aufsuchen einer transfusionsgeeigneten Vene (gegebenenfalls Venae sectio, zentralvenöser Zugang), Blutabnahme für Blutgruppe, Hämoglobin, Hämatokrit; *Schocktherapie* mit Plasmaexpander, Bluttransfusion.
2. Monitoring von *Blutdruck, Puls und EKG.*
3. Durchführung der *Herzbeutelpunktion* (Abb. 8.15) unter Ultraschallkontrolle:
   a) Patient befindet sich in halbaufrechter Position (60°) oder in liegender Position mit angehobenem Oberkörper.
   b) Lokale Hautdesinfektion und Abdecken der Tamponadenpunktionsstelle.
   c) Punktion mit dicker Punktionsnadel; die Punktion erfolgt links vom Processus xiphoideus im Bereich des Angulus epigastricus so dass die Nadel unter Kontakt mit dem Knochen in der Mittellinie nach kranial durch die Larreysche Lücke des Zwerchfells vorgeschoben wird. Dies geschieht unter leichtem Sog (Unterdruck in der Spritze), so dass an dem Einströmen des Blutes in die Spritze die richtige topographische Lage der Nadel erkannt werden kann. Am Ende der Punktion kann ein sogenannter Pigtailkatheter eingelegt werden.
   d) Durchschnittliche Einstichtiefe ca. 2–3 cm. Andere Punktionsstellen 4. oder 5. ICR links parasternal.

Wenn nach einer Punktion keine Besserung eintritt: rasche chirurgische Versorgung der Herzwunde durch Thorakotomie.

Bei jedem stumpfen Thoraxtrauma soll eine Herzkontusion mit Rhythmusstörungen (Reizbildung, Reizleitung, Erregungsrückbildung) ausgeschlossen werden und Serumenzymbestimmungen (CPK, SGOT, LDH) durchführt werden. Daher soll bei jedem Thoraxtrauma ein EKG im zeitlichen Intervall wiederholt durchgeführt werden.

8.9.4 Verletzungsmöglichkeiten des Herzens (stumpfes Herztrauma)

1. *Riss im Perikard* mit Ruptur perikardialer Gefäße (Blut im Herzbeutel, Hämatoperikard).
2. Charakteristisch ist das symptomfreie Intervall, dann erst stellen sich hämodynamische Störungen und das bedrohliche Bild der Herztamponade ein. Bei der Herzbeutelruptur kommt es zu einer Verlagerung des Herzens mit akutem Herzversagen, mangelnder diastolischer Füllung und koronarer Mangeldurchblutung. Sie stellt die Indikation zur sofortigen Thorakotomie dar.
3. *Myokardrisse* mit Gefäßrupturen bei unverletztem Perikard und Herzbeuteltamponade oder späterer Myokardnarbe, die einen Locus minoris resistentiae darstellen im Hinblick auf Druckbeanspruchung (Herzwandaneurysma mit negativ hämodynamischer Auswirkung und Emboliegefahr).
4. *Endokardblutungen* und Risse des Vorhof- und Ventrikelseptums, die zu Rhythmus- und hämodynamischen Störungen führen können. Hier sind auch die Klappenein- und abrisse, Rupturen von Sehnenfäden und Papillarmuskeln als Folge geschlossener Herzverletzungen zu nennen.

Diagnostik: Mediastinalanalyse mit Hilfe des Ultraschalls, Thoraxtrauma-CT Spirale.

8.10 Aortenverletzungen

8.10.1 Pathogenese

Hierbei handelt es sich um Verletzungen der Brustaorta nach vorausgegangenem stumpfen Thoraxtrauma. Die Aorta ist an drei Punkten fixiert:
- an der Herzbasis;
- im Bereich des ehemaligen Ductus Botalli;
- am Durchtritt der Aorta durch das Zwerchfell.

Bei stumpfem Thoraxtrauma oder Sturz aus großer Höhe kann die Aorta im Bereich eines dieser Fixationspunkte einreißen. Besonders gefährdet sind ältere Patienten mit Arteriosklerose. Am häufigsten findet man ein Einreißen der Aorta am Ansatz des Ligamentum Botalli.

8.10.2 Diagnostik

Führt die Verletzung zu einem kompletten Einriss der Aortenwand, so kommt es zu einem massiven Blutverlust in die freie Brusthöhle, die chirurgisch aus Zeitgründen in den meisten Fällen nicht mehr erfolgreich versorgt werden kann.

Prognostisch günstiger ist die inkomplette Aortenruptur, d. h. es erfolgt ein Einriss zunächst der inneren Wandschichten (Intima), während die Adventitia die Verletzung abdeckt. In diesen Fällen ist dann eine operative Revision möglich. Die Diagnose wird durch die CT/MRT-Angiographie gestellt. Charakteristisch ist dabei das sogenannte Koarktationssyndrom der Aorta, d. h. durch Lumeneinengung bedingter Bluthochdruck in der oberen Körperhälfte und erniedrigter Blutdruck in der unteren Körperhälfte.

Eine Operationsindikation ist gegeben bei klinisch und angiographisch festgestellter Aortenruptur/Aortenaneurysmas. Hier ist eine sofortige Revision indiziert. Vor der Revision ist bei vorausgegangenem stumpfen Bauch- und Thoraxtrauma nach Verletzungen von weiteren Organen im Brust- und Bauchraum genau zu fahnden.

8.10.3 Operationstechnik

Die operative Korrektur der Aortenverletzung besteht in einer direkten Naht der Aorta bzw. Interposition eines Patches oder einer Prothese ohne Blutumleitung. Abklemmen der Aorta über mehr als 30 min führt hierbei zu Ischämiezeichen der Bauchorgane.

8.11 Ösophagusruptur – Ösophagusperforation

8.11.1 Entstehung

Spontanrupturen des Ösophagus kommen vor, sie sind jedoch sehr selten. Rupturen des Ösophagus nach einem stumpfen Thoraxtrauma kommen ebenfalls vor (Boerhaave Syndrom). Auch durch instrumentelle Manipulationen wie Endoskopien oder Bougierungen des Ösophagus können Ösophagusrupturen entstehen.

8.11.2 Leitsymptome

1. Retrosternale Schmerzen;
2. Hohes septisches Fieber (Mediastinitis);
3. Leukozytose;
4. Verbreiterung des Mediastinums im Röntgenbild, im CT/MRT;
5. Mediastinalemphysem und Hautemphysem, das bis in die Inguinalgegend und auch bis zum Skrotum reichen kann;
6. septisches Krankheitsbild;
7. Endoskopisch ist die Perforationsstelle einwandfrei zu identifizieren durch Kontrastmittelaustritt bei Gastrografindarstellung des Ösophagus.

In den allermeisten Fällen ist eine mechanische Verletzung des Ösophagus die Ursache für eine Perforation: Endoskopien, Ösophagusbougierungen oder eine falsche Intubation.

8.11.3 Lokalisation der Ösophagusläsionen durch Endoskopie

Ösophagusperforationen entstehen am häufigsten an den drei charakteristischen Ösophagusengstellen. Eine Sammelstatistik von 502 Patienten einschließlich der Kinder zeigte, dass in 55 % die Perforation im oberen Ösophagusteil vorkommt (am Übergang vom Pharynx in den Ösophagus). 26 % aller Perforationen entstehen in der Mitte des Ösophagus, das ist in Höhe der Bifurkation, und in 19 % beobachtet man Ösophagusperforationen oberhalb des Zwerchfells (ösophago-gastraler Übergang).

8.11.4 Sofortmaßnahmen

Bei der Behandlung der Ösophagusperforationen kommt es auf vier Punkte an:

1. Einhalten des operativen Grundkonzeptes mit vier Operationsschritten;
2. zusätzliche dringliche chirurgische Maßnahmen;
3. Bedeutung der Trockenlegung des Perforationsbereiches durch Saugungen;
4. Vorteile der intraoperativen Endoskopie (Willital).

8.11.5 Einhalten des operativen Grundkonzeptes

– Frühzeitige Thorakotomie bei Perforationen des Ösophagus im mittleren und distalen Bereich. In diesen Fällen wird der Ösophagus übernäht und diese Stelle zusätzlich mit Pleura, Lunge oder Zwerchfell abgedeckt. Eine zervikale Ösophagostomie ist in der Regel und in den allermeisten Fällen nicht notwendig.
– In allen Fällen wird eine Gastrostomie angelegt, um den Magen zu entlasten und frühzeitig mit enteraler Ernährung beginnen zu können.
– Mediastinotomie, um den Retrosternalraum zu drainieren.
– Bülau-Drainage in Fällen eines Pyopneumothorax.

8.11.6 Zusätzliche dringliche chirurgische Maßnahmen

– Befindet sich die Ösophagusperforation im zervikalen Bereich und liegt sie weniger als 12 Stunden zurück, so kann diese Perforationsstelle übernäht werden. Anschließend erfolgt eine Drainage des Ösophagus und der paraösophagealen

Gegend. Liegt die Perforation länger zurück mit Halsphlegmone und abszedie-
renden Veränderungen, so sollte eine passagere Ösophagostomie mit periöso-
phagealer Wunddrainage durchgeführt werden. Die Rekonstruktion des Ösophagus kann dann nach 3 Monaten erfolgen.

- Nur in wenigen Fällen wird man bei Ösophagusperforationen konservativ verfahren: es handelt sich dabei um Kinder, die eine Ösophagusverätzung mit
  entzündlicher Reaktion im Mediastinum aufweisen. In diesen Fällen wird nur
  der Thorax drainiert und neben einer Gastrostomie eine zervikale Ösophagostomie im linken Halsbereich angelegt.
- Eine Ligatur um den distalen Anteil des Ösophagus sollte nicht durchgeführt
  werden, da es später zu erheblichen Stenosen und Passagehindernissen kommen kann.

8.11.7 Trockenlegung des Perforationsbereiches durch Saugungen

Die Trockenlegung des Perforationsbereiches durch Saugungen im Mediastinum
(Abb. 8.16) ist von entscheidender prognostischer Bedeutung im Hinblick auf eine
Vermeidung einer Mediastinitis bzw. primäre Heilung der operativ versorgten Öso-
phagusperforationsstelle.

Drainagen und Saugungen können an sechs verschiedenen Stellen platziert werden:

- Drainage im proximalen Ösophagus, um Schleim und refluktierten Magensaft
  abzusaugen und den oberen Ösophagusanteil trocken zu halten.

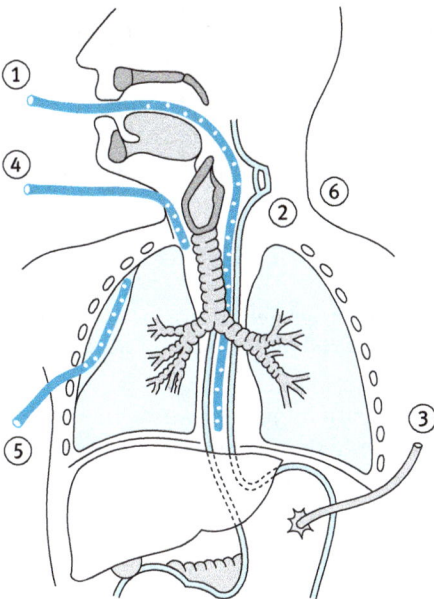

Abb. 8.16: Thorax- und Mediastinaldrainagen
nach Ösophagusperforation: Ösophagus-
drainage (1); Halsdrainage bei zervikaler
Ösophagostomie (2); Gastrostomie (3);
proximales Mediastinum para-ösophageal
(4); Monaldi-Drainage (5); Drainage
der Halsweichteile (6).

– Drainage im distalen Ösophagus unter Zuhilfenahme einer Niederdrucksaugung.
– Entlastung des Abdomens durch eine Gastrostomie im linken Oberbauch.
– Bei präoperativer Verbreiterung des Mediastinums und bei Mediastinitis wird eine retrosternale Mediastinotomie mit Drainage angelegt.
– Bei Vorliegen eines Pyopneumothorax wird im 6. bzw. 7. ICR eine Bülau-Drainage angelegt.
– Drainage der paraösophagealen Gegend über eine Niederdrucksaugung im zervikalen Ösophagostomiebereich, wenn in diesem Bereich eine Perforation erfolgte.

8.11.8 Vorteile der intraoperativen Endoskopie (Willital)

Beim Verschluss ösophago-trachealer Fisteln bei Kindern und Erwachsenen kann eine intraoperative Endoskopie (Lokalisationsdiagnostik) während die Thorakotomie bzw. Thoraskopie erfolgen. Ziel ist die endoskopische Identifizierung von pathologisch-morphologischen Organveränderungen. Bei der intraoperativen Endoskopie bleibt das Endoskop an dieser Stelle liegen. Der Operateur erkennt an der „Diaphanoskopie" (durchscheinendes Licht) die topografisch-anatomische Veränderung. Der Chirurg kann dann gezielt diese Stelle freilegen und unter maximaler Schonung benachbarter Organstrukturen den operativen Einsatz durchführen. Dies trifft auch zu für die intraoperative Endoskopie bei der operativen Therapie der Tracheomalazie durch Stabilisierung der Trachea mit bioabbaubaren Patches und körpereigenem Knorpelimplantaten.

Eine weitere Indikation der intraoperativen Endoskopie sind Trachealstenosen oder Trachealperforationen.
– Behandlung der Säureverletzung des Ösophagus: sofortiges Aufbringen einer milden Lauge, z. B. Natriumbikarbonat mit hoher Pufferfähigkeit (3,5 %ig).
– Behandlung der Laugenverletzung des Ösophagus: Aufbringen einer leichten Säure, z. B. Zitronensäure.
– Behandlung von Ösophagusverletzungen durch Chemikalien:
    – Antibiotische Behandlung;
    – Ruhigstellung der Speiseröhre (parenterale Ernährung);
    – Einlegen einer Magensonde zum Absaugen von Mageninhalt und Instillation von Natriumbikarbonat (3,5 %ig);
    – Frühendoskopie des Ösophagus zur Beurteilung der Ausdehnung der Schädigung. Die Endoskopie 4–6 Wochen nach Beginn der Verätzung ist notwendig, um die Ausbildung von narbigen Strukturen rechtzeitig zu erkennen (Abb. 8.17);
    – Verletzungen der Speiseröhre machen immer eine Tetanusimmunisierung notwendig.

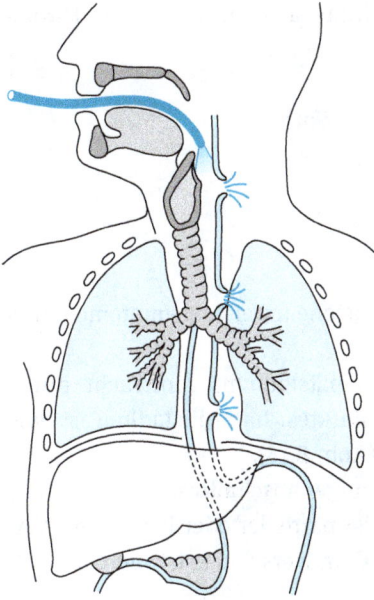

Abb. 8.17: Aufsuchen der Ösophagus-Perforationsstelle durch intraoperative Endoskopie. Dies ist eine intraoperative Hilfe, die Perforationsstelle zu finden.

8.12 Lungenembolie – Lungenarterienembolie

8.12.1 Leitsymptome

Es handelt sich um eine akute vollständige oder teilweise Verlegung eines Astes der Arteria pulmonalis (Hauptstamm oder rechte Pulmonalarterie):

1. In der postoperativen Phase auftretend, am häufigsten am 8.–12. Tag;
2. Plötzlicher pleuraler Schmerz, oft in Brustmitte, oder akute Schmerzen in den seitlichen Partien des Thorax, Atemnot;
3. Verstärkung des Schmerzes bei Inspiration;
4. Dyspnoe, blasse Zyanose, Angst, Schwitzen, Zittern;
5. Tachykardie, Blutdruckabfall;
6. Auskultatorisch pleurales Reiben;
7. Fieberschübe bei Lobärpneumonie;
8. Blutiges Sputum (Spätsymptom);
9. Lungenembolie, die zu einem Lungeninfarkt führt, ist immer mit einem Pleuraerguss vergesellschaftet.

8.12.2 Ursachen

1. Postoperative, tiefe Venenthrombose in der Wade, im Oberschenkel oder im Becken. Zu 90 % stammt die Embolie aus dem Einflussgebiet der Vena cava.

Eine seltene Ursache ist die Embolieentstehung aus rechts-atrialen Thrombosen oder venösen Aneurysmen

2. Abdominelle oder thorakale Eingriffe.
3. Herz-Rhythmusstörungen mit Mikrotromben im Vorhof

8.12.3 Diagnostik

1. Charakteristische Beschwerden des Patienten (siehe unter Leitsymptome Punkt 2–6).
2. Röntgenbild: keilförmige Verschattung als Spätstadium, verursacht durch pneumonische Verschattungen des Lungeninfarktes. Im Frühstadium ist eine Veränderung im Röntgenbild nicht sichtbar (Abb. 8.18).
3. Szintigramm: Ausfall eines umschriebenen Lungenabschnittes.
4. CT-/MRT-Angiographie der Arteria pulmonalis: partieller oder kompletter Verschluss eines Pulmonalarteriengefäßes. Der Gefäßverschluss ist hierbei sichtbar als Kontrastmittelaussparung im Gefäß.
5. Trans-ösophageale Echokardiographie.
6. Lungeperfusionsszintigraphie. Dabei ist eine präzise Aussage über die Perfusion auf präkapillärer Ebene möglich und es ist eine quantitative Bereichnung der Perfusionsanteile möglich.

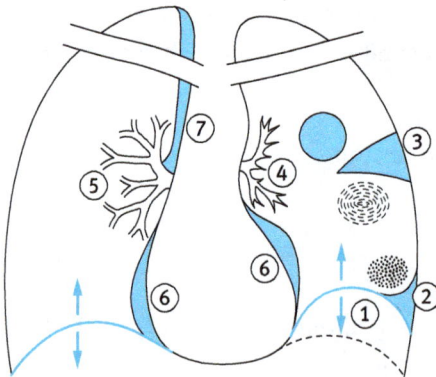

Abb. 8.18: Lungenembolie: Röntgensymptome sind Zwerchfellhochstand und verminderte Zwerchfellexkursionen (1). Basale Verschattungen (2) mit kleinen Pleuraergüssen. Verdichtungen in der Lunge im Bereich der basalen Pleuraoberfläche. Ihre Konfiguration kann sein rund, halb spindelig, keilförmig, wolkig, streifig (3). Gefäßabbrüche in Hilusnähe mit hypovaskularisierten Zonen (Westermark-Zeichen) (4). Hyperämie der kontralateralen Lunge (5). Dilatation des rechten Ventrikels (6), Dilatation der Vena azygos und der Vena cava (7).

8.12.4 Therapie

1. Sauerstoffzufuhr über Maskenbeatmung oder Intubation.
2. Schmerzlindernde Medikamente.
3. Antikoagulation. Thrombolyse: Streptokinase mit rTPA in die Arteria pulmonalis oder systemisch verabreicht. Die pulmonale Embolektomie mit extrakorporaler Zirkulation hat in ca. 80 % eine Lebenschance.
4. Sofortige Thorakotomie mit Embolektomie aus der Arteria pulmonalis.

8.13 Sofortmaßnahmen bei Ertrinken

8.13.1 Definition und Pathophysiologie

Beim Ertrinken kommt es zur Flüssigkeitsaspiration und damit zur Unterbrechung des Gasaustausches in der Lunge: Erstickung durch Blockade der Sauerstoffzufuhr. *Bei ca. 30 % der „Ertrunkenen" erfolgt die Erstickung durch reflektorischen Laryngospasmus und Glottisverschluss.* In vielen Fällen ist eine Wasseraspiration nicht nachweisbar. Deshalb sind Reanimationsmaßnahmen sinnvoll. Bei Süßwasseraspiration kommt es zu einer Hämodilution, Hämolyse und Blutgerinnungsstörungen. Bei hypertoner Meerwasseraspiration ist der Diffusionsweg genau umgekehrt. Die Folge ist eine metabolische Azidose und Hypoxie.

8.13.2 Sofortmaßnahmen

1. Venöser Zugang, zentraler Venenkatheter.
2. Atemwege freimachen, Atemwege freihalten, gegebenenfalls beatmen. Magensonde einlegen und Hypoxie und Azidose beseitigen.
3. Anheben der unteren Körperpartien und Lagerung des Patienten in Kopftieflage (s. Kap. 4.13, Schocklagerung).
4. Reanimation (s. Kap. 6.4), externe Herzmassage.
5. Endotracheale Absaugung von Wasser aus dem Trachealsystem und dem Bronchialsystem durch Niederdrucksaugung, um die Atemwege von aspiriertem Wasser zu befreien.
6. Antibiotische Therapie.
7. Therapie des Lungenödems.
8. Hirnödemprophylaxe.

8.14 Literatur

Benbow MK, Nanagas MT. Pneumothorax beyond the newborn period. Pediatr Rev. 2014 Aug;35(8):356–7

Byhahn C, Niess C, Bück M, Martens S, Westphal K. Ventricular rupture after blunt thoracic trauma. Anaesthesiol Reanim. 1999;24(24):47–50

Carbon RT. Chirurgie im Kindesalter. In Willital, GH, Lehmann, RR et al. Lehrbuch über Kinderchirurgie – Morphologie, perioperative Diagnostik, Operationstechniken, konservative Maßnahmen, Neugeborenenchirurgie, Spitta Verlag, Balingen, 2000:934

Chasakova D, Zelnicek P, Kubacak J, Nevesela I. Standardized spiral cT examination in polytrauma patients. Rozhl Chir. 1999 Aug;78(8):417–20

Cui Y, Wan X, Zhu W. A case of tracheal tube ruture of an adult patient. Lion Chung Er Bi Yan Hou Tou King Wei Ke Za Zhi. 2014 Mar;28(6):426–7

Genzwürker H, Hinkelbein J. Fallbuch Anästhesie, Intensivmedizin, Notfallmedizin und Schmerztherapie, Thieme Verlag, 2014

Gorosh LR, Ingaramo O, Nelson D, Vohra M, Ciccolo ML. Spontaneous tracheal rupture a case report. J Emerg Med. 2014 Jan;46(1):31–3

Henne-Bruns D, Dürig M, Kremer B. Chirurgie, Thieme Verlag, Stuttgart, 2007

Kiefer T. Thoraxdrainagen, Springer Verlag, 2016

Lochowski MP, Szlachcinska A, Kozak J. Left mainstern bronchial laceration with perforation to right pleural cavity as complication after dynamic stent insertion. Wideorchi Inne Tech Malo Inwazyjne. 2014 Jun;9(2):268–8

Mansella G, Bingisser R, Nickel CH. Pneumomediastinum in blunt chest trauma: a case report and review of the literature. Case Repo Emerg Med. 2014;2014:685381

Michek J, Zelnicek P, Kubacak J, Viktora P, Bradnova B. Early treatment of the unstable thorax in polytrauma. Rozhl Chir. 1996 Apr;75(4):202–5

Mishra N, Sahoo T, Mandal BK. Das S. Posterior tracheal wall rupture following uneventful general endotracheal anaesthesia. Indian J Anaesth. 2014 May;58(3):357–8

Mittag B. Datenbankausgerichtete, vergleichende Analyse von Trichterbrustergebnissen unter besonderer Berücksichtigung assoziierter Syndrome, Klassifikation, farbkodierter Rasterstereographie und Neuentwicklungen in der Operationstechnik, Inaugural-Dissertation Universitätsklinikum Münster, 2010

Okamoto K, Komasawa N, Ishio J, Nakano S, Tatsumi S, Minami T. Successful double-lumen endotracheal tube exchange with a soft-tipped extra firm exchange chatheter in a patient with severe subcutaneous emphysema. Masui. 2014 Jul;63(7):800–3

Pape-Köhler C, Stein G. Unfallchirurgie in der Grund- und Notfallversorgung, Thieme Verlag, 2016

Schumpelick V, Kasperk R, Stumpf M. Operationsatlas Chirurgie, Thieme Verlag, 2013

Sheikh Z, Charig M. Use of transpleural hydrogel foam plugs for reducing pneumothorax complicating CT-guided chest biopsy. Clin Radiol. 2014 Sep;69Suppl 1:S23

Veit S, Minimal-invasive Thoraxchirurgie, Workshop 2a, 21.03.2017, 134. Kongress der Deutschen Gesellschaft für Chirurgie 2017, Kongress-App „SynopticCon"

Willital GH, Lehmann RR. Chirurgie im Kindesalter, Spitta Verlag, 2000

Willital GH, Mittag J, Digital Atlas of Pediatric Sugery Vol. I/II, Amazon Kindle Direct Publishing ASIN: B 0161EFG16, 2016/2017

Willital GH, Kiely E, Gohary AM, Gupta DK, Li M, Tsuchida Y, Atlas of Children's Surgery. Lengerich-Berlin-Bremen-Miami-Riga-Viernheim-Wien-Zagreb: Pabst Science Publisher, 2006

Xenaki S, Lasithiotakis K, Andreou A, Chrysos E, Chalkiadakis G. Laparoscopic repair of posttraumatic diaphragmatic rupture. Report of three cases. Int J Surg Case Rep. 2014 Jul 18;5(9):601–604

A. Holzgreve, C. Umschlag, S. Reschke, W. Richter, S. Hutter

9 Akutes Abdomen im Erwachsenenalter

Sofortmaßnahmen:
Ein akutes Abdomen liegt vor bei akut auftretendem Bauchschmerz mit Bauchdeckenabwehr-spannung, Übelkeit, Blutdruckabfall, Pulserhöhung und Kreislaufkollaps. Die Ursachen sind meist im Bauch lokalisiert. Es müssen aber auch kardiopulmonale Erkrankungen, gynäkologi-sche oder urologische Ursachen in Betracht gezogen werden. Dies erfolgt für Erwachsene und Kinder getrennt. Anschließend folgen Hinweise für die initialen therapeutischen Maßnahmen. Die Sofortmaßnahmen beinhalten nicht die Bewertung von Operationstechniken und auch nicht die Behandlungsergebnisse.

9.1 Appendizitis – *Appendizitis im Kindesalter, siehe Kap. 10*

Diagnostische Sofortmaßnahmen

Anamnese und abdomineller Tastbefund sowie Auskultationsbefund einschließ-lich des rektalen Untersuchungsbefundes mit den daraus sich ergebenden Leit-symptomen sind charakteristische Hinweise für eine Appendizitis (Abb. 9.1). Der zeitliche Ablauf kann dabei erheblich variieren, insbesondere bei Kindern und älte-ren Patienten.

Stadien der Appendizitis

– akute Appendizitis
– ulzeröse Appendizitis
– ulzerosphlegmonöse Appendizitis

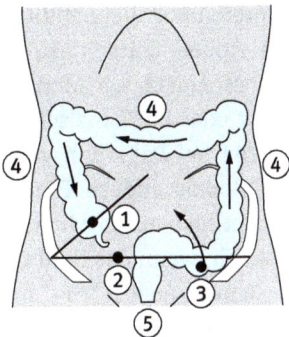

Abb. 9.1: Appendizitis: typische Palpationsbefunde. (1) Schmerzen am McBurney-Punkt; (2) Schmerzen am Lanz-Punkt; (3) Loslassschmerz (Blumberg-Zeichen); (4) Rovsing-Zeichen; (5) Schmerzen bei rektaler Untersuchung (aus: Pschyrembel®, Klinisches Wörterbuch, Walter de Gruyter, Berlin, 2014).

DOI 10.1515/9783110283624-009

- gangränöse Appendizitis
- blandes appendizitisches Infiltrat
- progredientes appendizitisches Infiltrat
- perityphlitischer Abszess
- freie Perforation, diffuse Peritonitis

Appendizitis-Symptomatik innerhalb der ersten 24 Stunden

Im Einzelfall kann die Entwicklung zeitlich erheblich differieren.

1. *Schmerztyp:* heftig und spontan einsetzend. Charakteristisch ist, dass oft zuerst diffuse, dann zirkumskripte Schmerzen auftreten. Beginn der Schmerzen oft vom Epigastrium bzw. von der Nabelgegend ausgehend und sich innerhalb von Stunden zum rechten Unterbauch ausstrahlend.
2. Trockene, belegte Zunge, Übelkeit, Erbrechen.
3. Meist *Obstipation* (nur bei Beckenappendizitis Diarrhöe). Der rektale Palpationsbefund ist in diesem Stadium bei einer an typischer Stelle lokalisierten Appendizitis meist noch nicht schmerzhaft.
4. *Temperaturerhöhung* (rektal höher als axillär); klingen diese Erscheinungen nicht innerhalb von 24 Stunden ab, sondern ist der Entzündungsschub stärker, so kommt es zur:
5. Ausbildung eines *Frühexsudats* und über vegetativ viszerosensible Afferenzen und somatische Efferenzen zu einer umschriebenen Abwehrspannung der Bauchmuskulatur im rechten Mittel- bis Unterbach, was durch den Palpationsbefund festgestellt werden kann.

Appendizitis-Symptomatik innerhalb der zweiten 24 Stunden

6. Weiterentwicklung zu einer *Perityphlitis* (umschriebene Peritonitis). Typisch ist bei leichtem Auflegen der Hand auf den rechten Unterbauch die Rigidität der Bauchwand. Folgende Zeichen deuten auf eine Appendizitis: Lokaler Klopfschmerz (Perkussionsschmerz). Lokaler Palpationsschmerz am McBurney'schen Punkt (siehe Abb. 9.1), Kümmell'schen Punkt oder am Lanz'schen Punkt. Rovsing-Zeichen positiv: Zunahme der Schmerzen bei Palpation vom Colon descendens in Richtung Flexura coli dextra und Colon ascendens. Blumberg'scher Loslassschmerz positiv: Eindrücken der Bauchdecke auf der linken Seite, dadurch entsteht ein Schmerz im rechten Mittelbauch, wenn das Eindrücken plötzlich aufgehoben wird. Ten-Horn-Zeichen: Schmerzen bei Zug am Samenstrang. Sitkowski-Symptom: Schmerzen bei linker Seitenlage. Schmerzen bei Heben des rechten Beins gegen einen Widerstand.
7. Druckempfindlichkeit bei *rektaler Untersuchung;* schmerzhafter rektaler Befund besonders bei Beckenappendizitis.
8. Übrige Bauchwand meist weich und ohne Abwehrspannung.

9. Temperatur zwischen 37,5 und 38,5 °C; axillär niedriger als rektal (Temperatur-differenz: max. bis 1 °C).
10. *Zunge* trocken und grau-weißlich belegt.
11. Ausgeprägte *Leukozytose*.

Appendizitis-Symptomatik innerhalb der dritten 24 Stunden und später

Nach den ersten 48 Stunden beginnt sich der Prozess im rechten Unterbauch abzu-grenzen:

12. *Palpation:* Tumorgefühl; bei mageren Individuen ist eine Vorwölbung gelegent-lich sichtbar. Ausbildung eines Konglomerattumors bzw. eines perityphliti-schen Abszesses, der resorbiert werden kann oder spontan perforiert.
13. *Rektaler Befund* ergibt oft eine tumorartige, schmerzhafte Vorwölbung entspre-chend einem appendizitischen Abszess.
14. *Temperatur und Leukozyten* können sowohl zurückgehen als auch langsam an-steigen.
15. In diesem Zusammenhang sind:
    a) hartes Abdomen;
    b) Meteorismus;
    c) fehlende Darmgeräusche;
    d) verfallenes Aussehen;
    Zeichen einer diffusen *Perforationsperitonitis*.

Die Appendixperforation kann, wie bereits erwähnt, schon zu einem früheren Zeit-punkt eintreten:

- Perforationsperitonitis der akuten Appendix.
- Perforationsperitonitis eines Abszesses (häufig bei Kindern einige Tage nach Beginn des ersten Schubs).
- Perforationsperitonitis eines Empyems der Appendix.
- Langsam fortschreitende, fibrinöse, eitrige Peritonitis, die sich aus einer phleg-monösen Appendix entwickeln kann.

- Die Indikation zur Operation wird immer aus der Lokalisation der Schmerzen, der Bauch-deckenspannung und dem rektalen Palpationsbefund gestellt (klinischer Befund).
- Sobald die klinischen Untersuchungen abgeschlossen sind, immer Blutbild und Urinstatus anfertigen lassen sowie Temperatur axillär und rektal messen.
- Appendizitis im Kindesalter kann sich innerhalb von 24 Stunden zu einer Perforation entwi-ckeln. Die Appendizitis im Kindesalter und ihre Entwicklung kann zeitlich erheblich differie-ren im Vergleich zum Erwachsenen.
- Entscheidend für die Operationsindikation sind der klinische Verlauf, der abdominelle Be-fund und die rektale Untersuchung. Laboruntersuchungen von Blut und Urin haben eine un-tergeordnete Bedeutung.
- Zu Besonderheiten der kindlichen Appendizitis s. Kap. 10.4.

> – Es ist wichtig, dass in nicht eindeutigen Fällen der Patient wiederholt vom Erstuntersucher kontrolliert wird.
> – Bei Kindern ist die Perforationsgefahr besonders groß (s. Kap. 10.4).

Therapeutische Sofortmaßnahmen

Operation in jedem Stadium. Grund: Rezidivierende, appendizitische Schübe sind häufig, die Vorhersage über den weiteren Verlauf unmöglich und die Prognose der Frühoperation optimal. Wiederholte kurzfristige Untersuchungen durch den Erstuntersucher dürfen jedoch nicht zur Verzögerung oder zum Aufschub der Operation führen.

9.2 Gastrointestinale Blutungen

Gastrointestinale Blutungen können auftreten vom Ösophagus bis zum Anus. Eine massive intestinale Blutung liegt vor, wenn der Blutdruck unter 100 mmHg, die Pulszahl über 100 pro Minute und der zentrale Venendruck unter 4–12 cm Wassersäule liegt. Die Hämatemesis ist ein charakteristisches Symptom bei Blutungen des oberen gastrointestinalen Systems (Ösophago-gastro-duodenale Blutung). Bei Blutungen jenseits des duodenojejunalen Übergangs fehlt in der Regel das Bluterbrechen.

Blutungslokalisation:
– 85 % ösophago-gastro-duodenale Blutungen;
– 2 % Dünndarmblutungen;
– 13 % Dickdarmblutungen.

Dünndarmblutungen können herrühren von: gutartigen Tumoren (Hämangiome, Peutz-Jeghers-Syndrom, Leiomyome, Adenome, Polyposis, Morbus Osler, Neurinome); Dünndarmdivertikeln (Meckel'sches Divertikel), Morbus Crohn; peptischen Jejunalulzera (Zollinger-Ellison-Syndrom).

Dickdarmblutungen können von Dickdarmtumoren, von Hämorrhoidalgefäßen, Kolondivertikeln, Kolonpolypen, villösen Papillomen, Colitis ulcerosa und solitären Ulzera herrühren.

Sofortmaßnahmen

Orientierung über die Kreislaufsituation durch Ermittlung des Schockindex: Pulsfrequenz geteilt durch systolischen Blutdruck:
– unter 1 = physiologisch;
– im Bereich von 1 = drohender Schock;
– über 1 = manifester Schock.

1. Behandlung des hypovolämischen Schocks durch Infusion mit kristallinen oder kolloidalen Flüssigkeiten oder Bluttransfusion.
2. Die Lokalisationsdiagnostik von Blutungen des oberen und unteren gastrointestinalen Systems: Notfallendoskopie des gastrointestinalen Systems, wobei die obere gastrointestinale Blutung häufiger auftritt als die untere.
3. Kann trotz Endoskopie die Blutungsquelle nicht gefunden werden, so ist eine, zu den Reanimationsmaßnahmen parallel verlaufende, Angio-CT mit i. v. Kontrastmittelgabe indiziert. Sie ist keine zusätzliche Belastung; sie gestattet, die Blutungsquelle zu lokalisieren.
4. Bei jeder Darmblutung muss eine Hämophilie, eine iatrogene Koagulopathie, eine Thrombozytopathie, Faktor-XIII-Mangel und eine urämische Blutung ausgeschlossen werden.
5. Nach erfolgter Blutungslokalisation dringliche Therapie der Blutungsquelle: an erster Stelle steht die chirurgische Versorgung der Blutung durch Ligatur des blutenden Gefäßes. Vorausgehen kann der Versuch einer endoskopischen Koagulation blutender Gefäße. Zusatztherapien können sein: vasokonstriktorische Medikamente (Vasopressin 0,1–0,4 E/min. i. v. oder über liegenden Angiographiekatheter intraarteriell).

9.3 Ösophago-gastro-duodenale Blutungen

Aussehen von erbrochenem Blut
– Hellrotes Blut ist arterielles Blut.
– Dunkles Blut ist venöses Blut.
– Hellrot-schaumiges Blut kann verschlucktes Blut bei Blutungen aus der Lunge sein.

Leitsymptome
1. *Bluterbrechen:* Später ist Blut im Stuhl zu finden.
2. *Fahles, blass-bleiches Aussehen:* Aspekt des blutungsanämischen Schocks.
3. *Blutdruck:* niedrig, oft unter 100 mm Hg. Puls: tachykard, oft über 110/min.
4. *Typische Anamnese:* bekanntes Ulkus oder Leberzirrhose.

Bei jedem „Bluterbrechen" muss man sich davon überzeugen, ob das Blut wirklich erbrochen worden ist oder abgehustet wurde (hellrot-schaumiges Blut; Vorkommen z. B. beim destruierenden Bronchus-Ca., bei Lungenembolie oder Lungeninfarkt). Liegt tatsächlich eine Hämatemesis vor, so kann diese von geplatzten Ösophagusvarizen, Ösophaguskarzinom, Hiatushernie, Ulcus ventriculi (blutendes Magenulkus), ulzerierendem Magenkarzinom, wobei das arrodierte Gefäß durch einen Thrombus vorübergehend verschlossen sein kann, hämorrhagisch erosiver Gastritis oder arteriosklerotischer Magenblutung herrühren (Abb. 9.2). Duodenalulkusblutungen führen selten zu Hämatemesis, sondern meist zu Meläna (blutende Duodenalulzera mit narbig verän-

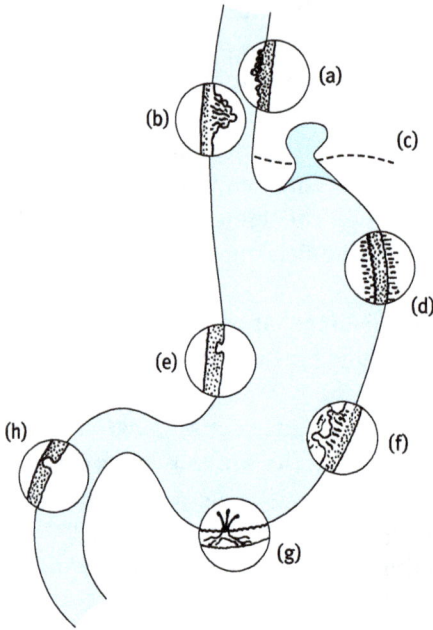

Abb. 9.2: Blutungsquellen bei Hämatemesis (a) Ösophagusvarizen; (b) Ösophaguskarzinom;
(c) paraösophageale Hernie (Hiatushernie); (d) erosive Gastritis; (e) Ulcus ventriculi;
(f) Magenkarzinom; (g) arteriosklerotische Magenblutung; (h) Ulcus duodeni. Häufigste
Blutungsquellen aufgrund endoskopischer Untersuchungen: Magenerosionen, Duodenalulkus,
Ösophagusvarizen.

dertem und offen stehendem Pylorus können jedoch auch eine Hämatemesis verursachen!). Die
aufgeführten Symptome (Abb. 9.2) sowie anamnestische Angaben sind richtungweisend.

Sofortmaßnahmen
Parallel zu den diagnostischen Sofortmaßnahmen werden die therapeutischen Sofortmaßnahmen eingeleitet und durchgeführt.
1. Blutentnahme zur Bestimmung von Blutgruppe, Hämoglobin, Hämatokrit. In
   jedem Fall sind die Blutungszeit, die Gerinnungszeit, Prothrombin und das Gesamteiweiß initial zu bestimmen.
2. *Infusion* anlegen (siehe Infusionslösungen), *Bluttransfusion* vorbereiten. Zunächst Plasmaexpander, dann Blut, später Nährlösungen zur parenteralen
   Ernährung. Hinsichtlich des Blutverlustes muss eine Substitutionstherapie
   durchgeführt werden, Flüssigkeit und Elektrolytbedarf müssen im Rahmen einer parenteralen Ernährung ersetzt werden. *Entleerung und Absaugung* aus
   dem atonischen Magens; Einlegen einer Magensonde.

3. *Intensivüberwachung, Kreislaufkontrolle, Schocktherapie: Überwachung und Dokumentation von* Pulsfrequenz, Blutdruckamplitude; Kontrolle von Hämoglobin, Hämatokrit.

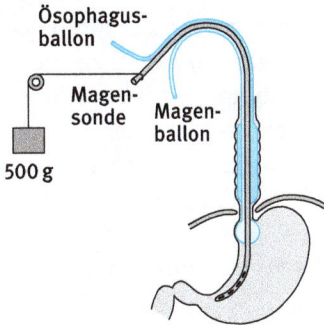

Abb. 9.3: Ballonsonde. Sengstaken-Blakemore-Sonde (aus: Pschyrembel®, Klinisches Wörterbuch, Walter de Gruyter, Berlin, 2014).

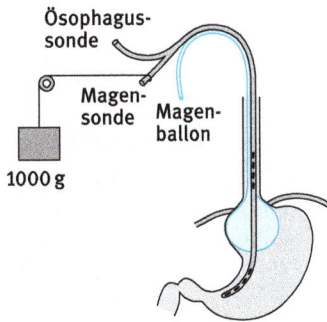

Abb. 9.4: Ballonsonde. Linton-Nachlas-Sonde (aus Pschyrembel®, Klinisches Wörterbuch, Walter de Gruyter, Berlin, 2014).

Bei Ösophagusvarizenblutungen wird eine Sengstaken-Blakemore-Sonde zur Blutstillung eingelegt (Abb. 9.3). Die Linton-Sonde kann bei Blutungen aus ösophagogastralen Varizen eingesetzt werden. Sie hat einen birnenförmig aufblasbaren Anteil der der Konfiguration des proximalen Magenanteils entspricht. Durch Zug an der durch die Nase geschobenen Sonde, die mit der Linton Sonde direkt verbunden ist, komprimiert die Linton Sonde die blutenden Gefäße am gastro-ösophagealen Übergang. Dadurch kann die akute Blutung gestillt werden (Abb. 9.4).

Indikation zur Operation
Nach durchgeführter Notfallendoskopie, eingeleiteten konservativen Maßnahmen und Blutungsstillstand soll nach 24 Stunden eine Kontrollendoskopie durchgeführt werden.
– Wenn der Patient trotz initialer konservativer Therapie weiter massiv blutet, ist die Indikation gegeben, die Blutung operativ zu stillen.
– Beim Nachweis einer Perforation.

– Bei Blutungen in das Abdomen aus einem Tumor (z. B. Neuroblastom).
– Bei Patienten mit bekanntem Ulkus, das bereits mehrmals konservativ behandelt wurde.

Als operative Maßnahmen kommen in Frage:
– Bei Ösophagusvarizen: endoskopische Ösophagusvarizensklerosierung, Ösophagusvarizenumstechung. Doppelblock mit dem Stapler von zwei Ösophagostomien ausgehend, Magenquerstapelung. Die Shuntchirurgie gehört nicht zu den Sofortmaßnahmen, sie ist indiziert bei rezidivierenden Blutungen.
– Bei Blutungen aus peptischen Ulzera und stressbedingten gastroduodenalen Läsionen mit unstillbarer Blutung ist eine lokale Blutstillung mit Gefäßligatur indiziert.
– Bei Duodenalblutungen: lokale Blutstillung mit selektiver Vagotomie und Pyloroplastik.

9.4 Magen- und Duodenalperforationen

Ursachen

Ursache von Magen- oder Duodenalperforationen sind peptisch verursachte Läsionen bei akutem oder chronischem Ulkusleiden. Bei Kindern sind Perforationen häufig die Folge von Kortikoidapplikationen (z. B. bei Leukämien). Die Perforationsstelle findet sich häufig an der Vorderwand in Pylorusnähe.

Leitsymptome

1. *Schmerztyp:* Stechender, bohrender, akut einsetzender Schmerz, ohne Prodromi, im Epigastrium lokalisiert.
2. *Bekannte Ulkusanamnese* (vor allem chronisch rezidivierendes Ulkus), oft bei Männern zwischen dem 30. und 40. Lebensjahr, oder Anamnese, die auf ein Stressulkus schließen lässt.
3. *Trockene Zunge.*
4. Halonierte Augen, Kollaps, Schocksymptomatik.
5. *Erbrechen, Stuhl- und Windverhaltung.*
6. *Hartes Abdomen* mit umschriebener Druckdolenz im Epigastrium, Einziehung des Oberbauches, Darmatonie.
7. Zunächst Bradykardie durch Vagusreiz.

Diagnostik

1. Schlagartiger, stichförmiger Bauchschmerz.
2. Bei der Palpation: gespannte harte Bauchdecke, zunehmend vorgewölbtes Abdomen durch freie Luft.

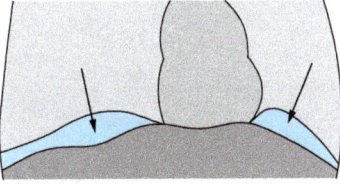

Abb. 9.5: Schematische Darstellung von freier Luft (Luftsichel, siehe Pfeile) im Abdomen (subphrenisch).

3. Auskultation: Hypoperistaltik und Darmatonie aufgrund beginnender Peritonitis.
4. Röntgenübersichtsbild des Abdomens in linker Seitenlage: Luftsichel subphrenisch auf der rechten Seite (Abb. 9.5).
5. CT-Untersuchung mit Kontrastmittel und Identifizierung der Perforationsstelle im Magen.
6. Endoskopie des Magens: man erkennt die blutende Perforationsstelle.

Sofortmaßnahmen

Der Nachweis von freier Luft im Abdomen macht immer eine sofortige Laparoskopie/Laparotomie notwendig.
1. Magenschlauch einlegen und absaugen.
2. Keine orale Nahrungszufuhr.
3. Röntgen-Abdomenübersichtsaufnahme im Liegen (seitlich links) und im Stehen zur Beurteilung von freier Luft im Abdomen (s. o.).
4. Sofortige Vorbereitung des Patienten zur Operation, Laboruntersuchungen, Blutgruppe, Hämoglobin, Hämatokrit, Elektrolyte. Kreislaufkontrolle durch Monitoring. Eine Operation innerhalb der ersten 6 Stunden ist anzustreben.
5. Explorative Laparoskopie oder Laparotomie oder intraoperative Endoskopie mit Identifizierung der Perforationsstelle. Intraoperative Gewebeentnahmen zum Ausschluss eines malignen Geschehens. PPI-Therapie hochdosiert.

Operationsmethoden: Ulkusexzision und Übernähung der Perforationsstelle, distale $^2/_3$-Resektion des Magens (BI/BII-Resektionen), bei Duodenalperforation Übernähung mit Pyloroplastik. Exakte Säuberung des Abdomens zur Vermeidung von subphrenischen Abszessen, Schlingenabszessen, Douglas-Abszessen und Peritonitis. Intraabdominell 1–2 Drainagen einlegen.

9.5 Gallenkolik

Ursachen

Die Gallenkolik kommt bei Gallenwegserkrankungen unterschiedlicher Genese vor (Abb. 9.6, 9.7). Etwa 25 % der Patienten mit Cholezystolithiasis weisen auch Steine im Gallengang auf.

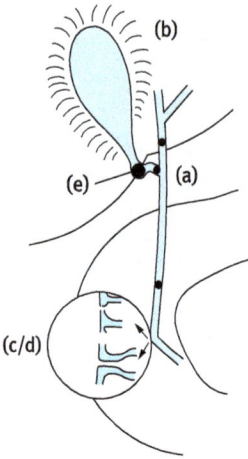

Abb. 9.6: Ursachen von Gallenkoliken: (a) eingeklemmter Stein im Choledochus, Zystikus, Gallenblasenhals und Hepatikus; (b) Cholezystitis ohne Steinbildung; (c) Papillenstenose; (d) Spasmus des Musculus sphinkter Oddi; (e) Cholezystitis und nicht-steinbedingte Entleerungsstörung im Kollum-Zystikus-Bereich.

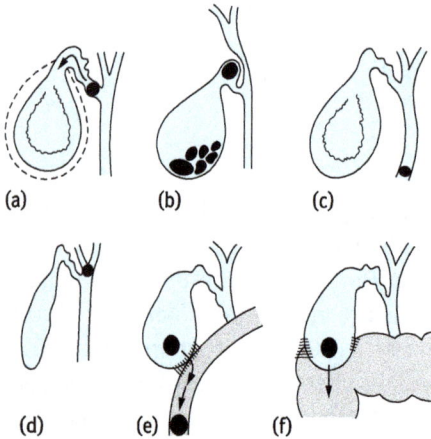

Abb. 9.7: Cholelithiasis: Komplikationen (gestrichelte Linie: Gallenblasenhydrops; gezackte Linie: Schrumpfgallenblase). (a) Zystikusverschluss; (b) Mirizzi-Syndrom; (c) Papillenstein mit Schrumpfgallenblase; (d) Hepatikusgabelstein; (e) Perforation ins Duodenum, Möglichkeit eines Gallensteinileus; (f) Perforation in die Flexura coli dextra.

Leitsymptome

1. Akut einsetzende, schwere, krampfartige, kolikartige *Schmerzen* im Hypochondrium dextrum und auch in der Regio epigastrica. Schüttelfrost. Ausstrahlung der Schmerzen in die rechte Brust, rechte Schulter und in die rechte Rückenpartie (Abb. 9.8).
2. *Brechreiz, Erbrechen,* oft gallig. Erbrechen bringt im Gegensatz zum Ulkuserbrechen keine Erleichterung.
3. Patienten liegen auf der rechten Seite, sie vermeiden tiefe Inspiration. Fieber über 39 °C. Schüttelfrost.

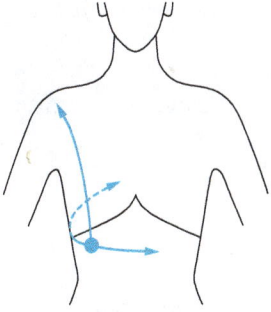

Abb. 9.8: Hauptschmerz und Schmerzausstrahlung bei Cholelithiasis und Cholezystitis.

4. *Stuhl* oft hell (Urobilinogengehalt vermindert), *Urin* bierbraun-schaumig (Bilirubin im Urin).
5. Patienten können *ikterisch* sein.
6. Umschriebene *Druckdolenz* in der Gallenblasengegend (rechtes Hypochondrium am Rektusrand) und lokale Abwehrspannung.
7. Unterschiedliche Ausprägung der Zeichen der akuten Gallenblasenentzündung und des prähepatischen Ikterus sowie der sialangiogenen Pankreatitis.
8. Meteorismus infolge reflektorischer Darmparalyse, Nahrungsunverträglichkeit.
9. Meist Frauen mit typischer Gallenanamnese oder bereits sonographisch diagnostizierter Cholelithiasis betroffen.

> Sind diese Beschwerden kombiniert mit Rückenschmerzen, linksseitigen Bauchschmerzen und einer Schocksymptomatik, so sind dies Zeichen für eine Begleitpankreatitis. **!**

Diagnostik

Eine Differenzierung zwischen Entzündungsprozess und Steinerkrankung ist im Hinblick auf die einzuschlagende Therapie notwendig.

1. Differentialblutbild, Blutsenkung, Leberfermente, Enzymbestimmungen für Abflusshindernisse (alkalische Phosphatase, Leucinaminopeptidase, Gammaglutamyl-Transferase), Bilirubin, Gerinnungsfaktoren, Eiweiß, erhöhte Gamma-GT.
2. Abdomenübersichtaufnahme (Konkremente, Aerobilie).
3. Abdominelle Sonographie.
4. Computertomographie.
5. Cholangiographie; d. h. endoskopische retrograde Cholangio-Pankreatikographie (ERCP).
6. Perkutane, transhepatische Kontrastdarstellung der Gallengänge (Cholangiographie, PTC).
7. Differentialdiagnose des posthepatischen Ikterus:
   a) Choledocholithiasis;
   b) Choledochuskompression (Mirizzi-Syndrom, Tumore mit schmerzlosem Verschlussikterus, Pankreatitis);

c) Cholangitis (Leitsymptom Charcot Trias: Schüttelfrost mit Fieber, Ikterus, rechtsseitiger Oberbauchschmerz).

> **!** Mirizzi-Syndrom. Ein inkarzerierter Cystikusstein kann den ductus choleducus komprimieren und dann sekundär zu einem Abflusshindernis führen.

Sofortmaßnahmen

1. Schmerzbeseitigung und Spasmolytica
2. *Blutentnahmen* für Routineuntersuchungen wie Blutbild, Hämoglobin, Hämatokrit, alkalische Phosphatase, Fe, Elektrophorese, Bilirubin, Gesamteiweiß, Leberfunktionsproben, Transaminasen, Elektrolyte, Diastase, Quickwert, Urinstatus, Urinuntersuchung auf Diastase.
3. *Temperatur* messen; erster Anfall oft fieberfrei, später febril, da nun eine Cholezystitis vorhanden ist; eine Cholangitis verursacht Schüttelfrost mit hohem Fieber.
4. Zunächst parenterale *Flüssigkeitszufuhr* mit Zusatzampullen von *Spasmolytika*. Bei starkem Brechreiz vorübergehend parenterale Ernährung.
5. *Stuhlentleerung* durch Einlauf regulieren.
6. *Abdomenübersichtsaufnahme* (Steine z. T. röntgenologisch erkennbar), i. v. *Cholezystogramm*. Endoskopie bei präpapillärem Stein, CT.
7. *Sonographie* des Abdomens.

Indikation zur endoskopischen Steinentfernung

Die häufigste Indikation zum Primäreingriff an den Gallenwegen ist das Gallensteinleiden.

- Gallensteine in den Gallenwegen werden in der Mehrzahl der Fälle endoskopisch transpapillär entfernt.
- Mit der Stoßwellenlithotrypsie lassen sich Gallensteine fragmentieren und dann endoskopisch transpapillär extrahieren.

Indikation zur Operation

- Freie oder gedeckte Perforation in die Bauchhöhle oder den Dünndarm (Häufigkeit 1 %–3 % beim Steinleiden, Letalität ca. 30 %).
- Endoskopisch nicht entfernbarer Stein mit komplettem Verschlussikterus.
- Erweiterte Gallengänge, Papillenstenose.
- Cholezystitis mit sekundärer Pankreatitis, Empyem, Hydrops.

> **!** Bei älteren Patienten kann es durch arteriosklerotische Wandveränderungen der Arteria cystica zu ischämischen Nekrosen mit Perforation der Gallenblase in die freie Bauchhöhle und diffuser galliger Peritonitis kommen.

> Bei Perforation und anschließender Penetration des Gallensteins in den Darm kann ein Obturationsileus entstehen. Operationsmöglichkeiten: laparoskopische Cholezystektomie, Choledochuslängseröffnung und Steinentfernung.

Nichtoperative Methoden der Gallensteinbehandlung:
– endoskopische Papillotomie und Steinextraktion;
– medikamentöse Gallensteinauflösung (Chenodesoxycholsäure und Urodesoxycholsäure);
– lokale Applikation von tertiärem Methyl-Butyl-Äther (MTBE) in die Gallenblase durch Punktion und Auflösen der cholesterinhaltigen Gallensteine;
– Stoßwellenlithotrypsie und transpapilläre Exstirpation von Steinfragmenten.

9.6 Akute Pankreatitis

> Differenzierung der akuten Pankreatitis in die seröse, eitrige, nekrotisierende und hämorrhagische Form! **!**

Leitsymptome – Diagnostik

1. Heftige, schlagartig einsetzende Schmerzen meist im linken Epigastrium und linken Oberbauch mit Ausstrahlung in die linke Flanke, gürtelförmig, in die linke Rückenpartie und in die linke Schultergegend ausstrahlend (Abb. 9.9).
2. Oligämischer *Schockzustand* und Kreislaufversagen bei akuter Pankreasnekrose, bedingt durch Trypsin und Kallikrein im Blut (frequenter schlechter Puls, anfangs niedrige Temperatur).
3. *Meteorismus* und kissenartige Vorwölbung des Magens, paralytischer Darm, abgeschwächte bis aufgehobene Darmgeräusche, geringe Bauchdeckenspannung.
4. *Übelkeit und Erbrechen:* Singultus.
5. Patienten bevorzugen aufrechte gegenüber liegender Körperhaltung.

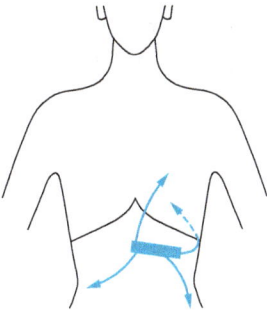

Abb. 9.9: Hauptschmerz und Schmerzausstrahlung bei Pankreatitis.

6. α-Amylase und Lipase im Blut und Urin erhöht (Normalwert Amylase im Blut bis 110 U/l; Lipase im Blut bis 190 U/I); Fehlen der erhöhten α-Amylase- und Lipasewerte spricht nicht gegen eine Pankreatitis! Leukozytose, Blutzucker erhöht, Hypokalzämie, Lactatdehydrogenase (LDH) erhöht und SGOT erhöht. Zur Beurteilung der Prognose eignet sich der Ranson-Index: Alter, Laborwerte initial und nach 48 Stunden), Einlagerung von Ca in den Fettgewebsnekrosen, ERCP-Untersuchung zum Ausschluss einer Stenose des Ductus pancreaticus.
7. 95 % der Fälle sind mit Cholezystitis oder Cholelithiasis gepaart.
8. Thoraxübersichtsaufnahme zeigt häufig einen Pleuraerguss linksbasal.

> **!** Diagnosestellung durch klinischen Befund, Laborbefunde, Röntgenübersichtsaufnahmen, CT, Spiral-CT und Kontakt-CT. Diagnostik von Nekrosen und Abszessen durch Sonographie.

Sofortmaßnahmen

1. Vor Anlegen der Infusion *Blutentnahme* für Blutbild, Hämoglobin, Hämatokrit, α-Amylase und Lipase, Elektrolyte, Eiweiß, Harnstoff, Blutzucker.
2. *Spasmolytika und Analgetika.*
3. Nahrungs- und Flüssigkeitskarenz und Einleitung einer *Infusionstherapie.* Flüssigkeitsmenge ca. 2–3 l/d; wenn nötig Kreislaufmittel.
4. Im Schockgeschehen kann das Pankreas sowohl Schockorgan als auch ursächlicher Faktor für ein ablaufendes Schockgeschehen sein.
5. Absaugen von Magen- und Duodenalsekret durch Duodenalsonde.
6. Additiv kann eine medikamentöse Therapie erfolgen: Glucagon hemmt die basale und stimulierte Magen- und Pankreassekretion sowie die motorische Darmfunktion. Aufgrund dieser symptomatischen Wirkung ist eine schnellere Schmerzlinderung mit Senkung des Serum-Amylasespiegels zu beobachten.
7. Hemmung der Pankreassekretion durch Parasympathikolytika wie Atropin, alle 6 Stunden $1/2$–1 mg s. c. Atropin hemmt zwar die Sekretion, nicht jedoch die Enzymsynthese, so dass es möglicherweise zu einer unerwünschten Enzymanschoppung im Pankreas kommen kann.

Indikation zur Operation

Laparotomie bei der hämorrhagisch nekrotisierenden Pankreatitis mit Teil- oder Totalnekrose. Diagnosestellung durch klinischen Befund, Laparoskopie, Laborbefund, Sonographie und Computertomogramm.

Klinische Zeichen sind entscheidend: „Verschlechterung des Allgemeinzustandes trotz Intensivtherapie", besonders bei:
– Schocksymptomatik zunehmend;
– Sepsis;
– Pankreasnekrosen;
– Enzephalopathie;

- Oligo-, Anurie sowie Niereninsuffizienz;
- intestinaler Blutung;
- pleuro-pulmonalen Komplikationen mit Ergußbildung;
- therapieresistentem paralytischem Ileus.

Laborbefunde, die sich verschlechtern:
- Hypokalzämie (unter 2 mM/l);
- Azidose;
- Hyperglykämie (über 200 mg %);
- Anstieg der Leberenzyme;
- Hyperbilirubinämie;
- Leukozytose (mehr als 15.000/mm^3).

Jede sialoangiogen bedingte Pankreatitis bzw. jeder Pankreasabszess sollte nach Ablauf des Schockstadiums im Intervall operativ behandelt werden. Bei Pankreaspseudozysten sollte man zunächst, unter engmaschiger klinischer und sonographischer Kontrolle, ca. 6–8 Wochen abwarten mit chirurgischen Maßnahmen.

Operative Maßnahmen
Bei Eingriffen in den ersten Tagen nach Beginn der Symptomatik:
- Nekrosektomie oder Sequesterentfernung + Drainage der Pankreasloge oder segmentale bis subtotale Linksresektion + Drainage der Pankreasloge;
- nur in Ausnahmefällen: Duodenopankreatektomie.

Bei Eingriffen ab 1 Woche nach Beginn der Symptomatik (sek. Komplikationen):
- Nekrosektomie oder Sequesterentfernung oder Pankreas-Teilresektion + Drainage (Pankreasloge oder erweitert) + Cholezystektomie und T-Drainage des Choledochus;
- Überprüfung zur transduodenalen Papillotomie.

9.7 Nierenkolik

80–90 % aller Harnleitersteine gehen spontan ab.

Leitsymptome
1. Charakteristischer *Schmerztyp*, der wehenartig ist und von der Leistengegend oder vom Angulus costovertebralis in die Leistengegend ausstrahlt (Abb. 9.10).
2. *Übelkeit und Erbrechen, Brechdurchfall bei Kindern.*
3. *Aufgetriebenes Abdomen*, reflektorische Darmparalyse.

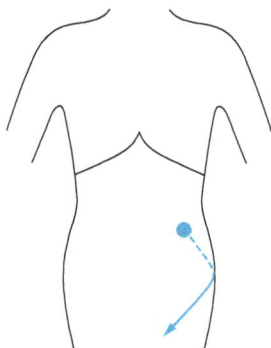

Abb. 9.10: Hauptschmerz und Schmerzausstrahlung bei Nierenkolik.

4. Umschriebene Druck- und Klopfschmerzhaftigkeit über der betreffenden Nierenloge.
5. *Dysurie*: erschwertes Harnlassen.
6. *Hämaturie* (Tab. 9.1).

Besonders zu beachten bei der Diagnostik: Nierensteinträger müssen auf einen Hyperparathyreoidismus mit Hyperkalziämie, Parathormonerhöhung, Phosphaterhöhung, alkalischer Phosphataseerhöhung untersucht werden. Gegebenenfalls ist eine Röntgenuntersuchung beider Hände und beider Schultereckgelenke notwendig, wenn die alkalische Phosphatase erhöht ist und Knochenveränderungen durch eine renale Osteopathie eingetreten sind. Ultraschall beider Nieren, Röntgenübersichtsaufnahme, CT-Untersuchungen.

Tab. 9.1: Einteilung und Ursachen der Makrohämaturie nach Hauri und Jaeger (aus: Pschyrembel®, Klinisches Wörterbuch, Walter de Gruyter, Berlin, 2014).

Form	Ursache
initiale Makrohämaturie	Prozess in der Urethra (Tumor, Entzündung, Stein, Striktur, Manipulation) Prozess in Prostata oder Samenblasen (Hyperplasie, Malignom, Entzündung, Manipulation)
terminale Makrohämaturie	Prozess im Trigonum oder Blasenhals (Tumor, Entzündung)
totale Makrohämaturie	Erkrankung von Niere, Harnleiter, Blase oder Prostata (Entzündung, Tumor, Stein, Embolie, Trauma) Arzneimittel (Antikoagulantien, Zytostatika, Goldpräparate, Quecksilber) hämatologische Erkrankung Manipulation sog. Jogger-Makrohämaturie (Joggen mit leerer Blase) intrarenale Blutung bei kongenitalen Zystennieren
sog. essentielle Makrohämaturie	keine diagnostizierbare Ursache (ca. 5 %)

Sofortmaßnahmen

Man geht zunächst immer konservativ vor!

1. Im Anfall Spasmolytika/Analgetika geben.
2. Hohe Einläufe bei Stuhl- und Windverhaltung zur Darmentleerung und Peristaltikanregung.
3. Reichlich Flüssigkeitszufuhr, auch Bier, morgens und abends 1.000 ml in 20–30 min trinken lassen.
4. Abdomenübersichtsaufnahme oder CT oder Sono zur Beurteilung von Form, Lage, Größe des Steins. Neben den rö-positiven Steinen gibt es auch rö-negative Steine wie Uratsteine und Zystinsteine.
5. Laboruntersuchungen durchführen: Bestimmung von Ca^{2+}, Phosphat, saurer und alkalischer Phosphatase, Rest-N, Blutbild, Urinstatus, Harnsäurebestimmung im Serum. Urin sieben.
6. CT-Untersuchung oder i. v.-Pyelogramm zur Beurteilung des Nierenbinnensystems, des Verlaufs und der Dicke des Ureters, der Lokalisation des Konkrementes und der Nierenfunktion.
7. Versuch, den festgestellten Stein auszutreiben (Stein soll hierbei höchstens 5 mm im Durchmesser betragen).
8. Lässt sich trotz dieser konservativen Maßnahmen der Stein nicht abtreiben, erfolgt entweder eine Ureterorendoskopie (URS) und/oder eine ESWL (Lithotripsie).

> Bei rezidiverender Urolithiasis muss ein primärer Hyperparathyreoidismus ausgeschlossen werden (Untersuchungen im Serum: Gesamtkalzium, alkalische Phosphatase, anorganische Phosphor, Kreatinin, Gesamteiweiß, Elektrophorese, Parathonbestimmungen bei Ca^{2+}-Werten über 5,3 mval/l). **!**

Absolute Indikation zur Operation eines Nieren- bzw. Harnleitersteins

1. Nierenbeckensteine, die aufgrund ihrer Größe (über ca. 5 mm) nicht abgangsfähig sind. Andernfalls Gefahr einer Schrumpfniere durch Infekte oder durch Nephrose. Kelchsteine brauchen bei Beschwerdefreiheit nicht operiert werden.
2. Harnsperre, durch einen nicht abgangsfähigen Harnleiterstein verursacht (meist über 5 mm Durchmesser). Im oberen und mittleren Drittel des Harnleiters zum Stillstand gekommene Steine gehen spontan meist nicht ab. Durch zu langes Warten kann es zu schweren Koliken und akuten Pyelonephritiden kommen.
3. *Steinhaltige Ureterozelen.*

Operationstechniken

1. *Spontan* gehen in der Regel glatte, unter 5 mm große Konkremente ab.
2. Stoßwellenlithotrypsie: Voraussetzung ist, dass kein Abflusshindernis existiert.

3. Instrumentell transurethrale Steinextraktion, Extraktion mit der Schlinge. Dies betrifft kantige, nicht abgangsfähige Steine im distalen Ureter (meist über 5 mm im Durchmesser).
4. *Operative Steinentfernung:* Wenn die Schlinge sich nicht am Stein vorbeischieben lässt oder die Schlingenextraktion nicht geglückt ist.

9.8 Mesenterialinfarkt – ein vaskulärer Notfall

Leitsymptome (Dreiphasenverlauf: Initialstadium, Latenzstadium, Stadium der irreparablen Darmnekrose) und Diagnostik

Bei Patienten im mittleren Alter ist die Ursache des arteriellen Verschlusses meist eine Embolie. Häufig liegen auch embolische Ereignisse in der Anamnese vor. Bei älteren Patienten mit arteriosklerotischen Gefäßveränderungen liegt meist ein thrombotischer Verschluss vor. Embolisierung einer Arterie oder Thrombosierung einer Vene können Ursache sein. Zwei Stunden nach dem Verschluss: Beginn der Darmnekrose.

1. Akuter, schlagartiger Beginn, kolikartiger sich wiederholender Schmerz, Meteorismus, Abwehrspannung des Abdomens, diffuse Peritonitis.
2. Schockzustand, Leukozytose (über 20.000), LDH-Erhöhung.
3. Abdomenübersichtsaufnahme: Spiegelbildungen.
4. Notfallaparoskopie: blau verfärbte Dünndarmschlingen. Ursache ist ein akuter oder subaktuer Verschluss der Arteria mesenterica superior mit nachfolgender Ischämie und Darmnekrose.
5. EKG, um Herz-Rhythmusstörungen auszuschließen.
6. Farbkodierte Duplex-Sonographie.
7. Angio-CT und Abdomen CT.

Sofortmaßnahmen

Entscheidend ist die rechtzeitige Laparotomie im Frühstadium. In diesen Fällen Embolektomie aus dem Hauptstamm der Arteria mesenterica superior. Liegt jedoch bereits ein Infarkt mit Darmischämie vor, so ist dieser Darmabschnitt zu resezieren. Bei größeren durchblutungsgestörten Darmabschnitten kann nach erfolgtem Embolektomieversuch das Abdomen wieder verschlossen werden und nach 12 Stunden eine „Second-look"-Operation durchgeführt werden, wobei dann die definitive Darmresektion erfolgt. Eine Lysetherapie kann durchgeführt werden (intraarterielle Lysetherapie mit z. B. Streptokinase oder rtPA). Intraoperativ soll heparinisiert werden: 5.000 I. E. Heparin und 500 ml Elektrolytlösung. Im Spätstadium bei Dünndarminfarkt erfolgt eine Resektion und End-zu-End-Anastomose (Leitlinien zum akuten Viszeralarterienverschluss).

Die Mesenterialvenenthrombose ist meist die Folge von Infektionen im Abdomen oder bei einem venösen Stau. Je früher hier die Indikation zur Laparotomie mit

Thrombektomie gestellt wird, umso seltener muss eine ausgedehnte Darmresektion durchgeführt werden. Beim nicht okklusiven Verschluss (NOMI) je nach Angiographie, Infusion in das Gefäß mit Papaverin über einen Katheter.

9.9 Ileus

Leitsymptome

1. Erbrechen;
2. Stuhl- und Windverhaltung;
3. geblähtes, vorgewölbtes Abdomen;
4. Auskultation:
   a) klingende Darmgeräusche (mechanisches Hindernis) = Hyperperistaltik vor dem Hindernis;
   b) keine Darmgeräusche durch Peritonitis = Darmlähmung (Darmatonie);
5. Spiegelbildungen im Darm bei Abdomenübersichtsaufnahme im Stehen oder Seitenlagerung.

Häufigkeit der Ileusursachen (Bünte):

Briden/Adhäsionen	30 %
Hernien	25 %
Tumore	15 %
Invagination/Volvulus	10 %
entzündliche Erkrankungen	5 %
Gallensteine/Fremdkörper	5 %
vaskuläre Ursachen	1 %
Rest	4 %

Diagnostische Sofortmaßnahmen

Merke:
– Ein Ileus bei älteren und nicht laparotomierten Patienten ist in den meisten Fällen ein obstruierender Darmtumor (zu 70 % Dickdarmileus).
– Ein Ileus bei bereits laparotomierten Patienten ist in den meisten Fällen ein Bridenileus (zu 80 % Dünndarmileus).

Folgende Fragen müssen bei jedem Ileus geklärt werden:
– Hat der Patient einen Ileus?
– Handelt es sich um einen Dickdarm- oder einen Dünndarmileus?
– Liegt ein paralytischer oder ein mechanischer Ileus vor?

Antworten durch:
– Anamnese;
– Auskultation;

- Röntgenuntersuchung mit Luftspiegelbildungen im Darm;
- Sonographie mit Feststellung von Hyperperistaltik (vor einem Hindernis) und Aperistaltik (nach dem Hindernis);
- CT/MRT;
- Endoskopie von rektal.

Tab. 9.2: Signifikanz der Röntgenuntersuchung beim Ileus.

Technik	Zweck
Abdomenübersichtsaufnahme im Stehen oder in linker Seitenlage	Bewertung von Gas- und Flüssigkeitsgehalt im Dünn- und Dickdarm, Spiegel, stehende Schlingen, freie Luft unter dem Zwerchfell
bei sehr hohen Verschlüssen: Kontrastmitteldarstellung mit wässrigen, resorbierbaren Kontrastmitteln	Lokalisation des Stops
bei tiefsitzendem (Dickdarm) Verschluss: Kolonkontrasteinlauf	Lokalisation des Hindernisses
bei vaskulären Formen: Angiographie? (wegen des Zeitaufwandes von fragwürdigem Vorteil)	Nachweis und Lokalisation eines arteriellen Verschlusses

Therapeutische Sofortmaßnahmen

Die Kenntnis der verschiedenen Ileusformen, ihre Genese sowie die für die einzelnen Typen charakteristische Symptomatik ist Voraussetzung für eine adäquate Therapie (Abb. 9.11, Tab. 9.3). Die Letalität beim Ileus ist direkt proportional zur Dauer des Ileus.

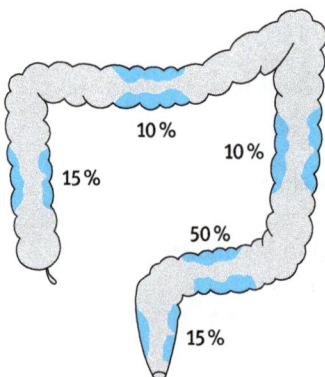

Abb. 9.11: Stenosierende Dickdarmkarzinome bei älteren Patienten (nach Bünte).

Tab. 9.3: Schematische Einteilung der verschiedenen Ileusformen.

Ileusform	Einteilung	Ursachen
Okklusionsileus	Obturation	Kotstauung, Gallensteinileus des unteren Dünndarms
	Stenose	Darmkarzinom oder Striktur
	Kompression	extraintestinaler Druck auf das Darmlumen (z. B. Tumor, Lymphknotenvergrößerungen, Verwachsungen usw.)
Strangulationsileus	innere Inkarzeration	Einklemmung an entzündlich und postoperativ bedingten Verwachsungen und Strangbildungen, Einklemmung an Peritonealausbuchtungen (z. B. Recessus ileocaecalis, Recessus duodenojejunalis)
	äußere Inkarzeration	Brucheinklemmung: – elastische Einklemmung – Koteinklemmung Sonderformen der äußeren Inkarzeration: – Darmwandbruch Littre'sche Hernie) – retrograde Inkarzeration – properitoneale Inkarzeration durch Pseudoreposition
	Volvulus	abnorme Beweglichkeit der betreffenden Dünndarmschlinge mit Drehung um die Achse des Mesenterialstiels bei konnataler, ungenügender Anhaftung des Mesenteriums (Mesenterium commune, Caecum mobile)
	Invagination	Ileus des Kleinkindes und Säuglings durch Dissoziation der Darmperistaltik oder durch morphologische Darmwandveränderungen (Polypen, eingestülpte Meckel'sche Divertikel)
paralytischer Ileus	Peritonitis – lokalisiert – diffus	
	toxische Darmparalyse	Infektionskrankheiten
	reflektorische Darmparalyse	stumpfes Bauchtrauma, intraabdominelle oder retroperitoneale Blutung, Nieren- oder Uretersteinkoliken
	Mesenterialgefäß- störungen	Mesenterialvenenthrombose, Mesenterialarterienembolie.
	Elektrolytstörungen	Hypokaliämie
	spastischer Ileus	Bleivergiftungen
	medikamentöser Ileus	Zytostatika

Ziel der Behandlung ist es,
– die normale Darmtätigkeit schnellstmöglich wieder herzustellen,
– gestauten Darminhalt zu entfernen,
– Störungen des Elektrolythaushaltes zu beseitigen.

Nach anamnestischer Orientierung und genauer Untersuchung (immer sämtliche Bruchpforten nach *eingeklemmten Hernien* untersuchen!) unverzüglich folgendermaßen vorgehen:

1. Sofort Magenschlauch einlegen und absaugen.
2. Röntgenübersichtsaufnahme im Stehen und im Liegen.
3. Blutabnahme für Blutbild, Elektrolyte, Eiweiß, Harnstoff, Blutgruppe, Urinstatus, EKG.
4. Initiale Infusionstherapie mit Elektrolytlösungen.
5. Können entzündliche Ileusursachen (Appendicitis perforata, Divertikulitis etc.) ausgeschlossen werden, so werden hohe Einläufe mit 0,9 % Kochsalzlösung und Gastrografin® durchgeführt.
6. Fortführen der klinischen Untersuchung (Palpation, Perkussion, Auskultation) des Abdomens, kardiale Untersuchung und endgültige Beurteilung der Ileusursache.
7. Endoskopie.

Weiteres Vorgehen

Das weitere Vorgehen richtet sich nach dem jeweiligen Vorliegen der Ileusform (Abb. 9.12).

Der Erstuntersucher muss den Patienten wiederholt kontrollieren.

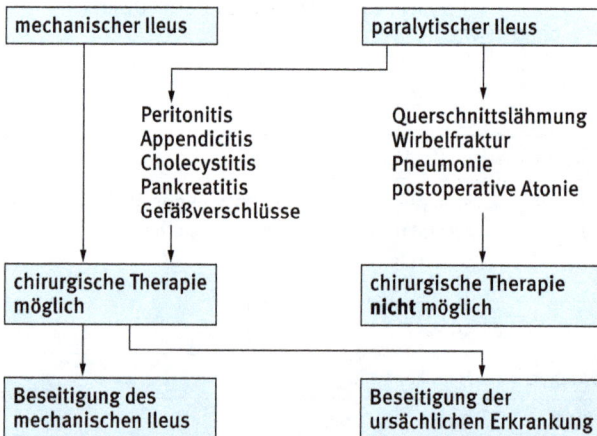

Abb. 9.12: Ileusursachen, Operationsindikation (nach Bünte).

Das weitere konservative Vorgehen umfasst:
- Magenschlauch einlegen und Absaugen;
- *Infusionstherapie* (Infusionslösungen): Parenterale Ernährung solange, bis die Darmmotorik wieder in Gang kommt, Applikation von Prostigmin alle 4 Stunden 1–2 Ampullen;
- *Kreislaufüberwachung*;
- Genaue Flüssigkeitsbilanz durchführen (Einfuhr/Ausfuhr). Wichtig ist die ausgiebige Diurese (über 1.000 ml) zur Toxinausschwemmung; Unterstützung durch Diuretika;
- *Antibiotika* bei Peritonitis;
- Schmerzbekämpfung;
- Atemgymnastik, Inhalationen und Expektorantien;
- Thromboseprophylaxe.

Operatives Vorgehen ist indiziert:
1. bei allen Formen des mechanischen Ileus einschließlich eingeklemmter bzw. nicht reponierbarer Hernien (wenn Zeichen einer Inkarzeration vorhanden sind, soll von einem Repositionsversuch abgesehen werden): Operationsindikation und Beseitigung der Ursache der Darmunwegsamkeit;
2. bei paralytischem Ileus infolge Peritonitis, Revision der Peritonitisquelle;
3. bei Gallensteinileus: Beseitigung der Ileusursache.

> Beim Strangulationsileus und beim vaskulären Ileus (Mesenterialinfarkt) mit stärksten abdominellen Schmerzen muss der operative Eingriff vordringlich als notfallchirurgischer Eingriff durchgeführt werden. Infusionstherapie und Maßnahmen zum Ausgleich von Elektrolytstörungen laufen parallel zum chirurgischen Eingriff. Die Letalität hängt sehr wesentlich vom Operationszeitpunkt ab.

Konservatives Vorgehen ist indiziert:
1. bei nicht hochgradigem Ileus *(partieller Ileus)*; Versuch zunächst mit Reinigungseinlauf. Operationsindikation, wenn die Ileussymptomatik nicht zurückgeht;
2. bei *paralytischem Ileus*, wenn es sich nicht um eine Peritonitis, Blutung oder Cholaskos handelt;
3. bei Peritonealkarzinose (Chemotherapie).

9.10 Stumpfes Bauchtrauma

Sofortmaßnahmen

Bei jedem Patienten, der mit einem stumpfen Bauchtrauma oder einem stumpfen Thoraxtrauma in die Poliklinik eingeliefert wird, muss wie in Abb. 9.13 dargestellt vorgegangen werden.

paralleles Vorgehen

(A) Atemwege frei machen
Atemwege frei halten

(A) Punktion rechter Thorax
und linker Thorax

(B) Venae sectio am Bein
(ventral des Malleolus
medialis)

(B) abdomineller
Ultraschall, CT

Weiterbehandlung im
Unfallkrankenhaus

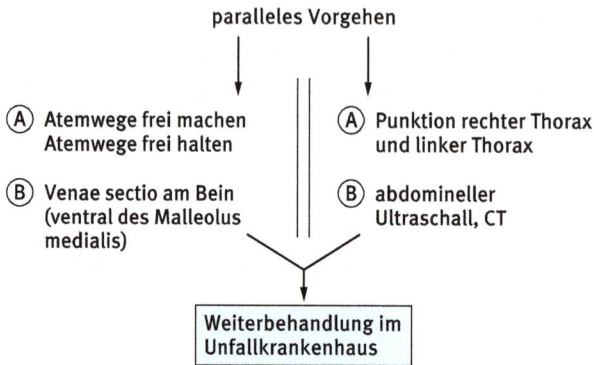

Abb. 9.13: Überblick über zielgerichtetes Vorgehen bei stumpfem Bauch- und Thoraxtrauma.

Die vier *Kardinalfragen* bei jedem stumpfen Bauchtrauma:
1. Befindet sich der Patient in einem *Schock*? (allgemein *körperlicher Befund*);
2. *Besteht ein akutes* Abdomen? (allgemeiner Bauchbefund);
3. *Welches Organ* bzw. welche Organe sind verletzt? (spezieller Bauchbefund);
4. Liegt eine Kombinationsverletzungen mit anderen Organen vor (Schädel, Thorax, Extremitäten)?

Exakte Klärung dieser Fragen führt zur richtigen Diagnose und der entsprechenden Therapie (4 % aller Verletzungen sind Kombinationsverletzungen).

Allgemeine Sofortmaßnahmen (Intensivüberwachung)

1. Sofortige, gezielte Orientierung über *Kreislauf* (Blutdruck, Puls), *Atmung, Bewusstseinslage, Pupillen-Motorik* und *lokales abdominelles Zustandsbild*. Suche nach perforierenden Verletzungen.
2. *Schockprophylaxe und Therapie* je nach Schwere des Falles einleiten; gegebenenfalls Venae sectio, Infusionstherapie.
3. Vor Anlegen der Infusion *Blutentnahme* für Blutgruppenbestimmung. Blutbild, Harnstoff, Eiweiß, Elektrolyte, Transaminasen und Amylase (erhöht bei Leber- und Pankreasverletzungen); Blut zur Transfusion testen lassen.
4. Bei *Ateminsuffizienz* und Aspirationsgefahr Trendelenburg'sche Lagerung, Antiaspirationsstellung, Absaugmöglichkeit bereithalten, Atemwege freimachen und freihalten, O_2-Zufuhr. Nach Einleiten dieser vitalen Sofortmaßnahmen Überprüfung der Indikationen zur sofortigen Laparotomie oder Laparoskopie (Ergebnis der Ultraschall- oder CT-Untersuchung). Ist dies nicht der Fall, weitere Diagnostik, Fortsetzung der Schockbekämpfung und Überwachung der Atmung.
5. *Absaugen* von Magen- und Darminhalt durch Sonde.
6. *Abdomenübersichtsaufnahme, CT, MRT.*

7. Katheter in die Blase einlegen und:
   a) Kontrolle des Urinstatus;
   b) Messung der Urinmenge.
   Genaue Flüssigkeitsbilanz anlegen!
8. Wiederholte Überprüfung des lokalen, örtlichen Befundes:
   a) Schmerzlokalisation;
   b) Bauchdeckenspannung;
   c) Darmgeräusche;
   d) Flankendämpfung;
   e) rektale Untersuchung.
   Erneute Überprüfung der Indikation zur Laparotomie.
   Nein: *Bauchdeckenumfangsmessung* als Kriterium für eine intraabdominelle Blutung und somit als Indikation zur Laparotomie ist völlig unzureichend, da verwertbare Ergebnisse erst bei massiven intraabdominellen Blutungen vorliegen, wobei die Verletzten bereits in eine äußerst lebensbedrohliche Situation geraten sind.
9. Fortlaufende *Kreislaufkontrolle* bei schockierten und nicht-schockierten Patienten. In den ersten 24 Stunden zunächst mindestens stündlich.
10. Milde *Sedativa* und *Analgetika* verabreichen, keine Opiate!

Operationsindikation

1. Eindeutiger abdomineller Befund (Organrupturen mit oder ohne wesentlichem Blutverlust).
2. Unklarer abdomineller Befund, in diesen Fällen ist eine diagnostische Laparoskopie indiziert (nicht auszuschließender Verdacht auf intraabdominelle Organverletzungen).
3. Nicht beherrschbarer Schock (intraabdominelle Blutung).

Maßnahmen zur Beseitigung schwerer Blutungen haben je nach Organlokalisation bei Mehrfachverletzungen den Vorrang; Dringlichkeitsstufe zur Versorgung von Extremitätenverletzungen ist zweitrangig.

Intraabdominelle Organläsionen

1. Milzruptur;
2. Leberruptur;
3. Verletzungen der Niere;
4. Verletzungen des Pankreas;
5. Zwerchfellriss;
6. Blasenruptur, infravesikale Verletzungen;
7. Ruptur des Magens;

8. Verletzungen des Darms;
9. Ruptur eines Aneurysmas der Aorta abdominalis, Mesenterialabriss.

Bei jedem stumpfen Bauchtrauma müssen folgende Untersuchungen durchgeführt werden:
1. Ausschluss von mehreren abdominellen Organverletzungen;
2. Ausschluss von Hämatothorax, Pneumothorax, Hämatoperikard;
3. Ausschluss von Schädel-Hirn-Trauma;
4. Ausschluss von Frakturen.

9.11 Milzruptur

Entstehung und Diagnostik
1. Stumpfes Bauchtrauma mit Gewalteinwirkung von links, oft ohne sichtbare Hautverletzung. Nur ein Teil aller Milzrupturen sind mit Rippenfrakturen vergesellschaftet.
2. Zeichen des *Blutungsschocks, peritoneale Reizung*, Absinken des zentralen Venendrucks, Muskeldéfense, Schmerzhaftigkeit in der linken Flanke und der linken Schulter; linksseitige Flankendämpfung richtet sich nach dem Tempo des Blutverlustes.
3. Verschiebliche Dämpfung durch flüssiges Blut. Palpables Hämatom nur bei ganz gravierenden Fällen; meist Spätsymptom.
4. *Röntgenbild*/CT-/MRT-Untersuchungen im Stehen zeigen linksseitigen Zwerchfellhochstand (Paralyse), Verlagerung der Magenblase nach rechts (Zukschwerdt-Kemmler'sches Zeichen bei Beckenhochlagerung), Fehlen von Psoas- und Nierenschatten. Das Fehlen von subphrenischen Luftsicheln erlaubt den Ausschluss einer gleichzeitigen Magen-Darm-Perforation.
5. Darmparalyse.
6. *Sehr hohe Leukozytose.*

Indikation zur Operation
Entscheidend ist die sonographische Untersuchung und die CT-/MRT-Untersuchung. Die unter den Punkten 1–6 aufgeführten Symptome und Hinweise ergeben die Indikation zur Operation. Entscheidend ist die frühzeitige Laparotomie oder Laparoskopie. Es darf nicht gewartet werden, bis der Blutungsschock eintritt. Immer mehrere Venen freihalten und Blut testen lassen und bereithalten. Die rupturierte Milz beim Erwachsenen macht immer eine Milzexstiration oder eine Milz-Teilexstirpation je nach Verletzungsausmaß und je nach dem arteriellen Versorgungstyp der Milz nötig. Bei Kindern unter 6 Jahren kann bei kleinen oberflächlichen Rupturen eine Gewebeklebung vorgenommen werden. Bei tieferen und ausgedehnten Milz-

verletzungen ist eine Entfernung der Milz oder eine partielle Milzexstirpation vorzunehmen. Auch die Replantation von Milzgewebe retroperitoneal oder in das Omentum maius ist möglich und führt innerhalb von 6–12 Monaten zu einem für die Abwehrsituation des Körpers suffizienten Milzparenchym.

Sonderform der Milzruptur

Sonderform ist die zweizeitige Ruptur (Häufigkeit 6 : 1):
– Dabei kann eine echte Ruptur der Milz vorliegen; die Blutung kann aber spontan innerhalb der Milzkapsel zum Stillstand kommen und das perilienale Hämatom durch Nachbarorgane abgekapselt werden. Erst sekundär kommt es zu einer Blutung aus der Milzwunde und zum Bersten des Hämatoms. Bei bekannter Vorgeschichte muss eine Notfalllaparotomie/-laparoskopie mit Blutstillung und Ligatur der Milzgefäße erfolgen.
– Es kann auch ein Trauma mit Parenchymriss und subkapsulärem Hämatom vorliegen. Blutung in die freie Bauchhöhle findet nicht statt. Großer Milztumor palpabel. Erst sekundär kann es dann zu einer Perforation der Milzkapsel und zu einer Blutung in die freie Bauchhöhle kommen. Etwa 75 % dieser zweizeitigen Milzrupturen treten innerhalb der ersten 14 Tage auf: Notfallaufnahme und dringliche Operation mit Ligatur der blutenden Milzgefäße.

9.12 Traumatische Verletzung des Magens

Symptomatik und Diagnostik

1. *Verletzungsschock*, bei Gefäßrupturen mit Blutungsschock und peritoneale Reizerscheinungen nach einem stumpfen Bauchtrauma mit Magenwandperforation.
2. *Blutiges Erbrechen.*
3. *Röntgenbefund/CT-Befund*: Bei Magenperforationen Luftsichel im subphrenischen Raum rechts oder links oder beidseits. Gastrografininstillation zur Beurteilung einer Perforation mit einem entsprechenden Extravasat.
4. Man muss immer mehrere Läsionen der Magenwand und Mitverletzungen von Nachbarorganen (Kombinationstyp) in Betracht ziehen: Verletzungen von Lig. gastroduodenale, hepatocolicum, hepatogastricum, gastrocolicum, hepatoduodenale, der Milz, der Leber, des Pankreas und des Darms (Abb. 9.14).

Ursachen: stumpfes Bauchtrauma, Stichverletzungen, Schussverletzungen.
Indikation zur Operation bei klinisch-röntgenologischem oder endoskopischem Hinweis auf Ruptur.

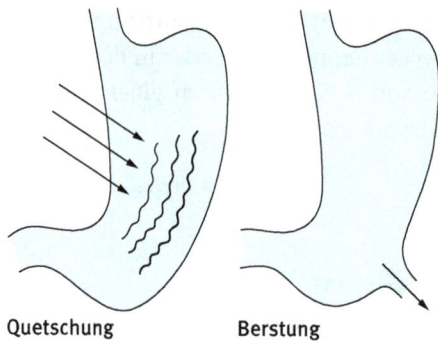

Quetschung   Berstung

Abb. 9.14: Folgen traumatischer Verletzungen des Magens.

Therapie

Bei Rupturen oder Magenwandischämien erfolgt eine Resektion ischämischer Magenwandränder und anschließend eine Readaptation der vitalen gutdurchbluteten Magenwand.

> **!** Intraoperative Inspektion der Magenhinterwand durch Eröffnen der Bursa omentalis, um Magenhinterwandverletzungen festzustellen.

9.13 Traumatische Verletzungen des Duodenums und des Dünndarms

Unfallhergang

Auffahrunfall, Motorradunfall, Fahrradunfall, Sportverletzungen, Reitunfall, Treppensturz, Skiunfall, Absturz als Bergsteiger.

Symptomatik und Diagnostik

Hinweisend sind Anamnese, der abdominelle Tastbefund, der Auskultationsbefund mit Darmatonie und Meteorismus sowie durch die bildgebenden Verfahren Sonographie, Röntgenübersichtsaufnahmen und CT/MRT-Untersuchungen.

Einteilung – Klassifikation

Grad I: Abquetschung des Duodenums (Abb. 9.15a), das unverschieblich retroperitoneal lokalisiert ist und gegen das feste Widerlager der Wirbelsäule gepresst wird. Bei jeder Laparotomie wegen eines stumpfen Bauchtraumas muss das Duodenum nach Kocher mobilisiert werden, um eine retroperitoneale-retroduodenale Duodenalruptur auszuschließen.

Grad II: Berstungsruptur des Darms (Abb. 9.15b), vor allem dann, wenn gefüllte Darmschlingen durch ein lokales Trauma getroffen werden, wobei der Darminhalt nicht so schnell entweichen kann wie die zeitliche Abfolge des Traumas.

Grad III: Kombinierte Wandruptur mit Pankreasverletzung, Darmprolaps in Locum minoris resistentiae (Abb. 9.15c).

Grad IV: Abriss des Mesenteriums vom Darm (Abb. 9.15d) oder Abreißen des Darms an Stellen, an denen ein fixierter Darmabschnitt an einen frei beweglichen grenzt (z. B. Flexura duodenojejunalis), bei tangentialer Gewalteinwirkung. Duodenalzerreißung und komplette Pankreasruptur.

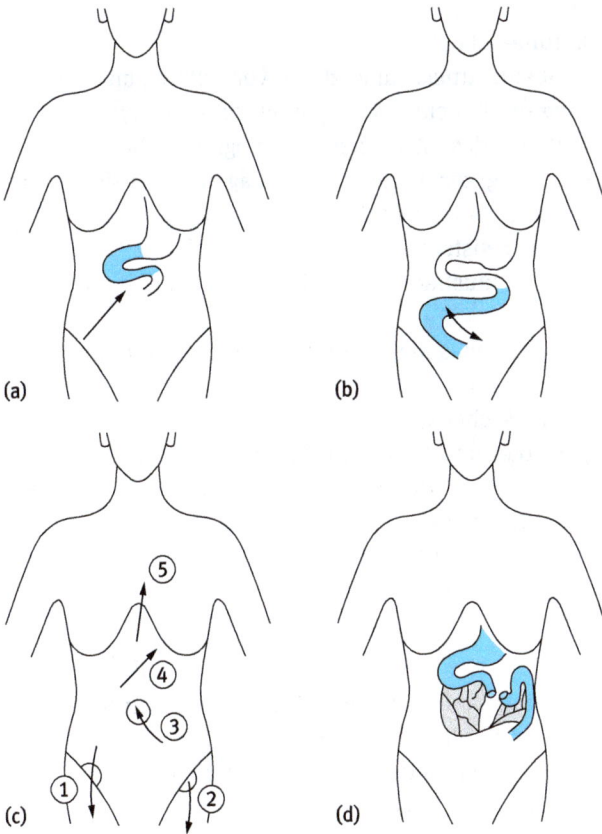

Abb. 9.15: Traumatische Duodenum-/Dünndarmverletzungen. (a) Abquetschung des Duodenums; (b) Berstungsruptur des Dünndarms mit retroperitonealer Ruptur oder Blutung; (c) Darmprolaps in Locum minoris resistentiae. 1: Inguinalhernie, 2: Femoralhernie, 3: Nabelhernie, 4: Hiatushernie, 5: Larrey'sche Hernie. (d) Abriss des Mesenteriums und der Mesenterialgefäße vom Darm bei Einwirkung von stumpfer Gewalt auf das Abdomen.

Zusammenfassung der Duodenalverletzungen
- Grad I: Kontusion/Wandhämatom
- Grad II: Isolierte, gedeckte Wandruptur
- Grad III: Kombinierte offene Wandruptur mit Pankreasverletzung
- Grad IV: Duodenalzerreißung und komplette Pankreasruptur

Symptomatik der einzelnen Zustandsbilder
1. Abquetschung des Duodenums:
   a) umschriebene Druck- und Klopfschmerzhaftigkeit im Hypochondrium dextrum;
   b) Verletzungsschock;
   c) Pulsverlangsamung infolge von Vagusreiz;
   d) Reflektorische Darmparalyse.
2. Berstungsruptur des Darms:
   a) Verletzungsschock, Blutungsschock;
   b) Rektaler Befund ergibt oft eine druckschmerzhafte Vorwölbung im Douglas;
   c) diffuse Abwehrspannung der Bauchdecken (paralytischer Ileus);
   d) Röntgenübersichtsaufnahme des Abdomens, sonographische Untersuchung, CT/MRT-Untersuchung: sichtbare subdiaphragmale Luftsichel und duodenale Wandschädigung, Pankreasruptur.
3. Darmprolaps in Locum minoris resistentiae:
   a) sichtbare Vorwölbung als Rektushernie, Nabelhernie, Inguinalhernie, Femoralhernie;
   b) Risse im Bereich des Diaphragmas mit nachfolgendem Darmprolaps.
4. Abriss des Mesenteriums vom Darm:
   a) Verletzungsschock, Blutungsschock;
   b) rektaler Befund: vorgewölbter und schmerzhafter Douglas-Raum;
   c) diffuse Abwehrspannung der Bauchdecken (Peritonitis, paralytischer Ileus);
   d) röntgenologisch sichtbare Luftsichel;
   e) Abdomen CT/MRT-Untersuchung: Blut im Abdomen;
   f) trotz Bluttransfusion Zustandsbild des Schocks.

Indikation zur Operation
1. bei klinischem, röntgenologischem oder CT/MRT-Hinweis auf Berstungsruptur des Darmes und intraabdomineller Blutung,
2. bei nicht reponierbarem Eingeweideprolaps an prädisponierten Stellen,
3. bei klinischem Verdacht auf Mesenterialriss.

!
1. Therapieresistenter Blutungsschock durch Mesenterialeinrisse mit Gefäßverletzungen.
2. Eine häufige, nicht erkannte Organläsion ist (neben Pankreasverletzungen) die retroperitoneale Duodenalruptur. Bei jeder Laparotomie wegen eines stumpfen Bauchtraumas stets Mobilisation des Duodenums und Inspektion der Duodenalrückwand (Ödem, gallige Verfärbung, Luftblase im Gewebe).

3. Intramurales Duodenalhämatom, das zu einer Obturation des Darmlumens führen kann (besonders bei Kindern); Entlastung durch Inzision der Serosa.

9.14 Traumatische Verletzungen des Dickdarms

Leitsymptome und Diagnostik

1. Etwa 3 % aller stumpfen Bauchtraumen führen zu isolierten Kolonverletzungen, wobei der Entstehungsmechanismus analog dem bei Dünndarmverletzungen ist: Quetschungs- bzw. Berstungsläsion.
2. Da ein ziemlich großer Dickdarmabschnitt dem Retroperitoneum angehört, kommt es bei derartigen Verletzungen mit Austritt vom Dickdarminhalt zur Ausbildung einer diffusen Peritonitis, u. U. zu einer retroperitonealen Eiterung und zu Kotphlegmonen.
3. Immer die Möglichkeit einer zweizeitigen Darmruptur nach stumpfem Bauchtrauma im Auge behalten. Durch das Trauma auf einen leeren Dickdarmabschnitt gegen die Wirbelsäule als Widerlager entsteht zunächst eine Wandschädigung mit umschriebener Nekrose und späterer Perforation.
4. Diagnostisch verwertbar ist die Röntgenübersichtsaufnahme im Stehen, die bei Darmruptur eine subphrenische Gasansammlung zeigt. Der rektale Gastrografin-Einlauf und das Röntgenbild in zwei Ebenen ergeben ebenfalls eine sehr zuverlässige Aussage über eine perforierende Darmverletzung. Weitere diagnostische Maßnahmen sind: CT-/MRT-Untersuchungen oder eine diagnostische Laparoskopie.
5. Eine weitere wichtige und zuverlässige diagnostische Methode ist die Koloskopie.

Indikation zur Operation

1. Glattrandige Stichverletzungen oder Rupturen: primäre Naht oder Resektion ohne Anus praeter, wenn die Operation unmittelbar im Anschluss an den Unfall durchgeführt wird.
2. Bei Verletzungen, die länger zurückliegen: Resektion von desquamiertem Gewebe bis zu vitalen Darmabschnitten und Vorlagerung dieses Darmabschnittes (doppelläufiger Anus praeter). Einlegen von zwei bis drei Robinson-Drainagen in das Abdomen.

9.15 Traumatische Verletzungen des Pankreas

Leitsymptome

Bei jedem stumpfen Bauchtrauma, insbesondere nach Fahrradstürzen müssen Kinder im Hinblick auf eine Pankreasläsion untersucht werden:

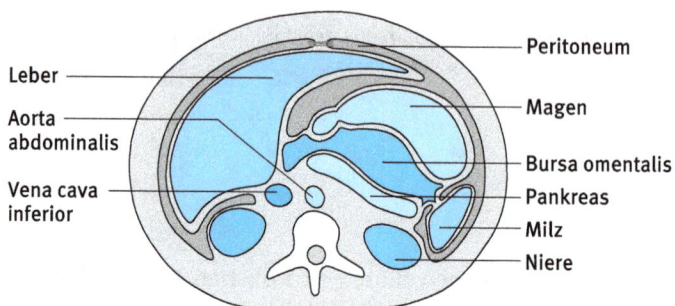

Abb. 9.16: Bauchquerschnitt, linke Seite; Bursa omentalis: anatomische Verhältnisse (aus: Waldeyer, Anatomie des Menschen, Walter de Gruyter, Berlin, 2014).

1. Prellmarken auf der Bauchdecke;
2. Druckschmerz bei der Palpation im Oberbauch;
3. Spontane Bauchschmerzen;
4. Temperaturerhöhung;
5. Erhöhte Amylase im Blut;

Diagnostik: Man soll sich Zeit nehmen für die Anamnese. Man soll den Patienten genau untersuchen und den Bauch abtasten. Bildgebende Verfahren sind: abdomineller Ultraschall und CT-/MRT-Untersuchungen. Bei jedem stumpfen Bauchtrauma und erfolgter Laparotomie/diagnostische Laparoskopie ist die Bursa omentalis (Abb. 9.16) zu öffnen und das Pankreas genau zu inspizieren und abzutasten. Typische Verletzungen sind partielle oder totale Rupturen des Pankreas in Höhe der Wirbelsäule. Das Pankreas muss in jedem Fall intraoperativ abgetastet werden, da nur so eine Ruptur sicher festgestellt werden kann. Wird eine Pankreasverletzung übersehen, so entwickelt sich innerhalb kurzer Zeit eine Pankreatitis mit Fettgewebsnekrosen, Sequestration, Abszessen und Pseudozysten.

Die Pankreasruptur ist die häufigste übersehene Organverletzung im Abdomen.

Operationsindikation
1. Bei kompletten Rupturen erfolgt die Resektion des Pankreasschwanzes und Übernähung des proximalen Teils. Ist der Pankreasschwanz bei kompletter Ruptur nicht kontusioniert oder verletzt, so kann man eine organerhaltende Operation durchführen im Sinn einer Gangrekonstruktion oder einer Roux'-schen Y-Anastomose mit Drainage des Pankreasschwanzes über eine ausgeschaltete Dünndarmschlinge. Dadurch bleiben dem Patienten die Insulinreserven erhalten (Schwemmle, Grabner).

2. Bei Kapselrissen und oberflächlichen Parenchymeinrissen ohne Gangverletzung und Gefäßläsion erfolgt lokal eine Übernähung mit Netzdeckung (Abb. 9.17).

3. In beiden Fällen (Operationsindikation 1 und 2) wird das Abdomen (Bursa) mit ein bis zwei Robinson-Drainagen entlastet.

Die Abb. 9.17 gibt eine Übersicht über die verschiedenen traumatischen Pankreasläsionen.

> Die Unversehrtheit des Pankreasganges ist der Parameter, der das chirurgische Vorgehen bestimmt. Jede Gangverletzung macht eine Resektionsbehandlung (bzw. Y-Anastomose) notwendig, auch Gangrekonstruktionen sind möglich. Im Zweifelsfall intraoperativ endoskopische Gangdarstellung. Bei jedem stumpfen Bauchtrauma müssen immer die Amylase und die Lipase bestimmt werden, die bereits nach 12 Stunden eine signifikanten Anstieg zeigen. **!**

Findet man keine Pankreasverletzung auf der Vorderseite, so ist immer die Pankreasrückkseite zu inspizieren und digital abzutasten (retropankreatische Ruptur).

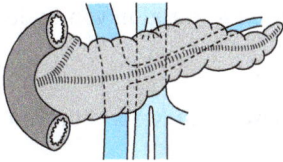

Typ 1: Pankreaskontusion ohne Organruptur

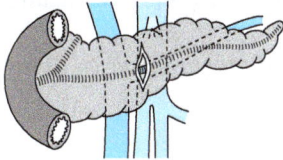

Typ 2: Pankreaskapselriss/oberflächlicher Parenchymriss ohne Gangverletzung

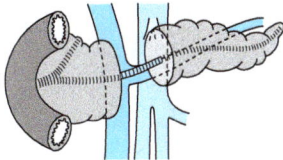

Typ 3: subtotale Pankreasruptur

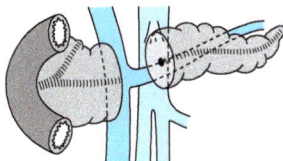

Typ 4: komplette Pankreasruptur

Abb. 9.17: Formen der Pankreasverletzungen.

9.16 Traumatische Verletzungen der Leber

Einteilung

Im Wesentlichen kommen folgende *Verletzungsmöglichkeiten* in Betracht:
– Kapselrisse;
– subkapsuläres Hämatom;
– Parenchymrisse;
– zentrale Rupturen.

Einen Überblick über die einzelnen Lebersegmente gibt die Abbildung 9.18.

Leitsymptome und Diagnostik

1. Zeichen des Verletzungs- und *Blutungsschocks*.
2. *Ein- oder beidseitiger Schulterschmerz* (besonders bei diaphragmanahen Verletzungen).
3. *Abdomineller Druckschmerz*, peritoneale Reizerscheinungen mit Zwerchfellhochstand besonders bei subphrenischen Blutungen. Vergrößerung der Leberdämpfung. Man beachte, dass auch flächenhafte Blutergüsse in tieferen Bauchdeckenschichten eine innere Blutung überlagern bzw. ein akutes Abdomen durch schmerzbedingte Abwehrspannung vortäuschen können.
4. *Bradykardie* durch Übertritt von Galle ins Blut bzw. durch Resorption von Galle aus der Bauchhöhle.
5. Anstieg der *Leukozyten* über 15.000.
6. Singultus, Ikterus durch Übertritt von Galle ins Blut bzw. durch Resorption von Galle aus der Bauchhöhle.
7. Transaminasenanstieg bei stumpfem Bauchtrauma deutet auf eine Verletzung des Leberparenchyms hin.
8. *Intraabdominelle Diagnostik von Organverletzungen und Blutungen durch Ultraschall, CT und MRT.*

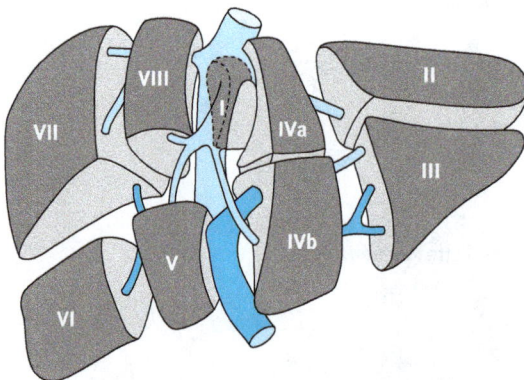

Abb. 9.18: Einteilung der Lebersegmente, Segment I bis Segment VIII.

Besonders zu beachten bei Hinweisen auf eine Leberruptur

Oft kommt es zu Leberrupturen nach einem stumpfen Bauchtrauma ohne äußerlich sichtbare Hautkontusionsmarken, oft geht aber ein typisches Unfallereignis voraus: Sturz oder Stoß nach vorne bei Autounfällen mit rechtsseitiger Quetschung. Beim Anprall der Leber gegen den knöchernen Thorax oder gegen die Wirbelsäule kommt es zu einem Contrecoup, bei Sturz aus großer Höhe zu Zugwirkungen am Ligamentum teres hepatis. Der Grund für die leichte Verletzbarkeit der Leber liegt in der geringen Elastizität und Kompressibilität und in der fehlenden Ausweichmöglichkeit im Bauch.

Man achte bei einem stumpfen Bauchtrauma mit traumatischer Leberläsion auf folgende Kombinationsverletzungen:
- Thoraxverletzungen zu 30–40 %;
- Magenverletzungen zu ca. 24 %;
- Nierenverletzungen zu ca. 10 %;
- Rest übrige Organe.

$7/8$ aller Leberverletzungen treten bei Autounfällen bzw. Verkehrsunfällen auf. Kinder mit innerer Blutung haben innerhalb der ersten 24 Stunden eine Temperatur von 38–39 °C. Beim Erwachsenen gehen die peritonealen Reizerscheinungen oft im Verletzungsschock unter. Bei allen stumpfen Bauchtraumen muss, besonders bei Kindern, bei akuter Verschlechterung nach einem Intervall der Besserung eine zweizeitige Ruptur eines subkapsulären Hämatoms der Leber ausgeschlossen werden. In allen Fällen ist auch eine Pankreasruptur auszuschließen.

Indikation zur diagnostische Laparoskopie/Operation

Diese ist nach klinischen Untersuchungen und bildgebenden Verfahren durch Sonographie/CT/MRT bei geringstem Verdacht auf Leberruptur unverzüglich zu stellen.

Versorgung der Blutungsquellen

1. Tamponade/Kompressen intraabdominell als allererste Sofortmaßnahme bei diffuser Blutung aus der rupturierten Leber. Hierzu muss die Leber mobilisiert werden, d. h. das Ligamentum falciforme hepatis ist partiell unterhalb des Zwerchfells zu durchtrennen. Ebenso ligamentäre Verbindungen zu benachbarten Organen.
2. Abklemmen der Pfortader/Arteria hepatica im Ligamentum hepatoduodenale (Ischämietoleranz 20–40 min).
3. Bei Blutungen aus zentralen Lebervenen oder Vena cava inferior: intrakavaler Shunt (intrakavale Schienung) mit anschließender Gefäßversorgung. Dadurch ist die endgültige Blutungsstillung durch Naht (Ligatur oder Rekonstruktion) oder Resektion möglich.

Versorgung der Leberparenchymverletzung

1. Entfernung von devitalisiertem Gewebe.
2. Resektionsflächen werden dann mit Matrazennähten adaptiert und gegen Blut- und Galleaustritt mit Gewebekleber abgesichert.
3. Blutet es dennoch arteriell weiter: selektive Ligatur der Arteria hepatica sinistra oder dextra.
4. In seltenen Fällen kann auch eine Blutstillung an der rupturierten Leberseite mit monopolarer Argon-Koagulation erfolgen.

9.17 Ruptur eines Aortenaneurysmas bzw. arterielle Blutung in die Bauchhöhle

Achtung – höchste Lebensgefahr! Aneurysmen sind zirkumskripte Gefäßerweiterungen (arteriell oder venös). Sie haben 4 Gefahren: Kompression benachbarter Strukturen, Thrombosen, Embolien und Wandruptur. Arteriosklerose ist die häufigste Ursache. Seltene Ursachen sind: Trauma, Entzündungen, Gefäßerweiterungen. Am häufigsten kommt das Aortenaneurysma mit 85 % infrarenal vor, in 15 % liegen thorakale und thorako-abdominelle Aneurysmen vor.

Morphologie – Aneurysma-Typen

1. **Aneurysma verum:** alle 3 Wandschichten der Aorta sind erweitert;
2. **Aneurysma spurium:** es liegt ein perivasculäres Aneurysma vor. Dieses ist entstanden durch Gefäßpunktion, Gefäßverletzung oder im Gefäßanastomosenbereich;
3. **Aneurysma dissecans:** das Aneurysma liegt zwischen der Media und der Adventicia der Gefäßwand. Dieses Aneurysma entsteht durch Ruptur und Blutung aus den vasa vasorum mit intramuralem Hämatom.

Leitsymptome – Aneurysma-Typen

Asymptomatisches Aneurysma: Es kommt mit 80 % am häufigsten vor. Es verursacht keine Beschwerden. Der Bauch kann vorgewölbt sein, bei der Auskultation hört man ein Strömungsgeräusch. Im Ultraschallbild erkennt man eine zirkumskripte Gefäßerweiterung.

Symptomatisches Aneurysma: Die Patienten haben Bauchschmerzen und Rückenschmerzen durch Expansion des Aneurysmas. Durch Thrombosen/Embolien mit akuten Beschwerden in den Beinen. Dieses Beschwerdebild wird oft fehlinterpretiert durch möglicherweise orthopädische oder urologische Erkrankungen.

Diagnostik

1. Tastbarer abdomineller Tumor.
2. Auskulatation: pulssynchrones Rauschen und Schwirren.
3. Ultraschall: Größe und Ausdehnung des Aneurysmas lassen sich damit feststellen.
4. Röntgenbild: schalenförmige Verkalkungen in der Aneurysmawand.
5. CT/MRT-Untersuchungen (Angiographien).
6. Klinisch: abdominelle Schmerzen, Schockzustand insbesondere beim gedeckt rupturierten Aortenaneurysma.

Nur bei sofortiger Indikationsstellung zur Operation kann der Patient gerettet werden.

Blutungen, nach vorausgegangenem stumpfen Bauchtrauma, besonders aus Aneurysmen der Aorta meistens infrarenal, führen meist innerhalb kurzer Zeit infolge des akuten Blutungsschocks zum Tode, da der Zeitraum vom Unfallort zur Klinik für ein erfolgreiches therapeutisches Eingreifen meist zu lang ist. Besteht noch Hoffnung (bei gedeckter Ruptur mit Blutung in das Retroperitoneum), den Patienten aus dem Blutungsschock zu befreien, sofort Laparotomie und Bluttransfusionen von verschiedenen Venen aus. Analog zum klinischen Verlauf dazu sind Rupturen der thorakalen *Aorta* und Blutungen aus posttraumatischen Aneurysmen.

Aortenaneurysma-Ruptur

Leitsymptom sind sehr starke Bauch- und Rückenschmerzen mit akutem Abdomen. Es kann eine gedeckte Ruptur vorliegen, gedeckt durch das Retroperitoneum mit dringlicher Operationsindikation. Es kann aber auch eine freie Perforation und eine abdominelle Blutung vorkommen, wobei die massive Blutung prognosebestimmend ist.

Diagnostik

Die abdominelle Sonographie ist zuverlässig. Zur genauen Größenbestimmung und zur anatomischen Lagebeziehung wird eine CT-/MRT- oder eine digitale Subtraktionsangiographie durchgeführt.

Seltene Aneurysmen

- Punktionsaneurysma (Häufigkeit 5 %), z. B. nach Punktionen und Einführung von Kanülen in der Arteria femoralis.
- Infiziertes Aneurysma, bedingt bakteriell oder mykotisch Infektionen, die aus Infektionen in unmittelbarer Nachbarschaft zu dem Gefäß stattgefunden haben.

- Subclavia-Aneurysma verursacht durch eine vorgeschaltete Arterieneinengung mit post-stenotischem Aneurysma.
- Naht-Aneurysma im Gefäß-Naht-Bereich.
- Becken-Arterien-Aneurysma: Sie können oft symptomlos ohne initiale Symptome sein.
- Arteria-Carotis-Aneurysma: Hier liegt eine besondere Gefährdung der Patienten durch Embolien vor.
- Milz-Arterien-Aneurysma: Diese Aneurysmen sind symptomarm, sie verursachen selten Oberbauchbeschwerden. Sie haben eine hohe Rupturgefahr mit einer Letalität von über 70 %.
- Poplitea-Aneurysma: Sie sind arteriosklerotisch bedingt mit einer Gefäß-Obstruktionsgefahr und sollen deshalb möglichst rasch operiert werden.

Vorgehen

Im Einzelfall ist bei asymptomatischen Aneurysmen keine dringende Operation notwendig, insbesondere dann wenn das Aneurysma unter 6 cm im Durchmesser beträgt. In diesen Fällen beträgt die Rupturgefahr unter 5 %. Bei symptomatischen Aortenaneurysmen ist dagegen eine Operationsindikation gegeben, wobei folgendermaßen vorgegangen werden soll:
- Aufnahme auf der Intensivstation und Monitor-Überwachung;
- mehrere venöse Zugänge;
- Blutabnahmen, Blutgruppenbestimmung und Blutkreuzung;
- kardiologisches Konsil.

9.18 Nierenruptur

Verletzungen der harnbildenden und harnableitenden Organe beim stumpfen Bauchtrauma und Polytrauma

Urogenitalverletzungen werden zu 75 % durch Verkehrsunfälle verursacht. Die Hämaturie ist das Leitsymptom. Die häufigsten Verletzungsfolgen sind: Nierenverletzungen Typ a–b, Harnleiterverletzungen, Harnblasenverletzungen, Verletzungen der männlichen Harnröhre, Verletzungen des Penis, Hoden- und Skrotalverletzungen. Entscheidend sind die Anamnese, der Unfallmechanismus, die abdominelle Sonographie, der Urinbefund sowie das Ergebnis der CT/MRT-Untersuchung.

Infolge stumpfer Gewalteinwirkung auf die seitliche Bauchwand, die seitliche Rückenpartie oder den Mittelbauch kommt es neben äußerlich sichtbaren Hautschürfmarken zu traumatisch bedingten Nierenläsionen. Die drei *Grundtypen* der Nierenverletzungen zeigt Abb. 9.19.

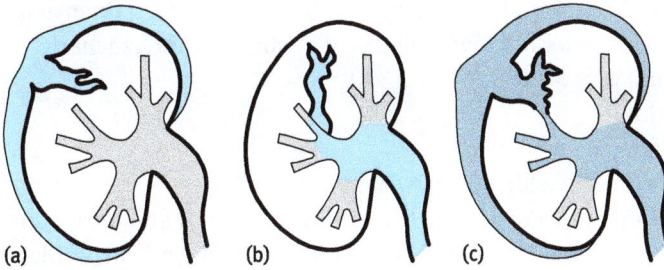

Abb. 9.19: Verschiedene Formen der Nierenverletzungen. (a) Einriss des Nierenparenchyms ohne Verletzung des Hohlraumsystems. (b) Nierenparenchymruptur und Blutung in das Hohlraumsystem. (c) Nierenparenchymruptur mit Kommunikation in das Hohlraumsystem und perirenalem Hämatom. In 85 % der Fälle sind weitere Organe mitverletzt.

Leitsymptome

1. *Einriss der Nierenkapsel ohne Parenchymverletzung oder Einriss des Nierenparenchyms* ohne Verletzung des Hohlraumsystems, meist mit perirenalem Hämatom, mit folgender Leitsymptomatik (Nierenkontusion):
   a) keine Hämaturie;
   b) Flankenschmerz, Flankenschwellung;
   c) Psoassyndrom;
   d) peritoneale Zeichen;
   e) Zunahme der Flankendämpfung.
2. *Nierenparenchymruptur mit Blutung ins Hohlraumsystem.* Charakteristisch ist, neben unter 1. bereits genannten Symptomen, die ausgeprägte Hämaturie. Einschränkung siehe oben. Genaue Kreislaufüberwachung notwendig.
3. *Nierenparenchymruptur mit und ohne Gefäßabrisse, mit perirenalem Hämatom* und Kommunikation der Blutungsquelle mit dem Hohlraumsystem. Charakteristische Leitsymptome:
   a) Hämaturie;
   b) Blutungsschock;
   c) Flankenschmerz, positiver lumbaler Klopfschmerz, Flankenschwellung, Zunahme der Flankendämpfung;
   d) peritoneale Zeichen;
   e) Psoassyndrom.

> Fehlende Hämaturie kann auch auftreten bei Ureter- oder Nierenstielabrissen. Fehlende Hämaturie kann auch verursacht werden durch Verlegung des Ureters durch Blutkoagula. Fehlende Hämaturie muss kritisch beurteilt werden und kann nicht immer beurteilt werden als Nierenkontusion. **!**

Diagnostik

1. Wiederholte Kontrolle des Patienten, genaue Markierung der Dämpfungslinie, Kontrolle des Kreislaufes, Laboruntersuchungen.

2. Sonographie, CT/MRT haben als bildgebende diagnostische Verfahren eine Leitfunktion. Urogramm oder Angiographien sind Ergänzungsuntersuchungen. Sie geben Aufschluss über:
   a) Seitenlokalisation;
   b) Ausmaß der Verletzung;
   c) Nachweis einer funktionstüchtigen zweiten Niere.
3. Zystoskopie und Urethro-Zystographie; keine diagnostische Katheterisierung wegen weiterer Verletzungsgefahr und fehlender Möglichkeit eindeutiger Diagnosestellung.
4. Laparoskopie.

Indikation zur Operation

In 75 % der Patienten mit einem Nierentrauma ist eine konservative Therapie indiziert und eine Operation nicht nötig.

Operationsindikation:

1. Nicht beherrschbarer protrahierter Schock. Eine hypovolämisch bedingte Schocksymptomatik findet man bei isolierter Nierenruptur selten. Ein Blutungsschock spricht somit für eine zusätzliche intraabdominelle oder intrathorakale Verletzung.
2. Kontrastmittelextravasate im Urogramm und Angiogramm.
3. Fehlende Kontrastmittelausscheidung der verletzten Nieren. Funktionsausfälle von Nierenabschnitten, pathologische Gefäßabbrüche.
4. Unstillbare Makrohämaturie.
5. Posttraumatischer paranephritischer Abszess oder Phlegmone.

Vorgehen bei traumatischen Nierenläsionen

Verletzung der Niere	Therapie konservativ exspektativ	Therapie operativ Naht + Drainage	Rekonstruktion	Nephrektomie
Kontusion	×			
intrarenale Ruptur	×			
subkapsuläres Hämatom	×			
Einriss mit Hämatom	×	×		
Querruptur ohne Eröffnung des Hohlraumsystems		×		
Querruptur mit Eröffnung des Hohlsystems			×	
Gefäßverletzung			×	
Stielabriss				×
Zertrümmerung				×
Nekrose				×

9.19 Harnleiterverletzungen

Unfallmechanismus-Leitsymptome
Der Harnleiter kann aus dem Nierenbecken durch ein stumpfes Bauchtrauma oder durch einen Sturz einreißen oder abreißen. Am Rücken oder an den seitlichen Körperpartien sind Prellmarken und Hämatome zu sehen. Es bestehen lokale Schmerzen in der rechten und linken Flanke und im Unterbauch. Es können eine Makro-Hämaturie oder eine Mikro-Hämaturie bestehen.

Diagnostik
Über ein Urogramm kommt es zu einem Kontrastmittelaustritt aus dem Nierenbecken bzw. aus dem Ureter. Dies kann dann auch durch eine Sonographie oder durch eine CT/MRT-Untersuchung festgestellt werden.

Therapie
Operative Rekonstruktion des Nierenbeckens oder Anastomose des Ureters mit dem Nierenbecken.

9.20 Blasenverletzungen

Leitsymptome
Blasenrupturen entstehen meist bei stumpfer Gewalteinwirkung auf den Unterbauch, meist verbunden mit Beckenbrüchen. Blasenverletzungen gehen in 95 % mit Beckenfrakturen einher. Man unterscheidet:
1. *Extraperitoneale Blasenruptur.* Durch Urinaustritt in den retropubischen Raum und in die Dammgegend kann sich eine Urinphlegmone ausbilden. Das Skrotalödem ist die Folge eines Urininfiltrats in der Skrotalgegend. Gelengtlich beobachtet man auch ein suprasymphysär lokalisiertes Urininfiltrat.
2. *Intraperitoneale Blasenruptur.* Dabei kommt es zur Ausbildung eines Ergusses im Abdomen, Darmatonie, Erbrechen, paralytischer Ileus, Meteorismus und zu einer beginnenden Peritonitis. Die Schocksymptome bei intraperitonealer Ruptur sind ausgeprägter als bei extraperitonealer Ruptur.
3. *Geschlossene Blasenverletzungen.* (Kontusion, inkomplette Ruptur) neben dem Verletzungsschock zunächst starker Harndrang ohne Entleerung, später mit Ausscheidung sanguinolenter Uringmengen.

Hauptgefahren der offenen und geschlossenen Blasenverletzungen sind:
- Beckenphlegmone (extraperitoneale Ruptur);
- Peritonitis;
- Urämie (intraperitoneale Ruptur).

Diagnostik

Die retrograde Urethrozystographie ermöglicht die Feststellung eines Kontrastmittelextravasats.

Operationsindikation

Sobald der geringste klinische Verdacht, vor allem bei vorhandenen Beckenfrakturen, auf eine derartige Läsion gegeben ist, sollte sofort die *Indikation zur Operation* erfolgen:
– suprapubische Ableitung;
– Entleerung des Hämatoms;
– Versorgung der Blasenwunde;
– Drainage des Cavum Retzii;
– Gewährleistung der Harnableitung.

Bei einer extraperitonealen Läsion mit nur minimaler Wandruptur kann eine suprapubische oder transurethrale Drainage ohne Operation durchgeführt werden. Bei intraperitonealer Ruptur ist die Blasenverletzung operativ zu versorgen.

> **!** Kombinationsverletzungen: Harnröhre, Blase.

9.21 Verletzungen der Harnröhre

Einteilung

Man unterscheidet:
– Offene Verletzungen (penile Harnröhre).
– Geschlossene Verletzungen. Sie betreffen am häufigsten die vordere penile Harnröhre (Quetschung) und die hintere bulbäre Harnröhre. Die infradiaphragmale und supradiaphragmale Harnröhrenverletzungen kommen bei Männern häufiger vor als bei Frauen.

Leitsymptome

Lokales Hämatom und starke Schwellung im perinealen Bereich. Harndrang, der sehr intensiv und ungewohnt ist bei gleichzeitiger Schwierigkeit Urin zu entleeren. Blutung aus der Harnröhre. Schmerzen in der Dammgegend.

Diagnostik

– Verlässliche bildgebende Verfahren sind: Sonographie, retrograde Urethrographie mit hochstehender Blase und mit einem Extravasat in Bezug auf die Urethra und MRT-Untersuchungen.

– Bei Verletzungen der Schambeinäste und der Symphyse ist immer primär an Harnröhrenverletzungen zu denken und nach ihren Symptomen zu suchen.

– Die Diagnose der Harnröhrenverletzung erfolgt durch Untersuchung des Spontanurins (nie des Katheterurins) und durch die röntgenologische Darstellung der Harnröhre vom oriphicium urethrae externum her. Die Urethrographie erfolgt nach Injektion von Urografin in die Harnröhre und in die Blase, in Seitenlagerung des Patienten. Dabei lässt sich die Harnröhre in ihrer gesamten Ausdehnung darstellen und zeigt Kontinuitätsunterbrechungen.

– Bei Verdacht auf Verletzungen der Blase wird in analoger Weise verfahren und nach Kontrastmittelaustritten im Blasenbereich gefahndet.

– Die Therapie der Urethralverletzungen besteht in der suprapubischen Harnableitung und der transvesikalen Schienung der Harnröhre mit Hilfe eines Ballonkatheters durch die verletzte Harnröhre nach außen.

– Durch Zug an diesem Ballonkatheter werden die beiden Harnröhrenstümpfe so einander angenähert, dass eine spontane Heilung meist ohne narbige Striktur erfolgt.

Therapeutische Maßnahmen

Dringlich sind immer die Gewährleistung der Harnableitung und die Drainage von Extravasaten und Hämatomen. Bei offenen Verletzungen ist die operative Korrektur der Harnröhre und des verletzten Corpus cavernosum sofort indiziert.

Vorgehen bei geschlossenen Verletzungen

Die perkutane suprapubische Ableitung des Urins ist die vordringlichste Maßnahme.

Bei geschlossenen Verletzungen der Harnröhre wird die primäre konservative Versorgung oder die Einleitung rekonstruktiver Maßnahmen angestrebt. Grundsätzlich sollte keine zirkuläre Harnröhrennaht durchgeführt werden, die rekonstruierte Harnröhre sollte durch einen Ballonkatheter geschient und die Blase suprapubisch entlastet werden.

Indikationen zum jeweiligen Vorgehen

1. Perinealer oder bulbärer Harnröhrenabriss:
   a) Zugang vom Damm her;
   b) hemizirkuläre Adaption;
   c) Versenkung der geschlitzten Harnröhrenstümpfe nach Michalowski/Modelski oder Johanson-Plastik.
2. Membranöse Harnröhrenruptur:
   a) hemizirkuläre Adaptationsnaht bei liegendem Katheter;

b) suprapubische Ableitung;

c) nahtlose Adaptation der Stümpfe durch transurethralen Katheter unter Zug.

3. Intrapelviner Harnröhrenabriss:

a) Stumpfadaptation durch Katheter unter Zug mit wenig Adaptationsnähten;

b) Zugang vom retrosymphysären Raum her;

– Ruptur der Harnröhre am Blasenhals: direkte Naht über dem Katheter.

! **Beachte:** Vorteile der suprapubischen Ableitung bei gleichzeitiger Schienung der readaptierten Urethra bei allen Harnröhrenverletzungen:

1. Entlastung der verletzten Harnröhre;
2. Vermeidung lokaler Infektionen durch Extravasate;
3. komplikationsarme Wundheilung bei geringer Strikturausbildung.

9.22 Penisverletzungen

Folgende Verletzungen können vorkommen: Hautablederung, Einriss der Corpora cavernosa und Frenulumeinriss mit Blutung.

Die Erstversorgung besteht in einer Wundreinigung, Ligatur oder Koagulation von blutenden Gefäßen und einer dringlichen urologischen Konsultation. Eine Schmerztherapie und eine antibiotische Therapie sind einzuleiten. Die Tetanusauffrischimpfung ist anhand des Impfpasses zu überprüfen.

9.23 Skrotumverletzungen, Hodenverletzungen

Verletzungsfolgen können sein: Hautablederungen, offene Wunde, Dammverletzungen, Hodenverletzungen, Bluterguss.

Die vordringlichste Maßnahme ist die chirurgische Versorgung der Wunde. Es handelt sich um einen Notfall, der in Allgemeinnarkose behandelt werden sollte: Schmerztherapie und Antibiotikaapplikation i. v., Blasenkatheter, Wundrevision mit Exzision von nekrotischem Gewebe, Hämatomentfernung, Blutstillung, Eröffnung der Hodenhüllen, Naht des Hodengewebes bei Ruptur, Wunddrainage.

9.24 Zwerchfellriss

Ursache für Rupturen des Zwerchfells sind stumpfe Thoraxtraumen, stumpfe Bauchtraumen oder Kombinationsverletzungen mit Kompression von Thorax oder

Abdomen. Oft liegt ein Polytrauma vor und die Zwerchfellruptur wird zunächst nicht erkannt. Die Ruptur erfolgt fast immer am Übergang vom muskulären Zwerchfellanteil zum sehnigen Abschnitt (Centrum tendinium).

Diagnostik

1. Röntgenübersichtsaufnahme des Thorax im Stehen. Bei Zwerchfellläsionen kommt es zu einem Zwerchfellhochstand und Luftblasen im Thorax. Weitere Untersuchungen sind CT/MRT-Untersuchungen.
2. Gastrografininstillation über eine Magensonde und Kontrastdarstellung des Intestinums, das in der rechten und linken Thoraxhälfte verlagert sein kann.
3. Die Zwerchfellbeweglichkeit ist bei der Röntgenkontrolldurchleuchtung eingeschränkt und zeigt eine paradoxe Beweglichkeit.
4. Zwischen Trauma und diagnostiziertem Prolaps von Eingeweiden in den Thorax kann ein monatelanges, oft jahrelanges Intervall bestehen.

Weitere klinische Erscheinungsbilder sind:
Posttraumatische pulmonale Symptome sind unterschiedlich stark, je nach Größe der Eventration von Baucheingeweiden in den Thorax:
- Atemnot;
- Hämatothorax, Pneumothorax;
- atemsynchroner Schmerz;
- Schonung der betroffenen Seite bei den Atemexkursionen;
- Lageveränderungen des Herzens und des Mediastinums mit venöser Rückflussstauung zum Herzen;
- kompensatorische Tachykardie;
- Lungenatelektase;
- schwerer Schockzustand;
- retrosternales Druckgefühl;
- wenn die Ruptur übersehen wurde können Folgeerscheinungen später auftreten in Form von Zwerchfellrelaxation, Zwerchfellhernien und Lungenzysten.

Gastroinestinale Störungen gehen mit Brechreiz, Erbrechen, kolikartigen Oberbauchbeschwerden und ileusartigen Zustandsbildern einher.
Das zuverlässige diagnostische Untersuchungsverfahren besteht in:
1. Röntgenübersichtsaufnahmen des Thorax im Stehen mit Zwerchfellhochstand und Luftblasen im Thorax und MRT-Untersuchungen;
2. Gastrografininstillation über die Magensonde und Kontrastdarstellung von Intestinum in der rechten und linken Thoraxhälfte;
3. Zwerchfellbeweglichkeit unter Röntgenkontrolldurchleuchtung (eingeschränkt, paradoxe Beweglichkeit).

> **!** Bei intraabdomineller Drucksteigerung kommt es meist zur Berstung der Zwerchfellkuppe, bei intrathorakaler Drucksteigerung zum Abriss der Muskelansätze des Diaphragmas an den Rippen (Pars costalis, Pars umbilicalis).
> Fast ausschließlich erfolgt der Muskelabriss im Bereich der linken Ansatzstelle (80–90 %), da auf der rechten Seite die Leber eine schützende Funktion ausübt. In den meisten Fällen ist die Ruptur des Diaphragmas eine Teilläsion im Rahmen einer Mehrfachverletzung, die je nach dem Unfallmechanismus mehr das Abdomen oder den Thorax betrifft. Bei einem Polytrauma ist das Zwerchfell in 1–5 % der Fälle mitverletzt.

Indikation zur Operation

Die *Indikation zur Operation* ist in allen Fällen gegeben (dringliche Operationsindikation), bei denen die Diagnose einer Zwerchfellruptur feststeht und bei denen eine Eventration des Intestinums in den Thorax vorliegt und sekundär Anzeichen einer pulmonalen und kardinalen Dekompensation auftreten. Der Verschluss des Zwerchfells erfolgt von abdominell durch direkte Naht.

90 % aller stumpfen Bauchtraumen im Kindesalter werden durch Verkehrsunfälle oder Stürze verursacht. Jungen sind zweimal so häufig betroffen wie Mädchen. Bei der Verletzung intraabdomineller Organe sind Milz, Leber, Pankreas und Niere am häufigsten betroffen. Wichtig ist die Fahndung nach Mehrfachverletzung; jedes zweite Kind, das stationär behandelt werden muss, ist davon betroffen, wobei Thorax, Extremitäten und Zentralnervensystem gleich häufig in Mitleidenschaft gezogen sind. In diesem Zusammenhang kommen auch Zwerchfellrupturen vor.

9.25 Dringliche Hämorrhoidektomie

Leitsymptome

Schmerzhafte inkarzerierte, z. T. prolabierte Hämorrhoidalknoten. Lokal kann initial Anästhesinsalbe 20 %ig oder Hämorrhoidalsalbe appliziert werden.

Therapie

Dringliche Hämorrhoidektomie als Operation mit aufgeschobener Dringlichkeit: Dabei wird in Narkose in Steinschnittlage zunächst eine Sphinkterdehnung durchgeführt. Dann erfolgt das Anklemmen des Hämorrhoidalknotens. Es erfolgt eine V-förmige Umschneidung des hämorrhoidalen Pfeilers (meist bei 2, 7 und 11 Uhr). Das Haut-Schleimhaut-Areal mit dem Knoten wird dann en bloc von der Unterlage (Sphinktermuskulatur) abpräpariert in Form einer Längsinzision) An der Basis des exzidierten Schleimhautareals, in Höhe der Linea dentata, erfolgt dann eine Durchstichligatur der hier verlaufenden Gefäße mit Vicryl 2/0. Analog wird bei 7 und 11 Uhr vorgegangen. Eine Alternativoperation ist die Stapler-Hämorrhoidektomie.

Stadien ausgerichtetes operatives Vorgehen (unterschiedliche Verfahren möglich):
- Stadium I/II: Gummibandligatur, Sklerosierung;
- Stadium III: Longo-Operation;
- Stadium III/IV: Operation nach Parks und Milligan Morgan.

Vermeidung von Komplikationen:
1. Analstenose postoperativ: Gründe sind ein zu schmaler Gewebesaum von unter 10 mm bei der Exzision von benachbarten Hämorrhoidalknoten in Längsrichtung;
2. Sensorische Inkontinenz: partielle oder totale Resektion der analen Haut und Schleimhaut;
3. Mukosa ektropion: Wenn die Rektumschleimhaut mit der perianalen Haut anastomosiert wird, kann es zu einem Schleimhautvorfall kommen.

9.26 Magenverätzung

Durch Trinken von Säure oder Lauge kommt es zu einer Schädigung der Magenwand. Säureverätzungen führen zu einer Koagulationsnekrose. Sie bremst das weitere Eindringen der Säure in tiefere Gewebeschichten. Bei der Laugenverätzung tritt eine Kolliquationsnekrose auf mit Gewebeverflüssigung. Dadurch wird das erneute Eindringen von schädigenden Flüssigkeiten in das Gewebe begünstigt. Diese führt dann zu einer transmuralen Nekrose mit Perforationsgefahr. Für das therapeutische Vorgehen ist die Verätzungstiefe entscheidend.

Grad I: Oberflächliche Mukosaschädigung mit Schleimhautdefekten und Oedem. Therapie: Konservativ, komplette Ausheilung.

Grad II: Zerstörung von Mukosa, Submukosa und Muskularis. Es erfolgt eine narbige Ausheilung.

Grad III: Völlige Zerstörung aller Magenwandschichten mit der Gefahr der Magenperforation und Peritonitis mit Gefäßarrosion und Blutung. Therapie: Nekrotische Magenanteile werden reseziert, andere ischämische Magenabschnitte heilen aus mit einer Fibrose. Gleichzeitige Gabe von Antibiotika und H_2-Blockern.

9.27 Verschluckte Fremdkörper

CT-Untersuchungen und Endoskopie ermöglichen eine genaue Lokalisation der Fremdkörper. 95 % der verschluckten Fremdkörper gehen auf natürlichem Weg ab und müssen nicht entfernt werden. Wenn Fremdkörper über 48 Stunden im Magen unverschieblich liegen bleiben, kommt es zu einer lokalen Ischämie der Magenschleimhaut und es kann sich dann eine Perforation anbahnen. In diesen Fällen ist ein Versuch der endoskopischen Entfernung des Fremdkörpers indiziert. Wenn der Fremdkörper aufgrund der Größe endoskopisch nicht entfernt werden kann oder sich endoskopisch von der Magenschleimhaut nicht lösen lässt, dann ist entweder laparoskopisch oder über einen offenen Zugang eine schmale Gastrostomie durchzuführen und über diesen Zugang ist dann der Fremdkörper zu entfernen. Bei verschluckten Nadeln, Batterien und eckige Fremdkörpern sollte eine sofortige endoskopische oder laparoskopische Fremdkörperentfernung durchgeführt werden.

9.28 Akutes Abdomen – Gynäkologische Erkrankungen

Akuter, rechtsseitiger Bauchschmerz bei Mädchen und Frauen. Was ist zu tun? Das 4-Punkte-Programm:
1. Genaue Anamnese ermitteln.
2. Abdomineller Tastbefund.
3. Gynäkologisches Konsil: Schwangerschaft, Adnexentzündung, Ovarialtorsion.
4. Überprüfung von Appendizitis, Gallenstein, Pankreatitis, Invagination, Volvulus, Darmtumor durch: Urinuntersuchung, Blutuntersuchung, Ultraschall, MRT, Laparoskopie.

Von den gynäkologischen Erkrankungen, die das Bild eines akuten Abdomens bieten, kommen in Frage:
1. Adnexentzündungen;
2. Parametritis;
3. Tubarabort;
4. Tubarruptur;
5. Stieldrehung eines Ovarialtumors.

9.29 Adnexentzündungen

Definition
Es handelt sich um eine einseitige oder doppelseitige Entzündung des Eileiters oder des Eierstocks. Bei Eiteransammlung im Eileiter spricht man von einer Pyosalpinx.

Entstehung
Erreger können sein Chlamydien, Mykoplasmen, E. coli, Gonokokken, Staphylococcus aureus, Streptokokken, Enterokokken, Klebsiellen, Anaerobier, Clostridium perfringens, selten auch Tuberkulose-Erreger (Mycobacterium tuberculosis):

- Aszendierend über Vagina/Uterus;
- von der Umgebung her (z. B. Appendizitis);
- hämatogen.

In 95 % der Fälle beginnt die Erkrankung als Eileiterentzündung (Salpingitis).

Diagnostik (unter Abgrenzung gegen Appendizitis) – dringliche gynäkologische Konsultation

Anamnese, Tastbefund und bildgebende Verfahren sind entscheidend.

1. Akute Adnexentzündung auffallend häufig im Anschluss an eine Geburt, Wochenbett, Fehlgeburt oder Menstruation. Akutes Einsetzen, sobald die entzündlichen Veränderungen die Tuben ergriffen haben.
2. *Bauchdeckenspannung* weniger ausgeprägt als bei Appendizitis und später auftretend.
3. Punctum maximum der Druckempfindlichkeit liegt bei Adnexentzündungen tief im kleinen Becken im Douglas-Raum, bei Appendizitis meist höher. Die Schmerzen können auch in den Rücken ausstrahlen.
4. *Druckschmerzhaftigkeit* des hinteren Scheidengewölbes und Schiebeschmerz der Portio bei Adnexitis. Appendizitisches Exsudat bildet sich relativ spät im Douglas-Raum.
5. Bei der *bimanuellen Untersuchung* (vaginal-abdominell) tastet man rechts bzw. links die Adnexe ab (Bewegungsschmerz bei der Uteruspalpation). Fehlt dabei der Schmerz und sind Druck- und Palpationsschmerz höher, so spricht dies für Appendizitis. Bei einer Adnexitis, hervorgerufen durch Chlamydien kann es zu einer Perihepatitis (Fitz-Hugh-Curtis-Syndrom) kommen mit Schmerzen im rechten Oberbauch, Erbrechen und einer Ileussymptomatik.
6. *Rektale Druckschmerzhaftigkeit* sofort beim Einführen des Fingers deutet auf Adnexitis, Druckschmerzhaftigkeit erst nach völliger Einführung des Fingers in den Darm auf Appendizitis.
7. Miktions- und Defäkationsschmerzen treten auf im Stadium IV (Pelveoperitonitis) mit: Erbrechen, Pulsverschlechterung und diffuser Abwehrspannung.
8. Spekulumbefund: eitriger Fluor, Abstriche durchführen.
9. BKS, Leukozyten und Temperatur sind im Allgemeinen uncharakteristisch für differentialdiagnostische Erwägungen. Routineuntersuchungen: Blutbild, Urinstatus, Temperaturmessung axillär und rektal, Kontrolluntersuchung von Herz und Lunge. Ultraschallbefund: Flüssigkeitsansammlungen im Douglas, Schwellungen der Adnexe im Vergleich zur kontralateralen Seite und Abszessbildungen Laparoskopie: Hierbei können die entzündlichen Veränderungen am Ovar, an der Tube und an den Fimbrien direkt erkannt werden und differentialdiagnostisch eine Appendizitis ausgeschlossen werden.

Verlauf der aszendierenden Adnexentzündung/Pelvic inflammatory disease (PID) – Stadieneinteilung

Salpingitis mit entzündlicher Schleimhautreaktion (isolierte Salpingitis).

Ausbreitungsstadium I

- Verschluss der Tubenenden, Pyosalpinx.
- Perisalpingitis (bei weiter fortschreitendem Entzündungsprozess).

Ausbreitungsstadium II

- Tuboovarialzyste bei entzündlichen Verklebungen von Ovar, Tube, Netz, Darm und Beckenwand.
- *Pelveoperitonitis* bei diffuser Ausbreitung des Entzündungsprozesses.

Ausbreitungsstadium III

- Douglas-Abszess + Peritonitis.

Ausbreitungsstadium IV
Differentialdiagnose

1. Extrauteringravidität
2. perityphlitischer Abszess
3. Nephrolithiasis
4. Appendizitis
5. Divertikulitis
6. Morbus Crohn bzw. Colitis ulcerosa

Therapeutische Sofortmaßnahmen

Bei akuter Adnexitis geht man folgendermaßen vor:

Die wichtigste Maßnahme ist, bei Chlamydien als Ursache die Therapie mit Tetrazyklinen oder Fluorchinolonen über einen Zeitraum von über 10 Tagen. Bei Therapieversagern: Therapie mit Cephalosporinen und Metronidazol.

Als weitere Maßnahmen kommen in Frage:

1. Bettruhe, stationäre Behandlung;
2. keine Wärme, keine Kurzwellen, keine Bäder;
3. Stuhlgang regulieren, milde Abführmittel;
4. reizlose Kost;
5. kombinierte Therapie von Breitspektrumantibiotika, (je nach Zervixabstrich und Antibiogramm) und Kortikoidtherapie (Mesenchymbremse);
6. Antiphlogistika, z. B. Traumanase forte®, Analgentika, z. B. Tramadol®.

9.30 Akutes Abdomen – Parametritis

Definition
Unter Parametritis versteht man eine Entzündung, die das gesamte Beckenbindege-
webe sowohl seitlich vom Uterus als auch nach vorne zur Blase zu (Parametritis
anterior) umfasst. Sie ist eine seltene Erkrankung.

Diagnostische Sofortmaßnahmen – dringliche gynäkologische Konsultation
1. Parametritis tritt gehäuft auf nach:
   a) Geburten mit Geburtsverletzungen von Scheide, Vulva, Zervix;
   b) kriminellen Aborten;
   c) fehlerhaften, unsterilen Eingriffen an Scheide, Portio, Zervix und Korpus.
2. Patienten machen einen schwerkranken Eindruck: hohes Fieber, Schüttelfrost,
   schlechter Allgemeinzustand, Leukozytose, erhöhte BKS.
3. Schmerzlokalisation im Unterbauch mit ausgeprägter Ausstrahlung in Hüfte
   oder Oberschenkel.
4. Vaginale und rektale Untersuchung: Die entzündliche Schwellung verdrängt
   den Uterus zur Gegenseite, das erkrankte Gebiet fühlt sich teigig geschwollen
   an und ist druckempfindlich; u. U. Fluktuation an zirkumskripter Stelle.
5. Sonographie/CT/MRT.

Sofortmaßnahmen
– Bettruhe;
– flüssige Kost;
– Breitspektrumantibiotika während ca. 8–14 Tagen: Clavulansäure/Sulbactam
  verabreichen.

9.31 Akutes Abdomen – Tubarruptur (Eileiterruptur)

Definition
Es handelt sich um ein Platzen oder Einreißen des Eileiters bei einer Eileiter-
schwangerschaft (Tubargravidität). Die befruchtete Eizelle nistet sich nicht in die
Ultersschleimhaut ein sondern in die Schleimhaut des Eileiters. Nach nur wenigen
Wochen kommt es zum Zerreißen des engen Eileiters.

Diagnostik – dringliche gynäkologische Konsultation
1. Positiver Schwangerschaftstest, Choriongonadotropinwerte (HCG) erhöht;
2. Zunehmend einseitiger Schmerz im Unterbauch, plötzlich einsetzender ver-
   nichtender Rupturschmerz. Patienten können oft nicht durchatmen. Beim Vor-

dringen von Blut an das Zwerchfell kommt es zum Phrenikussyndrom: Schulter- und Oberarmschmerz;
3. Peritonealer Schock mit Blässe, kleinem Puls, Atemnot und diffuser Abwehrspannung;
4. Kreislaufkollaps (innere Blutung), Hämoglobinabfall;
5. Sonographie mit Hilfe eines vaginalen Ultraschalls, CT-Untersuchungen, Laparoskopie.

Therapeutische Sofortmaßnahmen
1. Schocktherapie durch Infusionen und Antibiose;
2. notfallmäßige Laparoskopie/Laparotomie (gynäkologische Operation).

9.32 Akutes Abdomen – Tubarabort

Diagnostik
1. Fehlende Regelblutung bei Frauen im gebährfähigem Alter, Schmierblutungen nach verlängertem Intervall. Positiver Schwangerschaftstest (kann auch bereits wieder negativ sein), Serum-HCG-Kontrolle zum Nachweis einer Schwangerschaft;
2. Schmerzen auf der Adnexseite, im After und beim Abgang von Winden;
3. Rezidivierende Schwächeanfälle. Grund dafür sind kleine Blutungen in das Abdomen mit peritonealen Schockzuständen: Schwächegefühl, blasses Gesicht, kalter Schweiß, schneller Puls;
4. *Vaginale* und rektale Untersuchung ergibt peritubare Verdickung (Hämatom) und retrouterine Hämatozele;
5. Sonographie/CT-Untersuchungen/Laparoskopie.

Therapeutische Sofortmaßnahme
Notfallmäßige Laparoskopie/Laparotomie. Gynäkologische Behandlung.

9.33 Akutes Abdomen – Stieldrehung eines Ovars (Ovarialtorsion)

Dringliche Konsultation eines Gynäkologen.

Definition
Drehung des Eierstocks mit der Tube und den Gefäßen um ihre Längsachse, so dass die Durchblutung gefährdet oder blockiert ist mit anschließender Organnekrose.

Untersuchungsbefund/Symptome

1. Angaben über den *Schmerz:* akuter Unterbauchschmerz durch Spannung am Peritoneum, später durch peritoneale Reizung.
2. Ultraschall Transvaginal: bei Kindern transabdominelle bei gefüllter Harnblase mit Dopplersonographie. Nachweis der Vaskularisation.
3. *Palpationsbefund:* Abwehrspannung auf der Seite, auf der die tumoröse Verdickung ist, infolge aseptischer Fremdkörperperitonitis. In diesem nekrotischen Tumor können sekundär vom Darm aus Bakterien einwandern, und es kann eine Abszedierung entstehen. Bei Perforation eines infizierten Ovarialtumors entsteht eine diffuse Peritonitis.
4. *Peritonealer Schock* (blasses Aussehen, Schweißausbruch, Übelkeit, Brechreiz).
5. *Vaginaler Befund:* beweglicher Ovarialtumor.
6. Sicherung der Diagnose durch Laparoskopie.

Therapeutische Sofortmaßnahme

Sofortige Laparoskopie/Laparotomie. Gynäkologische Operation.

9.34 Literatur

Bar-On S, Mashiach R, Stockheim D, et al. Emergency laparoscopy for suspected ovarian torsion: are we too hasty to operate? Fertil. Steril. 2012;93(6)

Carus T, Operationsatlas Laparoskopische Chirurgie, Springer, 2013

Goerke K, Bazlen U. Gynäkologie und Geburtshilfe. Urban & Fischer Verlag, 2005, S. 137 ff.

Hauser H, Buhr HJ, Mischinger HJ. Akutes Abdomen, Springer, 2015

Hölscher AH, Bangard C. Rekonstruktionen in der Viszeralchirurgie, Springer Verlag Wien, 2016 (noch nicht erschienen)

Hofmann V, Deeg KH, Hoyer PF. Ultraschalldiagnostik in Pädiatrie und Kinderchirurgie. Thieme, 2014

Markus PM. Facharztprüfung Viszeralchirurgie, 1000 Fragen. Thieme, 2012

Proz K., Timm JH. Moderne Wundversorgung, Urban & Fischer Verlag/Elsevier, 2014

Schumpelick V, Kasperk R, Stumpf M. Operationsatlas Chirurgie, Thieme Verlag, 2013

Schwarz NT, Reutter KH. Allgemein- und Viszeralchirurgie essentials: Intensivkurs zur Weiterbildung, Thieme, 2012

Siewert JR, Schumpelick V, Rothmund M. Praxis der Viszeralchirurgie: Gastroenterologische Chirurgie. Springer, 2011

Thomssen C, Operationsberichte Gynäkologie und Geburtshilfe, Springer, 2014

Willital GH, Kiely E et al. Atlas of children's surgery. Pabst Science Publishers, Lengerich, Berlin, Miami, 2005

Willital GH, Lehmann RR. Chirurgie im Kindesalter – Morphologie, perioperative Diagnostik, Operationstechnik, conservative Therapie, Neugeborenenchirurgie, Spitta Verlag, Balingen, 2000

Willital GH, Li M. Atlas of children's surgery – essentials, China Medical Science Press, 2014

Willital GH, Mittag J.: Digital Atlas of Pediatric Sugery Vol. I/II, Amazon Kindle Direct Publishing ASIN: B 0161EFG16, 2016/2017

Willital GH, Saxena A, Soltysiak P et al. Database Surgery in Children Complications, Elsevier, 2017 (noch nicht erschienen)

10 Akutes Abdomen im Kindesalter – Sofortmaßnahmen

Das Herausfinden der Ursache von akuten Bauchschmerzen bei Kindern kann sehr aufwendig sein. Daher wurde das Kapitel „Akutes Abdomen im Kindesalter" zur Erleichterung und zur Sicherheit der Diagnosestellung auf zwei Abschnitte verteilt:
Teil I   spezieller kinderchirurgischer Teil (B. Tröbs),
Teil II organspezifischer kinderchirurgischer Teil mit Sofortmaßnahmen (G. Steinau).

Weitere Informationen sind erhältlich über die Kinderchirurgische Datenbank IDBEC (Komplikationen, seltene Erkrankungen, Ausnahmeverläufe) und über Pediatric Surgery Online.

B. Tröbs
10.1 Teil I

10.1.1 Definition

Als *akutes Abdomen* bezeichnet man eine plötzlich eintretende Baucherkrankung mit zunehmender Beeinträchtigung des Allgemeinzustandes. Es besteht eine potentiell *lebensbedrohliche* Situation, die eines baldigen operativen Eingriffes bedarf.
Kinder mit einem akuten Abdomen wirken fast immer ernstlich krank. Dagegen können Kinder mit Bauchschmerzen, die keine Unterbrechung des Nachtschlafes oder ihrer täglichen Aktivität zeigen, zunächst meist beobachtet werden.
Charakteristische „chirurgische" Symptome sind:
1. Schwere oder zunehmende Bauchschmerzen mit Verschlechterungstendenz;
2. Galliges oder fäkulentes Erbrechen;
3. Druckschmerz, Abwehrspannung der Bauchdecke;
4. Vorgewölbtes Abdomen mit diffuser Tympanie;
5. Stuhl- und Windverhaltung oder Diarrhö;
6. Zeichen des akuten Flüssigkeits- bzw. Blutverlustes in den Bauch;
7. Bauchtrauma.

Die Beurteilung des Erbrochenen betreffs Farbe sowie Hämatin- oder Stuhlbeimengungen ist von ganz wesentlicher Aussagekraft. Weiterhin gibt die Beurteilung der Bauchdecke – flach, eingefallen oder vorgewölbt.

10.1.2 Besonderheiten des akuten Abdomens im Kindesalter

Kinder sind *keine Miniaturausgaben* des Erwachsenen. Abgesehen von entwicklungspsychologischen Besonderheiten sowie dem körperlichen Wachstum, erge-

DOI 10.1515/9783110283624-010

Tab. 10.1: Physiologische Basisparameter: Das Kind ist keine Miniaturausgabe des Erwachsenen!

	Neugeborenes [A]	Schulkind 10 Jahre [B]	Faktor α (A x α = B)
Körpergewicht [kg]	3,5 kg	35 kg	10
Extrazellular-Volumen [l]	1,4	7	5
Blutvolumen [l]	0,35	2,8	8
Hämatokrit	0,5	0,4	0,8
Atemfrequenz [1/min]	40	20	0,5
RR syst [mmHg]	60	105	1,75

Tab. 10.2: Altersbezogene Flüssigkeitskompartimente (n. Sümpelmann).

Alter	Gesamtkörperwasser (% KG)	Extrazellularflüssigkeit (% KG)	Blutvolumen (ml/kg KG)
Frühgeborene	bis 90	bis 60	95
Neugeborene	80	45	85
Säuglinge	65	35	80
Kleinkinder	60	25	75
Erwachsene	55–60	20	70

ben sich physiologische Besonderheiten, die der Berücksichtigung bedürfen. Nachfolgende Tabelle 10.1 gibt anhand ausgewählter Basisparameter einen Einblick in physiologische Besonderheiten des Kindes.

Die Besonderheiten des Kindesalters erfordern spezielle Kenntnisse des Chirurgen, eine einschlägig versierte Kinderanästhesie sowie ein erfahrenes Team der Kinderkrankenpflege.

Besonders empfindlich reagiert der Wasser-, Elektrolyt-, und Säure-Basen-Haushalt im frühen Kindesalter in Hinblick auf Operationen. So haben Früh- und Neugeborene mit einer Extrazellularflüssigkeit (EZF) von 60 bis 45 % des Körpergewichtes im Vergleich zum Erwachsenen (EZF 20 %) einen gewichtsbezogen viel größeren Extrazellularraum. Analog verhält es sich mit den altersbezogenen Blutvolumina. Die Zusammensetzung und Osmolarität der Extrazellularflüssigkeit dagegen ist vergleichbar mit den Erwachsenenwerten. Neugeborenen haben jedoch weiterhin eine höhere Hämoglobin-, niedrigere Plasmaproteinkonzentration sowie einen niedrigeren kolloidosmotischen Druck. Bedingt durch relativ erhöhte Flüssigkeitsverluste sind kleine Kinder besonders gefährdet, einen schweren Dehydratationszustand zu erleiden (Sümpelmann), siehe Tab. 10.2.

Entwicklung und Altersgruppen – Definitionen
Das *Neugeborenenalter* erstreckt sich bis zum 28. Lebenstag. Das Geburtsgewicht eines eutrophen Neugeborenen liegt zwischen der 10. und 90. Gewichtsperzentile. Für das Neugeborenenalter gibt es eine Reihe wichtiger Definitionen (Tab. 10.3).

An das Neugeborenenalter schliessen sich das *Säuglings-* (bis zur Vollendung des 1. Lebensjahres), *Kleinkindes-* (zweites bis 5. Lebensjahr) sowie das *Schulkind-alter* (ab. 6. Lebensjahr) an.

Tab. 10.3: Klassifikation von Neugeborenen.

Kategorie	Definition
Neugeborenes (NG)	1. bis 28. Lebenstag
Reifes NG	vollendete 37. bis 41. Schwangerschaftswoche (SSW)
Dystrophes NG	Geburtsgewicht < 10. Perzentile bzw. (small for gestational age, SGA) < 2.500 g
Hypertrophes NG	GG > 90. Perzentile bzw. > 4.000 g
Frühgeborenes (FG)	< 37. SSW
Very low birthweight infant (VLBW)	Geburtsgewicht < 1.500 g
Extremely low birthweight infant (ELBW)	Geburtsgewicht < 1.000 g

Zustandsbeurteilung des Kindes – Prognostische Faktoren

Sie beruht insbesondere auf dem klinischen Blick (z. B. Facies Hippocratica), der Beurteilung des Dehydratationsgrades, der Hautdurchblutung sowie der Einschätzung des Wachheitsgrades. Die Beurteilung von Pulsqualität, des arteriellen Blutdruckes sowie der Urinausscheidung sind weiterhin wertvoll.

Ein abdomineller Schock mit Hypotonie ist bei Unterschreitung nachfolgender systolischer Blutdruckgrenzen (Liste) anzunehmen.

Die gestörte Mikrozirkulation im Schock lässt sich zuverlässig anhand der *Rekapillarisierungszeit* beurteilen, *die normalerweise altersunabhängig unter 2 Sekunden* liegt.

Es ergeben sich nachfolgende Richtwerte für den systolischen Blutdruck (Manschettenbreite $^2/_3$ der Oberarmlänge), die nicht unterschritten werden sollten:
- Neugeborene < 60 mm Hg;
- Säuglinge < 70 mm Hg;
- Kleinkinder < 70 mm Hg + 2 × Alter in Jahren;
- Schulkinder < 90 mm Hg.

Bei entsprechender Anamnese und klinischen Zeichen des Schocks steht die Auffüllung des intravasalen Volumens an erster Stelle. Es erfolgt die Gabe von *20 ml einer isotonen Vollelektrolytlösung* innerhalb von 15 Minuten. Danach Re-Evaluation (Rekapillarisierung, Herzfrequenz, Blutdruck) und bei Bedarf 2. Gabe. Diese kann wiederholt werden.

Hypotone Lösungen (Gefahr des Hirnödems) bzw. kaliumreiche Lösungen (größer 4 mmol/l) sind zur Kreislaufstabilisierung nicht geeignet.

Kolloide und Albumin bringen beim Kind keinen Vorteil.

10.1.3 Dringlichkeit, Klinik und Diagnostik

Dringlichkeit

Sowohl aus medizinischer Sicht als auch unter rechtlichen Aspekten sind die recht-zeitige und adäquate Durchführung dringlicher diagnostischer und therapeuti-scher Maßnahmen sowie der Operation von ausschlaggebender Bedeutung.

Eingriffe bei akutem Abdomen haben Vorrang vor dem elektiven Operationsprogramm. Dies er-fordert eine konstruktive Zusammenarbeit mit dem Anästhesisten zum Wohle des Kindes und zur Vermeidung juristischer Probleme (Paradebeispiele: perforierte Appendizitis, Hodentorsion).

Entsprechend der *Dringlichkeit* operativen Handelns sind *4 Kategorien* zu unter-scheiden:
1. Sofortige Operation bei Verdacht auf:
   a) Akute Durchblutungsstörung infolge Volvulus, Strangulation, Inkarzerati-on bzw. Hoden- oder Ovarialtorsion;
   b) Magen- oder Darmperforation, Spannungspneumoperitoneum;
   c) Blutung intraabdominell bzw. gastrointestinal mit hämodynamischer Beein-trächtigung (Leber- bzw. Milzruptur, Ösophagusvarizen-, Ulkus-, Meckel-Divertikel-Blutung).
2. OP innerhalb von 4 bis 6 Stunden (z. B. Appendizitis, Invagination, Obstrukti-onsileus).
3. Elektiveingriff (z. B. Leistenhernie ohne Einklemmung, Cholezystolithiasis).
4. Konservative Therapie (z. B. Obstipation, Gastroenteritis, Stoffwechselentglei-sung).

Differentialdiagnostisch ist immer auch eine extraabdominelle Ursache auszu-schliessen (Pneumonie, Pleuraerguss). Bei Fieber sind insbesondere auszuschlie-ßen:
– Meningitis;
– Otitis media, Angina tonsillaris;
– Pneumonie, parapneumonischer Erguss;
– Harnwegsinfektion;
– Gastroenteritis.

Selten kann sich die Neumanifestation eines Diabetes mellitus als akutes Abdomen zeigen (Polydipsie, Polyurie, ggf. periodische Kussmaul-Atmung als Zeichen der Ketoazidose).

Anamnese – Wegweiser zur Diagnose

- Säuglinge und Kleinkinder können Schmerzen anatomisch nicht zuordnen.
- Die Anamnese basiert dann auf Befragung der Angehörigen. Wichtig sind Fragen nach letzter Nahrungsaufnahme, Fieber, Erbrechen sowie Stuhlgang und -beschaffenheit. Zyklusanamnese beim älteren Mädchen. Die Frage nach Erkrankungen von Kontaktpersonen in Kindergarten, Schule oder im häuslichen Umfeld ergibt die Infektionsanamnese.
- Zur Notfallorientierung hilft folgendes (englischsprachiges) Akronym:
  AMPLE – allergy, medications, past medical history, last meal and events (Hergang, Unfallgeschehen).

> Eine unklare, nicht plausible Anamnese in Verbindung mit Traumazeichen oder Zeichen der Vernachlässigung sollten stets differentialdiagnostisch eine Gewaltanwendung (battered child, non accidental injury) in Betracht ziehen.

Untersuchungsablauf des Kindes vor Operationen

Die klinische Untersuchung des Kindes bedarf eines hohen Einfühlungsvermögens. Sie sollte in Anwesenheit eines Elternteiles vorgenommen werden.

> Vor jeder körperlichen Untersuchung steht die berührungslose Inspektion. Das Schamgefühl des Kindes ist zu beachten!

Vertrauensbildende Maßnahmen (Waldschmidt) können sein:
- Kontaktaufnahme zu den Eltern;
- Untersuchung auf Schoß der Eltern;
- Äußerung von Mitgefühl (Empathie);
- Beruhigende Atmosphäre, geschlossene Tür;
- Ankündigung von Maßnahmen und Frage um Einverständnis;
- Beachtung des Schamgefühls.

Untersuchungsalgorithmus am Bauch:
1. Inspektion;
2. Auskultation in 4 Quadranten, ggf. auch Perkussion;
3. Prüfung des Nierenschütterschmerzes;
4. Palpation in der Reihenfolge linker Ober- und Unterbauch, rechter Ober- und Unterbauch;
5. Inspektion von Leistengegend und äußerem Genitale (Ausschluss akutes Skrotum!);
6. Analinspektion.

Insbesondere bei hochfieberhaften Zuständen geben *Haut-Exantheme* richtungsweisende Anhaltspunkte. Besonders gefürchtet ist die perakute *Meningokokkensep-*

sis, die mit Petechien und kleinen bläulichen Flecken (mit Wasserglas nicht wegdrückbar) beginnt und fulminant in ein irreversibles septisches Geschehen müdet (Waterhouse-Friderichsen-Syndrom).

Die *rektale Untersuchung* zur Bauchbeurteilung wird von Kindern und Jugendlichen meist als äußerst unangenehm empfunden. Sie bedarf der vorherigen Absprache mit Eltern und Kind und ist unter Anwendung des Ultraschalles meist zu umgehen. In der Appendizitisdiagnostik ist der Rektalbefund von zweitrangiger Bedeutung und die rektale Untersuchung ist somit meist nicht erforderlich (Dixon). Bei fehlender Ultraschallmöglichkeit oder unklarem Befund ist jedoch im Zweifelsfall auch eine rektale Austastung gerechtfertigt (Kotstein, Douglasabszess, Steißbeinteratom).

Perioperative Laboruntersuchungen

Das Standard-Laborprogramm kann auf wenige, aussagekräftige Parameter beschränkt werden:
- „Kleines" Blutbild (Hämatokrit, Hämoglobinkonzentration, Leukozytenzahl, Thrombozytenzahl), ggf. ergänzt durch ein Differentialblutbild;
- C-reaktives Protein;
- Urinstreifentest.

Bei Erbrechen, Durchfall, Dehydratation:
- Säure-Basen-Analyse;
- Serum-Ionogramm (Na^+, K^+, Ca^{2+}, Cl^-);
- Glukose.

Diese Basisuntersuchungen sind im Bedarfsfalle durch spezielle Untersuchungen zu ergänzen (z. B. Lipase, Transaminasen, Kreatinin, Bilirubin, Laktat im Serum).

Insbesondere bei voll gestillten *Neugeborenen* und kleinen *Säuglingen* empfiehlt sich die Überprüfung der vorgeschriebenen Gaben von Konakion® (Vitamin K) und ggf. die präoperative Bestimmung der Gerinnungsparameter.

Bei *Mädchen ab 12 Jahren* ist die Durchführung eines Schwangerschaftstests (beta-HCG) zu bedenken. Bei primärer Amenorrhö an Genitalfehlbildung (z. B. Vaginalatresie, Mayer-Rokitansky-Küster-Hauser-Syndrom), bei sekundärer Amenorrhoe Schwangerschaftstest durchführen!

Bildgebende perioperative Untersuchungen

Sonographie

Die Ultraschalluntersuchung ist die bevorzugte Methode zur Beurteilung der Organe der Bauchhöhle sowie des Retroperitoneums. Farbkodierte Doppler-Untersuchungen erlauben zudem die Beurteilung der arteriellen Durchblutung sowie der großen Gefäße sowie Gefäßabgänge. Die Harnblase sollte möglichst gefüllt sein, um den retrovesikalen Raum beurteilen zu können (freie Flüssigkeit). Bei stark luftgefüllter Magenblase/Darm hilft die Magenentlüftung über Sonde.

Pathognomonische Ultraschallphänomene:

- **NEC:** Pneumatosis intestinalis, d. h. Gasbläschen perlen im Blut der Pfortader (Pneumatosis hepatis).
- **Invagination:** Zielscheibenphänomen („Kokarde") im Quer- und Pseudokidney-Zeichen im Schrägschnitt im rechten Bauch.
- **Appendizitis:** Verdickte und hyperperfundierte tubuläre Struktur > 6 mm Durchmesser im rechten Unterbauch.
- **Volvulus:** Wirl-pool-Zeichen, d. h. spiralförmig um die A. mesenterica superior verlaufende Darmschlingen.
- **Duplikaturen, Ovarial-, Mesenterialzysten:** Zystische Raumforderung.
- **Anal/Rektumatresie-Typ** – Klassifikation: Analatresie Ultraschallverfahren (Willital).

Röntgenuntersuchung (Rö)

Die *Standard-Rö-Aufnahme* des Bauches im anterior-posterioren Strahlengang erlaubt die Beurteilung der Darmluftverteilung (Ileusdiagnostik, Pneumatosis, die Identifizierung freier Luft sowie das Auffinden röntgendichter Fremdkörper.

Das Nativ-Röntgen in Linksseitenlage (freie Luft über der Leber) oder im Stehen (freie Luft unter den Zwerchfellkuppeln) ist Methode der Wahl zur Erkennung freier Luft in der Bauchhöhle.

Antegrade Kontrastmitteldarstellungen (Magen-Darm-Passage) sind unklaren Fällen vorbehalten. So können der Verdacht auf einen gastroösophagealen Reflux, Stenosen des oberen Gastrointestinaltraktes Darmperforationen sowie Volvulus eine Indikation zur antegraden Kontrastmittel-Magen-Darmpassage sein.

Der *retrograde Kolonkontrastmitteleinlauf* deckt Darmlageanomalien und Passagestörungen (non used colon) auf bzw. erlaubt die Identifizierung des funktionellen Anorektum bei Hirschsprung-Aganglionose (seltene DD small left colon-Syndrom).

Schnittbilduntersuchungen (CT und MRT)

Mit Ausnahme des stumpfen Bauchtraumas ist die *Computertomographie (CT)* zur Beurteilung des Bauches für das Kindesalter weitgehend *obsolet*. Sie wurde durch den Ultraschall sowie die Kernspintomographie verdrängt. Kenspinuntersuchungen (*Magnet-Resonnanztomographie* – MRT) sind zeitaufwendig und sie bedürfen beim Kleinkind der Sedierung oder Narkose. Indikationen ergeben sich zur differenzierten Beurteilung bei Tumoren, der Gallen- und Pankreasgänge sowie des ableitenden Harnsystems.

10.1.4 Präoperative Maßnahmen bei dringlichen Eingriffen im Kindesalter

Analgetikagabe beim akuten Abdomen

Auch in der Beobachtungsphase bzw. im präoperativen Intervall besteht keine Kontraindikation zur Schmerzmittelgabe, die in der Regel intravenös erfolgt. Anhand randomisierter prospektiver Studien konnte festgestellt werden, dass die diagnostische Accuracy bei Untersuchung des nunmehr kooperativeren Patienten verbessert wurde (Leung).

Unerwünschte Arzneimittelwirkungen oder Anaphylaxie bzw. gravierende Nebenwirkungen sind bei Gabe gängiger und für das Kind geeigneter Analgetika in der klinischen Praxis sehr selten. Zur Behandlung des viszeralen Schmerzes eignet sich in der präoperativen Phase insbesondere Metamizol.

Vorbereitung zur Operation

Neben der psychologischen Vorbereitung des Kindes ist bei geplanten Eingriffen die Darmentleerung wichtig.

Nüchternzeiten vor der Operation

Nüchternzeiten vor und nach der Operation sind so kurz wie möglich zu halten. Bei hochakutem Abdomen mit sofortiger Dringlichkeit (Ischämie, Nekrose, Perforation, Ileus) können Nüchternzeiten nicht eingehalten werden. Bei Eingriffen mit aufgeschobener Dringlichkeit gelten nachfolgende Zeitintervalle in Abhängigkeit vom Alter des Kindes (Tab. 10.4).

Tab. 10.4: Präoperative Nüchternzeiten (Sümpelmann).

Alter	Feste Nahrung, Muttermilch	Milchnahrung	Klare Flüssigkeit
< 1 Jahr	–	4 Stunden	2 Stunden
> 1 Jahr	6 Stunden	–	2 Stunden

Milchnahrung und Breikost werden zur „festen Nahrung" hinzugerechnet. Als „klare Flüssigkeit" können z. B. Wasser, Tee, Apfelsaft/-schorle, Cola verabreicht werden.

Perioperative Infusionstherapie

Aus gutem Grund ist man von den früher üblichen hypotonen Infusionslösungen abgekommen. Sie bergen die Gefahr der Entstehung eines Hirnödems. Infolge einer stressbedingten Erhöhung der Konzentration des antidiuretischen Hormons (ADH) wird die Diurese gedrosselt. Die Infusion einer natriumarmen Lösung kann dann infolge eines Verdünnungseffektes zur Hyponatriämie und letzlich zur Hirnschwellung (hyponatriämische Enzephalopathie; respiratorische Insuffizienz, neurologische Folgeschäden) führen. Zur Anwendung kommen deshalb am besten balancierte Vollelektrolytlösungen, die anstatt Laktat die Anionen Azetat oder Malat enthalten (Metabolisierung auch vom Frühgeborenen möglich). Zur Aufrechterhaltung der Glukosehomöostase reicht im perioperativen Zeitraum eine Glukosekonzentration von 1 bis 2%. Größere Kinder brauchen perioperativ keine Glukosezufuhr, vorausgesetzt, die Nüchternzeiten werden kurz gehalten (Sümpelmann).

Dekompression des oberen GI-Traktes

Die Funktion der Magensonde (MS) bei einem Ileus besteht insbesondere in der Ableitung angestauter Sekrete im oberen Magen-Darm-Trakt. Indikation und Liegedauer bedürfen der gewissenhaften Überprüfung. Magensonden bewirken Würgereiz und Unwohlsein im Rachen. Die Sonde kann ihrerseits ein Erbrechen auslösen. Eine Verminderung der Häufigkeit pulmonaler Komplikationen durch MS ist nicht erwiesen. Wichtig sind ein ausreichendes Kaliber (Tab. 10.5) und die adäquate Lage. Die Anlage erfolgt über die Nase.

Tab. 10.5: Altersadäquate Magensonden.

Alter	Kaliber in Charrière (Ch)
Frühgeborene/Neugeborene	6
Säuglinge	8
1. bis 2. Lebensjahr	10
2.–6. Lebensjahr	12
Schulkinder	12 bis 14

Zur Vermeidung einer Sensibilisierung sind bei Neugeborenen, Säuglingen und Kindern latexfreie oder zumindest latexarm-hypoallergene Sonden und Katheter zu verwenden.

Postoperativ sollten Magensonden nur in Abhängigkeit vom Eingriff und dem postoperativen Verlauf eingelegt werden. Indikationen zur Dekompression sind insbesondere forciertes Luftschlucken, abdominelle Distension und unstillbares Erbrechen. Mögliche Nebenwirkungen sind Sinusitis, Versschwellung der Tuba Eustachii, Otitis media, Alteration des Nasenganges, Ösophaguserosion u. a. m.

Klysmen, Stuhlsoftener

Bei unklaren Bauchschmerzen und entsprechender Anamnese sowie zur OP-Vorbereitung ist ein diagnostisch-therapeutisches Klysma/Einlauf indiziert.

Stuhlsoftener sorgen für eine weiche Stuhlbeschaffenheit und basieren auf Macrogol (Movicol®, Movicol junior®, verschiedene Geschmackszusätze). Sie ersetzen keine Klysmen, sondern sind zur langfristigen Behandlung bei Obstipation geeignet.

Entleerung der Blase

Für diagnostische Zwecke oder zur präoperativen Entleerung genügt der Einmalkatheterismus. Die physiologisch enge Vorhaut soll dabei nicht komplett retrahiert werden, da dies zu Einrissen, und narbiger Phimose führen würde.

Dauerkatheter sind meist *nicht* erforderlich. Limitierend für die Einführung in die männliche Harnröhre ist die Größe des Ballons. Die Liegezeit ist stets auf das notwendige Maß zu beschränken. Silikon-Ballon-Dauerkatheter stehen ab CH 6 zur Verfügung, die für reife Neugeborene und Säuglinge in Frage kommen. Für größere männliche Säuglinge oder Kleinkinder sind Ballon-Katheter der Stärke 8 CH adäquat.

Latexhaltige Katheter (rote Gummikatheter) sind insbesondere bei Neugeborenen und Säuglingen, Kindern mit urogenitalen oder anorektalen Fehlbildungen gefährlich, da die Gefahr einer Sensibilisierung gegen Latex sowie einer Anaphylaxie / eines allergischen Schocks besteht.

Perioperative Antibiotika-Applikation

Für Eingriffe bei Bauchwandhernien, Pyloromyotomie, Hodenhochstand, Adhäsiolyse ohne Lumeneröffnung ist eine Antibiotika-Prophylaxe meist nicht indiziert.
- Antibiotikagabe bei Abdominaleingriff, wie Appendektomie, Abtragung Meckel-Divertikel bei blandem Befund oder mit Darmeröffnung.
- Die perioperative Antibiotikagabe führen wir für 3 Tage fort, die Therapiedauer bei Peritonitis (z. B. Appendizitis perforata) beträgt 5 (bis 7) Tage.
- Bei Allergie auf Penicillin/Cephalosporin: *Clindamycin* verabreichen.
- Der Einsatz eines Cephalosporins der 2. Generation erfasst *Pseudomonas aeruginosa* nicht, so dass einige Autoren den Einsatz eines Cephalosporins der 3. Generation bevorzugen.

Besondere Richtlinien gelten für die *Endokarditisprophylaxe* bei Kindern mit Herzfehlern.

Perioperative Thromboseprophylaxe

Bei Kindern mit bekannter Thrombophilie oder nach stattgehabter Thrombose sollte eine Thromboseprophylaxe mit niedermolekularem Heparin (NMH) in prophylaktischer Dosierung in jedem Alter erwogen werden. Ansonsten empfiehlt sich eine prophylaktische subkutane Gabe eines NMH nach folgenden Operationen:

- Thoraxoperationen;
- Knochenoperationen
- Operationen an Leber, Milz, Pancreas, Nieren;
- Darmresektionen;
- Operationen nach stumpfen Thoraxtrauma oder Bauchtrauma;
- Gefäßchirurgischen Eingriffen;
- Tumoroperationen.

Laparoskopie bei dringlichen Eingriffen im Kindesalter

Die Laparoskopie erlaubt einen hervorragenden Überblick und Diagnose über die Bauch- und Beckenorgane von Kindern aller Altersgruppen und ermöglicht in vielen Fällen die definitive Versorgung. Meist wird sie in Form eines „Rundumblickes" am Beginn eines operativen Eingriffes durchgeführt. Grundsätzlich sollte eine Beurteilung der sichtbaren Strukturen inklusive der Leistenkanäle, der Gonaden sowie des Inhalts des Douglasraumes vorgenommen werden.

Besonders sicher und komfortabel ist der **offene transumbilikale Zugang** über den Nabelgrund:
- Semizirkuläre Hautinzision entlang der unteren Nabelzirkumferenz;
- Darstellung, Anklemmen und quere Inzision des Nabelstranges;
- Stumpfe Eröffnung des Peritoneums mit dem Overholt;
- Trokareinbringung über Führungsstab.

Das *Kapnoperitoneum* sollte mit einem intraabdominellen Druck von 8 mmHg (Säuglinge) bis 10 mmHg (max. 12 mmHg für alle Altersgruppen) aufrecht erhalten werden (Schier).

Drainage der Bauchhöhle

In den meisten Fällen kann der Bauch ohne Drainage verschlossen werden. Bei intraabdominellen Infektionen stehen intraoperative Maßnahmen im Vordergrund:
- konsequente Entleerung von Eiter und Detritus;
- lokales Debridement;
- Spülung der Bauchhöhle mit einer isotonen Salzlösung (NaCl, Ringer).

Die Indikation zur Drainage der Bauchhöhle wird streng gestellt. Einsatzgebiete können die eitrige Peritonitis, perityphlitische Abszesse, Eröffnung des Harnsystems sowie andere spezielle Situationen sein. Wir verwenden hier die klassische Robinson-Drainage an die im geschlossenen System ein Sekretbeutel angeschlossen ist (Willital).

Postoperativer Nahrungsaufbau

Die Konzepte der Fast-Track-Chirurgie führten hier zum Umdenken. Grundsätzlich sind längere orale Nahrungspausen bei Kindern aller Altersgruppen möglichst zu

Tab. 10.6: Beginn postoperativer oraler Flüssigkeits- bzw. Nahrungszufuhr.

Prozedur	Beginn Kostaufbau postoperativ	Anmerkungen
Pyloromyotomie	4 Stunden	Postoperatives Erbrechen wird in Kauf genommen
Appendektomie, nicht perforiert	6 bis 12 Stunden	Tee, Mineralwasser, so viel wie möglich
Akute Appendizitis, perforiert	1. bis 2. Tag nach OP	In Abhängigkeit vom Befund
Invagination, unkompliziert	Stunden nach Desinvagination	
Enterostoma-Anlage	6 bis 12 Stunden	In Abhängigkeit vom vorgeschalteten Darm
NEC, SIP	In Abhängigkeit vom Zustand	Mit dem Klarwerden des Magenrückflusses
Duodeno-Duodenostomie	2. Tag über trans- anastomotische Sonde	Tee, Mineralwasser
Dünndarmanastomose bei Atresie	Bei liegender Magen- sonde ab 1.–2.Tag	Kaliberdifferenz beachten
Stomaverschluss Dünn- oder Dickdarm	1. Tag	Tee, Mineralwasser

vermeiden. Postoperativ dürfen Kinder wieder trinken, sobald sie wach sind und wenn die chirurgischen Gegebenheiten nicht dagegen sprechen. Die Tabelle 10.6 gibt Anhaltspunkte zum Beginn des postoperativen oralen Nahrungsaufbaus. Wir beginnen zunächst mit klarer Flüssigkeit, um die Nahrung dann in Abhängigkeit von der Toleranz des Kindes zu steigern.

10.1.5 Spezielle Kinder-chirurgische Krankheitsbilder

Krankheitsbilder die ein chirurgischer Notfall sind oder zu einem Notfall werden können. Entsprechend der kindlichen Physiologie treten unterschiedliche Krankheitsbilder altersgebunden in Erscheinung (Tab. 10.7).

Ileus

Ileussymptomatik in Abhängigkeit von der *Höhe* des Verschlusses. Entsprechend der Pathogenese unterscheidet man den mechanischen von der paralytischen Form. Die Abgrenzung des paralytischen Ileus ist von besonderer Bedeutung, da

Tab. 10.7: Krankheitsbilder und Prädilektionsalter.

Krankheitsbild	Bevorzugtes Alter	Bemerkungen
Ileus (10.5.1)	Alle Altersgruppen	Unterschiedliche Ursachen
Indirekte Leistenhernie (10.5.4)	Früh- und Neugeborene, alle Altersgruppen	Mit Unreife erhöhte Inzidenz
Nabelhernie (10.5.3)	Früh- und Neugeborene	Sehr hohe spontane Rückbildungsneigung
Angeborene Bauchwanddefekte (10.5.2)	Neugeborene	Bauchdeckenverschluss, Atresiensyndrom, Cava-Kompressionssyndrom
Nekrotisierende Enterokolitis (10.5.5) Ileus	Frühgeborene, selten Reifgeborene	Kurzdarm-Gefahr, Befall des gesamten Dünn- und Dickdarmes mgl.
Gastrointestinale Duplikaturen (10.5.15) Ileus	Frühgeborene unter 1.500 g Gewicht	Morbus Hirschsprung NEC
Ovarialzyste	Neugeborene, Adoleszente	Ovarialteratome im Pubertätsalter
Hirschsprung-Erkrankung (10.5.8)	Neugeborene, alle Altersstufen	Diagnose
Duodenal-Atresie Stenose	Erste Lebenstage, auch später	Verschiedene Formen
Hypertrophe Pylorusstenose (10.5.6)	3. bis 12. Woche	Ultraschall Diagnostik
Volvulus Ileus (10.5.7)	1. Lebensmonat, alle Altersstufen	Kurzdarm-Gefahr
Bridenileus (10.5.13)	Kleinkinder	Was ist die Ursache: Behandlung
Invagination Ileus (10.5.9)	3 Mo. bis 2 Jahre	Meckel-Divertikel, Polyposis, andere Ursachen ausschliessen
Appendizitis (10.5.11)	Schulkinder, seltener Kleinkinder	50 % Perforationsrate im Vorschulalter
Cholelithiasis (10.5.14)	Früh- und Neugeborene, pubertäre adipöse Mädchen	Was ist die Ursache
Choledochuszyste (10.5.16)	Schulkinder, Pubertät	Endoskopie, MRT
Meckel'sches Divertikel (10.5.12)	Alle Altersgruppen	Laparoskopie

in diesem Fall eine Intervention nicht gerechtfertigt ist. Anamnese: Darmparalyse durch Peritonitis.

Bei mechanischem Ileus kann man anhand der Symptome und des nativ-Röntgenbildes /(Anzahl und Verteilung der stehenden Schlingen und Spiegel) die Höhe des Passagehindernissses ableiten.

Hoher Verschluss – Magen/Duodenum/Jejunum:
– Häufiges Erbrechen;
– Verschluss, suprapapillär – nichtgallig;
– Verschluss, infrapapillär gallig;
– Keine Distension;
– Intermittierender Schmerz.

Tiefer Verschluss – Kolon:
– Erbrechen spät, fäkulent;
– Ausgeprägte Distension;
– Variabler Schmerz.

Angeborene Bauchwanddefekte (abdominelles Kompartmentsyndrom)

Die Diagnose wird meist schon pränatal gestellt und die Geburt erfolgt meist per Sectio.

Bei der *Omphalozele* sieht man einen von Wharton-Sulze überhäuteten Bruchsack mit Nabelschnuransatz. Der Zeleninhalt besteht aus Leber und Darm. Da die Viscera durch den Zelensack geschützt sind, kann die Definitivversorgung meist geplant erfolgen. Nicht selten haben Neugeborene mit Omphalozele eine Trisomie 21 mit Vitium cordis. Die Primärversorgung besteht im sterilen Abdecken des Zelensackes. Alternative hierzu ist die Resektion des Omphalozelensacks, Ausschluss einer Atresie und primärer definitiver Bauchdeckenverschluss durch direkte Readaptation der Bauchdecke oder Bauchdeckenersatzplastik mit einem bioabbaubaren Patch der zu kollagenem Bindegewebe umgebaut wird (Willital).

Bei der *Laparoschisis/Gastroschisis* besteht eine Eventration des ungeschützten Darmpaketes durch eine Bruchpforte rechtsseitig und kranial des Nabelschnuransatzes. Neben Magen und Darm eventrieren häufig auch die Gonaden. Syndrome und Begleitfehlbildungen sind – mit Ausnahme von Darmatresien – selten. Zur Primärversorgung werden die Neugeborenen auf der rechten Seite gelagert. Am besten praktikabel ist die Einhüllung des Babys bis zur Brust in einen sterilen Plastiksack („bowel bag"). Zur Operationsvorbereitung gehören die Magensonde, transurethraler Katheter sowie die Entleerung des Rektums.

Die Problematik der definitiven Rekonstruktion liegt in der Gefahr eines abdominellen Kompartmentsyndroms. Deshalb ist bei dem Versuch des primären Bauchdeckenverschlusses durch den Anästhesisten der intraabdominelle Druck zu messen über den Beatmungsdruck oder über den zentralen Venendruck. Um einen erhöhten intraabdominellen Druck zu vermeiden kann dann die Indikation gestellt werden zu einer Bauchdeckenerweiterungsplastik mit einem „biodegradable Patch" (Saxena, Willital). Bei Kindern mit Laparoschisis kommt die intestinale Transportfunktion oft nur zögerlich über Wochen in Gang. Bei Vorliegen einer Atresie (10 %) werden eine End-zu-End-Anastomose oder ein Stoma angelegt. Bei beiden Entitäten besteht eine Malrotation des Darmes.

Nabelhernie und akute Bauchwandhernien

Nabelhygiene
Nach Abklemmen und Durchtrennen der Nabelschnur wird der anhaftende Nabelschnurstumpf trocken belassen. Nach Ablösung der Nabelschnur am 5. bis 7. Lebenstag (ggf. bis 14 Tagen) entwickelt sich häufig eine schmierig gräuliche Fläche, die einen idealen Nährboden für Bakterien darstellt. Dann kann nochmals ein Abtupfen mit einem Antiseptikum auf der Basis von Octenidin oder Polyhexanid erfolgen.

Beim Säugling und Kleinkind sind Nabelhernien sehr häufig. Der beim Schreien sich vorwölbende Nabel ist für Eltern beunruhigend. Meist kommt es in den ersten Lebensjahren zur spontanen Rückbildung mit Verschluss der Bruchpforte. Sehr große Nabelhernien führen beim Säugling zu kolikartigen Bauchschmerzen infolge Dünndarmvorfalles. Selten können Irritationen der Haut eintreten. Eingeklemmte oder inkarzerierte Nabelhernien stellen eine Rarität dar. Wir bevorzugen die Nabelhernienplastik nach Spitzy, d. h. supraumbilikaler Hautinzision und querer Verschluss des vom Hautnabel abgetrennten Bruchsackes mit fortlaufender Naht sowie querer Faszienverschluss mit Einzelknopfnähen.

Para (supra)umbilikale Lücken der Linea alba liegen knapp oberhalb der Nabelplatte und *epigastrische Hernien* zwischen Nabel und Xiphoid (beim älteren Kind u. U. Bauchschmerzursache).

Die Operation erfolgt durch Freilegung des durch die Linea alba getretenen Fettbürzels, Schnitterweiterung der Faszienlücke und Reposition des vorgefallenen präperitonealen Fettes. Danach wir die Linea alba verschlossen.

Seltene, aber relevante Hernienformen beim Kind:
- Femoralhernie;
- Prävesikale Hernie;
- Spieghel-Hernie (meist mit ipsilateralem Hoden als Bruchsackinhalt).

Nässender, blutender Nabel
Die *Omphalitis* ist in Mitteleuropa selten. Es besteht die Gefahr der Allgemeininfektion oder gar nekrotisierenden Fasziitis. Die Behandlung erfolgt antiseptisch lokal sowie systemisch-antibiotisch.

Ein *Nabelgranulom* entsteht infolge fehlender Epithelialisierung des Nabels. Behandlung mittels Silbernitratstift. Exzision, falls nach dreimaliger Touchierung keine Heilung erfolgte. Echte *Polypen* (Magen oder Darmschleimhaut) bedürfen der chirurgischen Abtragung und meist auch der Nabelrevision.

Eine *Nabelsekretion* kann die Frage eines persistierenden ductus omphaloentericus oder eines offenen Urachus sein. Die Nabelrevision geschieht über eine Freilegung entlang der unteren Nabelzirkumferenz. Erweiterung zur Laparotomie bei persistierenden Gangstrukturen. Hier kommen das Filum terminale des potentiell verödeten Ductus omphaloenetricus sowie persistierende Dottersackarterien/-venen oder Urachus-Strukturen in Betracht.

Ein *persistierender Ductus omphaloentericus* ist durch Strang- oder Zystenbildung (Roser-Zyste) zwischen Nabel und Ileum gekennzeichnet. Leitsymptom ist der Austritt von Luft oder Darminhalt im Nabel. Der Ductus omphaloentericus kann jedoch auch zum Strangulationileus mit Dünndarmnekrose führen. Der *persistierende Urachus* verbindet den Harnblasendom über einen Strang mit dem Nabel. Es kommt zum Urinaustritt, ggf. bei infizierter Urachuszyste auch zur umschriebenen Bauchwandphlegmone. Im Falle der Entzündung zunächst antibiotische Therapie. Der Urachusrest kann im Idealfall infraumbilical präperitoneal isoliert und durch Keilinzision am Blasendach abgetragen werden.

Leistenhernie – wenn daraus eine dringliche Operation entsteht

Es handelt sich fast ausschließlich um indirekte Hernien bei einer Prädominanz der Knaben. Beim angeborenen indirekten Bruch folgt der Bruchsack den Funicularstranggebilden bzw. dem Lig. teres uteri durch den entwicklungsgeschichtlich präformierten Leistenkanal. Bei einer Gesamt-Prävalenz zwischen 1 und 4 % sind Frühgeborene in einem ungleich höheren Maße betroffen (bis 30 % der Frühgeborenen mit Geburtsgewicht < 1.000 g) als Reifgeborene. Weniger als 1 % der Leistenhernien sind direkte Hernien (meist laparoskopische Diagnose).

Die Diagnose basiert auf der anamnestischen Beschreibung bzw. der sichtbaren Vorwölbung in der Leiste. Bruchsackinhalt ist beim Jungen bevorzugt der Darm, beim Mädchen das Ovar. Bei Jungen ist der präoperativen Position des Hodens besondere Aufmerksamkeit zu widmen (Maldescensus testis), da sich im Bedarfsfalle die präoperative Aufklärung mit auf die Funikolyse sowie Orchidopexie zu beziehen hat (Leitlinien Hodenhochstand beachten).

Das Austreten von Bruchsackinhalt kann u. U. durch Pressen provoziert werden (schreiender Säugling). Das „silk purse bzw. glove" Phänomen hat eine hohe Treffsicherheit: „Knistern" beim Rollen des Funicularstranges über das Tuberculum pubicum.

Zur Diagnosestellung im Zweifelsfall leistet der Ultraschall eine wertvolle Hilfe: eine hypoechogene Zone im Leistenkanal von 4 bis 6 mm zeigt einen offenen Processus vaginalis bzw. > 6 mm eine Leistenhernie an.

Bei Säuglingen und Kleinkindern mit eindeutiger Anamnese kann die genaue Beschreibung des Befundes durch Eltern und/oder einweisenden Arzt die Operationsindikation begründen (Göbel). Mit der Diagnose einer Leistenhernie steht die Indikation zur baldigen Operation. Bei Einklemmung im Kindesalter ist der Versuch der Leistenhernienreposition meist erfolgreich. Nach Reposition erfolgt in diesem Fall der operative Bruchsackverschluss innerhalb 24 bis 48 Stunden.

Nichtreponible und inkarzerierte Leistenhernien sind eine Notfall-Indikation zur Leistenherniotomie

Einklemmung und Inkarzeration bedrohen neben dem Darm das vorgefallene Ovar (meist Neugeborene oder Säuglinge) bzw. den Hoden infolge Zirkulationsstörung (Cave wiederholte Einklemmungen).

Besondere Prämissen sind bei der Operation der Leistenhernie Frühgeborener, häufig mit einer bronchopulmonalen Dysplasie (BPD), zu stellen (Lau). Gerade beim Frühgeborenen besteht ein hohes Risiko der Inkarzeration (bis $1/3$ der Fälle). Hinzu kommen ein höheres Anästhesierisiko, eine schwierigere Operation sowie eine erhöhte Morbidität (Rezidiv, Hodenatrophie). In der Regel sollte die Operation auch asymptomatischer Hernien vor Verlassen der Neugeborenenintensivstation erfolgen.

Das Prinzip der Leistenhernienoperation beim Kind besteht im Bruchsackverschluss auf Höhe des inneren Leistenringes oder unmittelbar darunter. Beim Mädchen folgt der Leistenkanalverschluss, beim Jungen die Leistenkanalrekonstruktion unter Bildung eines ausreichend weiten äußeren Leistenringes. Die Operation kann offen über den inguinalen Zugang entlang der suprainguinalen Beugefalte („quere" Schnittrichtung, d.h. Vermeidung eines kosmetisch ungünstigen vernarbenden steil gestellten Schnittes) oder laparoskopisch transabdominal erfolgen.

Alloplastische Materialien sind beim Kind nur in sehr seltenen Ausnahmefällen indiziert.

Hydrozele testis, Funiculozele – Operationsindikation

Im Zusammenhang mit einem offen persistierenden Processus vaginalis peritonei kommt es zu einer Wasseransammlung in Höhe des Funicularstranges (Funikulozele) bzw. der Tunica vaginalis des Hodens. Diese fast immer kommunizierenden Hydrozelen sind durch Größenzunahme über den Tag gekennzeichnet. Eine Koinzidenz mit einer Leistenhernie ist möglich. Neben der klinischen Untersuchung spielen die Diaphanoskopie sowie Ultraschall eine entscheidende Rolle (Abgrenzung zur sekundären Hydrozele bei Einklemmung von Darm, Varikozele, Hodentumor, Peritonitis, Hämoperitoneum u. a. m.).

Bei Jungen im Neugeborenen- und Säuglingsalter sind schlaffe Hydrozelen sehr häufig anzutreffen. Diese bilden sich meist in den ersten beiden Lebensjahren zurück. Hydrozelenpunktionen sind obsolet und kontraindiziert.

Eine Operationsindikation ergibt sich bei sehr straffen Hydrozelen bzw. nach dem 2. Lebensjahr bei Persistenz oder Größenzunahme einer Hydrozele (Lau). Die Operation gleicht in wesentlichen Schritten der Leistenbruchoperation. Meist ist eine Hydrozelenwandteilresektion sinnvoll.

Hydrozelen (Nuck-*Zyste*) des Mädchens kommen vor, sind jedoch sehr selten.

Akutes Abdomen des Früh- und Neugeborenen – Sofortmaßnahmen

Der erste Mekoniumabgang des Neugeborenen (NG) erfolgt innerhalb der ersten 24 Stunden. Ein fehlender Mekoniumabgang innerhalb dieser Zeit spricht für eine Darmtransportstörung (Atresie, Hirschsprung-Erkrankung u. a. m.).

Das akute Abdomen bei Frühgeborenen (FG) und NG bedarf der besonderen neonatologisch-intensivmedizinischen, anästhesiologischen sowie kinderchirurgischen Kompetenz. Sepsis bzw. die systemische Entzündungsreaktion des NG sind durch 3 Besonderheiten gekennzeichnet:

1. Fieber oder Untertemperatur (Temperaturdifferenz > 2 °C zwischen Rektum und Haut);
2. Leukozytose oder Leukopenie;
3. CRP schon ab 1 bis 2 mg/dl pathologisch.

Weiterhin ist präoperativ der Status der obligatorischen Vitamin-K-Gabe (Cave Gerinnungsstörung infolge Erniedrigung des Quick-Wertes) zu überprüfen bzw. dieses zu applizieren.

Erworbene neonatale Darmerkrankung:

In der letzten Dekade wurde zunehmend klar, dass die NEC weder eine uniforme noch eine gut definierte Entität darstellt. Nachfolgende Krankheitsbilder sind zu berücksichtigen:

– FIP – Fütterungs-Intoleranz des Prämaturen (< 1.250 g);
– NEC – Nekrotisierende Enterocolitis;
– VEI – Virale Enteritis des Neugeborenen;
– Kuhmilcheiweiß-Allergie (Milchpfropf);
– SIP – Spontane Intestinale Perforation (nicht zu verwechseln mit der fokalen intestinalen Perforation = FIP).

Nekrotisierende Enterocolitis (NEC) – Sofortmaßnahmen

Betroffen sind insbesondere das Ileum sowie Kolon untergewichtiger Neugeborener, bei denen einzelne oder multiple Darmsegmente bis hin zur Pan-Nekrose des Darmes betroffen sein können.

Es handelt sich um ein multifaktorielles Geschehen. Etiologisch spielen die Unreife des Darmes, dessen mikrobielle Besiedelung sowie Hypotension, Hypoxie und persistierende fetale Zirkulation (Indometazin, Steroide) eine entscheidende Rolle.

Röntgenzeichen der NEC sind die Pneumatosis intestinalis/Gas in Vena portae, die „stehenden Schlinge" (fixed loop sign = Nekrosezeichen) bzw. das Pneumoperitoneum. Die operative Therapie hat neben der Lokalsanierung den Erhalt von möglichst viel Darmlänge zum Ziel. Die Laparotomie erfolgt als quere Oberbauch- oder mediane Laparotomie. Das Operationsprinzip besteht in der Resektion zerstörter Darmsegmente sowie der Ausleitung als doppelläufiges Stoma.

Die **virale Enteritis des Neugeborenen** ist eine durch Entero- bzw. Rotaviren hervorgerufene Infektion. Leitsymptome sind blutige Stühle. Eine Pneumatosis *linksseitig* ist ebenso wie eine Perforation möglich. Intraoperativ findet man Aszites und Darmnekrosen ähnlich der klassischen (bakteriellen) NEC.

Spontane intestinale Perforation (SIP) – Sofortmaßnahmen – (syn. auch FIP – fokale intestinale Perforation)

Im Unterschied zur NEC handelt es sich um eine unilokuläre umschriebene Darmwandschädigung mit wie ausgestanzt wirkender Perforation. Die SIP ereignet sich meist in den ersten beiden Lebenswochen. Eine Pneumatosis intestini besteht nicht. Prädilektionsstelle ist das terminale Ileum. Betroffen sind meist extrem Frühgeborene mit einem Gewicht < 1.000 g. Prädisponierend sind die Anwendung von Steroiden und Indometazin. Klinisch findet man ein rasch zunehmendes Pneumoperitoneum (Vorwölbung der Bauchdecken sowie Dunkelfärbung infolge Mekoniumaustritt). Röntgenaufnahme in Linksseitenlage (freie Luft zwischen Leber und Bauchwand) oder a. p. (Fußballzeichen).

Operativer Zugang über rechtsseitige quere Laparotomie etwas oberhalb Nabelniveau, Durchtrennung der Nabelvene. In der Regel wird die betroffene Ileumschlinge doppelläufig ausgeleitet (spätere Nutzung des aboralen Stomas zur enteralen Ernährung).

Mekonium-Ileus – Sofortmaßnahmen

Es handelt sich um Neugeborene mit Verzögerung des Mekoniumabganges jenseits der 48-Stunden-Grenze und galligem Erbrechen. Meist besteht eine zystische Pankreasfibrose (CF). Die Röntgenaufnahme zeigt erweiterte Dünndarmschlingen ohne Spiegelbildung sowie die charakteristische granulär-blasige Verschattung im rechten Unterbauch (Neuhauser-Zeichen). Im diagnostisch-therapeutischen Kolon-Kontrasteinlauf mittels eines hyperosmolaren wasserlöslichen Kontrastmittels (z. B. Gastrographie) finden sich ein Mikrokolon sowie Füllungsdefekte infolge Verstopfung des terminalen Ileums. Unkomplizierte Fälle können mittels retrogradem Einlauf beherrscht werden. In der Hälfte der Fälle erfordern Perforation, Peritonitis, Nekrose, Volvulus oder Atresien ein chirurgisches Vorgehen. Schwerveränderte Darmabschnitte müssen reseziert werden. Anlage eines doppelläufigen Stomas. Das **Mekonium-Pfropf-Syndrom** tritt sowohl bei Neugeborenen mit CF, Morbus

Hirschsprung sowie Hypotonie und Frühgeburtlichkeit auf. Im Unterschied zum MekoniumIleus sitzt der Stuhlpfropf im Kolon. Der Kolonkontrasteinlauf zeigt ein normalkalibriges Kolon mit Füllungsdefekten oder Stopp infolge des Plugs. Der abgesetzte Stuhlpropf ist anfänglich von glasiger Konsitenz. Die Therapie ist fast immer konservativ.

Atresien des Gastrointestinaltraktes – Sofortmaßnahmen

Häufig wird die Diagnose bereits pränatal mittels Ultraschall gestellt. Die Neugeborenen fallen postnatal durch die gestörte Nahrungspassage auf. Je tiefer die Atresie liegt, um so später kommt es zu Symptomen.

Die **Primärversorgung** von NG mit Atresie besteht in der Nahrungskarenz, Infusionstherapie, Antibiotikagabe sowie Applikation einer ausreichend kalibrigen nasogastralen Sonde. Die native Röntgen-Standardaufnahme ohne KM ist meist diagnostisch ausreichend.

Am häufigsten ist die *Ösophagusatresie*, mit Überblähung des Magen-Darm-Traktes infolge der unteren tracheo-ösophagealen Fistel zum Bild eines akuten Abdomens führen kann. Spätsymptome sind zyanotische Attacken und der Schaum vor dem Mund. Es existiert eine große Formenvielfalt (in ca. $^4/_5$ der Fälle oraler Blindsack mit distaler tracheo-ösophagealer Fistel – (Typ Vogt IIIb bzw. als isolierte Atresie ohne Fistel – Vogt II). Hinweisend sind in erster Linie Zyanoseattacken, Schaum vor dem Mund sowie eine zunehmende Aufblähung des Bauches bei Fistel bzw. ein flacher Bauch (bei Atresie ohne Fistel).

Beweisend ist die ap-Röntgenaufnahme mit eingeführter Sonde, die im Blindsack umschlägt (kein Kontrastmittel geben).

Wichtig sind die Seitenlagerung sowie die Einlage einer permanent absaugenden Ösophagussonde. Diagnose-Verzögerungen erhöhen die Aspirationsgefahr. Die Korrektur-Operation beinhaltet die Fisteldurchtrennung sowie die End-zu-End-Anastomose.

Dünn- und Dickdarmatresie – Sofortmaßnahmen

Duodenal- und Jejuno-ileale Atresien sind deutlich häufiger als Kolonatresien bzw. Atresien des Magenausganges.

Duodenalatresien- und stenosen (DA und DS) fallen durch galliges Erbrechen postnatal auf. Atresien des Magenausganges und suprapapilläre DA sind absolute Raritäten.

Typisches Röntgenzeichen ist das „double bubble"-Bild, d. h. die Projektion der großen luftgefüllten Magenblase sowie der kleineren luftgefüllten Duodenalblase. Der restliche Dünndarm ist luftleer (Atresie) oder luftgefüllt (Stenose durch Pancreas anulare, Membran). Im Zweifelsfalle erfolgt die orale Kontrastmittelgabe.

Knapp 10 % der NG haben eine Trisomie 21 (M. Langdon-Down).

Die Operation (Duodeno-Duodenostomie in Diamond-Technik n. Kimura bzw. Duodenotomie und Membranexzision) erfolgt offen oder laparoskopisch. Wichtig ist es, die Papilla Vateri zu schonen. In jedem Falle postoperative Magendekompression mittels Sonde. Die Einlage einer transanastomotischen Sonde hat sich bewährt. Sie erlaubt den frühen Fütterungsbeginn. Zu beachten ist die Ladd-Assoziation, die Kombination einer äußeren duodenalen Einengung durch sog. Ladd-Bänder mit einer Rotations- und Aufhängungsstörung des Darmes (Volvulus). Neben einer akuten Symptomatik beim Säugling werden intermittierende Verläufe oder auch Spätmanifestationen jenseits des Säuglingsalters auffällig.

Atresien von Ileum und Jejunum sind solitär oder multiple; Zugang über Oberbauchlaparotomie. Der gesamte Darm ist auf weitere Atresien zu überprüfen (Inspektion, Anspülen mittels Sonde). Prinzipiell gibt es drei Therapieoptionen:
1. Tapering des dilatierten oralen Darmes und Anastomose;
2. Resektion des überdehnten oralen Blindsackes und Anastomose;
3. doppelläufige Stomaanlage und spätere Anastomose.

Als *ausreichende Darmlänge* für eine spätere orale Ernährung werden angesehen:
- 20 cm Dünndarm mit Erhalt der Ileozökalklappe;
- 40 cm Dünndarm ohne Erhalt der Ileozökalklappe (Arca et al.).

Kolonatresien sind sehr selten. Es erfolgt die primären Anlage eines Stomas (sehr große Kaliberdifferenz) oder alternativ die End-zu End-Anastomose. Stets ist bei Kindern mit einer Darmatresie an eine relevante Begleitmorbidität zu denken (Tab. 10.8).

Tab. 10.8: Darmatresien und häufige Komorbiditäten (modif. n. Dalla Veccia et al.).

Typ	Komorbidität	Besondere Prognosefaktoren
Duodenalatresie	Prämaturität, Polyhydramnion, Trisomie 21, Pancreas anulare Malrotation	Vitium cordis
Jejuno-ileale Atresie	Intrauteriner Volvulus, Gastroschisis, Mekonium-Ileus, Mekoniumperitonitis	Kurzdarm-Syndrom
Kolon-Atresie	Nur selten	Sehr gute Prognose.
Anorektale Fehlbildung	VACTERL-Assoziation von Fehlbildungen (V – vertebrale; A – anorektale; TE – tracheo-esophageal; R – renal; L – limb)	Stuhlinkontinenz, Obstipation, Megasierung des Enddarmes erfordern Langzeit-Nachbetreuung

Anorektale Fehlbildungen – Sofortmaßnahmen

Es besteht ein großer, geschlechtstypischer Formenreichtum (27 verschiedene Typen nach morphologischen Gesichtspunkten). Die initiale Diagnostik ist gerichtet

auf den jeweiligen Typ und zusätzlich auf das Herz, den Harntrakt und die Wirbelsäule (Os sacrum, coccygeum), (Vacterl-Assoziation, Tab. 10.8).

Neben der Inspektion dient die Röntgen-Nativ-Aufnahme nach 24 Stunden in
der Columbia-Technik der Klärung der Höhe des luftgefüllten Blindsackes (Röntgen
im queren Strahlengang bei erhöht gelagertem Becken und unter Markierung des
Analgrübchens) oder Analatresie Ultraschallverfahren nach Willital.

Die Primärmaßnahme liegt (mit Ausnahme perinealer Fisteln) in der Anlage einer
doppelläufigen Kolostomie als Sigmoidostomie oder Descendostomie. Dabei sind
insbesondere zu beachten:
– Belassung von ausreichend Colon zur späteren Definitivkorrektur;
– Getrenntes Einnähen der Stomaöffnungen zur Vermeidung eines Überlaufes in
    den Blindsack.

Perineale Fisteln können u. U. zunächst vorsichtig mittels Kalibrierung oder Bou-
gierung offen gehalten werden, so dass ein Stoma nicht erforderlich ist. Definitive
Korrekturen erfolgen im Alter von 2 bis 3 Monaten.

Methoden: abdomino-sacro-perineale Rekonstruktion oder endoskopisch kontrollierter abdomino-intrapuborectaler Colondurchzug.

Gallengangsatresie, Icterus prolongatus – Sofortmaßnahmen

Atresie der äußeren Gallenwege mit den klinischen Zeichen eines Cholestasesyn-
droms. Eine Gallengangsatresie muss ausgeschlossen werden. Die Stühle sind
acholisch (weißlich gefärbt).

Die Laborzeichen bestehen in einer konjugierten Hyperbilirubinämie, einer Erhöhung der Gamma-Glutamyltransferase bis auf das 10-fache sowie einer Erhöhung des Lipoproteins PL-X (pathologische Transportform des Cholesterol). Unter-
mauerung der Diagnose mittels Ultraschall sowie ggf. hepatobiliärer Szintigrafie.
Eine Laparoskopie mit perkutaner Cholezystographie sichert die Diagnose. Wegen
der rapide fortschreitenden Leberzirrhose muss die Operation bis Ende der 6. Le-
benswoche erfolgen. Die Operation der Wahl ist die Galleableitung durch eine He-
patoportoenterostomie mittels ausgeschalteter Y-Roux-Anastomose nach Kasai.
Bakterielle Cholangitiden (meist im 1. Lebensjahr) sowie die Ausbildung einer por-
talen Hypertension gehören zu den späteren Komplikationen der Methode. An das
Vorliegen einer Gallengangsatresie ist bei einer Persistenz des neonatalen Ikterus
> 14 Tage zu denken.

Infantile hypertrophe Pylorusstenose (IHP) – Sofortmaßnahmen

Bei diesem häufigen Krankheitsbild besteht eine Magenausgangsstenose infolge
einer idiopathischen Verdickung der präpylorischen Antrummuskulatur mit den
klinischen Leitsymptomen des schwallartigen Erbrechens von Mageninhalt kurz

nach Nahrungsaufnahme. Erbrochenes bzw. Mageninhalt sind stets klar bzw. bräunlich hämatinhaltig, jedoch niemals gallig. Betroffen sind meist junge Säuglinge im Alter von 3 bis 8 Wochen.

Verlust von Wasser und Elektrolyten führen zu Dehydratation, Gewichtsverlust, Hungerstühle und Oligurie. Differentialdiagnostisch kommt insbesondere das schlaffe Erbrechen infolge eines gastroösophagealen Refluxes in Betracht.

Mehr als $^2/_3$ der Kinder mit IHP sind Knaben. Es besteht eine familiäre Häufung. Beim Trinkversuch zeichnet sich die Kontraktion des muskelhypertrophierten Magens an der vorderen Bauchwand ab. Palpatorisch kann man häufig den olivenförmigen Pylorustumor (Finkelstein-Geschwulst) unter dem rechten Rippenbogen finden.

Erhärtung der Diagnose mittels Säure-Basen-Analyse und Ultraschall. Im Ultraschall (Beruhigung des der Säuglings mittels Schnuller) sieht man nahe der Gallenblase das typische Ringzeichen (Kokarde). Als gesichert gilt eine Pylorusstenose bei Überschreitung nachfolgender Pylorusabmessungen: Außendurchmesser > 15 mm, Länge des Pyloruskanals > 15 mm, Dicke der Muskelschicht > 5 bis 6 mm.

Fast immer bestehen eine Dehydratation sowie eine *metabolische Alkalose* (pH > 7,4 mmol/l, BE > 3 mmol/l).

Präoperative Vorbereitung: Eine Magensonde ist *nicht* obligat, da die Säuglinge bei Nüchternheit den Speichel abschlucken und nicht spontan Erbrechen.

Größter Wert ist auf die *präoperative Re-Hydrierung* durch Infusion einer pufferfreien Vollelektrolytlösung mit 5 % Glukoseanteil zu legen. Eine Operationsfähigkeit besteht bei einem pH-Wert unter 7,45, BE < 5 mmol/l, Cl$^-$ > 90 mmol/l, K$^+$ zwischen 3 und 5 mmol/l, Na 130 mmol/l. Andernfalls drohen postoperative Apnoen.

Operation: Zugang transrektal im rechten Oberbauch oder über die obere Nabelzirkumferenz/Linea alba. Sehr gute Indikation zur laparoskopischen Operation. Es erfolgt die Längsinzision der gesamten hypertrophen Pylorusmuskulatur bis auf die Mukosa. Optional erfolgt die Dichtigkeitsprüfung durch Einbringung von isotoner Kochsalzlösung und Luft via Sonde in den Magen.

Nahrungsaufbau: 2 bis 4 Stunden postoperativ kann parallel zur Infusion mit kleinen Volumina Tee/Glukose p. o. begonnen werden. OP-Tag – Tee schluckweise, dann portionsweise 30 ml/klare Flüssigkeit oder Muttermilch/Mahlzeit:

1. postoperativer Tag 8 × 50 bis 80 ml;
2. postoperativer Tag Nahrung *ad libitum.*

Volvulus Darmischämie – Sofortmaßnahmen

Der verdrehte Dünndarm ist der dringlichste Notfall, der über jedem akuten Abdomen schwebt, da bei Behandlungsverzögerung der Verlust des gesamten Dünndarmes droht. Ursächlich für die Darmverdrehung ist überwiegend die Störung der embryonalen Darmdrehung (Mal- oder Nonrotation), verbunden mit einer weitgehend fehlenden Anheftung des Darmes. Bei vorderem Bauchwanddefekt (Omphalozele, Gastroschisis) und angeborener Zwerchfellhernie handelt es sich um einen regelhaften Befund. Typischerweise volvuliert der Darm um die Achse der Arteria mesenterica superior (AMS). Im Gefolge entsteht eine Durchblutungsstörung aller durch die AMS versorgten Darmabschnitte.

Symptomatik: Es gibt sowohl perakute als auch subakute bis chronische Verläufe. Ca. $^4/_5$ der Fälle betreffen Neugeborene. Leitsymptom ist das plötzliche gallige Erbrechen. Hinzu kommt ein Ischaemieschmerz.

Akuter Volvulus:

1. Drosselung des venösen Rückstromes – schleimig blutige Stühle;
2. Bei Progression: Stopp der arteriellen Durchblutung und Gangrän – rektaler Blutabgang.

Bei chronischem Volvulus resultieren eine Behinderung des Lymphabflusses, Aszites, enteraler Proteinverlust und letztendlich Wachstumsstörung.

Im Ultraschall ist das *Whirl-Pool-Zeichen beweisend*, das heißt, die Verdrehung der mesenterialen Gefäßachse. Im Normalfall liegt die Vena meseneterica superior (VMS) rechtsseitig der AMS. Eine anormale Position der Vene ventral oder linksseitig der AMS zeigt eine Rotationsstörung an.

Röntgenologisch ist die Diagnose meist nur zu vermuten (z. B. Zeichen eines inkompletten Stopp am Duodenum, Verminderung des Dünndarmgasgehaltes) oder multiple luftgefüllte Darmschlingen als Spätzeichen. Methode der Wahl ist die orale Kontrastmitteldarstellung: Kalibersprung am duodenojejunalen Übergang, atypische rechtsseitige Position des duodenojejunalen Überganges (Normal linksseitig der Wirbelsäule in Höhe der Untergrenze des Bulbus duodeni) (Leonidas). Bei Volvulusverdacht erfolgt die sofortige Notfall-Laparotomie/Laparoskopie. Mit Detorsion des Darmes und Replatzierung in Non-Rotation. Die Fixierung in anatomischer Position ist komplikationsträchtig und verlassen.

Im Falle des Ladd-Syndroms (Duodenalkompression durch Ladd-Bänder kombiniert mit einem Mitteldarmvolvulus) beinhaltet die Operation 3 Hauptschritte:

1. Rückdrehung des Darmes;
2. Durchtrennung der präduodenalen Bänder und Kocher-Manöver mit Verbreiterung des mesenterialen Pedikels;
3. Rückverlagerung in Non-Rotation (Dünndarm rechts – Kolon links).

Appendektomie aufgrund Links-Lage in Non-Rotion ist empfehlenswert. Die Operation kann offen bzw. bei fehlendem Volvulus auch laparoskopisch erfolgen.

Sondersituation: hämorrhagische Infarzierung des Mitteldarmes mit unklarer Vitalität: In diesem Fall ist nach Retorsion ein Second-look mit Resektion nicht erholter Darmabschnitte nach ca. 24–36 Stunden sinnvoll. Bei fortgeschrittener Gangrän (Wandzerfall, fäkulenter Geruch) erfolgt das sofortige Debridement.

Hirschsprung-Erkrankung: Megacolon congenitum

Angeborene Aganglionose des Enddarmes/Dickdarms infolge eines Stopps der von distal nach proximal ausgerichteten Neuroblastenmigration, verbunden mit einer Hyperplasie des Parasympaticus im aganglionären Segment (Fehlen der Nervenzellen des Plexus myentericus). Die Folge ist eine Transportstörung im Enddarm mit Aufstau von Darminhalt und Megasierung des vorgeschalteten Kolons („Megacolon" als Sekundärphänomen). Das aganglionäre enge Segment (5 verschiedene Längen nach Nixon) kann als ultrakurzes Segment nur wenige Millimeter betragen oder andererseits das gesamte Kolon betreffen (Jirásek-Zuelzer-Wilson-Syndrom). Bei der typischen Verlaufsform kommt es zum verspäteten Mekoniumabgang des Neugeborenen jenseits der 48-Stunden-Grenze und/oder die zunehmende Auftreibung des Bauches mit galligem Erbrechen und röntgenologisch tiefem Ileus. Die Stühle werden gar nicht oder nur nach instrumenteller Stimulation explosionsartig abgesetzt. Bei chronischem Verlauf findet man Verstopfung, Gedeihstörung mit Ausbildung eines Froschbauches oder die Hirschsprung-Enterocolitis mit schwerem toxischen Megakolon. Bei weniger eindeutigen Verläufen können Klein- oder Schulkinder und sogar Erwachsene betroffen sein. Die Diagnose beruht auf dem Kolon-Kontrasteinlauf mit einem wasserlöslichen Kontrastmittel (Bariumbrei wird nur schwer entleert). Im typischen Fall findet man das aborale enge Segment, die Übergangszone sowie das oralwärts vorgeschaltete Megacolon. Beweisend ist die Rektum-Schleimhaut-Stufenbiopsie (1, 2, 4 cm oberhalb Linea dentata): Hyperplasie der azetylcholinesterase-positiven Nervenfasern, d. h. gesteigerte Azetylcholinesterase in der Lamina propria der Mukosa sowie Fehlen von Ganglienzellen. Besonders wichtig ist die Biopsie unmittelbar oberhalb der Linea dentata bei sehr kurzem aganglionären Segment. Die Biopsien erfolgen als Doppel-Saugbiopsie (Morcate, Willital, Nixon) oder an der Rektumhinterwand (Vollwandbiopsie). Eine seltene Erkrankung mit Megacolon und Funktionsstörung des Dickdarms ist die hypoplastische Hypoganglionose (Meier-Ruge, Bruder).

Eine weiter seltene Ursache der chronischen Obstipation bis zum Ileus ist der Sigmavolvulus mit Megakolon und paradoxerweise mit Überfließinkontinenz (Spätstadium); Ursache des Sigmavolvulus ist ein extrem langer kolosigmoidaler Übergang, der intraperitoneal lokalisiert ist und zu einer Torsion neigt.

Die definitive Therapie besteht in der Resektion des innervationsgestörten Kolons und entero-analen Anastomose. Die Zeit bis zur Resektion wird entweder durch wiederholte Einläufe mit physiologischer Salzlösung oder durch die Anlage einer doppelläufigen oder terminalen Ileostomie bzw. alternativ durch eine rechtsseitige Transversostomie überbrückt. Als Resektionsverfahren setzte sich in den letzten Jahren der transrektale Durchzug nach de la Torre durch (± laparoskopischer Assistenz). Die klassischen Verfahren haben jedoch weiterhin ihre Daseinsberechtigung:

– Swenson-OP – extraanale Evaginationsanastomose;
– Duhamel-OP – retrorektaler Durchzug mit End-zu-seit-Anastomose;

- Soave-OP – transrektaler Durchzug;
- State-OP und Rehbein-OP – tiefe intraperitoneale, supralevatorische Resektion, ggf. gefolgt von einer Sphinktermyektomie.

Der postoperative Langzeit-Verlauf kann durch Episoden der Obstruktion sowie Enterokolitiden kompliziert sein. Für ausgedehnte Aganglionosen gelten besondere Prämissen. So ist die ausgedehnte Form der Hirschsprung-Krankheit, das Jirásek-Zuelzer-Wilson-*Syndrom (totale Kolonaganglionie)*, zwar durch einen frühzeitigen Beginn, jedoch durch einen weniger charakteristischen Verlauf, uncharakteristische Röntgenbilder sowie eine geringer ausgeprägte Acetylcholinesterase-Reaktion in den Bioptaten gekennzeichnet. Oft erstrecken sich die Aganglionie oder eine Hypoganglionose bis in das terminale Ileum. Multiple Voroperationen in Verkennung der wahren Ausdehnung der Innervationsstörung sind nicht selten.

Differentialdiagnostisch ist in Fällen einer, feingeweblich nicht erfassbaren Motilitätsstörung (ggf. Myopathie), an eine **chronische-idiopathische intestinale Pseudoobstruktion** zu denken. Auch hier beginnen die Symptome im frühen Säuglingsalter (abdominelle Distension, wiederholte Subileuszustände und fehlende Gewichtszunahme). Chirurgische Maßnahmen sind mit großer Zurückhaltung anzuwenden. Eine Megazystis spricht für eine **Megazystis-Mikrokolon-Hypoperistaltik-Syndrom.**

Eine Besonderheit stellt die seltene *neurogene Sphinkterachalasie* dar. Hier findet sich eine normale Reaktion der Darmschleimhaut. Beweisend ist die Rektummanometrie (Willital), da der rekto-anale Inhibitionsreflex nicht auslösbar ist und der Sphinkter-Internus-Druck erhöht ist (über 30 mm Hg). Die Behandlung besteht in Bougierungen bzw. einer Sphinkteromyotomie. Die intestinale neuronale Dysplasie (IND) ist ein weniger gut definiertes Krankheitsbild, dessen diagnostische Kriterien und klinische Relevanz umstritten sind (Martuciello et al.).

Invagination – Sofortmaßnahmen

Die Invagination ist die häufigste Ursache für einen Darmverschluss bei Säuglingen und Kleinkindern. Der orale Darmabschnitt (meist Ileum) stülpt sich in den aboralen Darm (meist Zökum) ein. Im Gefolge treten Ödem, Stauungsblutung sowie die ischämische Darmwandnekrose mit frühzeitiger Obstruktion ein.

Leitsymptom ist der kolikartig auftretende Bauchschmerz. Auf die Schmerzattacken folgt ein symptomfreies Zeitintervall: rezidivierende Bauchschmerzen. Am Anfang sind die Säuglinge zwischen den Schmerzattacken fast unbeeinträchtigt, später lethargisch. Bei weichem Abdomen kann man die Invaginat-Walze tasten. Häufig bestehen eine Virus-Gastroenteritis mit Diarrhoen und Schwellung der Peyer-Plaques im Ileum bzw. eine Lymphadenitis mesenterialis. Pathologisch-anatomisch unterscheidet man die häufige ileokolische Invaginattion (> $^2/_3$ der Kinder), von der selteneren, ileo-ilealen Invagination.

Ältere Kinder haben häufig ein Hypomochlion in Form eines Meckel-Divertikels, Darm-Polypen (s. u.) oder Lymphoms der Mukosa (< 10 % der Kinder).

Diagnosebestätigung mittels Ultraschall: Bei der Längsdurchschallung erkennt man die sechs verschiedenen Darmwandschichten. Bei der transversalen Untersuchungstechnik erkennt man die sechs Darmschichten als kreisrunde sogenannte „Zielscheibenphänomene".

Die hydrostatische Desinvagination erfolgt mit einem Druck bis 100 cm Wassersäule, über jeweils 3 bis 5 Minuten. Nach zwischenzeitlicher Entlastung können 2 bis 3 Versuche mit einer Erfolgsquote von 70 bis 90 % durchgeführt werden. Alternativ kann eine Luftinsufflation mit bis zu 100 mbar erfolgen. Im Falle der hydrostatischen Desinvagination unter Röntgenkontrolle ist ein wasserlösliches Kontrastmittel zu verwenden. Die Rezidivrate nach Desinvagination beträgt bis zu 10 %.

Operation: Bei Versagen nichtoperativer Maßnahmen oder beim 3. Rezidiv wird heute a priori meist laparoskopisch desinvaginiert (3 Trokare – Ausmelken des Invaginats von aboral bzw. vorsichtiges Ziehen von ileal) oder alternativ offen. Hier kommt der Hutchinson-Handgriff zur Anwendung – retrogrades Zurückschieben des Darmes mit der Hand. Bei einer Gangrän erfolgen die Segmentresektion sowie End-zu-End-Anastomose bzw. temporäre Stoma-Anlage.

Bei Dünndarm-Invagiantion infolge eines Polypen ist nach einem Peutz-Jeghers-Syndrom (PJS) zu fahnden (Mutation des Gens STK11/LKB1), das durch eine intraoperative Endoskopie zu diagnostizieren ist (sparsame Resektion durch Diaphanoskopie, Willital).

Auffällig bei den PJS-Kindern ist die periorale *Lentigiosis*, d. h. braune Pigmentflecken um Mund und Nasenlöcher, perianal, Finger und Zehen.

Gastroösophagealer Reflux (GÖR)

In den ersten 3 Lebensmonaten zeigen fast alle Säuglinge ein schlaffes postprandiales Erbrechen als Zeichen eines physiologischen GÖR. Diese Häufigkeit sinkt im Alter von 6 Monaten auf ca. 20–40 %. Kinder mit einer Ösophagitis haben nahrungsabhängige Schmerzen und können die Nahrung verweigern. Weiterhin treten rezidivierende obstruktive Bronchitiden durch Mikroaspirationen auf.

Konservative Therapie: Lagerung mit erhöhtem Oberkörper – angestrebt halbsitzende Lagerung mit 30°-Winkel. Auch die Linksseitenlage bewirkt eine Refluxminderung; orale Applikation eines HCl-Blockers (Omeprazol, 1 mg/kg/Tag). Bei ausgeprägter Symptomatik erfolgt die Ösophagogastroskopie mit Biopsie, um den Grad der Entzündung und die Ausbreitung zu überprüfen.

Therapierefraktäre Fälle erfordern die Fundoplikatio oder eine retroösophageale Hiatusplastik.

Akute Appendizitis – Sofortmaßnahmen (s. auch Kap. 9.1)

Die akute Appendizitis ist die häufigste Ursache des akuten Abdomens bei Schulkindern und Jugendlichen. Meist ist die Anamnesedauer kurz. Pathogenetisch liegt der Entzündung eine Lumenobstruktion der Appendix infolge Schwellung der Lymphfollikel bzw. Fäkolithen oder, sehr selten, Fremdkörper zu grunde. Bakterien, wie *E. coli, Bacteroides fragilis, Pseudomonas aeruginosa* sowie *Clostridium*-Spezies können pathogenetisch wirksam werden.

Typisch ist eine Schmerzwanderung aus dem Epigastrium und der Nabelgegend in den rechten Unterbauch. Nach 6 bis 48 Stunden wird der viszerale Schmerz parietal (somatisch), so dass die Schmerzen nunmehr konstant und gut lokalisierbar in der rechten Fossa iliaca lokalisiert sind. Wegen der fehlenden Fähigkeit einer Schmerzlokalisierung im Vorschulalter findet sich hier eine hohe Perforationrate.

Mit Stellung der Diagnose einer Appendizitis ist die Operation indiziert. Sie sollte dann innerhalb von Stunden realisiert werden.

Im Einzelnen besitzen die Symptome Schmerzwanderung, Anorexie, Nausea/Erbrechen sowie Abwehrspannung im rechten Unterbauch, Temperaturerhöhung, Leukozytose mit Linksverschiebung, einen hohen diagnostischen Wert (Kulik et al.) Jedoch schließen normale Entzündungswerte oder niedrige Leukozytenzahlen eine Appendizitis nicht aus.

Nachfolgende Zeichen sind zu prüfen:

- Druckschmerz am McBurney- bzw. Lanz-Punkt;
- Rovsing-Dehnungsschmerz (linksseitiger Druck auf Unterbauch führt über eine fortgeleitete intraluminale Druckerhöhung in der Appendix zu Schmerzen im rechten Unterbauch);
- Blumberg-Loslass-Schmerz lokal linker Mittelbauch und kontralateral rechter Mittelbauch;
- Psoasschmerz (passives Anheben des rechten gestreckten Beines);
- Obturatorschmerz (Rotationsschmerz bei passiver Drehung des in Hüfte und Knie angewinkelten rechten Beines) Differentialdiagnose: Coxitis fugax bzw. bakteriell.

Es ist immer eine akute *rechtsseitige Pyelonephritis* auszuschließen, die (meist hohes Fieber, Pyurie, hohe Entzündungswerte) eine Appendizitis vortäuschen kann. Andererseits führt die Lage eines entzündeten Appendix auf Ureter oder Blasenwand zur Leuko- und Erythrozyturie.

Mit einer Sensitivität und Spezifität > 90 % (geübter Untersucher!) ist die *Ultraschalluntersuchung* eine Basisuntersuchung mit hohem Aussagewert. Diese erfolgt unter Anwendung eines Sektorschallkopfes (Beurteilung der parenchymatösen Organe, insbesondere Gallenblase, Nierenhohlsysteme, Harnleiter und Harnblase) sowie mittels eines Linearschallkopfes unter sanfter Kompression. Als pathognomonisch gelten ein Axialdurchmesser der Appendix > 6 mm Doppelkonturierung der entzündeten und verdickten Appendixwand, das Kokarden- bzw. Zielscheibenphänomen, Flüssigkeit in Umgebung (Frühexsudat) oder im Douglas, sowie eine vermehrte Durchblutung bei farbkodierter Doppleruntersuchung.

Besondere anatomische Lagen der Appendix (retrozökal, im kleinen Becken, subhepatisch) können zu einem weniger charakteristischen Krankheitsbild führen.

Hier gilt die Prämisse, dass im Zweifelsfall laparoskopiert wird. Nach Diagnosestellung sollte die Operation innerhalb von 6 bis 8 Stunden erfolgen.

In unklaren Fällen erfolgen Infusionstherapie, medikamentöse Fiebersenkung sowie Wiederholung der klinischen Beurteilung nach einigen Stunden zur Verlaufskontrolle.

Die laparoskopische Appendektomie hat dem konventionell-chirurgischen Vorgehen den Rang abgelaufen. Die Skelettierung des Mesenteriolum erfolgt mit hoher Sicherheit hochfrequenzchirurgisch. Zur Appendektomie dienen Endoloops (Röder-Schlinge), wobei zur Stumpfversorgung aus Sicherheitsgründen 2 Schlingen platziert werden. Alternativ kommen Endostapler zum Einsatz.

Auch bei perforierter Appendizitis ist die laparoskopische Operation sicher und komplikationsarm (Vahad). Ausgenutzt werden die gute Übersicht und die Möglichkeit der gezielten Spülung der Bauchhöhle. Die Effizienz einer Drainage der Bauchhöhle zusätzlich zur Spülung und Antibiotikatherapie im Hinblick auf die Reduktion intraabdomineller Abszesse bleibt fraglich (Ein).

Appendizitis bei fettleibigen Kindern

Die Gruppe adipöser Kinder ist im Zunehmen begriffen. Sowohl Diagnostik als auch Operation und postoperativer Verlauf gestalten sich hier schwieriger. Die Aussagekraft der klinischen Untersuchung sowie der Sonographie sind herabgesetzt. Hinzu kommt eine auf der Adipositas beruhende, chronische inflammatorische Reaktion mit erhöhten CRP-Basiswerten, wodurch der prädiktive Aussagewert erhöhter CRP-Spiegel reduziert wird. Insbesondere bei dieser Patientengruppe ist die laparoskopische Appendektomie zu bevorzugen (Kutasy, Puri).

Wesentliche *Differentialdiagnosen beim Mädchen* sind das prämenstruelle Syndrom, geplatzte Corpus luteum Zyste sowie die Ovarial/Adnextorsion bzw. die Torsion von par-ovarialen- oder Fimbrienzysten. Beim *Jungen* ist stets eine Hodentorsion auszuschliessen!

Appendizitis bei Wurmbefall

In der Mehrzahl der Fälle besteht kein kausaler Zusammenhang zwischen Parasitenbefall und Appendizitis. Andererseits schließt der Wurmbefall eine Appendizitis nicht aus, so dass bei entsprechender Befundkonstellation die Indikation zur Appendektomie besteht. Der Nachweis erfolgt klinisch, durch Analklebstreifen (Enterobiasis) bzw. Stuhluntersuchung (Nachweis von Eiern) oder nachträglich histologische Untersuchung.

Behandlung bei *Madenwurm- bzw Spulwurmbefall:* Mebendazol (nicht < 2 Jahre) bzw. Pyrantel (nicht < 7 Lebensmonat).

Seltene Ursache einer Appendizitis sind *Appendix-Karzinoide*, die beim Kind weit weniger aggressiv sind als beim Erwachsenen (Behandlungsrichtlinien siehe GPOH-MET-Studie).

Meckel-Divertikel – Sofortmaßnahmen

Das Meckel-Divertikel ist ein Relikt des Ductus omphaloentericus, dessen Rückbildung ausblieb oder nur teilweise erfolgte. Im ersteren Fall persistiert der Ductus omphaloentericus (nässender Nabel). Klinisch werden Meckel-Divertikel durch Obstruktion, Darm-Blutung oder Entzündung auffällig. Überwiegend sind Meckel-Divertikel asymptomatisch.

Bei Blutung aus einem Meckel-Divertikel findet sich frisches Blut im Stuhl. Sie ist schmerzlos und intermittierend. Darstellung im Divertikel der enthaltenen Magenschleimhaut mittels eines Te-99m-Pertechnetat-Scans. Im Zweifelsfalle erfolgt die Laparoskopie. Die laparoskopisch assistierte Divertikelektomie kann komplett intraabdominal mittels Endo-GIA oder nach Herausluxieren des betreffenden Darmabschnittes mittels Segmentresektion und End-zu-End-Anastomose erfolgen.

Ein persistierender *Ductus omphaloentericus* bzw. das Filum terminale kann zum Volvulus bzw. innerer Hernienbildung führen. Es erfolgt die Strangabtragung.

Adhäsionsileus, Bridenileus – Sofortmaßnahmen

Die erste Maßnahme besteht in dem Einlegen einer Magensonde. Adhäsionen und Briden entstehen bevorzugt nach vorausgegangenen Bauchhöhlenentzündungen, Operationen oder angeborenen Bauchwanddefekten. Man findet sie zwischen den Darmschlingen sowie zur Bauchwand und ins kleine Becken reichend. Davon abzugrenzen sind strangförmige embryonale Relikte (Vittelin-Gefäße) oder angeborene Briden (Mesenterium ventrale des terminalen Ileum).

Briden können zur Strangulation von Darmschlingen mit hämorrhagischer Infarzierung und Gangrän führen. Adhäsionen führen zur Einengung und Knickbildung mit dem Resultat der Darmpassagebehinderung oder des kompletten Verschlusses.

Die Symptomatik reicht von Obstipation bis zum akuten Ileusbild mit Verschlechterung des Zustandes und hypovolämischem Schock. Die Adhäsiolyse bzw. Bridendurchtrennung ist weitgehend eine Domäne des laparoskopischen Vorgehens. Zur Verminderung postoperativer Neuadhäsionen erfolgt die Spülung der Bauchhöhle mittels Ringer-Lösung. Resorbierbare antiadhäsive Folien auf Laktidbasis oder intraabdominelle Instillation von Streptokinase/Streptodornase sollen Adhäsionen zur vorderen Bauchwand vermindern.

Cholezystolithiasis – Sofortmaßnahmen

Gallenblasenentzündungen treten meist im Gefolge eines Steinleidens auf. Je jünger die Kinder sind, umso unspezifischer sind die Symptome (Übelkeit, Erbrechen, Unruhe). Beim Jugendlichen treten typische Gallenstein-Koliken mit Ausstrahlung in die rechte Schulter auf (Oberbauchschmerz, Übelkeit, Erbrechen) auf. Es besteht oft ein Zusammenhang mit Frühgeburtlichkeit, parenteraler Langzeiternährung oder Ileumresektion. Betroffene pubertäre Mädchen sind häufig fettleibig und weisen eine Familienanamnese auf. Bilirubin-Gallensteine treten infolge Hämolyse bei Sphärozytose, Thalassämia major sowie Sichelzellanämie in Erscheinung.

Die Diagnostik von Gallenblasenkonkrementen gelingt mit hoher Sensitivität und Spezifität mittels Ultraschall. Eine Cholezystitis ist mit einer Wandverdickung der Gallenblase > 3,5 mm verbunden. Steine ab 3 mm Größe ergeben neben dem Steinreflex einen Schallschatten. Eine Choledochuserweiterung weist auf eine Choledocholithiasis hin. Hier ist die MR-Cholangiopankreatikographie (MRCP) diagnostisch zielführend.

Nur im Säuglingsalter ist mit einer Spontanrückbildung zu rechnen.

Konservative Therapie: Fettarme, faserreiche Kost. In Akutphase Infusion, Spasmolytika, ggf. antibiotische Therapie.

Indikation zur Operation: symptomatische Steine, Hämolysesyndrome (laparoskopische Cholezystektomie). Gangkonkremente können endoskopisch über eine retrograde endoskopische Cholangio-Pankreatiko-Graphie (ERCP) entfernt werden.

Gastrointestinale Duplikaturen – Sofortmaßnahmen

Duplikaturen können in allen Abschnitten des Gastrointestinaltraktes auftreten. Insbesondere nichtkommunizierende sphärische oder tubuläre Duplikaturen bleiben zunächst symptomlos und werden dann u. U. inzidentell palpatorisch oder mittels Ultraschall auffällig. Symptome entstehen durch Passagebehinderung, Entzündung oder Perforation. Häufigste Prädilektionsstelle ist der Ileozökalwinkel. In den meisten Fällen ist eine Entfernung unter Erhalt der Darmkontinuität möglich. Andernfalls erfolgt die Resektion des betroffenen Segmentes mit End-zu-End-Anastomose.

Choledochuszyste – Sofortmaßnahmen

Es handelt sich um eine angeborene zystische Erweiterung des Ductus choledochus. Häufig liegt eine abnomale hohe Vereinigung des Gallen- und Pankreasganges (long common channel) vor. Klinisch bestehen eine obstruktive Cholangiopathie mit Ikterus, Cholangitis und Cholelithiasis sowie rezidivierenden Pankreatitiden. Im Gefolge kommt es weiterhin zum Leberumbau mit portaler Hypertension. Die Operation zielt auf die Normalisierung des Galleabflusses sowie der chirurgischen Exzision des gesamten Zystenepithels (Gefahr der malignen Entartung). Die Galleableitung geschieht über eine Roux-Y-Anastomose.

10.1.6 Primär „nichtchirurgische" Bauchschmerz-Ursachen

Folgende Krankheitsbilder können sich unter dem Bild des akuten Abdomens präsentieren. Im Allgemeinen resultiert jedoch keine operative Konsequenz.

Säuglingskoliken – der schreiende Säugling

Gesunde Säuglinge im Alter von 6 Wochen schreien im Mittel 3 Stunden pro Tag und meist in der Zeit zwischen 15 und 23 Uhr. Diese Kinder werden häufig nachts vorgestellt und bei *afebrilen* Säuglingen findet sich nur in Ausnahmefällen eine „chirurgische Diagnose (Freedmann)". Von chirurgischer Seite sind insbesondere eine Hernieneinklemmung, Invagination und ein Volvulus auszuschließen.

Es bleibt unklar, ob sog. *Dreimonatskoliken* tatsächlich Bauchschmerzen entsprechen, obwohl die Symptome darauf hindeuten. Typischer Weise kommt es zu Schreiphasen, zum Anziehen der Beine und meteoristischer Auftreibung des Bauches. Es handelt sich um eine Ausschlussdiagnose, die nicht dazu verleiten darf, chirurgische Ursachen zu übersehen.

Gastroenteritis

Häufigste Ursache von Bauchschmerzen im Kindesalter, überwiegend hervorgerufen durch Rota-, Norwalk-, Entero- und andere Viren.

Typischer Gastritis-Erreger sind *Helicobacter pylori*. Der Nachweis von Helicobacter in der Magenschleimhaut erfordert neben der Gabe eines Protonenpumpenhemmers die Eradikationstherapie. Die häufigsten bakteriellen Erreger der Enteritis sind *E. coli*, Yersinien, Campylobacter, Salmonellen und Shigellen. Fieber und Brechdurchfall gefährden das Kind durch eine Dehydratation. Die Rehydratation erfolgt oral bzw. intravenös mit einer Elektrolytlösung. Die Gastroenteritis ist die häufigste Fehldiagnose bei verkannter Appendizitis.

Bauchschmerzen bei Obstipation

Meteorismus und Bauchschmerzen sind häufig auf eine Obstipation zurückzuführen. Man versteht darunter eine Verminderung der Stuhlfrequenz < 3×/Woche, verbunden meist mit schmerzhafter Defäkation. Differentialdiagnostisch ist stets an einen M. Hirschsprung, eine Sphinkterachalasie oder ein Chileiditi-Syndrom, Flexuralienalis-Syndrom, Sigma Volvulus zu denken. In seltenen Fällen ist durch eine Vollwandbiopsie eine hypoplastische Hypoganglionose (Meier-Ruge, Bruder) nachzuweisen.

Als normal gelten nachfolgende Stuhlfrequenzen: 1–2 pro Tag bzw. bei gestillten Säuglingen 5–6 pro Tag bis 1 pro Woche.

Beim größeren Kind sind < 3 Stuhlentleerungen pro Woche sowie 2 oder mehr Stuhlinkontinenzepisoden pro Woche für eine Obstipation charakteristisch. Ganz überwiegend handelt es sich um ein funktionelles Problem mit Stuhlverhärtung und schmerzhafter Defäkation. Organische Ursachen bestehen in < 5 % der Kinder: neuromuskuläre Erkrankungen, Myelomeningozele, Analatresie/perineale Fistel, M. Hirschsprung, Analfissuren, perianale Dermatitis mit reaktiver Obstipation. Weitere Ursachen können sein: Kuhmilchallergie, Zöliakie, Mukoviszidose, Hypothyreose u. a. m.

Die Palpation des Abdomens ergibt gut verschiebliche Kotballen im linken Unterbauch (Skybala). Rektal tastet man harte Stuhlmassen. Sonografisch zeigt ein Rektumdurchmesser < 40 mm eine Stuhlretention an. Überwiegend handelt es sich um funktionelle Stuhlentleerungsstörungen. Die Akut-Therapie besteht in der Desimpaktion mittels Klysma oder Suppositorium. Nur in Sonderfällen ist eine manuelle Ausräumung des Rektums indiziert. Die Dauertherapie chronischer Fälle beruht auf einer ballststoffreichen Nahrung, ausreichend Flüssigkeit, der Verabreichung von Stuhlsoftenern sowie verhaltenstherapeutischen Maßnahmen.

Entscheidend ist: Ausschluss von organischen oder funktionellen Ursachen durch Ultraschall, Manometrie, Schleimhautbiopsien, Endoskopie, Kontrastmitteluntersuchungen oder MRT.

Akute Bauchschmerzen bei Lymphadenitis mesenterialis (Castleman-Syndrom), Yersiniose

Es handelt sich um eine infektionsbedingte, reaktive mesenteriale Lymphadenitis, die sich klinisch in Form von Übelkeit, Erbrechen, Fieber sowie heftigen rechtsseitigen Unterbauch-Schmerzen äußert. Wesentliche Differentialdiagnose zur Appendizitis. Als Erreger kommen insbesondere Adenoviren, aber auch Yersinien in Frage.

Bei *enteritischen Verläufen* entwickeln sich wässrige, schleimige oder blutige Durchfälle, die über eine Woche andauern können. Im Ultraschall findet man vergrößerte *mesenteriale Lymphknoten*. Ca. 10 % aller Fälle mit der Verdachtsdiagnose einer Appendizitis haben eine Yersinieninfektion.

Der Yersiniennachweis kann aus Stuhl und bei septischen Krankheitsbildern aus dem Blut erfolgen. Bei Verfügbarkeit kann der native mesenteriale Lymphknoten zum Erregernachweis dienen. Für Y. pseudotuberkulosis steht ein IgA-Antikörpertest zur Verfügung. Die Therapie ist in der Regel symptomatisch. Systemische Komplikationen (Erythema anulare nach 1 bis 2 Wochen, Arthritis, Myokarditis, Myalgien usw. sind möglich und erfordern ggf. spezielle Maßnahmen usw.).

Harnwegsinfektionen und Appendizitis

Häufiges Wasserlassen, Dysurie, Drangsymptomatik sowie übelriechender Urin weisen auf eine Harntraktinfektion hin. Die Symptome einer einfachen Urozystitis sind meist diskret. Bei hohem Fieber und Erschütterungsschmerz der Nieren sowie Leukozyturie ist eine akute Pyelonephritis wahrscheinlich. Die Urin-Abnahme zur bakteriellen, virologischen und mykologischen Untersuchung sowie eine gezielte Antibiotikatherapie sind erforderlich. Insbesondere wiederholte fieberhafte Harnwegsinfekte erfordern den Ausschluss eines vesiko-uretero-renalen Refluxes mittels eines Miktions-Zysto-Urethrogrammes bzw. Kontrastmittel-Sonographie.

Primäre Peritonitis – Sofortmaßnahmen

Es handelt sich um eine meist hämatogene Infektion der Bauchhöhle. Die Diagnosestellung erfolgt nach Ausschluss anderer lokaler Ursachen meist über eine explorative Laparoskopie. Betroffen sind überwiegend Kleinkinder, die das Vollbild einer Peritonitis mit reduziertem Allgemeinzustand, hohem Fieber, Tachykardie und sogar Blutdruckabfall bieten können. Das Abdomen zeigt eine Abwehrspannung sowie die Zeichen des paralytischen Ileus. Als Erreger kommen E. coli, Streptococcen, Yersinien sowie Haemophilus influenzae und selten auch Pneumokokken in Betracht. Die antibiotische Therapie erfolgt mittels eines Cephalosporins in Kombination mit Metronidazol. Keimnachweis mittels Blutkultur bzw. im Peritonealexsudat.

Enterovirusinfektion: Hand-Fuß-Mund-Krankheit, Bornholm-Krankheit

Differentialdiagnose Bauchschmerz: Neben Verläufen mit einer grippalen Symptomatik gibt es Krankheitsbilder, die durch Obstipation bzw. durch Diarrhoe mit Bauchschmerzen gekennzeichnet sind. Peritonitis, Appendizitis und Invagination sind möglich.

Hinweiszeichen können gerötete makulopapulöse, teils vesikuläre Effloreszenzen an Handinnenflächen und Fußsohlen, kombiniert mit Aphten der Mundschleimhaut sein – „Hand-Fuß-Mund-Krankheit".

Die Bornholm-Krankheit (Myalgie epidemica, „devil's grip") mit schweren Thorax- oder Bauchschmerzen gehört ebenfalls zu den Enterovirusinfektionen.

Purpura Schönlein-Henoch

Es handelt sich um eine Immunvaskulitis nach Infekt der oberen Luftwege bzw. nach Insektenstichen. Auffällig sind Purpura der Haut (Unterschenkel, Gesäß) mit petechialen Einblutungen *ohne* Thrombozytopenie. Gelenkschmerzen/-beteiligung ist typisch. Häufigste kinderchirurgische Komplikation ist die *Invagination*. Infolge der Vaskulitis der Mesenterilgefäße treten kolikartige Bauchschmerzen auf. Erbrechen, teilweise hämatinhaltig, Melaena und Diarrhoe gehören zum Krankheitsbild. Wegen gehäuften *ileo-ilealen Invaginationen* sollte sonografisch kontrolliert werden (Spontan-Evagination bei Invaginatlänge > 3,5 cm unwahrscheinlich). Behandlung mit Prednison 1–2 mg/kg/d oral.

Mittelmeerfieber

Leitsymptome sind fieberhafte Episoden in Kombination mit Abgeschlagenheit, Thorax- und Bauch- sowie Gelenkschmerzen. Es kommt zur Entzündung der serösen Häute (Pleuritis, Peritonitis, Arthritis). Im Blutbild findet man eine Leukozystose sowie CRP-Erhöhung. Betroffen sind Familien aus der Türkei und dem mittleren Osten. Zur Diagnosebestätigung dient ein Gentest. Akut-Behandlung mit Colchizin. Eine chirurgische Intervention ist meist nicht erforderlich.

Sichelzell-Krisen

Sie sind insbesondere bei Kindern afrikanischer Herkunft in Betracht zu ziehen. Familienanamnese beachten. Hinweisend sind ein Ikterus sowie Blässe und Anämie.

Chronisch entzündliche Darmerkrankung

Die Erstmanifestation dieser Krankheitsgruppe im Kindesalter ist häufig. Ein M. Crohn tritt doppelt so häufig in Erscheinung wie die Colitis ulcerosa. Beide Erkrankungen werden primär pädiatrisch-internistisch behandelt. Das coloskopische Erscheinungsbild und die Biopsie sichert die Diagnose.

Morbus Crohn

Dystrophie, Wachstums- und Pubertätsverzögerung gehören häufig zum Krankheitsbild. Betroffen ist am häufigsten die Ileo-Zökalregion, jedoch können auch alle anderen Abschnitte des GI-Traktes betroffen sein. Leitsymptome sind Bauchschmerzen im rechten Unterbauch, die auch nachts zu Schlafproblemen führen; Durchfall sowie Gewichtsverlust. Wichtig ist die Frage nach erkrankten Familienangehörigen.

Nicht selten werden die Kinder durch perianale Fissuren oder Fisteln auffällig. Die Behandlung ist primär internistisch-medikamentös. Eine echte Heilung dieser schubweise verlaufenden Erkrankung ist nicht möglich. Es gilt die Prämisse, so wenig, wie möglich operativ tätig zu werden.

Gesicherte Indikation zur Operation sind anale Strikturen (Strikturoplastik nach Heinecke-Miculicz oder in Finnley-Technik, Resektion und End-zu-End-Anastomose nach medikamentöser Vorbereitung des Kindes). Die Operationsindikation bei interenterischen Fisteln, enterokutanen oder enterovesikalen Fisteln ist ebenfalls gegeben, jedoch restriktiv zu stellen. Das Gleiche betrifft die Ileozökalresektion bei umschriebenem Befall. Rezidive im Bereich von ehemaligen Resektionsstellen können auftreten.

Perianale Anhänge werden nicht reseziert und die Indikation zur Operation perianaler Fissuren und Fisteln ist sehr zurückhaltend zu stellen.

Colitis ulcerosa

Fast die Hälfte der Patienten zeigt eine Erstmanifestation bis zum 10. Lebensjahr. Typisch sind teilw. wässrige Durchfälle schon am Morgen, rektaler Blutabgang sowie Tenesmen und chronische Bauchschmerzen. Im Gefolge treten Gewichtsverlust und Chronifizierung ein. Bei Erstmanifestation infolge eines toxischen Megacolons ± septischer Schock sind intensivtherapeutische Maßnahmen, Antibiotikatherapie und Anaerobier-Mittel sowie ggf. die Anlage einer Enterostomie erforderlich. Die

Indikation zur Kolektomie wird nach mehrjährigen konservativen Therapieverläufen gestellt.

Inflammatory pelvic disease (PID)

Purulente Bauchschmerzen mit Ausfluss, Zervix-Verschiebeschmerz sowie ein Adnextumor sind Zeichen der PID. Klinisch kann eine bimanuelle digitale Untersuchung helfen. Schonender ist die Sonographie. Sie wird durch Chlamydia trachomatis oder Neisseria gonorrhoeae hervorgerufen. Risikofaktoren sind sexuelle Aktivität sowie multiple Sexualpartner. Im Falle der Laparoskopie ist Flüssigkeit aus dem Douglas-Raum zu asservieren!

Akute Pankreatitis

Leitsymptome sind der linksseitige gürtelförmige Oberbauchschmerz mit Ausstrahlung in den Rücken, Übelkeit und Erbrechen. Ursachen sind Bauchtrauma, Medikamente, virale aber auch bakterielle Infektionen, Ganganomalien. Zu bedenken ist weiterhin eine genetische Disposition. Es handelt es sich um eine beim Kind seltene Ausschlussdiagnose. Laborchemisch sind die Erhöhung der Leukozytenzahl, des CRP sowie der Lipase im Serum und der Amylase im Urin richtungsweisend. Bildgebende Diagnostik mittels Ultraschall (Ödem, freie Flüssigkeit), MRCP (Ganganomalie, Konkremente).

Akutbehandlung mittels intravenöser Flüssigkeitszufuhr, Schmerztherapie, Antibiotikatherapie. Pankreaspseudozysten können sich spontan zurückbilden. Vor der chirurgischen Therapie sind die Möglichkeiten der endoskopisch-interventionellen Therapie zu bedenken. Operationsindikationen ergeben sich bei Gangfehlbildungen, progredienter Pseudozyste, Steinbildung.

10.1.7 Distales intestinales Obstruktionssyndrom bei Mukoviszidose

Diese Form des Mekonium-Ileus-Äquivalentes bei größeren Kindern ist durch eine Subileus- bis Ileussymptomatik infolge Stuhlverstopfung des terminalen Ileum gekennzeichnet. Man findet eine palpable Masse sowie röntgenologisch blasig-granuläre Veränderungen im rechten Unterbauch. Die bevorzugte Therapie besteht in einer oralen Spülungsbehandlung per Nasen-Magensonde oder therapeutischen retrograden Einläufen mit einem wasserlöslichen Kontrastmittel.

Chilaiditi-Syndrom – Dickdarm-Volvulus

Als Chilaiditi-Zeichen wird die asymptomatische Interposition von Colon zwischen Leber und Diaphragma bezeichnet (radiologische Diagnose). Unterschieden werden eine anteriore von der permanenten hinteren Interposition. Chronisch intermittierende Symptome des Chilaiditi-Syndroms können sein: Bauchschmerzen, Verstopfung und Erbrechen bis hin zu Atemproblemen. Akute Zustände oder chronische subileusartige Zustände können sein: Flexura-Lienalis-Syndrom oder Sigma Volvulus oder Dickdarm Strangulation/Abknickung.

Abdominelles Kompartmentsyndrom

Ein abdominelles Kompartmentsyndrom ist durch ein zunehmend gespanntes Abdomen, einhergehend mit einer Abnahme oder dem Sistieren der Harnproduktion, Respirationsstörungen, arterieller Hypotension, metabolischer Azidose sowie ggf. neurologischer Symptome, gekennzeichnet (Beck). Ursächlich kommen Ausgedehnte Darmbefunde bei NEC, Volvulus, akute Mesenterialvenenthrombose, Bauchwandspalte, Bauchdeckenverschluss bei Bauchwandspalte, Bauchtrauma in Frage.

Das Anschwellen und eine Zyanose der Beine zeigt die Drosselung des venösen Rückstromes durch Kompression der unteren Hohlvene an.

Der normale intraabdominelle Druck (IAD) in Ruhe liegt bei 0 bis 5 mmHg bzw. Er kann bis auf 5 bis 7 mmHg erhöht sein. Als kritisch gelten Drücke über 12 bis 15 mmHg, und ein schweres Kompartmentsyndrom ist bei Drücken größer 20 mmHg zu erwarten.

Die konservative Behandlung einer abdominellen Drucksteigerung besteht in einer Erhöhung der Compliance der Bauchwand (Sedierung, Relaxation), Entlastung intraabdomineller sowie intraluminaler Inhalte und einer balancierten Flüssigkeitszufuhr. Chirurgische Maßnahmen sind die Patch-Abdominoplastik mit biodegradable oder synthetischem Material sowie Vakuum-assistierte Systeme. Ein abdominelles Kompartmentssyndrom kann nach Verschluss des Abdomens bei einer Gastroschisis entsehen.

10.1.8 Akutes Skrotum

Definition

Unklare plötzliche Beschwerden im Skrotum, gekennzeichnet durch Schmerz, Schwellung, Rötung des Skrotum. Es handelt sich um eine Sammeldiagnose. Insbesondere Jugendliche geben aus Schamgefühl bei einem akuten Skrotum u. U. Bauchschmerzen als Symptom an. Die Untersuchung des äußeren Genitales gehört bei einem akuten Abdomen zu den obligatorischen Maßnahmen.

> Bei jedem akuten Skrotum sind vorrangig eine Leistenbrucheinklemmung und insbesondere auch die Hodentorsion auszuschließen.

Wenn nicht aufgrund eines dringenden Torsionsverdachtes sofort operiert wird, sollten unter stationärer Beobachtung kurzfristige klinische Kontrollen erfolgen.

Hodentorsion (ca. $^1/_4$ der Fälle)

Infolge einer atypischen Hodenaufhängung kommt es zur Torsion des Hodens um den Funikularstrang (Torsion des Funikularstranges) mit dem Resultat der hämorrhagischen Infarzierung. Man unterscheidet die intravaginale von der supravaginalen Torsion sowie die seltene mesorchiale Torsion.

> Es handelt sich um einen absoluten Notfall, da innerhalb weniger Stunden ein irreversibler Schaden eintritt.

Neben dem Zeitfaktor ist die Anzahl der Drehungen von wesentlicher prognostischer Bedeutung. Dauerschschäden der Spermatogonien treten nach 4 bis 6 Stunden bzw. der Leydig-Zwischenzellen (Testosteron) nach 10 bis 12 Stunden auf. Die Symptome sind meist heftig und Erbrechen ist nicht selten. Nachfolgende klinische Zeichen sprechen für eine Torsion:
- Brunzel-Zeichen: Hoden liegt hoch und quergestellt;
- Gehr-Zeichen: Einziehung der Skrotalhaut am Gubernaculum;
- Prehn-Zeichen: Nachlassen des Schmerzes bei Anheben des Skrotums.

Die Doppler-Ultraschall-Untersuchung hat einen hohen Stellenwert (> 90 % Verlässlichkeit). Sie darf den notwendigen Eingriff jedoch nicht verzögern. Zur Anwendung kommt ein Linear-Schallkopf 7 bis 13 MHz in der Doppler- und Power-Doppler-Funktion. Zielgrößen sind Hodengröße und -textur sowie die zentrale Perfusion. In allen unklaren Fällen empfiehlt sich die umgehende chirurgische Exploration.

Der chirurgische Zugang erfolgt transskrotal bzw. beim Neugeborenen inguinal (häufig supravaginale Torsion!). Nach Rückdrehung des Hodens und Bedeckung mit warmen, feuchten Tüchern erfolgt der Blutungstest nach tiefer Kapselinzision (10 Minuten warten, nur Blutung aus Perenchym zählt!). Die Orchidopexie soll mit 2 bis 3 nichtresorbierbaren Kapselnähten erfolgen, die den Hoden am Septum des Skrotums fixieren. Wenn möglich, erfolgt die kontralaterale Orchidopexie in gleicher Sitzung (Disposition aufgrund einer Fehlaufhängung „bell clapper deformity").

Differentialdiagnosen des akuten Skrotums (Drlik):
1. Hydatidentorsion (ca. $^2/_3$ der Fälle): Hämorrhagische Infarzierung einer Hydatide testis (meist Morgagni-Hydatide). Klinisch sieht man die bläuliche Hydatide nicht selten durch die Skrotalhaut hindurch schimmern. Die Therapie ist zunächst abwartet konservativ (Bettruhe, Kühlung, Schmerztherapie mit z. B. Indometazin). Bei Beschwerdepersistenz über einige Tage führen wir meist die Hydatidenabtragung über einen skrotalen oder inguinalen Zugang aus.
2. Epididymitis/Orchitis: Es kommen sowohl virale als auch bakterielle Erreger in Frage. Die seltene kanalikuläre Infektionsausbreitung aus der Harnröhre entsteht meist infolge einer anatomischen Prädisposition (posteriore Harnröhrenklappen, Stenose der Harnröhre und Reflux in die Samenwege). Es findet sich dann ein pathologischer Urin. Es erfolgt eine antibiotische Therapie. Fahndung

nach Harnröhrenanomalien mittels Miktionszysto-Urethrographie bzw. Urethrozystographie. Die Prognose ist aufgrund drohender Fertilitätsstörung ernst.

3. Hodenkontusion: Eine Hodenprellung in der Anamnese schließt die Torsion nicht aus! Bei schweren Fällen kann es zum Bersten des Hodens kommen.
4. Weitere DD: Idiopathisches Skrotalödem.

Bei „chronischen" Fällen immer an einen Hodentumor (Teratom, Yolk-sac-Tumor) denken (Sonographie, Alpha-Fetoproteinbestimmung)!

> Obwohl sehr selten, ist bei einer Hodenvergrößerung mit oder ohne Hydrozele im Kindesalter stets an einen primären Hodentumor zu denken und die entsprechenden diagnostischen/therapeutischen Konsequenzen zu ziehen!

10.1.9 Tumoren der Bauch- und Retroperitonealorgane

Tumoren im Kindesalter sind meist symptomarm und können somit eine erhebliche Größe erreichen, bis die Diagnose gestellt wird. In der Ultraschall-Ära werden Tumoren der Bauchhöhle bzw. des Retroperitoneum nur noch sehr selten erst anlässlich einer Notfalloperation auffällig. Die häufigsten abdominellen Tumoren sind das Neuroblastom (Nebenniere, Grenzstrang), der Wilms-Tumor (Niere), Teratome/Keimzelltumoren retroperitoneal sowie der Gonaden, Hepatoblastome (Leber) bzw. Leberzellkarzinome sowie das Burkitt-Lymphom (B-Zell-Lymphom). Akute Situationen ergeben sich bei Spontanrupturen von Wilms- und anderen Tumoren oder bei Torsion eines Ovarialtumors. Während man bei spontanen Tumorrupturen meist abwartend handeln kann, erfordert die Torsion eines Ovarialtumors die Operation.

> Notoperationen bei abdominellen Tumoren im Kindesalter, infolge Ruptur oder Blutung, sollen nach einer MRT-Untersuchung geplant werden.

Malignome beim Kind bedürfen einer differenzierten Therapieplanung unter Berücksichtigung der Prospektiven Therapiestudien der Gesellschaft für Pädiatrische Onkologie und Hämatologie (GPOH).

10.1.10 Gastrointestinale Blutung – Schockgefahr

Bedrohliche gastrointestinale Blutungen sind beim Kind nicht häufig. Bei Neugeborenen anamnestische Überprüfung der turnusmäßigen Konakiongaben (Vitamin-K-Mangel bewirkt eine Erniedrigung des Quick-Wertes). Zur Basisdiagnostik gehört die Laborkontrolle des Gerinnungsstatus.

Bei Neugeborenen ist an eine hämorrhagische Gastritis zu denken. Blutende Ulcera des Magens oder des Duodenums sind beim Kind sehr selten. Dramatische

Ösopahgusvarizenblutungen treten bei portaler Hypertension auf (prähepatischer Block infolge Pfortader-Cavernom, intrahepatischer Block durch Zirrhose nach Gallengangsatresie, Speicherkrankheiten, Hepatitis). Einer endoskopischen Therapie ist der Vorrang zu geben: Sondenblockade (Senkstaten-Blakemore-Sonde mit ösophagealem und gastrischem Ballon; Linton-Nachlas-Sonde mit birnenförmigem Ballon). Wichtig sind sowohl die Kontrolle des Manschettendruckes (Ösophagusballon 25 bis 40 mmHg) als auch die regelmäßige Entlastung der Ballons zur Vermeidung einer Ösophaguswandnekrose.

Blut im Stuhl ist an ein blutendes Meckel-Divertikel zu denken (szintigraphischer Nachweis ektoper Magenschleimhaut im Divertikel). Andere, häufigere Ursachen sind Polypen, chronisch entzündliche Darmkrankheiten, Angiodysplasien der Darmwand sowie Analfissuren.

10.1.11 Stumpfes Bauchtrauma – Sofortmaßnahmen

Diagnostik

Die intraoperative Endoskopie stellt eine wesentliche Hilfe bei der Blutstillung im oberen gastrointestinalen System und beim Peutz-Jeghers-Syndrom (Willital, Rösch, Marangakis, Scharschmidt) dar. Ziel ist die endoskopische Identifizierung der Blutungsquelle. Bei dieser intraoperativen Endoskopie bleibt das Endoskop an der Blutungsquelle liegen. Der Operateur erkennt dann die genaue Lokalisation der Blutungsquelle anhand der „Diaphanoskopie" (durchscheinendes Licht). Der Chirurg kann gezielt den Darm an der Blutungsstelle eröffnen und den entsprechenden Eingriff durchführen – unter Schonung benachbarter Organstrukturen.

Milzverletzung

Häufigste Bauchorganverletzung beim Kind. In mehr als 90 % der Fälle ist ein konservatives Management unter i. v.-Substitution einer balancierten Vollelektrolytlösung sowie von Erythrozytenkonzentraten möglich. Als unumstößliche OP-Indikation gilt eine anhaltende Hypotension trotz intensiver Volumentherapie (Transfusion > 50 % des Blutvolumens in den ersten 24 Stunden, d. h. 40 ml/kg KG).

Ein **Milzverlust sollte beim Kind vermieden werden**, da die Milz in dieser Altersstufe eine besondere Rolle in der Abwehr von Bakterien (*Streptococcus pneumonia, Haemophilus influenzae, Neisseria meningitides*), aber auch Parasiten (Malaria) spielt. Besonders gefährdet für eine lebensbedrohliche *Postsplenektomie-Sepsis/Overwhelming postsplenectomy infection (OPSI)* sind Kinder unter 5 Jahren.

Die Sterblichkeit der oft fulminant verlaufenden Postsplenektomie-Sepsis ist sehr hoch (50–70 %). Eine Aufklärung von Patient und Eltern über präventive Maßnahmen sollte unbedingt erfolgen.

Im Falle des Milzverlustes sind die Vaccinierungen sowie eine antibiotische Prophylaxe durchzuführen. Eine perioperative Thromboseprophylaxe mit niedermolekularem Heparin ist ebenfalls indiziert.

Leberverletzung

Hier gelten ähnliche Prämissen wie bei der Milz, so dass der überwiegende Anteil dieser Kinder konservativ geführt werden kann. Die Blutung ist jedoch meist stärker als bei der Milz. Im Falle der Operation rangieren die Prinzipien der temporären Blutstillung vor einer initial definitiven Versorgung mit anatomiegerechter Resektion. Methode der Wahl bei lebensbedrohlichen Blutungen ist die Kompression mittels *Leber-Packing*.

Spezielle Komplikationsmöglichkeiten können sein: Biliombildung, Gallenwegs-Obstruktion sowie Hämobilie. Interventionelle Methoden können hier eingesetzt werden:

– Angiographische Embolisierung bei fortdauernder Blutung oder Hämobilie;
– Endoskopische retrograde Cholangiographie;
– Perkutane Drainage eines Bilioms.

Bei tiefen Leberrissen mit Verletzung der Gallenwege kann es einige Tage nach dem Lebertrauma zu einer massiven Entzündung durch Aspiration/aufsteigende Infektion über die Gallengänge kommen. Hier ist dann eine Resektionsbehandlung und exakte Ligatur der Gallengänge an der Resektionsfläche nötig.

Nierenverletzung

Die Nieren sind beim Kind weniger geschützt als beim Erwachsenen. Die Lebensbedrohung ist überwiegend weniger dramatisch als bei Leber- und Milzverletzungen. Neben der lokalen Symptomatik findet man meist eine Makro- oder Mikrohämaturie. Kontusion, intrakapsuläres Hämatom oder Ruptur sind geläufige Verletzungen. Ganz überwiegend kann konservativ vorgegangen werden. Meist kommt es zur Tamponade der Blutung bzw. der Urinextravasation innerhalb der Gerota-Faszie. Ein iv-Urogramm oder das Kontrastmittel-CT zeigt einen Gefäßstielabriss an. Im Falle der operativen Revision wird die Kontrolle des Gefäßstieles vor der Eröffnung der Nierenkapsel ausgeführt.

Pankreasverletzung

Selten, aber häufigste Ursache der Pankreatitis beim Kind. Enzymatische Blut-Tests können in der Frühphase falsch negativ sein. Bildgebende Diagnostik mittels Ultraschall bzw. Kontrastmittel-CT inklusive Darmkontrastierung. Pankreasverletzungen ohne Durchtrennung des Hauptganges werden konservativ geführt: Bettruhe und totale parenterale Ernährung. Komplette Pankreasrupturen werden durch Resektion oder Roux'sche Y-Anastomose behandelt. Mit Nachlassen der Schmerzen bzw. des Druckschmerzes und Normalisierung der Lipase erfolgt der behutsame orale Nahrungsaufbau. Posttraumatische *Pankreas-Pseudozysten* treten bei ca. 10 % der Patienten in Erscheinung. Sie verursachen Schmerzen, Übelkeit und Obstruktionserscheinungen. Pseudozysten, die länger als 4 bis 6 Wochen persistieren und größer werden, bedürfen der Behandlung. Dabei wird der internen endoskopischen Drainage der Vorzug vor anderen Verfahren/Roux'sche Y-Anastomose gegeben.

Wichtiger intraoperativer Hinweis: Immer die Rückseite des Pankreas untersuchen oder digital abtasten, um eine retropankreatische Ruptur festzustellen oder auszuschließen.

Duodenalverletzung und retroduodenale Verletzungen

Verletzungen des Zwölffingerdarmes treten in Form des Hämatoms oder einer Zerreißung/Perforation auf. Meist typischer Mechanismus: Lenker- bzw. Gurtverletzung. Galliges Erbrechen und später Fieber sind die Leitsymptome. Im CT finden sich nicht immer die Zeichen der hämatombedingten Obstruktion bzw. der perforationsbedingten Extravasation bzw. retroperitoneale Lufteinschlüsse.

Eindeutige *Duodenalwandhämatome* werden mittels Nahrungskarenz, Magenentlastung über Sode sowie TPN behandelt. Die Zeit bis zur Passagenormalisierung kann einige Wochen betragen. *Ruptur und Perforation* der Duodenalwand bedürfen der operativen Revision. Meist kann übernäht werden und es wird drainiert, insbesondere auch retroduodenal.

Traumatische Darmperforation

Fieber und Zeichen der Peritonitis sowie im klassischen Fall freie Luft im Abdomen, zeigen eine Hohlorganperforation an. Im Zweifelsfalle erfolgt die Laparoskopie oder offene Revision. Angestrebt werden eine Segmentresektion des betroffenen Darmabschnittes und die End-zu-End-Anastomose oder, im Falle der fortgeschrittenen Peritonitis, die temporäre Stomaanlage.

Eine Sonderform stellt die *rektale Perforationsverletzung* dar. Die Diagnosestellung erfolgt mittels flexibler Rekto-Sigmoideoskopie. Im Falle der Perforation wird mehrschichtig übernäht oder eine zeitweilige Hartmann-Situation geschaffen (Blindverschluss des Rektums in Höhe der Perforation – endständige, vorübergehende Sigmoidostomie).

10.1.12 Literatur

Arca MJ, Oldham KT. Small and large bowel stenosis ant atresias. In: R Wyllie, JS Hyams, M Kay: Pediatric gastrointestinal and liver diseases. 4th Ed. Elsevier Saunders, Philadelphia, 2011:598–602

Ashcraft KW, Holder TM (eds.). Pediatric Surgery. W.B. Saunders Company, Philadelphia, 1993

Beck R, Halberthal M, Zonis Z, Shoshani G, Hayari L, Bar-Joseph G. Abdominal compartment syndrome in children. Pediatr Crit Care Med 2001;2:51–6

Becker Ch. Endoanaler Ultraschall, Frakturen. In Willital, GH, Lehmann, RR et al. Lehrbuch über Kinderchirurgie – Morphologie, perioperative Diagnostik, Operationstechniken, konservative Maßnahmen, Neugeborenenchirurgie, Spitta Verlag, Balingen, 2000:513/1044

Biebl M, Trawöger R, Sanal M, Hager J. Surgical treatment of abdominal compartment syndrome in early infancy. ANZ Journal of Surgery. 2010;80(12):869–70

Carbon RT. Chirurgie im Kindesalter. In Willital, GH, Lehmann, RR et al. Lehrbuch über Kinderchirurgie – Morphologie, perioperative Diagnostik, Operationstechniken, konservative Maßnahmen, Neugeborenenchirurgie, Spitta Verlag, Balingen, 2000:934

Coran AG, Adzick NS, et al. Pediatric Surgery, 2-Volume Set. Elsevier Company, 2012

Coran AG, Caldamone A, Adzick NS, Krummel TM, Laberge J-M, Shamberger R. Pediatric Surgery. Elsevier, 2012

Dalla-Vecchia LK, GRosfeld JL, West KW, Rescorla FJ, Scherer LR, Engum SA. Intestinal atresia and stenosis: a 25-year experience with 277 cases. Arch Surg 1998;133:490–6

DGPI-Handbuch. 5. Aufl., Thieme, Stuttgart, New York, 2009

Dingemann J, Metzelder ML, Szavay PO. Current status of laparoscopic appendectomy in children: a nation wide survey in Germany. Eur J pediatr Surg 2013 (abstract, Epub ahead of print).

DIVI. Zur Diagnostik und Therapie der Schockformen. Besonderheiten im Kindesalter. Anästh Intensivmed 2005;46:415–30

Dixon JM, Elton RA, Rainey JB, Macleod DAD. Rectal examination in patients with pain in the right lower quadrant of the abdomen. BMJ 1991;302:386–8

Drlik M, Kocvara R. Torsion of spermatic cord in children. J Pediatr Urol 2013;9:259–266

Ein SH, Nasr A, Ein A. Open appendectomy for pediatric ruptured appendicitis: a historical clinical review of the prophylaxis of wound infection and postoperative intra-abdominal abscess. Can J Surg 2013;56:E7–E12

Engelhardt M, Eber SW, Germing U, Heimpel H, Kern W, Schmugge M. Prävention von Infektionen und Thrombosen nach Splenektomie oder funktioneller Asplenie. Kinder- und Jugendmedizin 2013;3:197–207

Esposito C, et al. Pediatric Surgical Diseases – A Radiologic Surgical Case Study Approach. Springer Verlag, 2008

Freedman SB, Al-Harthy N, Thull-Freedman J. The crying infant: Diagnostic testing and frequency of serious underlying disease. Pediatrics 2009;123:841–8

Gfrörer S, Fiegel H, Rolle U. Akutes Abdomen bei Säuglingen und Kindern – an Invagination denken. Der Chirurg BDC 2010;7:377–81

Göbel P, Stuhldreier G. Leistenhernie, Maldescensus testis und Hydrocele testis – Besonderheiten beim Säugling und Kind. Zentralbl Chir 2008;133:531–4

Gordon PV, Swanson JR, JT Attridge, Clark R: Emerging trends in aquired neonatal intestinal disease: is it time to abandon Bell's criteria. J Perinatology 2007;27:661–71

Günther P, Rübben I. The acute scrotum in childhood and adolescence. Dtsch Ärztebl Int 2012;109:449–58

Gupta DK, Sharma S. Pediatric Surgery Diagnosis and Management. Jaypee Brothers Medical Publishers (P) Ltd, New Delhi, 2009

Haber HP, Hofmann V. Magen-Darm-Trakt. In: V Hofmann, KH Deeg, PF Hoyer (Hrsg.) Ultraschalldiagnostik in Pädiatrie und Kinderchirurgie. 3. Aufl. Georg-Thieme-Verlag, Stutgart, New York 2005:357–411

Holland-Cunz S, Günther P. Fast Track in der Kinderchirurgie. Chirurg 2009;80:719–23

Kirschner HJ, Fuchs J. Erfahrungen mit einer minimalinvasiven anatomischen Lungenresektion im Kindesalter. Mediengruppe Oberfranken – Fachverlage, Chirurgische Praxis 2016;81:233–242.

Kulik DM, Uleryk EM, Maguire JL. Does this child have appendicitis? A systematic review of clinical prediction rules for children with abdominal pain. J Clin Epidemiol 2013;66:95–104

Kurnik K, Bidlingmaier C. Thrombosen und Thrombosetherapie im Kindesalter – mal praktisch. Hauner Journal XX:30–4

Kutasy B, Puri P. Appendicitis in obese children. Pediatr Surg Int 2013;29:537–44

Lau ST, Lee YH, Caty mg. Current management of hernias and hydroceles. Sem Pediatr Surg 2007;16:50–7

Leung AKC, Sigalet DL. Acute abdominal pain in children. Am Fam Physician 2003;67:2321-6

Leonidas JC, Singh SP, Slovis TL. Congenital anomalies of the gastrointestinal tract. In: JP Kuhn, TL Slovis, JO Haller (Hrsg.) Caffey's pediatric diagnostic imaging. 10. Auflage, Mosby/Elsevier 2004;Vol. I:113–163

Liodaki E, Mailänder P, Stang F. Plastische Chirurgie nach kindlichen Verletzungen. Mediengruppe Oberfranken Fachverlage, Chirurgische Praxis 2016;81:243–52

Louwen F. Pränatale Diagnostik. In Willital, GH, Lehmann, RR et al. Lehrbuch über Kinderchirurgie – Morphologie, perioperative Diagnostik, Operationstechniken, konservative Maßnahmen, Neugeborenenchirurgie, Spitta Verlag, Balingen, 2000:111/813/1294

Martucciello G, Prato AP, Puri P, et al. Controversies concerning diagnostic guidelines for anomalies of the enteric nervous system: A report from the fourth International Symposium on Hirschsprung's disease and related neurocristopathies. J Pediatr Surg 2005;40:1527–31

Meier C-M. Trichterbrust, Zwerchfelldefekt, Megakolon. In Willital, GH, Lehmann, RR et al. Lehrbuch über Kinderchirurgie – Morphologie, perioperative Diagnostik, Operationstechniken, konservative Maßnahmen, Neugeborenenchirurgie, Spitta Verlag, Balingen, 2000:33/111/386

Meier H. Chirurgie im Kindesalter. In Willital, GH, Lehmann, RR et al. Lehrbuch über Kinderchirurgie – Morphologie, perioperative Diagnostik, Operationstechniken, konservative Maßnahmen, Neugeborenenchirurgie, Spitta Verlag, Balingen, 2000:528

Metzelder M, Minimal-invasive Kinderchirurgie „Wie ich es mache", Workshop 4, 21.03.2017, Kongress der Deutschen Gesellschaft für Chirurgie 2017, Kongress-App „SynopticCon"

Möller G. Einverständniserklärung. In Willital, GH, Lehmann, RR et al. Lehrbuch über Kinderchirurgie – Morphologie, perioperative Diagnostik, Operationstechniken, konservative Maßnahmen, Neugeborenenchirurgie, Spitta Verlag, Balingen, 2000:1298

Morcate J. Doppelsaugbiopsie. In Willital, GH, Lehmann, RR et al. Lehrbuch über Kinderchirurgie – Morphologie, perioperative Diagnostik, Operationstechniken, konservative Maßnahmen, Neugeborenenchirurgie, Spitta Verlag, Balingen, 2000:525

Neu J, Vinz H, Richter H. Zeitliche Verschiebung der Appendektomie bei gegebener Operationsindikation aus organisatorischen Gründen. Passion Chirurgie 2011;Q1:46–49

Nellensteijn DR, et al. The Use of CT Scan in Hemodynamically Stable Children with Blunt Abdominal Trauma: Look before You Leap. Eur J Pediatr Surg 2016:26:332–335

Ooms N, et al. Laparoscopic Treatment of Intestinal Malrotation in Children. Eur J Pediatr Surg 2016;26:376-381

Puri P. Newborn Surgery. Arnold Company, London, 2003:605–13

Ran B, et al. Surgical Procedure Choice for Removing Hepatic Cysts of Echinococcus granulosus in Children. Eur J Pediatr Surg 2016;26:363–7

Rodeck B. „Nabelkoliken" richtig einordnen. MMW 2004;146:372–5

Sandler AD, Evans D, Ein SH. To tube or not to tube: do infants and children need post-laparotomy gastric decompression. Pediatr Surg Int 1998;13:411–3

Saxena AK, Höllwarth ME. Essentials of Pediatric Endoscopy Surgery. Springer Verlag, 2008

Saxena A. Duodenum, Mekoniumileus, Thermographie. In Willital GH, Lehmann, RR et al. Lehrbuch über Kinderchirurgie – Morphologie, perioperative Diagnostik, Operationstechniken, konservative Maßnahmen, Neugeborenenchirurgie, Spitta Verlag, Balingen, 2000:243/251/288/1173

Schier F. Laparoscopy in children. Springer, Berlin, Heidelberg, 2003

Spitz L, Coran A. Operative Pediatric Surgery. CRC Press, 2013

Schweinitz von D, Ure B. Kinderchirurgie: Viszerale und allgemeine Chirurgie des Kindesalter. Springer, Verlag 2013

Schleef J. Laparoskopie. In Willital, GH, Lehmann, RR et al. Lehrbuch über Kinderchirurgie – Morphologie, perioperative Diagnostik, Operationstechniken, konservative Maßnahmen, Neugeborenenchirurgie, 921, Spitta Verlag, Balingen, 2000

Snyder CL. Current management of umbilical abnormalities and related anomalies. Seminars Pediatr Surg 2007;16:41–9

Sümpelmann R, Strauß JM, Osthaus A. Perioperative Flüssigkeits- und Volumentherapie bei Kindern. Anästh Intensivmed 2010;51:274–84

Steinau G. Colitis ulcerosa, Morbus Crohn. In Willital, GH, Lehmann, RR et al. Lehrbuch über Kinderchirurgie – Morphologie, perioperative Diagnostik, Operationstechniken, konservative Maßnahmen, Neugeborenenchirurgie, Spitta Verlag, Balingen, 2000:513

Tsokas J. Inkontinenz, Knochenzysten, Nec. In Willital, GH, Lehmann, RR et al. Lehrbuch über Kinderchirurgie – Morphologie, perioperative Diagnostik, Operationstechniken, konservative Maßnahmen, Neugeborenenchirurgie, Spitta Verlag, Balingen, 2000:513

Vahdad MR, Troebs RB, Nissen M, Burkhardt LB, Hardwig S, Cernaianu G. Laparoscopic appendectomy for perforated appendicitis in children has complication rates comparable with those of open appendectomy. J Pediatr Surg 2013;48:555–61

McVay MR, Kokoska ER, Jackson RJ, Smith SD. Throwing out the "grade" book: management of isolated spleen and liver injury based on hemodynamic status. J Pediatr Surg 2008;43:1072–76

Willital GH. Advances in the diagnosis of anal and rectal atresia by ultrasonic – echo-examination. J. Pediatr. Surg 1971;4:454

Willital GH. Klassifikation der anorectalen Anomalien, Operationsindikation. Z. Kinderchir. 1974;14:54

Willital GH, Kiely E et al. Atlas of children's surgery. Pabst Science Publishers, Lengerich, Berlin, Miami 2005

Willital GH, Lehmann RR. Chirurgie im Kindesalter – Morphologie, perioperative Diagnostik, Operationstechnik, konservative Therapie, Neugeborenenchirurgie. Spitta Verlag, Balingen 2000

Willital GH, Lehmann RR, Meier C-M, Schaarschmid K. Chirurgie im Kindesalter, Spitta Verlag, 2000

Willital GH, Li M. Atlas of children's surgery – essentials, China Medical Science Press, 2014

Willital GH, Li M, et al. Atlas of Children's Surgery Essentials (Chinese Edition), China Medical Science Press, 2014

Willital GH, Meier H. Chirurgische Erkrankungen im Kindesalter – Ein Farbatlas. Schwer Verlag, 1988

Willital GH, Mittag J.: Digital Atlas of Pediatric Sugery Vol. I/II, Amazon Kindle Direct Publishing ASIN: B 0161EFG16, 2016/2017

Zamakhshary M, Wales PW. Abdominal and pelvic trauma. In: Mikrogianakis A, Valani R, Cheng A, ed. The Hospital for Sick Children Manual of pediatric trauma. Philadelphia, Baltimore, New York, Wolters Kluwer/Lippincott, Williams & Wilkins, 2008;145–59

Ziegler M, Azizkhan RG, von Allmen D, Weber T (eds.). Operative Pediatric Surgery – Second Edition. McGraw-Hill Education, 2014

Ein umfassender Überblick über die Thematik inklusive aller anatomischen Varianten findet sich in J. Waldschmidt: Das akute Abdomen im Kindesalter. VCH, Weinheim, Basel, Cambridge, New York, 1990.

G. Steinau

10.2 Akutes Abdomen im Kinderalter einschließlich seltener Erkrankungen (n = 180) Teil II – mit Sofortmaßnahmen

10.2.1 Diagnostische Sofortmaßnahmen

Die Feststellung einer Appendizitis erfolgt durch den abdominellen Tastbefund, der gegebenenfalls wiederholt durchgeführt werden muss und über die Anamnese. Laboruntersuchungen haben eine ergänzende Bedeutung.

Bei jedem akuten Abdomen im Säuglings-, Kleinkind- und Schulkindalter sollte immer eine Appendizitis festgestellt oder ausgeschlossen werden (Abb. 10.1).

Nur die wiederholten Untersuchungen zusammen mit dem Erstuntersucher führen zur richtigen Diagnose und gegebenenfalls dann zur Indikationsstellung zur Operation.

! Die häufigsten Komplikationen bei einem akuten Abdomen infolge Appendizitis entstehen dadurch, dass die Erkrankung primär übersehen wird, mit einer Gastroenteritis und Zystitis fehlinterpretiert wird, und daraus dann eine Peritonitis mit gangränöser Appendizitis oder perforierter Appendizitis entstehen kann.

Zur Frühdiagnostik kann die abdominelle Ultraschalluntersuchung beitragen: Mit zunehmender diagnostischer Ultraschallerfahrung im Abdomen kann man die akute oder die chronische Appendizitis an der Wandverdickung der sich geschlängelt

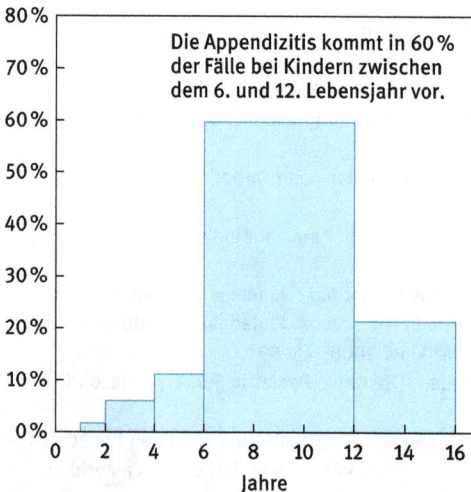

Abb. 10.1: Altersverteilung der Kinder mit Appendizitis bis zum 16. Lebensjahr.

Tab. 10.9: Gegenüberstellung akut einsetzender Krankheitsbilder des kindlichen Abdomens mit und ohne Notfallcharakter.

Mit Notfallcharakter
1. Appendizitis und atypische Formen der Appendizitis und Lageanomalien
2. Invagination
3. Ileus einschließlich paralytischer Ileus, eingeklemmter Leistenbruch
4. stumpfes Bauchtrauma und Organläsion
5. Perforationen im Gastrointestinaltrakt
6. blutendes Magen- oder Duodenalulkus
7. Mekoniumperitonitis
8. Urolithiasis
9. Hodentorsion
10. Coma diabeticum
11. azetonämisches Erbrechen

Ohne Notfallcharakter
1. Zystopyelitis
2. Gastroenteritis
3. Angina
4. Askaridiasis
5. Masernprodromi
6. Hepatitisprodromi
7. Bornholmer Erkrankung
8. Purpura abdominalis
9. Typhus abdominalis

darstellenden Appendix mit hyperdenser Doppelkontur (weiß) im Millimeterabstand erkennen. Ein weiteres Zeichen der Entzündung ist die Flüssigkeitsansammlung im Douglas'schen Raum neben der Blase auf der rechten und linken Seite. Dies stellt sich als ein schwarzes paravesikales Areal dar.

> Die *Sonographie* tritt in zunehmendem Maße anstelle von rektalen-digitalen Untersuchungen. Hier ist ein fortschreitender diagnostischer Wandel eingetreten. Sonographien sollten entweder durch den Kinderchirurgen, den Kinderarzt oder durch den Radiologen durchgeführt werden.

10.2.2 Charakteristische Leitsymptome führen zur Diagnose Appendizitis und zur Operationsindikation

1. Akuter Beginn mit kurzer Anamnese.
2. Übelkeit und Erbrechen als Initialsymptome.
3. Zunge: belegt und trocken. Dies ist ein verlässliches Zeichen, wenn eine Peritonitis vorliegt.

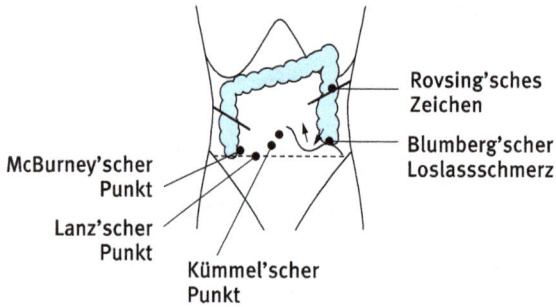

Abb. 10.2: Lokalisation der Druckschmerzpunkte bei Appendizitis.

4. Bauchschmerzen, die nach einem *periumbilikalen Initialschmerz* mehr oder weniger auf einen bestimmten Punkt im Bauch lokalisiert werden können. Bei der Palpation des Abdomens bei Kindern immer mit warmer Hand im Bereich des linken Abdomens beginnen, nach kranial in Richtung Flexura coli sinistra, dann in Richtung Flexura coli dextra und dann auf den rechten Unterbauch übergehen.

5. Typische Appendizitis-Druckschmerzpunkte (Abb. 10.2):
   a) McBurney'scher Punkt;
   b) Lanz'scher Punkt;
   c) Kümmel'scher Punkt.

6. Umschriebene reflektorische Bauchdecken-*Abwehrspannung;* wenn das parietale Peritoneum entzündet ist. Bei Perforation: diffuse Abwehrspannung.
   Blumberg'*scher Loslassschmerz* als Entlastungsschmerz im rechten Mittelbauch bei der Palpation im linken Unterbauch und anschließend schnellem Aufheben der Palpation.
   Rovsing'*sches Zeichen* positiv: beim Ausstreichen bzw. Palpation vom Colon transversum zum Zökum hin. Zunehmende Schmerzen im rechten Mittel- und Unterbauch.
   Ten Horn'*sches Zeichen:* Schmerzen bei Zug am Samenstrang.

7. *Rektaler Befund:* Die rektale Untersuchung kann von den Eltern abgelehnt werden, sie ist aber in manchen Fällen entscheidend für die Diagnosestellung: *Druckempfindlichkeit* im rechten Douglas'schen Raum besonders bei retrozökaler Lage eines entzündeten Blinddarms und fehlendem Palpationsbefund von der Bauchdecke her. Douglas-Vorwölbung bei perityphlitischenm Abszess.

8. Deutliches *Psoaszeichen:* Kinder liegen in Flexionsstellung des rechten Oberschenkels auf der rechten Seite. Sitkowski-Syndrom: Schmerzen bei Linksseitenlagerung.

9. *Stuhlgang:* wechselnd mit Verstopfung oder Durchfall (Fehldiagnose Enteritis).

10. *Temperatur:* leichtes Fieber, meist nicht über 39 °C. Temperaturdifferenz von rektal/axillär bis 1 °C.

11. *Leukozytose:* Sie kann, muss aber nicht vorhanden sein.
    a)   9.000–12.000 mm^3 meist bei Appendicitis catarrhalis;
    b) 12.000–14.000 mm^3 meist bei Appendicitis phlegmonosa und gangrae-
    nosa;
    c) 14.000–20.000 mm^3 meist bei lokalisiertem Abszess und diffuser Perfora-
    tionsperitonitis.

> Fehlende Leukozytose kann in folgenden Fällen auftreten: **!**
> – *unmittelbar nach Perforation* sinken Leukozytenwerte infolge toxischer Wirkung ab (manch-
>   mal bis auf 4.000);
> – bei *diffuser Peritonitis* infolge toxischer Wirkung normale bis erniedrigte Leukozytenzahl;
> – bei *akuter, in narbiger Umgebung verwachsener Appendizitis;*
> – bei Appendizitis und *Viruserkrankungen* (Masern etc.) Resistenzminderung.

12. *Urinstatus* mit Untersuchung von Eiweiß, Glucose und Azeton, Sedimenten
    und Bakterien: wichtig, um eine Zystopyelitis bzw. einen Diabetes (DD: diabeti-
    sche Peritonismen) auszuschließen.

> **Besonders zu beachten zur Vermeidung von Fehldiagnosen:** Die Diagnose einer akuten Appendi- **!**
> zitis wird auf Grund des klinischen Befunds gestellt. Die häufigsten Ursachen von Fehldiagno-
> sen sind:
> 1. Durchfall wird als Enteritis mit Zuwarten interpretiert. Es kann jedoch ein Zeichen einer vom
>   Blinddarm ausgehenden fortgeschrittenen Darmentzündung sein;
> 2. Positiver Urinbefund wird als Zystitis interpretiert. Es kann jedoch ein Zeichen einer fortge-
>   schrittenen Entzündung vom Blinddarm auf die Blase sein. Dies tritt bei fortgeschrittener
>   Entzündung in 75 % der Kinder auf;
> 3. Fehlende Leukozytose: Es gibt Verläufe einer akuten Appendizitis und einer perforierten Ap-
>   pendizitis mit kaum erhöhten, manchmal sogar mit erniedrigten Leukozyten;
> 4. Eine nicht erkannte, rezidivierende Appendizitis kann bei Mädchen durch Verklebungen und
>   Verwachsungen zu einem Verschluss der Tube führen.

Indikation zur Operation

Die kooperative konsensuelle Entscheidung, was die Operation anbelangt, zusammen mit dem Pädiater, ist in vielen Fällen für die Eltern überzeugend (C. Stehr/
G. H. Willital): Schmerzen beim Hüpfen auf dem rechten Bein.

10.2.3 Lageanomalien

Atypische Verläufe mit schleichender, mehrtägiger Symptomatik, dem Fehlen der
Appendizitiszeichen, intraoperativ jedoch mit hochakutem Befund kommen vor bei
Blinddarmentzündungen und Lageanomalien der Appendix (Abb. 10.3).

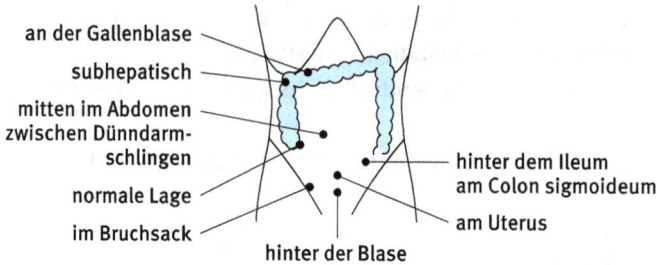

Abb. 10.3: Lageanomalien der Appendix.

Folgende Lageanomalien der Ileozökalgegend sollen bei der Untersuchung mit einbezogen werden: Beckenlage, retrozökale Lage, Netzabdeckung, Rezessus ileocoecalis superior und inferior sowie in übrigen Bereichen des Abdomens aufgrund einer unterbliebenen intrauterinen Rotation der Darmschleife.

Leitsymptome bei Beckenappendizitis

–   Typische Appendizitissymptomatik erst dann, wenn sich die lokalisierte Entzündung im Becken/Unterbauch ausbreitet.
–   Eventuell linksseitige Appendizitissymptome, da auf dieser Seite Exsudat infolge geringerer Verklebungen aus der Tiefe des kleinen Beckens aufsteigen kann.
–   Temperaturdifferenz rektal/axillär zwischen 0,8–1,5 °C deutlich ausgeprägt.
–   *Rektaler Befund:* deutlich ausgeprägter Palpationsbefund oder Sonographiebefund.
–   *Miktionsbeschwerden,* Durchwanderungsperitonitis, positiver Urinbefund.
–   Leukozytose.
–   Durchfall, Tenesmen, schleimiger Stuhl.
–   Fieber.

Beachte bei Beckenappendizitis:
–   keine peritonealen Reizerscheinungen aber: Schmerzen im Becken;
–   kein Erbrechen;
–   keine Bauchdeckenspannung;
–   keine abdominelle Druckempfindlichkeit.

aber deutlicher, schmerzhafter, rektaler Palpationsbefund. Wenn eine rektale Untersuchung nicht möglich ist, kann eine Sonographie oder eine MRT-Untersuchung durchgeführt werden.
   Wichtig – Indikation für rektale Untersuchung: Wenn der klinische Befund (deutliche Hinweise auf Appendizitis) und der abdominelle Tastbefund (keine Hinweise auf Entzündungsprozess im Bauch) divergieren, dann ist die rektale Untersuchung oder MRT-Untersuchung notwendig. Dies sollte in dieser Weise mit den Eltern besprochen werden.

Retrozökale Appendizitis

Lokalisation

Es handelt sich um eine Entzündung der Appendix in einem eng begrenzten Raum, oft durch Verklebungen abgegrenzt wobei der Blinddarm im Rezessus ileozökalis superior oder inferior oder retrokolisch oder retroiliakal lokalisiert sein kann.

Symptome

Druckempfindlichkeit und Spannung der rechten Leistengegend, Psoasschmerz, Gehbeschwerden, gebeugte Körperhaltung, Schmerzen beim Hüpfen auf dem rechten Bein (Stehr'sches Zeichen).

> **Beachte:** Leitsymptome und Hinweiszeichen sind bei der retrozökalen Appendizitis im Gegensatz zur Appendizitis in normaler Position anders und können daher irreführend sein.
> - Es gibt keine oder nur minimale peritonealen Reizerscheinungen mit Abwehrspannung der Bauchdecke.
> - Die Bauchdecke ist leicht eindrückbar und weich.
> - Die rektale, digitale Untersuchung löst bei retrozökaler Appendizitis einen starken Schmerz aus. „Rektale Untersuchung in Suppositorienhöhe" ist irreführend, da der Douglas-Bereich palpatorisch nicht erreicht wird, ein Douglas-Schmerz kann nicht verlässlich ausgelöst werden. Nur bei tiefem Eindrücken der Bauchdecke suprasymphysär nach entleerter Blase kann ein Schmerz im rechten Unterbauch auslöst werden.

Appendizitis mit Netzkappe

Bei der Abkapselung der entzündeten Appendix durch Netz (Schutzmechanismus) fehlen peritoneale Reizerscheinungen. Typisch ist der oft biphasische Verlauf mit zunächst typischen Appendizitissymptomen, die sich rasch zurückbilden und erst, wenn der entzündliche Prozess in die freie Bauchhöhle perforiert ist, sich wieder verschlimmern.

Vorkommen meist im Kleinkindesalter und Schulkindesalter.

Appendizitis bei Infektionskrankheiten

Eine Appendizitis kann im Verlauf oder nach Infektionskrankheiten auftreten:
- Masern: starke Bauchschmerzen, Konjunktivitis, katarrhalische Erscheinungen, Koplik-Flecken im Rachen;
- Angina: starke Bauchschmerzen, Fieber, Erbrechen, Halsschmerzen, Leukozytose;
- Grippe, Scharlach, Varizellen: Bauchschmerzen, Halsschmerzen, Fieber, Meteorismus, Erbrechen, Lymphknotenschwellungen im Rachen und im Abdomen, geringe peritonische Abwehrspannung;
- Pneumonie: Erbrechen, Bauchschmerzen, Meteorismus, Rasselgeräusche über der Lunge;

- Enteritis: Durchfälle, diffuse abdominelle Druckempfindlichkeit, keine reflektorische Abwehrspannung, Darmgeräusche gesteigert.

Fehldiagnose der Appendizitis nach Infektionskrankheiten: Eine Appendizitis mit Bauchschmerzen bei und nach Infektionskrankheiten wird häufig fehlinterpretiert und übersehen. Dies kann aber durch sorgfältige Beobachtung des Kindes, durch abdominelle Untersuchung und durch den abdominellen Ultraschall, eventuell ergänzt durch eine diagnostische Laparoskopie vermieden werden.

Appendizitis bei Oxyuren und Askariden

1. Oxyuren können die Ursache einer Appendizitis sein. Man findet in solchen Fällen intraoperativ Anhäufungen von Oxyuren im Lumen des Wurmfortsatzes.
2. Ein Askaris kann, wenn er in die Appendix einwandert, in ihr durch Kontraktionen eingeklemmt werden. Es kann sich eine Appendicitis phlegmonosa oder ein Appendixempyem entwickeln.

10.2.4 Appendizitisähnliche Krankheitsbilder mit Notfallcharakter

Meckelsches Divertikel

Häufigkeit

In 40–50 % der Fälle kommen Beschwerden von einem Meckel'schen Divertikel (Schmerzen, Invagination, Blutung) in den ersten beiden Lebensjahren vor. Ein zweiter Altersgipfel liegt bei 4–6 Jahren.

Symptome

- Rezidivierender Bauchschmerz;
- Darmblutungen, aus voller Gesundheit mit plötzlichen Teerstühle (immer peptisches Magenulkus mit Perforation und Peritonitis differenzialdiagnostisch ausschließen);
- mechanischer Ileus bei Invagination, Strangulation, Volvulus;
- Torsion des Divertikels, Divertikulitis mit Druckschmerz und Bauchdeckenspannung.

Lokalisation

20–60 cm proximal der Bauhin'schen Klappe.

Diagnostik

Blutungsnachweis durch Stuhluntersuchungen. Blutungen aus dem Divertikel können verursacht werden durch dystope Magenschleimhaut oder Pankreasgewebe im

Divertikel. Nachweis durch Technetium-Szintigraphie ist in 70 % möglich. Zuverlässige Methode: diagnostische Laparoskopie.

Yersiniose

Symptome

- Schmerzen im Mittel- und rechten Unterbauch;
- Kopfschmerz, Schüttelfrost, Fieber bis 40 °C;
- Appetitlosigkeit;
- Obstipation.

Labor

- Leukozytenzahl auf 10.000–18.000 mm^3 erhöht;
- im Differentialblutbild eine Lymphozytose;
- positiv serologische Untersuchungen;
- Blutsenkungsgeschwindigkeit erhöht.

Da es bei der Yersiniose häufig zu einer Mitreaktion der Appendix kommt, ist die Diagnosestellung erschwert. Im Ultraschallbild sind im Ileozökalbereich die Lymphknoten sichtbar und vergrößert.

Bei entsprechender Appendizitissymptomatik besteht eine dringliche Operationsindikation. Mit dem Abwarten auf die Ergebnisse der Bakteriologie und Serologie verliert man im Falle einer Appendizitis wichtige Zeit. Stets soll man aber daran denken, diese Untersuchungen einzuleiten. Bei der Operation müssen Lymphknoten entnommen werden und diese bakteriologisch und histologisch untersucht werden. Weiterhin ist eine Blutabnahme für eine serologische Untersuchung und eine Stuhlprobe auf Yersiniose durchzuführen.

Therapie

Bei schweren postoperativen Allgemeinsymptomen: Doxycyclin
Diese Patienten müssen langfristig kinderärztlich/internistisch überwacht werden, die Serologie überprüft werden und gegebenenfalls antibiotisch behandelt werden.

Enteritis

Symptome

- diffuse Druckempfindlichkeit des Abdomens;
- typische, plätschernde Geräusche bei der Palpation;
- Durchfälle häufig gelblich-grün, rezidivierend;

- Erbrechen und Bauchschmerzen;
- Darmgeräusche oft gesteigert;
- Dehydrierung, Exikkose, eingesunkene Fontanelle.

Labor
- Leukozytose;
- Hypokaliämie;
- pH azidotisch;
- Hämatokrit erhöht.

Diagnose
Bakteriologische, virologische, mykologische Untersuchung des Stuhls.

Therapeutisches Vorgehen (hier ist eine dringliche kinderärztliche Konsultation und Behandlung notwendig)
- Teepause: Fenchel- oder Kamillentee mit 5 % Glucose und 0,9 % NaCl;
- Flüssigkeitsbedarf: 150–200 ml/kg KG/d;
- Ausgleich von Flüssigkeits- und Elektrolytdefiziten parenteral;
- Antibiotika bei drohender Sepsis;
- Carbo medicinalis, Loperamid (ab Kleinkindesalter).

Rechtsseitige Pneumonie

Abdomineller Befund (Pneumoniebauch)
- Fehlen der reflektorischen Abwehrspannung;
- Fehlen von Darmgeräuschen;
- meist Oberbauchschmerzen, Meteorismus, Erbrechen.

Charakteristischer extraabdomineller Befund
- Tachypnoe;
- Tachykardie;
- Nasenflügelatmen und Zyanose;
- hohes Fieber;
- klingende Rasselgeräusche über dem betroffenen Lungenabschnitt;
- charakteristische Verschattung des betroffenen Lungenabschnitts im Röntgenbild, evtl. Pleuraerguss;
- vermehrtes Schwitzen.

Therapeutische Maßnahmen (dringliche kinderärztliche Konsulatation und Behandlung)

- Lagerung: erhöhter Oberkörper, Sauerstoffzufuhr nach BGA, Inhalation. Je nach kardialem Befund und Kreislaufsituation entsprechende Medikation;
- Antibiotika (Tab. 10.10);
- Beruhigungsmittel;
- Bei Temperatur über 38,5 °C Acetylsalicylsäure, Paracetamol;
- Nasentropfen für eine freie Nasenatmung.

Tab. 10.10: Die häufigsten bakteriellen Erreger der Pneumonie, in Abhängigkeit vom Lebensalter, und die Antibiotika der 1. Wahl bei noch unbekanntem Erreger.

Altersgruppe	Häufigste Erreger	Antibiotika der 1. Wahl
Neugeborene	gramnegative und grampositive Keime	Kombination aus Aminoglykosiden und Amino-penicillian-Säurederivaten
Säuglinge und Kleinkinder bis zum vollendeten 3. Lebensjahr	Staphylokokken Pneumokokken H. influenzae Streptokokken	Kombination aus penicillinasefesten Penicillinen und halbsynthetischen Penicilinen oder ein haemophiluswirksames Cephalosporin der 2. Generation
ältere Kinder (4.–6. Lebensjahr)	Pneumokokken Staphylokokken Streptokokken H. influenzae	Ampicillin oder ein Cephalosporin der 2. Generation
Schulkinder	Pneumokokken Mykoplasmen Staphylokokken H. influenzae	Ampicillin oder ein Cephalosporin der 2. Generation; bei Verdacht auf Mykoplasmeninfektion primär Erythromycin

Myokarditis

Leitsymptomatik

Ganz akutes Krankheitsbild mit abdominellem Befund: aufgetriebener Leib, vergrößerte Leber, Schmerzen im rechten und linken Oberbauch. Allgemeinbefund und kardialer Befund:

- Atemnot;
- Blässe, Akrozyanose, quälende Unruhe, Bewusstseinstrübung;

- Tachykardie, kleiner, frequenter Puls;
- Herzdilatation im Thoraxbild (Röntgen/Ultraschall);
- In der Umgebung der Kinder sind oft anamnestische Angaben zu erhalten über fieberhafte Myalgien, Mononukleose oder auch über seröse Meningitis bzw. Meningo-Enzephalitis.

Therapeutische Sofortmaßnahmen (dringliche kinderärztliche Konsultation und Behandlung)

1. Beruhigung der Kinder (z. B. Paracetamol);
2. strenge Bettruhe, Hochlagern des Oberkörpers;
3. Breitband-Antibiotikum;
4. O_2-Zufuhr nach Blutgasanalyse;
5. Herzmedikation mit Lanitop;
6. Kortikosteroide.

Zystopyelitis

Leitsymptome

- Schmerzen im rechten oder linken Oberbauch oder rechte und linke Flanke;
- hohes Fieber;
- Druck- und Klopfempfindlichkeit im Nierenlager;
- Urinbefund: massenhaft Leukozyten und Bakterien, Erythrozyten, Proteinurie;
- Dysurie.

Diagnostik

- Urinbefund;
- Sonographie;
- i. v.-Pyelogramm;
- Miktionszystourethrogramm;
- Ureteroskopie;
- Zystoskopie.

Therapie (dringliche kinderärztliche Konsultation und Behandlung)

1. Bettruhe;
2. antibiotische Therapie nach Antibiogramm für mindestens 14 Tage i. v.

Appendizitisähnliche Krankheitsbilder mit Notfallcharakter

- Appendizitisähnliche Bauchbefunde können vorkommen bei: nasopharyngealen, pulmonalen oder urologischen Infekten;

- Intermittierender Sigmavolvulus durch Fehlfixation oder Fehlrotation des kolosigmoidalen Übergangs, Borchardt-Syndrom (Waldschmidt, Töndury);
- Enterokolitis;
- Myalgia epidemica (Bornholm-Krankheit): akuter Beginn, starke Oberbauchschmerzen, stöhnende Atmung, Bauchdeckenmuskulatur gespannt;
- Purpura Schönlein-Henoch;
- Ileitis regionalis Crohn;
- Invagination;
- rechtsseitige stielgedrehte Ovarialzyste.

Diese Krankheitsbilder werden zur differentialdiagnostischen Abgrenzung gegenüber der Appendizitis erwähnt. Ein kinderärztliches Konsil ist in diesen Fällen indiziert.

10.2.5 Ileussyndrom

Vorbemerkung
Man teilt den Ileus bei Kindern nicht nach den Gesichtspunkten wie beim Erwachsenen ein, sondern bezieht sich auf das jeweilige Alter:

1. Ileuszustand im Neugeborenenalter;
2. Ileuszustand im Säuglingsalter;
3. Ileuszustand im Klein- und Schulkindesalter.

Ileuszustände im Neugeborenenalter

Einteilung
- Atresien des gastrointestinalen Verdauungstraktes;
- Passagehindernisse im Duodenum;
- Mekoniumileus und Mekoniumileusäquivalent und Mekoniumpfropfsyndrom;
- Morbus Hirschsprung (Aganglionose) und neuronale Darmerkrankungen (Hypoganglionose, hypoplastische Hypoganglionose, neuronale intestinale Dysplasie, Ganglienzellunreife (Meier-Ruge, W. A., Bruder, E., Meier H., Holschneider A. M., Willital, G. H.);
- gastrointestinale Perforationen mit Peritonitis;
- Volvulus von Magen, Dünndarm, Dickdarm, kolosigmoidaler Übergang;
- Ladd'sche Bänder;
- nekrotisierende Enterokolitis mit Peritonitis;
- mesenteriale Hernien;
- eingeklemmter Leistenbruch.

Abdomenübersichtsaufnahme, Sonographie, Röntgenkontrastdarstellung und MRT des oberen und unteren gastrointestinalen Systems mit Gastrografin zur Lokalisation des Passagehindernisses sind zuverlässige, das Kind wenig belastende Untersuchungsmethoden.

Atresien des Verdauungstraktes

Lokalisation und Häufigkeit:
– Ösophagusatresien 40 %;
– Duodenalatresien   5 %;
– Dünndarmatresien 15 %;
– Dickdarmatresien   40 %.

Leitsymptom ist das rezidivierende Erbrechen nach Nahrungsaufnahme. Die Abb. 10.4 gibt einen Überblick über die 5-Minuten-Untersuchung von Neugeborenen im Kreißsaal. Hochsitzende Atresien verursachen häufig ein Hydramnion bei der Mutter.

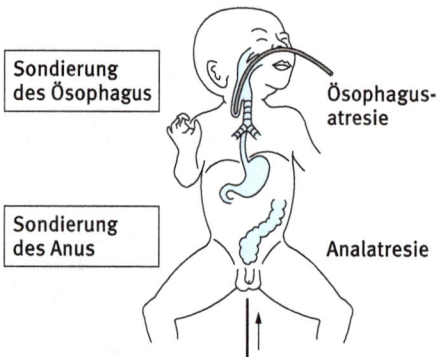

Abb. 10.4: Rechtzeitiges Erkennen von Ösophagusatresie und Analatresie bei Neugeborenen im Kreißsaal durch Vorschieben einer Sonde.

Je nach Höhe der Atresie erbrechen die Neugeborenen schleimig, unverdaut, gallig, fäkal. Dabei ist das Einsetzen des Erbrechens als Hinweis auf die Lokalisation der Atresie zu werten: Ösophagusatresien, hohe Dünndarmverschlüsse verursachen Erbrechen bei den ersten Fütterungsversuchen, bei dem seltenen Dünndarm-Verschluss proximal der Papilla vateri ist das Erbrochene nicht gallig. Bei Dickdarmverschlüssen setzt das Erbrechen erst nach einer Latenzzeit von einigen Tagen ein. Auf tief sitzende Atresien weist fehlender Mekoniumabgang hin, jedoch ist andererseits der Mekoniumabgang kein Beweis für die Durchgängigkeit des unteren Gastrointestinaltraktes.

Passagestörungen im Duodenalbereich

Einteilung:
1. totale Duodenalobstruktionen:
    a) Duodenalatresie;
    b) Duodenalmembran.

2. partielle Duodenalobstruktionen:
   a) Volvulus;
   b) Ladd'sche Bänder;
   c) Pancreas anulare;
   d) inkomplette Duodenalmembran;
   e) Kombinationsformen (Pancreas annulare und Duodenalmembran);
   f) präduodenal verlaufende Pfortader;
   g) Arteria und vena mesenterica superior;
   h) Fehlinsertion des Treitz'schen Bandes.

Klinik:
1. aufgetriebener Oberbauch, eingesunkener Unterbauch;
2. rezidivierendes Erbrechen kurz nach der Nahrungsaufnahme.

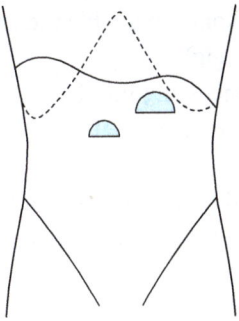

Abb. 10.5: Abdomenübersichtsaufnahme im Stehen bei Duodenalatresie; luftleeres Abdomen mit Ausnahme zweier (große und kleine) Luftblasen im Abdomen. Sie entsprechen den Flüssigkeitsspiegeln im Magen und im Duodenum.

Diagnose: Röntgenübersicht in vertikaler Position (Doppelspiegelbildung, Abb. 10.5).
1. großer Flüssigkeitsspiegel links: Magen;
2. kleiner Flüssigkeitsspiegel rechts: dilatiertes Duodenum.

Differentialdiagnose:
1. Ernährungs- oder Stoffwechselstörungen;
2. spastische Pylorushypertrophie;
3. Hiatushernie;
4. Zwerchfelldefekt;
5. Magenvolvulus;
6. Mageninvagination.

Häufig assoziierte Fehlbildungen: **!**
– Down-Syndrom,
– Malrotationssyndrom (Magen, Duodenum, Dünndarm)
– Herzfehler.

Indikation zur intraoperativen endoskopischen Untersuchung des Duodenums: Prä- und intraoperativ sollte bei Duodenalpassagestörungen endoskopiert werden. Begründung:

1. kombinierte Passagestörung, z.B. Ladd'sches Band (Kompression des Duodenums von außen) und intraluminelles Septum;
2. Form des intraluminellen Septums: unvollständig oder komplett;
3. Mündungsanomalien der Papille.

Passagestörungen im Duodenum machen eine dringliche Rekonstruktion nötig.

Mekoniumileus

1. Definition: Dabei handelt es sich um einen Obstruktionsileus infolge eingedickten Mekoniums im unteren Dünndarm, z.T. auch im Dickdarm bei fehlendem Abgang von Mekonium (Rektum und Anus sind durchgängig).

   Der Mekoniumileus kommt am häufigsten in Zusammenhang mit der Mukoviszidose vor (Mukoviszidosehäufigkeit 1 : 2.000, Mekoniumileus bei 6 % der an Mukoviszidose erkrankten Kinder).

   Ein mekoniumileusäquivalentes Krankheitsbild ohne Mukoviszidose kommt bei fehlender/gestörter Mekoniumzusammensetzung oder bei Gallengangatresien vor.

2. Symptomatik:
   a) 24–48 Stunden post partum gespanntes, geblähtes Abdomen;
   b) Tympanie im Oberbauch;
   c) derbe Resistenz im rechten Abdomen;
   d) massiv galliges Erbrechen;
   e) fehlender Stuhlabgang.

3. Diagnostik:
   a) Abdomen-Übersicht: Kleine Luftblasen an der Wand des terminalen Ileums: Neuhauser'sches Zeichen, 13 % zeigen Verkalkungen, die intramural lokalisiert sind;
   b) Kolonkontrasteinlauf: Mekonium-Bolus wird von Kontrastmittel umflossen oder kompletter Stop distal davon;
   c) Nachweis des um mehr als das Doppelte erhöhte NaCl-Gehalts im Schweiß und des erhöhten Albumingehalt im Mekonium.

! Saugbiopsie/Doppelsaugbiopsie zum Ausschluss einer Aganglionose. (Abb. 10.7) (Nixon, Willital, Morcate): Dieses rektale Doppelsaugbiopsiegerät wurde im Hospital for Sick Children, Great Ormond Street, GOS, London, entwickelt zusammen mit S. Haberkorn, Sao Paulo und H. H. Nixon, London. Das Doppelsaugbiopsiegerät ist im Handel erhältlich (Fa. Roth).

Operationssitus beim Mekoniumileus

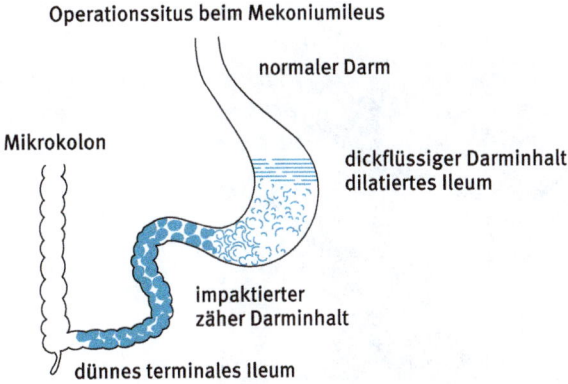

Abb. 10.6: Schematischer Überblick über das intraoperative Bild eines Mekoniumileus.

4. Differentialdiagnose:
   a) Das morphologische Bild eines Mekoniumileus (Abb. 10.6) ähnelt intraoperativ dem sog. Mekoniumpfropfsyndrom, der „Meconium disease (Kornblitz-Otani)" oder dem sog. „Mekoniumileusäquivalent (Cordannier-Izant)". Die Ursache liegt hier aber in einer gestörten Absorption von Protein und Carbohydrat. Hier hilft in den meisten Fällen ein rektaler Einlauf mit Gastrografin oder eine intraoperative Punktion des Darms mit Gastrografin® (1:2 oder 1:3 mit NACL verdünnt, das mit einer dünnen Insulinspritze in den Darm appliziert werden kann), so dass das Hindernis beseitigt werden kann;
   b) „Curd obstruction": Dabei handelt es sich um eine meist zwischen dem 5. und 14. Tag auftretende Dünndarmobstruktion im distalen Ileum, verursacht durch ein Absorptionsdefizit. Auch hier hilft entweder ein rektaler Einlauf mit Gastrografin oder die bereits geschilderte Punktion des Darms und Instillation von Gastrografin.
5. Therapeutische Sofortmaßnahmen:
   a) Absaugen von Flüssigkeit, Gas und Nahrungsresten aus den oberen Dünndarmabschnitten durch Magensonde;
   b) Wenn keine Perforation vorliegt, kann versucht werden, durch einen Einlauf die viskösen Mekoniummassen zu lösen und den Ileus auf konservative Weise zu beheben (siehe oben).

Indikation für einen Einlauf zur Lyse des zähen Mekoniums:
- keine freie Luft im Abdomen;
- keine intraabdominellen Verkalkungen;
- keine Dehydratation;
- guter Allgemeinzustand;
- kein Neuhauser'sches Zeichen;
- keine Peritonitis/Sepsis.

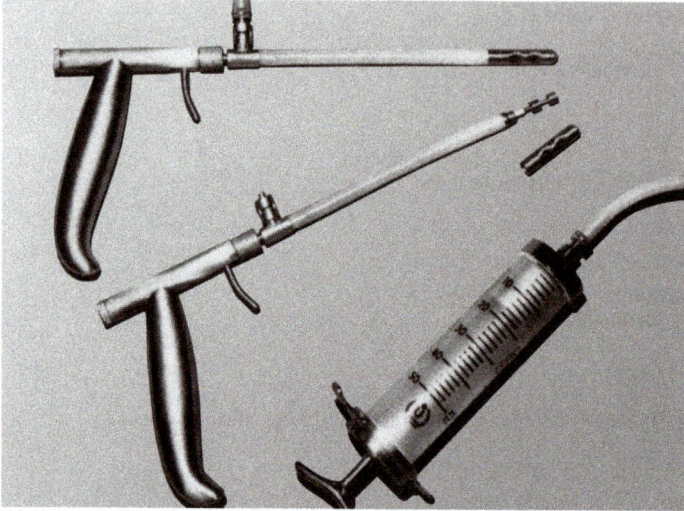

Abb. 10.7: Willital'sches Doppelsaugbiopsiegerät. Das handliche Doppelsaugbiopsiegerät für Kinder wurde zusammen mit Herrn S. Haberkorn (São Paulo) an der Great Ormond Street in London (Hospital for Sick Children – H. H. Nixon, 1971) entwickelt. Es stellt eine Weiterentwicklung des Saugbiopsiegerätes von Helen Noblett dar. Standardverfahren zum histochemischen Nachweis der Aganglionose (Hersteller: Roth).

Komplikationen bei Einläufen mit hyperosmolaren Lösungen, siehe auch Internationale kinderchirurgische Datenbank IDBEC:
– hypovolämischer Schock durch Flüssigkeitsverlust in das Darmlumen;
– intestinale Perforation durch Darmüberdehnung;
– Elektrolytentgleisungen.
6. Operationsindikation: bei fehlendem Mekoniumabgang nach 12 Stunden und bei Darmperforation und Peritonitis.

Passagestörungen im Enddarm (Agangionose, Analatresie)

Morbus Hirschsprung („Aganglionose"; Häufigkeit 1: 4.500). Einteilung nach H. H. Nixon (Hospital for Sick Children, Great Ormond Street, London) in ultrakurze Segmente 1–2 cm infraperitoneal, kurze Segmente 2–3 cm infraperitoneal, normal lange Segmente bis einige cm über die peritoneale Umschlagsfalte reichend, lange Segmente, die sich über das gesamte Kolon erstrecken und ultralange Segmente, die bis in den Dünndarm reichen.
1. klinisches Erscheinungsbild:
   a) fehlende Stuhlentleerung;
   b) intermittierender Ileus;
   c) progredienter Ileus;
   d) Enterokolitis;

e) enggestelltes Rektumsegment;

f) beginnende Dickdarmerweiterung (Megarektum, Megasigma, Megakolon);

g) vorgewölbtes Abdomen;

h) gespannte glänzende Bauchhaut;

i) ausladende seitliche Bauchpartien;

j) eingefallene Fontanellen;

k) apathisches Erscheinungsbild.

2. Diagnosestellung:

a) Manometrie anorektal: Kein Sphinkterrelaxationsreflex als Wegbereiter der Defäkation (Willital, Lawson, Nixon), erhöhter Sphinkterinternusruhedruck, Sphinkterachalasie (L. Spitz).

b) Kolonkontrasteinlauf: enges Segment unterschiedlicher Länge, stets bis zum Anus reichend.

c) Rektale Doppelsaugbiopsie oder Vollwandbiopsie (Meier-Ruge, W. A., Bruder, E., Morcate, J., Willital, G. H.).

d) Nachweis der gesteigerten ACE-Aktivität in der Neugeborenenperiode mit dem Saugbiopsie-/Doppelsaugbiopsiegerät nach Willital (Abb. 10.7) ermöglicht eine exakte Diagnose. Aganglionose – differente, neurologische Darmwandveränderungen müssen durch Vollwandbiopsien diagnostiziert werden (Meier-Ruge, W. A., Bruder, E.).

   Röntgenuntersuchung des Enddarms, Histochemie durch Doppelsaugbiopsie und anorektale Manometrie erlauben mit nahezu hundertprozentiger Sicherheit, die Aganglionose zu diagnostizieren, Vollwandbiopsien ermöglichen eine darüber hinausgehende Diagnostik seltener neurologischer Darmwandaufbaustörungen (Morcate).

Funktionelle Passagehindernisse im Dünndarm und im Dickdarm können röntgenologisch als Invagination imponieren. Bei der Laparotomie ist dann mitunter kein morphologisches Substrat zu finden. Ursache ist eine zirkumskripte Stoffwechselstörung des Darmes mit gesteigerter Acetylcholinesterase (ACE) – Aktivität, Tonuserhöhung des Darmes, fehlender Peristaltik und fehlendem Transport von Darminhalt in den Darmschlingen. Diese Passagestörung, die oft unter dem klinischen Bild eines schweren Ileus verläuft, geht durch konservative Therapie wieder vorbei. Oft muss aber zum Ausschluss einer Invagination oder eines Volvulus eine Laparoskopie durchgeführt werden.

Es ist wichtig, in der postoperativen Phase eine exakt bilanzierte Infusionstherapie und eine gezielte Antibiotikatherapie durchzuführen, um eine Sepsis rechtzeitig zu erkennen.

Bei der Rekonstruktion des Enddarms bei hohen supralevatorischen anorektalen Fehlbildungen kann eine intraoperative Endoskopie (Lokalisationsdiagnostik) während des abdominoperinealen Rekonstruktionsverfahrens eine Identifizierung der Levatomluskulatur ermöglichen. Ziel ist die endoskopische Identifizierung von morphologischen Organstrukturen (Levator/Puborektalismuskulatur). Bei dieser intraoperativen Endoskopie bleibt das Endoskop an der tiefsten Stelle des „blindverschlossenen" Darmes liegen. Der Operateur erkennt dann von perineal her anhand der „Diaphanoskopie" (durchscheinendes Licht) die topografisch-anatomische Lage der Schließmuskulatur bzw. den schließmuskelfreien Bereich, durch den dann der mobilisierte Dickdarm nach außen, d. h. zum Perineum gezogen wird: endoskopisch kontrollierter abdomino-perinealer Durchzug endopuborektal. Der Chirurg kann gezielt den Durchzug innerhalb der Schließmuskulatur durchführen unter Schonung von benachbarten Organstrukturen. Die Deutsche Gesellschaft für Chirurgie hat dafür an Willital und Mitarbeiter den Mikulicz-Preis verliehen.

Gastrointestinale Perforationen im Neugeborenenalter

1. Risikofaktoren, die eine Perforation auslösen können:
   a) Frühgeburt;
   b) komplizierte Geburt, Hypoxie und niedriger Apgar-Wert;
   c) Sepsis.
2. Lokalisation:
   a) Magen;
   b) Ileozökalregion.
3. Symptome: zwischen dem 1.–10. Lebenstag:
   a) Trinkunlust;
   b) Apnoeanfälle beim Pneumoperitoneum;
   c) geblähtes Abdomen;
   d) Bauchdecke diffus oder lokal überdehnt und gerötet;
   e) oft intraabdominelle Verkalkungen.
4. Therapie: Magensondelegen und zentral-venösen Zugang anlegen.
   a) präoperativ i. v.-Gabe von Antibiotika, i. v. Flüssigkeits- und Elektrolytausgleich;
   b) intraoperativ stets Untersuchung des gesamten Gastrointestinaltraktes. Entnahme von Abstrichen für aerobe und anaerobe Kulturen.
5. **Wichtig:** Bei Hinweisen auf eine bestehende Perforation des Gastrointestinaltraktes sind eine orale sowie eine rektale Kontrastmittelgabe streng kontraindiziert! Bei Neugeborenen mit bestehender Peritonitis fehlen oft die sonst typischen Peritonitiszeichen wie Bauchdeckenspannung und Meteorismus!

Ileuszustände im Säuglingsalter – Invagination

1. Lokalisation:
   a) ileo-ileale Invagination;
   b) ileo-zökale Invagination;

    c) ileo-kolische Invagination;

    d) Kolokolische Invagination: Altersdisposition: 65 % der Kinder sind jünger als ein Jahr. Zweiter Altersgipfel 4.–6. Lebensjahr.

2. Initialsymptome:

    a) plötzlicher Beginn aus völliger Gesundheit;

    b) heftige rezidivierende, kolikartige Bauchschmerzen mit freien, immer kürzer werdenden Intervallen;

    c) rezidivierendes Erbrechen;

    d) walzenförmiges Invaginat im rechten Unterbauch tastbar, im abdominellen Ultraschall in ca. 85 % nachweisbar.

3. Spätsymptome:

    a) blutiger, rektaler Schleimabgang;

    b) Leukozytose.

4. Häufige Fehldiagnosen:

    a) Colitis haemorrhagica;

    b) Nierenstein;

    c) Gastroenteritis.

5. Therapie (Kinder-Intensivstation):

    a) Magenschlauch als Aspirationsprophylaxe legen;

    b) intravenöse Flüssigkeitszufuhr;

    c) absolute Nahrungskarenz.

Die Gefahr der Perforation steigt mit der Dauer der Invagination, daher Versuch der Desinvagination mit 0,9 % NaCl nur im Frühstadium (hydrostatischer Druck nicht höher als 50–70 cm H_2O). Nachweis: konvexer Kontrastmittelstop beim rektalen Kontrasteinlauf im Bereich des terminalen Ileums oder des Colon ascendens.

6. Operation:

    a) Ausmassieren des Invaginats in kranialer Richtung (Hutchinson-Handgriff), aber kein Versuch, an dem Invaginat zu ziehen! Darmteilresektion, wenn sich der betroffene Darmanteil nach Reposition nicht innerhalb von 8–10 Minuten rosig färbt. Wenn eine Reposition nicht möglich ist, erfolgt eine Darmsegmentresektion und Reanastomosierung von gesunden Darmanteilen.

    b) Post-OP: Antibiotikum für 5 Tage.

> Ein Volvulus, der eine Strangulation des Darmlumens sowie der Gefäße durch eine axiale Drehung einer Darmschlinge verursacht, bietet klinisch ein ähnliches Erscheinungsbild. **!**

Ileuszustände bei Kleinkindern und Schulkindern

Mechanischer Ileus

1. Bridenileus:

    a) wenige Wochen bis Monate nach Bauchoperationen;

    b) von einem Meckel'schen Divertikel ausgehend;

    c) nach entzündlichen Erkrankungen des Bauchfells mit Verwachsungen zwischen Darm, Netz, Peritoneum und Bauchwand.

2. Leitsymptomatik:

    a) Facies abdominalis: tiefliegende, ängstlich blickende Augen, eingefallenes blasses Gesicht;

    b) prall aufgetriebenes Abdomen;

    c) unstillbares Erbrechen, Pulsbeschleunigung, Exsikkose;

    d) Röntgen-Übersichtsaufnahme in aufrechter Stellung, multiple Spiegelbildungen;

    e) klingende Darmgeräusche, später Übergang in den paralytischen Ileus;

    f) Stuhl- und Windverhaltung: Sonographie des Abdomens zeigt aufgeweitete Darmschlingen proximal des Stopps mit Pendelperistaltik und einem sogenannten „Hungerdarm" distal der Passagebehinderung.

3. Therapeutische Sofortmaßnahmen:

    a) Magenschlauch legen (Aspirationsprophylaxe), Verbesserung der Atmung durch Druckentlastung im Abdomen und Druckentlastung auf das Zwerchfell;

    b) Vorbereitung zur sofortigen Laparotomie;

    c) absolute Nahrungskarenz;

    d) i. v. Flüssigkeitszufuhr.

Paralytischer Ileus

Vorgehen, um eine exakte Diagnose stellen zu können: Anamnese des Kindes zusammen mit der Mutter erheben. Sorgfältige körperliche Untersuchung, abdominelle Untersuchung allein ist nicht ausreichend! Bei der abdominellen Untersuchung steht wie immer die Inspektion an erster Stelle; es folgen Auskultation, Perkussion und Palpation, abschließend eventuell rektale Untersuchung. Die beidhändige Palpation beginnt im linken Unterbauch (dann linker Oberbauch, rechter Oberbauch) und endet im rechten Unterbauch.

1. Typisches Erscheinungsbild: Erbrechen, vorgewölbtes Abdomen, Stuhl- und Windverhaltung.

2. Bei Peritonitis sind die typischen peritonealen Zeichen: (Abwehrspannung der Bauchdecken, Druck- und Klopfschmerz, Entlastungsschmerz) festzustellen.

3. Auskultation: Darmgeräusche stark vermindert bzw. aufgehoben.

4. Meteorismus.

5. Sistieren von Wind und Stuhl.

6. Hohe Leukozytose bei Neutrophilie und Linksverschiebung.

7. Bei kühler Körperoberfläche bestehen meist hohe Körperkerntemperaturen.

Ursachen des Ileus

peritonitisbedingt	nicht peritonitisbedingt
– Perforationsperitonitis,	– Ureterkolik,
– Durchwanderungsperitonitis	– Hodentorsion,
(Spätstadium eines mechanischen Ileus)	– intraabdominelle Blutung nach stumpfem
z. B. nach Invagination,	Bauchtrauma,
– Pneumokokkenperitonitis	– K-Mangelzustände,
(hämatogen, aszendierend, genital),	– Bronchopneumonie,
– Streptokokkenperitonitis	– spinal-paralytische Erkrankungen,
(metastatisch bei Erysipel, Scharlach,	– Querschnittslähmung, Heine-Medin'sche
Tonsillitis),	Erkrankung.
– Gonokokkenperitonitis (bei Mädchen mit	
Vulvovaginitis als Beckenperitonitis),	
– Megaphen-Verophen-Überdosierung,	
– Zytostatikatherapie,	
– nekrotisierende Enterokolitis,	
– Volvulus.	

Peritonitis

1. Vorkommen: Bei Kindern als Komplikation des septischen Scharlachs, einer Pneumokokkenpneumonie, einer Osteomyelitis oder einer Meningitis bzw. einer Sepsis. Weitere Ursachen der Peritonitis sind Entzündungen in der Bauchhöhle verursacht durch z. B. einer Appendizitis oder einer Darmperforation, wobei sich dann sekundär eine Entzündung des Peritoneums entwickelt.
2. Symptomatik:
   a) perakuter Beginn;
   b) hohe Leukozytose (30.000–40.000/mm^3);
   c) Durchfälle mit schleimigen, stark riechenden Stühlen;
   d) Bauchdeckenspannung oft nur gering gradig;
   e) Meteorismus;
   f) spärliche bis aufgehobene Darmgeräusche.
3. Sofortmaßnahmen:
   a) Magensonde einlegen;
   b) Infusion anlegen, Ausgleich von Elektrolyten (K$^+$!), Substitution von Albumin, Aminosäuren, Immunglobuline;
   c) Antibiotikaapplikation;
   d) Laboruntersuchungen: Differentialblutbild, Elektrolyte, Harnstoff, Eiweiß, Urinstatus;
   e) Abdomen-Übersichtsaufnahme in horizontaler oder vertikaler Lage;
   f) Vorbereitung zur Operation bei peritonitisbedingtem paralytischem Ileus.

> **!** **Beachte:** Der sog. Pneumoniebauch zeigt Meteorismus, spärliche bis fehlende Darmgeräusche, keine Abwehrspannung. Es ist wichtig zu wissen, dass bei Neugeborenen bei bestehender Peritonitis oft die reflektorische Bauchdeckenspannung und der Meteorismus fehlen können.

Sekundäre Peritonitis: verursacht durch Entzündungen in der Bauchhöhle (z. B. Appendizitis), wobei sich dann die lokale Entzüngung sekundär auf die Umgebung und auf das Peritoneum übergreift.

10.2.6 Azetonämisches Erbrechen

Vorbemerkung
Es handelt sich um ein anfallsweise auftretendes Krankheitsbild, das mit starkem Erbrechen einhergeht.

Hauptmanifestationsalter: 3.–10. Lebensjahr. Auslösend sind häufig Infekte der oberen Luftwege oder Durchfallerkrankungen, die durch Erbrechen zu Wasser- und Elektrolytverlusten führen.

Leitsymptomatik
- Prodromalerscheinung: Übelkeit, Appetitlosigkeit, Kopfschmerzen.
- Wiederholtes Erbrechen innerhalb kurzer Zeit.
- Charakteristischer Geruch der Ausatemluft: Azeton, obstähnlich.
- Azidotische, vertiefte Atmung, kleiner weicher frequenter Puls, später durch hypochlorämische Azidose, oberflächliche Atmung.
- Laboruntersuchung des Urins: Azeton und Keton im Urin (schon vor den Brechattacken).
- Blutzucker initial erniedrigt, später erhöht.

Therapie
- Sedierung und Verminderung des Brechreizes
- Infusionstherapie: 5 % Glucoselösung, 2–3 mval/kg KG Na^+, 2–4 mval/kg KG K^+.
- Wenn der Brechreiz unterbrochen ist können verabreicht werden: oral kohlehydrat- und elektrolytreiche Flüssigkeiten zu, z. B. Obstsäfte oder Cola.

Differentialdiagnosen
- Ketonämische Krise;
- Hypoglykämie;
- Fructose-1,6-Disphosphatase-Mangel;
- Methylmalonazidurie;

- intermittierende Form der Ahornsirupkrankheit;
- diabetisches Koma;
- Hirntumor;
- Meningitis;
- Fieber;
- Varizellen;
- Pneumonie;
- Enteritis.

Bei Hinweisen auf azetonämisches Erbrechen (Laboruntersuchungen) soll der Kinderarzt konsultiert werden.

10.2.7 Urolithiasis

Leitsymptomatik
Kommt bei Jungen häufiger vor als bei Mädchen.
1. Nierenkolik: akut beginnend, heftige krampfartige Schmerzen mit Ausstrahlung in Leiste und Oberschenkel.
2. Kollapsähnliches Bild durch die Intensität der Schmerzen.
3. Aufgetriebenes Abdomen, Nierenlager druck- und klopfempfindlich, Darmgeräusche vermindert, reflektorische Darmatonie.
4. Urinstatus ergibt Hämaturie und Pyurie.
5. Röntgen-Abdomen-Übersichtsaufnahme, MRT-Untersuchung zeigen u. U. Konkremente in den harnableitenden Wegen.
6. I. v.-Pyelogramm zeigt das Konkrement im Nierenbecken oder in den harnableitenden Wegen mit einem entsprechenden Stop des Kontrastmittels, bzw. eine Dilatation des Ureters kranial vom Hindernis, eine Passagebehinderung im Verlauf des Ureters oder eine Kelchektasie.

Therapeutische Sofortmaßnahmen (Konsil mit dem Urologen)
1. Zunächst Bettruhe.
2. Spasmolytika.
3. Reichliche Flüssigkeitszufuhr.
4. Wenn konservative Maßnahmen nicht den Steinabgang herbeiführen, Endoskopie und operative Steinbeseitigung, Lithotripsie.
5. Laboruntersuchung zur Feststellung der Steinbildung.

10.2.8 Hodentorsion

Leitsymptome beim akuten Skrotum

1. Starker Ruheschmerz und Palpationsschmerz im Skrotalbereich und in der Leistengegend.
2. Rötung und Schwellung im Bereich des äußeren Leistenringes und im Skrotum.
3. Peritoneale Reizerscheinung: abdominelle Abwehrspannung, Erbrechen.
4. Kommt am häufigsten bei Säuglingen und Kleinkindern vor mit einem zweiten Altersgipfel zwischen 12 und 16 Jahren.

Operationsindikation

Diagnostik erfolgt durch den klinischen Verlauf, den äußeren Aspekt von Leistengegend und Skrotum, den schmerzhaften Palpationsbefund und durch den Ultraschallbefund mit periorchaler Flüssigkeitsansammlung oder Durchblutungsstop

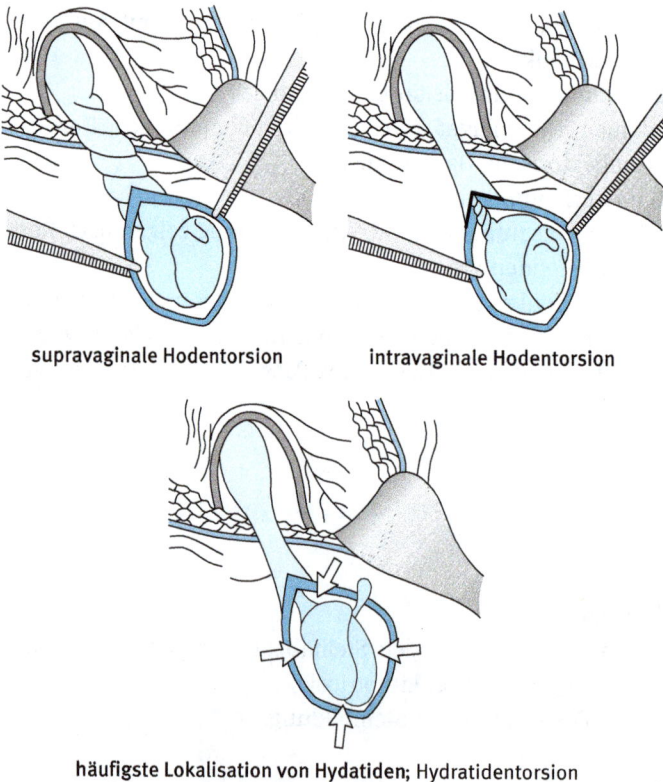

supravaginale Hodentorsion   intravaginale Hodentorsion

häufigste Lokalisation von Hydatiden; Hydratidentorsion

Abb. 10.8: Formen der Hodentorsion: supravaginale Hodentorsin, intravaginale Hodentorsion und (nicht dargestellt) Torsion zwischen Hoden und Nebenhoden, die als mesorchale Hodentorsion bezeichnet wird, Hydratidentorsion.

der arteriellen Versorgung des Hodens: dringlicher Eingriff wegen der Gefahr der Hodennekrose durch Ischämie infolge Gefäßtorsion. Maximale Zeitspanne 4–6 Stunden. Man unterscheidet (Abb. 10.8):

- intravaginale Hodentorsion;
- supravaginale Hodentorsion;
- mesorchale Hodentorsion.
- Hydratidentorsion.

Eine Hodentorsion (Abb. 10.8) kann mit einer Orchitis verwechselt werden. Die Hodentorsion hat einen akuten Beginn während die Orchitis über einige Tage hinweg entsteht und Rötung und Schwellung langsam zunehmen.

Es ist intraoperativ immer die Tunica vaginalis des Hodens zu spalten, um die Form der Hodentorsion zu erkennen und um Hydatidentorsionen nicht zu übersehen (Abb. 10.8).

10.2.9 Eingeklemmter Leistenbruch

Vorbemerkungen

Besonders zu beachten – Vermeidung von Komplikationen: Bei Kindern mit Bauchschmerzen oder subileusartigen Zuständen sollen immer eingeklemmte Leistenbrüche ausgeschlossen werden.
1. Bruchpforten zwischen Epigastrium und Nabel (epigastrische Hernie, „präperitoneale Lipome").
2. Bruchpforten in der Nabelgegend: supraumbilikale, infraumbilikale und umbilikale Hernien.
3. Bruchpforten in der Leistengegend: eingeklemmter Leistenbruch, Schenkelhernie.

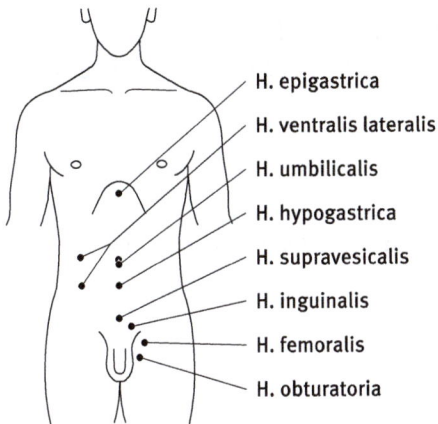

H. epigastrica
H. ventralis lateralis
H. umbilicalis
H. hypogastrica
H. supravesicalis
H. inguinalis
H. femoralis
H. obturatoria

Abb. 10.9: Die häufigsten Weichteilbrüche an der vorderen Bauchwand (aus: Pschyrembel®, Klinisches Wörterbuch, Walter de Gruyter, Berlin, 2014) und Pediatric Surgery Online, Willital GH und E. Kiely, Amazon 2016.

Eine nicht zu reponierende Leistenhernie stellt eine dringliche Operationsindikation dar. Je kleiner das Kind ist, umso leichter und häufiger kommt es zu Brucheinklemmungen (Abb. 10.9).

Leitsymptome

1. Nicht reponible Schwellung in der Leistengegend, die bis in das Skrotum reichen kann und akut aufgetreten ist. Oft bekannte Anamnese eines Leistenbruches.
2. Schmerzen in der Leistengegend, Ausstrahlung in den Hoden, auffälliges Gangbild bei älteren Kindern.
3. Tastbefund:
   a) Hydrozele: prall, elastisch, glatt, kugelig, deutlich positive Diaphanoskopie. Die Hydrozele ist vom inneren Leistenring deutlich abgrenzbar;
   b) Inkarzerierter Leistenbruch: teigig, weich, nicht kugelig. Haut über der Schwellung ödematös und gerötet;
   c) Eingeklemmtes Ovar: „flipsendes Gebilde" in der Leistengegend.
4. Allgemeinsymptome:
   a) Erbrechen;
   b) Fieber;
   c) evtl. Blut im Stuhl.

Erkrankungsalter und Häufigkeit

Die meisten Leistenhernien werden im ersten Lebensjahr gesehen, etwa ein Drittel in den ersten sechs Monaten, da der Leistenkanal bis zu diesem Alter die Bauchdecken vertikal durchläuft.

Leistenbrüche verteilen sich auf Jungen mit 89 %, auf Mädchen mit 11 %. Häufigkeit der Leistenbrüche auf der rechten Seite 60 %, auf der linken Seite 30 %, doppelseitiger Leistenbruch 10 %.

Formen

1. Leistenbruch (98 % indirekt, d. h. entlang des Leistenkanals bzw. des Funiculus spermaticus, 2 % sind direkte Leistenbrüche;
2. offener Processus vaginalis;
3. Hydrocele testis.

Bruchsackinhalt

1. Zaekum und Appendix;
2. Dünndarm;

3. Adnexe/Uterus;
4. Blase;
5. präperitoneales Lipom;
6. versprengtes Nebennierengewebe;
7. Omentum maijus.

Differentialdiagnose

1. Hodentorsion;
2. Lymphadenitis;
3. torquierte Hydatide;
4. abszedierende Lymphadenitis;
5. intermittierend gefüllte Hydrozele in Folge eines Ventilmechanismus (D. Stephens) im Bruchsack, der S-förmig abgeknickt ist.

> **Cave:** Immer zunächst den Hoden im Skrotum tasten. Ein im äußeren Leistenring liegender Hoden kann in seltenen Fällen einen eingeklemmten Leistenbruch vortäuschen.

Operationsindikationen

1. Ein diagnostizierter Leistenbruch muss wegen der Inkarzerationsgefahr operiert werden zum Zeitpunkt der Diagnosestellung. Ausnahme sind unreife Säuglinge oder Säuglinge unter 2.500 g, die keine Einklemmungserscheinungen aufweisen und unter ambulanter Kontrolle dann nach Erreichen des Alters/Reife operiert werden können.
2. Bei gleichzeitigem Vorliegen eines Leistenbruchs und eines Leistenhodens wird der Leistenbruch operiert. Die Orchidopexie wird in den meisten Fällen simultan durchgeführt.
3. Ein nicht reponierbarer Leistenbruch muss als dringlicher Eingriff durchgeführt werden.
4. Leistenbrüche mit rezidivierenden Einklemmungserscheinungen müssen in aufgeschobener Dringlichkeit operiert werden.
5. Mädchen, bei denen das Ovar in den Bruchsack prolabiert ist, müssen im Säuglingsalter operiert werden, da es sonst zu einer Obliteration der Tube oder Atrophie des Ovars kommen kann.
6. Doppelseitige Leistenbrüche werden in einer Sitzung operiert. Eine prophylaktische Revision der kontralateralen Seite beim einseitigen Leistenbruch wird nicht empfohlen.
7. Kompression der A. und V. spermatica sowie der Lymphgefäße am äußeren Leistenring können eine hypoxische Schädigung des Hodens zur Folge haben, was bei prallelastischen Hydrozelen oft nicht erkannt wird.

Besonders zu beachten: Eine prall gefüllte Hydrozele darf nicht punktiert werden, da damit die Ursache nicht beseitigt ist. Diese Maßnahme programmiert bereits das Hydrozelenrezidiv. Punktionen bringen die Gefahr der Infektion und der Hodennekrose mit sich. Jede Hydrozele hat eine Kommunikation zur Bauchhöhle, die operativ verschlossen werden muss, als kausale Therapie. Prall gefüllte Hydrozelen sind in ihrer Operationsdringlichkeit wie eingeklemmte Leistenbrüche zu behandeln. Die prall gefüllte Hydrozele klemmt die an ihrer Oberfläche verlaufende Arterie und Vene gegen die Kante des äußeren Leistenringes so stark ab, dass es bei Verzögerung der Leistenrevision zu einer Ischämie des Hodens kommen kann.

10.2.10 Notfallendoskopie bei akuten Krankheitsbildern bei Kindern – Indikation – Technik

Als Endoskopiegeräte haben sich die starren und flexiblen Endoskopiegeräte über viele Jahre bei Kindern bewährt.

Indikation	Zugang	Ziel	Geräte
Ösophagusperforation	oral	Identifikation der Perforationsstelle	Ösophagoskop
Ösophagusvarizenblutung	oral	Identifikation der Blutungsquelle und Blutstillung: Laserkoagulation, Varizenverödung	Ösophagoskop
oberes gastrointestinales System	oral	Identifikation und Lokalisation der Blutung, Blutstillung, Biopsieentnahme	Gastroskop
unteres gastrointestinales System	anal	Identifikation und Lokalisation von Blutungen, Blutstillung, Biopsieentnahme	Koloskop
Magenperforation	oral	Identifikation und Lokalisation der Perforationsstelle	Gastroskop
Trachea-/Bronchialeinriss	oral/ tracheal	Identifikation und Lokalisation der Perforationsstelle	Bronchoskop
Hämoptoe	oral/ tracheal	Identifikation und Lokalisation der Blutungsquelle	Bronchoskop
Zystoskopie	urethral	Identifikation und Lokalisation von Blutung oder Ruptur	Zystoskopie
Arthroskopie	perkutan	Identifikation und Lokalisation von Meniskusläsion	Arthroskop
Aspirierte Fremdkörper	oral/ tracheal	Fremdkörperentfernung aus Trachea/Bronchus	Bronchoskop

Indikation	Zugang	Ziel	Geräte
Verschluckte Fremdkörper	oral	Fremdkörperentfernung	Gastroskop
Gallensteinkolik	oral	Gallensteinentfernung aus dem Ductus choledochus	Choledusscop

10.2.11 Gastrointestinale Blutungen

Vorbemerkung

Die meisten Blutungen aus dem Gastrointestinalen Trakt im Kindesalter sind nicht massive Blutungen, so dass genug Zeit für eine gründliche Anamneseerhebung und körperliche Untersuchung des Kindes bleibt. Immer sind Blutgerinnungstörungen und gegebenenfalls Faktor-XIII-Mangelzustände initial auszuschließen (Schricker).

Es sollten hinsichtlich der Diagnosestellung vier Altersgruppen unterschieden werden:

1. Neugeborene;
2. Säuglinge 1.–12. Monate;
3. Kleinkinder 1.–2. Lebensjahr;
4. Kinder älter als zwei Jahre.

Gastrointestinale Blutungen im Neugeborenenalter

Vorbemerkung

Häufige Ursache von Blutungen im Säuglingsalter ist der Vitamin-K-Mangel bei voll gestillten Kindern!

Ursachen (Abb. 10.10):

1. Verschlucktes Blut aus dem Nasen-Rachen-Raum;
2. Gastritis, Magenerosionen;
3. Malrotation und Volvulus;
4. nekrotisierende Enterokolitis;
5. Fissuren.

Konakion-Gabe (1 Tropfen/kg KG). **!**

Hinweise

– Frühgeborene und Kinder mit schlechtem Apgar-score neigen zur Stressgastritis mit Blutungen.

– Therapie: Antazida in kleinen Dosierungen.
– Endoskopischer Ausschluss eines peptischen Ulkus bei starker Hämatemesis.
– Die nekrotisierende Enterokolitis oder der Volvulus verursachen dunkle, bluttingierte, oft auch schleimige Stühle (und gehen mit Schmerzen einher), während bei einer Fissur hellrotes Blut, nicht mit dem Stuhl vermischt, gesehen wird. Die nekrotisierende Enterokolitis kann in vielen Fällen mit Antibiotika und parenteraler Ernährung beherrscht werden.

Bei rezidivierendem Verlauf ist ein Morbus Hirschsprung durch Saugbiopsie/Doppelsaugbiopsie auszuschließen.
– Adäquate Therapie bei einer Fissur sind milde Laxantien (z. B. Lactulose), rektale Dehnung dreimal/Tag oder Fissurektomie und Schleimhautnaht.

Gastrointestinale Blutungen im Alter von 1 bis 12 Monaten

Ursachen (Abb. 10.10)
1. Ösophagitis;
2. Gastritis, Magenerosionen, Magenulkus;
3. Invagination.

Die Ösophagitis ist in diesem Alter meist die Folge eines gastroösophagealen Refluxes.

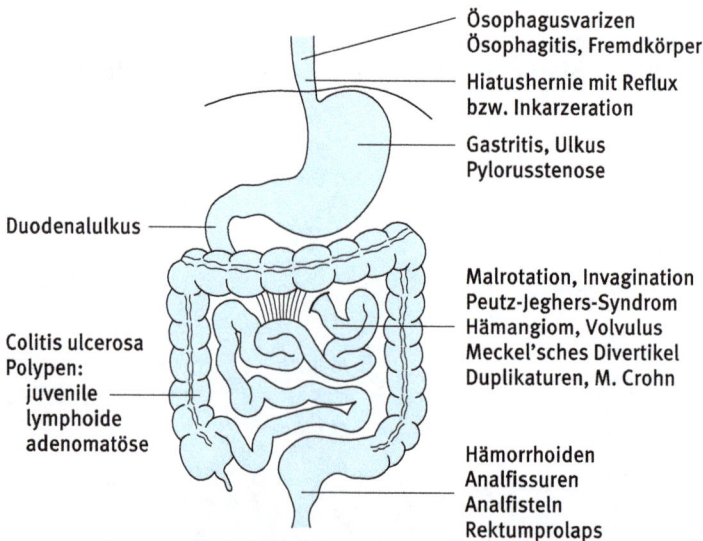

Ösophagusvarizen
Ösophagitis, Fremdkörper

Hiatushernie mit Reflux
bzw. Inkarzeration

Gastritis, Ulkus
Pylorusstenose

Duodenalulkus

Malrotation, Invagination
Peutz-Jeghers-Syndrom
Hämangiom, Volvulus
Meckel'sches Divertikel
Duplikaturen, M. Crohn

Colitis ulcerosa
Polypen:
    juvenile
    lymphoide
    adenomatöse

Hämorrhoiden
Analfissuren
Analfisteln
Rektumprolaps

Abb. 10.10: Ursachen für gastrointestinale Blutungen im Kindesalter.

Diagnose

- Ösophagoskopie, Gastroskopie (flexibles Instrumentarium).
- Intraösophageale pH-Bestimmung (Refluxdiagnostik).
- Manometrie, Ösophagoskopie (Hiatusherniendiagnostik, Refluxdiagnostik).
- Kontrastdarstellung der Speiseröhre zum Ausschluss einer Zwerchfellhernie.
- Zu Invagination s. Abschn. 10.7.3.
- Bei einer rektalen Blutung sollte eine Rektoskopie durchgeführt werden. Ursache können sein Polypen, Divertikel, Fissuren, Hämangiome.

Therapie

Konservative oder chirurgische Beseitigung der Blutungsquelle.

Gastrointestinale Blutungen im 1. bis 2. Lebensjahr

Ursachen (Abb. 10.10)

- Peptische Ulzera: im Magen oder im Duodenum;
- Polypen: Peutz-Jeghers;
- Meckelsches Divertikel.

Peptische Ulzera haben in diesem Alter ihre Ursache meist durch exogene Anlässe:
- Verbrennungen;
- Corticoid-Therapie;
- Leukämie;
- Sepsis.

Diagnose

Die Lokalisation der Blutung kann durch flexible Geräte einwandfrei gestellt werden.

Therapie

- Antazida.
- H_2-Antagonisten.
- Bei massiven Blutungen und Teerstühlen unverzüglich explorative Laparoskopie.
- Bei Polypen: Proktoskopie bzw. Koloskopie und wenn möglich transrektale Abtragung.

> Histologische Untersuchung von adenomatöse Polypen zum Ausschluss einer familiären Polyposis intestini. Keine Knipsbiopsien durchführen. Polypen in toto entfernen und histologisch untersuchen lassen. Ausschluss eines Meckelschen Divertikels mittels Laparoskopie oder Szintigraphie mit Natriumpertechnetat 99m-TC04 zur Feststellung von ektoper Magenschleimhaut. **!**

Gastrointestinale Blutungen nach dem 2. Lebensjahr

Ursachen (Abb. 10.10)
- Ösophagusvarizen;
- Polypen (Magen, Duodenum);
- entzündliche Darmveränderungen: Morbus Crohn, Colitis ulcerosa;
- Trauma;
- Morbus Schönlein-Henoch;
- Hämangiome;
- Volvulus;
- Invagination.

Ösophagusvarizen treten häufig nach einer Portalvenenthrombose auf. Erstes Symptom ist oft eine massive Hämatemesis. Die körperliche Untersuchung zeigt neben einer Splenomegalie starke Bauchvenenzeichnungen und evtl. Hämorrhoiden.

Diagnose
- Ösophagoskopie;
- Röntgenkontrastdarstellung der Speiseröhre;
- Laborwerte: Transaminasen, Gamma GT, LDH, Gerinnung.

Therapie
- Bluttransfusion (Ery-Konzentrat/ml = gewünschter Hb-Anstieg × kg KG × 3 oder Vollblut/ml = gewünschter Hb-Anstieg × kg KG × 6);
- evtl. Sklerosierung der Ösophagusvarizen, danach engmaschige endoskopische Kontrollen.
- Sofortmaßnahmen zu Blutstillung aus Speiseröhre und Magen: Sengstaken-Sonde (Abb. 9.3) oder Linton-Sonde (Abb. 9.4) oder endoskopische Gefäßkoagulation;

Differentialdiagnose
- Zum Ausschluss eines M. Crohn bzw. einer Colitis ulcerosa: Stufenbiopsien.
- rektale Blutung: besonders bei Kindern unter dem 10. Lebensjahr immer eine Koloskopie zum Ausschluss einer familiären Polyposis intestini durchführen!

> **!** Bei rezidivierenden Blutungen sollen Parasiten (Amöben, Helminthen) ausgeschlossen werden. Patienten mit persistierenden Blutungen sollten einer explorativen Laparoskopie oder Laparotomie zugeführt werden. Es kann eventuell eine Angiographie zur Lokalisation der Blutung hilfreich sein.

10.2.12 Stumpfes Bauchtrauma im Kindesalter

Vorbemerkung

Hauptursachen:
- Verkehrsunfälle;
- Stürze über den Fahrradlenker;
- Stürze vom Balkon oder aus dem Fenster.

Verletzungshäufigkeiten:
- 40–60 % Milz;
- 10–20 % Leber;
- 5–15 % Gastrointestinaltrakt.

Kombinationsverletzungen von Schädel-Hirn-Trauma und stumpfem Bauchtrauma sind bei Kindern häufig (zusätzlich Frakturen).

Symptome
1. allgemeine Symptome:
   a) Blässe, kollabierte Venen;
   b) Puls steigt, Kreislaufinsuffizienz, RR sinkt (Schockindex!);
   c) beginnendes Atemnotsyndrom;
   d) Fieber.
2. abdominelle Symptome:
   a) lokalisierter Bauchschmerz;
   b) Abwehrspannung;
   c) Schulterschmerz (Phrenicusverletzung).

Diagnose
1. Abdomen Sonographie: Blut im Abdomen.
2. Abdomen Röntgenübersicht: Luft im Abdomen.
3. MRT: Organruptur feststellbar.
4. Labor:
   a) Hb-Verlauf (engmaschig);
   b) Leukozytose;
   c) Amylase;
   d) Transaminasen;
   e) Hämaturie;
   f) Kontrolle: Puls, Blutdruck (Monitoring), Ein- und Ausfuhr von Flüssigkeiten (Blasenkatheter).

Milzruptur

> **!** Beim Kind oft ohne Rippenfraktur.

Symptome
- Unfallereignis anamnestisch erfassen;
- spontaner Schmerz im linken Oberbauch;
- Druckempfindlichkeit am Unterrand des linken Rippenbogens;
- linksseitiger Schulterschmerz;
- beginnende Schocksymptomatik;
- Atemnotsyndrom.

Diagnose
- Leukozytose;
- rektale Untersuchung: vorgewölbter Douglasraum;
- Bauchdeckenspannung (nicht obligatorisch!);
- Abdomen-Übersichtsaufnahme: Zwerchfellhochstand links;
- Abdomen-Sonographie: freie Flüssigkeit intraperitoneal;
- MRT: Milzruptur feststellbar.

Cave: Zweizeitige Milzruptur noch nach Tagen möglich! (Sono-Kontrolle!).

Therapie
- Laparoskopie/Laparotomie mit Milznaht bei Organeinriss;
- partielle Splenektomie;
- Splenektomie bei Zertrümmerung der Milz und Versuch der Milzreplantation;
- Magenschlauch als Antiaspirationsmaßnahme;
- 1–2 venöse Zugänge und Infusion anlegen;
- Nach Splenektomie Impfung mit Pneumovax durchführen.

Komplikationen nach Splenektomie
(siehe auch Internationale Kinderchirurgische Datenbank IDBEC)
1. Thrombozytose bis 1,2 Mio/mm^3; Therapie: Acetylsalicylsäure;
2. Pneumokokkensepsis; Prophylaxe: Antibiotika.
3. Akutes Abdomen nach Tagen (zweizeitige Milzruptur).

Magen-Darm-Ruptur

Vorbemerkung
Stumpfes Bauchtrauma, Magenruptur oder Darmruptur mit ausfließendem Magen-bzw. Darminhalt, Peritonitis.

Symptome der Peritonitis

1. Erbrechen, massive abdominelle Vorwölbung;
2. Puls- und Temperaturanstieg (siehe auch Peritonitis);
3. Stuhl- und Windverhaltung.

Magenruptur

1. Vorkommen: besonders häufig bei Unfällen mit gefülltem Magen.
2. Symptome:
   a) Schmerz im Oberbauch;
   b) oberflächliche Atmung;
   c) Hämatemesis;
   d) Abwehrspannung.
3. Diagnose:
   a) Röntgenübersichtsaufnahme Abdomen im Stehen: Luftsichel direkt unter der Zwerchfellkuppel oft auch doppelseitig;
   b) Gastroskopie.
4. Sofortmaßnahme: Magenschlauch, Laparoskopie/Laparotomie und Verschluss der Perforationsstelle.

Duodenalruptur

1. Oft retroduodenal, daher retroperitoneale Lokalisation von:
   a) Emphysem;
   b) Phlegmone;
   c) Hämatom;
2. Hämatemesis;
3. Pulsfrequenzanstieg, akutes Abdomen;
4. Diagnose durch Endoskopie und CT.
5. Sofortmaßnahme: Laparoskopie/Laparotomie und Naht der Perforationsstelle sowie retroduodenale Drainage.

Dünndarm- bzw. Kolonruptur

1. Schweregrad:
   a) Serosaeinriss;
   b) Wandhämatom;
   c) Perforation.
2. Diagnose durch abdominelle Übersichtsaufnahme mit freier Luft unter dem Zwerchfell und diagnostischer Laparoskopie.
3. Therapie:
   a) operative Revision, d. h. Entfernung des Hämatoms, Resektion der Perforationsöffnung und Verschluss der Perforationsöffnung durch Naht;
   b) generell: postoperativ Antibiotikatherapie, parenterale hochkalorische Ernährung.

Verletzung der Leber

Symptome

Stumpfes Bauchtrauma und im Anschluss daran spontaner bzw. Palpations-schmerz im rechten Oberbauch.

Diagnose

- Erhöhte Transaminasen;
- Sonographie (Leberriss, Hämatom, freie Flüssigkeit);
- CT/MRT;
- Laparoskopie.

Cave: Zweizeitige Ruptur der Leber möglich!

Therapie

- Operative Revision, evtl. Leberteilresektion.
- Postoperativ: Breitspektrumantibiotika, Vitamin K, Gerinnungsfaktoren, fresh frozen plasma, hochkalorische parenterale Ernährung.
- Bei fehlender freier Flüssigkeit (kein Blut im Abdomen) und subkapsulärem Hämatom kann mit der operativen Revision zunächst gewartet werden. Folgende Kontrollen sind notwendig:
  - abdomineller Befund;
  - Ultraschallbefund;
  - Blutbefund.
- Eine Operationsindikation ist dann gegeben, wenn eine akute Verschlechterung nach Kapselruptur bei einer Nachblutung oder durch Leberabszess entsteht.

Komplikationen (siehe auch Internationale Kinderchirurgische Datenbank IDBEC)

- Hämorrhagische Diathese, Nachblutung in der Leber;
- Leberabszess durch aufsteigende Infektion über die Gallenwege verursacht durch Sogwirkung innerhalb der intrahepatischen Gallenwege in Richtung freie Bauchhöhle (Druckgefälle);
- gallige Peritonitis;
- Hypoglykämie;
- Hypalbuminämie;
- Hämobiliesyndrom.

10.2.13 Akute Pankreatitis

Vorbemerkung

Die akute Pankreatitis hat eine hohe Letalitätsrate (10–30 %), so dass man die Behandlung der betroffenen Kinder auf einer Intensiveinheit durchführen sollte (siehe nachfolgende Ätiologie-Übersicht).

Ätiologie der Pankreatitis im Kindesalter

1. Posttraumatisch nach stumpfem Bauchtrauma und Pankreasruptur wobei die Pankreasoberfläche digital abgetastet werden muss und die Rückseite des Pankreas genau überprüft werden muss, da Pankreasrupturen auf der Rückseite der Bauchspeicheldrüse häufig übersehen werden:
   a) Symptomatik: sofort, akut;
   b) Symptomatik: mit freiem Intervall;
   c) Symptomatik: postoperativ (selten).
2. Medikamente können die Ursache sein:
   a) Corticosteroide, ACTH;
   b) L-Asparaginase;
   c) Chlorothiacide;
   d) Salazosulfapyridine;
   e) Tetracycline.
3. Im Rahmen von anderen Erkrankungen:
   a) Mumps;
   b) Mukoviszidose;
   c) Hyperparathyreodismus;
   d) Diabetes mellitus;
   e) Hepatitis;
   f) Lupus erythematodes;
   g) Polyarteriitis nodosa;
   h) terminale Nierenerkrankungen;
   i) schwerer Eisenmangel;
   j) ausgedehnte Verbrennungen;
   k) intraabdominelle Sepsis.
4. Hereditär, familiär:
   a) Hyperlipidämie;
   b) Aminoazidurie.
5. Galle-Abflussstörungen (selten) durch Missbildungen:
   a) Pancreas annulare;
   b) Papillenstenose;
   c) Choledochuszyste;
   d) intrakanalikulärer Tumor;
   e) intrapankreatisches Lymphangiom.

6. Sekundär:
   a) Cholelithiasis (bei Hämolyse);
   b) Askariden.

Leitsymptome

- Sehr schlechter Allgemeinzustand innerhalb von 3–5 Tagen;
- Schmerzen im linken Oberbauch, auch in den Rücken ausstrahlend;
- paralytischer Ileus und generalisierte Abwehrspannung;
- Aszites;
- hochfieberhafte Erkrankung.

Besonders zu beachten: Die posttraumatische Pankreatitis wird oft nach einem stumpfen Bauchtrauma mit einer abdominellen Fahrradlenkerverletzung nicht erkannt.

Diagnose

1. Labor:
   a) Serumanalyse ≥ 100 U;
   b) Leukozytose mit Linksverschiebung im Differentialblutbild;
   c) intermittierende Hyperglykämie und Glukosurie;
   d) Hypokalzämie als prognostisch ungünstiges Zeichen.
2. Röntgen:
   a) Thorax: Zwerchfellhochstand links, Pleuraerguss links;
   b) Abdomen: Spiegelbildungen, Verkalkungen im Pankreasbereich.
3. Sonographie, CT, MRT:
   a) aufgelockerte Gewebestruktur des Pankreas;
   b) Verlaufskontrolle zum Ausschluss der Entwicklung von Pankreaspseudozysten;
   c) Nachweis/Ausschluss einer Gangverletzung bzw. einer Pankreasruptur.
4. Laparoskopie.

Therapie

1. Magensonde (um den Sekretionsreiz des Pankreas auf den sauren Magensaft zu stoppen);
2. absolute Nahrungskarenz;
3. engmaschige RR-Kontrolle, nach Möglichkeit ZVD messen (Monitoring);
4. Einfuhr-Ausfuhr-Kontrolle (Blasenkatheter);
5. sorgfältige Flüssigkeits- und Elektrolytsubstitution, besonders Ca^{++};
6. Breitspektrum-Antibiotikum nach Blutkultur bzw. Peritonealabstrich;
7. Gabe von Somatostatin®.

8. Laparotomie:
   a) Entfernung von Pankreasnekrosen;
   b) Erhaltung der Milz oder Teile der Milz;
   c) Entfernung von Abszessen subdiaphragmal, subhepatisch, im Omentum majus oder minus;
   d) Drainagen einlegen subdiaphragmal, subhepatisch, in die bursa omentalis, entlang der großen Gefäße, in den Douglas'schen Raum;
   e) Breitbandantibiotika;
   f) Immunglobuline zur Verminderung einer Sepsis;
   g) parenterale Ernährung;
   h) Intensivmonitoring;
   i) Blasenkatheter.

Komplikationen
(siehe auch Internationale Kinderchirurgische Datenbank IDBEC)

1. Übergang in die akute hämorrhagische Pankreasnekrose mit der Gefahr der toxisch bedingten Leber- und Niereninsuffizienz, Sepsisgefahr, Mesenterialthrombosegefahr, abdominelle Blutungsgefahr.
2. Ausbildung einer Pankreaspseudozyste, besonders nach Traumata. Typisch ist das freie Intervall zwischen den Beschwerden mit der Pankreatitis und der Entstehung der Pankreaspseudozyste.
3. Sicht- und tastbarer Oberbauchtumor (Pankreaszyste).
4. Vollgefühl, Übelkeit, Erbrechen.
5. Labor: Amylase in Serum und Urin stark erhöht, Lipase im Serum erhöht.
6. **Besonders zu beachten:** Oft wird eine Pankreasruptur auf der Pankreasrückseite präoperativ durch bildgebende Verfahren nicht erkannnt. Auch intraoperativ wird meist eine digitale Abtastung der Pankreasrückseite nicht durchgeführt und eine Pankreasruptur übersehen. Deshalb ist immer nicht nur eine optische sondern eine digitale Untersuchung des Pankreas auf der Vorder- und auf der Rückseite indiziert.

10.2.14 Diagnosesicherung der Pankreaszyste – Sonographie, CT, MRT

Therapie der Pankreaszyste

Drainage der Pseudozyste endoskopisch in den Magen, Zystojejunostomie mit Roux-Y-Anastomose.

Narbenprophylaxe

Bei Kindern ist es im besonderen Maße wichtig, darauf zu achten, dass nach Weichteilverletzungen, nach Laparoskopien und nach Laparotomien, nach Thoraxeingriffen und nach Operationen an den Extremitäten und im Gesicht die Wundverhältnisse und später die Narbenverhältnisse unauffällig und kosmetisch einwandfrei sind. Deshalb sollten Hautschnitte, wenn möglich entlang der Spaltlinien gelegt werden.

Die Qualität der gesamten Operation wird häufig an der äußeren Erscheinungsform der Wundverhältnisse auf der äußeren Haut gemessen.

Eine Optimierung der Narbenverhältnisse kann erreicht werden, indem bei den Subkutannähten atraumatisches Nahtmaterial (3–0 oder 4–0) in invertierender Nahttechnik verwendet wird, so dass dadurch die Spannung im Gewebe und später auf der Hautnaht weggenommen bzw. minimiert werden. Die Hautnaht kann dann mit einer exakt geführten intrakutanen Hautnaht erfolgen.

Besonders zu beachten: Stellen sich postoperativ in den ersten 14 bis 21 Tagen Wunddehiszenzen bzw. Anzeichen für eine Verbreiterung der Wundreadaptation mit vorhersehbarer breiter und entstellender Narbe ein, so empfiehlt sich die frühzeitige Applikation von Salben mit den Wirkstoffen: Alantoin, Heparin, Extractum Cepae. Die Salbe wird 1–2-mal täglich über einen Zeitraum von 3–5 Minuten lokal eingerieben und kann dann vorübergehend durch einen Schutzverband abgedeckt werden. Bereits niveauerhabene Narbenbildungen können z. B. über Nacht mit einem Kompressionsverband versehen werden, um zusätzlich durch den Effekt der Kompression eine positive Auswirkung auf die Wundheilung und Reduzierung einer Narbe zu erzielen. Die Narbentherapie sollte sich dabei mindestens über einen Zeitraum von 6 Monaten erstrecken.

Die Beurteilung der Narbe kann durch Ultraschalluntersuchungen mit Ultraschallköpfen ab 7,5 MHz objektiviert werden.

Allantoin wirkt über eine Stimulierung der Zellneubildung epithelialisierend, ohne dabei eine hypertrophe Zellvermehrung zu induzieren. Allantoin erhöht die Wasserbindungskapazität, was besonders bei älteren, indurierten Narben bedeutsam ist. Es wirkt keratolytisch und fördert die Penetration von Wirkstoffen wie Heparin. Weiterhin besteht durch Allantoin eine reizmildernde Wirkung.

Heparin wirkt antiphlogistisch und antiallergisch. Es inhibiert die Fibroblastenproliferation und besitzt hydratisierende Eigenschaften, durch die der Hautturgor im Wundbereich erhöht wird. Der erhöhte Hautturgor führt zu einer erhöhten Spannung der kollagenen Fibrillen, wodurch über einen Rückkopplungsmechanismus eine verringerte Freisetzung von Mediatoren erfolgt, die eine Mobilisierung von für die Narbenbildung verantwortlichen Zellen verantwortlich sind (Fibrozyten etc.).

Extractum Cepae besitzt antiphlogistische und antiallergische Eigenschaften und wirkt antiödematös. Extractum Cepae hemmt die Fibroblastenproliferation und besitzt eine Proteinfraktion, von der eine antimitotische Aktivität ausgeht. Aufgrund dessen sollten bei der Wundbehandlung Salben verwendet werden, die ein solches Narbenprophylaktikum enthalten.

10.2.15 Literatur

Ashcraft KW, Holder TM (eds.). Pediatric Surgery. W.B. Saunders Company, Philadelphia, 1993

Coran AG, Adzick NS, et al. Pediatric Surgery, 2-Volume Set. Elsevier Company, 2012

Coran AG, Caldamone A, Adzick NS, Krummel TM, Laberge J-M, Shamberger R. Pediatric Surgery. Elsevier, 2012

Esposito C, et al. Pediatric Surgical Diseases – A Radiologic Surgical Case Study Approach. Springer Verlag, 2008

Gupta DK, Sharma S. Pediatric Surgery – Diagnosis and Management. Jaypee Brothers Medical Publishers (P) Ltd, New Delhi, 2009

Henne-Bruns D, Dürig M, Kremer B Chirurgie. Thieme Verlag Stuttgart, 2007

Hirner A, Weise K (eds.). Chirurgie – Schnitt für Schnitt. Thieme, Stuttgart, New York, 2004:446–67

Nellensteijn DR, et al. The Use of CT Scan in Hemodynamically Stable Children with Blunt Abdominal Trauma: Look before You Leap. Eur J Pediatr Surg 2016;26:332–5

Ran B, et al. Surgical Procedure Choice for Removing Hepatic Cysts of Echinococcus granulosus in Children. Eur J Pediatr Surg 2016;26:363–7

Ooms N, et al. Laparoscopic Treatment of Intestinal Malrotation in Children. Eur J Pediatr Surg 2016;26:376–81

Puri P. Newborn Surgery. Arnold Company, London, 2003:605–13

Sailer M, Aigner F. Koloproktologie: Expertise Allgemein- und Viszeralchirurgie. Thieme Verlag, 2016

Siewert JR. Chirurgie. Springer Verlag, 2001

Saxena AK, Höllwarth ME. Essentials of Pediatric Endoscopy Surgery. Springer Verlag, 2008

Schumpelick V, Kasperk R, Stumpf M. Operationsatlas Chirurgie. Thieme Verlag, 2013

Schumpelick V. Atlas of General Surgery. Thieme Verlag, 2009

Schwarz NT, et al. Allgemein- und Viszeralchirurgie essentials: Intensivkurs zur Weiterbildung. Thieme Verlag, 2012

Spitz L, Coran A. Operative Pediatric Surgery. CRC Press, 2013

Willital GH, Meier H. Chirurgische Erkrankungen im Kindesalter – Ein Farbatlas. Schwer Verlag, 1988

Willital GH, Kiely E, et al. Atlas of Childreńs Surgery- Pabst Science Publishe, Lengerich, Berlin, 2005

Willital GH, Li M, et al. Atlas of Childreńs Surgery – Essentials (Chinese Edition). China Medical Science Press, 2014

Willital GH, Mittag J. Atlas of Pediatric Surgery: The Digital Willital, Volume 1 (English Edition). 2015

Ziegler M, Azizkhan RG, von Allmen D, Weber T (eds.). Operative Pediatric Surgery, Second Edition. McGraw-Hill Education, 2014

10.2.16 Seltene Erkrankungen als Ursache des akuten Abdomens bei Kindern

Es handelt sich um eine Übersicht über 180 seltene abdominelle Erkrankungen mit den klinischen Symptomen eines akuten Abdomens. Weitere Details über Diagnostik, Leitsymptome und Therapie sind ersichtlich überden Online Atlas of Pediatric Surgery, G. H. Willital bei Amazon. Dort existiert auch eine im Aufbau befindliche internationale kinderchirurgische Datenbank über seltene Erkrankungen, Komplikationen und Ausnahmeverläufe. Eine weitere wichtige Informationsquelle stellt das Buch von J. Waldschmidt „Das akute Abdomen im Kindesalter", Edition Medizin, 1990 dar.

Magen/Pylorus ($n = 12$)

N.A. = Neugeborenenalter, S.A. = Säuglingsalter, K.K. = Kleinkind,
Sch.K. = Schulkind, J.A. = Jugendalter, E.A. = Erwachsenenalter
Die mit einem * versehenen Erkrankungen kommen zusammengefasst in den einzelnen 15 verschiedenen Organgruppen am häufigsten vor.
Diese Zusammenstellung erfolgte durch uns im Hospital for Sick Children, Great Ormond Street-London und an der Kinderchirurgischen Universitätsklinik Münster zusammen mit H. J. Waldschmidt (Berlin).

Erkrankung	Alter	Akutgefahr
Pylorusstenose*	N.A.	Erbrechen, Aspiration
Magen-Membran-Stenose	S.A.	Erbrechen, Aspiration, Magenperforation, Blutungen, 15 % abdominelle assoziierte Fehlbildungen
Pylorusspasmus*	S.A.	Erbrechen, Elektrolytstörungen, Magenperforation, Magendilatation, peptisches Ulkus/Blutung 5 % zusätzliche abdominelle Missbildungen
Magendivertikel	K.K.	Perforation Magenrückfläche untersuchen, Blutung, Divertikel, Invagination
Magenduplikatur	S.A.	Progressive Passagestörung, Blutungen, Perforation, Pankreatitis, Mediastinitis
Magendilatation (akut)	K.K.	Suche nach Grunderkrankungen: Erbrechen, Aspiration
Mageninvagination	K.K.	Antegrade oder retrograde Invagination mit Gangrän, Meläna, Peritonitis
Borchardt-Syndrom*	K.K.	Magenvolvulus durch colosigmoidale Fehlinsertion/rotation mit Megacolon und Magenanhebung: Ileus, Perforation
Magentorsion bei Dolichosigma	K.K.	siehe Borchardt-Syndrom
Magen-Bezoar	alle Altersgruppen	Laktobezoar, Phytobezoar, Trichobezoar, Medikamentenbezoar: Perforation, Blutungen, Invaginationen, Ileus

Erkrankung	Alter	Akutgefahr
Gastroenteritis eosinophil	alle Altersgruppen	Magen-Darmentzündungen mit lokalisierten oder diffusen eosinophilen Infiltrationen: Peritonitis, Perforation, Ileus, Invagination, Fisteln
Ulcus Ventriculi/ Duodeni*	alle Altersgruppen	Zollinger Ellison-Syndrom (Hyperazidität durch unkontrollierte Gastrin- und Magensäureproduktion)

Duodenum (*n* = 15)

Erkrankung	Alter	Formen und Akutgefahr
Duodenalstenose*	alle Altersgruppen	Formen: röhrenförmig, Membran, Windsock-web, Mehrfachatresien: Blutungen, Pankreatitis, Ulcera
Pancreas anulare*	erstes Lebensjahr	Duodenalileus: Cholesstase, Ulcus, Perforation, Pankreatitis
Megaduodenum	alle Altersgruppen	Passagebehinderung im Duodenum: Ulcus, Cholangitis, Pankreatitis
Duodenum-duplikatur	K.K.	Blutungen, Perforation, Pankreatitis, Ikterus,
Duodenaldivertikel	K.K.	Perforation, Mediastinalemphysem, Diverticulitis, Karzinomentstehung, Ileus
Duodenalseptum*	alle Altersgruppen	Windsock-web, Choledochozele, intraluminelles Septum, Pseudodivertikel, echte Divertikel, Blutungen, Ileus, Pankreatitis
Präduodenale Pfortader	S.A.	Duodenalstenose, hypochlorämische Alkalose, Blutungen, Pfortaderthrombose
Ladd'sche Bänder*	S.A.	Duodenalstenose/Ileus mit Megacystis-Mikrokolon-Hypoperistalsis-Syndrome
Arterio-mesenterialer Duodenalverschluss	Sch.K. 20.–40. Lebensjahr	Duodenalileus durch präduodenale atypisch verlaufende A. mesenterica superior
Insertionsanomalie* Treitz-Band	S.A.	Hyperfixation der flexura duodeno jejunalis mit Ileus, Duodeno-Jejunale Obstruktion
Duodenalatresie*	N.A.	Membran-Atresie, Cord-Atresie, Gap-Atresie, Magenruptur, Ulcus, Aspiration, Exicose, pankreatikobiliärer Reflux
Kompressionsileus des Duodenums von ventral	alle Altersgruppen	Passagebehinderung durch Gallenblasenhydrops, Ladd'sche Bänder, Zäkalpol, Pankreas anulare, Gefäßkompression
Kompressionsileus des Duodenums von dorsal	alle Altersgruppen	Passagebehinderung durch: Nebenniere (Tumor, Hämatom, Abszess), Nierenzyste, Nierentumor, Harnaufstau, Hernia Winslow, Pankreastumor, Choledochuszyste

Erkrankung	Alter	Formen und Akutgefahr
Duodenalwandhämatom	alle Altersgruppen	Duodenalstenose: Duodenalileus, Duodenalwandabszess
Pankreasheterotopie	alle Altersgruppen	Pankreasheterotopie im Duodenum: mit Invagination, Volvulus, Blutungen, Pankreatitis, Ileus

Dünndarm (n = 21)

Erkrankung	Alter	Formen und Akutgefahr
Dünndarmstenose*	S.A.	Darmmegasierung: Subileus, bacterial overgrowth Syndrome, chronische Obstipation
Dünndarmduplikatur*	K.K.	Darmpassagestörung: Ileus, Torsion, Volvulus, Perforation, Invagination, Blutungen, Atemstörungen, maligne Entartung
Dünndarmdilatation segmental	N.A.	Ileus, suche nach weiteren Darmmissbildungen
Dünndarmdivertikel	J.A.	Blutung, Perforation, Torsion, chronischer Bauchschmerz
Malrotation*	K.K.	Darmobstruktion, Ischämie, Perforation, Obstipation
Milch-Pfropf-Syndrom*	N.A.	Dünndarmileus durch eingedickte Milch: Ausschlussdiagnostik von Mekoniumileus, Aganglionose und „Small Left Colon Syndrome"
Mekoniumileus*	N.A.	Zusammen mit Mukoviszidose: Volvulus, Darmperforation, Darmischämie
Volvulus*	S.A.	Darmblutung, Gangrän, Endotoxinschock, Peritonitis
Invagination*	S.A.	Peritonitis, Darmnekrose, Mesenterialgefäß-thrombosen, Darmperforation, toxisches Megakolon
Darmwandhämatom	alle Altersgruppen	Achtung Folge des stumpfen Bauchtraumas beim Sturz über das Fahrrad: Ruptur, Invagination, Pankreasläsion
Askarideńileus*	K.K.	Dünndarmischämie, Perforation, Invagination, Volvulus, Endotoxinschock
Gallensteinileus*	K.K.	Peritonitis, Ileus, Cholezystitis, Pankreatitis
Doppelter Appendix*	alle Altersgruppen	immer 4 Taenien vorhanden, Blickdiagnose, Suche nach assoziierten Darmfehlbildungen, Duplikaturen und Atresien des Dickdarms
Carcinoid Ileozökalgegend*	alle Altersgruppen	Neuroendokriner Tumor im Bereich Magen, Dünndarm, Appendix, Rektum, mit Carcinoid Syndrom: Serotonin Produktion erhöht mit Motilitätssteigerung und kardiovasculären Störungen

Erkrankung	Alter	Formen und Akutgefahr
Appendix Epipleuicae-Erkrankung	J.A.	Rezidivierende Bauchschmerzen: Torsion, Gangrän, Entzündung, Invagination
Meckel'sches Divertikel*	alle Altersgruppen	Rezidivierende Invaginationen: Koliken, Blutungen
Appendixtorsion	alle Altersgruppen	Rezidivierende Bauchschmerzen: Verlagerungen des Blinddarms in den Rezessus ileocoecalis superior oder inferior
Hämolytisch urämisches Syndrom*	K.K.	Toxisches Megakolon, Darminfarkt, Darmperforation, Invagination, Blutungen
Dünndarmatresie*	N.A.	Atresietypen: Membran, Cord, Gap, Apple-Peel: Ileus, Perforation, Peritonitis, Cholangitis, Torsion, Blutung
Mekoniumileus ohne Mukoviszidose	N.A.	Darmverschluss: hochgradiger Meteorismus, keine Mekoniumentleerung, Perforationen
Striktur	alle Altersgruppen	Darmlumeneinengungen durch NEC, Brucheinklemmung, Enteritis, Dünndarmulcus

Dickdarm (n = 24)

Erkrankung	Alter	Formen und Akutgefahr
Colonstenose*	alle Altersgruppen	Prästenotisches irreversibles Megakolon: Subileus, Volvulus
Morbus Hirschsprung Aganglionose*	S.A. K.K.	Toxisches-progressives Megakolon, NEC, Subileus
Zuelzer-Wilson-Syndrom*	S.A. K.K.	Aganglionose des gesamten Dickdarms: Dünndarmileus und Enterokolitis
Chagas-Krankheit*	K.K.	Parasitäre Infektionskrankheit des Darmes mit Ganglienzelluntergang: Überfließinkontinenz, progressive Obstipation, Sigmavolvulus
Small left colon syndrome	N.A.	Colonhypomotilität mit: Perforation, Peritonitis, Colitis, Blutung, Subileus, Darmstenosen
Segmentale Colondilatation	S.A.	Segmentale Colondilatationen: progressive Obstipation, Subileus, Dickdarmileus, passagere Erhöhung der ACE in der Lamina propria der Mucosa
Dickdarmduplikatur*	alle Altersgruppen	Ileus, Perforation, Analprolaps, Karzinomentstehung
Dickdarmdivertikel	Sch.K.	Divertikulitis, Divertikeltorsion, Perforation

Erkrankung	Alter	Formen und Akutgefahr
Dickdarmvolvulus*	S.A. K.K.	Lokalisation: Flexura coli dextra, Flexura coli sinistra, colosigmoidaler Übergang: progressive Obstipation, Subileus, Megakolon, Überfließinkontinenz, häufig als psychogene Obstipation fehlinterpretiert
Zökumvolvulus	J.A.	Rezidivierende kolikartige Schmerzen: Subileus, Perforation, Endotoxinschock
Transversumvolvulus	J.A.	Rezidivierender kolikartiger Subileus, Perforation, Peritonitis
Flexura lienalis Volvulus*	Sch.K.	Rezidivierender progredienter Subileus Megakolon, Darmperforation, Peritonitis
Sigmavolvulus*	K.K. Sch.K.	Fehlfixation des kolosigmoidalen Übergangs: progredienter Subileus, Megakolon, Überfließinkontinenz, rezidivierender Subileus
Chilaiditi-Syndrom*	J.A.	Fehlfixation der rechten Kolonflexur mit Elongation, Flexurkompression zwischen Leber und Zwerchfell, progredienter Subileus, Ileus
Dickdarmhämangiom	alle Altersgruppen	Blutung, Invagination, Perforation
Hypoganglionose*	K.K. Sch.K.	Progressiver Subileus, histologische/histochemische Differenzierung in NID 1, NID 2 und hypoplastische Hypoganglionose (Bruder, Meier-Ruge)
Rektales Inertiasyndrom* (Nixon)	K.K. Sch.K.	Progressiver Subileus, Megarektum, Darmperforation, sekundäre Inkontinenz: häufig als psychogene Obstipation fehldiagnostiziert
Morbus Crohn*	K.K. Sch.K.	Rezidivierende transmurale Darmwandentzündung, diskontinuierliche Ausbreitung, toxisches Megakolon, Darmkperforation
Colitis ulcerosa*	K.K. Sch.K.	Ulzerierende Dickdarmentzündung, kontinuierliche Ausbreitung von distal nach oral: toxisches Megakolon, Perforation, Karzinomrisiko
Nekrotisierende Enterocolitis*	N.A. S.A.	Bei Aganglionose und beim Megakolon unterschiedlicher Ursache: Darmnekrose, Darmperforation, Peritonitis, Sepsis
Pneumatosis cystoides intestinii	alle Altersgruppen	Gasansammlung in der Darmwand: Dünndarm, Zäkum, Kolon: Darmgangrän
Bhagwat-Erkrankung	J.A.	Hämorrhagische-nekrotisierende Enteropatie, Meteorismus, diffuse abdominelle Druckschmerzhaftigkeit nach Schock und Streßsituationen
Colitis ischämisch	J.A.	Segmentale Darmischämie linke Kolonflexur und Sigma: ischämische Nekrosen am Darm

Erkrankung	Alter	Formen und Akutgefahr
Mesenteriale Gefäßinsuffizienz (Corday)	J.A.	Infarzierung des Dünndarms postoperativ, mesenteriale Gefäßinsuffizienz

Mesenterium (n = 16)

Erkrankung	Alter	Akutgefahr
Roser-Zyste*	alle Altersgruppen	Subserös auf der Innenseite des Nabels: bei Entzündungen Bauchdeckenphlegmone und Abszess
Strangförmige Ligamente zwischen Blase, Dünndarm und Zäkum	alle Altersgruppen	Rückbildungsstörungen der Chorda urachi mit Strangulationsileus
Mayo-Membran*	alle Altersgruppen	Bindegewebsstränge zwischen Mesocolon transversum und proximalem Jejunum: Strangulationsileus
Embryonales ventrales Mesenterium	alle Altersgruppen	Ligamente zwischen terminalem Ileum, Colon aszendens und der Bauchwand: Ileum Strangulation, mechanischer Ileus
Mesocolon ventrale	alle Altersgruppen	Septum im Douglas'schen Raum: colosigmoidaler Volvulus
Mesileum	alle Altersgruppen	Bindegewebige Fehlixationen am ileocolischen Übergang mit mechanischem Ileus in diesem Bereich
Spleno-gonale Fusion*	alle Altersgruppen	Pathologische abnormale ligamentäre Verbindungen zwischen Milz und Gonaden: Schocksymptome, Erbrechen, rezidivierender Subileus durch Darmstrangulationen
Vena vitellina dextra*	alle Altersgruppen	Quercolonstenose durch persistierende Vena vitellina dextra
Chorda arteriae umbilicalis	alle Altersgruppen	Freie Strangbildung zwischen Nabel und A. iliaca interna mit Strangulationsileus
Urachus-Rückbildungsstörung*	alle Altersgruppen	Fistelgang zwischen Plica umbilicalis media und Blase: Infektion Peritonitis, Ileus, maligne Entartung
Mesenterial-Zysten*	alle Altersgruppen	Kompression abdomineller Organe, Torsion des Dünndarms, Darmischämie
Lymphangiom Mesenterium	alle Altersgruppen	Mesenterialgefäßthrombosen, Darmischämie, paralytischer Ileus

Erkrankung	Alter	Akutgefahr
Mesenterial-Hämatom	alle Altersgruppen	Vorausgegangenes stumpfes Bauchtrauma, Darmischämie durch Mesenterialgefäß-thromobosen, Hämatomruptur, intraabdominelle Blutung, Schock
Mesenterial-Tumore	alle Altersgruppen	Mesenterialgefäßthrombosen, Darmischämie, paralytischer Ileus
Abdomino-skrotale Hydrozele	alle Altersgruppen	Hodentorsion, Hodenischämie
Anteriore Meningozele	S.A. K.A.	Werden mit sacroccocygealen Teratomen verwechselt: Rektumkompression, Hydronephrose

Mesenteriale Hernien (*n* = 11)

Erkrankung	Alter	Akutgefahr
Paraduodenale Hernie*	S.A. K.A. Sch.K.	Dünndarmileus, Progredienter Subileus, hypochlorämische Alkalose, Dehydratation
Mesenterico-parietale Hernie*	alle Altersgruppen	Dünndarmileus, Megaileum, Darmblutung, Dünndarminkarzeration
Transverso mesocolische Hernie	alle Altersgruppen	Jejunuminkarzeration, Dünndarmtorsion, Dünndarmischämie
Hernia foramen Winslowi	alle Altersgruppen	Inkarzeration, Strangulation, Ileus
Intraepiploische Hernie	alle Altersgruppen	Inkarzeration, Torsion, Darmischämie, Perforation
Intersigmoidale Hernie	alle Altersgruppen	Ileus distales Ileum, Dünndarmnekrose
Perizökale Hernie	alle Altersgruppen	Kolikartige Schmerzattacken bei Darmprolaps in den Recessus ileozökalis superior oder inferior
Supravesikale Hernie	K.A.	Darmtorsion, Ileus
Spieghelsche Hernie*	alle Altersgruppen	Dünndarminkarzeration mit mechanischem Ileus
Interparietale Hernie	S.A.	Dünndarmileus, Dünndarmnekrose, Darmperforation
Ligamentum-latum-uteri-Hernie	alle Altersgruppen	Ovartorsion, Dünndarmtorsion, Ovarnekrose

Infektionen (*n* = 16)

Erkrankung	Alter	Akutgefahr
Castleman-Syndrom*	alle Altersgruppen	Mesenteriale/ileozökale Lymphadentitis, Invagination, Volvulus, Abzsess, Peritonitis, Sepsis
Yersiniose*	alle Altersgruppen	Ileozökale Lymphknotenkonglomerate mit sekundären Veränderungen: Myokarditis, Meningitis, Invagination, Reiter-Syndrom
Shigella-Dysenterie	alle Altersgruppen	Bakterielle Allgemeininfektion: Dickdarmperforation, Abszedierung, Peritonitis
Helicobacter jejuni*	Sch.K.	Kolitis, Pankreatitis, Sepsis, hämolytisch urämisches Syndrom
Escherischia coli Dyspepsie*	S.A.	Gastro-intestinalen Blutungen: Peritonitis, retroperitoneale Abszesse
Brucellose*	Sch.K.	Bakterielle Allgemeininfektion: Cholezystitis, Leber-/Milz-Abszesse, Lymphadentitis, Blutungen
Larva-Migranz-Viszeralis-Syndrom	Sch.K.	Intestinale Infektion durch Hundeaskariden oder Katzenspulwurm: anaphylaktischer Schock, Hepatosplenomegalie, abszedierende Lymphadenitits
Rotavirus enteritis*	N.A.	Nekrotisierende Enterokolitis
Peritonitis bei Cholaskos	N.A. S.A.	Verursacht durch Papillenspasmus oder durch common channel syndrom: hypovolämischer Schock, Acholie, Darmparalyse, Ductus choledochus Ruptur, paralytischer Ileus
Hämatogene Peritonitis*	N.A.	Bakterielle/virale Bauchfellentzündung: toxisches Megakolon, akute Pankreatitis, perforierter Blinddarm, basale Pneumonie
Perforation GIS*	N.A.	Mekoniumileus, Dünndarmvolvulus, Malrotation, NEC, mesenteriale Hernien
Pneumoperitoneum*	N.A.	Ursache: pulmonary air leak, Spannungspneumothorax: Atemnotsyndrom, Ileus, starke Bauchschmerzen, Tachycardie
Pseudoperitonitis diabetica	K.A.	Pankreatitis, Blasenatonie, Darmdilatation, Darmperforation
Mittelmeerfieber FMF*	alle Altersgruppen	Ursache: gastro-intestinale Infektion, familiäre Häufung, Pleuritis, Gelenkentzündungen, schmerzhafte Erytheme, Meningitis, Hämaturie

Erkrankung	Alter	Akutgefahr
Morbus Wissler	alle Altersgruppen	Juvenile chronische Arthritis, Darmparalyse, Hepatosplenomegalie, hämatogene Peritonitis, Darmperforation, Pankreatitis
Porphyrie akut intermittierend	alle Altersgruppen	Kolikartige Bauchschmerzen, Darmgangrän, Darmperforationen

Mesenterialgefäße (*n* = 14)

Erkrankung	Alter	Akutgefahr
Heriditäres angio-neurotisches Ödem*	alle Altersgruppen	Genetisch bedingter C1-Esteraseinhibitor-Mangel mit Ödemen: kolikartige Bauchschmerzen mit Ödemen im Bauch, Hals, Hirn, Lunge
Panarteritis nodosa*	K.A.	Nekrotisierende Vaskulitis: akutes Organversagen bei Herz, Lunge, Bauchgefäße, Niere, terminales Ileum, (akutes Abdomen)
Granulomatöse Arteriitis (Morbus Wegener)*	Sch.A.	Sonderform der Panarteritis nodosa mit akuten Funktionsstörungen: Hypertension, Trachealstenosen, Exophthalmus, Hautveränderungen, Vaskulitis Lunge
Allergische Angiitis (Churg/Strauss)	Sch.A.	Venöse Angiitis: akute venöse Gefäßentzündung mit akuten Organstörungen an Lunge, Herz, Nieren, Milz, Pankreas, gastrointestinalem System
Takayasu-Arteriitis	Sch.A.	Obliterierende Arteriitis großer Arterien (Aortenbogen, Truncus zöliacus): akutes Organversagen bei Niere, Dünndarm, Dickdarm
Angiitis rheumatisches Fieber	Sch.A.	Entzündungen der Arteriolen und rheumatisches Fieber: akutes Organversagen an Herz und Darm (Ulzera, Blutungen, Nekrosen, Perforation)
Riesenzell-Arteriitis Horton	Sch.A.	Gefäßentzündung mittelgroßer Arterien im Abdomen und im Bauch mit akuten Schmerzen „unbekannter Ursache"
Lupus erythematodes (SLE)*	Sch.A.	Progressiv entzündliche Veränderungen kleiner Arterien der Bauchorgane mit Ulzera im Dünn- und Dickdarm und retroperitonealen Blutungen
Sharp-Syndrom	K.A. E.A.	Rheumatische Erkrankung/Sklerodermie akutes Abdomen, Nachweis durch Anti-RNP-Antikörper
Sklerodermie	K.A.	Progressive Fibrose abdomineller Gefäße der Lunge und des Herzens, segmentale Dünndarmdilatationen, progredienter Ileus, Koliken, Darminfarkt, Ulzeral

Erkrankung	Alter	Akutgefahr
Dermatomyesitis		Akute Viszerale Vasculitis mit ischämischen Komplikationen (Ulzerationen)
Purpura Schönlein Henoch (PSH)*	K.A.	Arteriolenentzündung, Darmblutungen, Invaginationen, Volvulus, Darminfarkt, Ureternekrosen, Darmstrikturen
Kawasaki-Erkrankung*	K.A.	Infektiös entzündliche Erkrankung der Gefäßintima, massive abdominelle Lymphknotenvergrößerungen, Gallenblasenhydrops, toxisches Megakolon, Darmblutungen
Köhlmeier – Degos	K.A.	Obliterierende Vaskulitis im Intestinaltrakt: Darmperforationen, Chylaskos

Leber (*n* = 4)

Erkrankung	Alter	Akutgefahr
Leberabszess*	N.A. S.A.	Hohes Fieber, starke Bauchschmerzen, septischer Schock, Ikterus
Amöbenabszess*	Sch.A.	Fieber, Hepatomegalie, Magenperforation, Pleuraergüsse, Aszites
Echinokokkus*	Sch.A. J.A.	Zystenperforation in die Bauchhöhle oder Thorax, anaphylaktischer Schock, gallige Peritonitis und Pleuritis
Leberzysten nicht parasitär*	J.A.	Zystenruptur, Schocksymptomatik, maligne Metaplasie

Gallenblase (*n* = 8)

Erkrankung	Alter	Formen und Akutgefahr
Gallenblasentorsion*	Sch.A.	Chronische und akute Torsion mit rezidivierenden Oberbauchschmerzen, Gangrän, Peritonitis
Choledochuszyste*	S.A.	Formen: Erwachsener- und infantiler Typ, Choledochozele, Caroli-Erkrankung und Zyste im Neugeborenenalter: Zystenruptur, Pankreatitis, Pfortaderthrombose, Leberfibrose, maligne Metaplasie
Akute Cholezystitis*	alle Altersgruppen	Cholangitis, Pericholezystitis, Gallenblasenempyem-, -gangrän, -perforation, biliäre Fisteln

Erkrankung	Alter	Formen und Akutgefahr
Cholelithiasis*	alle Altersgruppen	Gallensteinileus, gallige Peritonitis, Verschlussikterus, Gallenblasenempyem
Gallenblasenhydrops*	alle Altersgruppen	Starke Schmerzen im rechten Oberbauch, Pyloruskompression, Kompression des Ductus choledochus
Hepato-Biliäre Askaridiasis	Sch.A.	Askaridenbefall der Gallenwege, Gallenwgsperforationen, Leberabzess, Gangrän der Gallenblase
Common Channel Syndrome (OPIE)*	alle Altersgruppen	Biliäre Zirrhose, Papillenstenose, Gallengangsperforation
Gallenblasen Aktinomykose*	Sch.A.	Perforation in die Leber, Peritonitis

Pankreas (*n* = 4)

Erkrankung	Alter	Formen und Akutgefahr
Akute Pankreatitis*	alle Altersgruppen	Darmnekrosen, Darmblutungen, Mesenterialgefäß-Thrombosen
Chronische progrediente Pankreatitis*	Sch.A.	Milzvenenthrombose, Pankreatitis, Chylaskos, abdominelle Fisteln
Pankreaszysten*	alle Altersgruppen	Formen: echte Zysten, Pseudozysten, parasitäre Zysten Zystenruptur mit gastrointestinalen Blutungen, Dickdarmnekrosen, Fistelungen, Milzvenenthromobosen, Pankreasnekrosen
Pankreasabzsess*	Sch.A.	Vorausgegangene Pankreatitis mit Nekrosen und Zysten, Abszesslokalisation im gesamten Pankreas: septischer Schock

Omentum Majus (*n* = 8)

Erkrankung	Alter	Akutgefahr
Omentum-majus-Defekte	alle Altersgruppen	Strangulationsileus, Darmeinklemmungen, Darmnekrosen, progredienter Subileus
Fehlinsertion Omentum majus*	K.A.	Akute mesenteriale Strangulation: progredienter Subileus, Darmperforation

Erkrankung	Alter	Akutgefahr
Gastro-colische Separation	alle Altersgruppen	Darmtorsion, innere Hernien, Volvulus, progredienter Subileus
Netztorsion	alle Altersgruppen	Häufig mit Appendizitis verwechselt, mobile tumorartige Resistenz im rechten Unterbauch
Netzinfarkte segmental	J.A. E.A.	Kolikartige Schmerzen bei chronischem Bauchschmerz: Abszedierung, Peritonitis, progredienter Subileus
Omentum Zysten*	K.A.	Torsion, Blutung, Ruptur, Zysteninfektion, progredienter Subileus
Omentum Tumor	alle Altersgruppen	Abdominelle Tumorbildung mit kolikartigen Schmerzen, Lymphabflusshindernis, Aszitis, Chylaskos, Darmverschluss
Omentitis*	alle Altersgruppen	Bakterielle, virale Entzündung des Omentum majus, Soor-Infektion. Häufig mit Appendizitis verwechselt, Aszites

Retroperitoneum (*n* = 9)

Erkrankung	Alter	Akutgefahr
Retroperitoneale Zysten*	alle Altersgruppen	Mesenchymale, epitheliale, neurogene und teratoide Tumore, rezidivierender Subileus, Blutungen, Infektionen, Organtorsionen, intraabdominelle Hernienbildungen, Harnaufstau
Nebennierentumore*	alle Altersgruppen	Cushing-Syndrom, Con-Syndrom, teratoide Geschwulste: Raumfordernde retroperitoneale Prozesse durch MRT genau identifizieren
Cushing-Syndrom*	alle Altersgruppen	Hypercorticismus, diagnostische Differenzierung zwischen primärem und sekundärem Cushing Syndrom: Nekrosen und Hämorrhagien in der Geschwulst
Conn-Syndrom*	J.A.	Primärer Hyperaldosteronismus Bluthochdruck, Hypokaliämie
Teratoide Tumore	alle Altersgruppen	Retroperitoneale Geschwülste: Einbrüche in die Harnblase, Darmfisteln, Peritonitis, hämorrhagische Aszites
Nebennierenzysten	alle Altersgruppen	Rupturen, Blutungen, Infektionen, Akutschmerzen Bauch und Rücken
Nebennierenblutung*	N.A.	Hypovolämischer Schock, Atemnotsyndrom, Peritonitis, Niereninfarkt, Nebennierenabzsess

Erkrankung	Alter	Akutgefahr
Nebennierenvenen-thrombose	N.A.	Akutes Nierenversagen, Hypertonie, Nierennekrose, Cava-Thrombose
Harnsteinleiden*	alle Altersgruppen	Hydronephrose, Nierennekrose, Infektion, Abszess, Ureterruptur, kolikartige Bauchschmerzen

Genitale (*n* = 10)

Erkrankung	Alter	Akutgefahr
Hydrokolpus*	N.A.	Ansammlung von Vaginal- und Cervixsekret durch Hymenal-Okklusion Pyosalpinx, progredienter Subileus, Peritonitis
Hämatokolpus*	J.A.	Ansammlung von Menstrualblut in der Scheide Oft mit Appendizitis verwechselt Unterbauchperitonitis, Douglas-Abszess
Salpingitis*	J.A.	Bakterielle Infektion der Tube Douglas-Abszess, Peritonitis, Blutungen, rezidivierender Subileus
Ovarial Torsion*	alle Altersgruppen	Ovarialnekrose, Peritonitis, Douglas-Abszess, rezidivierender Subileus
Ovarial Oedem*	alle Altersgruppen	Rezidivierende Bauchschmerzen, Peritonitis, Douglas-Abszess, rezidivierender Subileus
Tuben-Torsion (Regad-Syndrom)*	alle Altersgruppen	Tubentorsion, Tubennekrose, Ovarialtorsion, Tubenstenose
Hydatidentorsion*	alle Altersgruppen	Zystenruptur, Blutung, Infektion, Darmstrangulation, rezidivierender Subileus
Gartner-Gang-Zysten*	alle Altersgruppen	Kleine unter 20 mm große Zysten entlang der seitlichen Uterus-Wand, spontane Ruptur, Fistelgänge in der seitlichen Scheidenwand zum Darm
Parovarialzyste	alle Altersgruppen	Zysten des Nebeneierstocks, Torsion der Adnexe, Schocksymptomatik, Blutungen, Tubenkompression, akutes Abdomen, Subileus
Ovarialzysten*	alle Altersgruppen	Torsion, Zystenruptur, Ileus, Abszesse, Blutungen in die Zyste mit rezidivierendem Subileus

Milz (*n* = 8)

Erkrankung	Alter	Akutgefahr
Milzzyste*	alle Altersgruppen	Zystenruptur, Einblutung in die Zyste, Infektion, Abszess, Kompressionsileus, Torsion der Milz, hypovolämischer Schock, rezidivierender Subileus
Milzabszess*	alle Altersgruppen	Sepsis, Milztorsion, retroperitoneale Entzündungen, Peritonitis
Nebenmilz*	alle Altersgruppen	Torsion, Infarkt, Kapselrupturen, Ileus durch Strangbildungen und Invagination
Polysplenie*	alle Altersgruppen	Suche nach assoziierten Missbildungen beim Polysplenie-Syndrom: chronisch rezidivierende Funktionsstörungen an Ösophagus, Gallenwegen, Dickdarm, Dünndarm, Pankreas, Pfortader mit akuten abdominellen Symptomen
Wandermilz*	alle Altersgruppen	Milzinfarkt, Kapselruptur, Magenvolvulus, Omentum torsion
Milzvenenthrombose*	alle Altersgruppen	Hypovolämischer Schock, Ösophagusvarizen, Buterbrechen
Milzinfarkt*	alle Altersgruppen	Totalnekrose der Milz, Zwerchfellhochstand, hypovolämischer Schock, Peritonitis
Milzsequestration in Kombination mit Sichelzellanämie	K.A.	Akutes Abdomen linker Oberbauch, Tachycardie, Kardiomegalie, Hyotension. Auslösende Faktoren: akute Infekte, Flugreisen

T. A. Schildhauer, D. Luther, G. H. Willital

11 Frakturen, Luxationen und Bandrupturen

Im Einzelnen werden erklärt: Definitionen, Klassifikationen, diagnostische Maßnahmen, Untersuchungstechniken, Behandlungsgrundsätze und Sofortmaßnahmen für Kinder und Erwachsene.

Angaben zu Operationstechniken und Ergebnissen werden in Operationslehrbüchern und Operationsatlanten erklärt.

Sofortmaßnahmen bei Patienten mit Hinweis auf Frakturen

Bei allen Patienten, die wegen Hinweise auf eine Fraktur oder mit einer bereits festgestellten Fraktur zu Aufnahme kommen soll folgendermaßen vorgegangen werden:

1. Inspektion des Patienten: Bewusstseinslage, Schmerzsymptomatik, Suche ob mehrere Verletzungen vorliegen können, ist der Patient in einem Schockzustand mit blassem bleichen Aussehen.
2. Untersuchung wo die Fraktur lokalisiert ist bzw. vermutet wird, offene Fraktur, geschlossene Fraktur, Weichteilschaden, Fehlstellungen der Extremitäten (Abb. 11.2).
3. Herz-Kreislaufkontrolle: Messung von Blutdruck und Puls, Auskultation der Thoraxorgane, Beurteilung der Atmung. Venöser Zugang am Unterarm, in der Ellbeuge (Schiene anlegen, damit der Zugang erhalten bleibt) oder über die Vena saphena magna medial des Malleolus medialis.
4. Sofortuntersuchungen von Hb, Hk, kleines Blutbild, Blutgerinnung und gegebenenfalls Blutgruppenbestimmung.
5. Schmerzbekämpfung und Kontrolle von routinemäßig eingenommenen Medikamenten.
6. Ruhigstellung der betreffenden Extremität.
7. Überprüfung von Sensibilität und Durchblutung.
8. Röntgenuntersuchung der betreffenden Körperteile, je nach Befund CT/MRT und EKG, Monitoring.

11.1 Frakturen/Luxationen im Kindesalter – Sofortmaßnahmen

Frakturen im Kindesalter und Frakturen bei Erwachsenen werden getrennt dargestellt.

DOI 10.1515/9783110283624-011

Querfraktur, kurze Schrägfraktur		Impressionsfraktur	
Schrägfraktur		spaltförmige Infraktur	
Längsfraktur		Fissur	
Torsionsfraktur, Spiralfraktur		T-förmige Fraktur	
Stückfraktur		V-förmige Fraktur	
Schrägfraktur mit Biegungskeil		Y-förmige Fraktur	
Mehrfragmentefraktur		Knochenausriss	
Trümmerfraktur		Knochenabriss	
Infraktur		Knochenabbruch	

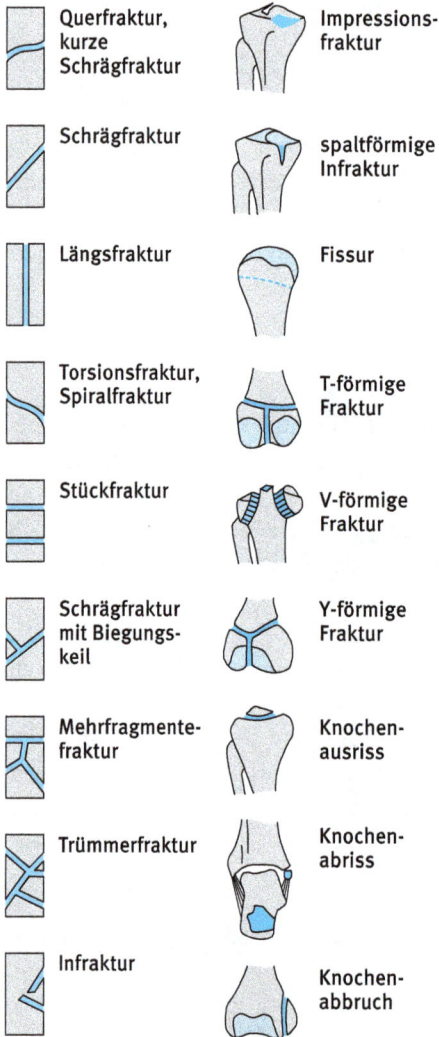

Abb. 11.1: Überblick über die einzelnen Frakturtypen.

11.1.1 Allgemeine Sofortmaßnahmen bei Kindern

Inspektion der Kinder: Bewusstseinslage, Schmerzsymptomatik, Schmerzlokalisation, können mehrere Verletzungen vorliegen, sieht das Kind blass aus, ist das Kind in einem Schockzustand:

1. Schmerzbekämpfung: oral (Wirkstoff vermischen mit Tee oder Apfelschorle) oder rektal.
2. Wo ist die Fraktur (Abb. 11.1), wo wird die Fraktur vermutet, offene Fraktur, geschlossene Fraktur, Weichteilschaden, Extremitätenfehlstellung.

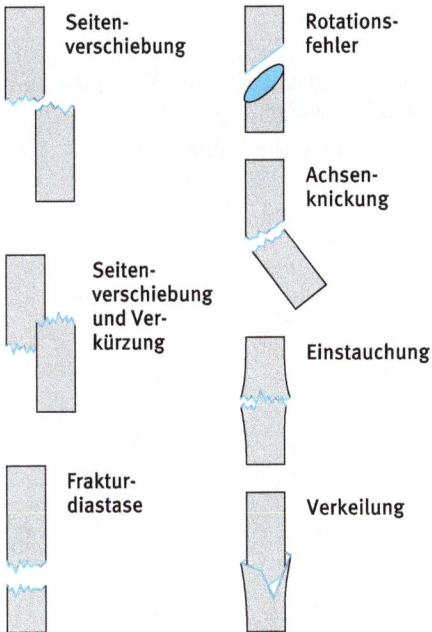

Abb. 11.2: Dislokationsmöglichkeiten.

3. Beurteilung des Pulses: Handgelenk, Leistengegend. Messen des Blutdrucks. Auskultation des Herzens und beider Lungen.
4. Sofortuntersuchungen von Hb, Hk, kleines Blutbild, Blutgerinnung, gegebenenfalls Blutgruppenbestimmung, venösen Zugang schaffen und Arm auf einer Schiene fixieren.
5. Ruhigstellung der betreffenden Extremität.
6. Überprüfung von Sensibilität und Duchblutung der betreffenden Extremität.
7. Untersuchung nach weiteren Frakturen, Thoraxtraumafolgen, Bauchtraumafolgen, Schädel-Hirntrauma.
8. Röntgenuntersuchungen der betreffenden Extremität. Je nach Lokalisation und Befund Ultraschall, CT/MRT, EKG und Monitoring.

Behandlung der verletzten Kinder als vordringlichste Maßnahme

1. Freilegen der Atemwege; Beseitigung der Verlegung der oberen Luftwege durch Absaugen von Blut, Schleim und Erbrochenem.
2. Freihalten der luftzuführenden Atemwege, daher Lagerung des Patienten in Oberkörper- und Kopftieflage (Antiaspirationsstellung).
3. Künstliche Beatmung (Beatmungsgeräte Drägerwerke).
4. Schocktherapie (Verletzungs- und Blutungsschock), i. v.-Zugang sichern (s. Abschn. 4.7). Wichtig: Ruhigstellung des Knochenbruches; jeder Eingriff im Schock vertieft das Schockstadium.

5. Stillung von äußeren Blutungen.
6. Infektionsverhütung bei offenen Frakturen.
7. Schmerzbekämpfung, wenn der Patient nicht bewusstlos ist, die Atmung intakt ist und keine abdominelle Begleiterscheinung vorliegt.
8. Schutz vor Wärmeverlust: Patient in Decken einwickeln, zudecken.

Spezielle Hinweise zu Frakturen bei Kindern

Die Frakturbehandlung bei Kindern unterscheidet sich in einigen wesentlichen, im Folgenden aufgeführten Punkten von der Frakturbehandlung beim Erwachsenen.

Indikation zur Operation bei kindlichen Frakturen

- Klavikulafrakturen mit Verletzungen der Haut, Nervenschädigungen und Gefäßverletzungen;
- Epiphysenfugenfrakturen mit Dislokationen und später zu erwartenden Wachstumsstörungen;
- „Flake Fractures": Absprengung eines osteochondralen Fragments;
- dislozierte Übergangsfrakturen der distalen Tibia;
- Schenkelhalsfrakturen, Hämatome im Bereich des Schenkelhalskopfes;
- offene Frakturen;
- nicht reponierbare Frakturen;
- Querfrakturen (z. B. Oberschenkelquerfrakturen), die sich nach Reposition disloziert haben;
- intraartikuläre Frakturen mit Stufenbildung;
- Epicondylus-humeri-Abrisse mit Nervenkompression und später zu erwartenden Wachstumsstörungen.

> Eine Operation ist immer dann angezeigt, wenn durch die Fraktur die Gefahr einer traumatisch bedingten Durchblutungsstörung folgender arterieller Gefäßsysteme gegeben ist:
> 1. epiphysäre Arterie;
> 2. perichondräre Arterie;
> 3. metaphysäre Arterie;
> 4. periostales arterielles Gefäßnetz.

Spontankorrekturmechanismen nach Repositionen

- Fehlstellungen der Fragmente können von den Epiphysen und vom Periost in einem gewissen Umfang spontan korrigiert werden (Achsenabweichung bis 20°).
- Die Spontankorrektur hängt vom Alter, von der Frakturlokalisation und vom Frakturtyp ab.

- Epiphysäre Korrekturmechanismen bei Achsenknicken der Fragmente beruhen auf dem Prinzip, dass sich die Epiphyse senkrecht zur Belastungsrichtung einstellt.
- Periostale Spontankorrekturen kommen dadurch zustande, dass sich der Knochen einerseits auf der Seite der größeren Druckbeanspruchung verstärkt und Knochensubstanz anbaut und andererseits auf der kontralateralen Seite der geringeren Druckbeanspruchung Knochensubstanz abbaut und dadurch der röntgenologisch ursprüngliche Achsenknick nach 1–2 Jahren nicht mehr festzustellen ist.
- Durch diese Spontankorrekturmechanismen können auch Seitenverschiebungen der beiden Fragmente bis zur Knochenschaftbreite korrigiert und ausgeglichen werden.
- Achsenknicke (bis 20°) werden unterschiedlich spontan korrigiert: Achsenknicke in der Sagittalebene werden gut korrigiert, Achsenknicke in der Frontalebene werden weniger gut korrigiert.
- Entgegen früherer Ansichten werden auch Rotationsfehler im Rahmen der physiologischen Derotationsvorgänge, vor allem im Bereich des Oberschenkels und des Oberarmes spontan korrigiert.
- Verlängerungen unterliegen keiner Spontankorrektur, Verkürzungen werden spontan korrigiert, manchmal in Überlänge, wobei jedoch das Längenwachstum in diesem Bereich vorzeitig zum Stillstand kommt, so dass am Ende der Wachstumsphasen keine Längendifferenzen zu erwarten sind.

Posttraumatische Wachstumsstörungen

- Verkürzung der betroffenen Extremität kann entstehen durch axiale traumatische Kompression und Zerstörung der gesamten Wachstumsfuge. Dadurch entsteht ein totaler Fugenverschluss und ein Wachstumsschub erfolgt in diesem Bereich nicht mehr.
- Varus- oder Valgusfehlstellung durch teilweise Schädigung der Wachstumsfuge und einer daraus resultierenden Verknöcherungsbrücke, wobei die noch verbliebene Wachstumsfuge aktiv ist und dann zu einer ungleichen Wachstumsrichtung eines Knochens führt, was in einer Varus- oder Valgusfehlstellung resultiert.

Möglichkeiten der Knochenbruchbehandlung

- Konservative Knochenbruchbehandlung durch Reposition und Immobilisation. Jede Ruhigstellung im Gipsverband oder Scotchverband macht eine Abpolsterung von Weichteilen und Knochenvorsprüngen notwendig, um Weichteildruckschäden und Nervendruckschäden, ausgelöst durch den Verband, zu vermeiden. Jeder immobilisierende Verband macht eine Kontrolle von Sensibilität, Durchblutung und Motorik nicht eingeschlossener Gewebeanteile notwendig.

Immobilisierende Verbände müssen gewechselt werden, wenn die Weichteile abgeschwollen sind, da es dann erneut zu sekundären Verschiebungen der ursprünglich exakt reponierten Fragmente kommen kann.

- Halbkonservative Behandlung ist die Anwendung von intramedullären Drahtnägeln nach entsprechender Reposition.

- Operative Knochenbruchbehandlung nach Reposition und Beseitigung von intraartikulären Stufen durch Osteosynthesematerial wie Zugschrauben, Spickdrähte, Zuggurtosteosynthesen, Fixateur externe.

- Ziel der chirurgischen Behandlung ist es, Hämatome zu entfernen und dadurch kompartmentverhindernd zu therapieren, Muskel- und Sehneninterponate einschließlich Periostanteile zu reponieren, nicht fixierbare Knochensplitter zu entfernen und Stufenbildungen im Gelenk und Spaltbildungen in der Epiphysenfuge bei Epiphysenfugenfrakturen zu beseitigen.

- Die Behandlung kindlicher Frakturen umfasst in erster Linie konservative Maßnahmen wie:
  - manuelle Reposition;
  - Immobilisation im Gipsverband oder durch den für Kinder besonders geeigneten Scotchcastverband;
  - Pflasterextensionen.

- Jede Reposition kindlicher Frakturen hat in Allgemeinnarkose unter Bildwandlerkontrolle zu erfolgen.

- Die Indikation zum chirurgischen Vorgehen besteht in ca. 10 % der Fälle. Es handelt sich dabei um gelenknahe Frakturen, die die Epiphysenfuge tangieren, Frakturen im Bereich des Ellenbogengelenks, insbesondere Absprengungen des Epicondylus medialis mit Kompressionsgefahr des Nervus ulnaris und Schenkelhalsfrakturen und Frakturen der langen Röhrenknochen, die sich konservativ nicht einstellen lassen, insbesondere Querfrakturen. In diesen Fällen ist eine exakte Reposition und Wiederherstellung von kongruenten Gelenkflächen durch konservative Maßnahmen oft nicht gewährleistet.

- Kindliche Frakturen erfordern eine frühzeitige exakte Einstellung der Fragmente, da Nachrepositionen oftmals schwierig bzw. aufgrund der starken und schnellen (innerhalb weniger Tage!) Kallusbildung nicht möglich ist.

- Bei der Reposition ist immer darauf zu achten, dass das distale Fragment auf das proximale Fragment rotationsgerecht eingestellt wird. Geringfügige Abweichungen im Hinblick auf die Achse, Verkürzungen und Seitenverschiebungen dürfen toleriert werden, da sich dieses Fehlstellungen im Zuge des Dickenwachstums ausgleichen und schiefgestellte Epiphysenfugen im Zuge des Längenwachstums sich aufrichten.

- Bei exakt reponierten Schaftfrakturen tritt ein überschießendes Längenwachstum auf, das jedoch im Verlauf des Wachstums ausgeglichen wird.

- Längere Ruhigstellung bei kindlichen Frakturen hinterlässt keine Ruheschädigung. Bei Kindern gibt es keine Frakturkrankheit (Osteoporose, irreversible Muskelatrophie)!

- Die Schmerzempfindlichkeit ist beim Kind geringer als beim Erwachsenen; der Unfallschmerz ist nach wenigen Stunden verschwunden. Klagen die Kinder trotzdem nach der Reposition bzw. Operation über stärkere Schmerzen in der betreffenden Extremität, so sind immer Durchblutung und Sensibilität genau zu überprüfen und nach weiteren Begleitverletzungen zu suchen.
- Pseudarthrosen sind selten.
- Schrumpfungen von Gelenkkapseln, Sehnen und Bändern können bei Kindern durch Bewegungstherapie rasch beseitigt werden.
- Sudeck-Dysthrophie ist bei Kindern extrem selten.
- Mediale und laterale Schenkelhalsfrakturen können zu einer Hüftkopfnekrose führen, wenn keine frühzeitige und exakte Reposition und Entlastung des Hämarthros erfolgt.

Besonders zu beachten: *Narbenprophylaxe nach der chirurgischen Versorgung kindlicher Frakturen:* Da die Hautnaht aufgrund des Unfalls und des damit zusammenhängenden Weichteilödems in den meisten Fällen unter starker Spannung steht, besteht die Gefahr einer breiten, wulstigen, niveauerhabenen Narbe nach dem gesamten Ausheilungsprozess. Dieser kosmetisch entstellenden Entwicklung kann durch die frühzeitige Applikation von einem Narben-Gel, beginnend relativ frühzeitig bereits 2–3 Wochen nach dem Wundschluss, erfolgreich entgegengewirkt werden, falls sich eine solche Störung der Wundheilung anbahnt.

Tolerable Achsenfehlstellungen nach einer Frakturbehandlung – Spontankorrekturen

Ziel der Behandlung
Anatomische Rekonstruktion und Stabilisierung des gebrochenen Knochens und der Wachstumsfugen. Anatomische Rekonstruktion des Gelenks. Entfernung von Repositionshindernissen: Hämatom, rupturierten Sehnenanteilen, rupturierten Muskelanteilen, verletzten Bandanteilen, dislozierte Knochen- und Knorpelfragmente. Rechtzeitiges Erkennen eines Kompartmentsyndroms mit sofortiger chirurgischer Druckentlastung. Erkennen und Beseitigen von Durchblutungsstörungen, Beseitigung von Nervenkompressionen.

Die Frage lautet
Kann die behandelte Fraktur so bleiben oder muss eine Nachkorrektur erfolgen im Hinblick auf: die Frakturachse, die Rotation der Fragmente, die Fragmenteverschiebung mit Verkürzung oder einer Seitwärtsverschiebung.

Die Antwort lautet
Es gibt sogenannte tolerable Positionen der Fragmente zueinander und es gibt nicht zu tolerierende Fehlstellungen. Diese können zu Spätfolgen und Spätschäden

führen. Eine genaue Beantwortung ist möglich, wenn man die drei „Frakturlokalisationen" individuell beurteilt:

Epiphysäre Frakturen

Ziel der Behandlung: exakte Wiederherstellung der anatomischen Struktur der Wachstumsfuge bei bildgebenden Verfahren oder unter direkter Sicht. Bei nicht exakter Wiederherstellung kann es zu einer Epiphysiodese mit Verkürzung, später mit einer Achsenabeichung und mit einer Fehlstellung der Extremitäten kommen.

Metaphysäre Frakturen

Ziel der Behandlung: exakter Achsenverlauf ohne Achsenknick in der Frontalebene. Es gibt eine einzige Ausnahme: distale Radiusfraktur mit einer Achsenabknickung von maximal 20–30° im seitlichen Strahlengang. Hier ist eine spontane Korrektur möglich.

Diaphysäre Frakturen

Ziel der Behandlung: Wiederherstellung der Achse des frakturierten Knochens und ihrer Länge.
Toleranzen:
- Verkürzung der verschobenen Fragmente unter 10 mm;
- Achsenknick unter 10° (keine Toleranzen bei Varusstellung);
- halbe Diaphysenfragment Verschiebung in seitlicher Richtung;
- Abkippen des Radiusköpfchens nicht über 30°;
- Rotationsfehlpositionen dürfen nach wie vor nicht toleriert werden z. B. bei der suprakondylären Humerusfraktur. Hierzu gibt es auch Toleranz-Lehrmeinungen;
- Tibiaspiralfrakturen neigen zum Abgleiten.

Dies sind die Sicherheitshinweise aufgrund von Datensammlungen.

Zusammenfassung: OP-Indikationen bei Frakturen der oberen Extremität bei Kindern

1. Schulter: primäre konservative Therapie OP-Indikation bei Interponaten (lange Bizepssehne und bei seitlichen Dislokationen.
2. Ellbogen: Operation mit exakter anatomischer Reposition Spontankorrekturen sind äußerst selten, man kann sich darauf nicht verlassen.
3. Unterarm: OP-Indikation bei Irreponibilität und bei sekundärer Dislokation, bei reponierter Instabilität und bei Fehlstellungen. Pronations- und Supinationsbewegungen erfordern exakte Achsenverhältnisse.

4. Handgelenk: primär konservative Therapie. Operative Revision bei Nervus medianus Kompression.
5. Hand und Finger: primär konservative Therapie. OP-Indikation bei intraartikulären Frakturen. Metakarpale Basisfrakturen siehe Handchirurgie.

Zusammenfassung: OP-Indikationen bei Frakturen der unteren Extremität bei Kindern

Hier hat sich ein Wandel zur operativen Wiederherstellung eingestellt:
1. Schenkelhalsfrakturen: in den meisten Fällen Operation;
2. Femurfrakturen: bei kleineren Kindern konservative Behandlung, bei älteren Kindern vorwiegend Operationsindikation;
3. Kniegelenksfrakturen: distale Femurfraktur meistens Operation Proximale Tibiafraktur: achsengenaue Rekonstruktion und stabile Reposition sind notwendig, sonst Operationsindikation;
4. Unterschenkelfrakturen: meist konservative Behandlung, Operation nur bei instabilen Frakturen, sekundären Dislokationen, bei reponierter Instabilität und bei Fehlstellungen;
5. Frakturen im Fußbereich: Frakturen im Rückfußbereich werden meist operiert. Frakturen im Mittelfuß/Vorfuß werden meist konservativ behandelt.

11.1.2 Fraktur-Terminologie bei Kindern – Überblick

Epiphysäre Fraktureinteilung nach Salter-Harris
– Epiphysenlösung;
– Völlige Epiphysiolysis;
– Epiphysenlösung und Gelenkfraktur;
– Stauchungsfraktur mit Epiphysenlösung, Epiphysenfraktur und intraartikuläre Fraktur.

Supracondyläre Humerusfraktur
– Stadium 1: keine Dislokation;
– Stadium 2: ein Stützpfeiler (Condylus) bleibt intakt;
– Stadium 3: Dislokation, beide Stützpfeiler sind frakturiert, Fragmente bleiben in Berührung;
– Stadium 4: analog Stadium 3, kein Kontakt der Fragmente, Gefahr der Gefäßverletzung.

Radiusköpfchen-/Radiushals-Fraktur
– Stadium 1: keine Dislokation;
– Stadium 2: Dislokation um halbe Schaftbreite;

- Stadium 3: Dislokation um Schaftbreite;
- Stadium 4: Dislokation, kein Kontakt zwischen Radiusköpfchen und Diaphyse, Kopfnekrose.

Schenkelhalsfraktur nach Delbet
- Typ 1: reine Epiphysenlösung, subkapital;
- Typ 2: transcervicale Fraktur;
- Typ 3: cervico-trochantäre Fraktur;
- Typ 4: intertrochantäre Fraktur.

Die mediale Schenkelhalsfraktur und die Einteilung nach Pauwels 1–3 kommt vorwiegend bei Erwachsenen vor. Sie liegt bezogen auf die Einteilung nach Delbet zwischen Typ 1 und Typ 2. Die Einteilung entspricht dem Winkel, den die Frakturebene mit der Horizontalen bildet. Pauwels I unter 30°, Pauwels II 30–50°, Pauwels III über 70° und der daraus sich ableitenden Behandlung der Schenkelhalsfrakturen durch konservative Behandlung unter 30° und der chirurgischen Behandlung über 30°. Die Einteilung nach Garden und die Prognose der Vitalität des Schenkelkopfes bei medialen Schenkelhalsfrakturen entspricht der Fragmentverschiebung (Typ 1–4).

Beim Kind gibt es keine dorsale Verbindung im Gegensatz zum Erwachsenen. Die Klassifikation Inglerans und Lacheretz benützt zusätzlich die Dislokationen.

Fraktur der Eminentia intercondylaris (Rigault)
- Typ 1A: multifragmentärer Ausriss kleiner Fragmente;
- Typ 1B: Ventralverkippung der Eminentia;
- Typ 1C: mediale Epyphysenlösung von Tibiaplateau und Eminentia;
- Typ 2A: ventrale Eminentia Fragmentverkippung, dorsale Verbindungen bleiben;
- Typ 2B: Eminentia Fragmente vom ventralen Tibiaplateau abgelöst;
- Typ 2C: Eminentia komplett abgelöst.

Knöchelfrakturen bei Kindern
Valgusdeviation:
- Typ 1: reine Epiphysenlösung an der Tibia mit Fibulafraktur;
- Typ 2: Salter-Harris-2 Tibiaepiphysenfraktur mit lateralem Fragment und Fibulafraktur;
- Typ 3: Innenknöchelfraktur mit Fibulafraktur.

Varusdeviation:
- Typ 1: Epiphysenlösung an der Fibula;
- Typ 2: Malleolus medialis Fraktur, Fibulafraktur.

Spitzfußdeviation:

- Typ 1: reine Epiphysenlösung;
- Typ 2: Salter-Harris-2 Verletzung an der Tibia mit dorsalem Fragment;
- Typ 3: ventrale Randfraktur Typ Tillaux;
- Typ 4: Tibia Berstungsfraktur mit Fibulafraktur.

11.1.3 Klavikulafrakturen bei Kindern

Sofortmaßnahmen

1. Zur Diagnostik genügt eine a. p.-Röntgenaufnahme.
2. Stark verschobene Klavikulafrakturen (Abb. 11.3) werden reponiert, die Länge der Klavikula wird dabei wiederhergestellt, indem die rechte und linke Schuler nach dorsal gezogen werden.
3. Fixation. Stabilisierung und Immobilisation der Frakturstelle erfolgt durch einen Rucksackverband (Abb. 11.4). Dauer ca. 3 Wochen.

> **!**
> Dieser Rucksackverband aus TG-Schlauchverbänden muss jeden Tag nachkontrolliert, d. h. nachgezogen werden, da er erfahrungsgemäß locker wird. Durch Palpation wird die Stellungskontrolle überprüft. Im Frakturbereich entsteht später meist eine palpable Verdickung (Callusbildung), die sich nach ca. 6–12 Monaten wieder zurück bildet. Die Eltern sollten darüber vorher informiert werden.

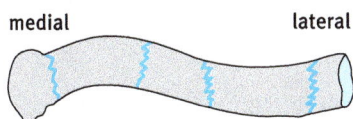

medial lateral

Abb. 11.3: Überblick über die Frakturen im Bereich der Klavikula: akromiales Ende (laterales Drittel mit IV-Fraktur-Typen), sternales Ende (mediales Drittel und mittleres Drittel).

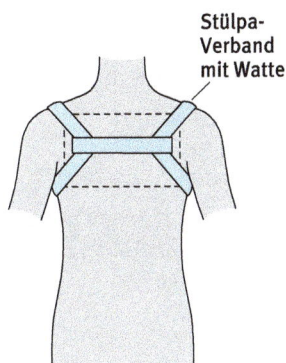

Stülpa-Verband mit Watte

Abb. 11.4: Lage des Rucksackverbandes. Der Rucksackverband zieht die Schultereckgelenke nach dorsal und stellt damit die Klavikulafragmente „aufeinander".

- Aufgrund des großen Korrekturpotentials: bis zum 10. LJ können bis 90° Achsabweichungen und bis 4 cm Verkürzungen ausgeglichen werden!
- Klassifikation nach Allmann.
- Konservative Therapie: < 2. LJ: Spontanheilung innerhalb 14 d; > 2. LJ: Rucksack-/Gilchristverband oder Armtragetuch bei Kleinkindern 14 d, bei Adoleszenten 4–6 Wochen (Therapiekontrolle durch Palpation/Sonografie), Stellungskontrolle nach 8–10 d bei dislozierten Frakturen.

Operative Therapie

Absolute Indikation: offene Frakturen, drohende Perforation, Gefäß-Nervenschäden, Spastik relative Indikation: laterale Frakturen, doppelseitige Fraktur, Polytrauma, instabiler Thorax, deutliche Verkürzung > 10. LJ, höhergradige ACG-Sprengungen beim Adoleszenten, laterale Frakturen beim Adoleszenten, mediale Frakturen mit Pseudoluxation und Beeinträchtigung der mediastinalen Strukturen im mittleren Drittel: intramedulläre Drahtosteosynthese (TEN, ESIN, Prevot) laterales Drittel: offene Reposition der Klavikula in den Periostschlauch und Rekonstruktion des selbigen, ggf. Kirschnerdrahtosteosynthese mediales Drittel: geschlossene Reposition (danach gilt die Verletzung als stabil und bedarf keiner Ostoesynthese).

11.1.4 Frakturen des proximalen Humerus sowie Oberarmschaftfrakturen bei Kindern

Sofortmaßnahmen

1. Proximale Humerusfrakturen:
   a) hohes Korrekturpotential, da 80 % Wachstum durch prox. Epiphysenfuge;
   b) Einteilung nach Salter-Harris;
   c) Diagnostik: Röntgen a. p. und Y-Aufnahme (außer im Säuglingsalter: Sonografie;
   d) konservative Therapie: bis 8. LJ: Verschiebungen bis Schaftbreite, Ad-latus-Verschiebung um mehr als Schaftbreit, sowie Verkürzungen < 2,5 cm: kons. Therapie: Gilchristbandage für 3–6 Wochen bis 10. Lebensjahr bei Mädchen, bis 13. Lebensjahr bei Jungen mit breit offener Wachstumsfuge: Antekurvation, Varus- oder Rekurvationsfehlstellung bis 25°, Valgusfehlstellung bis 12°;
   e) operative Therapie: geschlossene Reposition und 2 elastisch stabile Markschienungen, alternativ Kirschnerdrähte; bei geschlossenen Fugen: Plattenosteosynthese.
2. Distale Humerusfrakturen:
   a) geringes Korrekturpotential;
   b) Klassifikation nach Lutz van Laer;

c) Diagnostik: Röntgen in 2 Ebenen;

d) konservative Therapie: bis 5–6 Lebensjahr < 20° Abkippung in Sagittalebene, undislozierte Frakturen (Typ I): Oberarmgips für 4 Wochen, bei Antekurvationsfehlstellung Cuff-and-Collar in zunehmender Spitzwinkelstellung (cave: Durchblutung) mit Röntgenkontrolle nach 5d;

e) operative Therapie: instabile oder dislozierte Frakturen (Typ II/III/IV): Reposition und Kirschnerdrahtosteosynthese, anschließend Ruhigstellung für 4 Wochen, alternativ ESIN oder bei Trümmerzonen Fixateur externe.

3. Epicondyläre Abrissfrakturen:

a) gelten als knöcherne Bandausrisse, daher auf weitere Verletzungen achten;

b) Diagnostik: Röntgen (Erscheinen der Kerne ulnar ab 5. Lebensjahr und radial 8.–13. Lebensjahr!), bei unklaren Fällen: MRT, Röntgenkontrolle nach 7 Tagen;

c) operative Therapie: offene Reposition und Kompressionsosteosynthese mit Schrauben, im Anschluss funktionelle Therapie bei stabilen Verhältnissen.

4. Kondyläre Frakturen:

a) Diagnostik: Röntgen, Sonografie, MRT (Schwierigkeit der Stabilitätseinschätzung zwischen der hängenden/unvollständigen und vollständigen noch undislozierten Fraktur: pragmatisches Vorgehen: gipsfreie Röntgenkontrolle nach 4–5 d, bei fehlender Dislokation liegt eine stabile Fraktur vor;

b) konservative Therapie: undislozierte Frakturen: Oberarmgipsschiene für 4 Wochen;

c) operative Therapie: dislozierte Frakturen (2 mm Dehiszenz bzw. Gelenkstufe): offene Reposition und Schrauben-, ggf. Drahtosteosynthese, dann bei stabilen Verhältnissen funktionelle Therapie, sonst Gipsruhigstellung für 4 Wochen.

5. Humerusschaft:

a) Diagnostik: Untersuchung, Röntgen;

b) gute Kompensation von Seit-zu-Seitverschiebungen und Verkürzungen;

c) operative Therapie: Achsfehler > 10°, offene Frakturen, Komorbiditäten: ESIN-Osteosynthese mit 2 Nägeln zur Dreipunktabstützung.

11.1.5 Ellbogenfrakturen bei Kindern – 3 Hauptgruppen

Guppe 1: Suprakondyläre Fraktur. Die Frakturlinie verläuft in horizontaler Richtung durch die Fossa suprakondylaris, durch die Fossa trochlearis und durch die Fossa olecrani. Hierbei sind die Arteria cubitalis und der Nervus medianus gefährdet.

Gruppe 2: Epikondylus lateralis Fraktur. Es handelt sich um eine intraartikuläre Fraktur. Hier ist der Nervus radialis gefährdet.

Gruppe 3: Epikondylus medialis Fraktur. Es handelt sich um eine extraartikuläre Apophysenfraktur. Hier ist der Nervus ulnaris gefährdet.

Ursachen
- Sturz auf den gebeugten Ellbogen;
- Sturz auf den gestreckten Ellbogen;
- Sturz auf die Handfläche bei gebeugtem Ellbogen.

Sofortkontrolle
- Vor jeder Behandlung muss eine neurovasculäre Kontrolle erfolgen.

Vermeidung von Komplikationen
- Nervus ulnaris Läsion bei einer Fraktur des Epikondylus medialis mit Lähmung des Fingerspreizens (M. interossei);
- Nervus radialis Läsion bei einer Fraktur des Epikondylus lateralis mit Lähmung der Extensoren;
- Vaskuläre Komplikationen mit Durchblutungsstörung der Arteria cubitalis und einer daraus resultierenden Volkmann'schen Kontraktion.

Geschlossene Reposition
1. Zug am Unterarm und Druck auf das proximale Humerusfragment mit dem Daumen nach dorsal;
2. Beugung des Ellbogens und Belassen des Daumendrucks;
3. Drehbewegung des Unterarms aus der Supinationsbeugung in Pronation. Dann soll eine Röntgenkontrollaufnahme erfolgen. Es darf nur eine anatomisch einwandfreie Reposition akzeptiert werden.

11.1.6 Suprakondyläre Humerusfraktur bei Kindern

Sofortmaßnahmen
1. Röntgenbilder in zwei Ebenen. Dabei oft typische Dislokation des distalen Fragments nach dorsal und proximal (Extensionsfraktur im Gegensatz zur selteneren Flexionsfraktur).
2. Frakturen (Abb. 11.5) sollen dringlich in Narkose reponiert werden.
   a) Zug in Längsrichtung des supinierten Vorderarms an der Hand. Verhakte und verzahnte Frakturen können durch Hyperextension beweglich gemacht werden. Gegenzug in der Axilla;
   b) Einstellung der Fragmente durch Rotationsbewegungen;
   c) Behebung der noch bestehenden dorsalen Dislokation des distalen Fragments durch umschriebenen Druck mit dem Daumen auf das proximale Fragment bei gebeugtem Vorderarm unter Beibehaltung des Längszugs.

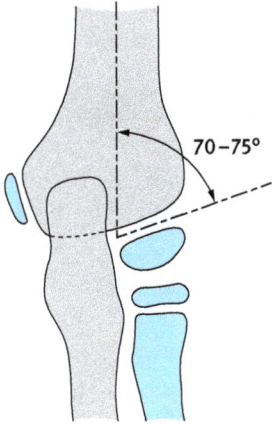

Abb. 11.5: Bei suprakondylären Humerusfrakturen ist auf die Epiphysenfuge des Kapitulum humeri besonders zu achten. Diese Epihypsenfuge bildet mit der Längsachse des Humerus einen Winkel von 70–75°. Wird dieser Winkel nicht genau eingehalten, so kommt es zur Valgus- bzw. Varusstellung im Ellbogengelenk.

Gegendruck durch die übrige Hand. Ruhigstellung und Fixation in Flexion des Ellbogens mit Hilfe eines Oberarmgipses oder mit einem thoracobrachialen Gips.

3. Bei irreponiblen Frakturen, bei offenen Frakturen sowie bei gleichzeitig vorliegenden Gefäß- und Nervenläsionen wird die Fraktur freigelegt und eine Transfixation des distalen Fragmentes mit zwei Kirschner-Drähten durchgeführt. Anschließend dorsale Gipsschiene.
4. Nicht dislozierte Frakturen können im Oberarmgips ruhiggestellt werden. In einigen Fällen reicht ein Blount'scher Verband (collar and cuff) aus.

Frakturen mit starker Dislokation und dadurch bedingter peripherer Durchblutungsstörung müssen unbedingt sofort reponiert werden. Nach der Reposition ist alle 2 h eine exakte Kontrolle von Sensibilität, Motorik und Durchblutung des Unterarms durchzuführen, um eine Ischämie rechtzeitig zu erkennen und die Komplikation einer ischämischen Kontraktur zu vermeiden. Wenn keine exakte Reposition durchgeführt wird, kann es zu zwei Repositionsfehlern kommen:
– zur Varusdeformität; sowie
– zu einer Pseudoarthrose.

Der Unterarm ist nach innen gerichtet und gegen den Oberarm abgewinkelt: dies ist deutlich von hinten zu erkennen. Um dies zu vermeiden, erfolgt eine operative Freilegung der Fraktur, Absaugen des Frakturhämatoms, Entfernung von Weichteil- und Muskelinterponaten und Fixation des distalen Segmentes an den Humerus mit Kirschner-Drähten.

11.1.7 Fraktur des Epicondylus humeri medialis bei Kindern

Es handelt sich um die dritthäufigste Fraktur bei Kindern. Dabei liegt eine extraartikuläre Apophysenfraktur mit intraartikulärem Schaden vor.

Man unterscheidet 4 Stadien:

- **Stadium 1:** Leichte Diastase zwischen Apophysenspitze und innerem Pfeiler bei Erhaltung der Shentonschen Linie;
- **Stadium 2:** Apophysenfragment ist unter die Shenton'sche Linie disloziert;
- **Stadium 3:** Epicondylus medialis ist im Gelenk eingeklemmt;
- **Stadium 4:** Luxationsfraktur: mediales Seitenband ist rupturiert, es besteht eine Fraktur des Prozessus coronoideus, es besteht eine Stückfraktur des Radiusköpfchens.

Sofortmaßnahmen

1. Röntgenbilder in zwei Ebenen sowie Vergleichsaufnahmen der anderen Seite anfertigen.
2. Therapie:
   a) bei geringer Dislokation (Shenton'sche Linie von weniger als 3 mm unterbrochen) und keiner Stufenbildung und keiner Störung des Nervus medianus: Oberarmgips;
   b) bei starker Dislokation: operative Fixierung mit Kirschner-Drähten, auch Periostnaht.
3. Erfolgt hier keine operative Einstellung der Fraktur, so heilen diese Frakturen mit Gelenkstufen und Gelenkinkongruenzen aus, was sekundär zu einem Schiefwachstum und zur Verkürzung der entsprechenden Extremität führt. Es ist in diesem Zusammenhang auf den wichtigen Winkel der Epiphysenfuge des Capitulum humeri zum Humerusschaft von 70–75° besonders zu achten.

11.1.8 Fraktur des Epicondylus humeri lateralis bei Kindern

Es handelt sich um intraartikuläre Frakturen:

- Typ A: intraartikuläre Fraktur durch die trochlea humeri;
- Typ B: intraartikuläre Fraktur mit einem relativ kleinen, lateralen Fragment.

Durch den Muskelzug erfolgt eine Dislokation und Verkippung des Epicondylus nach distal.

Sofortmaßnahmen

1. Röntgenbilder in zwei Ebenen und Vergleichsbilder der anderen Seite anfertigen lassen.
2. Bei Dislokation (Läsion und Kompression des Nervus ulnaris) wird das Fragment durch Kirschner-Drahtspickung fixiert an der Trochlea oder offen reponiert und fixiert (anschließend Röntgenkontrolle und Wiederholung der Auf-

nahmen nach 5–6 Tagen). Eine Oberarmgipsschale wird für die Dauer von 3 Wochen angelegt. Die Drähte werden nach ca. 6 Wochen entfernt.

3. Eine Resektion des Fragmentes soll wegen der Instabilität im Gelenksbereich nicht durchgeführt werden.
4. Bei Jugendlichen über 14 Jahren Fixation des Fragments mit einer Spongiosaschraube.
5. Komplikationene: sekundäre Dislokationen im Gips mit Pseudarthrose.

11.1.9 Radiusköpfchen-Fraktur und Radiushals-Fraktur bei Kindern

Man unterscheidet 4 Stadien:
– **Stadium 1:** Fraktur ohne Dislokation;
– **Stadium 2:** Fraktur mit Dislokation, die aber kleiner ist als die Hälfte des Radiusdiaphysendurchmessers;
– **Stadium 3:** Fraktur mit Dislokation, die größer ist als die Hälfte des Radiusdiaphysendurchmessers;
– **Stadium 4:** Fraktur wobei kein Kontakt mehr besteht zwischen Radiusköpfchen und Diaphyse. Hier besteht die Gefahr einer Nekrose des Radiusköpfchens.

Sofortmaßnahmen

1. Röntgenaufnahmen in zwei Ebenen anfertigen. Typische Dislokation des Köpfchens nach lateral und ventral sowie Dislokationen Stadium 2–4.
2. Da ein konservatives Vorgehen auch bei geringer Abkippung unter 30° fast immer zu einer sekundären Dislokation führt, bewährt sich die offene Reposition und Fixation des Köpfchens in physiologischer Stellung mit einer perkutanen transartikulären Fixation des abgebrochenen Radiusköpfchens mit Kirschner-Drähten und gleichzeitiger Ruhigstellung mit einem Gipsverband für die Dauer von 3 Wochen.
   Gefahr: Radio-ulnare Synosthose mit Einschränkung der Pro- und Suppination.

11.1.10 Fraktur des Capitulum humeri und des Olekranons bei Kindern

Es besteht ein kleines ventral lokalisiertes Knochenfragment, das partiell intraartikulär oder paraartikulär lokalisiert sein kann. Je nach Fragmentgröße kann dieses entfernt oder refixiert werden. Wenn die Refixation nicht erfolgt oder in anatomisch inkorrekter Weise erfolgt, resultiert daraus eine Bewegungseinschränkung. Die Olekranonfraktur benötigt eine stabile Osteosynthese mit Zuggurtung.

11.1.11 Radius- und Ulnaschaftfrakturen bei Kindern

Sofortmaßnahmen

1. Immer ein Röntgenbild in zwei Ebenen anfertigen.
2. Man kennt 3 Dislokationsrichtungen: adlatus Verschiebung, Abwinkelungen und Dehiszenz.
3. Behandlungsziele sind: Wiederherstellung der Lände des Radius und der Ulna. Wiederherstellung der suppinatorischen und pronatorischen Krümmung des Radius. Wiederherstellung der funktionellen Einheit des proximalen und des distalen Radio-Ulna-Gelenks.
4. Geschlossene Reposition in Narkose durch axialen Zug bei flektiertem Ellbogen und Gegenzug. Anlegen eines Oberarmgipsverbandes oder des für Kinder geeigneten Scotchcast-Verbandes unter Beibehaltung der reponierten Stellung. Wichtig ist die achsengerechte Stellung. Die Fragmente können mit halbem Diaphysendurchmesser in Kontakt belassen bleiben. Es folgt ein Oberarmgipsverband in Suppinationsstellung.
5. Frakturen der proximalen Ulna werden mit zwei Kirschner-Drähten stabilisiert, Frakturen und Lösungen der distalen Radiusepiphyse werden ebenfalls durch eine Spickdrahtosteosynthese zur Vermeidung einer Gelenkinkongruenz exakt aufeinander gestellt:
   a) Indikation zur Unterarmosteosynthese Unterarmfraktur (Ulna und Radius), wenn sich die Fragmente überwerfen, verkürzen und keinen Kontakt miteinander haben;
   b) Isolierte Radius- oder Ulnafraktur;
   c) Radius und Ulna sind frakturiert, bleiben in Kontakt jedoch mit einer nach ventral konvexen Abwinkelung. Dies behindert später die Suppination;
   d) Frakturen und Lösungen der distalen Radiusepiphyse werden durch eine Spickdrahtosteosynthese zur Vermeidung einer Gelenkinkongruenz exakt aufeinander gestellt.

11.1.12 Monteggia-Fraktur bei Kindern

Es handelt sich um eine Kombination von Ulna-Fraktur und Radiusköpfchen-Luxation (vordere oder hintere Luxation) (Abb. 11.6).

Beurteilung der Luxation: die Radius-Diaphyssenachse verläuft durch die Mitte (geometrisches Zentrum) der Humerus Kondyle.

Sofortmaßnahmen: Repositionen in zweifacher Hinsicht

1. Reposition und Fixation des Radiusköpfchens. Dies wird folgendermaßen erreicht: Druck auf das Radiusköpfchen bei Beugung im Ellbogengelenk mit dem Daumen von der Ellbeuge aus und Zug am Unterarm.
   Bei hinterer Luxation erfolgt die Reposition in Extension.

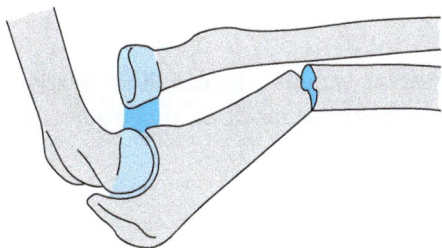

Monteggia-Luxationsfraktur Radiusköpfchenluxation und proximale Ulnafraktur.

2. Reposition und Stabilisierung der Ulna Fraktur mit Oberarmgips in suppinierter Unterarm- und Beugestellung.
3. Eine Operationsindikation besteht bei Instabilität des Radiusköpfchens mit Rekonstruktion des Ligamentum annulare radii.

11.1.13 Distale Radiusfraktur und distale Unterarmfraktur bei Kindern

Sofortmaßnahmen in diagnostischer Hinsicht

Durch die Inspektion (Fehlstellung und Schwellung), durch die Palpation (krepitatio), durch die Bewegungseinschränkung und Hauptschmerzpunkt am distalen Unterarm/Handgelenk wird der Frakturverdacht gestellt. Beweisend ist die Röntgenaufnahme in 2 Ebenen. Angrenzende Gelenke sollen mit geröngt werden um Kombinationsverletzungen zu erkennen: Monteggia-Fraktur, Galeazzi-Fraktur. Weitere Spezialaufnahmen zur Untersuchung der Handwurzelknochen sind: navikulare Aufnahmen, CT, MRT.

Sofortmaßnahmen in therapeutischer Hinsicht

Konservatives Vorgehen: Reposition in Narkose und Oberarmgipsverband. Repositionstechnik – durch Zug und Druck wird die Deformierung zunächst verstärkt, um die Fragmente zu lösen. Dadurch kommen die Fragmente in achsengerechte Stellung. Dann erfolgt die Ruhigstellung im Gipsverband. Repositionshindernisse können der M. pronator quadratus oder Periostanteile sein.

Operative Maßnahme: Bei instabilen Frakturen, die sich im Gipsverband nicht halten lassen, erfolgt eine Markraumdrahtung oder eine Plattenosteosynthese. Wenn bei distaler Radiusfraktur eine stabilere Position nicht erzielt werden kann, erfolgt eine perkutane Bohrdrahtosteosynthese oder es erfolgt eine Osteosynthese mit einer Abstützplatte.

Vermeidung von Komplikationen: Sekundär Dislokationen und Karpaltunnelsyndrom.

11.1.14 Beckenfrakturen

Apophysenlösungen (Ansatz des Musculus rectus femoris an spina iliaca inferior, Musculus sartorius an spina iliaca superior, Adduktorenansatz an Tuberositas ossi ischii):
– Diagnostik: Röntgen.
– Therapie: Bei Dislokation < 2 cm konservativ: Entlastung bis Schmerzfreiheit (8–10 d), dann Schonung und Belastung nach Toleranz für 4–6 Wochen, dann voll.
– Operative Therapie: Schraubenosteosynthese.

Acetabulum Frakturen bei Kindern

Zuerst Inspektion, dann mit den 9 allgemeinen Sofortmaßnahmen beginnen. Frakturursachen sind Stürze beim Klettern und Skifahren, Autounfälle, Überrolltwerden und alle Unfälle mit einem Stauchungsmechanismus in kranio-caudaler und dorso-ventraler Richtung.

Diagnostische Sofortmaßnahmen

Zuerst Ausschluss von intraabdominellen und intrapelvinen Verletzungen. Differenzierte Diagnostik erfolgt mit CT und MRT. Dabei können die intraabdominellen Organverletzungen sowie Verletzungen der Gefäße festgestellt werden sowie dorsale Pfannenrandfrakturen, Hüftluxationen, Sprengung der Y-Fuge, das sind die Fugen zwischen Os ileum, Os ischiadicum und Os pubis.

11.1.15 Schenkelhalsfrakturen bei Kindern

Sofortmaßnahmen

1. Röntgenbild in zwei Ebenen anfertigen. Daraus ist der Typ der Schenkelhalsfraktur ersichtlich:
   – Typ I: Epyphysenlösung;
   – Typ II: Mediale Schenkelhalsfraktur;
   – Typ III: Laterale Schenkelhalsfraktur;
   – Typ IV: Pertrochantäre Schenkelhalsfraktur.
2. Wenn eine Reposition geplant ist: Je früher die Reposition erfolgt, umso besser ist die Prognose im Hinblick auf die Vermeidung einer Nekrose des Schenkelhalskopfes. Die Reposition erfolgt in Narkose durch Zug am Oberschenkel in Flexion und Abduktion. Dies kann im Rahmen einer geschlossenen oder offenen Reposition oder auf einem Extensionstisch erfolgen.

    Die chirurgische Reposition ermöglicht eine Entleerung des Frakturhämatoms, eine sofortige Verbesserung der vaskulären Situation, eine Reposition unter Sicht, eine stabile Fixation der Fragmente und eine lokale Fibrinolyse.

3. Die lateralen und seltenen medialen Schenkelhalsfrakturen stellen bei Kindern eine absolute Indikation zur sofortigen exakten Reposition und Entfernung des intraartikulären Hämatoms dar. Es handelt sich um einen Notfall, da die Gefahr einer der Hüftkopfnekrose und einer Pseudarthrose besteht. Mit Hilfe einer oder mehrere Spongiosaschrauben erfolgt eine exakte Reposition und Fixation. Wichtig ist die Röntgenkontrolle am Ende der Reposition und gleichzeitige Bilddokumentation.

4. Postoperativ erfolgt eine Immobilisation über einen Zeitraum von 2 Wochen in Innenrotation und Abduktion in einem Beckengips. Unbelastete Bewegungsübungen in den darauffolgenden 4 Monaten. Dann erst langsame Belastung, um eine Kopfnekrose zu vermeiden.

5. Besteht keine Dislokation, so sollte bei vorhandenem Hämarthros eine Gelenkspunktion durchgeführt werden zur Druckentlastung. Anschließend erfolgt ein Beckenbeingips in Abduktion und Flexion im Kniegelenk. Dabei soll eine LWS Lordose vermieden werden. Vermeidbare Fehler sind: Rekurvation im Kniegelank, Genu valgus Position, Spitzfußstellung und Dekubitus an der Ferse.

6. Das genannte Vorgehen ist äußerst wichtig, da im Gegensatz zu Erwachsenen die Blutversorgung des Hüftkopfes bei Kindern zunächst um eine Gefäßbahn verkleinert ist.

11.1.16 Femurschaftfrakturen bei Kindern

Im Femur ist das größte Wachstumspotential für die untere Extremität.

Sofortmaßnahmen

1. **Röntgenbild** in zwei Ebenen anfertigen.
   Im Röntgenbild erkennt man **Femurfrakturen** in 3 Etagen und eine starke **Fragmentverschiebung** durch folgende Muskelgruppen:
   a) Quadriceps-Muskelgruppe Zug nach ventral;
   b) Adduktions-Muskelgruppe Zug nach medial;
   c) Ischiokrurale Muskelgruppe Zug nach dorsal.
   Fraktur in der 1. Etage = proximale Etage = proximales Drittel:
   Proximales Fragment ist disloziert: Flexion, Abduktion, Außenrotation;
   Distales Fragment ist disloziert: Adduktion, Außenrotation;
   Vorbereitung zur Reposition: Zug bei flecktierter Hüfte und flecktiertem Knie.
   Fraktur in der 2. Etage = mittlere Etage = mittleres Drittel:
   Proximales Fragment ist disloziert: nach lateral und dorsal;

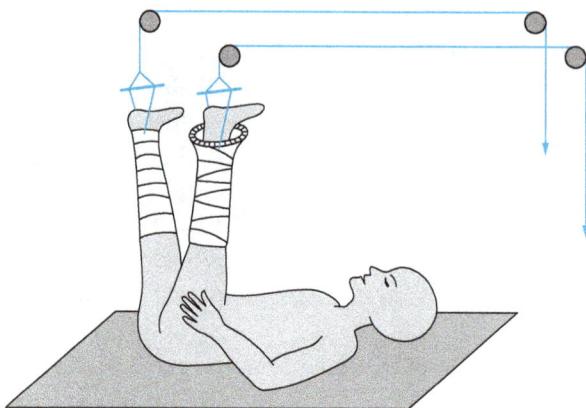

Abb. 11.7: Vertikal-Extension bei Femurfrakturen im Kindesalter mit einem Stülpa-Verband.

Distales Fragment ist disloziert: Adduktion. Beide Fragmente stehen in starker Verkürzung. Vorbereitung zur Reposition: Zug nach distal in Abduktion des Unterschenkels.

Fraktur in der 3. Etage = distale Etage = distales Drittel:

Proximales Fragment ist disloziert: geringgradig, Mittelstellung, starke Verkürzung. Distales Fragment ist disloziert: nach dorsal abgekippt, Kompression der Arteria poplitea; Vorbereitung zu Operation.

2. Bei Kindern bis zum 3. Lebensjahr wird man einen TG-Schlauchverband in senkrechter Richtung nach oben (Schwebestreckverband; Abb. 11.7) anlegen. Besonderes ist darauf zu achten, dass ein Rotationsfehler vermieden wird. Es ist weiterhin darauf zu achten, dass rechtzeitig ein Kompartmentsyndrom erkannt wird.

3. Konservative Therapie: < 3. LJ, Overhead-Pflasterextension für 8–10 d, dann Beckenbeingips für weitere 2 Wochen.

Operative Therapie: Bei älteren Kindern: ante- oder retrograde ESIN, bei Trümmerfrakturen auch Fixateur externe.

11.1.17 Epiphysenlösungsfraktur am distalen Femur bei Kindern

Sofortmaßnahmen

1. Röntgenbilder a. p. und seitlich: der epiphysäre Block ist in den meisten Fällen nach lateral verschoben und nach ventral verkippt.

2. Vorbereitungen zur Narkose und zur Reposition durch achsialen Zug bei flecktiertem Kniegelenk.

3. Liegt eine Epiphysenlösung nach Typ Salter-Harris vor, so erfolgt die Reposition durch Oberschenkelauswärtsdruck und Unterschenkeleinwärtsdruck. Nach erfolgter Reposition wird ein Beckenbeingips angelegt. Alternatives Vorgehen:

offener Zugang und Verschraubung mit Kompressionsschrauben und anschließendem Beckenbeingips.

11.1.18 Frakturen der Eminentia intercondylaris bei Kindern

Sofortmaßnahmen

1. Diagnostik durch Röntgenaufnahmen in 2 Ebenen, Arthroskopie oder CT mit der Möglichkeit die Kreuzbänder zu beurteilen.
2. Man unterscheidet 6 Verletzungstypen (Rigault):
   a) Typ I A: Multifragmentäre oder singlefragmentärer Ausriss von kleineren Knochenanteilen;
   b) Typ I B: Inkomplette Lösung der Eminentia mit Ventralverkippung;
   c) Typ I C: Epiphysenlösung des Tibiaplateaus und der Eminentia ohne Dislokation;
   d) Typ II A: Ausriss der Eminentia an der ventralen Seite mit einem Winkel über 10°, dorsale Verbindung bleibt bestehen;
   e) Typ II B: Großes Abrissfragment der Eminentia vom ventralen Tibiaplateau;
   f) Typ II C: Eminentia komplett abgerissen.
3. Es ist darauf zu achten, dass diese zentralen Kniebinnenläsionen kombiniert sein können mit lateralen Bandrupturen.
4. Vorbereitungen zur Narkose und Operation: Entfernen des Hämatoms, Refixation der dislozierten Eminentia (Zugnähte, Schrauben).
5. Anschließende Immobilisation im Oberschenkelgips für 7–8 Wochen.

11.1.19 Patellafrakturen bei Kindern

Morphologische Kenntnisse

Die Ossifikation der Patella beginnt beim Mädchen bei $2^1/_2$ Jahren, beim Jungen mit 4 Jahren. Die Ossifikation erfolgt in zentrifugaler Form. Mit 10 Jahren ist die Ossifikation beendet und die Patella hat ihre definitive Form. Die Ossifikation und die Vascularisation sind wegen des peripatellaren Gefäßkranzes eng miteinander verbunden.

Sofortmaßnahmen

1. Diagnostik durch Inspektion mit starker Schwellung im Bereich des gesamten Knies. Objektivierung der Verletzung und weiterer Begleitverletzungen durch Palpation der Kniescheibe mit feststellbarer Einsenkung im Patellabereich (bei starker Schwellung und Hämatomausbildung mit Schmerzen nicht immer exakt

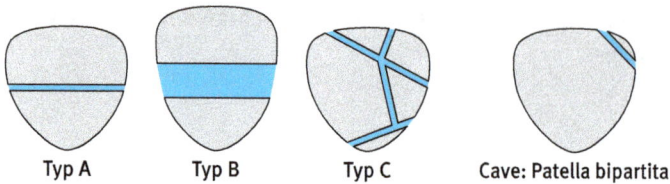

| Typ A | Typ B | Typ C | Cave: Patella bipartita |

Abb. 11.8: Überblick über die drei häufigsten Patellafrakturen (Typ A, B, und C). Die Patella bipartita (rechtes Bild) stellt eine Anomalie der Kniescheibe dar.

beurteilbar), CT, MRT und Arthroskopie in Narkose zur Beurteilung des Kniegelenks.

2. Querfrakturen werden durch Cerclage geschlossen (Abb. 11.8).
3. Die proximalen und distalen Patella Polfrakturen werden ebenfalls durch Cerclage readaptiert. Wenn eine solche Readaptation unterbleibt bilden sich voluminöse sekundäre Ossificationen.
4. Die Avulsionsfraktur führt zu einer Lösung der Patella aus ihrer Unterlage und kann zu einer Knochennekrose an Tibia oder Femur führen.
5. Bei frakturierten aber nicht dislozierten Fragmenten kann eine Gipshülse angelegt werden.
6. Frakturen am Patellarand mit Desinsertion des Retinakulums macht eine Refixation des Fragmentes notwendig. Bei einem kileinen Knochenfragment kann dies entfernt werden. Eine übersehene Fraktur führt zu einer Femoro-patellaren Insabilität.
7. Liegt eine kartilaginäre Verletzung an der artikulierenden Patellafläche vor, so ist eine Refixierung notwendig, wenn das Fragment groß ist. Kleine Fragmente werden entfernt. Eine übersehene kartilaginäre Fraktur kann zu einem freien Gelenkkörper mit Blockade in der Kniebeweglichkeit führen.

11.1.20 Unterschenkelschaftfrakturen bei Kindern

Sofortmaßnahmen

1. Röntgenbild in zwei Ebenen anfertigen.
2. Frage nach der Unfallursache: Direkter Schlag auf den Unterschenkel, Stoßstangenverletzung bei Autounfällen, Sturz über ein Hindernis nach vorne (Flexionsfraktur), Kompressionsfraktur durch Sturz vom Baum, Torsionsfraktur/Spiralfraktur beim Skifahren.
3. Therapie: Frakturen (isolierte Tibiafrakturen) *ohne Dislokation* werden in einem Oberschenkelgipsverband für 4–5 Wochen ruhiggestellt.
4. Therapie: Unterschenkelfrakturen (Frakturen von Tibia und Fibula) werden in Narkose reponiert und anschließend in einem Oberschenkelliegegips bzw.

Scotchcast-Verband immobilisiert. Offene Frakturen und Frakturen, die konservativ wiederholt abgleiten, werden operativ versorgt.

5. Therapie: Grünholz-Frakturen mit Achsknickung werden in Narkose reponiert und durch einen Oberschenkelgipsverband immobilisiert. Dauer 4–5 Wochen.

6. Therapie: Typische „Malleolarfrakturen des Erwachsenen" kommen bei Kindern nicht vor. Eine Operation kommt hier nur dann in Frage, wenn eine Epiphysenlösung mit Gabelsprengung besteht und die Fraktur die Epiphysenfuge durchkreuzt. In diesen Fällen erfolgt die Rekonstruktion des Sprunggelenkes mit kleinen Spongiosaschrauben oder durch Spickdrähte und Naht rupturierter Bänder.

> Alle Frakturen, die reponiert werden, müssen unter Bildwandlerkontrolle auf achsengerechte Stellung überprüft werden. Die achsengerechte Stellung wird gleichzeitig durch ein Bild dokumentiert. Alle initialen Valgusfehlstellungen sollen in leichter Varusstellung überkorrigiert werden. **!**

7. Vermeidung von Redislokationen:
   a) Wichtig ist die Kenntnis der Frakturlinie in der Tibia: langstreckige spiralförmige Tibiafrakturen neigen zum Abgleiten;
   b) Wichtig ist die Kenntnis, ob eine Fibulafraktur vorhanden ist: ist die Fibula nicht frakturiert, besteht kaum ein Längenverlust im Tibiabereich. Die unverletzte Fibula verhindert aber nicht ein Abkippen des distalen Tibiafragmentes in Varusstellung;
   c) wichtig ist das Erkennen und die daraus resultierende Therapie des Unterschenkelödems: je ausgedehnter das Ödem umso größer das Risiko einer sekundären Dislokation.

8. Geplante chirurgische Maßnahmen sind:
   a) proximale Tibiafraktur:
      – nicht selten initial kaum disloziert und damit radiologisch sichtbar;
      – aufgrund verzögerter Heilung kann es zur Fugenstimulation medial mit Valgusfehlstellung kommen;
      – daher: Röntgenkontrolle gipsfrei nach 5–7 d;
      – Therapie: geschlossene oder offene Reposition und Gipsanlage.
   b) Unterschenkelfraktur:
      – konservative Therapie: bei stabiler Fraktur, ggf. Reposition: Oberschenkelgips für 2 Wochen, dann Unterschenkelgips für 2 Wochen;
      – ältere Kinder und bei Querfraktur: ESIN besser geeignet;
      – operative Therapie immer bei instabiler Fraktur, nicht reponierbarer oder retinierbarer Fraktur.
   c) Epiphysenlösungen der distalen Tibia einschließlich Übergangsfrakturen (Two- und Triplane Frakturen) beim Adoleszenten:
      – Diagnostik: Röntgen, insbesondere bei Übergangsfrakturen CT;
      – konservative Therapie bei Dislokation < 2 mm, sonst exakte Reposition und Draht/Schraubenosteosynthese ohne Kreuzung der Wachstumsfugen.

9. Vorgehen bei offenen Unterschenkelfrakturen: ist die Perforation durch Haut und Weichteile klein, kann die Fraktur wie eine geschlossene behandelt werden bei gleichzeitiger i. v. Antibiotikagabe und Wunddrainage. Bei komplexer Fraktur und Hautdefekt: Anlegen eines Fixateurs extern. Die Konsolidation einer offenen Fraktur dauert um ca. 30–50 % länger als bei geschlossener Fraktur. Von den Kindern wird ein Fixateur extern besser vertragen als von Erwachsenen.

11.1.21 Malleolarfrakturen bei Kindern

Sofortmaßnahmen

1. Die Diagnostik erfolgt durch Inspektion, Überprüfung von Sensibilität, Motilität und Durchblutung.

   Je nach Unfallmechanismus kann es zu folgenden sichtbaren Fehlstellungen im Sprunggelenk kommen:
   a) Valgusdeviation mit einer Epiphysenlösung der Tibia, Salter-Harris-2-Verletzung an der Tibia mit lateralem Knochenfragment, Innenknöchelfraktur;
   b) Varusdeviation (umgekehrter Verletzungsmechanismus) mit Epiphysenlösung an der Fibula und Fraktur des Malleolus medialis;
   c) Spitzfußdeviation mit einer Epiphysenlösung, Salter-Harris-2-Verletzung der Tibia mit dorsalem Knochenfragment, ventrale Tibiarandfraktur (Tillaux) und einer Marmor Fraktur. Die weiteren diagnostischen Maßnahmen sind Röntgenspezialaufnahmen und CT.
   d) Epiphysenlösung, therapeutische Klassifikation nach Aitken (Typ I–III) (Abb. 11.9)
      – Typ I: Epiphysenfraktur mit einem metaphysärem Biegungskeil. Bei exakter Reposition kommt es nicht zu Wachstumsstörungen, die Indikation zur Operation ist selten.

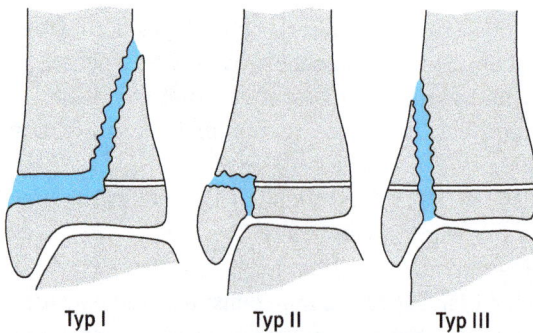

Typ I   Typ II   Typ III

Abb. 11.9: Einteilung der Epiphysenverletzungen nach AitkenTyp I, Typ II, Typ III.

- Typ II: Epiphyse und die Wachstumsfuge sind disloziert. Eine exakte Reposition ist notwendig, andernfalls entsteht ein Teilverschluss der Wachstumsfuge mit exentrischem Wachstum. In diesen Fällen ist eine operative Korrektur indiziert.
- Typ III: Es besteht eine Einstauchung der Epiphyse mit einem metaphysärem Biegungskeil, Schädigung der Wachstumszone. Hier besteht die Indikation zu einer „slow-motion" Reposition bzw. einer operativen Anpassung der Fragmente.

2. Röntgenbeurteilung der Frakturlinien bei Knöchelfrakturen (ap Bild, seitliches Bild, Schrägaufnahmen):
   a) am Innenknöchel (Unterbrechung der Wachstumsfuge);
   b) am Außenknöchel (fibulare Wachstumsfuge);
   c) Salter-Harris-2-Verletzung (Epiphysenlösungsfraktur);
   d) Malleolargabelsprengung;
   e) Marmor-Fraktur: Sprengung des Pilon in 3 Stücke;
   f) Tillaux-Fraktur: vordere Randfraktur der Tibia.
3. Schlüssel für eine exakte Reposition ist die Reposition der Fibulafragmente.
4. Repositionshindernisse mit sekundärer Dislokation können sein entweder die Interposition eines Periostlappens oder Interposition des M. tibialis posterior an der medialen Seite der Tibia.
5. Vorbereitungen zur Narkose und Operation sind gegeben bei:
   a) Ruptur der Wachstumsfuge mit Dislokation der epiphysären Fragmente;
   b) Kombination einer Epiphysenlösungsfraktur der Tibia und einer Epiphysenlösungsfraktur der distalen Fibula.

11.2 Frakturen im Erwachsenenalter – spezielle Übersichten

Frakturen im Kindesalter und Frakturen bei Erwachsenen werden getrennt dargestellt.

11.2.1 Behandlung des Verletzten als vordringlichste Maßnahme

Sofortmaßnahmen (1–9)
Bei allen Patienten, die wegen Hinweisen auf eine Fraktur oder mit einer Fraktur zur Aufnahme kommen, soll folgendermaßen vorgegangen werden:
1. Inspektion des Patienten: Bewusstseinslage, Schmerzsymptomatik, sieht der Patient blass aus, ist er in einem Schockzustand, können nach der Erstinspektion mehrere Verletzungen vorliegen. Kompression und Stillung äußerer Blutungen.

2. Wo ist die Fraktur bzw. wo wird die Fraktur vermutet: offene Fraktur, geschlossene Fraktur, Weichteilschaden, auffallend starke Schwellungen, Fehlstellungen.
3. Messung von Blutdruck und Puls. Anlegen eines venösen Zugangs am Unterarm, im Bereich der Ellbeuge (Schiene anlegen, damit der Zugang erhalten bleibt, venöser Zugang über Vena saphena magna, medial des Malleolus medialis. Bei offenen Frakturen Infektionsverhütung durch Antibiotika.
4. Bewertung der Atmung und Auskultation des Brustkorbs rechts und links. Gegebenenfalls Freilegen der Atemwege, Freihalten der Atemwege durch Absaugung von Blut, Schleim und Erbrochenem. Lagerung des Patienten in Oberkörper-Kopftieflage.
5. Sofortuntersuchung von Hb, Hk, kleinem Blutbild, Blutgerinnung und gegebenenfalls Blutgruppe.
6. Schmerzbekämpfung und Kontrolle von routinemäßig eingenommenen Medikamenten. Schutz vor Wärmeverlust: Patient zudecken, in Decken einwickeln.
7. Ruhigstellung der betroffenen Extremität.
8. Überprüfung von Sensibilität und Durchblutung.
9. Röntgenuntersuchung der betroffenen Extremität, je nach Befund CT/MRT, EKG, Endoskopie/Monitoring in die Wege leiten.

11.2.2 Behandlungsgrundsätze bei Frakturen im Erwachsenenalter

Patienten mit Frakturen können ein Polytrauma erlitten haben. Daher Diagnostik nach Verletzung mehrerer Organe, die lebensbedrohlich sein können, durchführen.

Score-Systeme können helfen, die Verletzungsschwere zu definieren: Injury Severity Score (ISS). Bei polytraumatisierten Patienten erfolgt die Stabilisierung der Vitalfunktionen primär mit der operativen Versorgung. Die folgenden 25 Behandlungsrichtlinien sind verbindlich:

1. Bei Patienten, bei denen der Verdacht auf eine Fraktur besteht, muss der verletzte Gliedabschnitt sorgfältig behandelt werden (Umlagerung, diagnostische Maßnahmen, Transport mit Hilfe von Luftkissenschienen), um nicht:
   a) den Schock zu vertiefen;
   b) Gewebsschädigungen zu vermehren;
   c) zusätzliche Frakturen zu setzen.
2. „Frakturpatienten" müssen im Hinblick auf mehrere Frakturen an verschiedenen Körperstellen untersucht werden (Skelettprüfung).
3. Stumpfes Thoraxtrauma und Bauchtrauma ausschließen (s. Kap. 8 und Abschn. 9.2).
4. Nie Repositionsmanöver, bevor eine adäquate Schocktherapie (s. Kap. 4) eingeleitet wurde.
5. Bei jeder Reposition müssen die Röntgenbilder vor beleuchteter Mattscheibe sichtbar sein.

6. Vor jeder Reposition und Knochenoperation müssen Nerven- und Durchblutungsverhältnisse genau überprüft sein.

7. Konservative Therapie beinhaltet folgende Schritte:
   a) Reposition der Fragmente;
   b) Ruhigstellung/Immobilisation in Gips oder Scotchcast;
   c) funktionelle Nachbehandlung.

8. Bei jeder Reposition wird das distale Fragment auf das proximale eingestellt. Jedes Repositionsmanöver hat unter Bildwandlerkontrolle zu erfolgen mit gleichzeitiger Bilddokumentation.

9. Nach jeder Reposition sind für ca. 48–72 h die Zirkulationsverhältnisse genau zu überprüfen: Man achte auf Hauttemperatur, Hautfarbe, Sensibilität und Puls. Patienten über Stauungszeichen aufklären. Röntgenkontrollen am Tag der Reposition, am 3. und am 7. Tag.

10. Jeder immobilisierende Verband muss folgende Daten tragen: Diagnose, Datum, Name des Arztes.

11. Äußerungen des Patienten, der einen immobilisierenden Verband erhalten hat, im Hinblick auf seinen Gesundheitszustand haben forensisch gesehen eine wichtige Bedeutung.

12. Auf den Blutverlust reagiert der Körper mit der Ausschüttung von Katecholaminen, was zu einer Minderperfusion von Organen (z. B. Niere, Darm) führen kann. Dies kann auch zu Einschränkungen der Immunabwehr, zur Sepsisneigung, zu SIRS (systemic inflammatory response syndrome) oder zu einem Multiorganversagen (MOV) führen.

13. Fehler bei der Anlage immobilisierender Verbände können durch eine insuffiziente Polsterung und durch harte Druckstellen des Verbandes entstehen: Durchblutungsstörungen, Schwellungen, Sensibilitätsstörungen, Drucknekrosen, sekundäre Dislokationen.

14. Sekundäre Achsenfehlstellungen im Frakturbereich können durch Keilung des immobilisierenden Verbandes korrigiert werden.

15. Rotationsfehler werden durch späteres Wachstum oder im Rahmen des Ausheilungsprozesses nicht ausgeglichen.

16. Jeder immobilisierende Verband muss die beiden der Fraktur benachbarten Gelenke einschließen.

17. Bei stark geschwollenen Weichteilen soll nach der Reposition und nach dem Anlegen des immobilisierenden Verbandes dieser bis auf den „letzten Faden" gespalten werden. Der definitive Verschluss des immobilisierenden Verbandes erfolgt durch zirkuläre Binden nach Abschwellen zwischen dem 3. und 5. Tag.

18. Die Dringlichkeit der stabilen Osteosynthesen ermöglicht erst, alle modernen intensiv-therapeutischen Maßnahmen zur Anwendung zu bringen. Schock- und Fettemboliegefahr werden dadurch frühzeitig reduziert. Gefäßrekonstruktionen sind bei gleichzeitiger primärer Osteosynthese von Dauererfolg. Die

Überlebenschance bei Knochenbrüchen alter Menschen wird durch Vermeidung der Früh- und Spätkomplikationen und durch die Verbesserung der Pflegefähigkeit erheblich angehoben.

19. Hochlagerung der entsprechenden Extremität.

20. Antiphlogistische Therapie über 3 Tage.

21. Thromboseprophylaxe.

22. Vermeidung der posttraumatischen Pneumonie durch Atemtherapie, d. h. Atmen gegen einen Widerstand (Physiotherapie) und durch frühzeitige Mobilisation, d. h. frühzeitige stabile Osteosynthese.

23. Überblick über Blutverluste bei verschiedenen Frakturlokalisationen:
    a) Oberarmfraktur: 200–1.000 ml;
    b) Oberschenkelfrakturen bis 3.000 ml;
    c) Unterschenkelfrakturen bis 500 ml;
    d) Beckenfrakturen 4.000 ml und mehr.

24. Extensionsbehandlungen spielen eine untergeordnete Rolle, sie dienen heute nur noch zur temporären Ruhigstellung.

25. Primäre Hautnaht bei offenen Frakturen: ja/nein Grundsätzlich sollte eine zeitnahes, schichtübergreifendes Debridement und ausgiebige Spülung der Wunde erfolgen. Bei erst- und zweitgradig offenen Frakturen, keiner bis geringer Verschmutzung und der Möglichkeit des primären Verschlusses empfehlen wir die primäre Hautnaht. Bei moderater Verschmutzung sollte die grobe Wundadaptation über einer Drainage/Lasche erfolgen. Bei starker Verschmutzung und großen Defektwunden muss die temporäre Wundabdeckung durchgeführt werden, z. B. Epigard, Coldex, VAC-Therapie.

11.2.3 Einteilung der geschlossenen Frakturen mit Weichteilschaden

Die Einteilung geht auf Tscherne und Oestern zurück. Die Haut über dem Knochenbruch ist intakt:
- Grad 0: Kein oder nur geringer Weichteilschaden; einfache, unkomplizierte Frakturform, z. B. Unterschenkeltorsionsfraktur.
- Grad 1: Oberflächliche Weichteilläsion, Weichteilkontusion, einfache bis mittelschwere Bruchform, z. B. Luxationsfrakturen im oberen Sprunggelenk.
- Grad 2: Tiefe Schürfwunden und umschriebene Muskel- und Hautkontusionen durch direkte Gewalteinwirkung. Hierzu gehört auch das Kompartmentsyndrom mit einer mittelschweren bis schweren Bruchform, z. B. Zwei-Etagen-Fraktur.
- Grad 3: Ausgedehnte Hautkontusion, Hautquetschungen und Zerstörung der Muskulatur sowie subkutanes Decollement mit manifestem Kompartmentsyndrom und Verletzung von Gefäßen mit Trümmer- und Stückbrüchen.

11.2.4 Einteilung der offenen Frakturen

Haut über der Fraktur ist eröffnet.

Es besteht die Gefahr der Wundinfektion und der Osteomyelitis:

– Grad I: Wunde unter 10 mm Länge, geringer Weichteilschaden;

– Grad II: Wunde über 10 mm Länge, ausgedehnter Weichteilschaden;

– Grad III a/b/c: schwerer Weichteilschaden an Haut, Muskulatur, Nerven und Gefäßen.

11.2.5 Kompartmentsyndrom

Definition

Beachte zur Vermeidung von Fehldiagnosen: Häufig ist das Kompartmentsyndrom, was die Definition, die Diagnose und Therapie anbelangt, nicht ausreichend bekannt. Dies kann jedoch in der Frakturbeurteilung und in der Frakturtherapie zu folgenschweren Komplikationen führen, die forensisch gesehen negative Auswirkungen haben können.

Das Kompartmentsyndrom (Abb. 11.10) kommt am häufigsten bei kombinierten Knochen-, Weichteil- und Gefäßverletzungen vor. Die Druckerhöhung in den Muskellogen entsteht durch das frakturbedingte Hämatom und Ödembildungen in der postischämischen Phase. Durch Erhöhung des Gewebeinnendrucks kommt es zu einer peripheren Minderdurchblutung, z. B. der unteren Extremität. Die Muskulatur ist dadurch vital gefährdet. Irreparable Schäden sind unweigerlich die Folge, wenn nicht innerhalb von wenigen Stunden die Durchblutung wiederhergestellt wird.

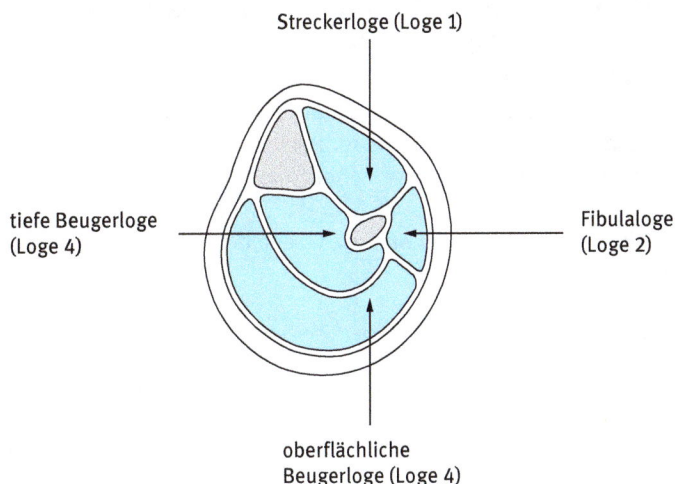

Abb. 11.10: Kompartmentsyndrom bei Tibiafraktur.

Die Druckerhöhung im Kompartment muss durch eine ausgedehnte Fasziotomie aller Faszienlogen und Verminderung des Drucks erreicht werden. Der subfasziale Gewebedruck liegt normalerweise unter 5 mm Hg. Bei einer länger andauernden Überschreitung des subfaszialen Gewebedrucks von mehr als 30 mm Hg ist eine ausreichende kapilläre Durchblutung nicht mehr zu erwarten, wenn nicht sofort eine Druckentlastung vorgenommen wird. Hier ist eine Indikation zur Fasziotomie gegeben. Druckmessung erfolgt mit einer Drucksonde, z. B. in der vorderen Tibialis-anteriorloge.

Leitsymptome
1. Rasch zunehmende, krampfartig bohrende Schmerzen in der verletzten Extremität;
2. Parästhesien, Hypästesien, Gefühllosigkeit;
3. Störungen der Muskelfunktion;
4. Palpation ist schmerzhaft, das Gewebe ist von harter Konsistenz;
5. Periphere Arterienpulse und die Kapillarzirkulation sind im Initialstadium tastbar. Man unterscheidet das prämanifeste vom manifesten Kompartmentsyndrom ist durch Schmerzen charakterisiert, das manifeste Kompartmentsyndrom durch neurologische Ausfallerscheinungen.

! Der nachgewiesene Arterienpuls spricht initial nicht gegen ein Kompartmentsyndrom.

Stadieneinteilung des Kompartmentsyndroms
– Stadium 1: Hautverfärbung limitiert auf Bereiche entlang z. B. der Tibiakante mit entsprechenden Parästhesien. Der periphere Puls der A. dorsalis pedis ist noch tastbar.
– Stadium 2: Die peripheren Pulse sind nicht mehr erhalten. Es bestehen motorische Ausfälle der Fußheber und Hypästesien bis Anästhesien. Die Muskulatur ist ischämisch geschwollen mit beginnender Nekrose.
– Stadium 3: Nekrose der Muskulatur, völlige Aufhebung von Motorik und Sensibilität, beginnende und manifeste Hautnekrose. Schweregrad und Dauer der Weichteilkompression sind für die Prognose bedeutsam.

Vorkommen: Unterschenkel, Unterarm (Volkmann), Oberschenkel, Oberarm, Becken, Wirbelsäule.

! Es können Erwachsene, aber auch Kinder und Säuglinge betroffen sein!

Am häufigsten ist der Unterschenkel mit seinen vier Muskellogen befallen (Abb. 11.10). Bei den vier Muskellogen des Unterschenkels sind wiederum der Häufigkeit nach befallen:
1. Streckerloge;
2. Fibularisloge;

3. oberflächliche Beugerloge;
4. tiefe Beugerloge.

Die vier Faszienlogen des Unterschenkels:
- **Streckerloge – Loge 1:** Musculus tibialis anterior zwischen Tibia und Fibula. Nerven und Gefäße: N. peroneus profundus und vasa tibialia anteriora.
- **Fibularisloge – Loge 2:** Lokalisation lateral der Fibula. Nerven und Gefäße: N. peroneus superficialis und die das Septum durchbrechende Muskelarterie.
- **Beugerloge oberflächlich – Loge 3:** Lokalisation dorsal von Tibia und Fibula. Nerven und Gefäße: N. tibialis und vasa tibialia posteriora und vasa peronea.
- **Beugerloge tief – Loge 4:** Lokalisation dorsal der Muskelloge 3. Nerven und Gefäße außerhalb der Loge: V. saphena magna, N. saphenus sowie V. saphena parva und N. suralis.

Die Logen werden durch folgende Septen getrennt:
1. Septum intermusculare anterius zwischen Loge 1 und 2;
2. Membrana interossea zwischen Loge 1 und 3;
3. Septum intermusculare posterius zwischen Loge 2 und 4;
4. Fascia cruralis V. saphena profunda zwischen Loge 3 und 4.

Sofortmaßnahmen (Abb. 11.10)
1. Sämtliche Verbände, insbesondere Gipsverbände, müssen breit eröffnet oder entfernt werden.
2. Fasziotomie (siehe Logen und Septen) zur Entlastung des Gewebedrucks und anschließende Muskelbiopsie zur Beurteilung des Muskelschadens. Die Fasziotomie erfolgt häufig als laterale Faszienspaltung als Hauptzugangsweg zu den Logen am Unterschenkel.
3. Stabilisierung der Fraktur, z. B. mit einem Fixateur externe.
4. Die Faszie bleibt nach durchgeführter Fasziotomie offen.
5. Die Haut kann adaptiert werden oder muss ebenfalls offen bleiben.
6. Das Kompartmentsyndrom bildet sich nach erfolgter Fasziotomie innerhalb von 5–8 Tagen zurück.
7. Die Wunde kann später durch eine Sekundärnaht verschlossen werden.
8. Infusion über zentralen Venenzugang (Halsvene) oder initial über Venen an der Hand, am Unterarm oder über die Vena saphena magna. Applikation von Antibiotika, Thromboseprophylaxe.

11.2.6 Wie beschreibt man eine Fraktur? – Frakturklassifikation

Es empfiehlt sich, nach folgendem Schema vorzugehen (Abb. 11.1), Frakturtypen. Die genaue Bezeichnung des Frakturbereichs ergibt sich aus der Lokalisation der

Fraktur. Schaftfrakturen können durch den proximalen Schaft, durch die Schaftmitte und durch den distalen Schaft verlaufen.

> **!** Unter einer Fraktur versteht man eine vollkommene Kontinuitätsdurchtrennung des Knochens mit Funktionsverlust, Schmerzen und einem Frakturhämatom. Eine Fissur dagegen stellt eine unvollkommene, schwer einsehbare Kontinuitätstrennung des Knochens ohne Dislokation dar.

AO (Arbeitsgemeinschaft für Osteosynthesefragen)-Klassifikation der langen Röhrenknochen-Frakturen

– A-Frakturen (einfache Frakturen):
  – A1: Spiralfrakturen;
  – A2: Schrägfrakturen unter 30°;
  – A3: Querfrakturen über 30°.
– B-Frakturen (mit Biegungskeil):
  – B1: Spiralfraktur mit Biegungskeil;
  – B2: Schrägfraktur mit Biegungskeil;
  – B3: Querfraktur mit fraglichem Biegungskeil.
– C-Frakturen (Trümmerfrakturen, bei denen der Kontakt zum Hauptfragment fehlt):
  – C1: Trümmerfraktur mit 1–3 Intermediärfragmenten;
  – C2: Segmentfraktur;
  – C3: komplexe Trümmerfraktur.
– Einteilung gelenknaher/intraartikulärer Frakturen:
  – A-Frakturen: extraartikuläre Fraktur;
  – B-Frakturen: partielle Gelenkfraktur, teilweise erhaltener Kontakt der Diaphyse zur Gelenkfläche;
  – C-Frakturen: unterbrochener Kontakt der Diaphyse zum Gelenk.

11.2.7 Frakturdiagnose

> **!** Bei jeder Frakturbeurteilung müssen vorher Sensibilität, Motilität und Durchblutung überprüft und dokumentiert werden.

1. Klinische Untersuchungen:
   a) Sichere Frakturzeichen: abnorme Beweglichkeit, abnorme Stellung, Knochenreiben (nicht provozieren!).
   b) Unsichere Frakturzeichen: Schmerz, Funktionseinschränkung, Schwellung.
2. Röntgen in zwei Ebenen:
   a) den ganzen Knochen mit den angrenzenden Gelenken röntgen;
   b) Röntgenschrägaufnahmen in speziellen Fällen oder CT-Untersuchungen.

11.2.8 Dislokationsmöglichkeiten

Bei der Beschreibung einer Dislokation (Abb. 11.2) geht man so vor, dass das periphere (körperferne) Bruchstück in seiner Stellung zum zentralen körpernahen definiert wird.

Dislokationsmöglichkeiten bei der oberen Extremität:
- Radialabknickung;
- Ulnarabknickung;
- Dorsalabknickung;
- Volarabknickung;
- Rotationsfehler;
- Ad-latus-Seitenverschiebung;
- Verkürzung.

Dislokationsmöglichkeiten der unteren Extremität:
- Adduktion = Varusstellung;
- Abduktion = Valgusstellung;
- Rekurvation = Achsenknickung mit frontal offenem Winkel;
- Antekurvation = Achsenknickung mit dorsal offenem Winkel;
- Rotationsfehler;
- Ad-latus-Seitenverschiebung;
- Verkürzung.

11.2.9 Übersicht über Osteosyntheseverfahren (Abb. 11.11)

- **Stabile Osteosynthese:** Operative Frakturbehandlungsmethode mit Hilfe von Marknagelung, Plattenosteosynthese, Schraubenosteosynthese, Fixateur externe.
- **Adaptierende Osteosynthese:** Operative Frakturbehandlung mit Bohrdrähten, Cerclage, Rush pins, Zuggurtung.
- **Marknagelung:** Achsengerechte Wiederherstellung eines frakturierten Knochens durch einen intramedullären Stabilisator in Form eines stabilisierenden Marknagels. Man unterscheidet die gedeckte Marknagelung von der offenen Marknagelung. Am Femur und an der Tibia können über 90 % der Marknagelung gedeckt durchgeführt werden.
- **Gedeckte Marknagelung:** Osteosynthese, bei der die Frakturstelle selbst nicht eröffnet wird. Das Frakturhämatom bleibt erhalten. Der Marknagel wird über eine Inzision, z. B. im Bereich des Trochanter major bei einer gedeckten Marknagelung des Femurs oder in Höhe des Tuberositas tibiae bei einer Marknagelung der Tibia, in beide Fragmente vorgeschoben. Die Technik der gedeckten Marknagelung besteht darin, dass die Extremität auf einem speziellen Operati-

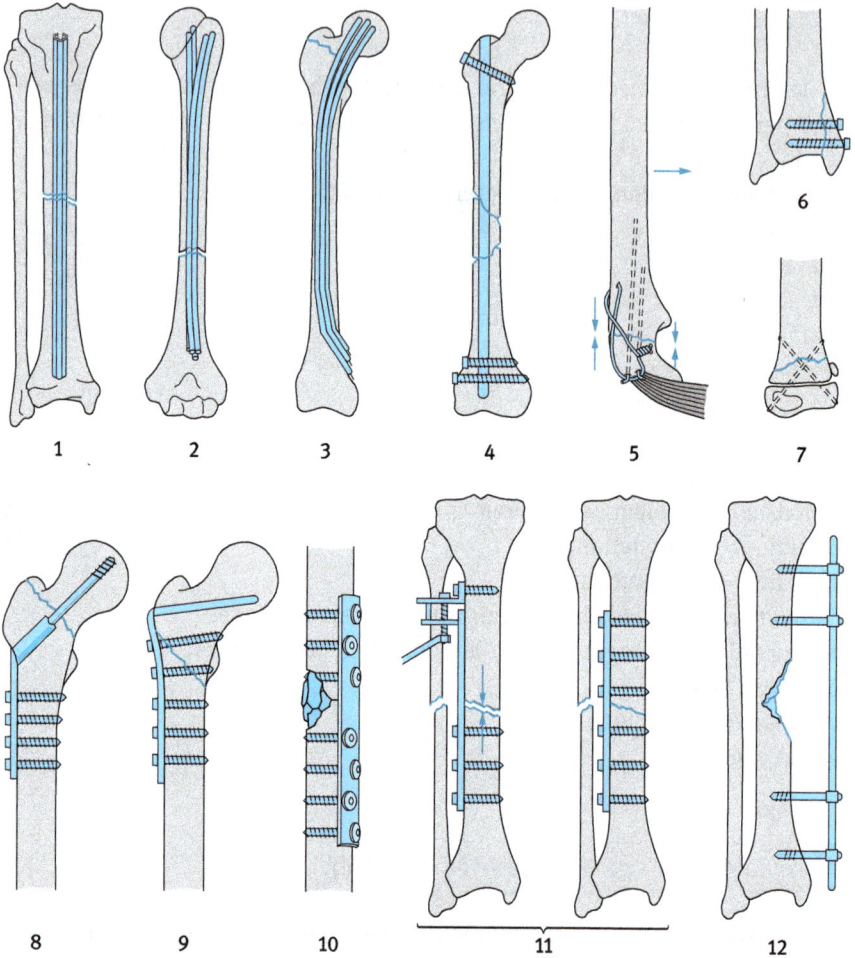

Abb. 11.11: Osteosyntheseverfahren: (1) Marknagelung nach Küntscher; (2) Bündelnagelung; (3) Federnägel nach Ender und Weidner; (4) Verrieglungsnagel; (5) Drahtzuggurtung; (6) Verschraubung; (7) gekreuzte Spick-Draht-Osteosynthese; (8) Dynamische Hüftschraube; (9) 95° Kondylenplatte; (10) Kompressionsplatte; (11) Kompressionsplatte bei Pseudarthrose; (12) Fixateur externe.

onstisch (Maquet-Tisch) mit einer Röntgenbildverstärker-Einrichtung fixiert wird. Die Markhöhle wird mit Spezialbohrern aufgebohrt, um eine entsprechende adäquate Passform zwischen Markhöhle und Marknagel zu erreichen. Ernährungsstörungen des Knochens treten dabei nicht auf, da im Knochen selbst eine rasche Revaskularisation erfolgt. Die Vorteile dieses Behandlungsverfahrens sind die schnelle knöcherne Heilung, die frühe Belastbarkeit und der Vorteil, dass die Haut im Bereich der Frakturstelle nicht eröffnet zu werden braucht.

– **Verriegelungsnagelung:** Hierbei handelt es sich um eine Weiterentwicklung der Marknagelung; interlocking nailling = Querstabilisierung der Fragmente durch sogenannte quer zum Knochen verlaufende Schrauben mit einer intra-medullären Schienung. Dadurch wird eine Verkürzung und eine Rotationsfehl-stellung verhindert. Diese Querstabilisierungs-Osteosynthese findet Anwen-dung z. B. bei Oberschenkeltrümmerfrakturen.

– **Dynamische Schraubensysteme in Kombination mit Platten – Platten-osteosynthese:** Hierbei erfolgt eine Rekonstruktion des frakturierten Kno-chens nach Freilegung der Fraktur nach Absaugung des Hämatoms, durch eine AO-Kompressionsplatte, die den Knochen in anatomisch gerechter Position fixiert. Hauptindikationen sind Frakturen im metaphysären Bereich großer Röhrenknochen, auch im Hand- und Fingerbereich. Man unterscheidet die *Neutralisationsplatte,* bei der durch Einzelschrauben die Fraktur interfragmen-tär komprimiert und die Frakturzone mechanisch stabilisiert wird. Die *Kom-pressionsplatte* wird bei Querbrüchen angewendet, wobei die Metallplatte mit Hilfe eines Plattenzuggerätes, das vorübergehend am Knochen fixiert wird, un-ter Zug genommen wird, wobei es zu einer Kompression im Bruchspalt kommt. Abstützplatten werden z. B. bei Tibiakopffrakturen verwendet, wobei die Tibia-konsole durch Spongiosaunterfütterung und mit Hilfe von Abstützplatten sta-bilisiert wird.

– **Fixateur externe:** Osteosynthesestab mit 2- bzw. 3-dimensionaler Verstrebung. Hierbei werden Steinmann-Nägel oder Schanz-Schrauben perkutan durch die Hauptfragmente so angebracht und mit Hilfe von Gewinde und Rohrstangen so untereinander verbunden, dass bei achsengerechter Stellung und Ver-schraubung die Fraktur optimal in anatomisch regelrechter Position eingestellt ist. Dieses Verfahren ist vor allem indiziert bei offenen Frakturen, bei Trümmer-frakturen und gleichzeitigem Vorliegen einer Infektion.

– **Adaptationsosteosynthese:** Osteosyntheseverfahren, bei denen eine adaptie-rende Osteosynthese mit dem Ziel einer anatomisch regelrechten Reposition durchgeführt wird. In allen Fällen ist ein immobilisierender Gipsverband not-wendig. Hauptindikationen sind hierbei kindliche Frakturen.

– **Indikationen für die Marknagelung:**
  – Femurschaftfrakturen:
    Femurschaftfrakturen stellen eine Notfallindikation zur sofortigen Stabili-sierung dar. In den meisten Fällen ist die Marknagelosteosynthese das Ver-fahren der Wahl. Die Indikation zur antegraden Marknagelosteosynthese besteht bei geschlossenen sowie offenen Frakturen vom Typ 1, 2 und 3A.
  – Tibiafrakturen:
    Geschlossene und offene isolierte Tibia- und Unterschenkelschaftfrakturen (AO 42).
    – Extraartikuläre Frakturen der proximalen oder distalen Tibia (AO 41 A2/A3; AO 43 A1/A2/A3).
    – Segmentfrakturen der Tibia.

- – Intraartikuläre Frakturen der proximalen oder distalen Tibia (AO 41 C1/ C2; AO 43 C1/C2) in Verbindung mit weiteren Implantaten.
  - – Stabilisierung bei und nach Segmenttransport/Kallusdistraktion an der Tibia.
- – Humerusfraktur:
  Quer- und kurze Schrägfrakturen sowie Frakturen mit Biegungskeil im mittleren Schaft- drittel stellen die ideale Indikation zur Marknagelung dar, weit proximal oder distal gelegene Frakturen sowie lange Spiralfrakturen werden eher plattenosteosynthetisch versorgt. Daneben liegt in dem geringeren operativen Weichteiltrauma insbesondere bei adipösen Patienten ein Vorteil der Marknagelung. Auch sekundäre Marknagelungen nach Primärversorgung mit Fixateur externe oder bei Pseudarthrosen nach primär konservativer Behandlung sind möglich.
- – **Indikationen für den Fixateur externe (AO):** Offene Frakturen, Schwellungszustände, erforderliche schnelle Versorgung/Polytraumapatient, fehlendes Implantat/Operateur, Instabilitäten bei Infektgeschehen, Salvage-Procedere assoziierte Kopfverletzungen, kontaminierte Weichteile, Weichteilschäden insbesondere mit assoziierten Gefäßschäden.

11.2.10 Vorteile der stabilen Osteosynthese

1. stabile Fixation in anatomisch regelrechter Position;
2. frühzeitige aktive und passive Bewegungstherapie möglich;
3. beste Prophylaxe gegen Thromboembolie;
4. Verminderung der Muskel- und Skelettatrophie;
5. keine Versteifung der Gelenke;
6. Verbesserung der Zirkulation, Prophylaxe der Fettembolie.

11.2.11 Übersicht über Eigennamen, Bezeichnung der Fraktur und Luxation

	Eigennamen	Frakturbeschreibung
1	Tossy I–IV	Akromioklavikulare-Luxation
2	Reposition nach Arlt	Repositionsmethode bei Schulterluxation
3	Reposition nach Hippokrates	Repositionsmethode bei Schulterluxation
4	Reposition nach Kocher	Repositionsmethode bei Schulterluxation
5	Monteggia-Fraktur	proximale Ulnafraktur und Radiusköpfchenfraktur
6	Chassaignac-Verletzung	Radiusköpfchenluxation
7	Frykman-Fraktur Typ A–D	extra- und intraartikuläre Radiusfrakturtypen
8	Colles-Fraktur	Radiusextensionsfrakturtypen

	Eigennamen	Frakturbeschreibung
9	Smith-Fraktur Typ 1–3	Radiusflexionsfrakturtypen
10	Galleazzi-Läsion	Luxationsfraktur im distalen Radio-Ulnargelenk (distaler Radiusschaft, Abriss des Processus styloideus ulnae)
11	Morbus Sudeck	Dystrophie/Atrophie der Weichteile/Knochen als Komplikation nach distaler Radiusfraktur
12	De Quervain'sche Fraktur	perilunäre Luxationsfraktur
13	Bennett'sche Fraktur	Fraktur des I. Mittelhandknochens an der Basis mit Luxation im Karpo-Metakarpalgelenk I
14	Rolando-Fraktur	intraartikuläre Metacarpale-I-Fraktur mit Y-Fraktur an der Basis des I. Mittelhandknochens
15	Pipkin-Klassifikation	Hüftkopfkalottenfraktur Typ 1–4
16	Judet- und Letournel-Frakturen	Azetabulumfrakturen Typ A–D
17	Pauwels-Frakturen 1–3	Klassifikation der medialen Schenkelhalsfrakturen Typ 1–3
18	Garden-Prognose	Beurteilung der Überlebenschance des Hüftkopfes bei medialen Schenkelhalsfrakturennach Garden Typ 1–4
19	Willenegger-/Weber-Fraktur	Malleolarfraktur Typ A–C
20	Vidal-Fraktur	Kalkaneusfraktur Typ 1–3

11.2.12 Fraktur – Zusammenfassung über Frakturtypen, Behandlungsrichtlinien und notwendige Sofortmaßnahmen bei Erwachsenen

Klavikulafrakturen (siehe auch Kap. 11.2.3, Abb. 11.3)

Typ	Operationsindikation	Konservative Therapie
Fraktur im mittleren Drittel und Hypomochilonfraktur über der ersten Rippe	Plattenosteosynthese nur bei neurologischen Ausfällen bei Zirkulationsstörungen bei Gefahr der Durchspießung der Haut	– Schmerzmittel – Rucksackverband – Arm in Desaultverband
Fraktur im lateralen Drittel der Klavikula (Typ I–IV): – zentrales Ende nach kranial (M. sternocleidomastoideus) – peripheres Ende nach kaudal (M. deltoideus)	bei Typ II: Zuggurtung, Kleinfragmentenplättchen	Typ I, III, IV: Rucksackverband
Fraktur im medialen Drittel	Operationsindikation	

Luxationen im Sterno-Klavikular- und Akromio-Klavikular-Gelenk

Typ	Operationsindikation	Konservative Therapie
Tossy I – Lig. akromioclaviculare teilweise zerrissen – Gelenkkapsel teilweise zerrissen Coracoakromial-gelenk o. B.	keine Operationsindikation	Schmerzmittel, Ruhigstellung, Überprüfung von Sensibilität, Motilität und Durchblutung des Arms und der Hand, funktionelle Behandlung
Tossy II – Lig. akromioclaviculare total zerrissen – Gelenkkapsel total zerrissen – Coracoakromialband teilweise zerrissen	selten Operationsindikation	Thoraxabduktionsgips
Tossy III Lig. akromioclaviculare total zerissen Gelenkkapsel total zerrissen Lig. coracoakromiale total zerrissen	Wiederherstellung der Bandverbindung und Naht des Bandapparates sowie Zuggurtungsosteosynthese	Rucksackverband nach operativer Korrektur
Tossy IV – Lig. akromioclaviculare total zerrissen – Gelenkkapsel total zerrissen Lig. Coracoakromial – intakt, aber Abrissfraktur des Proc. coracoideus	Wiederherstellung der Bandverbindung und Naht des Bandapparates sowie Zuggurtungsosteosynthese	
Luxationen im Sterno-clavicular-Gelenk	bei vollständiger Luxation Entfernen des Diskus und Fixation der Bänder am claviculosternalen Gelenk	bei Subluxation Reposition und Rucksackverband

Skapulafrakturen (Abb. 11.12)

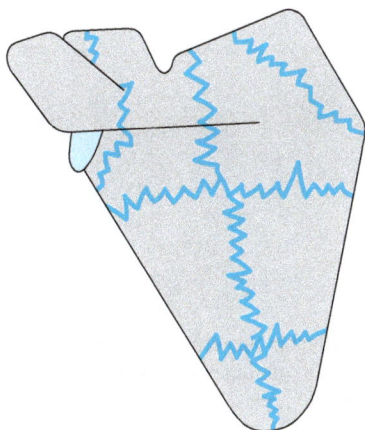

Abb. 11.12: Überblick über die Frakturverläufe bei der Skapula.

Typ	Operationsindikation	Konservative Therapie
Schulterblatthalsfraktur (Collum)	– keine Operationsindikation – bei starker Dislokation: Reposition und Olekranondrahtextension	– Schmerztherapie, Überprüfung von Sensibilität, Motilität und Durchblutung der oberen Extremität, – bei keiner Dislokation: Thoraxabduktionsgips für 3–4 Wochen
Schmetterlings-Schulterblattfraktur durch die Skapula	keine Operationsindikation	Mitella- oder Desaultverbandes für 1–2 Wochen und frühe funktionelle Behandlung
Gelenkpfannenfraktur (Cavitas glenoidalis)	keine Operationsindikation	genaue Reposition notwendig, anschließend Mitella- oder Desaultverband
Fortsatzbruch (Acromium, Proc. coronarius)	Indikation zur Operation: dislozierte Fragmente im Bereich des Prozessus Coracoideus und des Acromiums und bei Schulterblatthalsfrakturen durch die fossa infraspinata mit Dislokation.	Desaultverband für 1–2 Wochen, frühzeitige Bewegungstherapie und Schwimmen

Gelenknahe Humerusfrakturen (Abb. 11.13)

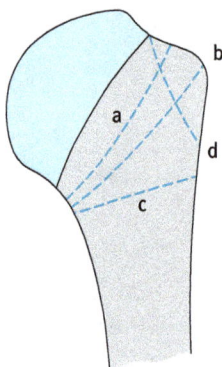

Abb. 11.13: Überblick über die häufigsten Humerusfrakturen: (a) Fraktur am Collum anatonicum, (b) pertuberkuläre Fraktur, (c) Fraktur am Collum chirurgicum, (d) Abriss vom Tuberculum majus.

Typ	Operationsindikation	Konservative Therapie
Typ I (80 %) – zwei und mehr Fragmente am Humeruskopf – weniger als 10 mm weite Dislokation – weniger als 45° abgekippt	keine Operationsindikation	Schmerztherapie, Überprüfung von Sensibilität, Motilität und Durchblutung der Hand, Gilchristverband, Desaultverband
Typ II – zwei Fragmente mit Dislokation und Frakturverlauf durch Schaft/Collum anatomicum – Dislokation des Tuberculum majus – Dislokation des Tuberculum minus	Schrauben, Zuggurtung bei – Abrissfraktur des Tuberculum majus humeri – Fraktur am Collum anatomicum	aktive Muskelübungen nach 3–4 Wochen
Typ III drei Fragmente (Neer) mit Dislokation, wobei die Frakturlinie im Collum chirurgicum mit Abkippung und Rotation des Kopfes und Dislokation im Schaft sowie disloziertem Tuberculum majus oder dislozierten Tuberculum minus vorliegt	stabile bzw. adaptierende Osteosynthese der durch Muskelzug dislozierten Fragmente oder Markraumdrahtschienung	Thoraxabduktionsgips bei älteren Patienten oder bei eingestauchten Frakturen indiziert

Typ	Operationsindikation	Konservative Therapie
Typ IV – alle vier Areale (Neer) weisen eine Dislokation auf Dislokation und Rotation des Kopffragmentes – Dislokation des Schafts – Dislokation des Tuberculum majus – Dislokation des Tuberculum minus	in 90 % Gefahr eine Nekrose des Humeruskopfes mit sehr ungünstiger Prognose, unabhängig vom jeweiligen Verfahren	funktionelle Nachbehandlung nach wenigen Wochen

Humerusfrakturen – Humerusmitte (Abb. 11.14)

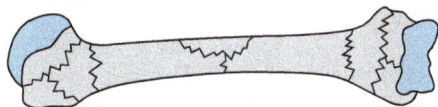

Abb. 11.14: Überblick über die Humerusschaftfrakturen.

Typ	Operationsindikation	Konservative Therapie
– Querfraktur – Schrägfraktur – Spiralfraktur – Spiralfraktur mit und ohne Biegungskeil **Beachte:** Bei proximalen Frakturen liegt die Frakturlinie zwischen dem Ansatz des M. deltoideus und dem M. pectoralis major, dadurch kommt es zu einer Abduktion und Innenrotation des proximalen Fragmentes durch den M. pectoralis major.	– intrameduläre Stabilisationstechnik, Plattenosteosynthese, externe Fixation bei offenen Frakturen/Schweregrad II/III – bei Frakturen mit knöchernem Defekt – bei Läsionen der A. brachialis – bei primärer und sekundärer Radialislähmung – bei Intensivbehandlung beim Polytrauma – bei irreponiblen Frakturen (Interponat)	bei Frakturen, die nicht in die Indikationsgruppe der chirurgischen Behandlung fallen: Reposition (in Narkose) und frühzeitige funktionelle Behandlung. Schmerztherapie, Arm Ruhigstellung vor dem Röntgen. Überprüfung von Sensibilität, Motilität und Durchblutung des Arms und der Hände. Untersuchung und Ausschluss eines Kompartmentsyndroms

Distale Humerusfrakturen (Abb. 11.15)

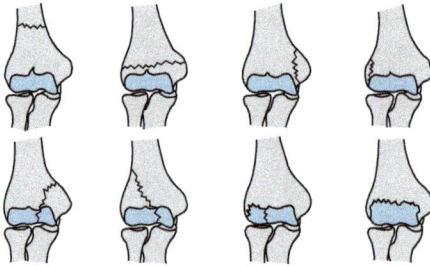

Abb. 11.15: Piktogramm für die insgesamt 8 verschiedenen distalen Humerusfrakturen.

Typ	Operationsindikation	Konservative Therapie
– suprakondyläre Humerusfraktur – perkondyläre Humerusfraktur – Abriss Epicond. humeri med. Abriss Epicond. humeri lat. – Fraktur des Cond. Medialis – Fraktur des Cond. Lateralis – Fraktur des Cond. Humeri – Trochleafraktur – intraartikuläre Y-Fraktur – intraartikuläre Trümmerfraktur – suprakondyläre Humerusfraktur bei Kindern	– offene Fraktur/Schweregrad II–III – Fraktur mit Nerven und Gefäßläsion – intraartikuläre Fraktur mit Stufen und Fragmenten	Ruhigstellung im Oberarmgips für 3–4 Wochen bei folgendem Frakturverlauf: – geringgradig verschobene perkondyläre Fraktur oder nicht dislozierte intraartikuläre Fraktur, Schmerztherapie, Arm Ruhigstellung vor dem Röntgen. Überprüfung von Sensibilität, Motilität und Durchblutung des Arms und der Hände. – Untersuchung und Ausschluss eines Kompartmentsyndroms.

Unterarmfrakturen

Typ	Operationsindikation	Konservative Therapie
– Olekranonfraktur – Querfraktur – Schrägfraktur	bei intraartikulärer Fraktur und Distraktionstendenz: Zuggurtung, Osteosynthese	frühe funktionelle Behandlung nach der Operation
Radiusköpfchenfraktur – Meißelfraktur – Trümmerfraktur – subkapitale Fraktur	– bei stärkerer Luxation: Reposition und Minischraube, Radiusköpfchen-Resektion – bei stärkerer Luxation: Reposition und transartikuläre Fixation nach Witt	Konservative Therapie bei Fissuren ohne Dislokation: Oberarmgips 3–4 Wochen

Typ	Operationsindikation	Konservative Therapie
Radius- und Ulnaschaftfraktur	bei isolierter Ulnafraktur: – Plattenosteosynthese bei isolierter Radiusfraktur: – Plattenosteosynthese	Reposition und Immobilisation im Scotchcast bei Kindern
	bei Fraktur von Ulna und Radius, da es nur so möglich ist, die Funktion auch im peripheren Bereich exakt wiederherzustellen	

Ellenbogenluxation, Monteggia-Fraktur, Chassaignac-Verletzung, Galeazzi-Verletzung

Typ	Operationsindikation	Konservative Therapie
Ellenbogenluxation nach hinten/vorne von Ulna und Radius	Bei Luxation nach vorne, da dasOlekranon frakturiert ist und OP-Indikation bei Abriss des epikondylus humeri lateralis.	bei Luxation nach hinten: Reposition in Narkose und Immobilisation im Gipsverband für 1 Woche
Monteggia-Fraktur: – Ulnafraktur proximal und ventrale Radiusköpfchen-luxation – Riss des Lig. anulare	Wenn die geschlossene Reposition nicht gelingt oder bei Fehlposition der Fragmente: offene Reposition des Radiusköpfchens, Plattenosteosynthese ulna evtl. Naht des Lig. anulare und wenn das Radiusköpfchen wieder eine Luxations-tendenz aufweist	Geschlossene Reposition bei Kindern und Erwachsenen. Ruhigstellung im Gipsverband/ Scotch-Verband und frühfunktionelle Bewegungstherapie
Chassaignac-Verletzung: Subluxation des Radiusköpfchens	keine Operationsindikation	Repositionsmanöver: Rasche Supination und gleichzeitige Streckung des Vorderarms bei gleichzeitigem Druck auf das Radiusköpfchen von der Ellenbeuge aus
Galeazzi-Verletzung: distale Radiusschaftfraktur und Luxation der Ulna im distalen Radio-Ulnargelenk	Reposition und Osteosynthese des Radius	Frühfunktionelle Bewegungstherape nach Resposition und Operation.

Distale Unterarmfrakturen (Abb. 11.16 und Abb. 11.17)

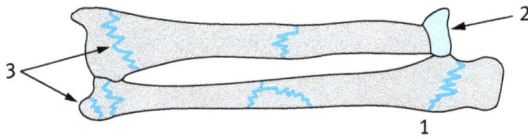

Abb. 11.16: Überblick über die verschiedenen Unterarmfrakturen: (1) Olecranonfraktur; (2) Radiusköpfchenfraktur; (3) distale Unterarmfraktur.

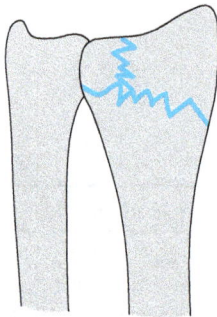

Abb. 11.17: Distale intraartikuläre Radiusfraktur.

Typ	Operationsindikation	Konservative Therapie
Radiusfraktur (Extensionsfraktur, Flexionsfraktur nach Frykman-Colles) – Typ A: extraartikulär – Typ B: radiokarpale Gelenkfraktur – Typ C: radioulnare Gelenkfraktur – Typ D: komplizierte Gelenkfraktur radioulnar/radiokarpal	bei Typ D Osteosynthese, wenn die Fraktur nicht oder schlecht reponierbar ist mit Bohrdrahtosteosynthese oder Osteosynthese mit Abstützplatte und autologe Spongiosa	bei Typ A–C ohne Luxation oder konservative Therapie bei Dislokation: Reposition und Stabilisierung in Extension, Palmarflexion, Ulnarabduktion, Pronation
Flexionsfraktur nach Smith Typ I: Querbruch mit stärkerem Abkippen des peripheren Fragmentes nach palmar ohne Verletzung der Gelenkfläche Typ II: Luxationsfraktur mit Beteiligung der distalen Radiusgelenkflächen Typ III: Trümmerfraktur der distalen Radiusgelenkfläche und Luxation	Operationsindikation	

Beachte: Die Winkel der Radiusgelenkflächen nach Böhler sind im a. p.-Bild 25–30°, in der seitlichen Ansicht ca. 10° Volarflexion. Sie sind ein Maß für die Qualität der Reposition.

Frakturen im Bereich der Hand (siehe Kap. 14.12)

Beckenfrakturen (Abb. 11.18)

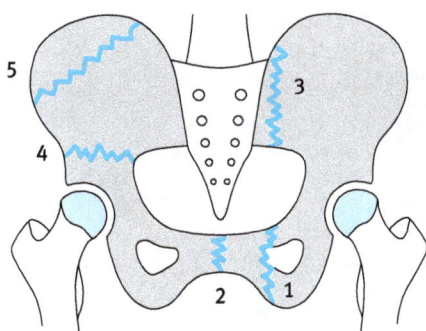

Überblick über die 5 häufigsten Beckenfrakturen: (1) obere und untere Schambeinastfraktur; (2) Symphysenfraktur; (3) vertikale Alafraktur; (4) Malgaigne-Fraktur; (5) Beckenrandfraktur.

Typ	Operationsindikation	Konservative Therapie
A1 und A2; B1, B2 und B3; C1, C2 und C3; (Raschke, Haas, Mutschler) Beckenringbrüche mit starker Dislokation und Instabilität. Frakturen und Bandrupturen, die den Beckenring unterbrechen (Stabilitätsverlust): – Fraktur des oberen und unteren Schambeinastes (um das For. obturatum herum) – Fraktur des oberen und unteren Schambeinastes auf beiden Seiten (Schmetterlingsfraktur, Voigt)	Fixateur externe, stabile Plattenosteosynthese (strenge Indikation). Kontrolle von abdominellen Verletzungen der Niere, des harnableitenden Systems durch CT/MRT – Operative Korrektur bei stärkerer Höhenverschiebung einer Beckenhälfte	– Behandlung nach Magnus bei vorderer Beckenringfraktur ohne wesentliche Dislokation, über 4–6 Wochen Bettruhe. Behandlung nach Rauchfuß bei stark verschobenem Beckenringbruch oder bei Auseinanderweichen einer oder beider Beckenhälften. – Stabile Verletzungen werden konservativ behandelt.
Symphysenruptur	bei einer Symphysendiastase von über 30 mm: Plattenosteosynthese; Beurteilung einer Symphysenrupturaufgrund der Symphysenspaltbreite: – bis 3 Jahre 10 mm – bis 20 Jahre 6 mm – bis 50 Jahre 3 mm	Stabile Verletzungen werden konservativ behandelt

Typ	Operationsindikation	Konservative Therapie
vertikale Alafraktur (dorsal) bzw. Sprengung des Ileosacralgelenkes vertikale Alafraktur und gleichzeitige Fraktur des oberen und unteren Schambeinastes Malgaigne-Fraktur	Eine Diastase von über 15 mm ist ein Zeichen für eine Ruptur der Iliosakralbänder. Bei einer Diastase von 40–80 mm sind beide Sakralfugen sowie die Ligamenta interossea dorsalia rupturiert.	
vertikale Alafraktur und Fraktur des oberen und unteren Schambeinastes der anderen Seite (gekreuzte Malgaigne-Fraktur)	Stabilisierung des Beckens durch Fixateur externe als notfallmäßige Stabilisierung oder Anlegen einer Beckenzwinge oder Plattenosteosynthese der Symphyse und gegebenenfalls an der Beckenschaufel bzw. am Beckenkamm. Auch Spongiosazugschrauben zur Stabilisierung der Sacroiliacalfuge	
Frakturen und Verletzungen, die den Beckenring nicht unterbrochen (erhaltene Stabilisation): – isolierte obere Schambeinfrakturen – isolierter Sitzbeinbruch – Beckenrandbruch oder Querbruch der Ala ossis ischii oder Trümmerfrakturen des Osilium		A-Verletzungen: stabile Beckenverletzungen mit intaktem Beckenring; Indikation für funktionelle Behandlung. Kontrolle nach Begleitverletzungen: Niere, Ureter, Blase, Harnröhre, Gefäße, Plexus lumbosacralis, Rektum und LWS: mit Röntgenuntersuchung, CT, MRT und gegebenenfalls Endoskopie
– Querfraktur des Os sacrum – Steißbeinfraktur oder Luxation nach vorne		
– Abrissfraktur der Spina iliaca anterior superior	Kompressionsschraube	Ruhigstellung in starker Beugestellung des Oberschenkels für 2–3 Wochen und Immobilisation
– Abrissfraktur des Tuber ossis ischii	Kompressionsschraube	Streckstellung des Beines für 2–3 Wochen

Luxationsfrakturen des Hüftgelenkes

Typ	Operationsindikation	Konservative Therapie
– Lux. Iliaca – Lux. Ischiadica – Lux. Pubica – Lux. obturatoria (mit und ohne Frakturen) – zentrale Hüftgelenks-luxationsfraktur – Acetabulumfraktur	Wenn eine Reposition nicht möglich ist, wenn ein Repositionshindernis vorliegt, wenn die erfolgte Reposition erneut luxiert oder Frakturen im Gelenkbereich oder stark dislozierte Frankturen vorliegen ist eine operative Korrektur in anatomisch gerechter Position gegeben. Jeder verschobene Bruch der Hüftpfanne sowie die Luxationsfraktur des Hüftgelenks stellt eine Operationsindikation dar.	– CT/MRT-Kontrolle einschließlich der Beckenorgane, Kontrolle der Leistengegend und Ausschluss von Lumbalhernien. – Hüftgelenksluxationen werden in Narkose reponiert und in Streckstellung gelagert, dann Bewegungstherapie. Alle stabilen, nicht dislozierten Hüpftgelenksfrakturen werden in Narkose reponiert.

Hüftkopfkalottenfrakturen

Typ	Operationsindikation	Konservative Therapie
– Typ 1 – Typ 2 – Typ 3 – Typ 4	bei jungen Patienten mit gesundem Hüftgelenk: Osteosynthese – Typ 1 und 2: Verschraubung – Typ 3: Verschraubung oder 130° Winkelplatte – Typ 4 mit Pfannenrandfraktur: Verschraubung, sonst Therapie wie bei Typ 3	bei bestehender Coxarthrose: Totalendoprothese

Acetabulumfrakturen

Typ	Operationsindikation	Konservative Therapie
Judet/Letournel: – Typ A: isolierter Pfannen-randbruch – Typ B: Bruch dorsaler Pfeiler – Typ C: Bruch ventraler Pfeiler – Typ D: reine Querfraktur	Osteosynthese bei dislozierter Acetabulumfraktur oder Luxationsfraktur. Ziel der Behandlung ist die anatomische Wiederherstellung des Gelenkes. Dies ist nur durch eine stabile Osteosynthese möglich, die eine frühe Mobilisierung ermöglicht.	bei stabilen, nicht dislozierten Hüftpfannenfrakturen: Extensionsbehandlung

Proximale Oberschenkelfrakturen

Typ	Operationsindikation	Konservative Therapie
Einteilung nach Frakturwinkel, d. h. Frakturlinie zur Horizontalen: – Pauwels I: unter 30° – Pauwels II: 30–50° – Pauwels III: über 70° – Analogklassifikation nach Garden: Typ I–IV	Osteosynthese bei Pauwels II und III und den instabilen Adduktionsfrakturen. Bei intraartikulärem Hämatom und Schenkelhalsfraktur: Operation innerhalb von 8 h, um eine Femurkopfnekrose durch erhöhten intraartikulären Druck zu vermeiden. Kopferhaltende Operation durch Verschraubung oder Endoprothese (Totalendoprothese).	Sie ist indiziert bei Pauwels I und den stabilen Abduktionsfrakturen

Distale Oberschenkelfrakturen (Abb. 11.19)

Typ	Operationsindikation	Konservative Therapie
– proximale Fraktur (proximales Fragment in Beugestellung durch M. iliopsoas)	bei proximaler und distaler Oberschenkelschaftfraktur: – Verriegelungsmarknagel,	**Zu beachten:** starker Blutverlust und drohendes Kompartmentsyndrom. Konservative Therapie bei Kindern bis zum 7. Lebensjahr durch Reposition und Beckenbeingips
– distale Fraktur (proximales Fragment in Adduktionsstellung, das distale Fragment ist nach hinten abgekippt)	Marknagel bei kurzer und querer Fraktur oder Osteosyntheseverplattung bei Torsionsfraktur und Fraktur im proximalen/ distalen Drittel	
– Frakturverlauf suprakondylär oder diakondylär: distales Fragment nach unten abgekippt	– Kondylenplatte bei suprakondylärer Fraktur sowie bei diakondylärer Fraktur	Reposition und konservative Behandlung im Gipsverband; nur bei Epiphysenfugenfrakturen Typ Aitken II und III ist eine operative Revision mit Reposition und Fixation notwendig.

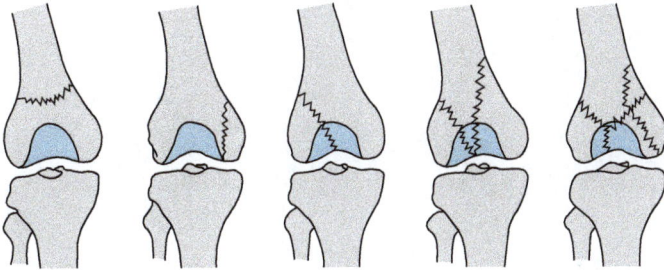

Abb. 11.19: Piktogramm für die 5 häufigsten distalen Femurfrakturen.

Patellafrakturen

Typ	Operationsindikation	Konservative Therapie
Patellafraktur – Typ A: nicht dislozierte Querfraktur – Typ B: dislozierte Querfraktur – Typ C: dislozierte Trümmerfraktur – **Cave:** Patella bipartita	Bei totaler Zerstörung der Patella totale Patellektomie und Rekonstruktion durch Anastomose von Patellasehne und Quadrizepssehne Typ B und C	Typ A, wenn keine Dislokation vorliegt. Genaue Diagnose von intraartikulären Verletzungen des Kreuzbandes, der Eminenzia und der Seitenbänder durch Röntgen, CT/MRT und Arthroskopie

Tibiakopffrakturen (Abb. 11.20)

Typ	Operationsindikation	Konservative Therapie
Plateaufrakturen: – Spaltbruch – Depressionsbruch – Impressionsbruch – kombinierte Fraktur	Dislozierte und instabile Frakturen werden operiert. Defektauffüllung durch Spongiosaplastik und abstützende Plattenosteosynthese	bei allen Frakturen ohne Dislokation und Stufenbildung konservative Behandlung.
Luxationsfraktur Ausriss der Tuberositas tibiae	Schraubenfixation der Tuberositas tibiae (Wiederherstellung der normalen Streckfunktion der unteren Extremität)	

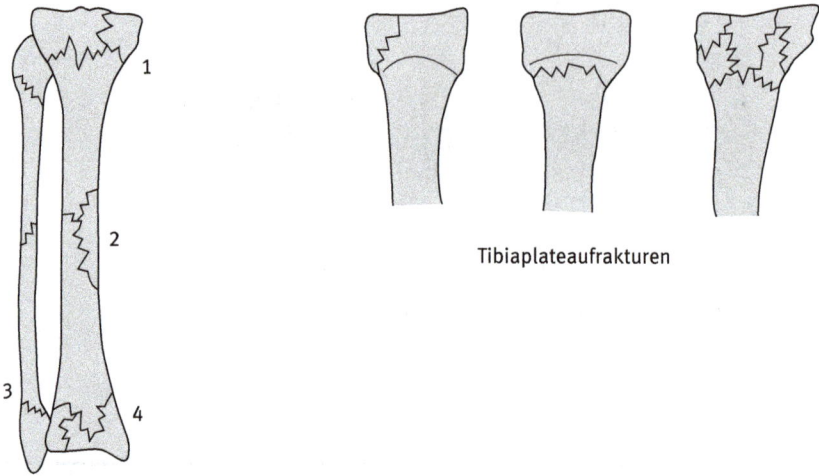

Tibiaplateaufrakturen

Abb. 11.20: (1) proximale Tibiafraktur und intraartikuläre Tibiakopffraktur; (2) Unterschenkelfraktur – Mitte; (3) Fibula-Fraktur und (4) Tibiafraktur distal/intraartikulär.

Tibiaschaftfrakturen

Typ	Operationsindikation	Konservative Therapie
– Spiralfraktur – Querfraktur – kurze Schrägfraktur – Mehrfragmentfraktur – Trümmerfraktur	Bei Mehrfachfrakturen und offenen Frakturen II. und III. Grades: – Technik: Marknagelung, Plattenosteosynthese, Schraubenosteosynthese Fixateur externe	oft starker Blutverlust, Hb-Kontrolle und Kontrolle eines Kompartmentsyndroms. Konservative Therapie bei Tibia/Unterschenkelfraktur mit geringer oder ohne Dislokation und Biegungskeil, der sich gut reponieren und retinieren lässt, sowie bei Trümmerfraktur der Tibia mit großer Ausdehnung, alle Frakturen des Unterschenkels im Wachstumsalter.
Tibiafraktur mit Kompartmentsyndrom	sofortige Entlastung der interfaszialen Drucksteigerung durch Hämatom und durch das posttraumatische Ödem mit nachfolgender Zirkulationsstörung, Muskelgewebszerfall, Ersatz durch Narbengewebe und nachfolgende ischämische Kontraktur (z. B. Tibialis anterior-Syndrom)	(Abb. 11.10)

Typ	Operationsindikation	Konservative Therapie
Intraartikuläre Frakturen: vorderes und hinteres tibiales Kantenfragment, Fuß in Dorsalflexion oder Plantarflexion	Osteosynthese (Abstützplatte) oder Verschraubung und Spongiosaplastik mit Readaptation des Bandapparates	

Fibulafrakturen

Typ	Operationsindikation	Konservative Therapie
Fraktur und Luxation des Fibulaköpfchens	selten	Reposition und Ruhigstellung im Gipsverband (**Beachte:** N. peroneus)

Malleolarfrakturen (Abb. 11.21)

Typ	Operationsindikation	Konservative Therapie
Einteilung nach Weber in Typ A, B und C: – knöcherner Syndesmoseausriss (Tubercule de Chaput) – Volkmann'sches Dreieck – Maisoneuve-Fraktur	bei Typ B/C innerhalb von 6–8 Stunden: – anatomisch exakte Wiederherstellung des Sprunggelenkes, Osteosynthese, Wiederherstellung des Kapselbandapparates, Plattenosteosynthese oder Verschraubung, Kirschner-Drahtfixation, Zuggurtung	Bei allen Malleolarfrakturen ohne Dislokation und ohne Gabelsprengung (stabile Frakturen). Typ A: Reposition und Ruhigstellung in genau achsengerechter Stellung (Bandverbindung zwischen Tibia und Fibula unverletzt, Frakturlinie durch den Malleolus unterhalb der Syndesmose).

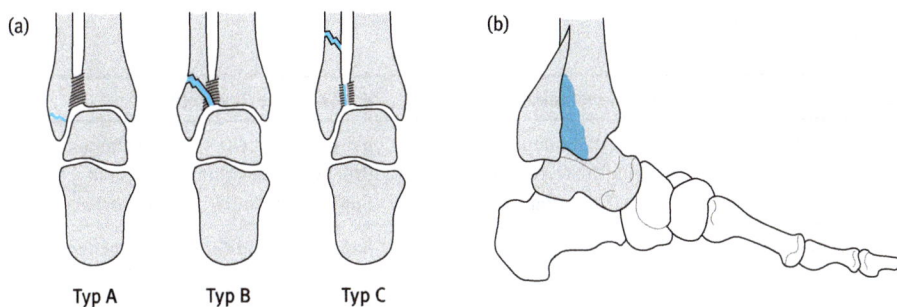

(a)

Typ A   Typ B   Typ C

(b)

Abb. 11.21: Malleolarfrakturen: (a) Einteilung nach Weber Typ A, Typ B, Typ C; und (b) Volkmann'sches Dreieck (Abbruch der dorsalen Tibiakante).

Talusfrakturen

Typ	Operationsindikation	Konservative Therapie
Einteilung nach Hawkins – zentrale Fraktur: Corpus tali (Trochlea), Collum tali, Caput tali – periphere Fraktur mit lateralem Kantenabbrüche (Flake fractures), mit Fraktur des Proc. lateralis tali oder mit Fraktur des Proc. posterior tali	bei allen stärker dislozierten und luxierten Talusfrakturen, vor allem bei zentraler Talusfraktur (Hawkins I–IV)	bei unverschobenen oder geringgradig dislozierten Frakturen

Kalkaneusfrakturen

Typ	Operationsindikation	Konservative Therapie
Einteilung nach Vidal in Typ I–III	bei Vidal Typ II und III und bei Fußkompartment-syndrom	bei peripheren extraartikulären Frakturen (Vidal I), d. h. geschlossenen und unverschobenen Frakturen: Immobilisation durch dorsale Gips-schiene, funktionelle Behandlung durch Hochlagerung und krankengymnastische aktive Übungsbehandlung

Fußfrakturen

Typ	Operationsindikation	Konservative Therapie
Os naviculare	dislozierte Frakturen sowie Trümmerfrakturen und offene Frakturen	bei geschlossenen, unverschobenen Brüchen Reposition und Gips in Supinationsstellung für 4 Wochen
Os cuboideum		Reposition und Gips für 4 Wochen
Ossa cuneiformia I–III		Reposition und Gips
Ossa metatarsalia I–V	laterale Frakturen: stabile Osteosynthese und Schrauben	Fraktur des Os metatarsale II, III, IV: Reposition und Immobilisation im Gips

Zehenfrakturen

Typ	Operationsindikation	Konservative Therapie
Zehe I, II, III, IV, V	Fraktur der I. Zehe: Operation und Ruhigstellung für 4–6 Wochen	Fraktur der II.–V. Zehe: manuelle Reposition und Ruhigstellung im Gips

11.3 Frakturen Erwachsene – detaillierte Übersicht über Sofortmaßnahmen

11.3.1 Wirbelkörperfrakturen

> 10 % aller Wirbelsäulenverletzungen gehen mit neurologischen Schäden einher. Die Wirbelsäulenverletzungen werden häufig nicht oder zu spät erkannt.
> Bei Verdacht auf Fraktur eines Wirbelkörpers, besonders im oberen HWS-Bereich (Dens-Fraktur), sollen die Patienten ohne brüske Bewegungen und Manipulationen an der Wirbelsäule transportiert werden.
> Lagerung: Flachlagerung am Rücken.

Häufigste Lokalisation und Einteilung

Abbildung 11.22 zeigt die häufigsten Prädilektionsstellen von Wirbelfrakturen. Wichtige Frage bei jeder Wirbelfraktur: Handelt es sich um eine stabile oder um eine instabile Fraktur? Beurteilung durch anamnestische Angaben, klinische und radiologische Befunde.

1. Stabile Fraktur:
   a) vordere Einstauchung der Wirbelkörper (Keilform);
   b) seitliche Einstauchung der Wirbelkörper (Skoliose);
   c) hintere Bogenbrüche oberhalb von L4.
2. Instabile Fraktur:
   a) Teilverrenkungsbrüche mit Rupturen des Ligamentum interspinale, Diskuszerreißungen der HWS/LWS;
   b) Verrenkungsbrüche;
   c) Brüche des hinteren Bogens von L4 und L5.

Der verletzte Wirbelsäulenabschnitt kann durch Kräfte, die von unterschiedlicher Richtung auf die Wirbelsäule einwirken (Abb. 11.23, Abb. 11.24), deformiert werden (axiale Richtung, Flexionsrichtung, Hypterextensionsrichtung, Rotation).

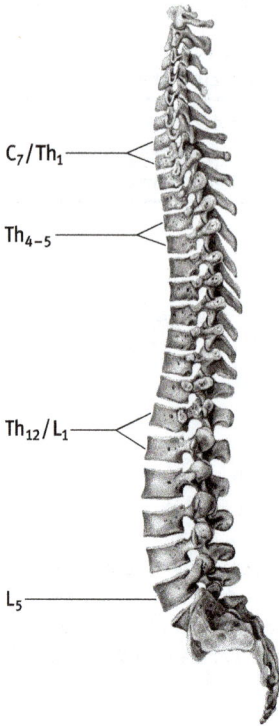

Abb. 11.22: Prädilektionsstellen der Wirbelkörperfrakturen bei C7/Th1, Th4–5, Th12–L1, L5.

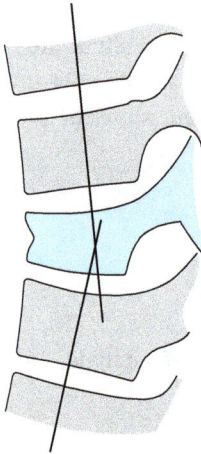

Abb. 11.23: Wirbelkörperkompressionsfraktur.

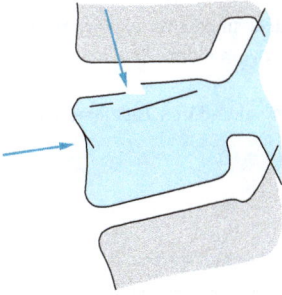

Abb. 11.24: Abbruch einer Wirbelkörpervorderkante und Einbruch der Wirbelkörperdeckplatte.

Operative Behandlung

Sie kommt etwa bei 10 % aller Wirbelsäulenverletzungen in Frage. Durch sie wird eine Entlastung des durch den Wirbelkörper komprimierten Rückenmarks erzielt. Die Indikation zum chirurgischen Eingriff ist sehr frühzeitig, d. h. innerhalb der ersten Stunde nach dem Unfallereignis bzw. dem Auftreten neurologischer Erscheinungen, zu stellen.

Wann muss eine Wirbelkörperfraktur operativ behandelt werden?

1. Wenn Lähmungserscheinungen nach einem freien Intervall eintreten.
2. Wenn eine inkomplette Lähmung in eine komplette übergeht und die Lähmungserscheinungen aufsteigen.
3. Wenn eine offene Verletzung vorliegt.

Ziele des chirurgischen Eingriffs

- Achsengerechte Reposition der Fragmente;
- Dekomprimierung des Rückenmarks;
- Stabilisierung der Wirbelsäule.

Sofortmaßnahmen

Man beginnt mit dem Gipskorsett, indem man zunächst einige Lagen von Gipsbinden der lordosierten Wirbelsäule sehr gut anmodelliert, 2–3 Aluminium- oder Holzspanverstrebungen zur Stabilisierung einfügt und schließlich zirkuläre Binden anlegt, die aber unter starkem Zug angelegt werden müssen, um den herabhängenden Bauch zu fixieren und ein Zuweitwerden des Gipskorsetts in vertikaler Stellung zu vermeiden. Halt findet ein gut sitzendes Gipskorsett an:

- der Symphyse;
- dem Brustbein;
- an den Spinae iliacae ant. sup.;
- an der Wirbelsäule selbst.

> **!**
> – Aufrichtung soll langsam erfolgen, um eine Kompression des Rückenmarks durch Wirbelkörperfragmente und damit verbundene Lähmungserscheinungen zu vermeiden. Beachte hintere obere Wirbelkörperkante.
> – Wiederholte Röntgenkontrolle der Patienten mit Korsett, um ein sekundäres Zusammensintern des aufgerichteten Wirbelkörpers zu erkennen.

Behandlung der Wirbelkörperfrakturen mit Lähmungserscheinungen

Wichtig sind die eingangs erwähnten Vorschriften über den Transport wirbelsäulenverletzter Patienten.

Aufrichtung im Durchhang soll unterlassen werden, da zusätzliche Schäden des Rückenmarks durch Fragmentverschiebung eintreten können. Röntgenbild-Beurteilung! In diesen Fällen kommt nur eine operative Revision (dringliche Osteosynthese mit Stabilisierung der Fraktur oder Luxation) der lädierten Wirbelkörper in Frage (Zeitlimit: innerhalb der ersten Stunde nach der Querschnittslähmung bzw. den neurologischen Ausfallerscheinungen). Da es bei Wirbelkörperfrakturen öfters zu einer Schädigung des Blasenzentrums kommt (Atonie der Blase), soll ein Katheter eingelegt werden.

Verletzungen des Axis: Isthmusfrakturen des Axis (CT-Diagnostik) entstehen durch ein Hyperextensions-Distraktionstrauma mit Läsion der Medulla oblongata (hanged man's fracture) oder durch ein Hyperextensions-Kompressionstrauma durch Schleudertrauma bei Verkehrsunfällen. Nicht dislozierte Isthmusfrakturen können konservativ im Halo-Jackett oder Minerva-Gips therapiert werden (8–12 Wochen). Dislozierte Frakturen und Luxationsfrakturen müssen operativ behandelt werden.

Sofortmaßnahmen bei Verletzungen der okzipito-zervikalen Gegend – Verletzungen des Atlas

Dabei handelt es sich entweder um Berstungsbrüche (CT-Untersuchungen) des Atlas (Bruch nach Jefferson) oder um Totalluxationen des Atlas. Bei diesen Verletzungen besteht in den meisten Fällen keine Operationsindikation, wenn keine neurologischen Ausfallserscheinungen vorliegen. Hier wird ein Kopf-Brust-Gipsverband oder eine am Schädel ansetzende Extension angelegt (4–6 Wochen).

Operationsindikation besteht nur dann, wenn Knochenfragmente durch das Unfallgeschehen selbst oder durch eine Instabilität des Gelenks auf das Halsmark drücken.

Sofortmaßnahmen bei einer Dens-Fraktur

Röntenbild durch den geöffneten Mund, CT, seitliche Aufnahmen. Funktionsaufnahmen dürfen nicht durchgeführt werden.

Diese Fraktur kommt durch Stauchung der BWS und LWS und gleichzeitige Überbeugung und Überstreckung der HWS mit Riss des Ligamentum transversum atlantis zustande.

Man kennt drei Typen nach Anderson-Alonso:

– Anderson Typ I: Fraktur, meist Schrägfraktur des oberen Densanteils (stabil) und Ausriss der Ligamenta alaria. Therapie: Ruhigstellung mit einer Zervical-stütze (2 Wochen).
– Anderson Typ II: Fraktur an der Densbasis, meist Querfraktur (instabil). Thera-pie: Schraubenosteosynthese, andernfalls kann eine Pseudarthrose entstehen. Ruhigstellung mit einer Zervicalstütze für 6–8 Wochen.
– Anderson Typ III: Korpusfraktur, d. h. Fraktur durch die Densbasis mit Ausdeh-nung in den Wirbelkörper. Therapie: konservative Behandlung mit Halofixa-teur über 3–4 Monate.

Sofortmaßnahmen bei Verletzungen der Halswirbelsäule: 3.–7. Halswirbelkörper

Hierbei kommen in Frage:

– Luxationen;
– Frakturen (Wirbelkörper, Bogenbrüche, Gelenkfortsatzbrüche);
– Kombination von Fraktur und Luxation;
– Bandzerreißungen (Schleudertrauma).

Disko-ligamentäre Verletzungen sollen operativ behandelt werden (ventrale Spon-dylodese). Ossäre Verletzungen können konservativ und operativ versorgt werden, kombinierte osseo-ligamentäre Verletzungen werden meist durch Spondylodese behandelt.

Das sog. „Schleudertrauma" (Distorsion der HWS) ist die Folge von Auffahr-unfällen. Morphologische Veränderungen – festgestellt durch MRT-Untersuchungen – sind: Diskusverletzungen, Dehnungen der Bänder und der Gelenkkapselsehnen. Behandlung: Ruhigstellung der HWS, Flachlagerung des Patienten, Verabreichung von Analgetika, Muskelrelaxantien.

Sofortmaßnahmen bei Verletzungen der Brustwirbelsäule/Lendenwirbelsäule

Man unterscheidet:

– Wirbelsäulenverletzungen vom Typ A: Kompressionsverletzungen;
– Wirbelsäulenverletzungen vom Typ B: Distraktionsverletzungen;
– Wirbelsäulenverletzungen vom Typ C: Rotationsverletzungen.

Die Wirbelkörperverletzung kann in verschiedenen Wirbelkörperbereichen stattfin-den, die nach dem Dreisäulenmodell nach Denis eingeteilt werden:

- im vorderen Bereich der Wirbelkörper, d. h. vordere Säule: Korpus, Bandscheibe, Ligamentum longitudinale anterior;
- im mittleren Bereich der Wirbelkörper, d. h. mittlere Säule: hinteres Drittel des Wirbelkörpers, Bandscheibe und Ligamentum longitudinale posterior;
- im hintern dorsalen Bereich der Wirbelkörper, d. h. hintere Säule: Bogenwurzel, Gelenkfortsätze, Dornfortsätze, Ligamentum supraspinale.

Die radiologischen Zeichen sind:
- Typ-A-Verletzungen (Kompressionsverletzungen): Impaktion, Berstung und Spaltung des Wirbelkörperknochens. Neurologische Schäden können entstehen durch dislozierte Knochenfragmente.
- Typ-B-Verletzungen (Distraktionsverletzungen): Translationsverschiebungen, Risiko neurologischer Ausfallserscheinungen ist hoch, dislozierte Knochenfragmente, Vergrößerung der Dornfortsatzdistanz, Keilwirbelbildung, Höhenzunahme der Wirbelkörperhinterwand.
- Typ-C-Verletzungen (Rotationsverletzungen): Verletzungen aller drei Säulen (Denis), dorsale Ligamente und hinteres Längsband sind gerissen, Translokationen, neurologische Schäden sind häufig, Wirbelkörperdrehungen, Querfortsatz-Frakturen, Rippenluxationen, Rippenfrakturen, einseitige Subluxationen und Luxationen von Wirbelgelenken, einseitige Gelenkfortsatzfrakturen.

Allgemeine Maßnahmen bei Wirbelsäulenverletzungen

1. Konservative Therapie:
   a) Wirbelsäulenstabilisierung und Ruhigstellung der Wirbelsäule durch weichen Kragen, harten Kragen (Philadelphia-Kragen), Minerva-Gips, Halo-Fixateur.
   b) Brustwirbelsäulen- und Lendenwirbelsäulenruhigstellung: Dreipunktekorsett (Gips-/Kunststoffkorsett).
2. Operative Behandlung (Osteosynthese und Spondylodese):
   a) Osteosynthese: Schraubenosteosynthese bei Densfraktur, Schraubenosteosynthese bei beidseitiger Bogenfraktur C_2 (Isthmusfraktur, segmentüberbrückende Osteosynthese von dorsal bei Frakturen der BWS/LWS ohne Bandscheibenläsion (Fixateur externe).
   b) Spondylodese: Ventrale/dorsale Plattenosteosynthese mit Spanplastik bei diskoligamentären und osteodiskoligamentären Verletzungen der HWS.
   c) Dorsoventrale unisegmentale Fusionsoperationen bei Kompressionsverletzungen der BWS/LWS mit Bandscheibenzerstörung.
   d) Dorsoventrale Fusionsoperation bei Distraktions- und Torsionsverletzungen der BWS/LWS.

Wie behandelt man konservativ Wirbelkörperfrakturen?

1. Obere HWS:

   Okzipitale Kondylenfrakturen (Einteilung nach Anderson und Montesano: Typ 1–3):

   Typ 1 und 2: Philadelphia-Kragen

   Atlasfrakturen: Integrität des Ligamentum transversum entscheidend (< 7 mm Verbreiterung der Massa Lateralis oder ventrales atlanto-dentales Intervall > 3 mm): Philadelphia Kragen, Halo-Fixateur.

   Densfrakturen (Einteilung nach Anderson: Typ 1–3):

   Typ 1 bei Dislokationen < 2 mm unter Provokationstest unter Durchleuchtung sowie Typ-3-Frakturen: Halofixateur, Philadelphia-Kragen;

   Axisfrakturen (Einteilung nach Effendi: Typ 1–3): Typ 1/2: Halo-Fixateur, Philadelphia-Kragen.

2. Untere HWS:
   - Dornfortsatz-/Querfortsatz- oder Teardropavulsionsfrakturen ohne Bandinstabilität: Zervikalstütze für 6 Wochen;
   - Massa lateralis Frakturen ohne Neurologie: Miami-J-/Philadelphia-Kragen;
   - Gering dislozierte, stabile Kompressions-/Berstungs- und Teardropfrakturen ohne Neurologie: Philadelphia- oder Miami-J-Kragen für 8–10 Wochen.

3. BWS:
   - Kompressions- und Berstungsfrakturen bei intaktem Brustkorb, intakten kostovertebralen Verbindungen, stabilem Neurostatus: konservative Therapie über 6–12 Monate, häufigst ohne Orthese möglich.

4. Thorakolumbaler Übergang und LWS:
   - Kompressionsfrakturen (A1 und A2) < 50 % Sinterung und < 20° Keilbildung: ohne Orthese, Kontrollen über 6 Monate;
   - Berstungsfrakturen (A3) < 20° Keilbildung, keine fortschreitende Sinterung: ohne Orthese, Kontrolle über 6 Monate;
   - Flexions-/Distraktionsverletzungen (B): nahezu ausnahmslos operative Therapie, ggf. bei knöcherner Verletzung der Strukturen und intakten Bändern in ausgewählten Fällen konservativ;
   - Flexions-/Distraktionsverletzungen mit Rotation (C): keine konservative Therapie.

11.3.2 Rippenfrakturen

Häufigkeit

Rippenfrakturen sind vor dem 16. Lebensjahr wegen der Elastizität der Rippen selten.

Typische Lokalisation

Die Abb. 11.25 zeigt typische Stellen von Rippenfrakturen. Auffahrunfälle und Unfälle anderer Ursachen, die zu einer Kompression des Thorax in ventrodorsaler

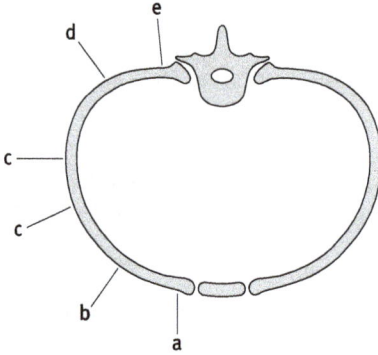

Abb. 11.25: Lokalisation von Rippenfrakturen: (a) parasternal im knorpeligen Bereich; (b) Medio-Klavikular-Linie; (c) vordere und hintere Axilarlinie; (d) Skapula-Linie; (e) paravertebral im Bereich des Collum, Kaput oder Angulus costae.

Richtung führen, verursachen Rippenbrüche in der Axillarlinie bzw. am Angulus costae. Rippenserienbrüche mit einem mobilen Brustwandanteil bringen die Gefahr einer paradoxen Atmung mit sich.

Komplikationen, die mit Rippenbrüchen vergesellschaftet sein können

1. Hämatothorax durch Anspießung der Pleura parietalis und Blutung in den Pleuraraum (aus Interkostalgefäßen).
2. Geschlossener Pneumothorax (evtl. sogar Spannungspneumothorax) bei Verletzung der Pleura visceralis und der Lunge.
3. Hautemphysem; Eindringen von Luft in die Weichteile der Thoraxwand und des Halses, durch Verletzung von Lunge und Pleura parietalis.

Sofortmaßnahmen

Ziel: Ausschaltung von Schmerzen und Wiederherstellung normaler Atmung.

Schmerz bei der Palpation (lokaler Schmerz), auch Thoraxkompressionsschmerz (Fernschmerz), schmerzbedingtes Schonungsatmen und Schmerzen bei Husten und Niesen und tiefer Inspiration sowie Stauungsblutungen der Konjunktiva auf Grund akuter, venöser Drucksteigerung bei Thoraxkompression sind bezeichnend:

1. Isolierte Rippenfrakturen:
   a) schmerzstillende Präparate;
   b) bei besonderer Schmerzhaftigkeit lokaler Block des betreffenden Interkostalnervs (Abb. 11.26);
   c) Anlegen eines dachziegelartig übereinandergreifenden Verbandes mit klebenden Binden (Idealhaftbinden) oder hautverträglichen Pflastern; Anlegen bei maximaler Exspirationsstellung; Touren sollen dorsal und ventral über die Mittellinie hinweggreifen. Dieses Semizingulum ist vor allem bei Rippenserienfrakturen mit mobilem Brustwandanteil ausgezeichnet. Ein

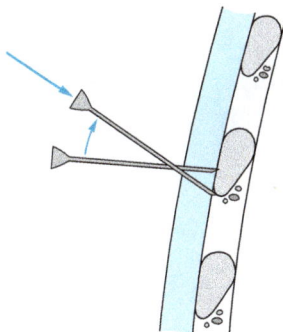

Abb. 11.26: Technik der Leitungsanästhesie eines Interkostalnervs.

Zingulum kann auch angelegt werden, behindert aber oft die Atemexkursion;

d) Bettruhe ist unzweckmäßig wegen der häufig damit verbundenen Hypoventilation und Gefahr von Atelektasen und Pneumonie.

2. Bei instabilem Thorax infolge Rippenserienfrakturen mit einem mobilen Brustwandanteil kann vorübergehend eine innere pneumatische Stabilisierung durch Intubation und Überdruckbeatmung durchgeführt werden. Die Rippen können mit Rippenklammern anastomosiert oder durch Metallbügel stabilisiert werden.

3. Isolierte Sternumfrakturen werden durch Metallbügel oder Kirschner-Drähte intern stabilisiert.

4. Penetrierende Verletzungen der Thoraxwand mit offenem Pneumothorax müssen operativ verschlossen werden.

11.3.3 Klavikulafraktur und Luxationen

Typische Lokalisation

Entstehungsursache direkt durch lokale Gewalteinwirkung und indirekt durch Sturz auf den ausgestreckten Arm oder die seitliche Schulterpartie.

Man unterscheidet:

- Querfrakturen;
- Schrägfrakturen;
- Stückfrakturen.

Mögliche Lokalisation (Abb. 11.27):

- am akromialen Ende: laterales Drittel (Typ I–IV);
- an der statisch schwächsten Stelle an der Klavikula (häufigster Fall im mittleren Drittel;
- Hypomochlionfraktur über die erste Rippe: mittleres Drittel;
- am sternalen Ende: mediales Drittel.

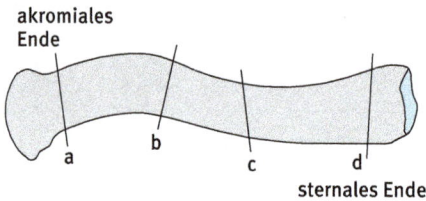

Abb. 11.27: Überblick über die häufigsten Frakturen im Bereich der Klavikula: (a) akrominales Ende; (b) und (c) Klavikulamitte; (d) sternales Ende.

Aufgrund der inserierenden Muskeln (Musculus sternocleidomastoideus, Musculus trapezius, Musculus pectoralis major) kommt es zu einer Dislokation (s. u.), wobei das akromiale Fragment nach ventrokaudal, das sternale Fragment nach kranial verschoben wird. Oft tritt eine charakteristische Verkürzung auf.

Sofortmaßnahmen

1. Meist nur eine Röntgenaufnahme nötig (a. p.)!
2. Bei Frakturen im mittleren Drittel erfolgt eine konservative Behandlung mit einem Rucksackverband (Abb. 11.4):
    a) Fehlstellung des medialen Fragmentes wird ausgeglichen;
    b) akromiales Ende wird nach dorsokranial gedrängt, dem zentralen Fragment entgegen;
    c) Beweglichkeit an der Frakturstelle wird weitgehend gehemmt.

Dieser Verband muss täglich kontrolliert werden, d. h. er muss, wenn er locker geworden ist, nachgezogen werden und darf keine Kompression der Achselgefäße verursachen. Gelingt die Reposition auf diese Weise nicht, so kann man versuchen, durch Druck der Hand bzw. der Finger auf die Klavikulafragmente unter Zuhilfenahme eines Bildverstärkers eine Reposition zu erzielen. Selbst eine nicht ideale Reposition führt später zu rechten guten funktionellen Ergebnissen. Anschließende Fixation wie oben beschrieben. Diese Fixation wird 3–4 Wochen beibehalten; die freie Bewegung im Schultergelenk muss aber gesichert sein.

Indikation zum primär operativen Eingriff (Frakturen im mittleren Drittel)

1. Offene Brüche.
2. Begleitende Nerven- und Gefäßverletzungen (Abb. 11.28).
3. Einspießende Fragmente in den Thorax oder in die Haut: Die Osteosynthese wird mit der dynamischen Kompressionsplatte der AO durchgeführt.
4. Luxationsfrakturen im Sternoklavikulargelenk.

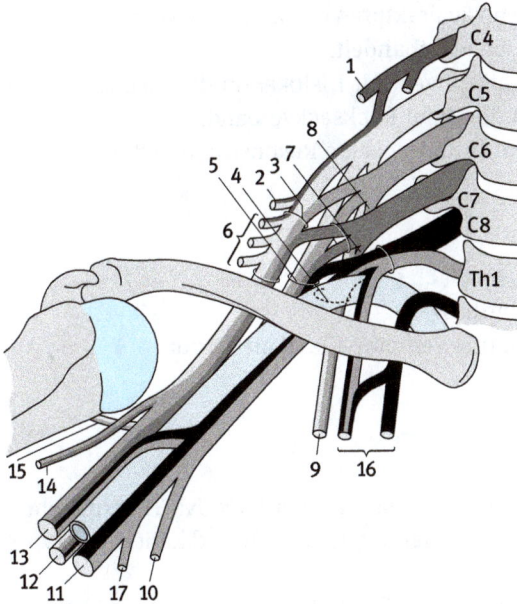

Abb. 11.28: Clavicula-Verletzungsfolgen: Topographische Anatomie der infraclavikulären Strukturen: (1) Nervus dorsalis scapulae; (2) Nervus suprascapularis; (3) Fasciculus lateralis; (4) Fasciculus medialis; (5) Fasciculus posterior; (6) kurze Plexusäste; (7) Nervus thoracicus longus; (8) Nervus subscapularis; (9) Nervus thoracodorsalis; (10) Nervus cutaneous brachii medialis; (11) Nervus ulnaris; (12) Nervus radialis; (13) Nervus medialis; (14) Nervus musculo-cutaneus; (15) Nervus axilaris; (16) Nervi pectoralis; (17) Nervus cutaneous antebrachii medialis.

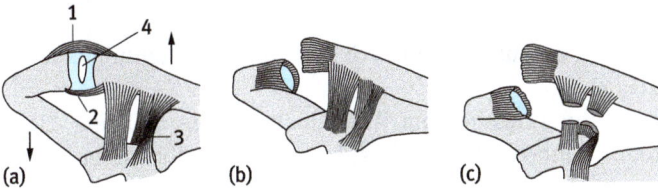

Abb. 11.29: Schweregrad der Schultergelenksverletzungen (nach Buri):
(a) Tossy I (Kontusion, Distorsion), (b) Tossy II (Subluxation), (c) Tossy III (Luxation).
(1) Ligamentum acroioclaviculare superius; (2) Ligamentum acromioclaviculare inferius;
(3) Ligamentum coracoclaviculare; (4) Discus articularis.

5. Laterale Klavikulafrakturen (Abb. 11.29):
   a) Typ-I-Frakturen: Die Fraktur liegt lateral des Ligamentum coracoclaviculare – Bänder sind erhalten. Konservative Behandlung.
   b) Typ-II-Frakturen: Die Fraktur liegt medial des Ligamentum coracoclaviculare und es liegt eine partielle Ruptur der Bänder und eine Dislokation des medialen Fragmentes vor. Operative Behandlung durch Zuggurtosteosynthese, Kleinfragmentplättchen.

c) Typ-III-Frakturen: Sie werden wie Frakturen des mittleren Klavikuladrittels konservativ im Rucksackverband behandelt.

d) Typ-IV-Frakturen: Epiphysenlösungen mit Dislokation des medialen Fragmentes. Konservative Behandlung im Rucksackverband.

6. Frakturen im medialen (sternalen Drittel): exakte Rekonstruktion durch Operation möglich.

Indikation zum sekundären chirurgischen Eingriff

1. Pseudarthrose und Defektpseudarthrose.
2. Kosmetisch störende, in Fehlstellung verheilte Klavikulafraktur.

Vorgehen bei Luxation im Akromioklavikulargelenk

Rockwood-Enteilung (Typ 1–6):

– Typ 1–3 (Clavikulahochstand bei intakter Faszie): konservative Therapie ohne Orthese, auf Wunsch oder bei Überkopfarbeitern ggf. OP-Indikation bei Typ 3 (s. Typ 4 und 5).

– Typ 4–6 (grobe Dislokation des lateralen Clavikulaendes): operative Therapie (z. B. Hakenplatte, (endoskopisch assistierte) Bandstabilisierungen, Bandplastiken/-augmentationen (Abb. 11.17).

Einteilung nach Tossy

– Tossy I: Kontusion, Distorsion;

– Tossy II: Subluxation (Ligamentum acromioclaviculare gerissen, Teilruptur des Ligamentum coracoclaviculare);

– Tossy III: Luxation (Ligamentum acromioclaviculare und Ligamentum coracoclaviculare gerissen);

– Tossy IV: Luxationsfraktur (Ligamentum Acromioclaviculare gerissen, Ligamentum coracoacromiale intakt, aber prozessus coracoideus abgerissen).

Diagnose

Röntgenaufnahme beider Schultern a. p. (Frakturausschluss!) ohne und anschließend mit Belastung (5–10 kg in jeder Hand) auf *einem* Film (Seitenvergleich). Charakteristisch ist das sog. „Klaviertastenphänomen", wobei das laterale Klavikulaende durch Druck reponiert werden kann.

Therapie

– Tossy I: konservativ, kurzfristige Ruhigstellung, Antiphlogistika;

– Tossy II: konservativ (Desault-Verband mit U-förmigem Pflaster nach Hartung über dem distalen Klavikulaende für 4–6 Wochen) oder selten Operation (konservative Therapie aufwendig und unsicher);

- Tossy III: Operation: Bandnaht, zusätzlich vorübergehende Sicherung des Akromioklavikulargelenks mit Spickdrähten;
- Tossy IV: Wiederherstellung der Bänder und Zuggurtosteosynthesen im Bereich des Knochenbruchs.

Vorgehen bei Luxationen im Sternoklavikulargelenk

Dabei kommt es zu einer Ruptur des Ligamentum sternoclaviculare sowie des funktionell wichtigen Ligamentum interclaviculare. Bei frischen Luxationen wird zunächst immer ein Rucksackverband angelegt. Damit lassen sich gute funktionelle Ergebnisse erzielen. Operationsindikation meist bei veralteten Luxationen oder bei vollständigen Luxationen bei jungen Patienten mit stärkerer Funktionsbehinderung.

11.3.4 Frakturen des proximalen Oberarms, Humeruskopffrakturen (Abb. 11.30)

Einen Überblick über die Frakturbehandlung der oberen Extremität gibt Abb. 11.31. Zunächst soll immer eine Überprüfung des Nervus radialis und eine Überprüfung der Durchblutung durchgeführt werden.

Therapeutische Maßnahmen richten sich nach:
- der Art und Lokalisation der Fraktur. Einteilung nach Neer, Typ I–IV;
- der Anzahl der betroffenen Humerusfragmente nach Neer (maximal 4);
- dem Dislokationsgrad;
- dem Alter der Patienten.

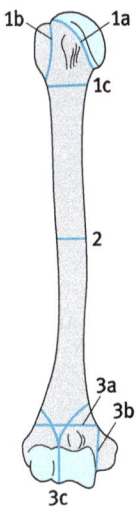

Abb. 11.30: (1) Humerusfrakturen – proximal: (1a) Kalottenfraktur, (1b) Abrissfraktur des Tuberculum majus, (1c) Subkapitale Fraktur; (2) Humerusschaftfraktur; (3) distale Humerusfraktur: (3a) Supracondylär, (3b) Abrissfraktur des Eoicondylus ulnaris, (3c) Y-förmige transcondyläre Fraktur.

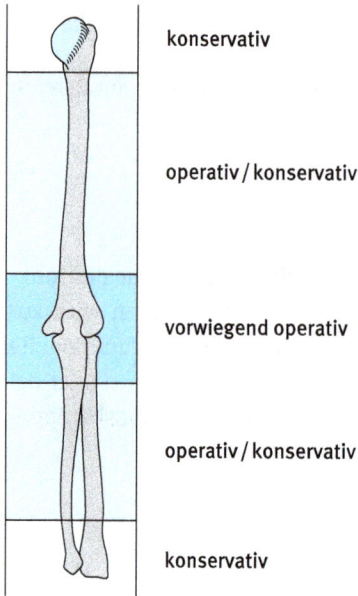

konservativ

operativ / konservativ

vorwiegend operativ

operativ / konservativ

konservativ

Abb. 11.31: Überblick über die Lokalisation der Frakturen der oberen Extremität und die konservative bzw. chirurgische Therapie.

Sofortmaßnahmen

Diese Frakturen werden in über 95 % der Fälle konservativ behandelt:

1. Nach klinischer Untersuchung immer ein Röntgenbild a. p. und seitlich (von der Achselhöhle aus) anfertigen.
2. Eingekeilte Frakturen (meist subkapitale Frakturen) werden für ca. 10 Tage im Desault-Verband ruhiggestellt. Dann kontrollierte Bewegungstherapie.
3. Dislozierte subkapitale Humerusfrakturen werden in Narkose reponiert und anschließend ruhig gestellt. Dies kann durch einen sog. Hängegips erreicht werden. Heilungschancen wegen des spongiösen Knochens besonders günstig.
4. Bei älteren Patienten verzichtet man auf eine genaue Reposition in Narkose und legt einen Hängegips an.
5. Abrisse des Tuberculum majus werden durch eine Schraubenosteosynthese wieder refixiert oder durch Zuggurtung reponiert und fixiert.

Operationsindikation

Humeruskopffrakturen (Klassifikation nach Codmann: 4-Segmenttheorie): Konservative Therapie: 1 Woche Gilchrist, dann Pendelübungen; ab der 3. Woche frühfunktionelle Therapie passiv und zunehmend aktiv-assistiv, ab der 7. Woche Aufbelastung.

OP-Indikationen:
- Dislokation des Tuberkulum majus > 2 mm;
- knöcherne Ausrisse der Rotatorenmanschette;
- Collum chirurgicum: ad-latus-Dislokation > 5 mm;

- Abkippung der Kalotte > 20°;
- Metaphysäre Trümmerzone;
- Kollum-anatomicum Frakturen;
- Head-Split-Frakturen;
- Luxationsfrakturen;
- Gefäß-/Nervenverletzungen;
- Persistierende Instabilität nach Reposition;
- Repositionshindernis;
- Einklemmungen der langen Bizepssehne;
- Offene Frakturen;
- Einklemmung von Fragmenten subacromial.

Nicht und wenig dislozierte proximale Humerusfrakturen werden konservativ behandelt. Die konservative und die kopferhaltende Osteosynthese zeigen vergleichbare funktionelle Therapieresultate. Die niedrigste Komplikationsrate ist bei konservativer Therapie zu verzeichnen. Die Daten stützen sich meist auf Fallserien und sehr wenige randomisierte, kontrollierte Studien.

> Bei derartigen Frakturen immer Überprüfung der Funktion des Nervus radialis und Überprüfung der Durchblutung. **!**

Indikationen für den Thoraxabduktionsgips bei älteren Menschen
In der vergangenen Zeit wurde der Thoraxabduktionsgips (TAG) bei der proximalen Humerusfraktur und bei AC-Gelenkluxationen verwendet. Aus unserer Sicht besteht aktuell für den Thoraxabduktionsgips keine Indikation mehr insbesondere aufgrund der kaum tolerierbaren Position und moderner Implantate.

11.3.5 Humerusfrakturen

Sofortmaßnahmen
1. Immer Röntgenbilder in zwei Ebenen anfertigen.
2. Präoperativ immer die Funktion des Nervus radialis überprüfen, da dieser bei Aussprengung von Biegungskeilen oft in Mitleidenschaft gezogen wird (Sofortkomplikation).
3. Nicht dislozierte Oberarmschaftfrakturen werden im Desault-Verband ruhig gestellt.
4. Indikation zur Operation: Eine offene Reposition mit primärer Osteosynthese ist nur dann angezeigt, wenn die Interposition von Muskeln im Frakturspalt die geschlossene Reposition unmöglich macht oder wenn der Nervus radialis verletzt ist. Therapiealgorithmus nach Sarmiento: OP-Indikation Angulation in

Frontalebene von > 20°, > 30° Varus-/Valgusfehlstellung sowie Verkürzungen von > 3 cm, Repositionsverlust, offene Frakturen, Gefäß-/Nervenverletzungen, Polytraumapatienten. Konservative Therapie: Sarmiento-Brace ab dem 5. bis 7. Tag über 8 Wochen, engmaschiges Nachspannen entsprechend der Schwellung; funktionelle Therapie mit Brace unter Limitierung der Abduktion zur Vermeidung einer Valgusfehlstellung.

5. Kontrolle des Oberarms im Hinblick auf ein Kompartmentsyndrom (Abb. 11. 10): Überprüfung von Sensibilität, Durchblutung, Fingerbeweglichkeit und Schwellungszustand.

Häufigkeit von Nervenverletzungen

– bei Frakturen im mittleren Humerusdrittel: 8 %;
– bei Frakturen im distalen Humerusdrittel: 15 %.

Die traumatisch bedingte Myositis ossificans tritt bei Verletzungen im Bereich des Musculus brachialis, aber auch an anderer Stelle der Oberarmmuskulatur auf. Es kann hierbei zu einer völligen Versteifung im Ellenbogen kommen. Die Ursache dieser Veränderung des Muskelgewebes ist die unsachgemäße Nachbehandlung (Massagen, passive Bewegungstherapie), mehrfache Repositionsmanöver sowie schwere Traumatisierung mit ausgedehnten Hämatomen und Muskelfaserzerreißungen mit Quetschungen verantwortlich gemacht.

Die distalen Humerusfrakturen umfassen suprakondyläre Humerusfrakturen:
1. Supracondyläre Humerusfraktur;
2. Abrissfraktur des Epicondylus humeri medialis und lateralis;
3. Y-Fraktur des distalen Humerus, Condylenfraktur, Trochleafraktur.

11.3.6 Radiusfrakturen

Definition

Bei der Radiusfraktur loco classico handelt es sich um eine Fraktur am peripheren Ende des Radius, die extra- oder intraartikulär als einzelne Bruchlinie oder als Trümmerbruch verlaufen kann, mit Kippung des distalen Fragmentes, je nach Unfallmechanismus (Extensionsfraktur, Flexionsfraktur). Sie ist oft mit einem Abriss des Processus styloideus der Ulna kombiniert.

Sofortmaßnahmen

1. Röntgenbilder in zwei Ebenen anfertigen.
2. Reposition der Fraktur in Narkose.
3. *Technik der Reposition:* Gegenzug am Oberarm über eine breite Manschette und Zug sowohl an den Finger 2–4 ulnarwärts (bei radialer Abknickung, als auch

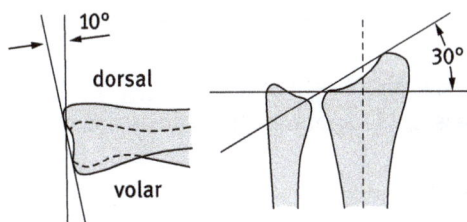

Abb. 11.32: Radiusgelenkfläche im a. p.- und seitlichen Strahlengang. Die Winkel der Radiusgelenkflächen haben im a. p.-Bild 25–30°, in der seitlichen Ansicht 10° Volar-Flexion. Sie sind ein Maß für die Qualität der Reposition.

bei Bajonettstellung) und volarwärts (bei Abkippung des peripheren Fragments nach dorsal) als auch Zug am Daumen in Richtung der Längsachse des Radius. Die Reposition ist dann optimal erfolgt, wenn:

a) der Ulnarvorschub beseitigt ist;
b) die Bajonettstellung beseitigt ist;
c) eine achsengerechte Stellung erzielt ist, d. h. Radiusschaft-Radiusgelenk-Winkel im a. p.-Strahlengang 30° und im seitlichen Strahlengang 10° volarwärts beträgt (Abb. 11.32).

4. Kontrolle des Repositionsmanövers, wobei der Arm ruhig bleibt und der Bildwandler geschwenkt wird.
5. Anlegen eines gespaltenen zirkulären Gipses unter weiterem, leichtem Zug an Daumen und Fingern, bei rechtwinklig gebeugtem Unterarm, Mittelstellung des Vorderarms und des Handgelenks, Ulnarabduktion der Hand und Oppositionsstellung des Daumens.
6. Stellungskontrolle im Gips.
7. Kontrolle der Zirkulation der betreffenden Hand und der Finger. Arm hochlagern. Eine vorübergehende unphysiologische Stellung des Handgelenks im Gips (Volarflexion) darf, wenn eine gute Reposition erzielt wurde, akzeptiert werden.
8. Physiotherapeutische Anleitung zur Bewegung der Finger, des Ellenbogens und der Schulter.

Indikation zu chirurgischem Vorgehen

Bei der Fraktur nach Smith, d. h. einer Flexionsfraktur mit volarem Kantenabbruch des Radius, erfolgt nach operativer Reposition eine Fixation des distalen Fragmentes.

Eine operative Reposition ist bei distalen Radiusfrakturen loco classico, wenn eine Gelenkbeteiligung vorliegt und eine exakte Reposition und Retention mit konservativen Maßnahmen nicht erreicht werden kann.

Dislozierte (Hals-)Frakturen und Trümmerfrakturen (Typ III): Osteosynthese/ Resektion, Kombinationsverletzungen:

1. Terrible-Triad: Bandrekonstruktion, Osteosynthese/Prothese;
2. Essex-Lopresti: Osteosynthese/Prothese mit temporärer Drahttransfixation.

Das gleiche gilt für offene, instabile Radiusfrakturen.

11.3.7 Übrige Frakturen der oberen Extremität – Sofortmaßnahmen

Sie treten zahlenmäßig hinter den vorher Genannten zurück. Im Folgenden werden die Behandlungsrichtlinien für diese Frakturtypen kurz dargelegt.

Frakturen der Kondylen (T- und Y-Frakturen und Epikondylenabsprengung)

Sie werden nach der Forderung der Wiederherstellung anatomischer Verhältnisse sowohl konservativ bzw. operativ reponiert und retiniert. Bei den supra- und diakondylären Y- und T-Frakturen sollte in den allermeisten Fällen eine operative Korrektur und Rekonstruktion des Ellenbogengelenks angestrebt werden. Erst durch den operativen Eingriff lassen sich kleinere, am Gelenk beteiligte Fragmente exakt darstellen und readaptieren. In den meisten Fällen gelingt dies durch eine Minimalosteosynthese mit 1–2 Spongiosaschrauben. Kleinere Fragmente, die für die Stabilität und Aufbau des Gelenkes keine Bedeutung haben, können exstirpiert werden. Abbrüche von Kondylen und Epikondylen können durch einen relativ kleinen, wenig Zeit in Anspruch nehmenden chirurgischen Eingriff unter Verwendung von Bohrdrähten oder Malleolarschrauben wieder readaptiert werden; durch diese operative Reposition lassen sich Schädigungen, insbesondere des Nervus ulnaris, vermeiden.

Olekranonfrakturen (Querfrakturen)

Diese werden operativ durch Adaptation der Fragmente mit Zuggurtung nach Weber in Kombination mit Kirschner-Drähten oder durch Schraubenosteosynthese versorgt. Bei nicht exakter Readaptation der Fragmente kann es zu einer Arthrosis deformans kommen.

Frakturen des Caput radii

Konservative Behandlung bei Fissuren ohne Dislokation durch Behandlung in einem Oberarmgips für 3–4 Wochen. Die Indikation zum operativen Vorgehen ist bei Spaltbrüchen des Radiusköpfchens und dislozierten marginalen Frakturen indiziert, da eine in Fehlposition verheilte Radiusköpfchenfraktur eine ganz erhebliche Funktionseinschränkung im Ellenbogengelenk darstellt.

Unterarmschaftfrakturen (isolierte Ulna- oder Radiusfrakturen und komplette Unterarmfrakturen)

Konservative Therapie bei isolierter Ulnafraktur: bei gering dislozierten (max. $^1/_2$ Schaftbreite) und stabilen Frakturen im distalen Schaftdrittel; sonst operative Therapie: Plattenosteosynthese. Bei Erwachsenen meistens operative Versorgung. Vorteile: frühfunktionelle Behandlung, exakte anatomische Rekonstruktion, Verhinderung einer Pseudoarthrose durch den sperrenden Knochen, Verhinderung einer Brückenkallusbildung durch Vermeidung einer Instabilität. Bei Kindern wird häufig eine konservative Behandlung durchgeführt. Frakturen im Bereich der Hand siehe 14.12.

11.3.8 Skapulafrakturen

Vorbemerkung

Bei klinischem Verdacht auf Skapulafrakturen: spezielle Skapularöntgenaufnahme! Die möglichen Skapulafrakturen sind in Abb. 11.33 dargestellt.

Sofortmaßnahmen

1. Frakturen des Schulterblattkörpers werden für ca. 1 Woche in einem Desault-Verband (TG-Schlauchverband) ruhiggestellt. Wenn eine Dislokation vorhanden ist, wird diese reponiert.

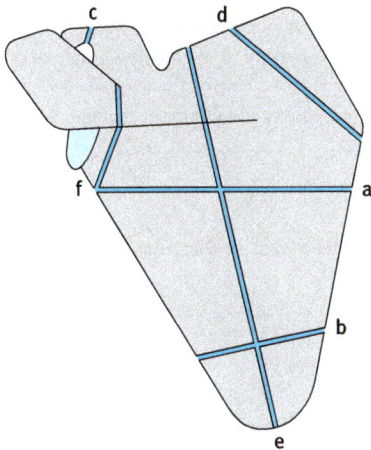

Abb. 11.33: Überblick über die häufigsten Skapulafrakturen.

2. Nach Resorption des Hämatoms und Abklingen der Schmerzen wird mit Bewegungsübungen begonnen.
3. Konsolidierungszeit von 6–8 Wochen ist zu beachten.

> **!** Bei fast allen Frakturen des Schulterblatthalses (meist kombiniert mit Frakturen des Processus coracoideus) kommt es zu einer charakteristischen Dislokation des peripheren Segments nach kaudal.

Sofortmaßnahmen bei Schulterblatthalsfrakturen
- Ohne Dislokation: 3 Wochen Abduktionsgips.
- Mit Dislokation: Reposition. Sie erfolgt durch Zug am Arm, der über die Horizontale eleviert ist, und durch Druck von der Axilla her. Um die Reposition beizubehalten, wird für 3 Wochen ein Abduktionsverband des Oberarmes von 45° über den rechten Winkel hinaus durchgeführt.

Indikation zur Operation:
Scapulafrakturen (Klassifikation nach Euler und Rüedi) Intraartikulär
Fossa glenoidalis Frakturen:
- OP-Indikation bei Dislokation > 5 mm;
- Konservative Therapie: Gilchristbandage.

Glenoidrandfrakturen:
OP-Indikation bei Frakturen, die zur Dislokation des Humeruskopfes führen.
Konservative Therapie: Gilchristbandage.

Extraartikulär
Korpus- und Kollumfrakturen (Typ A/C):
OP-Indikation bei:
1. Medialisierung Glenoidebene vs. Skapulablatt.
   a) > = 10–20 mm;
   b) 15 mm, wenn Angulation aus Skapulaebene > 30°;
   c) 10 mm, wenn *double disruption im superior shoulder suspensory complex* (Verletzung von 2 der 3 Anteilen der Ringverbindung: Klavikula-ACG-Akromion, Klavikula-CC-Bänder-Korakoid, Spina-Glenoid-Korakoid).
2. Glenopolarem Winkel (Winkel zwischen Glenoidebene und einer Linie von der kranialen Glenoidspitze zur Skapulaspitze) < = 20–22°.
3. Angulation aus Skapulaebene > = 30–45°.

Konservative Therapie: Immobilisieren für 14d im Gilchrist, dann passive Beübung, nach 4 Wochen aktive Beübung und ab 8 Wochen gegen Widerstand.
Fortsatzfrakturen (Typ B):
Proc. Coracoideus:
- konservative Therapie bei Dislokation < 10 mm, sonst Refixation.
Spina scapulae:
- konservativ bei undislozierten Frakturen, sonst Plattenosteosynthese.

11.3.9 Beckenfrakturen (Abb. 11.34)

Einteilung

1. Beckenrandbrüche: Brüche, die den Beckenring nicht unterbrechen (Stabilität, erhalten).
2. Beckenringbrüche: Brüche, die den Beckenring unterbrechen (Stabilitätsverlust, Einteilung nach AO):
   a) Typ A (stabile Verletzungen): konservative Therapie (schmerzadaptierte Vollbelastung an Unterarmgehstützen), nur in Ausnahmefällen operative Therapie indiziert (z. B. Ausriss relevanter Muskelgruppen, Fragmentdruck auf Weichteile wie der pubic spike (Schambeinast drückt auf Harnblase)).
   b) Typ B (Rotationsinstabilität): oft konservative Therapie (schmerzadaptierte Vollbelastung an Unterarmgehstützen) bei „nur partieller" posteriorer Instabilität, OP-Indikation: fortgesetzter Schmerzsymptomatik oder zunehmender Dislokation der posterioren Fraktur.
   OP-Therapie: Stabilisation der ventralen Pathologie: Symphysenplatte bei Ruptur (> 2,0 cm Diastase), Schrauben- oder Plattenosteoynthese von Schambeinastfrakturen.
   c) Typ C (komplette Rotations-/Translationsinstabiliät): grundsätzlich operative Therapie mit Stabilisation meist erst von ventral und anschließend von dorsal.
   – Bei dislozierten SI-Fugenverletzungen (iliosakrale Luxation) oder mit zusätzlichem Frakturausläufern am Ilium (transiliosakrale Luxationsfraktur) oder Sakrum (transsakrale Luxationsfraktur): offene Reposition und Plattenosteosynthese dorsal oder ventral, ggf. auch SI-Schraube.
   – Bei Frakturen ohne Dislokation oder möglicher geschlossenen Reposition: SI-Verschraubung.
   Nachbehandlung: 6 Wochen Teilbelastung, dann ggf. langsame Aufbelastung, Vollbelastung nach der 10.–12. Woche.

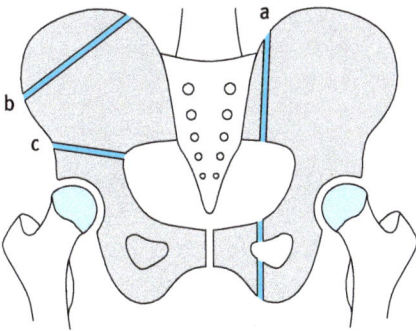

Abb. 11.34: Frakturverläufe im Bereich des Beckens; (a) Malgaigne-Fraktur, (b) Darmbeinschaufelfraktur, (c) Duverney'sche Fraktur.

Besonderheit: Lumbosakrale Frakturdislokationen (deskriptive Frakturbeschreibung: H-/U-Y-/Lambda-/L-/T-Fraktur) mit kompletten und inkompletten, ein- und beidseitigen Beckenringinstabilitäten (Y-/L-/T- und Lambdafraktur), reiner lumbopelvinen Instabilität (U-Fraktur) oder bilateralen Beckenringinstabilität mit lumbopelviner Dissoziation und Instabilität (H-Fraktur). Therapie: bei instabilen Frakturen: operative Versorgung. Dabei wird das Verfahren an dem Grad der Instabilität ausgewählt (z. B. Iliosakralverschraubung, transiliakale Plattenosteosynthese, lumbopelvine Abstützung (ggf. zus. zur SI-Schraube als trianguläre Osteosynthese).

3. Brüche mit Hüftgelenksbeteiligung. Nach Mutschler/Haas werden die Beckenrandbrüche auch zu Typ A der Beckenringbrüche gezählt, da die Stabilität des Beckenringes erhalten ist.

> **!** Patienten mit Beckenbrüchen sind zu über 50 % polytraumatisierte Patienten mit assoziierten Verletzungen: Frakturen der Röhrenknochen, Wirbelsäulenverletzungen, Schädel-Hirn-Traumen, Bauchtraumen, Verletzungen des Urogenitaltraktes.

Sofortmaßnahmen

1. Schockbekämpfung: s. Kap. 4.7.
2. Atemwege frei halten, frei machen und gegebenenfalls beatmen.
3. Röntgenbild anfertigen, auf Mitbeteiligung der Wirbelsäule achten.
4. Patient abdominell genau überwachen, da Verletzungen der Baucheingeweide (Blutungen, Nierenläsionen, Blasenrupturen, Ureterrisse, Mastdarmverletzungen) vorliegen können.
5. Neurologische Untersuchung zur Erfassung von Plexusschäden.
6. Computertomographie: Beckenringdiagnostik, Os-sacrum-Diagnostik, retroperitoneale Hämatomdiagnostik.

Beckenrandbrüche

Abrissbrüche am Tuber ossis ischii, Spina iliaca anterior superior und Spina iliaca anterior inferior und Duverney-Fraktur (Abb. 11.34) werden konservativ behandelt: Bettruhe für 3–6 Wochen, vorübergehende Lagerung des Beins auf einer Braun'schen Schiene zur Entlastung der Muskulatur.

Beckenringbrüche

Isolierte und doppelseitige Fissuren und Frakturen des vorderen Beckenrings, doppelter vertikaler Ringbruch (Malgaigne-Fraktur, Abb. 11.34) erfordern, wie eingangs erwähnt:

– Kontrolle von Puls, Blutdruck (hypovolämischer Schock durch Blutung).
– Kontrolle des Abdomens, Bauchspülung, Kontrolle von Druckschmerzhaftigkeit und suprasymphysärer Schwellung; rektale digitale Palpation (extra- bzw.

intraperitoneale Blasenläsion, in ca. 10 % der Fälle Verletzungen der unteren Harnwege).

- Kontrolle von Urinstatus, Blasen- und Nierenfunktion (Crush-Niere), i. v. Pyelogramm.
- Beachtung von konkomitierenden Wirbelsäulenverletzungen und Hüftgelenksluxationen (kommen in 7 % aller Beckenfrakturen vor).
- Beckenstabilisierende chirurgische Maßnahmen (Fixateur externe, Beckenzwinge, Plattenosteosynthese der Symphyse) nach der Therapie von assoziierten, lebensbedrohlichen Verletzungen und nach Stabilisation von Kreislauf und Atmung.

Ferner zu beachten

1. Bei allen Fällen von nachgewiesener *Ruptur der Blase* erfolgt eine dringliche operative Revision der Harnblase. Indikation und therapeutisches Vorgehen bei Harnröhrenruptur: s. Kap. 9.2.14.
2. Bei allen Fällen, bei denen keine Katheterisierung gelingt und Blut aus der Harnröhre tropft (*blutige Anurie*), ebenfalls sofort operativ vorgehen: Aufsuchen der Urethrarissstelle von einem Querschnitt vom Damm aus (typische Lokalisation der Ruptur: Pars perinealis).
3. Therapie der *Beckenringbrüche*:
   a) Behandlungsdauer 6–12 Wochen;
   b) Konservativ-funktionell: besonders bei nicht dislozierten vorderen Beckenringbrüchen;
   c) Rauchfuß-Schwebe: bei dislozierten Frakturen mit breitem Aufklappen einer oder beiden Beckenhälften, bei zusätzlicher Höhenverschiebung: suprakondyläre Drahtextension;
   d) Fixateur externe, stabile Plattenosteosynthese: strenge Indikationsstellung!
4. Schwere dislozierte Beckenfraktur (Malgaigne-Fraktur): Bettruhe, bei Dislokation Extension (Steinmann-Nagel) suprakondylär am Oberschenkel 6–12 Wochen (Extension über Braun'sche Lochstabextensionsgeräte). Lagerung der Beine auf Braun'schen Schienen in Semiflexion, um ein Auseinanderweichen der Fragmente zu verhüten; Schwebelagerung des Beckens in hängemattenähnlichem Verband (Rauchfuß'sche Schwebe).

Hüftgelenkspfannenbrüche

Man unterscheidet nach Judet und Letournel vier verschiedene Frakturtypen:
- isolierte Pfannenrandbrüche (Typ A);
- isolierte Brüche des dorsalen Pfeilers (Typ B);
- isolierte Brüche des ventralen Pfeilers (Typ C);

- reine Querfrakturen (Typ D);
- außerdem Kombinationsfrakturen.

Röntgen/CT: Beckenübersichtsaufnahme, CT oder Spiral-CT-Aufnahme. Ala- und Obturatoraufnahmen zur Differenzierung des Frakturtyps.

Operationsindikation: Jeder verschobene Bruch der Hüftpfanne sowie die Luxationsfraktur des Hüftgelenkes stellen eine Operationsindikation dar. Nur die Rekonstruktion der biomechanisch beanspruchten Gelenkanteile führt zu dauerhaften Behandlungserfolgen. Azetabulumfrakturen werden in aufgeschobener Dringlichkeit ca. 1 Woche nach dem Trauma operativ stabilisiert. Luxationsfrakturen werden notfallmäßig reponiert.

Indikation zur konservativen Behandlung: Alle stabilen, nicht dislozierten Hüftpfannenfrakturen werden ausschließlich konservativ behandelt. Dazu kommen die wenig dislozierten Frakturen im gering belasteten kaudalen und anterokaudalen Bereich der Hüftpfanne.

11.3.10 Schenkelhalsfrakturen

Einteilungskriterien
1. Lokalisation (Abb. 11.35);
2. Unfallmechanismus: Adduktionsfraktur (meist instabil, kommen häufiger vor), Abduktionsfraktur (meist stabil);
3. Winkel zwischen Frakturlinie und Horizontaler nach Pauwels (Abb. 11.36).

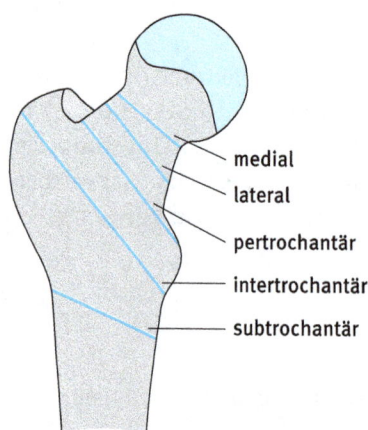

medial
lateral
pertrochantär
intertrochantär
subtrochantär

Abb. 11.35: Überblick über die Schenkelhalsfrakturen: medial, lateral, pertrochantär, intertrochantär, subtrochantär (von proximal nach distal angegeben).

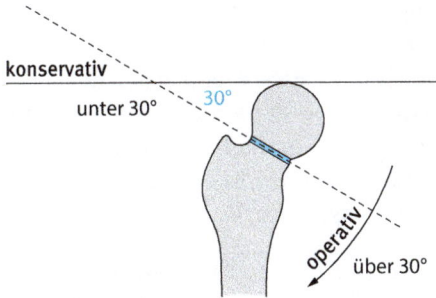

Abb. 11.36: Behandlung der Schenkelhalsfrakturen: Pauwels I: unter 30° = konservative Behandlung, Pauwels II: unter 50° = chirurgische Behandlung, Pauwels III: unter 70° = chirurgische Behandlung.

Sofortmaßnahmen

1. Nach genauer Untersuchung, einschließlich Unfallmechanismus, immer Röntgenbilder in zwei Ebenen (a. p.- und Lauenstein-Aufnahme) anfertigen, in speziellen Fällen eine CT-Untersuchung durchführen.
2. Vorbereitung zur Operation:
   a) Osteosynthese mit Verschraubung, zusätzlich Spongiosaschrauben, dynamische Hüftkompressionsschraube (DHS);
   b) Totalendoprothese (bei älteren Patienten).
3. Herz (EKG) untersuchen; Lungen untersuchen; prüfen, ob Antikoagulation besteht (Quick-Wert bestimmen); Blutbild, Urinstatus (Diabetes).
4. Thromboseprophylaxe.

In allen Fällen, in denen nicht sofort operiert werden kann und eine Verkürzung besteht, wird das Bein auf einer Braun'schen Schiene in leichter Abduktionsstellung gelagert. Dies führt zu einer größtmöglichen Entspannung der Gelenkkapsel.

Die Abb. 11.36 gibt einen Überblick über die Behandlung der Schenkelhalsfrakturen. Beträgt der Neigungswinkel zwischen Frakturebene und Horizontalebene weniger als 30° (Typ Pauwels 1): konservative Behandlung. Bei größerem Neigungswinkel (Typ Pauwels 2 und 3) tendiert man eher zur operativen Behandlung;

- Pauwels I: ≤ 30°: konservative Behandlung;
- Pauwels II: ≤ 50°: chirurgische Behandlung;
- Pauwels III: ≤ 70°: chirurgische Behandlung.

Je steiler der Frakturverlauf, umso höher ist die Gefahr der Hüftkopfnekrose und der Pseudarthrose.

Vorteil der belastungsstabilen Osteosynthese: Frühmobilisation vor allem älterer Patienten (Reduzierung der Gefahr von Pneumonien, Thrombosen, Embolien und irreversibler Inaktivitätsatrophie) und ideale Wiederherstellung anatomischer Verhältnisse. Mehrfach Verletzte sind insbesondere im Hinblick auf portrahierten Schock und Fettembolie besonders gefährdet; hier zeigt sich ganz besonders der günstige Einfluss der primären Osteosynthese. Konservative Therapie möglich: eingestauchte Frakturen (Garden und Pauwels 1), Teilbelastung an Gehstützen (Anmerkung des Autors: Aufgrund der Dislokationsgefahr und schlechteren Mobilität der häufig alten Patienten mit sekundären Komplikationsrisiken empfehlen wir auch in diesen Fällen die OP (DHS, Schraubenosteosynthese).

> **!** Wichtig ist die Diagnostik eines posttraumatischen, intrakapsulären Frakturhämatoms. Dieses sollte innerhalb der ersten 8 h nach dem Trauma festgestellt (CT) und chirurgisch entlastet werden, um eine Femurkopfnekrose zu vermeiden. Wiederholte Kontrolle des Oberschenkels im Hinblick auf ein Kompartmentsyndrom.

11.3.11 Oberschenkelfrakturen

Sofortmaßnahmen

1. Genaue Untersuchung der lokalen Verhältnisse; Vergleich mit der Gegenseite, oft riesige Hämatome (1–2 l). Bekämpfung des hypovolämischen Schocks durch Infusion von Plasamexpandern oder Bluttransfusion;
2. Kontrolle von Herz und Lunge. Laborroutineuntersuchungen;
3. Röntgenbilder in zwei Ebenen;
4. Vorbereitungen zur Operation.

Alle Oberschenkelschaftfrakturen des Erwachsenen werden osteosynthetisiert, soweit keine Kontraindikation (narkoseunverträgliches Allgemeinbefinden, verschmutzte, offene Fraktur mit Décollement, massiver Diabetes) bestehen, um die Wiederherstellung der Femurlänge, der korrekten Femurachse und der exakten Rotation zu erreichen. Osteosynthesemethoden sind je nach Art der Fraktur einfacher Marknagel oder Vierriegelungsnagel, Plattenosteosynthese, Fixateur externe, besonders bei offenen Frakturen, zunehmend aber auch bei geschlossenen Frakturen. Im Vordergrund der Osteosyntheseverfahren steht die geschlossene Verriegelungsnagelung in unaufgebohrter Technik, so dass dann eine frühfunktionelle Nachbehandlung mit Teilbelastung begonnen werden kann. Lagerung nach Oberschenkelosteosynthesen: 90°-Beugung in Hüft- und Kniegelenk (unter anderem zur Verhinderung der Quadrizepskontraktur). Wiederholte Kontrolle des Oberschenkels im Hinblick auf ein Kompartmentsyndrom.

11.3.12 Oberschenkelkondylenfraktur

Einteilung

1. Unikondyläre Frakturen;
2. Suprakondyläre und diakondyläre Frakturen (V-, Y- oder T-Frakturen);
3. Hohe suprakondyläre Frakturen.

Da das Kniegelenk auf Inkongruenzen artikulierender Flächen besonders empfindlich ist, ist bei Frakturen im Kondylenbereich eine stufenlose Reposition nötig, um spätere Arthrosen zu vermeiden. Daraus leitet sich die Indikation zum operativen Vorgehen bei den distalen gelenknahen Femurfrakturen ab.

Sofortmaßnahmen

Bei allen derartigen Frakturen Röntgenaufnahmen in zwei Ebenen. Die distalen gelenknahen Femurfrakturen werden operativ reponiert und retiniert (Verschraubung, T-Platten, Kondylenplatten, Kirschner-Drahtspickung). Ziel ist eine übungsstabile Osteosynthese, die eine frühzeitige Übungsbehandlung ermöglicht. Lagerung: 90° Beugung in Hüft- und Kniegelenk.

Toleranzwerte zu Rotations- und Achsfehlern am Oberschenkel

Epidemiologische Daten zur exakten Häufigkeit und zum Ausmaß von Drehfehlern nach Frakturversorgungen der unteren Extremität liegen nicht vor, da Torsionsabweichungen in diesem Bereich funktionell gut kompensiert werden. Grundlegende Voraussetzung für die Bewertung der Torsionsverhältnisse ist der intraindividuelle Rechts-links-Seitenvergleich zwischen verletzter und gesunder Extremität. Torsionsdifferenzen im Seitenvergleich bis zu 15° sind beim mitteleuropäischen Erwachsenen am Oberschenkel als physiologisch anzusehen. Aus dieser Tatsache lässt sich jedoch keine grundsätzliche Indikationsstellung zur Korrekturosteotomie bei intraindividueller Torsionsabweichung von 15° ableiten. Von ausschlaggebender Bedeutung sind die angegebene Beschwerdesymptomatik des Patienten und der Rotationsumfang in den angrenzenden Gelenken. Hier sollte mindestens ein Rotationsumfang von 5° Innen- und Außenrotation über den 0-Durchgang nach der Neutral-0-Methode erreicht werden.

Für die Indikationsstellung wesentliche Maßzahlen:
- Frontalebene: Varus > 5–10°, Valgus > 10°;
- Sagittalebene: Ossäre Streckdefizite: > 5–10°, diaphysäre Deformität: > 15°, metaphysäre und epiphysäre Fehlstellungen: 5–10° (in der Sagittalebene ist immer das funktionelle Defizit entscheidend);
- Transversalebene: gelenknahe Deformität Längendifferenz: > 2 cm beim jungen Patienten (Oberschenkel : Unterschenkel = 5 : 4) Torsion: > 15°.

11.3.13 Patellafrakturen

Einteilung

Zur Einteilung der Patellafrakturen (Typ A–C) vgl. Abb. 11.9.

Sofortmaßnahmen

1. Untersuchung des Kniegelenks und Röntgenaufnahmen in zwei Ebenen, CT/MRT, eventuell Arthroskopie.

2. Bei allen Patellafrakturen (Typ A), bei denen keine Dislokation, vor allem nicht an der Rückseite der Patella (= Gelenkfläche), vorhanden ist, wird ein bestehender Erguss abpunktiert (Zeichen der Knochenverletzung ist blutiges Punktat mit Fetttröpfchen), ein Kompressionsverband für drei Tage angelegt und das Bein auf einer Volkmann'schen Schiene gelagert. Nach drei Tagen wird, falls kein Kniegelenkserguss vorhanden ist, für 6 Wochen eine Gipshülse angelegt.

3. Dislozierte Querfrakturen (Typ B) werden operativ durch stufenlose Adaptation der Fragmente mit zwei Kirschner-Drähten und einer Zuggurtung behandelt. Der seitliche Streckapparat wird durch Naht miteinander vereinigt. Nach suffizienter Osteosynthese ist eine Gipsimmobilisation nicht erforderlich. Frühfunktionelle Nachbehandlung (Quadrizepstraining, Bewegungsübungen). Erkennungszeichen der Patella bipartita:
   a) schmale Sklerosezone;
   b) abgerundete Begrenzungslinie;
   c) typische Lokalisation am kraniolateralen Abschnitt der Patella.

4. Bei dislozierten Trümmerbrüchen (Typ C), bei denen operativ keine befriedigende Herstellung der Patellarückfläche gelingt, wird die Kniescheibe in toto entfernt und der Streckapparat vereinigt und fixiert.

5. Konservative Therapie: undislozierte Frakturen (Stufe und Fragmentdislokation < 2 mm) mit intaktem Streckapparat: 15–20 kg Teilbelastung, passiv bis 60° im Verlauf bis 90°, aktive Therapie erst ab der 7. Woche.

11.3.14 Tibiakopffrakturen

Sofortmaßnahmen

1. Bei allen Tibiakondylenfrakturen (Einteilung nach Schatzker) nach der Untersuchung, neben den üblichen Röntgenaufnahmen a. p. und seitlich, immer eine Einsichtsaufnahme des Kniegelenks nach Frick, um das Tibiaplateau beurteilen zu können, oder CT-Untersuchungen. Man erkennt folgende Frakturen:
   a) unverschobenen, vertikal verlaufenden Spaltbruch;
   b) verschobenen, vertikal verlaufenden Spaltbruch;
   c) Impressionsfrakturen;
   d) bikondyläre Frakturen.

2. Übliche Vorbereitungen des Patienten zur Operation.

3. Primäre Osteosynthese mit Kondylenplatten und Verschraubung oder bei Absprengung Fixation mit Kompressionsschrauben, bei Trümmerfrakturen intraoperativ vorübergehende provisorische Adaptation der Fragmente, dann Spongiosaunterfütterung und endgültige Fixation mit Abstützplatten. Unterfütte-

rung und Rekonstruktion des Tibiaplateaus mit körpereigener Spongiosa oder Knochenersatz.

4. Bei allen operierten Trümmerfrakturen eine hohe Gipshülse (mit schnellabbindendem Gips) für 6 Wochen anlegen; Patienten dürfen nicht belasten. Bei allen anderen Frakturen: Frühmobilisation!

5. In allen Fällen, bei denen eine primäre Osteosynthese zunächst nicht durchgeführt werden kann: Lagerung auf der Braun'schen Schiene.

6. Konservative Therapie (maximal Abrollen, ggf. Entlasten und funktionelle Beübung) möglich bei: nicht- oder nur gering dislozierten Frakturen (< 2 mm), periphere submeniskale Frakturen, minimale Trümmerzonen, stabil gegen Varus-/Valgusstress, andere limitierende Faktoren (Weichteilmantel, Patientenkomorbidität etc.).

11.3.15 Tibiaschaftfrakturen/Unterschenkelschaftfrakturen

Sofortmaßnahmen – wiederholte Kontrolle des Unterschenkels im Hinblick auf ein Kompartmentsyndrom

1. Nach genauer lokaler und allgemeiner Untersuchung immer ein Röntgenbild a. p. und seitlich anfertigen.

2. Von außerordentlicher Bedeutung ist die Beurteilung des Weichteilschadens: Neben dem Frakturtyp bestimmt er den Schweregrad der Verletzung. Weichteilläsionen bei Frakturen des Unterschenkels erhöhen die Komplikationsrate um den Faktor 10:
   a) Grad I: oberflächliche Schürfungen, Kontusionen;
   b) Grad II: umschriebene Hautkontusion;
   c) Grad III: ausgedehnte Hautkontusion, Muskelzerreißung, Décollement, Hämatomdruck, Kompressionssyndrom.

Indikation zur Primäroperation (Operation 6–8 Stunden nach dem Unfall)

1. Offene Frakturen mit oder ohne Nervenverletzungen.

2. Geschlossene Frakturen mit schweren Weichteilläsionen vom Schweregrad II oder III.

3. Intraartikuläre Frakturen.

Begründung: Schaffung optimaler Heilungsbedingungen durch Hämatomausräumung, Nekrosenentfernung, Frakturstabilisierung, Vermeidung der sekundären Verschlechterung der Hautdurchblutung durch das Hämatom, sekundärer Weichteilnekrosen durch Ödem-/Hämatomdruck, Ischämie.

Indikation zur Sekundäroperation (Operation 5–10 Tage nach dem Unfall)

1. Bei allen Patienten, bei denen die Primäroperation aus irgendwelchen Gründen nicht durchgeführt wurde.
2. Frakturen, die sich konservativ nicht exakt einstellen lassen (Mehrfragmentfraktur, Trümmerfraktur).

Indikation für konservative Behandlung

Konservative Therapie: Fraktur ist mindestens 7 cm von OSG- oder Kniegelenkspalt entfernt, mindestens 50 % kortikaler Überlappung, initialen Verkürzung < 12 mm, Achsabweichung < 5° sagittal und frontal, < 15° Außen- und < 10° Innenrotation.

Oberschenkelgips für 4–6 Wochen, dann Sarmiento-Brace oder Unterschenkelgips. Bei zusätzlicher Kompartmentspaltung sollte im gleichen Zuge die Plattenosteosynthese über den lateralen Zugang durchgeführt werden. Nur bei schweren Weichteil- und Gefäßschäden empfehlen wir die Fixateuranlage.

Wann soll ein Marknagel verwendet werden?

1. Bei geschlossenen und I° (und II°) offenen Querfrakturen und kurzen Schrägfrakturen im mittleren Schaftdrittel.
2. Bei langstreckigen Schrägfrakturen oder Mehrfragmentbrüchen und Mehretagenbrüchen: Verriegelungsnagel.

Wann soll eine Plattenosteosynthese durchgeführt werden?

Bei langen Schräg- und Spiralbrüchen in allen Etagen. Wird in Schaftmitte mehr und mehr durch den Verriegelungsnagel ersetzt.

Wann soll ein Fixateur externe angewendet werden?

Je größer der Weichteil- und Knochenschaden ist, umso dringlicher ist die Indikation für einen Fixateur externe. *Beispiel*: Trümmerbrüche mit Knochendefekt und großen ausgedehnten Weichteilläsionen.

Immer öfter ersetzt der einfach und schnell anzubringende Fixateur extern die schwierige, zeitaufwendige und komplikationsträchtige Plattenosteosynthese. Wichtig bei allen Unterschenkelfrakturen: Gefahr des Kompartmentsyndroms (Ischämiesyndrom der drei Muskellogen des Unterschenkels), insbesondere des Tibialis-anterior-Syndroms. Sensibilitätsstörung dorsal zwischen 1. und 2. Zehe und Fußheberschwäche (Puls der Arteria dorsalis pedis muss nicht abgeschwächt sein).

11.3.16 Malleolarfrakturen

Einteilung – diagnostische Sofortmaßnahmen

Man teilt die Malleolarfrakturen nach der Klassifikation von Weber (Abb. 11.37) in drei Typen ein. Dieses Einteilung stützt sich auf die Höhe der Fibulafraktur (Typ A,

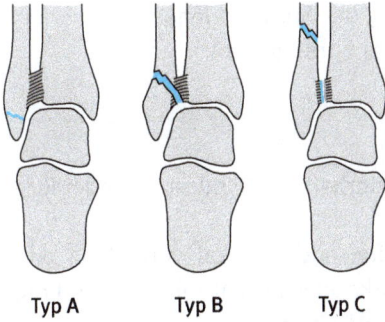

Typ A	Typ B	Typ C

Abb. 11.37: Überblick über die 3 verschiedenen Malleolarfraktur-Typen nach Weber Typ A, Typ B, Typ C, Darstellung des Volkmann'schen Dreiecks (B): Abbruch der dorsalen Tibiakante, s. Abb. 11.21.

B, C). Je höher die Fraktur lokalisiert ist, umso gravierender ist die Schädigung der tibiofibularen Bandverbindung und desto größer die Gabelinsuffizienz.

Die Kenntnis der topographisch-anatomischen Verhältnisse und der Frakturtypen ist die wichtigste Voraussetzung für die Diagnostik dieser Frakturen und die damit zusammenhängende Therapie. Von besonderer Bedeutung ist die Beziehung der Fraktur zur tibiofibularen Syndesmose.

Knöchelfrakturen bei Erwachsenen

AO-Klassifikation nach Danis und Weber
- Infrasyndesmotische Fraktur:
  - Abrissfraktur Malleolus lateralis;
  - Abscherfraktur Malleolus medialis;
  - mit Impaktion der Gelenkfläche.
- Transsyndesmotische Fraktur:
  - Drehfraktur der Fibula (bei hoher Fibulafraktur = Maisonneuve-Fraktur;
  - Drehfraktur der Fibula und Abrissfraktur Malleolus medialis;
  - zusätzlich Volkmann'sche Franktur (Abbruch der dorsalen Tibiakante = Dreieck).
- Suprasyndesmotische Franktur:
  - Außenrotationsfraktur der Fibula, Deltabandruptur;
  - Außenrotationsfraktur der Fibula, Abrissfraktur des Malleolus medialis;
  - hohe Fibulafraktur und Abrissfraktur des Malleolus medialis.

Bei Spitzfußdeviation: ventrale Tibiarandfraktur mit Fibulafraktur Typ Tillaux oder Berstungsfraktur Typ Marmor.

Die pathogenetische Klassifikation nach Lauge-Hansen unterscheidet 4 Frakturtypen. Die Kenntnis dieser Frankturtypen ist beim Repositionsmanöver und der anschließenden Gipsruhigstellung hilfreich:
- Typ A: Supinations-Adduktions-Verletzung des Sprunggelenks;
- Typ B: Supinations-Außenrotations-Verletzung des Sprunggelenks;

- Typ C: Pronations-Außenrotations-Verletzung des Sprunggelenks;
- Typ D: Pronations-Abduktions-Verletzung des Sprunggelenks.

Typ A

- *Außenknöchel/Fibula*: quere Abrissfraktur unterhalb der Syndesmose oder Ruptur der fibularen Seitenbänder.
- *Innenknöchel/Tibia*: Abscherfraktur horizontal oder vertikal verlaufend oder keine Fraktur; dorsale Tibiakante meist intakt oder medial lokalisiertes Fragment in Verbindung mit der inneren Malleolarfraktur.
- *Tibiofibulare Bandverbindung*: intakt.

Typ B

- *Außenknöchel/Fibula*: Torsionsfraktur in Höhe der Syndesmose.
- *Innenknöchel/Tibia*: quer verlaufende Abrissfraktur oder Ruptur des Ligamentum deltoideum. In seltenen Fällen ist der Innenknöchel intakt. Dorsale Tibiakante ohne Fraktur oder laterales Ligamentumfragment (Volkmann'sches Dreieck).
- *Tibiofibulare Bandverbindung*: dorsale Syndesmose intakt oder infolge der Abrissfraktur der hinteren Tibiakante insuffizient.
- *Ventrale Syndesmose*: bei distal ansetzender Spiralfraktur der Fibula intakt, bei Frakturen in Höhe des Gelenkspaltes teilweise oder ganz rupturiert.
- Volkmann'sches Dreieck: knöcherne Verletzung am inneren Knöchel und an der hinteren Tibiakante mit einem entsprechenden Knochenfragment bei Typ-B-Verletzungen.

Typ C

- *Außenknöchel/Fibula*: Fraktur oberhalb der Syndesmose bis zum Fibulaköpfchen lokalisiert. Gelegentlich Luxation in der proximalen Articulatio tibiofibularis.
- *Innenknöchel/Tibia*: Abrissfraktur quer verlaufend oder Ruptur des Ligamentum deltoideum. Laterales Abrissfragment der hinteren Syndesmose (Volkmann'sches Dreieck).
- *Tibiofibulare Bandverbindung*: immer rupturiert (Membrana interossea vom Sprunggelenk bis zur Fibulafraktur oder weiter nach proximal).
- *Syndesmosenbänder*: rupturiert.
- knöcherner Syndesmosenausriss (Tubercule de Chaput) bei Typ-B-Verletzungen.
- Maisonneuve-Fraktur (Sonderform der Typ-C-Fraktur) mit hoher Fibulafraktur und eingerissener Membrana interossea. Überblick über Epiphysenfrakturen (Abb. 11.7).

Anmerkungen zur Nomenklatur

- *Supination:* Drehung des Vorderfußes um die Fußachse nach innen.
- *Pronation:* Drehung des Vorderfußes um die Fußachse nach außen.
- *Eversion:* Drehung der Fußspitze um die Unterschenkelachse nach außen.
- *Adduktion:* Drehung des Rückfußes um die Fußachse nach innen.
- *Abduktion:* Drehung des Rückfußes um die Fußachse nach außen.

Sofortmaßnahmen

Zur exakten Beurteilung des Frakturtyps werden ausnahmslos mindestens zwei Röntgenbilder (a. p. mit 20° Innenrotation und Seitenaufnahme), in vielen Fällen zusätzlich zwei Schrägaufnahmen angefertigt.

1. *Konservatives Vorgehen:* Alle Malleolarfrakturen ohne Dislokation und ohne Gabelsprengung werden mit einem wenig gepolsterten Unterschenkelliegegips versehen (stabile Frakturen). Diese Frakturen können bei Typ-A-Verletzungen und einfachen Typ-B-Frakturen vorliegen. Konservative Behandlung von Malleolarfrakturen proximal der Syndesmose ist kontraindiziert. Sobald der Gips zu weit wird (meist nach dem 7.–8. Tag), wird ein neuer Gips angelegt. Ist die 6–8-h-Grenze nach dem Unfall überschritten und bestehen Spannungsblasen und starke Schwellungen, so muss nach vorausgegangener Reposition und Immobilisation im gepolsterten Gipsverband mit der Operation 4–6 Tage gewartet werden, bis unter gleichzeitiger Hochlagerung die Weichteile abgeschwollen sind.

> Es ist wichtig, dass man auch bei nicht dislozierten Frakturen wiederholt Röntgenaufnahmen anfertigt, vor allem nach Gipswechsel, um eine möglicherweise sekundär auftretende Fehlstellung zu vermeiden. Nach Böhler führen selbst kleinste im Röntgenbild sichtbare Veränderungen bei Malleolarfrakturen zu späteren dauernden Beschwerden aufgrund der Inkongruenz der Gelenkflächen. **!**

2. *Operatives Vorgehen:* Eine primäre Osteosynthese (mit Malleolarschrauben, Zuggurtung, Drahtcerclagen, Stellschrauben, Neutralisationplatten, Naht der Syndesmose) ist in allen Fällen indiziert, bei denen auch nur eine geringgradige Dislokation von Fragmenten, intraartikulären Stufenbildungen und Gabelsprengungen vorhanden ist. Sie sind die einzige Methode, um eine ideale Stellung der Fragmente und Wiederherstellung anatomischer Verhältnisse zu gewährleisten. Der günstigste Zeitpunkt für die Operation liegt innerhalb der 6–8-Stunde-Grenze nach dem Unfall. Bei der operativen Versorgung von Malleolarfrakturen hat die Rekonstruktion von Fibula und Gelenkflächen die Priorität. Die Operation ist daher immer am Außenknöchel zu beginnen.

Außenknöchelfrakturen (Einteilung nach Weber und Danis s. o.):
- Typ A: konservative Therapie: Knöchelorthese für 6 Wochen, damit Belastung nach Toleranz;

–   Typ B: konservative Therapie: bei Dislokation < 2 mm, und normal weitem „medial clear space", (Anmerkung des Autors: wir führen zusätzlich eine Stabilitätstestung unter Bildverstärker durch. Bei Stabilität erfolgt die Therapie wie bei Typ A);
–   Typ B/C: operative Therapie: Platten-/Schraubenosteosynthese, ggf. Zuggurtung, Stellschraube.

Innenknöchelfrakturen:
–   Konservative Therapie: Dislokation < 2 mm: Gips- oder Unterschenkelorthese für 6 Wochen;
–   Operative Therapie: Schrauben-/Platten-/Zuggurtungsosteosynthese.

Volkmannfrakturen (dorsales Tibiakanteneck):
–   Konservative Therapie: Gelenkstufe < 2 mm, Fragmentgröße < 25° der Tibiafläche, keine Instabilität, Gips- oder Unterschenkelorthese für 6 Wochen;
–   Operative Therapie: Schrauben-/Platten-/ (ggf. Zuggurtungs)osteosynthese.

Außenbandverletzungen im Bereich des Sprunggelenks
Siehe Abschn. 11.5.4.

11.3.17 Talusfrakturen

Sofortmaßnahmen
1.   Immer Röntgenaufnahmen in zwei Ebenen anfertigen lassen. CT-Untersuchungen ermöglichen eine genaue Frakturgeometriebeurteilung.
2.   Bei den nicht dislozierten Talusfrakturen wird ein gespaltener Unterschenkelgips für 2 Wochen angelegt. Dann gepolsterter Unterschenkelgips für 8–10 Wochen.

Klassifikation (Hawkins, Marti)
1.   Zentrale Frakturen (Taluskopf, Talushals, Taluskörper).
2.   Periphere Frakturen:
    –   Typ I: Talusfrakturen nach Hawkins, keine Luxationen im oberen und unteren Sprunggelenk;
    –   Typ II: Talusfrakturen nach Hawkins, Luxationen des Talus im Subtalargelenk, d. h. unterem Sprunggelenk; Luxationen meist nach dorsal;
    –   Typ III: Talusfrakturen nach Hawkins, Luxationen des Talus im oberen und unteren Sprunggelenk meist nach dorsal;

- Typ IV: Talusfrakturen nach Hawkins, entsprechen Typ III-Läsion mit zusätzlicher Instabilität im Talonaviculargelenk.

Operationsindikation
- Relative OP-Indikation: Undislozierte Frakuren vom Typ Hawkins I, Marti II: Gips- oder Unterschenkelorthese für 6–8 Wochen, dann funktionelle Beübung; Entlastung für 12 Wochen.
- Operative Therapie: Schraubenosteosynthese, ggf. muss zur exakten Reposition des Taluskörpers ein bilateraler Zugang erfolgen.
- Laterale Taluskantenbrüche.

Die operative Behandlung besteht in Verschraubung der Fragmente oder Entfernung von Kantenabbrüchen. Liegt ein Trümmerbruch des Talus vor, so ist eine primär konservative Therapie mit späterer Früharthrodese indiziert. Konservative Behandlung bei unverschobener oder nur geringgradig dislozierter Fraktur durch einen gespaltenen Unterschenkelgips für 6–8 Wochen.

11.3.18 Kalkaneusfrakturen

Einteilung nach Vidal
- Typ I: Isolierte Fraktur ohne Gelenkbeteiligung: periphere extraartikuläre Fraktur.
- Typ II: Trümmerfraktur mit geringer Gelenkbeteiligung: intraartikuläre Fraktur.
- Typ III: Trümmerfraktur mit ausgedehnter Gelenkbeteiligung: intraartikuläre Fraktur.

Sofortmaßnahmen
Röntgenaufnahme des Kalkaneus axial und seitlich. Behandlungsziel: Wiederherstellung der äußeren Fersenbeinform, Rekonstruktion aller Gelenkflächen.

Konservatives Vorgehen
1. Bei jeder Einrichtung ist besonders darauf zu achten, dass der Tubergelenkwinkel (Abb. 11.7) wiederhergestellt wird. Eine Früharthrodese wird nur bei Trümmerfrakturen des Kalkaneus durchgeführt. Konservative Behandlung bei geschlossenen und unverschobenen Brüchen.
2. Typ I ohne große Dislokation und Typ II: Konservativ durch Immobilisation, 6 Wochen Unterschenkelgips, dann Krankengymnastik, Teilbelastung ab 10. bis 12. Woche.

3. Typ III: Funktionell, Hochlagerung auf Schiene für einige Tage, dann Krankengymnastik, vollständige Entlastung für 12 Wochen, Maßeinlagen bzw. orthopädische Schuhe rezeptieren, bei anhaltenden Beschwerden Früharthrodese.

OP-Indikation
- Abrissfrakturen der Tuberositas calcanei (zwei Spongiosaschrauben),
- Fraktur des Sustentaculum tali (Platte, Spongiosaplastik).
- Dislozierte Gelenkfrakturen mit deutlicher Höhenminderung, Verkürzungen, Verbreiterungen oder Achsenfehlstellungen (Typ II/III Vidal).
- Fußkompartmentsyndrom mit einer Häufigkeit von ca. 5%. In diesen Fällen müssen alle vier Kompartimente eröffnet werden.
- OP-Technik: KD-Schrauben, Schraubenosteosynthese, Fixateur externe, Plattenosteosynthese.

11.3.19 Frakturen der Ossa metatarsalia und Phalangen

Diagnostik
Standardröntgenaufnahmen in drei Ebenen: seitlich, dorsoplantar mit kraniokaudal um 20–30° gekipptem Röntgenapparat und dorsoplantar schräg mit um 45° Fußaußenrandanhebung. Diese Aufnahmetechnik ist wichtig, um Subluxationsstellungen zu diagnostizieren und eine Stabilisationsdiagnostik mit gehaltenen Aufnahmen durchzuführen. CT-Untersuchungen sind bei Kompressionsfrakturen des Chopartgelenks wichtig für die Operationsplanung MRT. Szintigraphie und Angiographie sind bei der diabetisch-neuropatischen Osteoarthropathie (DNOAP) indiziert.

Klassifikation
1. Chopartgelenksverletzungen:
   a) mediale;
   b) laterale;
   c) longitudinale;
   d) plantare.
2. Lisfrank'sche Luxationsfrakturen (Quenu, Küss, Mutschler, Haas):
   a) komplett;
   b) isoliert;
   c) divergierend.
3. Diabetisch-neuropatische Osteoarthropathie (DNOAP).

Sofortmaßnahmen
Behandlungsziel: Wiederherstellung eines vollbelastbaren schmerzfreien Fußes. Rekonstruktion der geometrischen Form des Fußgewölbes (knöcherne Elemente und Gelenkstellung). Freie Funktion des Talo-Navikulargelenks.

1. Nicht dislozierte Frakturen werden, nachdem das Bein für ca. 1 Woche in einer Schiene hochgelagert wurde und die akute Schwellungstendenz abgeklungen ist, mit einem gut anmodellierten, wenig gepolsterten Unterschenkelgips, der für eine entsprechende Ruhigstellung im Frakturbereich sorgt, für 6 Wochen (Metatarsalefrakturen 8 Wochen) behandelt. Wird der Gips sofort nach dem Unfallereignis angelegt, muss er gespalten und nach 8 Tagen geschlossen werden.

2. Frakturen mit Dislokation, insbesondere subkapitale Serienfrakturen sowie Diaphysenfrakturen, werden unter Zuhilfenahme eines Bildverstärkers reponiert und mit Kirschner-Drähten perkutan oder offen unter Zuhilfenahme einer transversalen Spickdrahtverriegelung retiniert. Anschließend Unterschenkelgipsverband, der eine größtmögliche Immobilisation im Frakturbereich garantiert. Dauer: 6 Wochen.

3. Nicht dislozierte Großzehenfrakturen werden für 4–6 Wochen im Unterschenkelgehgips immobilisiert.

4. Frakturen der Zehen II–V werden mittels dachziegelförmiger Heftpflasterverbände ruhiggestellt.

5. Dislozierte Großzehenfrakturen werden durch Zug an der großen Zehe und seitlichem Druck eingerichtet. Besteht der Verdacht auf eine Tendenz zur Redislokation, ist die OP-Indikation gegeben, ansonsten Ruhigstellung im Unterschenkelgips mit zusätzlicher Schienung der Großzehe.

6. OP-Indikation:
   a) dislozierte Großzehenfrakturen (Grund- und Endglied);
   b) Frakturen des Großzehengrundgliedes;
   c) dislozierte Frakturen der Metatarsale I und V;
   d) Gelenkfrakturen (Metatarsophalangealgelenk und proximales Interphalangealgelenk der Zehen II–V).

7. OP-Methoden:
   a) Kirschner-Drahtosteosynthese;
   b) Platten- und Schraubenosteosynthese (AO Kleinfragment- bzw. Mini-Instrumentarium);
   c) Gelenkresektion bei Gelenkfrakturen der Zehen II–V;
   d) Spongiosaauffüllung;
   e) Fixateur externe.

8. Frakturbehandlungen im Einzelnen:
   a) Navikularefrakturen:
      – Konservative Therapie: undislozierte Frakturen < 1 mm Gelenksstufe, Spalten < 2 mm: Gipsruhigstellung in Normalposition und Entlastung für 6–8 Wochen;
      – Operative Therapie: Mini-/Kleinfragmentschrauben und Platten, bei Trümmerfrakturen Ausdehnen der Osteosynthese auf die Cuneiforme, ggf. zusätzlicher medialer Fixateur zum Längenerhalt.

b) Cuboidfrakturen:
- Konservative Therapie: Gelenkstufe < 1,5 mm, kein Längenverlust der lateralen Säule: 6 Wochen Unterschenkelgips;
- Operative Therapie: Mini-/Kleinfragmentschrauben, ggf. spez. Plattensysteme, ggf. zusätzlicher lateraler Fixateur zum Längenerhalt.

c) Lisfranc-Luxationen (Einteilung nach Myerson's, Nunley and Vertullo's):
- Stabile Typ 1 Verletzungen: kons. Therapie: Entlastung im Gips für 6 Wochen;
- Instabile Typ 1 sowie Typ 2/3: operative Therapie: Reposition und Schraubentransfixation oder dorsalen Platten (Vorteil: keine Gelenkschäden!), bei schweren knöchernen Destruktionen primäre Arthrodese;
- Postoperativ: Unterschenkelorthese für 12 Wochen, 6 Wochen Entlastung, dann Teilbelastung.

d) Metatarsale I Fraktur:
- Konservative Therapie: nicht-dislozierte Frakturen;
- Operative Therapie: großzügige Indikationsstellung bei Gelenkfrakturen, Achsabweichungen, Verkürzungen aufgrund der Lastübertragung des ersten Strahles: Platten/Schrauben.

e) Metatarsale II–IV Fraktur:
- Konservative Therapie: Verkürzung < 2–4 mm, keine saggitale Abweichung: Gehgips oder Schuh mit fester Sohle für 4–6 Wochen;
- Operative Therapie: geschlossene Reposition und retrograde K-Drahtspickung über das MFK-Köpfchen für 4–6 Wochen, ggf. offen Reposition mit Schrauben/Platten.

f) Metatarsale V Fraktur:
- Abrissverletzungen der Basis: undislozierte Frakturen werden konservativ therapiert: Schuh mit fester Sohle oder Gipsschuh, Teilbelastung für 6 Wochen;
- Jones Frakturen (Basisfraktur des Schaftes);
  - Akute JF: undislozierte Fraktur: Gipsbehandlung möglich;
  - Chronische oder dislozierte akute JF: offene Reposition und Osteosynthese (Platte/Schraube).

Auf die Wiederherstellung des longitudinalen und transversalen Fußgewölbes muss sowohl bei der konservativen als auch bei der chirurgischen Behandlung besonders geachtet werden. Von besonderer Bedeutung ist auch der 1. Strahl. Zu Frakturen im Bereich der Hand siehe Kap. 14.12.

11.3.20 Richtlinien für die Behandlung offener Frakturen

Definition der offenen Frakturen

Hierunter versteht man eine Fraktur, die mit der Verletzungswunde in Verbindung steht, so dass eine direkte Verbindung zwischen Weichteilwunde und Fraktur besteht. Häufigste Lokalisation ist der Unterschenkel. Hinsichtlich des therapeutischen Vorgehens und der Prognose unterscheidet man vier Schweregrade.

– *Schweregrad 1:* geringer Weichteilschaden, Durchspießen des Weichteilmantels durch ein spitzes Knochenfragment.
– *Schweregrad 2:* größere Weichteilkontusion und Verletzung der Haut mit Verletzung der Weichteile und darunterliegender Fraktur, die eine Kommunikation mit der äußeren Haut aufweist.
– *Schweregrad 3:* breite Eröffnung der Haut und ausgedehnte Schädigung der Weichteile im Frakturbereich. Betroffen sind die Muskulatur, die Sehnen, größere Gefäße, Nerven sowie Gelenkanteile. Der Knochen selbst ist mehrfach frakturiert und zertrümmert.
– *Schweregrad 4:* Subtotal- bis Totalamputation mit Ischämie der peripheren Anteile.

Sofortmaßnahmen

Besonders zu beachten: Jede offene Fraktur ist ein chirurgischer Notfall und muss sofort versorgt werden. **!**

Hierbei kommt es auf 7 Punkte an:

1. Infektionsverhütung: Nur ein Drittel aller offenen Frakturen sind mit Krankheitskeimen kontaminiert. Die Kontamination erfolgt erst sekundär durch unsachgemäße Behandlung. Im Krankenhaus muss auf strenge Asepsis geachtet werden. Offene Wunden müssen in sterile Tücher eingeschlagen werden. Verbände sollten erst im Operationssaal unter aseptischen Bedingungen entfernt werden. Entscheidend ist, dass die Behandlung innerhalb der 8-Stunden-Grenze begonnen wird, bevor pathogene Keime eine genügend hohe Keimzahl und Virulenz erreichen.
2. Débridement: Die Wunde wird sorgfältig und so weit wie möglich exzidiert. Nekrotisches Fettgewebe, Muskelgewebe und Faszienanteile werden exzidiert. Reinigung der Knochenwunde sowie Entfernung von Fremdkörpern und Knochensplittern gehören zur exakten Wundrevision. Die Exzision der Hautränder soll sparsam erfolgen. Nervenenden werden einfach adaptiert und später rekonstruiert. Arterielle größere Gefäßverletzungen werden genäht, Sehnen werden ebenfalls primär rekonstruiert. Größere Hautdefekte können durch Hauttransplantate gedeckt werden.
3. Stabilisierung der Fraktur: Wundexzision und Stabilisierung der Fragmente stellen die beste Prophylaxe der Wundinfektion dar, die Stabilisierung der Fraktur erfolgt durch Osteosynthese oder durch einen Fixateur externe.
4. Spannungsfreie Hautnaht oder sekundärer Wundverschluss am 5.–9. Tag.
5. Zurückhaltung mit postoperativer Mobilisation der betreffenden Extremität. Immobilisation der Extremität zusätzlich durch Gipsschalen, Hochlagerung.

6. Breitspektrumantibiotika, sofort bei Klinikeinlieferung. Tetanusprophylaxe.
7. Antiphlogistische Therapie.
8. Da die Wunden infiziert sein können und nach Wundrandadaptation unter Spannung stehen, resultieren häufig auffällige und unschöne Narbenverhältnisse. In diesen Fällen ist frühzeitig, d. h. bereits 14–21 Tage nach Wundschluss, eine lokale Anwendung von Contractubex® 1–2 mal am Tag indiziert. Durch die pharmakologische Wirkung von Heparin, Allantoin und Extractum Cepae wird die Narbenbildung reduziert und eine weitestgehend kosmetisch unauffällige Narbe gewonnen. Die lokale Applikation von Contractubex® erfolgt durch Einreiben der Salbe über eine Dauer von 3–5 min. Ein zusätzlich positiver Effekt kann durch eine lokale Kompression erfolgen. Die Dauer der Applikation erstreckt sich über einen Zeitraum von 4–6 Monaten. Ultraschalluntersuchungen ermöglichen eine Vermessung der Narben bzw. Rückgang der Narbenbildung.

> **!** Eine primäre Naht ist nicht zulässig:
> 1. bei allen Kriegsverletzungen oder kriegsähnlichen Verletzungen;
> 2. bei allen stark verschmutzten Wunden (Tetanus, Gasbrand), Stich-, Bissverletzungen;
> 3. bei schwer zu überbrückenden ausgedehnten Weichteilläsionen;
> 4. bei länger als 10 h zurückliegendem Unfallereignis.

11.3.21 Konsolidationszeit bei unkomplizierten Brüchen

Fraktur	durchschnittliche Konsolidationszeit (Wochen)
Klavikula	3–4
Rippen	3–4
Wirbelkörper	12
Becken	6–12
Humerus, subkapitale Fraktur	4–5
Humerus, Schaftbruch	6–8
Humerus, distales Ende	6
Olekranon	6
Radius, Ulna, Fibula allein	6
beide Vorderarmknochen	8
typische Radiusfraktur	4
Metakarpalia, Metatarsalia	12–14
Navikulare	10–12
Finger, Zehen	3–5
Schenkelhals	10–14
Femur	9–12
Patella	4–6
Tibiakopf	10–12
Tibia allein	7
Unterschenkel	8
Malleolarfraktur	6–7
Talus	10–12
Kalkaneus	9–12
Scapula	6–8

11.3.22 Sudeck-Syndrom

Definition

Das Sudeck-Syndrom tritt posttraumatisch oder postoperativ im Bereich der Hände auf häufig als Folge einer andauernden Immobilisation und Entlastung einer verletzten Extremität durch Dystrophie und Atrophie von Haut und Muskulatur und durch Funktionseinschränkungen der Gelenke infolge Kapselschrumpfung. Es kann aber auch als selbständige Erkrankung auftreten.

Ursachen

- Entzündlich (bakteriell, chemisch, thermisch);
- neurogen (Nervenläsionen, Reflextheorie, Schmerz);
- neurovaskulär (vegetative Dystonie);
- neurohumoral (Schilddrüse);
- vaskulär (kapilläre Stenose);
- biochemisch (Azidose, Sensibilisierung von Fremdserum, Dissoziation der Azetylcholinesterase);
- Inaktivität (Immobilisationsschaden);
- mechanisch (mehrfache Reposition, Instabilität, Schmerz).

Folgen

Dystrophie und Atrophie der Weichteile und des Knochens.

Einteilung

Man unterscheidet insgesamt drei verschiedene Stadien:
- Stadium I (akutes Stadium bis 3 Monate nach der Verletzung). Starker Ruhe- und Bewegungsschmerz mit Überwärmung, glänzende Haut und bläuliche Verfärbung und Schwellung von Hautarealen. Im Röntgenbild besteht eine fleckige Knochenverschattung als Zeichen der diffusen Entkalkung.
- Stadium II (subakutes Stadium, 3–12 Monate nach der Verletzung). Auftreten bis 12 Monate nach einer Fraktur oder Operation. Kennzeichen sind Schmerzhaftigkeit, Schwund der Subkutis, Atrophie der Haut, zyanotisch kühle Haut und vermehrte Behaarung. Gelenkkapsel und Bandapparat sind geschrumpft, die Beweglichkeit in den Gelenken ist eingeschränkt bis komplett aufgehoben. Im Röntgenbild erkennt man eine Verdünnung der Kompakta, Schwund der Spongiosabällchen und Erweiterung des Markraumes im Sinne einer Osteoporose.
- Stadium III (chronisches Stadium über 1 Jahr). Endstadium des Sudeck-Syndroms. Schmerzen fehlen. Es besteht eine generalisierte Atrophie der Haut, der

Subkutis, der Muskulatur und des Skeletts. Die Beweglichkeit ist maximal eingeschränkt im Sinne einer fibrösen Gelenksteife. Im Röntgenbild wird der sog. „Glasknochen" erkennbar. Die Kompakta ist wie mit dem Bleistift nachgezogen.

Stadienbezogene Therapie – Sofortmaßnahmen

1. Stadium 1:
   a) Immobilisierung mit Hilfe einer Gipsschiene.
   b) Eisbehandlung und intermittierend ausschließlich aktive vorsichtige Bewegungsübungen.
   c) Stabile Osteosynthese im Falle einer Fraktur.
   d) 3 × 15 Tropfen Hydro-Cebral.
   e) 3 × 200 mg IBU.
   f) 2 × 5 mg Diazepam.
   g) Passive Bewegungsübungen: kontraindiziert.
2. Stadium 2:
   a) Lokale Eisbehandlung.
   b) Lokale Immobilisation: Kontraindiziert, dafür Intensivierung der Bewegungstherapie durch Anwendung hydrotherapeutischer Maßnahmen.
   c) Medikamentöse Therapie: bringt keinen weiteren Erfolg.
3. Stadium 3:
   a) Fangopackungen, Wechselbäder, Bewegungsbad.
   b) Lokale Eisbehandlung und Bindegewebsmassage.
   c) Passive Dehnung, evtl. Quengelung zur Verbesserung der Funktion.

! **Besonders zu beachten:** Das Leitsymptom beim Morbus Sudeck ist der Schmerz. Das Leitsymptom bei der sog. Frakturkrankheit (durch Folgen, die durch Immobilisation einer Extremität zustande gekommen sind) ist die Atrophie und Versteifung der Gelenke.

Komplexe regionale Schmerzsyndrome (CRPS, Complex Regional Pain Syndrome)

Zusammenfassende Bezeichnung für Krankheitsbilder, die sich generalisiert in der betroffenen Extremität (regional) durch Schmerz, sensorische Veränderungen und autonome, motorische sowie trophische Störungen manifestieren.
- CRPS I: ohne klinischen Nachweis einer Nervenläsion
- CRPS II: mit eindeutiger Nervenläsion

Klinik:
- individuelle unterschiedliche Symptome
- 70 % warmes CRPS;
- 30 % kaltes CRPS (geht häufiger mit motorischen Störungen einher, hat wahrscheinlich die schlechtere Prognose);

- Autonome und trophische Störungen: distales Ödem (80 %), Temperaturdifferenz > 1 °C, anfänglich rötliche Hautfarbe, im Verlauf weißlich-blass oder bläulich livide, Hyperhidrose (60 %), trophische Störungen der Haut und Haare (30–40 %), im fortgeschrittenen Stadium Atrophie der Haut und Muskulatur;
- Schmerz und Sensibilitätstörungen: handschuh- oder strumpfförmig, nicht einem Nerven zuzuordnen, meist spontane Schmerzsensationen, typischerweise brennende, ziehende oder stechende Schmerzen; häufiger tiefe Schmerzlokalisation, Verstärkung durch Orthostase, Aufregung, Anstrengung, Temperaturveränderungen, häufig evozierbare Schmerzen (Hyperalgesie, Allodynie);
- Motorische Störungen: komplexe Bewegungen wie Pinzettengriff oder Faustschluss eingeschränkt, Bewegungseinschränkungen durch Ödem, später durch Fibrose und Kontrakturen, nicht selten Neglect-ähnliche Symptomatik, feinschlägiger Tremor (50 %), bei CRPSII Myoklonien oder Dystonien (30 %).

Epidemiologie: Normalverteilung mit Gipfel zwischen 40. und 50. LJ., Frauen zweimal häufiger betroffen, obere Extremität zweimal häufiger als untere.

Ätiologie:
- meist Fraktur oder Operation vorangegangen (40 %);
- seltener Nervenwurzel- oder traumatische Myelonläsion (6–9 %);
- Bagatelltrauma (10 %).

Pathophysiologie:
- neurogene Entzündung, pathologische sypathikoafferente Kopplung und neuroplastische Veränderungen des ZNS;
- Inflammation mit Freisetzung von Zytokinen besonders in frühen Phasen (Gefäßerweiterung – Rötung und Überwärmung der Haut), neuroplastische Veränderungen später zusätzliche Vasodilatation durch Inhibition der sympathischen Vasokonstriktorneurone;
- plastische ZNS-Veränderung können die komplexen sensorischen Symptome erklären, eine fehlende Reorganisierung zur Schmerzchronifizierung beitragen;
- eine genetische Prädisposition ist noch unklar.

Diagnose:
- Budapest-Kriterien!
- Differenzialdiagnosen: Rheumatische Erkrankungen, Entzündungen, thrombembolische Erkrankungen, Kompartmentsyndrom, Nervenkompressionssyndrome.
- Röntgen im Seitenvergleich (kleinfleckige osteoporotisch demineralisierende Veränderungen 2–8 Wochen nach Beginn; milchglasartiges Bild, kortikale Erosionen).

- Szintigrafie (größte Sensitivität 7 Wochen nach Beginn): diffuse vermehrte Perfusion in Frühphase, diffuse Aktivitätszunahme in Blutpoolphase, bandenförmige gelenknahe Anreicherungen in der Spätphase.
- MRT (nur zum Ausschluss der Differentialdiagnosen da keine Spezifität): akut: verdickte Haut, subkutane und periartikuläre KM-Aufnahme, Gelenkergussbildung; chronisch: Atrophien, Fibrosierungen.
- Quantitative sensorische Testung.
- Infrarotthermografie.
- Labor (z. A. anderer Genese, keine Spezifität).
- Elektrophysiologische Messungen.

Therapieziel: Verbesserung und Wiederherstellung der Extremitätenfunktion.

Nichtmedikamentöse Therapie
- Frühzeitiger Einsatz von Physiotherapie unterhalb der Schmerzgrenze.
- Lymphdrainagen zur Reduktion des Ödems.
- Ergotherapie, u. a. mit somatosensorischer Stimulation.
- Absteigende (bei Überwärmung) oder aufsteigende (bei Abkühlung) Bäder.
- Spiegeltherapie (Dabei wird zwischen die CRPS-betroffene und nichtbetroffene Extremität ein Spiegel gestellt, wobei der Patient bei anschließenden Übungen ausschließlich das Spiegelbild der gesunden Seite betrachtet. Damit erfolgt die Illusion einer nun gesunden, durch den Spiegel verdeckten CRPS-Extremität).
- *Graded motor imagery* (Das Programm besteht aus einer mehrwöchigen Sequenz. Initial erfolgt eine Handlateralitätserkennung).

Medikamentöse Therapie
- Glukokortikoide (z. B. Prednisolon 100 mg/Tag für 4 Tage, dann Reduktion um je 20 mg/Tag alle 4 Tage);
- Radikalfänger;
- Dimethylsulfoxid (DMSO)-Creme; besser bei warmem CPRS geeignet;
- N-Acetylcystein (3 × 200 mg/d); besser bei kaltem CPRS geeignet;
- Schmerzmedikamente;
- NSAR (nicht in Kombination mit Glukokortikoiden!; insgesamt geringe Wirkung);
- Opioide;
- Ketamin;
- Trizyklische Antidepressiva;
- Serotonin-, Noradrenalin-Wiederaufnahmehemmer;
- Hemmung der Osteoklastentätigkeit;
- Kalzitonin (wirkt zentral analgetisch, kein Einfluss auf die Knochenveränderungen bewiesen);

- Bisphosphonate (wirken auf Schmerz, Schwellung und Beweglichkeit positiv);
- Botulinumtoxin (ggf. bei dystonem CRPS; bisher nur ein Fallbericht);
- GABA-Rezeptor-Agonisten intrathekal (bei dystonem CRPS mögliche Therapieoption).

Invasive Therapieformen
- rückenmarknahe (SCS-Sonde) oder periphere Elektrostimulation.

11.3.23 Thromboseprophylaxe in der Unfallchirurgie

Die Indikationsstellung erfolgt entsprechend der Riskoeinschätzung (S3-Leitlinie AWMF; niedriges, mittleres, hohes Risiko) Unter Abwägung von Effektivität, Blutungs- und HIT II-Risiko sollen niedermolekulare Heparine (NMH) gegenüber unfraktionierten Heparinen (UFH) bevorzugt eingesetzt werden. Dabei ist jedoch insbesondere eine eingeschränkte Nierenfunktion sowie das Blutungsrisiko zu berücksichtigen. Die Dauer der medikamentösen Thrombembolieprophylaxe soll sich am Fortbestehen relevanter Risikofaktoren orientieren, bei Hüftendoprothetik, hüftgelenknahen Frakturen und Osteotomien mindestens jedoch für 28–35 Tage. Bei Knieendoprothetik, kniegelenknahen Frakturen und Osteotomien mind. jedoch 11–14 Tage.

Grundsätzlich sollte bei Immobilisierung die Antikoagulation fortgeführt werden. Bei Eingriffen am Sprunggelenk und der unteren Extremität ist die Thromboseprophylaxe bis mind. 20 kg Teilbelastung und mind. 20° Beweglichkeit des oberen Sprunggelenkes erreicht sind, fortzuführen.

Was verwendet man als Spongiosaersatzmaterialien?
Natürliche organische und anorganische Materialien.

Materialien tierischen Ursprungs
Spongiosa Transplantat: prozessierte bovine Spongiosa. Spongiosa Granulat: natürliches Knochengranulat bovin. Spongiosa Block: natürliches Knochengranulat bovin. Collagen: natürliches Knochenmineral bovin und 10 % Volumenanteil Kollagenfasern (Schwein). Natürliches Knochenmineral (Spongiosa, Kortikalis, Mix). Equin Kollagen: Kollagen I stellt mit 90 % den Hauptbestandteil der organischen Knochenmatrix.

Typ-I-Kollagen bindet Osteoblasten über spezifische Rezeptoren. Kollagenlyophilisat boviner Herkunft, enthält das Antibioticum Teicoplanin.

Hydroxylapatit
Natürliches Hydroxylapatit bovin. Corticalis: natürliches Hydroxylapatit bovin.

Materialien pflanzlichen Ursprungs
Knochenanaloges hochporöses Calciumphosphat als biologisches Hydroxylapatit (Herkunft: Algenart). Natürliches kristallines Kalziumkarbonat in Aragonitstruktur aus Korallen. Das natürliche anorganische Skelett bleibt erhalten. Die Porengröße beträgt 250–750 μm.

Synthetische anorganische Materialien
Ein langsam absorbierbares Copolymer, aus Polymethylmethacrylat („PMMA") und Polyhydroxyethylmethacrylat („PHEMA") mit einer sehr dünnen Schicht Bariumsulfat für die Radiopacität und einer Grenzfläche aus Kalziumhydroxid/-carbonat.

Kalziumphosphat + Karbonat
Selbsthärtendes, biokompatibles, resorbierbares Kalziumphosphat.

Tricalciumphosphat [$Ca_3(PO_4)_2$]
Synthetisches, phasenreines β-Tricalciumphosphat.

Synthetisches, phasenreines β-Tricalciumphosphat. Dieses Material ist umstritten. Einerseits wurden in einer Studie TCP in einen von zwei Schädelknochendefekten eingebracht und nach 6 Monaten Einheilung ohne Belastung mit der unbehandelten Gegenseite verglichen. Die unbehandelte Gegenseite war nahezu vollständig knöchern regeneriert. Das TCP war nach 6 Monaten nicht abgebaut und die einzelnen Granula waren von einer fibrösen Schicht ohne Osteoblasten umgeben.

In einer anderen Studie wurde zur Sinusaugmentation Tricalciumphosphat und autologer Knochen bilateral bei 4 Patienten verwendet, allerdings war bei allen Patienten auch eine zusätzliche Onlay-Plastik erforderlich. Die Knochenbiopsien nach 6 Monaten zeigten keine Seitendifferenz.

Synthetische organische Materialien
Polylactid-Polyglycolidsäuren Fisiograft Kopolymerisierte Polyglycolidsäure (PGA) und Polylactidsäure (PLA) im Verhältnis 1 : 1, synthetisch.

Vorteile: Tierexperimentelle und klinische Studien ergaben viel versprechende Ergebnisse sowohl im Einsatz als Knochenersatzmittel als auch als Carrier für Proteine und Wachstumsfaktoren.

Nachteile: Der hydrolytische Abbau des Materials bewirkt eine lokale Ansäuerung des Gewebes und unterhält während der Resorption eine entzündliche Reaktion.

Glaskeramik oder Bioglas

Hierbei handelt es sich um eine synthetische Komposition von Si, Ca Na, P. Resorbierbares bioaktives Glas ist ein exzellentes Material für die Stimulation und den Transport von Zellen und Molekülen, die für den Aufbau von Knochen benötigt werden.

Komposite

Synthetische Peptide mit natürlichem Hydroxylapatit bovin, mit natürlichem Hydroxylapatitträger aus Sodiumcarboxymethylcellulose, Glycerol und Wasser.
Vorteile synthetischer Knochenersatzmaterialien

– uneingeschränkte Verfügbarkeit;
– uneingeschränkte Haltbarkeit;
– kein Transfer von Erregern;
– keine Immunreaktion Nachteile;
– keine Osteogenese;
– keine Osteoinduktion;
– fragliche Osteokonduktion;
– keine definierbaren Resorptions- und Umbauraten;
– unterschiedliche mechanische Belastbarkeit;
– Infektionsrisiko bei ausbleibendem knöchernen Einbau oder Durchbauung.

Kein Material ist osteoinduktiv. Allenfalls ist das Material osteokonduktiv, hält also eine Leitstruktur für die knöcherne Durchbauung bereit. Um eine funktionell belastbare Hartgewebsrekonstruktion zu erreichen, sollten diese Materialien nur in der Mischung mit Knochenbohrspänen oder Bonechips im Verhältnis 1 : 1 verwandt werden. Um eine bindegewebige Einscheidung zu vermeiden und eine subperiostale Bewegung zu verhindern, ist eine Abdeckung mittels Membran sinnvoll. In reiner Form augmentiert bewirken sie lediglich eine äußere Volumenexpansion des entsprechenden Alveolarfortsatzes mit Ersatzmaterial ohne Volumenzunahme an Knochen.

11.3.24 Indikationen für arthroskopische/endoskopische Operationen

Schultergelenk

Vernarbungen (Arthrolyse), Bankart-Repair, Instabilitäten mit Kapselshifting, RM-Rekonstruktionen, BS-Pathologien (Tenotomie, Refixation, Tenodese), Dekompressionen (knöchern, weichteilig), Entfernung freier Gelenkkörper, Synovektomie, PE, ggf. Infekt AC-Gelenk.

Arthroskopisch assistierte Rekonstruktionen von ACG-Luxationen, laterale Klavikularesektion bei Arthrose.

Kniegelenk

Vernarbungen, Meniskuspathologie (Naht, Resektion, Stichelung), VKB-/HKB-Ersatz/Debridement/Naht, arthroskopisch assistierte Tibiakopffrakturaufrichtung, laterales Release, Knorpeltherapie (Ersatz, Glättung), mediale Fesselung der Patella, Entfernung freier Gelenkkörper, Synovektomie, PE, ggf. Infekt.

OSG

Vernarbungen, Tibiakantenglättung, Entfernung freier Gelenkkörper oder eingeschlagener Bandreste, Knorpeltherapie, Synovektomie, PE, ggf. Infekt.

Ellenbogen

Vernarbungen, Synovektomie, PE, Entfernung freier Gelenkkörper, Sulcus N. ulnaris Syndrom, ggf. Infekt.

Hüfte

Insbesondere Impingementtherapie.

Hand

Karpaltunnelspaltung.

11.4 Luxationen bei Erwachsenen – Sofortmaßnahmen

11.4.1 Luxationsrichtungen

- dorsal: rückwärts
- ventral: vorwärts
- kranial: oben
- distal: unten
- lateral: seitwärts
- medial: zur Mitte zu
- zentral: auf die Gelenkpfanne hin

11.4.2 Klavikulaluxationen

Definition und Einteilung

Klavikulaluxationen können am sternalen Ende (seltener) und am akromialen Ende der Klavikula (häufiger) im Verhältnis von ca. 1:5 als sog. „A-C-Luxationen" (= akromioklavikuläre Luxationen = Schultereckgelenkssprengung) vorkommen. Sie beeinträchtigen die Funktion des Armes im Schultergelenk.

Einteilung nach Tossy:

- Grad I: Zerrung oder partielle Ruptur des Ligamentum acromioclaviculare und der Gelenkkapsel;
- Grad II: komplette Ruptur des Ligamentum acromioclaviculare und der Gelenkkapsel + partielle Ruptur des Ligamentum coracoclaviculare;
- Grad III: Ruptur des Ligamentum acromioclaviculare und des Ligamentum coracoclaviculare.

Sofortmaßnahmen

1. Röntgenbild im a. p.-Strahlengang (Patient stehend, Schultern unter Belastung, beide Schultern auf einem Film geröngt) sichert die Diagnose.
2. *Klinik:* Das laterale vorspringende Klavikulaende lässt sich nicht abwärts drücken, reluxiert jedoch sofort bei Nachlassen des Druckes (Klaviertastenphänomen).
3. *Frische A-C-Luxation* erheblichen Grades sowie veraltete Fälle mit starker Behinderung werden mittels Bandnaht und Sicherung der Bandnaht durch Zuggurtungsosteosynthese operativ behandelt. Operationsindikation: bei Grad (II +) III nach Tossy.
4. *Luxatio sternoclavicularis:* (Klavikula luxiert nach ventral und medial). Repositionsmanöver: Zug an der Schulter nach hinten und außen und Druck mit dem Daumen auf das sternale Ende der Klavikula. In dieser reponierten Stellung werden ein Rucksackverband und eine Druckpelotte auf das sternale Ende der Klavikula angelegt. Rucksack- und Druckverband zunächst täglich kontrollieren und ca. 3–4 Wochen belassen. Trotz oft nicht idealer anatomischer Verhältnisse sind die funktionellen Ergebnisse recht gut. *Veraltete Luxationen* können konservativ nicht eingerichtet werden, eine operative Korrektur ist notwendig.

11.4.3 Luxatio humeri

Einteilung

1. Luxatio humeri subcoracoidea;
2. Luxatio humeri axillaris;
3. Luxatio humeri infraspinata (= posterior);
4. Luxatio humeri supracoracoidea.

Häufige Begleitverletzungen sind Abrisse des Tuberculum majus humeri, Abbrüche des Pfannenrandes, Abbrüche des Processus coracoideus, subkapitale Humerusfrakturen.

Sofortmaßnahmen

1. Röntgenbild in zwei Ebenen (a. p. und axial) anfertigen!
2. Vor jeder Reposition müssen Sensibilität, Motorik und Durchblutung des betreffenden Armes überprüft werden.
3. Geschlossene *Reposition* sobald wie möglich in Narkose; es gibt verschiedene Verfahren:
   a) Reposition nach Hippokrates: Durch gezielte Hebelbewegung wird der Oberarmkopf um die in die Achselhöhle gestemmte Ferse durch Zug und Adduktionsbewegung des Arms in die Schulterpfanne reponiert.
   b) Schulterreposition nach Mothe: Oberkörper des Patienten wird durch Gegenzug fixiert, dann langsame Abduktion des Armes unter Zug bis ca. 90° und Reposition des Oberarmkopfes durch dosierte Stoßbewegung in der Axilla von kaudal nach kranial.
   c) Reposition nach Kocher (Abb. 11.38) in Narkose. Man geht schrittweise vor:
   Phase 1: Ellenbogen rechtwinklig gebeugt, Oberarm am Körper adduziert;
   Phase 2: Außenrotationsbewegung des Oberarms, so dass dieser schließlich in der Sagittalebene des Körpers steht;
   Phase 3: Elevation des Ellenbogens am Körper entlang;
   Phase 4: Innenrotation des Oberarms durch langsame Bewegung des Unterarms in Richtung der kontralateralen Schulter.

Je früher die Reposition durchgeführt werden kann, um so leichter gelingt sie! Veraltete Luxationen (älter als 4 Wochen) können konservativ meist nicht mehr reponiert werden, da in der Zwischenzeit Schrumpfungsprozesse und narbige Veränderungen stattgefunden haben. Sie müssen operativ reponiert werden; die Ergebnisse sind aber infolge von Weichteilverkürzung und Narbenschrumpfungen oft nicht befriedigend. Habituelle Schulterluxationen werden ebenfalls operativ behandelt.

4. Fixation und Ruhigstellung des Arms im Desault-Verband für ca. 5–7 Tage. Dann sofort Übungsbehandlung, um Kapselschrumpfungen und Bewegungseinschränkungen vorzubeugen.

! Zwischen Oberarm und Brust müssen beim Desault-Verband gut gepuderte Kompressen oder Watte geschoben werden, da es sonst zu einem dyshidrotischem Ekzem kommen kann.

5. *Röntgenkontrolle* in zwei Ebenen nach erfolgter Reposition.
6. *Kontrolle* nach Reposition: Sensibilität, Motorik, Durchblutung.

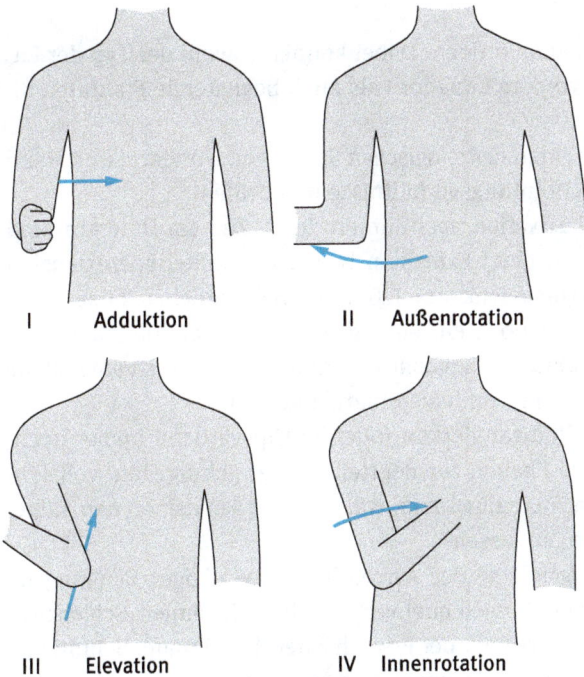

Abb. 11.38: Ablauf der Schulterreposition nach Kocher: Bewegungsrichtung (I) = Adduktion des Oberarms; Bewegungsrichtung (II) = Außenrotation des Oberarms; Bewegungsrichtung (III) = Elevation des Ellbogens am Oberkörper nach proximal; Bewegungsrichtung (IV) = Innenrotation des Unterarms und des Oberarms.

7. *Operationsindikation:*
   a) OP-Indikationen:
      – Glenoidrandfrakturen, Tuberkulum majus Abrisse: s. o.;
      – Labrumablösungen (Bankartläsion), die konservative Therapie zeigt hohe Rezidivraten (bis 90 %);
      – Große Hill-Sachs-Delle (> 60° Humeruskopfradius, Einhaken bei 90° Abduktion und 90° Außenrotation).
   b) Konservative Therapie:
      – Gilchristbandage für 14 d, dann funktionelle Therapie, alternativ: Außenrotationsorthese.

11.4.4 Ellenbogenluxationen

Unfallhergang
Meist im Rahmen eines Epicondylus ulnaris-Abrisses.

Sofortmaßnahmen

1. Röntgenbild in zwei Ebenen anfertigen. Dabei können sowohl der Typ der Luxation (z. B. hintere oder vordere Luxation) als auch begleitende Frakturen diagnostiziert werden.
2. Vor der Reposition immer einen *neurologischen Status* von Unterarm und Hand durchführen und die Durchblutungsverhältnisse überprüfen.
3. *Reposition* in Narkose bei Luxation nach hinten durch Zug am Unterarm und Gegenzug am Oberarm bei leichter Extensionsbewegung ohne Hyperextension und Beugung im Ellenbogengelenk um 120–130°. Bei seitlichen Luxationen muss zusätzlich zu dem Zug noch ein entsprechender Seitendruck ausgeübt werden. Bei einer Abrissfraktur des Epicondylus humeri lateralis ist eine offene Reposition und Fixation des Epicondylus ulnaris indiziert.
4. Anschließend, d. h. nach Bildwandlerkontrolle, im Gipsverband immer nochmals Röntgenbilder in zwei Ebenen zur Beurteilung der gelungenen, vollständigen Reposition und zum Ausschluss von, während der Reposition neu aufgetretenen, Frakturen anfertigen lassen.
5. Nach der Reposition *Ruhigstellung* des Armes in rechtwinkliger Beugung im Ellenbogengelenk in einem Gipsschienenverband bzw. in einem Scotchcast-Verband, bei Kindern ca. 3 Wochen, bei Erwachsenen 1–2 Monate. Schultergelenk und Finger müssen in der Zwischenzeit bewegt werden (Physiotherapie).
6. OP-Indikation: Instabilität nach Reposition mit Reluxationstendenz, komplexe Luxation: Band-/Kapselrekonstruktionen, Bewegungsfixateur, ggf. Arthroskopie (Beurteilung der Instabilität!, Entfernung freier Gelenkkörper, Hämatomausräumung).
7. Konservative Therapie: einfache Luxation = fehlende Luxationstendenz im funktionellen Bogen von 0–30–130° sowie im Pivot-Shift-Test: Reposition, Gips oder Orthese für 1 Woche, dann funktionelle Therapie ggf. mit protektiver Orthese über weitere 5 Wochen.

11.4.5 Monteggia-Fraktur – Luxation des Radusköpfchens und Ulnaschaftfraktur / Galeazzi-Fraktur – Luxation der Ulna am distalen Radioulnargelenk und distale Radiusschaftfraktur

Sofortmaßnahmen

Das Röntgenbild des Unterarms und des Ellenbogens in zwei Ebenen zeigt, dass es sich um eine Luxationsfraktur handelt: Fraktur der Ulna (proximales bis mittleres Schaftdrittel) und Luxation des Radiusköpfchens zur Beugeseite hin Abb. 11.6). Aufgrund dessen muss bei allen isolierten Ulnafrakturen das Ellbogengelenk mitgeröngt und aus Sicherheitsgründen eine seitendifferente Vergleichsaufnahme durchgeführt werden, damit eine Luxation des Radiusköpfchens nicht übersehen wird.

1. Immer den *Nervus radialis* prüfen, da das dislozierte Radiusköpfchen zu einer Druckschädigung der Nervus radialis führen kann.
2. *Reposition* der frakturierten Ulna (Verkürzung und Achsenknickung) durch Zug am rechtwinklig gebeugten und leicht supinierten Vorderarm. Kontrolle der Reposition mit Durchleuchtung. Sofort, unter Beibehaltung dieser Repositionsstellung unter Zug, wird das Radiusköpfchen in seine physiologische Stellung manuell zurückgedrängt. Dieses Vorgehen ist insbesondere bei Kindern indiziert. Lässt sich die Reposition in dieser Stellung halten, legt man einen längs aufgeschnittenen Oberarmgips bzw. einen Scotchcast-Verband an.
3. In den meisten Fällen lässt sich die Retention in achsengerechter Stellung nicht beibehalten, so dass die Ulnafraktur durch Osteosynthese stabilisiert werden muss. Wenn trotz Stabilisierung der Ulna die Fehlstellung des Radiusköpfchens bestehen bleibt, so muss die Reposition offen erfolgen und eine Bandnaht durchgeführt werden. Zusätzlich kann ein Gipsschienenverband angelegt werden. Behandlung im Gipsverband dauert ca. 6–8 Wochen! Das Pendant zur Monteggia-Fraktur ist die Galeazzi-Läsion: distale Radiusschaftfraktur und Luxation der Ulna im distalen Radioulnargelenk.
4. Galeazzi-Fraktur (Radiusfrakur mit Dislokation im distalen Radioulnargelenk): immer operative Therapie (Osteosynthese des Radius, bei persistierender Instabilität im DRUG zusätzliche Transfixation mit zwei Kirschnerdrähten).

11.4.6 Radiusköpfchen-Luxationen (Chassaignac Verletzung)

Sofortmaßnahmen
1. Röntgenbild in zwei Ebenen anfertigen lassen.
2. Versuch der Reposition des Radiusköpfchens durch Druck von der Ellenbeuge aus.
3. Ruhigstellung des Arms durch einen Scotchcast-Verband für 2–3 Wochen.
4. Ist die Reposition nicht möglich, dann muss sie operativ herbeigeführt werden; in vielen Fällen kann man das intakte Ligamentum annulare radii über das Radiusköpfchen schieben.

Subluxationen des Radiusköpfchens bei Kleinkindern (Chassaignac-Subluxationen) kommen relativ häufig vor. Typischer Unfallhergang: Zug am ausgestreckten Arm nach oben. Das Röntgenbild zeigt meist keine sichtbaren Veränderungen. Die Kinder bewegen den Arm nicht mehr. **Der Arm hängt schlaff nach unten in Pronationsstellung.**
Die therapeutische Maßnahme besteht, nach vorausgegangener Schmerztherapie, in einer raschen Supination und gleichzeitiger Streckung des Vorderarms, wobei das Radiusköpfchen oft mit einem deutlich vernehmbaren Knacken wieder an seinen Platz rutscht. Die Kinder sind sofort beschwerdefrei. Eine Ruhigstellung erübrigt sich meist. Bei Neigung zum Rezidiv ist jedoch eine Ruhigstellung für 1–2 Wochen im Oberarmgips indiziert.

11.4.7 Luxationen im Handgelenk

Siehe Kapitel 14 Handchirurgie.

11.4.8 Traumatische Hüftgelenksluxationen

Sofortmaßnahmen

1. Röntgenbilder in zwei Ebenen und CT bei Femurkopfläsion anfertigen. Dabei erkennt man eine der möglichen Luxationen:
   a) Luxatio iliaca (häufigste Form);
   b) Luxatio pubica;
   c) Luxatio ischiadica;
   d) Luxatio obturatoria.
   Häufig sind Azetabulumfrakturen oder Hüftkopffrakturen mit der Luxation kombiniert. Luxatio ischiadica/iliaca zählen zu den hinteren Luxationen, Luxatio pubica/obturatoria zählen zu den vorderen Luxationen.
2. Keine weiteren Maßnahmen ohne vorherige Überprüfung von *Motorik, Sensibilität* und *Durchblutung* der unteren Extremität.
3. *Reposition* in Narkose nach Dshanelidze in Bauchlage oder nach Böhler in Rückenlage (Luxatio iliaca/ischiadica). Patient liegt flach auf dem Rücken, das Becken wird mit beiden Händen fixiert, das Bein wird im Kniegelenk gebeugt und der Oberschenkel langsam senkrecht zur Unterlage gestellt. Dann wird das Bein unter starkem Zug *adduziert* und nach *innen rotiert*. Bei der Luxatio pubica erfolgt die Reposition wie bei der Luxatio iliaca, wobei bei der Innenrotation das Bein abduziert wird. Die offene Reposition dagegen hat den Vorteil, dass Sekundärschädigungen des Gewebes mit der Gefahr einer Hüftkopfnekrose seltener eintreten, da das Hämatom im Gelenk abgesaugt werden kann, Blutungsquellen versorgt werden können und der rupturierte Bandapparat rekonstruiert werden kann.
4. Anschließend *Röntgenkontrolle* in zwei Ebenen und Bettruhe für 14–21 Tage. Keine Massage; keine passiven Bewegungsübungen; Entlastung für 8 Wochen.

! Bei Hüftgelenkspfannenbrüchen muss operativ die Rekonstruktion der Hüfte erfolgen. Inkongruenzen der Gelenkflächen führen zu einer posttraumatischen Koxarthrose.

Bei Luxationen des Hüftgelenks können auch Hüftkopffrakturen entstehen. Sie werden in den allermeisten Fällen operativ (Reposition, Fragmentfixation durch Schraubenosteosynthese) oder bei älteren Patienten durch einen primären Hüftgelenksersatz behandelt. Nach Hüftgelenksluxationen besteht die Gefahr einer Hüftkopfnekrose, da durch die begleitenden Kapselzerreißungen die Blutversorgung gestört wird (CT-Untersuchung).

11.4.9 Kniescheibenluxation

Einteilung
Luxationen der Patella kommen vor als:
- seitliche Luxation (medial, lateral);
- obere Luxation;
- Einklemmungsluxation (zwischen Tibia- und Femurkondylen); daneben noch andere, seltenere Formen.

Sofortmaßnahmen
1. Röntgenbild in zwei Ebenen anfertigen.
2. Einrenkung der Patella in Narkose durch entsprechenden direkten Druck bei gestrecktem Kniegelenk unter Beugung im Hüftgelenk.
3. Anschließend Scotchcast-Verband für 3–6 Wochen und Röntgenkontrollaufnahmen.
4. Rezidivierende Patellaluxationen werden operativ behandelt: arthroskopisch, mediale Raffung des Kapselapparates, laterales Release.

11.4.10 Luxation im Sprunggelenk

Einteilung
Man kennt folgende Luxationstypen:
- Luxatio pedis cum talo (ventrale oder dorsale Luxation);
- Luxatio pedis sub talo (Luxation nach hinten innen oder außen vorne oder isoliert nach hinten).

Sofortmaßnahmen
1. Immer ein Röntgenbild in zwei Ebenen anfertigen lassen. Man achte auf eventuell vorhandene Frakturen.
2. *Sensibilität, Motorik* und *Durchblutung* der Zehen prüfen.
3. *Reposition der Luxatio cum talo* in Narkose. Der Fuß wird mit einer Hand an der Ferse und mit der anderen Hand am Großzehenballen gefasst. Die Fehlstellung wird zunächst verstärkt und der Fuß erst dann nach der zur Luxation entgegengesetzten Seite gedrängt. Gleichzeitig muss ein Druck auf die Tibia von oben her ausgeübt werden. Anschließend *Gehgips* für 6 Wochen.
4. *Reposition der Luxatio sub talo* bei gebeugtem Knie in Spitzfußstellung so, als ob man jemandem den Stiefel auszieht. Wichtig ist, dass man wie bei jeder Reposition das Röntgenbild vor Augen hat, Bildwandlerkontrolle. Röntgenkontrollaufnahmen und Ruhigstellung im *Gehgips* für 6 Wochen.

11.4.11 Kniegelenksluxationen

Unfallmechanismus

Verkehrsunfälle durch Anprall des Kniegelenks an das Armaturenbrett.

Diagnostik

Röntgenbilder in zwei Ebenen, gegebenenfalls CT, MRT, Farbdopplersonographie, Angiogramm.

Unfallfolgen

Verletzungen mit schwerwiegenden Schäden, die Notfallcharakter haben: ausgedehnter Weichteilschaden, Ruptur beider Kreuzbänder, Sehnenrisse im Bereich des Tractus tibialis und der Popliteasehne, Innenmeniskus- und Außenmeniskusverletzungen, Riss des meniskotibialen und meniskofemoralen Kapselbandes, Seitenbandrupturen medial und lateral, Rupturen der Bizepssehne, Läsionen des Nervus peroneus (20–30 %) und Verletzungen der Kniegelenksgefäße (25 %).

Klassifikationen, getroffen nach der Stellung der Tibia zum Femur
- Typ I: vordere Luxation;
- Typ II: hintere Luxation;
- Typ III: mediale Luxation;
- Typ IV: laterale Luxation;
- Typ V: Kombinationsluxation.

Dringliche Notfallmaßnahme – Sofortmaßnahmen
1. Reposition sobald wie möglich;
2. Erkennung und Behandlung von Gefäßverletzungen, Rekonstruktion der Arteria poplitea;
3. Bei beginnendem Kompartmentsyndrom sofortige Kompartmentspaltung im Unterschenkelbereich;
4. Rekonstruktion des Bandapparates;
5. Kreuzbandplastik in aufgeschobener Dringlichkeit.

11.5 Bandrupturen

11.5.1 Seitenbandrupturen am Kniegelenk (mediale und laterale)

Siehe dazu Kap. 13 Kniegelenksverletzungen.

11.5.2 Kreuzbandrupturen

Siehe dazu Kap. 13 Kniegelenksverletzungen.

11.5.3 Unhappy triad – Knie

Ursache
Gleichzeitig Hyperextensions-, Abduktions- und Rotationstrauma (z. B. Skifahrer, Fußballer) im Kniegelenk.

Trias – Definition
– Ruptur des medialen Seitenbandes;
– Läsion des medialen Meniskus;
– Ruptur des vorderen Kreuzbandes.

Diagnostische/therapeutische Sofortmaßnahmen
Es besteht ein stark geschwollenes, schmerzhaftes Kniegelenk. Beim Stehversuch auf dem betroffenen Bein kommt es zu einer Instabilität und Zunahme der Schmerzen. Palpation und Ultraschall ergeben eine starke Flüssigkeitsansammlung im Kniegelenk (Hämarthros). Es besteht eine mediale Aufklappbarkeit des Kniegelenks und eine vordere Schublade.

Bildgebende Verfahren zur exakten Diagnose: Röntgenuntersuchungen, Ultraschall, CT/MRT, Arthroskopie.

Anschließende therapeutische Sofortmaßnahmen sind: Schmerztherapie i. v., Ruhigstellung des Knies auf einer Schiene, Hochlagerung des Beins, venöser Zugang, Vorbereitungen zur Operation. Postoperativ 6 Wochen Immobilisation im Gips.

11.5.4 Außenbandverletzungen im Bereich des Sprunggelenks

Definition
Es handelt sich um eine Ruptur des Ligamentum talofibulare anterius und posterius und des Ligamentum calcaneaofibulare.

Diagnostik
Röntgen in zwei Ebenen: Frakturausschluss, anschließend gehaltene Aufnahmen in zwei Ebenen. Dabei erkennt man eine vermehrte seitliche Aufklappbarkeit und

Talusvorschub bei Bandrupturen. Es soll immer die Gegenseite zum Vergleich mitgeröngt werden.

Sofortmaßnahmen

1. Konservative Therapie: bei Zerrungen oder Teilrupturen wird eine dorsale Unterschenkelgipsschiene angelegt. Nach 4–6 Wochen wird ein zirkulärer Unterschenkel(geh)gips angelegt, nach weiteren 3–4 Wochen erfolgt dann eine Bewegungstherapie. Eine konservative Therapie kann auch angezeigt sein bei älteren Patienten mit Mehrfachbandrupturen.
2. Operativ: komplette Rupturen, besonders bei jungen Menschen: Bandnaht, postoperativ 6 Wochen Unterschenkelgehgips.
3. Vorteile der Operation:
   a) anatomische Wiederherstellung des Bandapparates;
   b) freie Beweglichkeit im oberen und unteren Sprunggelenk, prospektiv gesehen;
   c) Entfernungsmöglichkeit des Frakturhämatoms;
   d) direkte Beurteilung der Gelenkflächen mit der Möglichkeit der Entfernung chondraler Läsionen bzw. Refixation derartiger Knorpelknochenanteile.

11.6 Distorsionen

Dabei handelt es sich um Zerrungen von Gelenkkapselbändern mit Läsion und Blutaustritten infolge übermäßiger Bewegung wie Überstreckung oder Überbeugung.

Sofortmaßnahmen

1. Zum Ausschluss einer Fraktur, einer Fissur oder eines Knochenabrisses immer *Röntgenbilder* in zwei Ebenen anfertigen; außerdem gehaltene Röntgenaufnahmen zum Ausschluss einer Seitenbandruptur, CT- und MRT-Untersuchungen, Ultraschall und Arthroskopien;
2. *Ruhigstellung* der betreffenden Körperabschnitte bei leichter Distorsion in elastischen Stützverbänden;
3. *Abschwellende Maßnahmen*;
4. *Hochlagerung* des betreffenden Körperabschnittes;
5. Bei schweren Distorsionen wird man nach Ruhigstellung, Verband mit elastischer Binde und abschwellenden Maßnahmen für 3–4 Wochen einen *Gipsverband* anlegen.

11.7 Fettembolie

Entstehung
1. Posttraumatisch, insbesondere bei Frakturen langer Röhrenknochen;
2. Posttraumatisch nach ausgedehnten Weichteilverletzungen;
3. Bei thermischen Hautschädigungen;
4. Ohne vorausgegangene Traumen, z. B. nach Herzmassage, Herzlungenmaschine, Eklampsie, Pilzvergiftung, Infektionen und hämorrhagischen Schock;
5. Bei Pankreatitis;
6. Akute Verbrauchskoagulopathie.

Genese
1. Störungen der Mikrozirkulation wie Blutstromverlangsamung und venöse Stase;
2. Alteration der Gerinnungsfaktoren durch Verbrauchskoagulopathie mit Abnahme der Thrombozytenzahl;
3. Fettstoffwechselstörung mit einer Erhöhung freier Fettsäuren und Stimulierung der Fettmobilisation aus den Fettdepots in die Blutbahn;
4. Einschwemmung von Fett aus dem Knochenmark;
5. Hypoxie bedingt durch die Schocklunge.

Klinisches Bild
Man kennt eine akute und eine perakute Form. Die akute Phase kann innerhalb von 2–3 Tagen zum Tode führen. Erste Symptome treten bereits nach 24 h auf mit:
- Motorischer Unruhe;
- Dyspnoe, Zyanose;
- Somnolenz bis zur Bewusstlosigkeit;
- Petechiale Blutungen im Bereich des Halses, der Schultern und der Schleimhäute und am Augenhintergrund;
- Tachykardie.

Besonders zu beachten: Man unterscheidet zwei Formen der Fettembolie:
- pulmonale Fettembolie;
- systemische Fettembolie.

!

Die pulmonale Fettembolie ist gekennzeichnet durch das Leitsymptom der Tachykardie, Tachypnoe und Zyanose mit diffuser Verschattung im Bereich der Lunge. Rechtsüberlastung des Herzens und veränderte Blutgasanalyse im Sinne einer Hypoxie. Die systemische Fettembolie ist gekennzeichnet durch Verwirrtheit, Erregungszustände, Delirium und Bewusstlosigkeit.

Sofortmaßnahmen bei Hinweisen auf Fettembolie

Vorbeugende Maßnahmen sind hier entscheidend:

1. Adäquate Schockbehandlung, Ausgleich der Hypovolämie und Verbesserung der Mikrozirkulation;
2. Rechtzeitige Behandlung der Hypoxie und der Azidose mit Beatmung, der arterielle pO_2 soll nicht unter 70 mm Hg abfallen;
3. Vermeidung von Verbrauchskoagulopathie und Gerinnungsstörung durch Gabe von Frischplasma und Blut;
4. Stabilisierung der Frakturen großer Röhrenknochen z. B. durch Osteosynthese oder Fixateur externe und rasche Mobilisierbarkeit des Patienten;
5. Hochkalorische parenterale Ernährung, um die Mobilisation von Fettsäuren zu reduzieren;
6. Thromboseprophylaxe durch Heparin (z. B. Clexane).

J. Pfister
11.8 Wintersportverletzungen – Sofortmaßnahmen

Eine Übersicht der Sofortmaßnahmen bei Wintersportverletzungen geben die Tabellen 11.1 und 11.2.

Tab. 11.1: Übersicht über die verschiedenen Wintersportarten und Verletzungsfolgen.

Sportart	Unfallfolgen	Häufigkeit	Ursachen
Ski-Abfahrt	Schädelhirntrauma Extremitätenfrakturen Gelenksverletzungen: Schulter, Hüfte, Knie	3:1000	50 % Kollisionsunfall Harter Schnee: Frakturen Weicher Schnee: Ligamentverletzungen Verursacher häufig Snow-Board-Fahrer
Ski-Langlauf	Schulterluxationen/ -fraktur Kniegelenksverletzungen Sprunggelenksverletzungen	1:1000	Selbstverschuldete Stürze
Snow-Board	Verletzung obere Extremität und Schultergelenk	4:1000	Sturz Zusammenstoß
Rodeln/Skeleton	Schädelhirntrauma, Schulterverletzungen, Verletzungen untere Extremität	6:1000	Sturz
Schlittschuh-Laufen	Handgelenksverletzungen Schädelhirntrauma Steißbeinverletzungen	1:1000	Sturz
Eishockey	Kopfverletzungen, Mittelgesichtsverletzungen im Pact Pfister-Test: obere Extremität, Schulter, Hände, untere Extremität, Knie, Sprunggelenk	7:1000	Body-Checks Zusammenstoß Schlägerverletzungen
Curling/Eisstockschießen	Sprunggelenks- und Handgelenksverletzungen, Commotio	1:4000	Torsionsverletzungen und Gleitstürze
Bob-Fahren	Extremitätenverletzungen, Wirbelsäulenverletzungen, Schädelhirntrauma, Verbrennungen III°	1:900 Bobfahrten	

Tab. 11.2: Übersicht über die verschiedenen Wintersportverletzungen und die entsprechenden Sofortmaßnahmen.

Verletzungsart/Störungen	Maßnahmen vor Ort	Maßnahmen in der Klinik
Schädelhirntrauma I°, II°, III°	Rettungshubschrauber	– CT-/MR-Untersuchung – i. v.-Zugang – Monitoring – interdisz. Kooperation
Gesicht, offene Verletzungen Blutungen	Rettungshubschrauber	Rö-/CT-, MR-Untersuchungen Konsil mit: – Augenarzt – HNO-Arzt – Kieferchirurg – Allgemeinchirurg – Änasthesie
Extremitäten, offene Verletzungen Blutungen	Rettungshubschrauber	– Rö-/CT-, MR-Untersuchungen – i. v.-Zugang – Monitoring – Osteosynthese – Gefäßrekonstruktion – Nervenrekonstruktion (sek.) – Antibiotikagabe – Tetanusschutz
Bewusstlosigkeit und normale Atmung	Rettungshubschrauber	– Rö-/CT-, MR-Untersuchungen – Beatmung (Intubation) – i. v.-Zugang – Monitoring – OP-Bereitschaft
Bewusstlosigkeit und Atemstörungen	Rettungshubschrauber	– Rö-/CT-, MR-Untersuchungen – Beatmung (Intubation) – i. v.-Zugang – Monitoring
NUR Atemstörung (Pneumothorax, Rippenfraktur)	Rettungshubschrauber	– Rö-/CT-, MR-Untersuchungen – Intubationsbereitschaft – i. v.-Zugang – Monitoring – Thoraxdrainage in Bereitschaft
Handgelenk „abgeknickt"	Bergrettungsdienst	– Rö-/CT-, MR-Untersuchungen – immobilisierende Lagerung

Mögliche Frakturen:
– Unter-, Oberarm
– Ellbogen
– Unter-, Oberschenkel
– Knie
– Knöchel, Becken
– Luxationen:
  – Schulterluxation
  – Ellbogenluxation
  – Hüftgelenkluxation
	Bergrettungsdienst und Rettungshubschrauber	– Rö-/CT-, MR-Untersuchungen
		– Ultraschall (Durchblutung)
		– immobilisierende Lagerung
		– Schmerzmittelgabe
		– abschwellende Maßnahmen

11.8.1 Wintersportverletzung: Bewusstlosigkeit – Pulskontrollen

Bei Bewusstlosigkeit durch Zusammenprall, Sturz, Absturz oder durch Verschüttung im Schnee:
- Seitenlagerung und Kopftieflagerung, um eine Aspiration zu vermeiden. Durch den Bergrettungsdienst erfolgt eine Beatmung bzw. Intubation.
- Kontrolle des Pulses am Hals im medialen Halsdreieck: tasten der Arteria carotis. Kontrolle des Pulses am Handgelenk auf der distalen Unterarminnenseite in Verlängerung des Daumens: Arteria radialis. Wenn kein Puls tastbar ist, erfolgt eine Reanimation durch **externe Herzmassage** bis die Möglichkeit gegeben ist zur Intubation und zu einer Infusionstherapie.

11.8.2 Wiederherstellung der Herzfunktion durch externe Herzmassage und durch Sauerstoffzufuhr

Kontrolle der Pupillen zur Beurteilung einer Blutung im Gehirn:
- Seitengleich und eng = Normalbefund;
- Seitendifferent mit weiter Pupille auf einer Seite = Schädelhirntrauma mit Schädigung des Gehirns oder einer Blutung;
- Beidseits große weite Pupillen = Schädelhirntrauma auf der rechten und linken Seite, Blutungen auf der rechten und linken Seite oder Stammhirnschädigung;
- Pupille ist nicht rund sondern oval oder eingedellt = Schädel-Hirntrauma mit Blutung.

Die einseitigen Pupillenveränderungen deuten in den meisten Fällen auf eine traumatische Hirnschädigung der kontralateralen Seite hin.

11.8.3 Wintersportverletzung und Atemstörungen

Bei Atemstörungen soll der Verunfallte in Seitenlagerung gebracht werden, um Aspirationen zu vermeiden. Mit einem behandschuhten Finger kann der Mundraum freigemacht werden. Der Bergrettungsdienst kann aus dem Nasen-Rachen-Raum und dem Pharynx absaugen und durch Einführen eines Beatmungstubus die Atemwege frei halten. Überprüfung der richtigen Lage des Tubus in der Klinik und gegebenenfalls erneute Intubation. Dann eine Röntgen-Thoraxaufnahme in zwei Ebenen, eine Ultraschalluntersuchung des Thorax und des Abdomens und anschließend eine Spiral-CT-Untersuchung. Dadurch können festgestellt bzw. ausgeschlossen werden:
- Pneumothorax;
- Hämatothorax;

- Zwerchfellruptur;
- Rippenfrakturen;
- Wirbelsäulenverletzungen;
- Intraabdominelle Blutungen.

Sofortmaßnahmen bei einem Pneumothorax: Monaldi-Drainage III./IV. ICR parasternal in der Medioklavikularlinie. Thoraxschlauch Größe 18/20 Ch.

Sofortmaßnahmen bei einem Hämatothorax: Bülau-Drainage IV. ICR vordere Axillarlinie (Sicherheitshinweis: Bei liegendem Patienten kann dabei die Leber und das Zwerchfell verletzt werden, da diese bei liegender Position in eine nach oben verschobene Lage geraten. Deshalb sollte die Bülau-Drainage bei liegendem Patienten nicht unterhalb des IV. ICRs angelegt werden).

11.8.4 Wintersport und Schädel-Hirntrauma

Bei jedem **Wintersport-Schädel-Hirntrauma** oder bei einem Polytrauma sollte zur Überprüfung des knöchernen Schädels und des Gehirns eine CT/MR Untersuchung durchgeführt werden. Daraus ergeben sich folgende Erkenntnisse bzw. Diagnosen aus denen sich dringende Sofortmaßnahmen ableiten:

- Ausschluss von Schädelfrakturen und Frakturen/Luxationen der oberen Halswirbelsäule;
- Ausschluss von epiduralen oder subduralen Blutungen;
- Ausschluss von intrakraniellen oder cerebralen Blutungen, Hirndruckmessungen und gegebenenfalls Schädeltrepanation bei Hirndruckerhöhung zur Abwendung der Gefahr einer Atem- oder Kreislaufstörung durch Druckschädigung der entsprechenden Zentren im Gehirn (Maßnahmen in neurochirurgischen Spezialkliniken). Besonders zu beachten: Hirnschädigungs-Präventionsdiagnostik: Bei jeder im CT festgestellten geringgradigen intrakraniellen Blutung müssen 1–3 Kontroll-CTs im Abstand von 2 bis 2,5 Stunden erfolgen. Grund: Der zunächst am Anfang festgestellte geringgradige Befund kann sich schnell zu einem intrakraniellen Druck und somit später zu irreversiblen Hirnschädigungen führen.

11.8.5 Blutende Wunden

Wunden, aus denen sich spritzend oder pulsierend hellrotes Blut entleert, deuten auf eine arterielle Blutung hin. Wunden, aus denen kontinuierlich gleichmäßig nicht pulsierendes, dunkelrotes Blut herausquillt deuten auf eine venöse Blutung hin.

Blutstillung: durch vorübergehendes Abbinden von Fingern, Unterarm, Oberarm oder durch Abbinden des Fußes, des Unterschenkels oder des Oberschenkels
(maximal 60 Minuten) kann die Blutung vorübergehend zum Stillstand gebracht
werden.

11.8.6 Wintersportverletzungen und Blutungen im Bauchraum

Bei Hinweisen von **Blutungen im Bauchraum** oder bei Austritt von Luft in das
Abdomen kann zur Klärung dieser posttraumatischen Folgeerscheinungen eine
Laparoskopie oder eine Minilaparotomie durchgeführt werden, um derartige Verletzungsfolgen zu klären und um sofort die entsprechenden chirurgischen Maßnahmen zu ergreifen. Bei Blutungen aus der Leber kann z. B. der Leberhilus (Pringle-
Manöver) komplett abgeklemmt werden. Das gleiche kann durchgeführt werden
bei Blutungen aus der Milz (Milzhilus abklemmen) bzw. durch Abklemmen des
Nierenhilus bei posttraumatischen Nierenblutungen. Analog kann verfahren werden bei Einrissen der Mesenterialgefäße oder bei Rupturen des Dünn- oder Dickdarms. Eine peritoneale Lavage wird nicht mehr durchgeführt.

11.8.7 Wintersportverletzungen und Frakturhinweise

Am Unfallort soll eine manuelle Überprüfung der Beweglichkeit von Gelenken und
Extremitäten, insbesondere auch bei Kindern, nicht durchgeführt werden. Dadurch
kann es zu erneuten Blutungen, Nervenschädigungen oder zu einem Blutungsschock kommen. Durch sorgfältige seitengleiche Beobachtung können Hinweise
erfolgen auf eine Fraktur in Folge einer lokalisierten Schwellung, durch Schmerzen
in Folge seitendifferenter Berührung, durch eine deutlich sichtbare Schiefstellung
oder Knickbildung im Bereich der Extremitäten.
Klärung dieser Befunde erfolgt durch eine Röntgenuntersuchung und CT bzw. MR-
Untersuchung. Ein Schockzustand kann ausgelöst oder vertieft werden durch unnötige Bewegungsversuche.
Bei Hinweisen auf eine Fraktur, einen Sehnen- oder Muskelriss erfolgt eine
Ruhigstellung (Stock, Schiene). Verabreichung von Schmerzmitteln oral (auch
dann, wenn später eine Narkose geplant sein sollte) oder als Suppositorium oder
intravenös.

11.8.8 Wintersportverletzung und Beckenfraktur

Bei Hinweisen auf eine **Beckenfraktur** durch seitlichen Sturz oder gegen soll der
Patient möglichst schnell in eine liegende Position gebracht werden und liegend
transportiert werden.

Beckenfrakturen sind häufig Mehrfachverletzungen:
- Schädel-Hirnverletzungen;
- Stumpfes Thoraxtrauma;
- Stumpfes Bauchtrauma;
- Verletzungen der Wirbelsäule, der Hüfte und des Oberschenkels.

Deshalb müssen in der Klinik dann CT/MR-Untersuchungen des Schädels, der Wirbelsäule, der oberen Extremität, der unteren Extremität sowie des Thorax und des Abdomens durchgeführt werden. Die Indikation für diese Untersuchungen ergibt sich aus dem Ganzkörperuntersuchungsbefund.

11.8.9 Wo finde ich einen venösen Zugang?

Topografisch anatomisch findet man drei venöse Zugangswege.
1. Vena saphena magna auf der Innenseite des Knöchels medial des Malleolus medialis (Abb. 11.39): Vena saphena magna ist medial des Malleolus medialis lokalisiert, leicht zu finden und zu punktieren auch im Blutungsschock mit nur schwach gefüllten Venen.
2. Venöse Zugänge in der Ellbeuge (Abb. 11.40). Vena cubitalis in der Ellenbeuge. Hierzu ist es wichtig, dass das Ellbogengelenk durch eine Schiene stabilisiert wird nach Anlegen der Infusion. Andernfalls kann es bei unbeabsichtigten Bewegungen zu einer Perforation der Venenwand kommen.
3. Vena jugularis externa im seitlichen Halsbereich supraclaviculär.

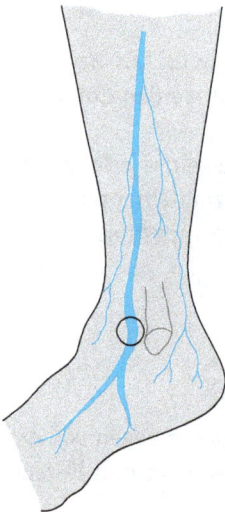

Abb. 11.39: Vena saphena magna auf der Innenseite des Knöchels medial des Malleolus medialis.

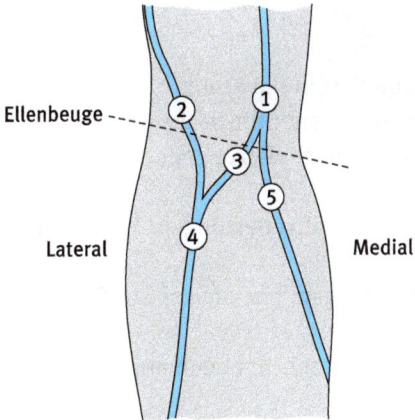

Abb. 11.40: Venöse Zugänge in der Ellbeuge;
(1) = Vena basilica, (2) = Vena cephalica,
(3) = Vena media cubiti, (4) = Vena cephalica,
(5) = Vena basilica.

Ein Flüssigkeitsersatz erfolgt durch physiologische Kochsalzlösung (4/5) und durch Aminosäurelösungen (1/5). Antibiotikaverabreichung als Infektionsschutz bei offenen Wunden, bei Osteosynthesen, bei Darmresektionen und bei Gefäßanastomosen.

Eine Thromboseprophylaxe durch niedermolekulares Heparin subkutan erfolgt bei schweren Schädel-Hirntraumen, bei Thoraxtraumen mit und ohne intrathorakalen Verletzungen, bei Bauchtraumen mit Organläsionen und bei Frakturen mit Hämatomen und Osteosynthesen (z. B. Enoxaparin s.c., 20 oder 40 mg).

11.8.10 Notfallmäßige Blutuntersuchungen

Vor jeder Infusionstherapie erfolgen Blutabnahmen:
– Blutgruppe mit Blutgruppenkreuzung für eine eventuelle Bluttransfusion;
– Hämoglobin, Leukozyten, Elektrolyte;
– Differentialblutbild;
– Blutgerinnung, bei Hinweisen auf Blutgerinnungsstörungen Mitbestimmung des Faktor XIII.

Alle weiteren Blutwerte können während und nach der Erstversorgung erfolgen. Bei Legen eines Blasenkatheters erfolgt eine Urinuntersuchung auf Blut und Bakterien.

11.8.11 Wintersportverletzungen und Lagerungshinweise

Lagerungshinweise für den Transport vom Unfallort in die Klinik:
– Lagerungshinweise bei möglichen Halsverletzungen: Stift-Neck;
– Lagerungshinweise bei möglichen Wirbelsäulenverletzungen: Vakuummatratze;
– Lagerungshinweise bei möglichen Becken- und Hüftverletzungen: Vakuummatratze;
– Lagerungshinweise bei möglichen Knieverletzungen: pneumatisch aufblasbare Schiene;
– Lagerungshinweise bei möglichen Knöchelverletzungen: pneumatisch aufblasbare Schiene;
– Lagerungshinweise bei möglichen Verletzungen der oberen Extremität: Velpeau-Verband oder Weste.

11.8.12 Besondere Hinweise bei Wintersportverletzungen

1. Was ist zu tun bei einer offenen perforierenden Brustkorbverletzung: Druck- und Okklusionsverband.
2. Soll bei bewusstlosen Patienten der Ski-Helm abgenommen oder belassen werden: Bei bewusstlosen Patienten soll der Ski-Helm abgenommen werden und der Patient in Seitenlagerung gebracht werden.
3. Wie ist der bewusstlose Patient auf der Piste zu lagern: in Seitenlagerung.

11.8.13 Medikamente im Notfallrucksack für Kinder und Erwachsene (Tab. 11.3)

Tab. 11.3: Zusammenstellung über die wichtigsten Medikamente bei den Sofortmaßnahmen im Rahmen der Wintersportverletzungen (Unfallrucksack), Bergrettungsdienst (Inhalt des Bergrettungsdienstes Oberengadin in Kooperation mit der Unfallklinik GUT St. Moritz. [Anm.: Narkosemittel wurden bei dieser Zusammenstellung weggelassen (G. H. Willital).]

Indikation	Medikament	Dosierung unter 5 Jahre	Dosierung 6 bis 15 Jahre	Dosierung Jugendliche/ Erwachsene
Schock, Reanimation	Adrenalin 1 mg/1 ml	0,1 ml/kg i. v.	0,1 ml/kg i. v.	–
Schock, Reanimation	Adrenalin 10 mg/10 ml	–	–	5–10 ml
Krampfartiger Husten	Broncho-Injekto pas SL	–	0,5–1,0 ml i. v./ i. m.	1–2 ml i. v.

Indikation	Medikament	Dosierung unter 5 Jahre	Dosierung 6 bis 15 Jahre	Dosierung Jugendliche/ Erwachsene
Akute Bradykadien	Atropin 0,5 mg	–	0,5 mg i. v.	0,5–2,5 mg i. v.
Schmerzmittel	Acesal Tabletten 500 mg	–	1 Tabl.	1–2 Tabl.
Aufhebung der dämpfenden Wirkung von Benzodiazepinen	Anexate 0,5 mg/5 ml	0,01–0,2 mg i. v.	0,01–0,3 mg i. v.	0,3 mg i. v.
Krämpfe, Koliken	Buscopan 20 mg/ 1ml	0,3–0,6 mg/kg i. v.	0,3–0,6 mg/kg i. v.	20 mg i. v.
Analgesiemittel	Dormicum 5 mg/ 5 ml	0,05–0,1 mg/kg	0,05–0,1 mg/kg	2,0–2,5 mg i. v.
blutdruck- steigernd	Ephedrin 30 mg/5 ml	–	–	3,0–7,5 mg i. v.
blutdrucksenkend	Ebrantil 50 mg/ 10 ml	–	–	10–50 mg i. v.
Hypoglykämien	Glukose 40 %	–	–	bis 15 ml/kg
Ödeme	Isoket Spray	–	–	1–3 × oral
Ödeme	Furosemid 20 mg/ 2 ml	–	–	20–40 mg i. v.
starke Schmerzen	Morphin 10 mg/1 ml	0,05–0,2 mg i. m.	0,05–0,2 mg i. m.	10–30 mg i. m.
	NaCl 0,9 %/10 ml	zur Verdünnung	zur Verdünnung	zur Verdünnung
Narkoseeinleitung	Propofol 1 %	2,5–4,0 mg/kg i. v.	2,5–4,0 mg/kg i. v.	1,5–2,5 mg/kg i. v.
Antiepileptikum	Rivotril 1 mg/1 ml i. v.	–	–	–
Analgetikum, Anästhetikum	Sufenta mite 0,01 mg/2 ml	1–4 ml i. v.	1–4 ml i. v.	7–70 ml i. v.
Allergien	Tavegil 2 mg/5 ml	–	0,03 mg/kg i. v.	1 Amp. i. v.
Antiopioide, Aufhebung zentralnervöser Dämpfung	Naloxon 0,4 mg/1 ml	0,1 mg i. v.	2 mg i. v.	0,1–0,2 mg i. v.
Übelkeit, Erbrechen	Zofran 4 mg/2 ml	–	–	8 mg i. v.

11.8.14 Notfallinstrumentarium für den Bergrettungsdienst

- Guedel-Tubus;
- Trachealtubus;
- Infusionsnadeln;
- Infusionsbesteck;
- Nahtmaterial;
- Chirurgische Pinzette;
- Nadelhalter;
- Schere;
- Koniotomiebesteck;
- Bülau-Drainage;
- Monaldi-Drainage;
- Blasenkatheter;
- Absaugvorrichtung.

11.8.15 Lagerungsvorrichtungen

- Aufblasbare Schienen;
- Dorsale Unterschenkelschiene;
- Elastische Binden;
- Cast-Binde.

H. Saat
11.9 Symptom Schmerz nach einem Trauma und spontan auftretende Schmerzen – Diagnostische Sofortmaßnahmen

Die diagnostischen Sofortmaßnahmen beginnen immer mit einer Anamnese und einer genauen Körperuntersuchung.

1. Kopfschmerz:
   a) **Kopfschmerzen nach Unfällen:** Hirnödem, intrakranielle Blutung mit den Symptomen eines freien Zeitintervalls und dann von Übelkeit, Erbrechen, Bewusstseinseintrübung, Krämpfe. Kopfschmerzen nach Unfällen können auch auftreten bei Schädelfrakturen, subperiostalem Hämatom des Halswirbelsäulentrauma mit ausstrahlenden Schmerzen in den Kopf. Neurologische Kontrolle, Neurochirurgische Kontrolle, lnternistische Kontrolle, Röntgen, CT.
   b) **Kopfschmerzen infolge intrakranieller Drucksteigerung:** 35 % aller Hirntumore gehen mit Kopfschmerzen einher, Diagnose: Neurologische Untersuchung, internistische Untersuchung.
   c) **Kopfschmerzen infolge intrakranieller Aneurysmen:** Subarachnoidalblutung mit intensiven Kopfschmerzen (Stirn, Hinterkopf), Bewusstseinsstörungen, Erbrechen, Meningismus, Diagnose: Neurologische Kontrolle, CT, Angiographie.

2. **Halsschmerzen nach Wirbelsäulenunfällen:** Distorsionen, Kontusionen, Densfraktur, Atlasfraktur, Schleudertrauma, Diskusverletzungen; Diagnose: MRT-, CT-Untersuchungen.

3. **Schulterschmerzen:** Pathologischer Skapulaschiefstand, Muskelatrophien (M. deltoideus, M. supraspinatus), Myogelosen, Kontrakturen der Schulteraufhängemuskulatur (M. levator scapulae), Veränderungen im Sternoclaviculargelenk, Veränderungen im Akromioclaviculargelenk, AC-Luxationen, Abrisse des tuberculum humeri, Einrisse des M. supraspinatus, Tendinosen am processus coracoideus, periarthritis humeroscapularis, tendovaginitis der langen Bizepssehne. Diagnose: Bewegungsprüfungen im Schultergelenk, Umfangsmessungen, Röntgen, Sono, MRT-Untersuchungen.

4. **Ellbogenschmerzen:** Luxationen, inkomplette Repositionen, dorsale Distorsionen, Chassaignac (Radiusköpfchen-Subluxation), Gefäß-Nervenläsion des N. ulnaris oder des N. radialis posttraumatisch, intraartikuläres Hämatom, knöcherne Abscherfraktur am Epicondylus humeri medialis oder lateralis, Fraktur am Processus coronoideus ulnae, Volkmann'sche Kontraktur, übersehenes Kompartmentsyndrom, Muskelnekrosen, heterotope Ossifikationen durch Kallusbildung im Gelenkbereich. Diagnose: Bewegungsprüfungen im Ellbogengelenk, physiotherapeutische Kontrollen, Röntgen, MRT-Untersuchungen.

5. **Handgelenksschmerzen:** Distale Radiusfraktur (Typ A–C). Kantenabbrüche am distalen Radius, z. B. als partielle dorsale Gelenkfrakturen nach Barton oder

volare Katenabbrüche als „reversed Barton", posttraumatisches Kompressions-syndrom des N. medianus als akutes Karpaltunnelsyndrom, Luxationsfraktur des Daumens, Bennett'sche Luxationsfraktur (intraartikuläre T-förmige oder Y-förmige Fraktur des Os metacarpale I im proximalen Bereich), Pseudo-Bennett-Fraktur, Frakturen des Karpus, Navikularefraktur, Skidaumen (Ruptur des schrägverlaufenden ulnaren Kollateralbandes an der Grundphalanx, Ste-ner Läsion (Bandläsion im Bereich des proximalen Endes des Daumenkollate-ralbandes an der Grundphalanx, das auf der Ansatzsehne des M. adductor pollucis liegt und keinen Anschluss an die Grundphalanx hat), perilunäre Lu-xation, de Quervain'sche Luxationsfraktur, Infekte der Hohlhand, Faszitis, Duypuytren'sche Kontraktur, N. medianus Kompressionssyndrom (Karpaltun-nelsyndrom), N. pronator-teres Syndrom, N. interosseus anterior Syndrom, N. ulnaris Kompressionssyndrom, tendovaginitis stenosans (de Quervain), Teno-synovialitis, Rhizarthrose (Daumensattelgelenkarthrose), Handgelenksarthro-se. Diagnostik: Röntgen, CT, MRT, Szintigraphie, Elektromyographie, elektro-physiologische Messungen.

6. **Brustschmerzen:**
   a) Stumpfes Thoraxtrauma mit Rippenfrakturen, Sternumfraktur, sternokosta-le Luxationen, Pneumothorax, Hämatothorax, interkostales Hämatom, Herzkontusion, Perikarderguss, Zwerchfellriss, Hiatushernie.
   b) Angina pectoris mit ausstrahlenden Schmerzen in den linken Hals, in die linke Schulter, in den linken Oberarm. Diagnose: Röntgen, EKG, Serumen-zyme, CK, CK-MB (Creatinkinase-Isoenzym), CT.

7. **Oberbauchschmerzen rechts:** Subkapsuläres Leberhämatom, rechtsseitiger Erguss im Thorax, Cholelithiasis, Ulcus ventriculi, Ulcus duodeni, atypisch lo-kalisierte Appendizitis, basale Pneumonie. Diagnose: Röntgen, Sono, Endosko-pie, CT, Billirubin, Amylase, GammaGT, SGOT, SGPT.

8. **Oberbauchschmerzen links:** Milzruptur, subkapsuläres Milzhämatom, Zwerchfellriss, Hiatushernie. Diagnose: Röntgen, Sono, CT, Endoskopie

9. **Mittelbauchschmerzen rechts:** Nierenstein, Pankreatitis, CHILEIDITI-Syn-drom, Invagination, Appendizitis. Diagnose: Röntgen, Kontrasteinlauf, Endo-skopie, Palpation.

10. **Mittelbauchschmerzen links:** Flexura lienalis-Syndrom, Nierenstein, Mega-kolon, Pankreatitis, Divertikulitis. Diagnose: Röntgen, Kontrasteinlauf, Endo-skopie, MRT.

11. **Unterbauchschmerzen rechts:** Appendizitis, Invagination, eingeklemmter Leistenbruch, Volvulus, Nierenstein, Ovarialtorsion. Diagnose: Röntgen, Ultra-schall. Endoskopie, MRT, Palpation

12. **Unterbauchschmerzen links:** Nierenstein, Sigmavolvulus, Divertikulitis, Me-gakolon, Ovarialtorsion. Diagnose: Röntgen, Endoskopie, MRT, Sono, Kontrast-einlauf

13. **Skrotalschmerzen:** Hodentorsion, Orchitis, Hydatidentorsion, Hydrozele, ein-geklemmter Leistenbruch. Diagnose: Klinische Untersuchung, Ultraschall.

14. **Lendenschmerzen:** Cholelithiasis, Pankreatitis, Nierenstein, Ureterstein, retroperitoneales Hämatom. Diagnose: Ultraschall, Röntgen, MRT, Urin.

15. **Rückenschmerzen:** Hämatom im Bereich des M. erector trunci, Wirbelkörperverletzungen, Wirbelsäulenkontusion, Bandscheibenschäden, ausstrahlende Schmerzen von Cholelithiasis, Nierenstein, Pankreatitis, Wirbelkörperdeckplattenveränderungen mit Kompression von Bandscheiben und Intervertebralnerven. Diagnose: Röntgen, CT, Sono.

16. **Hüftschmerzen:** Arthrose, Gelenkerguss, Bandscheibenprolaps, Wirbelkörperdeckplattendestruktion, Kopfnekrose, Acetabulumverletzung, Beckenfrakturen, Hüftkopfluxation, Pipkin-Fraktur (Hüftgelenksverrenkungsfraktur), intrakapsuläres Hämatom, Diabetes. Diagnose: Röntgen, CT.

17. **Kniegelenksschmerzen:** Bankscheibenprolaps, Hüftkopfnekrose, intraartikuläres Hämatom, Kollateralbandläsion, Kreuzbandläsion, Miniskusverletzung, Fraktur der eminentia interkondylaris, Kniegelenksergus, Patellafraktur, Gelenkknorpelverletzung, Osteochondrosis dissecans, Synovitis, Hämarthros, Chondromalazie der Patella. Diagnose: Arthroskopie, Röntgen, CT, MR.

18. **Fußgelenksschmerzen:** Mallelorfraktur, Distorsionen im oberen Sprunggelenk oder im unteren Sprunggelenk, Kontusionen, Hämatome, Verletzungen der vorderen oder hinteren Syndesmose, DNOAP (Diabetische-Neurophathische Osteoarthropathie), Achillessehnenruptur, Talusfraktur, Calcaneusfraktur, Mittelfußfrakturen, osteoligamentäre Mittelfußverletzungen oder Rückenfußverletzungen, Lisfrank'sche Luxationsfraktur, Chopart'sche Läsion. Diagnose: Röntgen, Sono, CT, Blut- und Urinuntersuchungen.

11.10 Literatur

Brug E, Joosten U, Pullen M. Fractures oft he distalforearm. Which therapy is indicated when? Orthopade. 2000 Apr;29(4):318–26

Burkhardt M, Nienaber U, Krause J, et al. Beckenregister DGU; TraumaRegister DGUR. Unfallchirurg, 2014

Bürkner A, Simmen HP. Fractures of the lower extremity in skiing – the influence of ski boots and injury pattern. Sportverletz Sportschaden, 2008 Dec;22(4):207–12

Capen DA, Gordon ML, Zigler JE, Garland DE, Nelson RW, Nagelberg S. Nonoperative management of upper thoracic spine fractures. Orthop Rev, 1994

Christian P. Kinderfrakturen. Huber, Bern, 1989

Cope TA, McCabe M. Wristwatch associated ski injury. Wildermess Environ Med., 2013 Mar;24(1):15–6

Daumann St. Wundmanagement und Wunddokumentation. Kohlhammer, Stuttgart, 2005

Falciglia F, Giordano M, Aulisa AG, Di Lazzaro A, Guzzanti V. Radial Neck Fractures in Children. J Pediatr Orthop., 2014

Freys SM. Perioperative Medizin und Akutschmerztherapie, Workshop 1, 21.03.2017, 134. Kongress der Deutschen Gesellschaft für Chirugie 2017, Kongress-App „SynopticCon"

Gansslen A, Gosling T, Hildebrand F, Pape HC, Oestern HJ. Acta Chir Orthop Traumatol Cech. 2014;81(2):108–117

Gaudio RM, Babieri S, Feltracco P, et al. Impact of alcohol consumption on winter sports-related injuries. Med Sci Law. 2010 Jul;50(3):122–5

Genzwürker H, Hinkelbein J. Fallbuch Anästhesie, Intensivmedizin, Notfallmedizin und Schmerztherapie. Thieme Verlag, 2014

Greier K. Skiing injuries in school sport and possibilities to prevent them. Sportverletz Sportschaden. 2011 Dec;25(4):216–21

Gruber W, Richter V. Ambulante arthroskopische Schulterchirurgie. Vorteile für Patienten und Kostenträger. Aus: „Chirurgische Praxis" Mediengruppe Oberfranken – Fachverlage, 2016;81:285-311

Hansom D, Sutherland A. Injury prevention strategies in skiers and snowboarders. Curr Sports Med Rep. 2010 May–Jun;9(3):169–75

Hildebrandt C, Mildner E, Hotter B, Kirschner W, Höbenreich C, Raschner C. Accident prevention on ski slopes – Perceptions of safety and knowledge of existing rules. Accid Anal Prev. 2011 Jul;43(4):1421–6

Hirner A, Weise K. Chirurgie Schnitt fur Schnitt. Thieme, Stuttgart, 2004

Innerhofer K, Krastl G, Kühl S, Baumgartner EN, Filippi A. Dental trauma on ski slopes. Schweiz Monatsschr Zahnmed 2013;123(7–8):655–9

Itoi E, Hatakeyama Y, Kido T, et al. A new method of immobilization after traumatic anterior dislocation of the shoulder: a preliminary study. J Shoulder Elbow Surg 2003

Jablonski M. Kindertraumatologie: Konservative Frakturbehandlung / Gipskurs, Workshop 7, 21.03.2017, Kongress der Deutschen Gesellschaft für Chirurgie 2017, Kongress-App „SynopticCon"

Marczynski W, Kroczak S, Baranski M. Fractures of thoracic lumbar spine; treatment and follow up. Ann Transplant 1999

Muhm M, Walendowski M, Danko T, Weiss C, Ruffing T, Winkler H. Unfallchirurg. 2014

Müller-Mai C, Ekkernkamp A. Frakturen auf einen Blick. Springer Verlag, 2014

Neumann HS, Holmenschlager F, Winckler S, Brug E. Bundle nailing of diaphyseal fractures of the humerus. Acta Orthop Belg. 1995;61 Suppl 1:159–61

Pfister J. Respect my Head ImPACT-Test. Saisonprogramm 2013/2014, EHC St. Moritz, Gammeter Verlag St. Moritz AG, 2014

Pinter G, Likar R. Geriatrische Notfallversorgung: Strategien und Konzepte. Springer Verlag, 2013

Pschyrembel, Klinisches Wörterbuch. De Gruyter, Berlin, 2014

Rentsch M, Khandoga A, Angele M, Werner J. Komplikationsmanagement in der Chirurgie. Springer Verlag, 2015

Rieger H, Winde G, Brug E, Senninger N. Open pelvic fracture an indication for laparotomy? Chirurg. 1998 Mar;69(3):278–83

Romanow N, Pfister K, Rowe B, et al. Risk factors for body region specific injuries in skiers and snowboarders. Br J Sports Med. 2014 Apr;48(7):654–5

Ruedl G, Kopp M, Burtscher M, Bauer R, Benedetto K. Causes and factors associated with collisons on ski slopes. Sportverletz Sportschaden. 2013 May;27(2):100–4

Ruedl G, Pocecco E, Wolf M, Schöpf S, Burtscher M, Koop M. Does listening to music with an audio ski helmet impair reaction time to peripheral stimuli?. Int J Sports Med. 2012 Dec;33(12):1016–9

Ruzic L, Tudor A. Ris-taking behavior in skiing among helmet wearers and nonwearers. Wilderness Environ Med. 2011 Dec;22(4):291–6

Scale TM, Boswell SA, Scott JD, Mitchell KA, Kramer ME, Pollak AN. External fixation as a bridge to intramedullary nailing for patients with multiple injuries and with femur fractures: damage control orthopedics. J Trauma 2000 Nowotarski PJ, Turen CH, Brumback RF, Scarboro JM. Conversion of external fixation to intramedullary nailing for fractures of the shaft of the femur in multiply injured patients. J Bone joint Surg Am 2000

Schmerz 2014, C. Maihöfner, Komplex regionales Schmerzsyndrom – Eine aktuelle Übersicht

Siebert CH, Birnbaum K, Heller KD. Tipps & Tricks fur den Orthopaden. Springer, Berlin, 2000

Souder CD, Farnsworth CL, McNeil NP, Bomar JD, Edmonds EW. The Distal Humerus Axial View. J Pediatr. Orthop., 2014

Strecker W, Franzreb M, Pfeifer T, Pokar S, Wikström M, Kinzl L (1994). Computertomographische Torsionswinkelbestimmung der unteren Extremitäten. Unfallchirurg 97: 609–613 6.

Strecker W, Hoellen I, Keppler P, Suger G, Kinzl L (1997). Torsionskorrekturen nach Marknagelosteosynthesen der unteren Extremität. Unfallchirurg 100: 29–38

Towfigh H, Hierner R, Langer M, Friedel R. Frakturen und Luxationen der Hand. Springer Verlag, 2013

Tropiano P, Huang RC, Louis CA, Poitout DG, Louis RP. Functional and radiographic outcome of thoracolumbar and lumbar burst fractures managed by closed orthopaedic reduction and casting. Spine 2003

Van Aken HK, Hinnerk W, et al. Lokalanästhesie, Regionale Schmerztherapie. Thieme Verlag, 2010

Willital GH, Lehmann RR. Chirurgie im Kindesalter. Spitta, Balingen, 2000

Windhofer C, Karlbauer A, Papp C. Bone, tendon, and soft tissue reconstruction in one stage with the composite tensor fascia lata flap. Ann Plast Surg. 2009 Jun;62(6):665–8

Zheng P, Ju L, Ma X, Lou Y. Psychological-behavioral characteristics and fractures in children are closely related. J Pediatr Orthop B., 2014

G. H. Willital, C. P. Kraneis

12 Verbände

12.1 Sofortmaßnahme: Anlegen eines Verbandes

Richtlinien zu Verbandstechniken

Praktische Hinweise/Vermeidung von Komplikationen:

1. Bei Kindern sollen keine Mullbinden als zirkuläre Verbände angelegt werden. Mullbinden bei Kindern können durch permanente, unkontrollierte Bewegungen zu einer ischämisch-strangulierenden schmalen Weichteilkompression führen. Folgen: Nekrosen, Ödeme, Ischämie; Empfehlung: elastische Binden.

2. Es sollen nur elastische Bindenverbände angelegt werden (z. B. elastische Fixierbinden) an oberen und unteren Extremitäten. Elastische Bindenverbände bei Kindern müssen täglich mehrmals kontrolliert werden: Gefahr des Abrutschens, Verrutschens, Lockerwerdens.

3. Jeder Bindenverband an den Extremitäten beginnt direkt über dem Handrücken bzw. über dem Fußrücken. Der Verband ist falsch angelegt, wenn er oberhalb des Handgelenks oder oberhalb des Fußknöchels beginnt. Grund: Handrücken- und Fußrückenödem durch venöse Stauung.

4. Bei immobilisierenden Gips-/Scotchcast-Verbänden aufgrund von Verletzungen oder Frakturen im Handgelenksbereich oder im Fußgelenksbereich sind die benachbarten Gelenke ebenfalls ruhig zu stellen. Handgelenk mit Ellbogengelenk bzw. Fußgelenk mit Kniegelenk.

5. Nach Applikation eines Gips-/Scotchcast-Verbandes bei Kindern ist eine Hochlagerung der betreffenden Extremität für 1–2 Tage indiziert. Der immobilisierende Verband muss spätestens nach 24 Stunden von einem Arzt kontrolliert werden. Ist dies nicht der Fall, müssen die Eltern genau über Störungen der Sensibilität, der Motilität und der Durchblutung der ruhig gestellten Extremität instruiert sein, um bei dem Arzt Rückmeldung zu machen, der den Verband angelegt hat. Zwischen 7. und 14. Tag kann es nach Abschwellen des Frakturödems dazu kommen, dass der Verband zu weit wird. In diesen Fällen ist ein primär gespaltener Gips-/Scotchcast-Verband zirkulär zu schließen oder ein neuer Verband anzulegen. Andernfalls kann es gerade bei Kindern durch axiale Stürze zu einem sekundären Achsenknick und einer Fragmentverschiebung kommen. Dies kann Nachrepositionen in Narkose notwendig machen. Solche Fehlstellungen können durch kurzfristige z. B. wöchentlichen Kontrollen bzw. durch Korrektur des immobilisierenden Verbandes vermieden werden. Sekundäre Fehlstellungen und juristische Auseinandersetzungen sind jedoch durch eine ausführliche primäre Information der Eltern, durch persönliche Kontrollen des Kindes und durch zeitgerechte Korrekturmaßnahmen am immobilisierenden Verband vermeidbar.

6. Jeder immobilisierende Verband (Gips/Scotchcast) muss an seinem proximalen und distalen Rändern weich durch Tubegauze- und Watteverbände abgepols-

DOI 10.1515/9783110283624-012

tert sein, um Weichteilschäden zu vermeiden. Jeder immobilisierende Verband muss an exponierten Stellen, dort, wo Knochen, Gefäße und Nerven lokalisiert sind, mit Watteverbänden geschützt werden, um sekundäre Kompressionsschäden, Haut-Weichteilnekrosen, Durchblutungsstörungen und Nervenschäden zu vermeiden.

Jeder immobilisierende Verband umfasst 4 Lagen:
- Lage 1: Tubegauze oder Schlauchmull (z. B. tg-Schlauch-Verband), der auf die Haut aufgetragen und der später am proximalen und distalen Ende um den Gips umgeschlagen werden kann;
- Lage 2: Wattebinden zirkulär;
- Lage 3: Papierbinden als feuchtigkeitsabweisender Verband;
- Lage 4: Gipsverband oder Scotchcast-Lagen.

---

7. Bei Patienten mit Latexallergie oder allergischer Diathese sollen hypoallergische Verbände angelegt werden.

12.2 Funktionelle Verbände

12.2.1 Wundverbände – schmerzfreie Pflasterentfernung, Funktion Wundschutz

Bei primär heilenden aseptischen OP-Wunden sollen Wundverbände die Wunde nach außen abdecken. Dies ist bei Säuglingen, Kleinkindern und älteren Kindern besonders wichtig. Sie können eine sekundäre Wundinfektion und Wunddehiszenz verhindern. Wundversorgung und Verbandwechsel mit Beurteilung der Wundverhältnisse sind ärztliche Aufgaben. Jeder Verbandwechsel soll mit Einmalhandschuhen oder sterilen OP-Handschuhen durchgeführt werden. Bei Pflasterverbänden bei Kindern eignen sich im besonderen Maße Verbände, die bei der Entfernung schmerzfrei entfernt werden können. Diese Pflasterverbände sind auch für die Eltern der betroffenen Kinder beim Arztbesuch eine Beruhigung und schaffen eine vertrauensvolle Atmosphäre. Der korrekt angelegte Wundverband soll:
- steril,
- trocken und
- rutschfest angelegt werden.

12.2.2 Kompressionsverband am Oberarm, Funktion Blutstillung (Abb. 12.1)

Es handelt sich um eine Sofortmaßnahme, um eine Blutung am Unterarm oder in der Ellbeuge zu stoppen. Ein Dreieckstuch oder eine Binde oder ein Gummischlauch oder eine Gummibinde werden um den Oberarm unter Spannung und Zug so angebracht und fixiert, dass die Blutung sistiert. Bei dem Dreieckstuch (Halstuch oder Kopftuch bei Urlaubsfahrten) wird das Tuch so zusammengelegt,

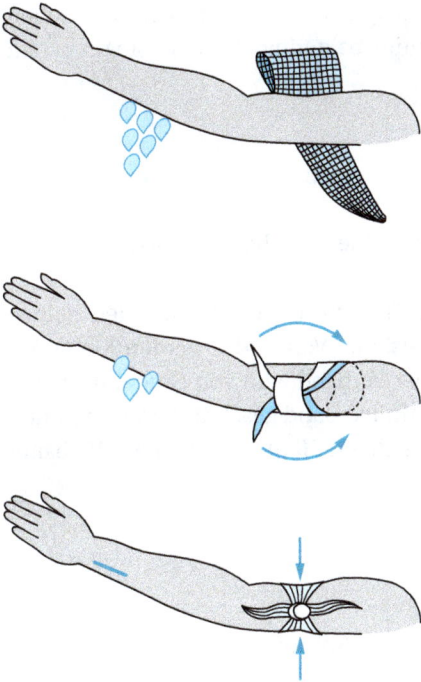

Abb. 12.1: Kompressionsverband am Oberarm zur Blutstillung.

dass die Spitzen des Tuches aufeinander zu liegen kommen. In dieser Position wird das Tuch um den Oberarm gelegt (Abb. 12.1). Die beiden Spitzen des Tuches werden durch die Umschlagsfalte des Tuches gezogen und auf der Oberarmrückseite verknotet. Dadurch ist die Blutung blockiert.

12.2.3 Verbände bei infizierten Wunden und 3 %iger NaCl-Lösung

Der wirkungsvollste Wundverband bei infizierten, offenen oder geöffneten Wunden ist der hypertone 3 %ige Kochsalz-Kompressenverband. Durch die osmotische Wirkung dieses Verbandes wandern aus der Wunde Bakterien und Sekret in den Verband: osmotische Wundreinigung. Der Verband muss rutschfest 3–4-mal täglich gewechselt werden. Lokale Antibiotika können appliziert werden.

12.2.4 Verbände bei oberflächlichen Hautdefekten und Wunden, Funktion: Infektionsverhütung

Nach Wundsäuberung können die Wunden mit einer Gaze, die ein Verkleben der Wunde mit dem Verband verhindert, abgedeckt und verbunden werden. Die Abnahme der Verbände, Kompressen und Gazen kann in einem Desinfektionsbad erfolgen, damit dies einerseits schmerzfrei erfolgen kann und damit andererseits Epithelgewebe geschont und beim Verbandwechsel nicht abgerissen wird. Kontrollen der Wunde durch Wundabstriche sind wichtig: bakteriologisch, virologisch und mykologisch.

12.2.5 Semizingulum, Funktion: Stabilisierung des instabilen Thorax

Indikation: Rippenbrüche und Rippenserienbrüche, instabiler Thorax.

Technik: Hierbei handelt es sich um einen Thoraxverband, der um den halben Thorax verläuft vom Brustbein bis zur Wirbelsäule. Verwendet werden Klebe-Verbände (20 cm), 5 cm breite Pflasterstreifen. Der Verband wird von caudal nach cranial angelegt. Die Mamille wird durch einen Mullverband geschützt. In Exspiration werden die Pflasterstreifen aufgebracht, die sich zur Hälfte überlappen. Verbandwechsel nach 1 Woche.

12.2.6 Pflasterverbände – Tape-Verbände

Indikation: Distorsion, Kontusion (Finger, Zehen, Sprunggelenk).

Technik: Es werden elastische und unelastische Klebeverbände verwendet mit unterschiedlichen Breiten und Längen. Tape-Verbände müssen häufig kontrolliert werden wegen der Durchblutung, Sensibilität und Motorik der entsprechenden Körperabschnitte. Kompletter Wechsel nach einer Woche; s. auch Kap. 12.5 Dachziegelverband.

12.2.7 Rucksackverband (Abb. 12.2)
 Funktion: Stabilisierung des frakturierten Schlüsselbeins

Indikation: Bei Klavikulafrakturen ist es sinnvoll den Rucksackverband so anzulegen, dass die Schultern nach hinten gezogen werden und die Beweglichkeit an der Klavikulafrakturstelle vermieden wird. Rucksackverbände sind auch anzuwenden bei der postoperativen Nachbehandlung nach Trichterbrust- und Kielbrustoperationen, um den Schultervorfall postoperativ zu vermeiden um dadurch einem Rezidiv vorzubeugen.

Technik: Zwei Achselringe aus TG-Schlauchverbänden werden über ein Schaumgummikissen am Rücken durch eine Querverbindung so unter Zug gesetzt, dass beide Schultern nach hinten gezogen werden. Die Beweglichkeit an der Frakturstelle wird somit weitgehend eingeschränkt. Einen ähnlichen Zweck erfüllt auch ein Achtertourenverband mit elastischer Binde, der um Schulter, Achsel und Rücken verläuft. Nach Anlegen des Rucksackverbandes muss eine Stellungskontrolle der

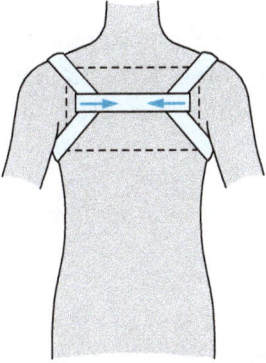

Abb. 12.2: Rucksackverband bei Klavikulafraktur. Die „blauen" Pfeile weisen darauf hin, in welche Richtung der Verband nachgezogen werden muss, damit das Schlüsselbein optimal verheilen kann, indem die Frakturenden in „achsengerechte" Position kommen.

Klavikula durchgeführt, der Verband täglich kontrolliert und nachgezogen werden. Leicht anzulegen, sehr wirkungsvoll und nicht auftragend sind die sogenannten Geradehalter, die den gleichen Zweck erfüllen.

12.2.8 Vertikalextension des Beins bei Kindern
Funktion: Oberschenkelfragmente – Readaptation durch Zug und Gegenzug

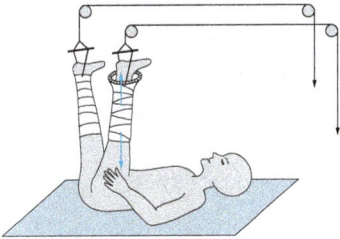

Abb. 12.3: Vertikalextension bei Oberschenkelfraktur links und Stabilisierung des kontralateralen Beines. Nicht operative Behandlung der Oberschenkelfraktur bei Kindern. Dauer ca. 3 bis 4 Wochen. Zu beachten: Kontrollen beider Beine, damit durch den Zug keine Spannungsblasen auf der Haut entstehen.

12.3 Schulterverbände

12.3.1 Desault-Verband – Ruhigstellung der Schulter (Abb. 12.4, Abb. 12.5)
Sofortmaßnahme bei Schulter- und Oberarmverletzungen

Indikation: Ruhigstellung von Distorsionen und Knochenbrüchen im Schulterbereich, wie z. B. Skapulafraktur, Schulterluxation, Frakturen am Tuberculum majus sowie subkapitale Humerusfrakturen.

Technik:

1. Befestigung eines Wattekissens auf gepuderter Haut in der Achselhöhle der verletzten Seite mit zirkulären thorakalen Bindentouren (Abb. 12.4). Die Notwendigkeit, die Haut zu pudern, ist wegen des sonst auftretenden dyshydrotischen Ekzems gegeben, das durch Schwitzen entstehen kann.

2. **Wie verlaufen die Bindentouren:**
   a) der Oberarm hängt senkrecht nach unten, er wird am Thorax mit Bindentouren fixiert (Abb. 12.4a, b);
   b) Fixation des Unterarms (Abb. 12.4c);
   c) Man beginnt in der Achsel der gesunden Seite. Die Binde verläuft wie folgt: Achsel gesunde Seite → über den Rücken → zur Schulter der kranken Extremität → weiter nach unten ventral zum Ellbogen der kranken Extremität → um den Ellbogen der kranken Extremität und um den Unterarm → über den Thorax schräg nach oben zur Achsel der gesunden Seite → diese Bindentouren 2–3-mal wiederholen.

   Der Unterarm ist dann in Rechtwinkelstellung zum Oberarm (Abb. 12.4c).

3. Sehr praktisch und zu empfehlen sind die TG-Schlauchverbände bei Immobilisation des Schultergelenks.

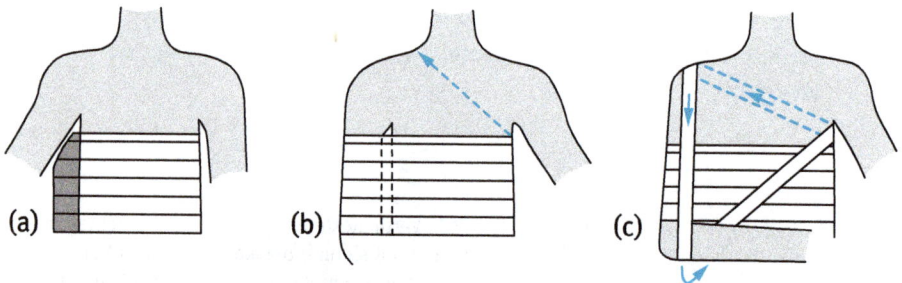

Abb. 12.4: Desault-Verband zur Ruhigstellung bei Distorsionen und Knochenbrüchen im Schulterbereich und im Bereich des Oberarms.

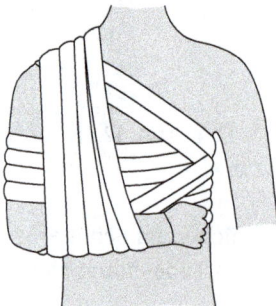

Abb. 12.5: Desault-Verband zur Ruhigstellung bei Oberarmfrakturen, die konservativ oder nach Reposition in Narkose versorgt werden.

12.3.2 Velpeau-Schulterverband – Ruhigstellung der Schulter
Sofortmaßnahmen bei Schulterverletzungen

1. Wie verlaufen die Bindentouren: Hand der kranken Extremität wird auf die Schulter der Gegenseite gelegt. Zwischen Oberarm/Unterarm und Brust werden zwei gepuderte Polsterkissen gelegt.
2. Die Binde verläuft wie folgt (Abb. 12.6):
   a) Achsel (A) der gesunden Seite ist der Ort wo der Verband beginnt;
   b) über den Rücken;
   c) zur Schulter der kranken Seite (B);
   d) nach vorne über den Thorax zum Ellbogen der kranken Seite (C);
   e) unter dem Ellbogen der kranken Seite schräg über den Thorax zur gesunden Seite (D);
   f) schräg über den Rücken zum Oberarm der kranken Seite (E);
   g) quer über den Oberarm der kranken Seite zur Achsel der gesunden Seite (A);
   h) diese Touren 3–4-mal wiederholen.

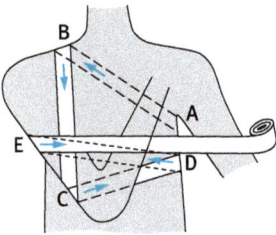

Abb. 12.6: Velpeau-Schulterverband bei Schulterdistorsionen und nach reponierter Schulterluxation.

12.3.3 Gilchrist-Verband
Sofortmaßnahme bei Unterarmverletzungen

Indikation: Schlauchverband bei Ellbogen-/Unterarmverletzungen

Technik: Ellbogen und Unterarm mit synthetischer Polsterwatte umwickeln. Gepudertes Wattepolster zwischen Oberarm und Thorax. Verletzter Unterarm/Oberarm

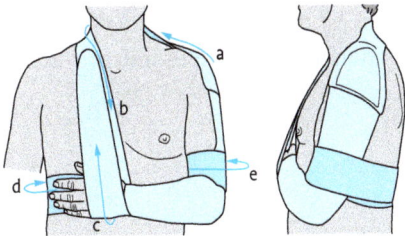

Abb. 12.7: Gilchrist-Verband: Buchstaben (a–e) zeigen den Verlauf beim Anlegen.

wird in eine Schlauchbandage gelegt. Die Immobilisierung erfolgt über die erste Binde: Schulter der kranken Extremität (a), hinter den Hals gebunden, kontralateraler Halsseite, über den Thorax der gesunden Seite (b) zum Handgelenk der kranken Extremität und um das Handgelenk (c) wieder nach oben auf die rechte Hals-/Schulterseite. Die zweite Binde ist ein Semizingulum und beginnt am unteren Rippenbogen rechts (d), nach rückwärts zum Ellenbogen oder Unterarm der verletzten Seite und dann wieder zurück zum Rücken oder horizontal zum Unterarm der kranken Seite.

12.3.4 Schlingen-Verband
Sofortmaßnahmen bei nicht dislozierten supracondylären Humerusfrakturen

Nicht dislozierte Oberarmfrakturen können im Oberarmschlingen-Verband ruhiggestellt werden (Abb. 12.8). Dieser sogenannte „Collar-and-cuff-Verband" eignet sich auch zur Behandlung einer problemlosen suprakondylären Humerusfraktur. Die gestreckte breite Trizepssehne schient dabei die Fraktur.

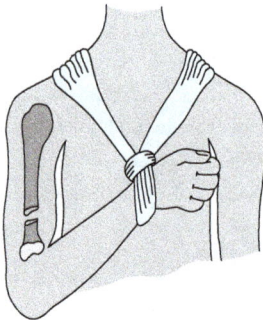

Abb. 12.8: Schlingenverband zur Behandlung nicht dislozierter Oberarmfrakturen/suprakondyläre Humerusfrakturen.

12.4 Kohäsive textilelastische Bindenverbände

Beschreibung: Dabei handelt es sich um kohäsive textilelastische Binden mit einer Dehnbarkeit von 60–70 %. Der Kompressionsdruck ist durch die kohäsive Kraft genau dosierbar und bleibt auch bei längerer Liegedauer wirksam. Besonders vorteilhaft sind:
- hohe Haftfestigkeit bei faltenlosem Sitz;
- keine Verklebung mit der Haut;
- hohe Luftdurchlässigkeit;
- keine Hautmazeration.

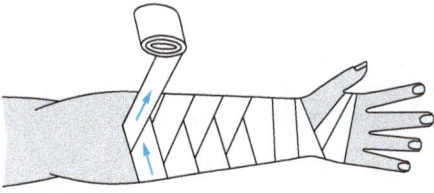

Bindenverband am Unterarm aus unterschiedlichen Indikationen, wobei der Handrücken in den Verband miteinbezogen werden muss.

Hauptindikationen: Distorsionen, Kontusionen, reponierte Luxationen, Entlastungsverbänden bei stumpfen Thoraxtrauma (Kontusion, Rippenfrakturen). Heftpflasterstützverbände sind zugunsten dieser hautschonenden, porösen, elastischen Verbände (kohäsive Binden) nicht mehr im Gebrauch. Je nach Größe und Ausmaß des zu stützenden Körperabschnittes verwendet man Binden entsprechender Breite (Abb. 12.9).

12.5 Dachziegelverband – Imbricated Bandage

Hauptindikationen: Zehenfrakturen und -luxationen.

Technik: Er wird mit mehreren, ca. 1 cm breiten Heftpflasterstreifen so angelegt, dass sie sich von distal nach proximal über den betroffenen Zehen dorsal überkreuzen und so eine Stabilisierung im verletzten Gelenkbereich bzw. im Frakturbereich gewährleisten (Stützverband).

12.6 Kompressionsverband um Narben zu reduzieren

Maßangefertigte Kompressionskleidung steht zur Verfügung für den Kopf, den Hals, den Rücken, den Brustkorb, die Schulter, den Oberarm, den Unterarm, für Hand und untere Extremitäten sowie für Gesäß und Fuß. Klinische Untersuchungen haben ergeben, dass eine langfristige erfolgreiche Narbentherapie hypertropher und niveauerhabener Narben durch eine Kompressionstherapie zu einer Reduktion der Narbenhöhe führen kann. Am zweckmäßigsten ist es, wenn diese Therapie präventiv durchgeführt wird. Die Wirkung des Kompressionsverbandes führt zu einer lokalen partiellen Durchblutungsminderung, was sich positiv auf das Narbenbild auswirkt. Die zusätzliche Applikation von Extractum cepae, Allantoin und Heparin haben eine lokale Wirkung auf die Fibroblasten- und Fibrozytenproduktion und auf deren Aktivität im Wund- bzw. Narbenbereich und führen zusätzlich zu einer deutlichen Narbenreduktion (Evidenced-based-results).

12.7 Spezielle Wundverbände

1. **Der richtig angelegte Wundverband:**
Wundverbände sollen steril, trocken und rutschfest appliziert werden.

2. **Der kaum sichtbare Wundverband:**
Wasserabweisend, transparent, atmungsaktiv und optisch kaum wahrnehmbarer dünner Wundverband. Patienten können damit auch die entsprechenden Hautareale bzw. Extremitäten mit Wasser in Verbindung bringen.

3. **Hautverband für Patienten mit Allergie:**
Es handelt sich um einen sterilen Wundverband über Operationswunden, insbesondere geeignet für Patienten mit empfindlicher Haut. Er ist hypoallergisch und hat eine starke Saugfähigkeit.

4. **Hautverband für Patienten mit Blutgerinnungsstörungen:**
Dieser Wundverband ist geeignet für Wunden, die zum Nachbluten neigen, Wunden, die durch Unfälle entstanden sind, Wunden bei Patienten mit Gerinnungsstörungen und bei Patienten, die blutverdünnende Mittel einnehmen. Diese Wundauflage besitzt eine mechanisch aufquellende Lage, die Flüssigkeit aufnimmt und eine sanfte Kompressionswirkung auf die Wunde ausübt. Die hypoallergenen Eigenschaften dieses Verbandes werden in den allermeisten Fällen auch von empfindlichen Patienten vertragen.

5. **Wundrandadaptierender Verband bei Inzisionswunden (Klammerpflaster):**
Es handelt sich um schmale Wundverbände bei der Wundrandadaptation von kurzen Hautinzisionen z. B. nach Schnittverletzungen, nach thorakoskopischen, laparoskopischen, arthroskopischen Eingriffen, nach Entfernung von Warzen und Hauttumoren, Eingriffen an den Händen und Füßen sowie im Rahmen der minimalinvasiven Chirurgie.

6. **Wundauflage bei sezernierenden Wunden:**
Wenn eine Geweberegeneration und der Wundverschluss langsam abläuft, wie z. B. bei größeren Schürfwunden und Wunden mit oberflächlichen Gewebsdefekten, auch nach thermischer Hautschädigung, sowie bei Hautentnahmestellen verursacht durch ein Dermatom zur Hauttransplantation, bei sezernierenden Wunden, auch, wenn diese bis in die Subkutis reichen, eignen sich spezielle Wundauflagen, um ein Verkleben der Wunde mit dem Verband zu vermeiden.

7. **Wunden, die in Hautfalten liegen und einen Verband benötigen:**
Dabei liegen die Wundverbände in Hautfalten z. B. im Gesicht, am Hals, an den Fingern oder an den Füßen. Sie müssen sich den lokalen anatomischen Verhältnissen anpassen.

8. **Kindergerechter Wundverband – schmerzfreie Entfernung des Verbandes:**
Bei Kindern kommt es sehr darauf an, dass beim Entfernen von Wundverbänden keine Schmerzen ausgelöst werden. Andernfalls entwickeln die Kinder

Angst und Abneigung gegenüber allen Maßnahmen, die mit der Besichtigung, Beurteilung und Behandlung der Wunde zu tun haben. Durch ein farbenfrohes Muster der Verbände wird die Aufmerksamkeit der Kinder erregt. Es gibt Wundverbände, die sich schmerzfrei entfernen lassen. Deshalb sind diese Verbände bei Kindern beliebt.

9. **Keine Angst vor Latex-Allergie:**
   Für Patienten mit Latex-Allergie gibt es ein entsprechendes Pflaster, das keine Allergie auslöst und zur Fixation von Kanülen und für andere Indikationen verwendet wird.

10. **Augenverband:**
    Bei Eingriffen am Auge gibt es einen ergonomischen Augenverband mit transparentem, bruchfestem Augendeckel, der eine schnelle Ausbildung einer „feuchten Kammer" ermöglicht und ein geringes Gewicht sowie ein sanftes, hypoallergisches Klebeverhalten aufweist.

12.8 Gipsverband – immobilisierender Verband

> Farbige Verbände können die Psyche des Patienten beeinflussen. Blaue Verbände lösen eine kühlende Wirkung aus; rote Verbände haben eine angenehme, wärmende Wirkung. **!**

12.8.1 Der heilende Effekt der Ruhigstellung

Dies ist eine Behandlungsmethode, um Gliedmaßen und Gelenke, die traumatisch geschädigt oder infiziert sind, ruhig zu stellen. Die Ruhigstellung ist die Voraussetzung für eine ungestörte Heilung. Feinste Bewegungen am Bruchspalt können auch durch einen dünn gepolsterten Gips nicht verhindert werden; das Ausmaß dieser Bewegungen liegt aber im Bereich der Toleranzgrenze. Mit möglichst wenig Gipsmaterial soll ein möglichst stabiler Verband hergestellt werden.

Ruhigstellung bedeutet Reduktion der Infektionsausbreitung, Reduktion des Ödems und schnelle Wiederherstellung der Funktionen, Durchblutung, Sensibilität und Motilität. Weiterhin bedeutet Ruhigstellung eine Reduktion von Schmerzen, was für den Patienten wichtig ist.

Technische Hinweise und Kontrolle zu Gipsverbänden:

1. Zum Schutz der Haut werden TG-Schlauchverbände in unterschiedlichen Größen verwendet. Darüber kommt dann eine Polsterwatte. Darüber wird eine Krepp-Papierbinde gewickelt. Der zirkuläre Gipsverband wird dann darüber angelegt. Über den beiden Enden des Gipsverbandes wird dann der Schlauchverband mit der Polsterwatte und der Krepp-Papierbinde umgeschlagen. Dies

dient dazu, dass es keine scharfen Gipsränder am oberen und unteren Gipsbindenrand gibt. Exponierte Körperstellen (z. B. Fibulaköpfchen) werden zusätzlich abgepolstert.

2. Gipsbinden, z. B. mit kurzer Abbindezeit, 5–6 min, sind bereits nach 30 min belastbar. Sie werden in Wasser getaucht und solange darin belassen wurden, bis keine Blasen mehr aufsteigen. Dann werden sie aus dem Wasser genommen und mit der Hand ausgedrückt. Anschließend erfolgt eine faltenfreie Anmodellierung des Gipses an die entsprechende Extremität.

3. Wichtig ist, dass bis zum Erstarren des Gipsverbandes jede Bewegung, die Risse und Sprünge im Gips verursachen kann, vermieden wird.

4. Ein optimal angelegter Gips verhindert in dem ruhig zu stellenden Gebiet Bewegungen in jeder Ebene. Für den Bereich der Extremitäten bedeutet dies, dass die der Fraktur benachbarten Gelenke ebenfalls ruhig gestellt werden.

5. Ausnahmen bilden gelenknahe Frakturen: Gips bei Malleolarfrakturen reicht bis zum Knie, Gipsverband bei Frakturen des peripheren Radius reicht bis zum Ellenbogengelenk unter freier Entfaltungsmöglichkeit dieser Gelenke.

6. Jeder primär zirkuläre Gipsverband soll nach Erhärten längs aufgeschnitten und mit elastischen Binden fixiert werden, da eine Beeinträchtigung des venösen Blutstroms auftreten kann. Eingegipste Körperabschnitte müssen nach Anlegen des Gipsverbandes hochgelagert werden. Kontrollen von Durchblutung (Zyanose, Kälte), Sensibilität und Motorik (z. B. von Fingern und Zehen) sind unerlässlich.

7. Treten derartige Störungen auf, muss der Gips unverzüglich gelockert oder, falls er nicht aufgeschnitten wurde, aufgespalten werden.

8. Gipsverbände, die mit dem Rückgang der Schwellung locker werden und somit die Gefahr einer erneuten Dislokation mit sich bringen, sind durch einen neuen, gut sitzenden Gips, nach vorheriger Röntgenkontrolle des ruhig gestellten Körperabschnittes, zu ersetzen. Nach dem Gipswechsel muss eine erneute Röntgenkontrolle durchgeführt werden.
Abschwellende Maßnahmen werden durch Suppositorien eingeleitet.
Die volle Aushärtung/volle Belastbarkeit wird nach 24 Stunden erreicht.

9. **Vermeidung von Komplikationen:** Kontrolle der Fingerdurchblutung nach Gipsanlage. Bei Gipsverbänden der oberen bzw. der unteren Extremität müssen Finger bzw. Zehen immer freigelassen werden, damit Durchblutung, Sensibilität und Motorik geprüft werden können. Komplikationen: Ischämie und Thrombosen.

10. **Vermeidung von Komplikationen:** Faustschluss muss bei Unterarmgips gewährleistet sein. Beim zirkulären Unterarmgips (z. B. bei Radiusbrüchen) ist darauf zu achten, dass die Patienten die Faust schließen können. Das gelingt nur, wenn der Gips volar die distale Beugefalte der Hand nicht überschreitet, die Gipsbinden zwischen Zeigefinger und Daumen hochkant-schmal sind und der Gips die Fingergrundgelenke dorsal nicht überschreitet. Komplikationen: Kontrakturen der Finger und Bewegungseinschränkungen.

12.9 Spezielle Gipsverbände

Primärer und sekundärer Gipsverband

Man unterscheidet grundsätzlich zwischen dem primären Gipsverband, der unmittelbar nach einer Reposition angelegt wird und die reponierte Fraktur in dieser Stellung immobilisiert, und dem sekundären Gipsverband, der den zu weit gewordenen primären Gipsverband ersetzt.

Gips-Longuetten

Bei Gipsschienen (Longuetten) wird die entsprechend breite, ablaufende Gipsbinde für eine vorher bestimmte Länge auf ebener Unterlage hin und her gelegt, bis eine Platte von genügender Dicke (ca. 6–7 Lagen) entstanden ist. Es sind auch bereits vorbereitete Gipslonguetten im Handel. Einlegen in Wasser. Faltenfreies Anlegen der Longuette. Fixation der gut anmodellierten Schiene mit Mullwickeln und abschließend mit elastischen Binden. Beim Anlegen eines Verbandes ist darauf zu achten, dass die Gipslonguetten faltenfrei in einem Zug angelegt werden, da es sonst zu Bruchstellen oder Druckstellen auf Haut oder Nerven kommen kann.

U- und L-Schienen für die untere Extremität

U-förmige Schienen haben die Form eines Steigbügels, L-förmige Schienen können mit U-förmigen Gipsschienen kombiniert werden und geben zudem z. B. der Fußsohle Halt.

Die 6 Gipskorsett-Punkte, die beachtet werden müssen

Beim Anlegen eines Gipskorsetts kommt es darauf an, dass:

1. der frakturierte, in sich zusammengesinterte Wirbelkörper im ventralen oder dorsalen Durchhang entlastet und aufgerichtet wird;
2. eine gute Polsterung mit Wattebinde erfolgt, die später unter dem Gips hervorschaut (weiche Kanten);
3. eine gute Anmodellierung des Gipses vor allem an der Wirbelsäule erfolgt;
4. eine Verstärkung des Gipses dorsal und lateral durch feine Holz- oder Aluminiumlamellen erzielt wird;
5. der Gips vor allem auch an den vier wichtigen Stellen gut anmodelliert und gepolstert sein muss, an denen er sich abstützt: Spina iliaca anterior superior, Os pubis, Sternum, Cristae iliacae;
6. nach Erhärten des Gipses ein Loch in den Gips geschnitten wird im Bereich des Epigastriums.

135°

45°

20°

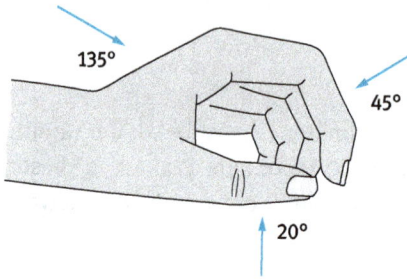

Abb. 12.10: Ruhigstellung der Finger/Hand in entsprechender Position nach Operationen und Verletzungen.

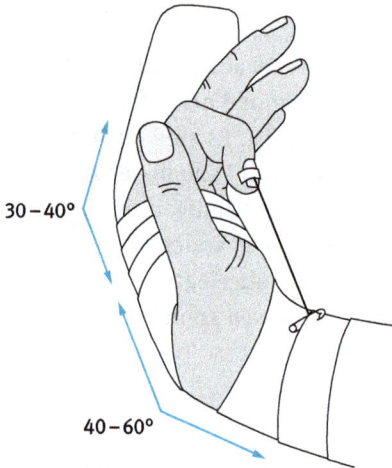

30 – 40°

40 – 60°

Abb. 12.11: Dynamische Fixierung des Zeigefingers und der Hand nach Kleinert nach Beugesehnennaht.

Gipsfensterung für exponierte Körperstellen

Hautstellen, die man später nach Erhärten des Gipses kontrollieren will, werden durch Fensterung des Gipses zugänglich gemacht.

Beugungswinkel an den eingegipsten Gelenken

Die Stellung, in der Gliedmaßen eingegipst werden, ist grundsätzlich

10–15° im Kniegelenk, 90° im Sprunggelenk, 90° im Ellenbogen.

Mittelstellung im Handgelenk (zwischen Supination und Pronation bei Oberarmgipsen), Tennisballgriff der Finger und des Handgelenks bei Unterarmgipsen (Abb. 12.10, Abb. 12.11).

Dokumentation auf dem Gips

Auf allen angelegten Gipsverbänden ist der Tag des Unfalls, der Tag der Anlegung des Gipses und die geplante Dauer des Gipsverbandes zu vermerken.

12.10 Sonderhinweise beim Anlegen von Gipsverbänden bei Säuglingen und Kindern

Da Kinder keine exakten Angaben über Schmerzen, Gefühlsstörungen sowie Zirkulationsstörungen und mögliche Druckstellen geben, müssen Gipsverbände bei Kindern unter besonderen Gesichtspunkten angelegt werden:

1. **Primärer Gipsverband:** Alle primären Gipsverbände bei Kindern werden als gepolsterter Gipsverband (mit Synthetik-Wattebinden) angelegt.
2. **Sekundärer Gipsverband:** Sekundäre Gipsverbände werden nach Abschwellen der Weichteile angelegt, um eine Dislokation der Fragmente mit einem Achsknick zu vermeiden. Meist ist zu diesem Zeitpunkt die Fraktur bereits partiell konsolidiert.
3. **Polsterung:** Als Polsterung wird diese Watte, die in unterschiedlichen Breiten vorhanden ist, lückenlos und faltenfrei aufgelegt. Sie lässt sich leicht anlegen und verrutscht nicht
4. **Zirkulärer Gips:** Alle zirkulär angelegten Gipsverbände werden gespalten, wenn die Kinder ambulant behandelt werden; sie können geschlossen bleiben, wenn die Kinder unter stationärer Kontrolle sind (engmaschige Kontrollen von Sensibilität, Motorik und Durchblutung).
5. **Gipskontrolle:** In jedem Fall sind die Sensibilität, Motorik und Durchblutung (z. B. von Zehen und Fingern) von den Eltern zu überprüfen, wenn die Kinder entlassen werden.
6. **Lagerung:** Die entsprechenden Extremitäten müssen hochgelagert werden; zur Abschwellung verabreicht man Suppositorien.

12.11 Komplikationen nach Anlegen eines Gipsverbandes

Mögliche Fehler und Gefahren bei Anlegen eines Gipsverbandes können sein (Nachweise auf der internationalen kinderchirurgischen Datenbank – IDBEC):

- Zirkulationsstörung durch arterielle Kompression;
- venöse Stase mit Schwellung und Zyanose;
- arterielle Durchblutungsstörung mit Blässe der Haut;
- Sensibilitätsstörungen und Störungen der Motorik;
- umschriebene Drucknekrosen;
- vorübergehende oder irreversible Nervenschädigung;
- sekundäre Dislokation nach Abschwellen des Ödems.

Diese Komplikationen lassen sich vermeiden, wenn der behandelnde Arzt bzw. die Eltern auf folgendes achten und überprüfen:

- Kontrolle des Gipses an den Rändern, ob der Gips zu eng oder zu weit ist. Dabei Überprüfung der Finger und Zehen im Hinblick auf Sensibilität, Motilität und Durchblutung.

12.12 Kunststoffverbände – immobilisierende Verbände

Eigenschaften: Hierbei handelt es sich um einen Kunstharzstützverband (Polyure-thanharz), der schnell aushärtet (5–10 min), leichter ist als ein Gipsverband, un-empfindlich gegenüber Wasser und Feuchtigkeit, hohe Stabilität und eine geringe Brüchigkeit aufweist. Das Material ist röntgendurchlässig. Volle Belastbarkeit ist nach 30 Minuten erreicht. Diese Verbände haben im Vergleich zum Gips ein um 60 % bis 70 % geringeres Gewicht zur Vermeidung von Druckschäden werde ge-fährdete Stellen gepolstert: Wirbelsäule, Schulterblatt, Ellbogen (Nervus ulnaris, Nervus medianus), Handgelenk, Spina iliaca anterior, Kniegelenk, Nervus pero-neus, Sprunggelenk, Ferse. Die Bindentouren werden von peripher nach zentral angelegt. Zur Verhinderung von Kompressionsschäden (Kompartment-Syndrom) müssen zirkuläre Verbände längs gespalten werden. Dadurch besteht keine Gefähr-dung von Sensiblität, Motilität und Durchblutung. Bei Störungen dieser Trias oder bei Schmerzen muss der Patient den Arzt aufsuchen. Darauf ist besonders hinzu-weisen. Nach Rückgang der Schwellung muss der Verband gewechselt werden, um sekundäre Fehlstellungen zu vermeiden. Untersuchungen haben ergeben, dass aus psychologischen Überlegungen und Tests blaue Kunststoffverbände eine kühlende Wirkung erzielen, während rote Kunststoffverbände eine wärmende Empfindung auslösen.

Indikation: Kunststoffverbände sind zur Immobilisation von Frakturen, Distorsio-nen von Gelenken und nach Reposition von Luxationen indiziert. Besonders bei Kindern ist dieser Verband aufgrund seines geringen Gewichts und seiner Wasser-unempfindlichkeit angebracht.

Technik:
1. Die in Schutzfolien verpackten Rollen werden unmittelbar vor Gebrauch ent-nommen.
2. Die Rolle wird nach Entnahme in Wasser getaucht und zur besseren Durch-feuchtung geknetet. Die Wassertemperatur beträgt 20 °C. Es ist zweckmäßig, OP-Handschuhe anzuziehen, da das Material klebrig ist.
3. Bei diesen Verbänden werden genau wie bei Gipsverbänden die entsprechen-den exponierten Knochen und Weichteile mit Watte gepolstert, um Druckstel-len an Muskel- und Nervenfasern zu vermeiden. Da die Kanten des Kunststoff-verbandes scharf sind, muss an den Enden des Verbandes die Polsterung um-geschlagen werden, um gepolsterte Kanten zu bekommen. Der Stützverband ist im ausgehärteten Zustand porös, atmungsaktiv und wasserfest.

12.13 Literatur

Chrestian P. Kinderfrakturen. Verlag Hans Huber, Bern, 1987

Daumann S. Wundmanagement und Wunddokumentation. 2. Überarbeitete und erweiterte
    Auflage. Verlag W. Kohlhammer, Stuttgart, 2005

Eder K, Mommsen H. Richtig Tapen. Spitta Verlag, 2012

Emter M. Kompressionstherapie mit Kompressionsverbänden in der Phlebologie. Wundforum 4,
    1999

Helfen T. BASIC Notfall- und Rettungsmedizin. Elsevier Verlag, 2012

Hirner A, Weise K. Chirurgie – Schnitt für Schnitt. Thieme Verlag Stuttgart, 2004

Pschyrembel – Klinisches Wörterbuch 2014, Walter de Gruyter Verlag, Berlin, 2014

Siebert CH, Birnbaum K, Heller KD. Tipps & Tricks für den Orthopäden – Problemlöstung von A bis
    Z. Springer Verlag Berlin, 2000

Schumpelick V, Kasperk R, Stumpf M. Operationsatlas Chirurgie. Thieme Verlag, 2013

Schwarz NT, et al. Allgemein- und Viszeralchirurgie essentials: Intensivkurs zur Weiterbildung.
    Thieme Verlag, 2012

Towfigh H, Hierner R, Langer M, Friedel R. Handchirurgie. Springer Verlag, 2011

Willital GH, Mittag J. Digital Atlas of Pediatric Sugery Vol. I/II, Amazon Kindle Direct Publishing
    ASIN: B 0161EFG16, 2016/2017

M. J. Strobel, T. Zantop

13 Kniegelenkverletzungen

Das Kniegelenk ist neben dem oberen Sprunggelenk das häufigste verletzte Gelenk. Die Ursachen reichen von einfachen direkten und indirekten Traumen bis zu komplexen Unfallmechanismen, die einzelne oder mehrere Bänder betreffen können, aber auch Gefäßverletzungen und/oder Frakturen können resultieren. Inspektorisch wird zwischen offenen und geschlossenen Verletzungen unterschieden.

Bei offenen Verletzungen mit Eröffnung des Gelenkraumes handelt es sich um einen chirurgischen Notfall. Bei geschlossenen Verletzungen gilt es das Kniegelenk differenziert immer im Seitenvergleich zu untersuchen, wobei auf eine entspannte Patientenlagerung (Anheben des Kopfes erhöht Anspannung der ventralen Muskelkette) zu achten ist.

13.1 Offene Knieverletzung

Ursache – Unfallmechanismus
Direktes Trauma durch Anprall, Stoß-, Stich- oder Schnittverletzung. Ist ein indirektes Trauma verantwortlich, sind komplexe Kapselbandrupturen anzutreffen.

Symptomatik
Blutung und Schmerzen sind wegweisend.

Untersuchung
Primär erfolgt immer die Prüfung der Durchblutung (s. Kap. 13.2). Gefäßverletzungen sind auszuschließen (Hautinspektion, Pulse der A. poplitea, A. tibialis und A. dorsalis pedis). Lassen es die Schmerzen zu, erfolgt auch die Stabilitätsprüfung (s. Kap. 13.4). Wesentlich ist die Unterscheidung zwischen oberflächlicher Wunde (z. B. Eröffnung der Bursa präpatellaris) und tiefer Wunde (Eröffnung des Gelenkraumes).

Röntgen
Obligat zum Ausschluss von Frakturen (Patella, Tibiakopf, Femur) und Fremdkörpern (Steine, Glassplitter etc.).

MRT
Aufgrund der offenen Verletzung mit direkter Besichtigung oder intraoperativer Arthroskopie ist eine MRT meist nicht indiziert.

DOI 10.1515/9783110283624-013

Therapie

Ist das Gelenk eröffnet, handelt sich um einen chirurgischen Notfall, der Patient wird unverzüglich operiert. Intraartikuläre Fremdkörper werden inspektorisch und palpatorisch ausgeschlossen und die Wunde nach den Regeln des Wundversorgung schichtweise verschlossen. Bei komplexen Bandverletzungen kann die anatomische Refixation rupturierter Bänder in gleicher Sitzung indiziert sein.

13.2 Gefäßläsion

Ursache – Unfallmechanismus

Direkte oder indirekte Traumen, meist mit Zerreißung von umfangreichen Kapselbandstrukturen und/oder Frakturen. Durchblutungsstörungen können durch Gefäßverletzungen in der Kniekehle (arteriell oder venös), durch ein Hämatom oder ein Knochenfragment verursacht sein.

Symptomatik

Schmerzen, Blutung in die Weichteile, Kreislaufdysregulation, Ischämiezeichen.

Untersuchung

Beurteilung der Durchblutung, Hautfarbe des verletzten Beines mit kontralateraler Seite vergleichen. Bei Durchblutungsstörungen Hautfarbe blass weiß bis zyanotisch-dunkel. Pulslosigkeit am Unterschenkel.

Röntgen

Ausschluss von Frakturen, insbesondere Frakturfragmenten, die in Richtung der Kniekehle disloziert sind.

MRT

Aufgrund der offenen Verletzung der möglicherweise notwendigen Revision mit direkter Besichtigung und Kontrolle der Gefäße ist eine MRT meist nicht nötig.

Sonographie

Zum Ausschluss von subkutanen Hämatomen aus der Blutung resultierend. Durch Dopplersonographie Nachweis bzw. Ausschluss von Pulsen im Bereich der A. dorsalis pedis und A. poplitea.

Angiographie

In Absprache mit dem Gefäßchirurgen indiziert. Bei Verdacht auf Läsionen der A. poplitea als Notfall Angio-CT durchzuführen.

Therapie

Erfolgte bereits eine Abklemmung eines Gefäßes z. B. am Unfallort oder in der Notaufnahme ist die notfallmäßige Gefäßrekonstruktion vorzubereiten, ggf. muss der Patient in eine spezialisierte Klinik verlegt werden. Nach der Gefäßrekonstruktion erfolgt eine intraoperative Angiographie. Stabilisierung einer evtl. vorhandenen Fraktur z. B. durch Fixateur externe oder Plattenosteosythese, um die Gefäßnähte zu entlasten bzw. die Stabilität zu sichern, wenn komplexe Bandläsionen vorliegen.

Sollte kein gelenkübergreifender Fixateur externe angelegt worden sein, vorsichtige Stabilitätsprüfung in Narkose zum Ausschluss von Bandverletzungen. Diese können verzögert stabilisiert werden. Bei einer HKB-Läsion Lagerung des Beines – wenn es die Gefäßversorgung zulässt – in der PTS-Schiene (s. Kap. 13.4.4).

13.3 Meniskusverletzungen

Anatomie

Innenmeniskus: Halbmondförmig, im Hinterhornbereich breiter und fleischiger als im anterioren Anteil. Ligamentäre Verankerungen mit dem medialen Kapselband (Lig. meniscofemorale und meniscotibiale mediale). Knöcherne Insertion des Vorder- und Hinterhornbereichs (anteriore und posteriore Meniskuswurzel) auf dem Tibiaplateau (Abb. 13.1).
Außenmeniskus: Ringförmig und in allen Abschnitten nahezu gleich konfiguriert. Mit der lateralen Kapsel verbunden, über das Lig. meniscofemorale anterior und

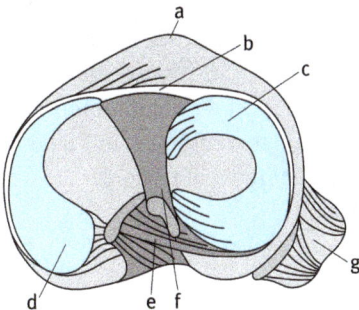

Abb. 13.1: Topographisch-anatomischer Überblick über das Kniegelenk mit Blick auf die Tibia: (a) Tuberositas tibiae; (b) Lig. transversum genu verläuft zwischen den Meniskusvorderhörnern; (c) lateraler Meniskus (Außenmeniskus); (d) medialer Meniskus (Innenmeniskus); (e) hinteres Kreuzband (HKB); (f) vorderes Kreuzband (VKB); (g) Fibula.

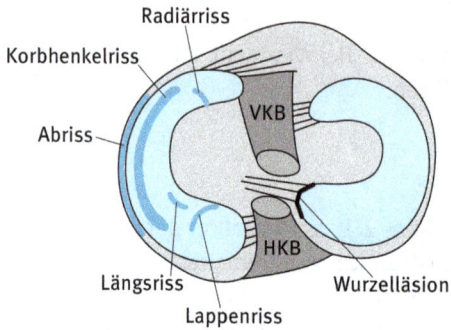

Abb. 13.2: Überblick über Meniskusläsionen (VKB, vorderes Kreuzband, HKB, hinteres Kreuzband).

posterior ist das Hinterhorn mit dem Femur verbunden. Knöcherne Insertionen des Vorderhorns und Hinterhorns (anteriore und posteriore Meniskuswurzel) an der Tibia (Abb. 13.1).

Ursache – Unfallmechanismus
Typisch ist Rotation bei Flexion und/oder feststehendem Unterschenkel, axiale Stauchung, Aufstehen aus tiefer belastender Hocke mit plötzlich einschießendem Schmerz (typisch für degenerative Läsion). Chronische oder akute Gelenküberlastung (längere Spaziergänge, Laufen, Sport).

Symptomatik
Symptomatik hängt von Rupturart und -lokalisation ab (Akutverletzung, chronische Läsion, Innen- oder Außenmeniskus). Häufig Druckschmerz im betroffenen Gelenkspalt, intraartikulärer Erguss, intermittierende Blockaden (Meniskuszunge, Korbhenkel, Abb. 13.2). Intermittierendes oder persistierendes Streckdefizit (Korbhenkel, rupturierter Scheibenmeniskus). Unklare Schmerzen im posterioren Gelenkbereich (Längsriss, posteriore Wurzelläsion) manchmal kombiniert mit Baker-Zyste. Rezidivierende seröse Ergüsse (häufig) bei degenerativen Läsionen. Eines der Leitsymptome ist der Druckschmerz am Gelenkspalt.

Diagnostik
Bestimmung des Bewegungsausmaßes (Null-Methode). Palpation (Tanzen der Patella) zum Ergussausschluss. Palpation des Gelenkspaltes wobei der alleinige Druckschmerz nicht als typisches Meniskuszeichen anzusehen ist (Tab. 13.1).

Tab. 13.1: Differenzialdiagnose Druckschmerz im Gelenkspalt.

---

1. Meniskusläsion
2. Synovitis (infra- und/oder suprameniskeal)
3. Irritation der Kapselbänder („coronary ligaments")
4. Läsion mediales Seitenband
5. Bone Bruise Tibiakopf bzw. Femurkondylus
6. Bursitis zwischen medialen Seitenband und medialer Kapsel
7. Gichttophus (Anamnese)
8. Chondrokalzinose
9. Osteophyt am Tibiaplateau und/oder Femurkondylus
10. Insertionstendinose Tractus iliotibialis und/oder Popliteussehne (lateral) oder
    M. semimembranosus (medial)

Meniskustests

Meniskustest beruhen auf einer direkten (Palpation mit dem Finger) oder indirekten (axiale Kompression, Aufklappung, Rotation) Krafteinwirkung auf den Meniskus. Ein Schnappen oder Schmerzen treten bei positivem Testausfall auf. Bei Kindern ist ein Schnappen des Meniskus (positiver McMurray-Test, positives Fouché-Zeichen) nicht selten beidseits bei hyperlaxem Bandapparat oder bei einem Wachstumsschub nachzuweisen. Differenzialdiagnostisch ist immer ein Scheibenmeniskus bzw. dessen Ruptur auszuschließen:

– **Steinman-I-Zeichen:** Druckschmerz am inneren Gelenkspalt bei Außenrotation, am lateralen Gelenkspalt bei Innenrotation bei gebeugtem Kniegelenk.
– **Steinman-II-Zeichen:** Wandernder Druckschmerz im Gelenkspalt von vorne nach hinten mit zunehmender passiver Flexion des Kniegelenkes.
– **Bragard-Zeichen:** Druckempfindlichkeit im anterioren Gelenkspaltbereich. Schmerzverstärkung durch Außenrotation und Extension aus gebeugter Stellung bei Innenmeniskusläsion (Meniskus wird vom palpierenden Finger komprimiert). Unter Innenrotation Schmerzreduktion.
– **Merke-Zeichen:** Im Stand dreht der Patient bei fixierten Fuß das Kniegelenk nach innen bzw. außen (Rotationsbewegung). Schmerzsymptomatik meist ausgeprägter durch erhebliche axiale Kompression. Schmerzen bei Innenrotation im medialen Gelenkspalt (Innenmeniskusläsion), Schmerzen beim nach außen drehen des Oberschenkels (= Innenrotation des Unterschenkels) Hinweis auf Außenmeniskusläsion.
– **McMurray-Test:** Passive maximale Hüft- und Knieflexion. Unter passiver Außenrotation des Unterschenkels und anschließender Extension unter gleichzeitiger Palpation des Gelenkspaltes Schnappen zu palpieren. Ein Schnappen in höherer Flexion weist auf eine Hinterhornläsion, eines in ca. 90° Flexion auf Läsionen des mittleren Innenmeniskusdrittels hin.

- **Fouché-Test:** Entgegen dem McMurray-Test (s. oben) wird der Unterschenkel nicht außen-, sondern innenrotiert. Ein Schnappen im posterioren Gelenkbereich ist als Hinweis auf eine Hinterhornläsion anzusehen. Am Außenmeniskus erfolgt der Test entsprechend in Außenrotation.
- **Böhler-Zeichen:** Mediale Aufklappung komprimiert den Außenmeniskus (Schmerzauslösung) bzw. eine laterale Aufklappung den Innenmeniskus (Schmerzauslösung).
- **Payr-Zeichen (Schneidersitzzeichen):** Der Schneidersitz führt zur Belastung des Innenmeniskus (Schmerzen durch Meniskuskompression).
- **Childress-Zeichen:** Fortbewegen im Entengang führt zu Schmerzen (entspricht Aufstehen aus der tiefen belasteten Hocke).
- **Apley-Test:** In Bauchlage führt bei 90° Flexion die passive Kompression des Kniegelenkes und gleichzeitige Rotation zu Schmerzen.
- **Turner-Zeichen:** Reizung des R. infrapatellaris des N. saphenus durch Innenmeniskusläsion führt zu Hypersensibilität (ca. 4 bis 5 cm² Areal) auf der Innen- und Vorderseite.
- **Tschaklin-Zeichen:** Atrophie des M. quadrizeps insbesondere des Vastus medialis-Anteils mit kompensatorischer Tonuserhöhung des M. sartorius.

Röntgen

In 2 Ebenen wobei die AP-Aufnahme als posteriore-anteriore-Aufnahme in der Rosenberg-Technik (gestandene Aufnahme in 45° Flexion im posterior-anterioren Strahlengang) erfolgt. Gelenkspaltverschmälerung (degenerative Veränderungen), freie Gelenkkörper, Osteochondrosis dissecans aber auch Verkalkungen und knöcherne Fragmente (knöcherner Ausriss der posterioren Meniskuswurzel) sind auszuschließen. Spitze Ausziehungen bzw. kleine Impressionen (Rauber-Zeichen) des Tibiaplateaus bzw. der Femurkondylen sind als radiologischer Hinweis auf eine Meniskusläsion zu werten.

MRT

Hilfreich zur Bestimmung des Läsionsausmaßes und -lokalisation, z. B. bei Hinterhornläsion des Innenmeniskus (Abb. 13.3). Beurteilung der intrameniskealen Veränderungen womit auch eine Einschätzung hinsichtlich Refixation möglich ist (Rehabilitationsprozedere). Ausschluss von Begleitläsionen (Knorpelverletzung, intraossäre Ödeme) die gegenüber einer Meniskusläsion abzugrenzen sind.

Ein Scheibenmeniskus ggf. dessen Ruptur ist auszuschließen. Bei einer Extrusion wölbt sich der Meniskus aus dem Gelenkspalt nach außen – z. B. in Richtung

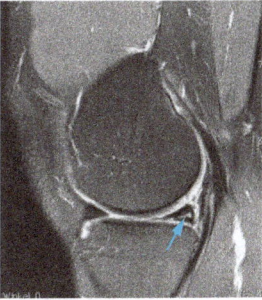

Abb. 13.3: MRT bei Hinterhornläsion (Pfeil) des Innenmeniskus.

des medialen Seitenbandes vor – was als Hinweis auf eine posteriore Wurzelläsion bzw. komplette Unterbrechung der Meniskusbasis anzusehen ist.

Sonographie
Keine Indikation zur Meniskusbeurteilung. Zum Ausschluss eines Gelenkergusses und von subkutanen Hämatomen hilfreich.

Arthroskopie
Als rein diagnostische Maßnahme zum Ausschluss oder Nachweis einer Meniskusläsion nicht indiziert. Mit der klinischen Untersuchung und der MRT sind diese Läsionen valide nachzuweisen bzw. auszuschließen. Eine uncharakteristische Schmerzsymptomatik (Druckschmerz im Gelenkspalt) sollte immer Anlass zur differenzierten klinischen Untersuchung und nicht zu einer voreilig indizierten Arthroskopie sein.

Therapie
Einklemmung – Gelenkblockade: Plötzlich auftretende Streckhemmung mit Druckschmerz im Gelenkspalt und entsprechender Anamnese (Aufstehen aus tiefer belastender Hocke oder Rotationstrauma) spricht für eine Korbhenkelläsion oder abgelöste Meniskuszunge – meist am Innenmeniskus. Dieser sehr schmerzhafte Zustand kann durch eine Reposition des eingeschlagenen Meniskus beseitigt werden. Grundvoraussetzung hierfür ist eine optimale Muskelentspannung des Patienten (schmerzarme Lagerung mit leichter Knieflexion). Die Reposition erfolgt immer vorsichtig.

Repositionstechniken:
1. **Technik nach Kulka:** Der Unterschenkel hängt entspannt über der Kante der Untersuchungsliege. Unter dosiertem axiale Zug am Unterschenkel (Distraktion im Knie) und gleichzeitigen Rotationsbewegungen kann die Meniskusreposition gelingen.

2. **Technik nach Popp:** Der Patient liegt seitlich auf dem gesunden Bein. Das Bein mit dem eingeklemmten Innenmeniskus wird angehoben, leicht gebeugt und der mediale Gelenkspalt durch einen Valgusstress (mediale Aufklappung) erweitert. Rotations- und Schüttelbewegungen am Unterschenkel mit anschließender Extension können zur Meniskusreposition führen.

3. **Technik nach Jones:** In Rückenlage bei rechtwinklig gebeugtem Hüft- und Kniegelenk wird der Unterschenkel bei Innenmeniskuseinklemmung abduziert (Valgusstress) und dann außenrotiert. Anschließend wird das Knie unter gleichzeitiger Innenrotation und erhaltenem Valgusstress gestreckt.

4. **Technik nach Winkel:** Unter Palpation des medialen bzw. lateralen Gelenkspaltes wird der Unterschenkel abwechselnd vorsichtig innen- und außenrotiert und gleichzeitig mit zunehmenden Valgus- bzw. Varusdruck (je nach Meniskuseinklemmung) zunehmend gestreckt. In extensionsnaher Stellung erfolgt dann die maximale Aufklappung (Valgus- bzw. Varusstress).

Nach der Meniskusreposition wird das Bein in einer Schiene ruhiggestellt. Trotz Reposition ist eine arthroskopische Meniskusrefixation (s. unten) zu empfehlen, um das Repositionsergebnis mechanisch zu sichern.

Unklare Symptomatik: Konservative Therapie bei unklaren Schmerzen und uncharakteristischen Symptomen indiziert, sofern bei der MRT keine gravierenden Meniskusläsionen nachweisbar sind.

Operative Therapie: Bei eindeutiger Meniskussymptomatik und klinischen Beschwerden ist die Arthroskopie Therapie der Wahl (Abb. 13.4). Möglichst ist der Meniskuserhalt anzustreben bzw. bei einer Resektion nur so viel Meniskusgewebe zu entfernen, wie degenerativ oder traumatisch zerstört ist. Einmal entferntes Meniskusgewebe lässt sich durch kein Gewebe mehr ersetzen, so dass dem Meniskuserhalt (Refixation, Belassen einer Läsion) oberste Priorität gilt. Durch spezielle Nahttechniken (outside-in, all-inside-Technik, Faden-Anker-Techniken) lassen sich nahezu sämtliche Meniskusläsionen, die nicht mit einer kompletten oder einer partiellen Zerstörung des Meniskusgewebes verbunden sind, refixieren.

Besonderes Augenmerk gilt posterioren Wurzelläsionen (posteriore Root-Läsion). Da derartige Läsionen unbehandelt funktionell einer kompletten Meniskektomie gleichzusetzen sind, wird immer die arthroskopische transossäre Refixation der abgerissenen Meniskuswurzel angestrebt (operationstechnisch extrem aufwändig).

Schmerzen nach ausgedehnter Meniskusresektion (z. B. Korbhenkelläsionen) sind nicht selten und können ggf. durch einen Meniskusersatz therapiert werden (Tab. 13.2).

Als Rekonstruktionsmaterialien stehen ein kollagenes Gewebe (CMI-Implantat) oder ein poriger biokompatibler Meniskusersatz aus Polyurethan (Actifit) zur Ver-

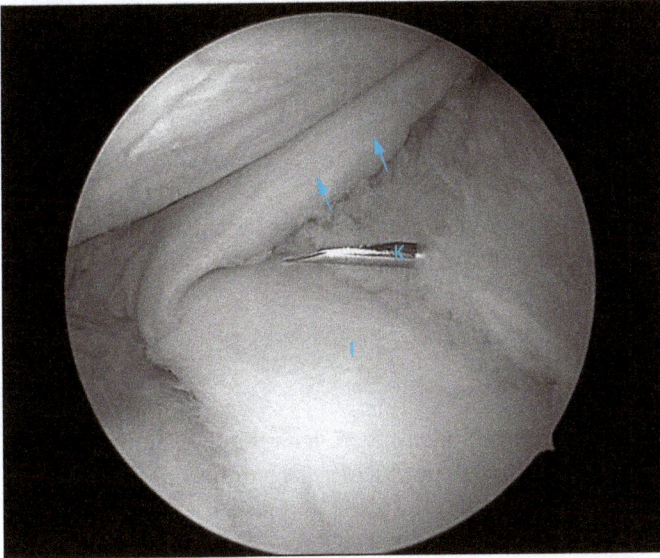

Abb. 13.4: Lappenruptur (Pfeile) des Innenmeniskus (I). Mit der Kanüle (K) wird der optimale Zugang zur Entfernung der Meniskuszunge angelegt.

Tab. 13.2: Indikationen und Kontraindikationen zum Meniskusersatz (aus: Strobel u. Zantop 2014).

Indikationen
1. Persistierende Schmerzen nach partieller Meniskusresektion
2. Traumatischer oder degenerativer Meniskusdefekt
3. Stabile Meniskusbasis muss vorhanden sein
4. Anteriore und posteriore Meniskuswurzel-Läsion
5. Patientenalter < 45 Jahre
6. Body-Mass-Index (BMI) < 35
7. Knorpelläsionen < Grad 2 (ICRS Klassifikation)

Kontraindikationen
1. Zustand nach kompletter Menisektomie
2. Komplett reseziertes Hinterhorn mit Resektion der Meniskuswurzel
3. Mehrkompartimentelle Arthrose
4. Bandinstabilität
5. Varusdeformität (> 5° für Innenmeniskusersatz)
6. Knorpelläsion > Grad 3 (ICRS-Klassifikation)
7. Hinweis auf Infektion
8. Mangelnde Patienten-Compliance

fügung. Wesentlich sinnvoller ist jedoch der Erhalt des nativen Meniskus durch die verschiedenen Refixationstechniken (s. oben). Langzeitergebnisse dieser Ersatzmaterialien haben bisher aber noch nicht überzeugen können, da aber oft keine andere Alternative zur Verfügung steht, müssen diese Techniken als diskussionswürdige Option angesehen werden.

13.3.1 Akute Gelenkschmerzen: Diagnose – Ursachen – Therapie

Die entscheidenden 3 Punkte bei den Sofortmaßnahmen bestehen in: 1. initialer Schmerzbeseitigung, 2. Zeitnehmen für Anamnese und Symptomatik, 3. diagnostische bildgebende Verfahren.

Akutschmerztherapie: Up to date

Freys S. M. Bremen, Riedl S. Göppingen, Meißner W. Jena, Kopf A. Berlin, Möhnle P. München, Moser K. H. Köln. Vorträge Deutsche Gesellschaft für Chirurgie DGCH/ CAAS, 132. Kongress (ID: 1626–1630), 2015.

HWS-Schmerzen

Diagnostik: Röntgen, CT, MRT, Angiographie, Szintigraphie, Thermographie, Ultraschall, Endoskopie.

Ursachen: Arthritis, Arthrose mit Einengung der Foramina intervertebralia, Bandscheibenvorfall, Muskelerkrankung, Wirbelkörperfrakturen, angeborene Fehlbildungen der Wirbelsäule, Stoffwechselstörung, freier Gelenkkörper, Stufenbildung im Gelenk, Tumor (Knochen, Rückenmark) Erguss, Gefäßerkrankungen, Wirbelkanalstenose, Anomalien (Wirbelsäule, Gefäße, Rückenmark).

Therapie: Bewegungstherapie, Medikamente, Wärmetherapie, Verhaltenstherapie, Massage, Entspannungstherapie, Elektrotherapie, Laser, Ultraschalltherapie, Meniskustherapie, Operation, Endoskopie, gezielte Infiltrationen, Physiotherapie, Nackenisometrik, Kopfhalteübungen, manuelle Therapie, Taping, Endoskopie.

Operation: Bandscheibenersatz, Wirbelkanalenge-Beseitigung, Wirbelkörperstabilisierung durch Osteosynthese.

BWS-Schmerzen

Diagnostik: Röntgen, CT, MRT Angiographie, Szintigraphie, Thermographie, Ultraschall, Endoskopie.

Ursachen: Arthritis, Arthrose, Bandscheibenvorfall, Muskelerkrankung, Wirbelkörperfraktur, angeborene Fehlbildung, Stoffwechselstörung, freier Gelenkkörper,

Stufenbildung im Gelenk, Tumor (Knochen, Rückenmark), Erguss, Blockwirbel, Syringomyelie, Costotransversalblockierung.

Therapie: Bewegungstherapie, Medikamente, Wärmetherapie, Verhaltenstherapie, Massage, Entspannungstherapie, Elektrotherapie, Laser, Ultraschalltherapie, Meniskustherapie, manuelle Deblockierung, gezielte Infiltrationen, Stabilisierungsübungen, Taping, Endoskopie.

Operation: Bandscheibenersatz, Beseitigung einer knöchernen Wirbelsäulenkanalenge, Wirbelkörperosteosynthese und Wirbelkörperstabilisierung.

LWS-Schmerzen

Diagnostik: Röntgen, CT, MRT, Angiographie, Szintigraphie, Thermographie, Ultraschall, Endoskopie.

Ursachen: Arthritis, Arthrose, Bandscheibenvorfall, Muskelerkrankung, Fraktur, angeborene Fehlbildung, Stoffwechselstörung, freier Gelenkkörper, Stufenbildung im Gelenk, Tumor, Erguss, Facettenarthrose, Spondylolisthis, Morbus Scheuermann, lumbosacrale Übergangsstörungen, Enge im Wirbelkanal, Enge/Stenose im Bereich der Foramina intervertebralia.

Therapie: Bewegungstherapie, Medikamente, Wärmetherapie, Verhaltenstherapie, Massage, Entspannungstherapie, Elektrotherapie, Laser, Ultraschalltherapie, Meniskustherapie, gezielte Infiltrationen CT-kontrolliert, Bandagen, Orthesen, Taping, Akupunktur, Endoskopie.

Operation: Bandscheibenersatz, Wirbelsäulenstabilisierung durch Osteosynthese.

Iliosakralfuge-Schmerzen

Diagnostik: Röntgen, CT, MRT, Angiographie, Szintigraphie, Thermographie, Ultraschall, Endoskopie.

Ursachen: Arthritis, Arthrose, Bandscheibenvorfall, Muskelerkrankung, Fraktur, angeborene Fehlbildung, Stoffwechselstörung, freier Gelenkkörper, Stufenbildung im Gelenk, Tumor, Erguss, Morbus Bechterew, Ileitis.

Therapie: Bewegungstherapie, Medikamente, Wärmetherapie, Verhaltenstherapie, Massage, Entspannungstherapie, Elektrotherapie, Laser, Ultraschalltherapie, Meniskustherapie, Endoskopie, Infiltrationen CT-kontrolliert, radonhaltige Bäder, Taping.

Operation: verschiedene Verfahren.

Schulter-Schmerzen

Diagnostik: Röntgen, CT, MRT, Angiographie, Szintigraphie, Thermographie, Ultraschall, Endoskopie.

Ursachen: Arthritis, Arthrose, Bandscheibenvorfall, Muskelerkrankung, Fraktur, angeborene Fehlbildung, Stoffwechselstörung, freier Gelenkkörper, Stufenbildung im Gelenk, Tumor, Erguss, Sehnenentzündung, Partialruptur oder Komplettruptur von Sehnen und Muskeln, Schleimbeutelentzündungen, Verkalkungen.

Therapie: Bewegungstherapie, Medikamente, Wärmetherapie, Verhaltenstherapie, Massage, Entspannungstherapie, Elektrotherapie, Laser, Ultraschalltherapie, Meniskustherapie, Endoskopie, Kryotherapie, gezielte Infiltrationen CT-kontrolliert, Taping, Operation.

Ellbogen-Schmerzen

Diagnostik: Röntgen, CT, MRT, Angiographie, Szintigraphie, Thermographie, Ultraschall, Endoskopie.

Ursachen: Arthritis, Arthrose, Bandscheibenvorfall, Muskelerkrankung, Fraktur, angeborene Fehlbildung, Stoffwechselstörung, freier Gelenkkörper, Stufenbildung im Gelenk, Tumor, Erguss, Insertionstendopathie (Tennisellbogen oder Golferarm).

Therapie: Bewegungstherapie, Medikamente, Wärmetherapie, Verhaltenstherapie, Massage, Entspannungstherapie, Elektrotherapie, Laser, Ultraschalltherapie, Meniskustherapie, Endoskopie, Kryotherapie, gezielte Infiltrationen, Taping, Bandageversorgung, Operation.

Hüfte-Schmerzen

Diagnostik: Röntgen, CT, MRT, Angiographie, Szintigraphie, Thermographie, Ultraschall, Endoskopie.

Ursachen: Arthritis, Arthrose, Bandscheibenvorfall, Muskelerkrankung, Fraktur, angeborene Fehlbildung, Stoffwechselstörung, freier Gelenkkörper, Stufenbildung im Gelenk, Tumor, Erguss, Diabetes.

Therapie: Bewegungstherapie, Medikamente, Wärmetherapie, Verhaltenstherapie, Massage, Entspannungstherapie, Elektrotherapie, Laser, Ultraschalltherapie, Meniskustherapie, Endoskopie, gezielte Infiltrationen, Extensionsbehandlung, Glutealtraining, Operation (Hüftgelenkersatz).

Knie-Schmerzen

Diagnostik: Röntgen, CT, MRT, Angiographie, Szintigraphie, Thermographie, Ultraschall, Endoskopie.

Ursachen: Arthritis, Arthrose, Bandscheibenvorfall, Muskelerkrankung, Fraktur, angeborene Fehlbildung, Stoffwechselstörung, freier Gelenkkörper, Stufenbildung im Gelenk, Tumor, Erguss, Meniskusläsion, Kreuzbandläsion (traumatisch, degenerativ), Patellaluxation, instabile Seitenbänder.

Therapie: Bewegungstherapie, Medikamente, Wärmetherapie, Verhaltenstherapie, Massage, Entspannungstherapie, Elektrotherapie, Laser, Ultraschalltherapie, Meniskustherapie, Endoskopie, Hyaluronsäure, Akupunktur, Quadrizepstraining, Operation.

Sprunggelenk-Schmerzen

Diagnostik: Röntgen, CT, MRT, Angiographie, Szintigraphie, Thermographie, Ultraschall, Endoskopie.

Ursachen: Arthritis, Arthrose, Bandscheibenvorfall, Muskelerkrankung, Fraktur, angeborene Fehlbildung, Stoffwechselstörung, freier Gelenkkörper, Stufenbildung im Gelenk, Tumor, Erguss, Bandinstabilität medial oder lateral.

Therapie: Bewegungstherapie, Medikamente, Wärmetherapie, Verhaltenstherapie, Massage, Entspannungstherapie, Elektrotherapie, Laser, Ultraschalltherapie, Meniskustherapie, Endoskopie, gezielte Infiltrationen, Taping, Bandagenversorgung, Aircast-Schiene, Operation.

Handgelenk-Schmerzen

Diagnostik: Röntgen, CT, MRT, Angiographie, Szintigraphie, Thermographie, Ultraschall, Endoskopie.

Ursachen: Arthritis, Arthrose, Bandscheibenvorfall, Muskelerkrankung, Fraktur, angeborene Fehlbildung, Stoffwechselstörung, freier Gelenkkörper, Stufenbildung im Gelenk, Tumor, Erguß, Discus-triangularis-Läsion.

Therapie: Bewegungstherapie, Medikamente, Wärmetherapie, Verhaltenstherapie, Massage, Entspannungstherapie, Elektrotherapie, Laser, Ultraschalltherapie, Meniskustherapie, Endoskopie, Taping, Operation.

Finger-Schmerzen

Diagnostik: Röntgen, CT, MRT, Angiographie, Szintigraphie, Thermographie, Ultraschall, Endoskopie.

Ursachen: Arthritis, Arthrose (Rhizarthrose, Bouchard- und Heberdenarthrose), Bandscheibenvorfall, Muskelerkrankung, Fraktur, angeborene Fehlbildung, Stoffwechselstörung, freier Gelenkkörper, Stufenbildung im Gelenk, Tumor, Erguss.

Therapie: Bewegungstherapie, Medikamente, Wärmetherapie, Verhaltenstherapie, Massage, Entspannungstherapie, Elektrotherapie, Laser, Ultraschalltherapie, Meniskustherapie, Endoskopie, gezielte Infiltration, Traktionsbehandlung, Taping, Operation.

13.4 Bandverletzung

13.4.1 Mediale Bandverletzung – Knie

Anatomie

Mediales Seitenband (Innenband, Lig. collaterale mediale) entspringt vom Epicondylus femoris medialis und inseriert nach 9 bis 11 cm an der medialen Tibiakante. Bedeckt vom Pes anserinus superficialis (M. semitendinosus, M. gracilis, M. sartorius). Nach posterior Ausstrahlung zum hinteren Schrägband (dorsomediale Kapsel). Dieses stabilisiert das Gelenk in Extension.

Ursache – Unfallmechanismus

Valgustrauma isoliert, Außenrotations-Valgustrauma häufig.

Symptomatik

Wie bei allen Bandläsionen wird zwischen Dehnung, Partialruptur und Komplettruptur unterschieden. Bei einer Dehnung oder Partialruptur sind die in jedem Band vorhandenen Nervenfasern zum großen Teil noch intakt und führen daher über die Schmerzweiterleitung zu einem sehr ausgeprägten Schmerzbild. Bei kompletter Bandruptur ist die Nervenleitung unterbrochen, d. h. eine Schmerzleitung findet nicht mehr statt. Daher findet sich trotz kompletter bzw. komplexer Bandläsionen oft ein erstaunlich schmerzarmer Zustand.

Bei Dehnung oder Partialruptur des medialen Seitenbandes typischer Druckschmerz (massiv) am medialen Femurepicondylus (sog. Skipunkt). Oft Streckdefizit (schmerzbedingt) ca. 6–10 Stunden nach der Verletzung (Palmer Zeichen), sehr häufig an eine Läsion des Innenmeniskus denken lässt. Bei kompletter Bandruptur

diffuser aber schwächerer Schmerz mit Unterblutung und Schwellung der medialen Gelenkseite. Schmerzpunkt am Pes anserinus kann auf distale Ruptur bzw. Ausriss des medialen Seitenbandes von der Insertion hinweisen. Das Innenband kann
über den Pes anserinus geschlagen sein (operative Therapie indiziert).

Untersuchung

Prüfung der medialen Strukturen durch Valgustest in 20° Flexion und Extension
bzw. maximaler Extension (Hyperextension). Aufklappung in 20° Flexion bei isolierter medialer Seitenbandläsion, in Extension stabil, da die intakte dorsomediale
Kapsel angespannt wird. Heftige Schmerzen bei Testauslösung sprechen für Partialruptur bzw. Dehnung des medialen Seitenbandes. Positive Aufklappung in Extension bei Läsion der dorsomedialen Kapsel. Dies umso mehr, je überstreckbarer das
Kniegelenk ist und je schmerzfreier die Aufklappung ist. Bei sehr großer schmerzfreier Aufklappung des medialen Gelenkspaltes ist eine VKB- und HKB-Läsion auszuschließen.

Röntgen

Aufnahmen in 2 Ebenen zum Ausschluss knöcherner Läsionen (knöcherner Ausriss – selten), Verkalkungen im Ursprungsbereich des medialen Seitenbandes (Stie-
da Pelligrini-Schatten als Hinweis auf alte Seitenbandläsion).

MRT

Lokalisation der Ruptur eindeutig zu dokumentieren (Abb. 13.5). Distaler Ausriss
des medialen Seitenbandes ist auszuschließen (keine konservative Heilung möglich, da Bandanteil über Pes anserinus geschlagen). Ausschluss von Begleitverletzungen (VKB-, HKB-Läsion), Knochenödeme, Knorpelverletzungen.

Sonographie

Ausschluss von subkutanen Flüssigkeitsansammlungen, sonst wenig hilfreich.

Arthroskopie

Nicht indiziert, da hierbei Flüssigkeit über die rupturierte Kapsel in die peripheren
Weichteile eindringt. Lediglich vor operativer Versorgung sinnvoll um Meniskusläsionen auszuschließen und ggf. zu refixieren. Arthroskopie ist dabei immer unter
kontrolliertem, d. h. reduziertem Flüssigkeitsdruck durchzuführen.

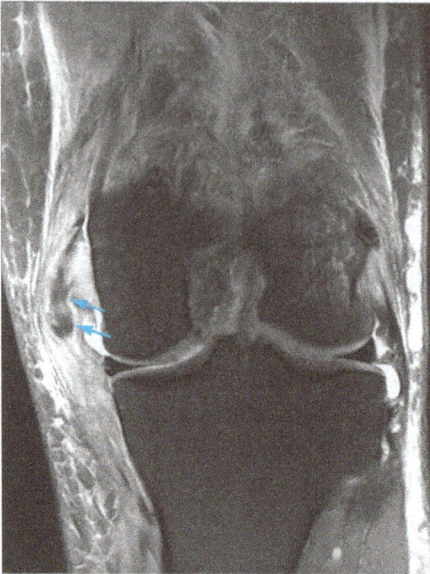

Abb. 13.5: MRT. Komplette Ruptur des medialen Seitenbandes (Pfeile); Blick von vorne auf das Kniegelenk.

Therapie

Dehnungen und Partialrupturen des medialen Seitenbandes: konservative Therapie (20° Schiene für 3 bis 4 Wochen), danach Übergang auf funktionelle Schienenbehandlung (Knieorthese).

Isolierte komplette mediale Seitenbandruptur ebenfalls konservativ sofern kein distaler Ausriss vorliegt oder/und eine massive valgische Beinachse vorliegt.

Bei schmerzfreier deutlicher medialer Aufklappung in Extension bzw. Hyperextension erfolgt die anatomische Refixation der rupturierten Bandstrukturen. Zuvor arthroskopische Evaluation zum Ausschluss bzw. Therapie von Meniskusläsionen ggf. Refixation. VKB- und/oder HKB-Läsionen können zu einem späteren Zeitpunkt oder in gleicher Sitzung (hohes Risiko einer Arthrofibrose) therapiert werden. Bei alleiniger HKB-Läsion erfolgt zunächst konservative Therapie (s. Kap. 13.4).

13.4.2 Laterale Bandverletzung – Knie

Anatomie

Das laterale Seitenband (Außenband, Lig. collaterale laterale), ist im Querschnitt rund, 5 bis 7 cm lang. Es entspringt vom lateralen Femurkondylus und inseriert am Fibulaköpfchen. Zwischen proximalen Seitenbandanteil und lateraler Kapsel verläuft die Sehne des M. popliteus. Nach posterior Verbindung zum variabel ausgeprägten Lig. popliteum arcuatum. Über den proximalen Anteil des lateralen Seitenbandes verläuft der Tractus iliotibialis und distal wird der Insertionsbereich vom M. bizeps femoris umschlossen.

Ursache – Unfallmechanismus

Varustrauma isoliert ggf. mit Rotationskomponente. Auch reine Rotationstraumen sind möglich.

Symptomatik

Bei Dehnung oder Partialruptur sind die Nervenfasern noch partiell intakt, daraus resultiert die Schmerzweiterleitung mit sehr ausgeprägtem Schmerzbild. Bei kompletter Bandruptur ist die Nervenleitung unterbrochen, eine Schmerzleitung findet nicht mehr statt. Daher findet sich trotz komplexer Bandläsion oft ein erstaunlich schmerzarmer Zustand.

Druckschmerz und Schwellung, bei Partialrupturen und Dehnung, deutliches Hämatom und/oder Schwellung im gesamten lateralen Bereich bei Komplettruptur. Meist ist dann auch der Tractus iliotibialis und M. bizeps, sowie der M. popliteus (Arkuatumkomplex) mitbetroffen.

Untersuchung

Prüfung Varustest (laterale Aufklappung) in 20° Flexion und Extension bzw. maximaler Extension (Hyperextension).

Bei isolierter Außenbandläsion laterale Aufklappung in 20° Flexion positiv, in Extension stabil, da die posterolaterale Kapsel intakt ist. Heftige Schmerzen bei Testauslösung sprechen für Partialruptur bzw. Dehnung des Seitenbandes.

Aufklappung in Extension bei Läsion der posterolateralen Strukturen. Je überstreckbarer das Gelenk und je schmerzfreier die Aufklappung ist, desto grösser ist die Verletzung.

Eine sehr große und schmerzfreie laterale Aufklappung findet sich bei einer VKB- und HKB-Läsion (laterale hinge dislocation).

Röntgen

Zum Ausschluss knöcherner Läsionen (knöcherner Ausriss des lateralen Seitenbandes – selten). Knöcherner Ausriss aus dem Rand des lateralen Tibiaplateaus (Segond-Fraktur) weist auf eine VKB-Läsion hin.

MRT

Ausdehnung der Bandverletzung zu dokumentieren. Ausschluss von Begleitverletzungen (VKB-, HKB-Läsion), Knochenödeme, Knorpelverletzungen. Auf ausreichende Bildqualität ist zu achten.

Sonographie

Ausschluss subkutane Flüssigkeitsansammlungen, Zustand des M. biceps femoris, sonst wenig hilfreich.

Arthroskopie

Nicht indiziert, da hierbei Flüssigkeit über die rupturierte laterale Kapsel in die peripheren Weichteile eindringt. Lediglich vor operativer Versorgung indiziert um Meniskusläsionen auszuschließen und ggf. zu refixieren. Arthroskopie erfolgt unter reduziertem Flüssigkeitsdruck.

Sofortmaßnahmen: Untersuchung, Schmerztherapie, bildgebende Diagnostik, initiale Therapie

Therapie

Dehnung oder Partialruptur des lateralen Seitenbandes: Immobilisation in 20° Schiene 3 bis 4 Wochen, anschließend funktionelle Schienenbehandlung (s. oben).

Bei deutlicher – meist schmerzarmer oder – freier – lateraler Aufklappung in Extension und Hyperextension anatomisch Refixation der rupturierten Strukturen. Bei massiver Schwellung und Hämatom über dem Fibulaköpfchen ist mit Ausriss des M. biceps femoris und evtl. auch des Tractus iliotibialis zu rechnen. Auch diese Strukturen sind unbedingt anatomisch zu refixieren. VKB- und/oder HKB-Läsionen können in einer zweiten Sitzung therapiert werden. Bei HKB-Läsion erfolgt zunächst die konservative Therapie (s. Kap. 13.4.4).

13.4.3 Vordere Kreuzbandläsion (VKB-Läsion)

Diagnostik

Topographisch-anatomisch ist der Ursprung des posterioren Drittels der Wand der Fossa intercondylaris des VKB am lateralen Femurkondylus. Insertion nach Verlauf von ca. 3 cm in der Area intercondylaris anterior, Bündelstruktur (anteromediales und posterolaterale Bündel).
Als Traumen kommen in Frage:
1. Valgus-Flexions-Außenrotationstrauma;
2. Varus-Flexions-Innenrotationstrauma;
3. Hyperextensionstrauma;
4. Hyperflexionstrauma.

Level 1-Sportarten (Fußball, Basketball, Volleyball und Handball) häufig für VKB-Ruptur verantwortlich. Direkte Traumen (Kontaktmechanismen) aber auch häufig Nicht-Kontaktmechanismen (plötzlicher Richtungswechsel, Hängenbleiben mit dem Fuß) führen zur Ruptur. Risikofaktoren bei Sportlerinnen erhöht (erhöhter Q-Winkel, geringere Flexion bei Landung, generalisierte Bandlaxität, erhöhter BMI, verminderte propriozeptive Reaktionen, Quadrizepsdominanz).

Leitsymptome bei einer akuten VKB-Läsion sind:
1. Krachen oder lautes Geräusch im Knie;
2. Unfähigkeit, die Aktivität fortzusetzen;
3. Schnelles Auftreten eines Gelenkergusses (Hämarthros).

Bewegungseinschränkung (Flexions- und Extensionsdefizit häufig, VKB-Fasern liegen in der Area intercondylaris anterior). Bei größeren Streckdefiziten sind einklemmte Meniskusanteile auszuschließen (Korbhenkelläsion), dies ist aber häufiger bei alten VKB-Läsionen zu finden. Praller Gelenkerguss (Hämarthros) häufig.

Schmerzausprägung unspezifisch, bei Partialrupturen oder noch intakten VKB-Resten starke Schmerzen. Gleiches gilt auch bei massivem Hämarthros. Bei Komplettruptur und kleinem Hämarthros oft erstaunlich geringe Schmerzen bis Schmerzfreiheit, so dass fälschlicherweise oft „minimale Verletzung" angenommen wird.

Chronische VKB-Läsion

Häufig subjektive Instabilität, insbesondere bei Aktivitäten bei denen nicht auf das Knie geachtet wird (Spazierengehen, Aussteigen aus dem Auto). Bei sportlichen Aktivitäten mit muskulärer Aktivität oft weniger Beschwerden. Symptomfreies Intervall nach zunächst konservativer Therapie häufig. Plötzliche Gelenkblockade (z. B. Korbhenkelläsion), Ergussbildung (seröser Erguss) und/oder Schmerzen (fortschreitende Knorpelläsionen, Knochenödem) kündigen Dekompensation des Gelenkes an.

Akute VKB-Läsion

Inspektorisch intraartikulärer Erguss mit Vorwölbung des oberen Rezessus. Ein kleinerer Gelenkerguss lässt sich nur palpatorisch nachweisen. Untersuchung

Tab. 13.3: Differentialdiagnose eines Giving-Way-Phänomens (subjektives Unsicherheitsgefühl).

- VKB-Läsion
- Komplexe Kapselbandläsion
- Meniskusläsion (z. B. Meniskuslappen, Korbhenkelläsion)
- Plica mediopatellaris
- Patellaluxation, Patellasubluxation (rezidivierend)
- Femoropatellares Schmerzsyndrom
- Retropatellararthrose
- Femorotibialarthrose
- Freie Gelenkkörper
- Rupturierter Scheibenmeniskus
- Vergrößerte Zotten des Hoffa Fettkörpers
- Quadrizepsatrophie
- Neurogene Störungen
- Psychogene Erkrankung

Tab. 13.4: Differenzialdiagnose – Hämarthrose.

- VKB-Ruptur
- Synovialer Einriss
- Meniskusruptur (basisnah)
- Patellaluxation, Patellasubluxation
- Osteochondrale Läsion
- Einriss Plica mediopatellaris, Plica infrapatellaris
- Einriss, Prellung oder Quetschung des Hoffa-Fettkörpers
- Fraktur (Tibiakopf, Femurkondylus, Patella)
- Markumartherapie
- Folge einer Knieinjektion
- Intraartikulärer Tumor (Hämangion)
- Villonuduläre Synovitis
- Gerinnungsstörung (z. B. Hämophilie)

manchmal wegen Schmerzen nicht oder nur eingeschränkt möglich. Bei starken Schmerzen und massivem Erguss Indikation zur Kniepunktion (blutiges Punktat). Differenzialdiagnostisch können verschiedene Ursachen für ein Hämarthros verantwortlich sein (Tab. 13.4).

Inspektorisch oft Quadrizepsatrophie, Erguss wird durch Palpation bestätigt bzw. ausgeschlossen (seröser Erguss).

Stabilitätsprüfung wie bei akuter VKB-Läsion:
- Lachman-Test (s. Abb. 13.6).
- Shift-Test: Unter dosiertem Valgusstress extensionsnahe anteriore Subluxation des lateralen Tibiaplateaus (Luxationsphase) und Reposition bei ca. 30° Flexi-

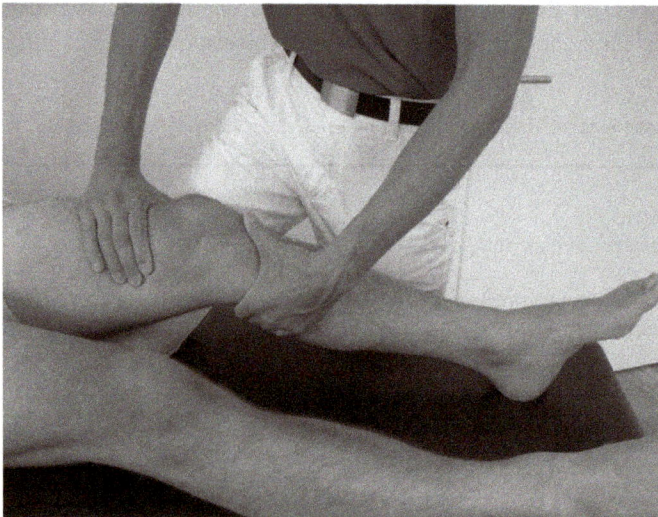

Abb. 13.6: Prüfung des stabilen Lachman-Testes.

on mit zunehmender Flexion sind typisch bei VKB-Insuffizienz. Das Schnappen bzw. der Subluxation bzw. Repositionsvorgang sind optisch und palpatorisch festzustellen. Testausfall ist aber sehr von der klinischen Erfahrung des Untersuchers abhängig. Bei erhöhter Abwehrspannung oder Schmerzen Testauslösung nur durch erfahrenen Untersucher möglich. Falsch negativer Ausfall des Pivot-Shift-Testes möglich bei:

- Ruptur des Tractus iliotibialis;
- Insuffizienz von medialem Seitenband und dorsomedialer Kapsel;
- Subluxierter Korbhenkelläsion;
- Ausgeprägter Arthrose im lateralen Kompartment;
- Hoher Abwehrspannung (Schmerzen, Praller Erguss);
- Fixierter Tractus iliotibialis (Blutleerenmanschette im OP aufgepumpt);
- Kapselfibrose;
- Ausgeprägtem Streckdefizit;
- Vordere Schublade in 90° Flexion. Positiver Testausfall weist auf VKB- und mediale Seitenbandläsion hin);
- Vordere Schublade in 90° und Innen- bzw. Außenrotation des Unterschenkels (Rotationsschublade). Der Untersucher fixiert mit seinem Gesäß die Rotation auf der Untersuchungsliege. Deutliche vordere Schublade in Außenrotation weist auf Läsion des medialen und dorsomedialen Bandapparates zusätzlich zur VKB-Läsion hin. Unter Innenrotation deutliche Reduktion bzw. negativer Ausfall der Schubladenbewegung. Entsprechend umgekehrtes gilt für die Kombination von lateraler Kapselbandläsion und VKB-Ruptur;
- Hintere Schublade in 90°;
- Instrumentelle Stabilitätsprüfung: Das Ausmaß des anterioren Tibiaverschiebung lässt sich instrumentell exakt im Seitenvergleich erfassen (z. B. KLT, Knie-Laxizitäts-Tester, Fa. Karl Storz, Tuttlingen).

Der Röntgenbefund bei der frischen VKB-Läsion: Aufnahmen in zwei Ebenen zum Ausschluss von frischen knöchernen Verletzungen (knöcherner VKB-Ausriss, meist tibial), Knöcherner Ausriss aus dem Rand des lateralen Tibiaplateaus (Segond-Fraktur) Hinweis auf VKB-Läsion. Frakturen der knöchernen Gelenkpartner, freie Gelenkkörper, arthrotische Veränderungen sind auszuschließen.

Der Röntgenbefund bei der chronischen VKB-Läsion: Die seitliche Aufnahme erfolgt als gehaltene Aufnahme in 30° Flexion, AP-Aufnahmen besser im posterioren-anterioren Strahlengang als gestandene Aufnahme in 45° Flexion (Rosenberg-Aufnahme). Verminderung des medialen und/oder lateralen Gelenkspaltes und eine Einengung der Fossa intercondylaris beurteilbar. Ausgeprägte Gelenkspaltverschmälerungen, Ausziehungen der Eminentia intecondylaris und Einengung der

Fossa intercondylaris können auf länger bestehende VKB-Läsion hinweisen. Bei Achsenfehlstellung Ganzbeinstandaufnahme.

Der MRT-Befund bei der frischen VKB-Läsion: VKB-Läsionsart (Partialruptur, Komplettruptur) und Ausschluss bzw. Nachweis von Begleitverletzungen (Meniskus, Knochenödeme, Knorpelläsionen). Knochenödeme finden sich typischerweise am:
– lateralen Femurkondylus (laterale Grenzrinne);
– lateralen Tibiaplateau, bevorzugt dorsal;
– lateralen Tibiaplateau anterior (häufig bei Hyperextensionstrauma).

Der MRT-Befund bei der chronischen VKB-Läsion: Ausschluss von Begleitveränderungen (Meniskus, Knochenödeme, Knorpelläsionen) aber auch zur intraligamentären VKB-Beurteilung. Degenerative VKB-Veränderungen nicht selten verbunden bei schmerzhaftem Flexionsdefizit.

Indikation zur VKB-Rekonstruktion

Bei **VKB-Partialrupturen** (Lachman-Test positiv mit festem Anschlag) Stabilisierung durch VKB-Schiene für 6 Wochen, in den ersten 4 Wochen limitiert auf 0°–10°–90°. Bei **VKB-Komplettruptur** und/oder Nachweis von Knochenödemen VKB-Orthese mit Bewegungslimitierung (0°–10°–90°), Teilbelastung für 2 bis 3 Wochen in Abhängigkeit des Ausmaßes der Knochenödeme. Nach Erreichen der freien Beweglichkeit (nach ca. 6 bis 7 Wochen) erneute klinische Untersuchung. Bei Instabilität oder subjektiver Unsicherheit Empfehlung zur Arthroskopie mit ggf. gleichzeitigem VKB-Ersatz. Die Indikation zur VKB-Rekonstruktion ist mannigfaltig (Tab. 13.5).

Zum Operationszeitpunkt sollte das Knie reizlos und ausreichend beweglich (0°–0°–110°) sein (Abb. 13.7).

Tab. 13.5: Indikation zur VKB-Rekonstruktion (aus: Strobel u. Zantop 2014).

– Subjektive Instabilität
– Kinder und Jugendliche (offene Wachstumsfugen)
– Berufs- und Hochleistungssportler (Level-2-Sportarten)
– beruflich auf eine optimale Kniestabilität angewiesene Patienten (z. B. Dachdecker)
– gleichzeitige Begleitinstabilität (z. B. mediale oder posterolaterale Instabilität)
– VKB-Insuffizienz und Meniskussymptomatik
– VKB-Insuffizienz und chronische Ergussneigung
– Instabilität bei Arthrose (positiver Brace-Test)
– Unmöglichkeit einer konservativen Schienenbehandlung (z. B. extrem adipöser Patient).

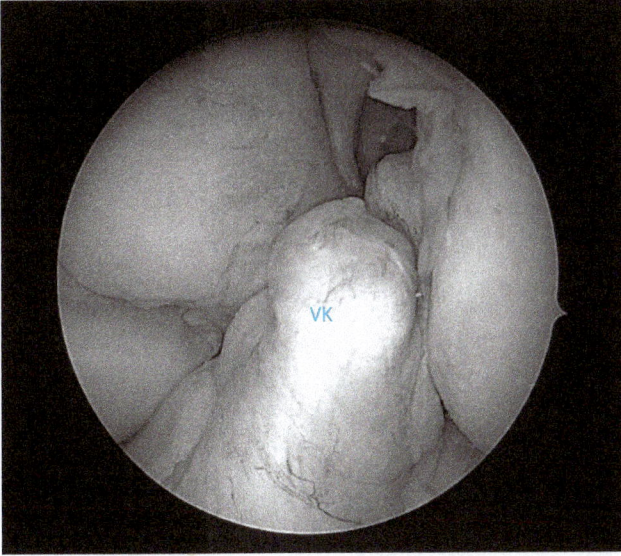

Abb. 13.7: Arthroskopisches Bild. Komplette VKB-Ruptur. Tibialer VKB-Stumpf (VK)
8 Wochen nach VKB-Ruptur.

Die Indikation zur VKB-Rekonstruktion sollte nicht gestellt werden bei:
– Ausgeprägtem Streckdefizit;
– Ausgeprägtem Beugedefizit;
– Schmerzhafter Kapselfibrose;
– Überwärmung;
– Belastungsschmerz;
– Reduzierter Patellamobilität;
– Verdacht auf Algodystrophie;
– Psychischer Überbelastung.

Arthroskopische VKB-Rekonstruktion meist mit ispilateraler Semitendinosussehne. Die Gracilissehne sollte geschont werden, daher ist eine entsprechende Fixationstechnik auszuwählen. Früher wurde oft das mittlere Drittel des Lig. patellae (BTB-Technik) als Transplantat verwendet. Heute nur noch extrem selten, da Transplantatentnahmeprobleme (Donor-side-morbidity) häufig auftreten und diese extrem schwer zu therapieren sind. In gleicher Sitzung werden Meniskusläsionen und Knorpelläsionen therapiert.

Indikation zur VKB-Rekonstruktion bei Kindern – Knöcherner VKB-Ausriss (meist bei Kindern – Jugendlichen)
Bei nicht dislozierten Ausriss (seltener) konservative Therapie. Bei Dislokationsgefahr oder dislozierte, Fragment arthroskopische Reposition und Refixation (transossäre Refixationstechnik).

13.4.4 Hintere Kreuzbandläsion (HKB-Läsion)

Diagnostik

HKB ist kräftigstes Band des Kniegelenkes. Ursprung vom anterioren Teil der Innenseite des medialen Femurcondylus, Insertion in der Area intercondylaris posterior bis zur proximalen Tibiarückseite. Begleitet vom Lig. meniscofemorale anterius (Humphrey-Ligament) und Lig. meniscofemorale posterius (Wrisberg-Ligament) die beide zum Hinterhorn des Außenmeniskus ziehen.

Als Ursache kommen in Frage: meist direktes Knieanpralltrauma (Armaturenbrettverletzung) bei PKW-Unfällen, Motor- oder Fahrradunfällen. Häufig bei Fußball durch Sturz auf das gebeugte Knie oder direkten Anprall (Gegenspieler, Torpfosten). Hyperextensionstrauma selten.

Die Leitsymptomatik bei der akuten Läsion ist: Uncharakteristische Schmerzen, manchmal Schwellung oder Schmerzen im Bereich der Kniekehle. Intraartikulärer Erguss nicht obligat, da Blut in die posterioren Knieweichteile abfließt.

Die Leitsymptomatik bei der chronischen Läsion ist: Instabilität und Schmerzen Hauptsymptome. Schmerzen bevorzugt im medialen Kompartment und Femoropatellargelenk. Subjektive Instabilität spricht für komplexe Verletzung unter Beteiligung der medialen – posteromedialen bzw. lateralen – posterolateralen Bandstrukturen.

Der Stabilitätstest ergibt:

Palpatorische hintere Schublade. Beide Kniegelenke werden 90° gebeugt. Der Untersucher legt die Endglieder der Langfinger auf die Patella und die Handfläche auf die Tuberositas tibiae. Bemerkt er im Seitenvergleich eine Überstreckung der Fingergrundgelenke, spricht dies für eine zurückgesunkene Tuberositas tibiae (= Hinweis auf HKB-Läsion). Die Indikation zur gehaltenen Röntgenaufnahme zur Quantifizierung der hinteren Schublade ist gegeben.

Hintere Schublade in 90° Flexion. Die Tibia wird nach hinten geschoben. Endgradig muss ein weicher (komplette HKB-Ruptur) vom festen Anschlag (Elongation HKB bzw. Elongation/Ruptur) unterschieden werden.

Lachman-Test (s. Kap. 13.4.3). Lachman-Test ist deutlich positiv mit festem Anschlag, da die Tibia aus der posterioren Position (durch HKB-Ruptur) in Neutralstellung bezogen wird.

Ausmaß der zurückgesunkenen Tuberositas tibiae (spontane hintere Schublade) ist instrumentell zu erfassen (KLT, Fa. Karl Storz, Tuttlingen).

Röntgenbefund bei frischer HKB-Läsion: Obligat zum Ausschluss knöcherner Ausrisse (tibialer HKB-Ausriss) und sonstiger Veränderungen im HKB-Verlauf (Verkalkungen, Verknöcherungen weisen auf alte HKB-Läsion hin).

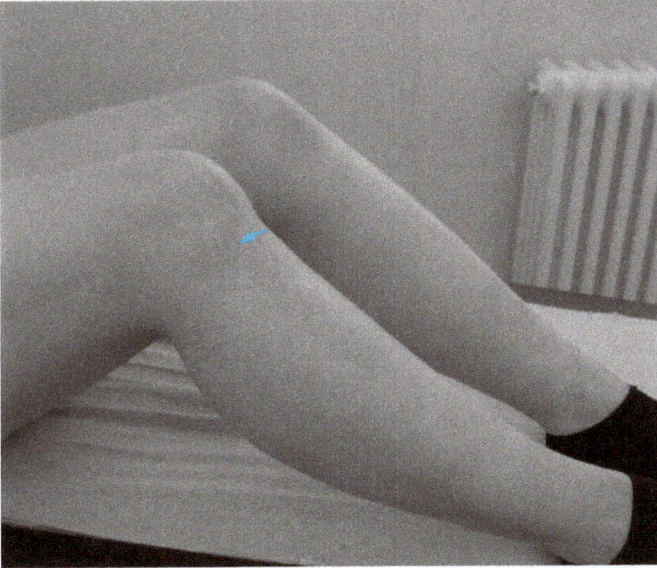

Abb. 13.8: Spontane hintere Schublade bei Insuffizienz des hinteren Kreuzbandes (rechtes Bein). Inspektion bei identischem Flexionswinkel (ca. 90°) im Seitenvergleich.
Der Tibiakopf der verletzten Seite hängt deutlich nach posterior zurück (Pfeil).

Röntgenbefund bei chronischer HKB-Läsion: Statt klassischer AP-Aufnahme erfolgt Rosenberg-Aufnahme. Die seitliche Aufnahme wird als gehaltene Röntgenaufnahme in 90° Flexion unter Kraftapplikation von 15 kp im Testgerät nach Scheuba durchgeführt (Aufnahme im Seitenvergleich), um das Ausmaß der posterioren Tibiaverschiebung (hintere Schublade) eindeutig zu quantifizieren (Ausmessverfahren nach Jacobsen).

Zum Ausschluss einer fixierten hinteren Schublade wird der Unterschenkel durch vorderen Schubladenstress (gehaltene Röntgenaufnahme für vordere Schublade in 90° Flexion) in die Neutralposition (Position der gesunden Seite) gebracht. Verbleibt der Tibiakopf in einer posterioren Position (> als 3 mm im Seitenvergleich) liegt eine fixierte hintere Schublade vor, die vor einer operativen Rekonstruktion zu beseitigen bzw. zu reduzieren ist.

MRT

Akute HKB-Läsion: Lokalisation und Ausdehnung der HKB-Ruptur oder eines knöchernen Ausrisses beurteilbar (Abb. 13.9). Erfassung von Begleitschäden (Seitenbandläsion, Knochenödeme, Meniskusläsion).

Chronische HKB-Läsion: HKB-Beurteilung schwierig, da HKB selbst bei ausgedehnten Instabilitäten nahezu normal erscheinen kann (MRT bietet nur morpholo-

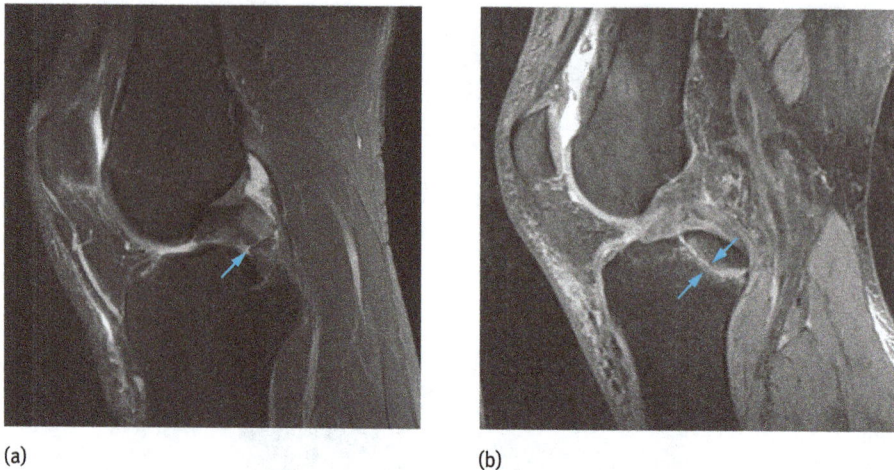

(a)

(b)

Abb. 13.9: MRT-Befunde bei HKB-Läsion: (a) Komplette HKB-Ruptur (Pfeil); (b) großer tibialer knöcherner HKB-Ausriss (Pfeile).

gischen Aspekt). MRT bezüglich des HKB-Zustandes daher von untergeordneter Bedeutung. Begleitschäden (arthrotische Veränderungen, Meniskusläsionen, Knochenödeme) sind beurteilbar.

CT
Bei knöchernen Ausrissen oder Frakturen Verlauf der Frakturlinien und Lokalisation des Fragmentes beurteilbar. Wenn möglich 3D-Rekonstruktion.

Arthroskopie
Bei akuten HKB-Läsionen keine Indikation zur Akutarthroskopie. Bei chronischen HKB-Läsionen Arthroskopie sinnvoll, wenn es gilt die operative Strategie festzulegen, insbesondere im Hinblick auf gleichzeitig vorhandene periphere Instabilitäten (dorsomediale und/oder posterolaterale Instabilität).

Therapie – Indikationen
Konservative Therapie: Da das HKB sehr gut vaskularisiert ist, konservative Therapie oft erfolgreich. Immobilisation in Streckstellung mit posterioren tibialen Support in Spezialschiene (PTS-Schiene) für 4–6 Wochen. Nach 4–6 Wochen tagsüber Mobilisation in HKB-Orthese. Kräftigungsübungen des Quadrizeps beginnen am 1 post-OP-Tag.

Operative Therapie: Bei knöchernen Ausrissen und intakter HKB-Struktur (MRT) – selbst wenn die Verletzung länger zurückliegt, ist die Refixation zu empfehlen. Besteht keine eindeutige Klarheit über die Indikation zur Rekonstruktion erfolgt Brace-Test (Anlegen einer HKB-Orthese – führt dies zur Beschwerdebesserung Indikation zur Rekonstruktion sinnvoll, keine Besserung HKB-Rekonstruktion kritisch zu diskutieren).

Bei ausgeprägter Instabilität (deutliche posteriore Tibiaverschiebung > 12 mm) Indikation zum HKB-Ersatz mit ipsilateraler Semitendinos- und Gracilissehne, sofern keine mediale Instabilität vorliegt. Bei subjektiver Instabilität häufig komplexe Läsionen daher gleichzeitig oft laterale und posterolaterale Stabilisierung bzw. mediale und dorsomediale Stabilisierung indiziert.

13.4.5 Komplexe – kombinierte Bandverletzung

Ursache – Unfallmechanismus
Direkte und indirekte Knietraumen mit massiver Krafteinwirkung.

Symptomatik
Oft erstaunlich symptomarm, selbst wenn zahlreiche Bandstrukturen (HKB- und VKB) rupturiert sind. Durch die komplette Bandruptur keine Schmerzweiterleitung mehr – subjektives Instabilitätsgefühl dominiert.

Untersuchung
Schmerzfreie Aufklappbarkeit in Extension bzw. Hyperextension weisen auf eine ausgeprägte mediale Instabilität mit Beteiligung des VKB und HKB (mediale hinge dislocation) bzw. laterale Instabilität mit Beteiligung des VKB und HKB (laterale hinge dislocation) hin.

Röntgen
Ausschluss knöcherner Verletzungen obligat (s. oben).

MRT
Dringend indiziert, um Begleitläsionen zu verifizieren und die Rupturlokalisation zu evaluieren. Bei chronischen komplexen Instabilitäten zum Nachweis von chronischen intraossären Veränderungen (Zysten, Knochenödeme) und dem Knorpelzustand indiziert.

Therapie – Indikationen

Akute Läsion: Rupturierte periphere Bandstrukturen werden anatomisch refixiert (s. Kap. 13.4.1 und 13.4.2). Die gleichzeitige VKB- und HKB-Rekonstruktion ist von erhöhtem Risiko von postoperativen Bewegungseinschränkungen gekennzeichnet und stellt einen massiven Knieeingriff dar, der nicht selten zu unbefriedigenden Ergebnissen führt. Daher wird die verzögerte Versorgung der rupturierten zentralen Strukturen (HKB und VKB) favorisiert.

Die komplette Knieluxation mit Ruptur aller Bänder stellt eine Notfallindikation dar. Neben der peripheren Stabilisierung (anatomische Refixation ggf. mit Augmentation) erfolgt gleichzeitig auch eine zentrale Stabilisierung (VKB- und HKB-Naht mit Augmentation oder -Rekonstruktion).

13.5 Patellaluxation – Femoropatellargelenk

Anatomie

Stabilität im Femoropatellargelenk (FPG) wird gesichert durch:
1. Statische Stabilisatoren (Patellaform, Form der Trochlea femoris);
2. Passive Stabilisatoren (medialer patellofemoraler Kapselbandapparat);
3. Aktive Stabilisatoren (Muskulatur M. quadrizeps).

Stabilität hängt stark vom Flexionsgrad ab. Extensionsnah vor allem knöcherne Stabilisierung und Stabilisierung durch patellofemoralen Kapselbandapparat (mediales patellofemorales Ligament = MPFL). Hyperflexionsgrade dagegen eher muskuläre Stabilisierung.

Ursache – Unfallmechanismus

Luxation meist nach lateral, wobei es beim Luxationsvorgang zum Einriss des medialen Retinakulums und auch des MPFL kommt. Bei der meist spontanen Reposition kontaktieren mediale Patellafacette und der Rand des lateralen Femurkondylus. An Kontaktflächen (mediale Patellafacette, lateraler Femurkondylus) kann es zu Knorpelausbrüchen, osteochondralen Läsionen und/oder Knochenödemen kommen.

Erstluxation: direktes Trauma selten (direkte Prellmarke bzw. Hautläsionen am Ort des Krafteintrittes). Meist bei alltäglichem Bewegungsablauf (Rotation, schneller Richtungswechsel). Oft Kausalitätsbedürfnis des Patienten bezüglich traumatischer Genese.

Rezidivierende Luxation: Prädisponierende Faktoren für rezidivierende Luxation sind zu eruieren.

Je häufiger die Luxationen auftreten, desto schmerzärmer verlaufen sie.

Tab. 13.6: Prädisponierende Faktoren für rezidivierende Patellaluxation (aus: Strobel u. Zantop 2014).

- Trochleadysplasie
- Erhöhter TTTG-Abstand (großer Q-Winkel)
- Pathologischer Patella Tilt
- Pathologischer Patella Shift
- Patella alta
- Erhöhte Femurantetorsion
- Genu valgum
- VKB-Insuffizienz
- Genu recurvatum
- kontralaterale Patellaluxation
- Hyperlaxität

Symptomatik

Meist spontane Reposition. Danach diffuse Schmerzen, meist mit deutlichem intra-artikulären Erguss (Hämarthros). Bei luxierter Patella wird das Knie zwischen 30°–60° Flexion gehalten. Stärkste Schmerzen. Reposition manchmal nicht möglich (zur Reposition s. unten). Da der mediale Teil der Trochlea deutlich zu sehen ist, Eindruck von Patient und manchmal auch Untersucher, dass die Luxation nach medial erfolgt ist. Luxation aber zu über 95 % nach lateral. Bei rezidivierenden Luxationen werden Luxation bzw. Subluxationserscheinungen vom Patienten ex-akt beschrieben.

Untersuchung

Erstluxation: Luxierter Zustand: Diagnostik einfach, da Patella lateral luxiert steht, die Trochlea femoris ist leer.
Reponierter Zustand: Über 98 %. Typischerweise finden sich:
- Druckschmerzen oder Delle im medialen Retinakulum (Einriss bei Luxation);
- Druckschmerz mediale Patellafacette (Repositionsvorgang);
- Druckschmerz lateraler Femurkondylus (Repositionsvorgang);
- Apprehension-Test nach Fairbank positiv (pathognomonisch). Durch manuelle Nachahmung des Luxationsvorgangs (Schieben der Patella nach lateral) wird eine massive Abwehrreaktion und/oder Schmerzen ausgelöst.

Bei rezidivierenden oder habituellen Luxationen kann beim Apprehension-Test die Patella luxieren (Vorsichtige Untersuchung).

Röntgen

Erstluxation: Dokumentation des luxierten Zustandes nicht erforderlich (Zeitver-lust, starke Schmerzen). Nach Reposition Röntgen obligat zum Ausschluss von Frakturen und osteochondralen Aussprengungen.

Rezidivierende – habituelle Luxation: Röntgen in 2 Ebenen und Patella-Tangentialaufnahme zur Beurteilung von Patella- und Trochleaform. Die seitliche Aufnahme erfolgt streng seitlich, um die Form und Tiefe der Trochlea femoris zu beurteilen (Crossing Sign).

MRT

Form der Patella und Trochlea femoris, Ausbrüche aus der medialen Patellafacette bzw. aus dem Rand des lateralen Femurkondylus (Läsionen beim Repositionsvorgang), Einriss des medialen Retinakulums, Ruptur des medialen patellofemoralen Ligamentes (MPFL), Knochenödeme in der medialen Patellafacette und am lateralen Femurkondylus.

Arthroskopie

Diagnostisch nicht sinnvoll. Bei der Arthroskopie erfolgt immer die Therapie (s. unten).

Therapie

Luxierter Zustand: Zunächst muss die Patella reponiert werden.

Reposition der luxierten Patella: Das Knie wird langsam und vorsichtig gestreckt, wobei die Patella vom Untersucher in der lateralen Position gehalten wird, um eine schmerzhaft Reposition zu vermeiden. Bei zunehmender Extension wird die Patella vorsichtig in Richtung Trochlea gedrückt, um einen kontrollierten und vorsichtigen Repositionsvorgang ohne Verletzung der Gelenkflächen durchzuführen. Nach Reposition deutliche Schmerzlinderung. Nach der Reposition Röntgen um Begleitverletzungen und osteochondrale Aussprengungen auszuschließen. Gelingt wegen stärkster Schmerzen die Reposition nicht, Vollnarkose indiziert.

Reponierte Stellung: Bei massivem intraartikulären Erguss und gleichzeitig starken Schmerzen zunächst Punktion (Hämarthros, selten serös) zur Schmerzlinderung.

Nach Erstluxation und ggf. anatomischer Disposition zur Patellaluxation arthroskopische Naht des frisch gerissenen medialen Retinakulums. Eine laterale Kapselspaltung (lateral release) wird im Akutstadium keinesfalls durchgeführt.

Bei ausreichender Fragmentgrösse möglichst arthroskopische Refixation der osteochondralen Aussprengung (mediale Patellafacette, lateraler Femurkondylus). Kleine osteochondrale Fragmente werden arthroskopisch entfernt. Zunächst Immobilisation für 1–2 Wochen mit anschließender Mobilisation unter Schutz einer Antiluxationsbandage.

Bei rezidivierenden Luxationen differenzierte Therapie in Abhängigkeit der Trochleadysplasie (Dejour-Klassifikation), des TTTG-Abstandes und der klinischen Symptomatik. Versetzungsoperationen der Tuberositas tibiae sind extrem selten indiziert, lediglich bei pathologischem TTTG-Abstand (> 20–24 mm) oder ausgeprägter Patella alta.

Therapie der Wahl ist der Ersatz des medialen patellofemoralen Ligamentes mit der Gracilissehne (MPFL-Ersatz), wobei auf die anatomische Positionierung der Fixationspunkte zu achten ist (häufig femorale Fehlpositionierung). Bei rezidivierenden und habituellen Luxationen und ausgeprägten Trochleadysplasien (konvexe Trochleaform, Dejour Grad C und D) Trochleaplastik nach Bereiter zu diskutieren.

13.6 Sehnenverletzungen

13.6.1 Quadrizepssehnenruptur

Ursache
Forciertes Abbremsen unter Knieflexion. Prädisponierende Faktoren (Stoffwechselerkrankungen wie Diabetes mellitus, Adipositas, chronische Entzündungsprozesse, Durchblutungsstörung, Proteinmangel, lang andauernde Kortisontherapie) sind auszuschließen. Rupturlokalisation meist Insertionsbereich an der Patella.

Symptomatik
Plötzlicher Schmerz, oft Geräusch bei Verletzung. Das Knie kann nicht mehr in Flexion stabilisiert werden, Streckung gegen Widerstand kaum möglich, ohne Widerstand erschwert.

Untersuchung
Lokale Schwellung, Hämatom und Druckschmerz proximal der Patella. Tastbare Delle proximal der Patella. Streckung deutlich kraftgemindert, meist nur ohne Widerstand möglich.

Röntgen
Relativer Patellatiefstand (Aufnahme im Seitenvergleich hilfreich). Lokale Verkalkungen und Ostephytenbildungen am proximalen Patellapol weisen auf Vorschäden hin. Patellaquerfraktur ist auszuschließen.

Sonographie
Ausdehnung des Rupturhämatoms, unterbrochene Sehnenkontur und intratendinöse Veränderungen darstellbar. Andere Begleitläsionen wie Knorpelläsionen (degenerative Vorschädigung) sind mit MRT besser nachzuweisen.

MRT

Lokalisation der Rupturzone und Ausdehnung der intratendinösen Veränderungen (Degeneration).

Therapie

Konservative Therapie: Bei Partialrupturen ohne Kontinuitätsunterbrechung funktionelle Behandlung unter Reduktion der Flexion (flexionsbegrenzende Orthese für 6 Wochen) und Teilbelastung für 6 Wochen. Danach klinische Kontrolle ggf. MRT-Kontrolle.

Operative Therapie: Komplettrupturen werden innerhalb der ersten 7 bis 10 Tage refixiert (direkte Sehnennaht, transossäre Refixation ggf. in Kombination). Auf eine atraumatische und gleichzeitig adaptierende Nahttechnik ist zu achten (z. B. Krackow-Naht, Bunnell-Naht). Postoperativ Immobilisation für 1 bis 3 Wochen je nach Rupturausmaß und intraoperativen Zustand der Naht. Danach dosierte Mobilisation mit maximaler Flexion von 60°–80° (limitierende Orthese). Teilbelastung 10 bis 15 kg für 6 Wochen.

13.6.2 Patellarsehnenruptur

Ursache – Unfallmechanismus

Patellarsehne rupturgefährdet, da sehr hohe Querschnittsbelastung (> 1000 kg pro cm^2). Direkte oder indirekte Krafteinwirkung. Meist zu starke Anspannung der Quadrizepsmuskulatur bei Flexion. Oft ältere Patienten beim Sport (Tennis, Skilaufen). Prädisponierende Faktoren sind Kortisoninjektionen systemisch oder wegen Patellaspitzensyndrom, chronische Niereninsuffizienz, Diabetes mellitus, Durchblutungsstörungen, Lupus erythematodes und Stoffwechselerkrankungen.

Symptomatik

Einschränkung der aktiven Extension, Patellahochstand (Patella alta), Delle im Rupturbereich.

Untersuchung

Tastbare Delle im Rupturbereich, intraartikulärer Erguss möglich, aktive Streckung gegen Widerstand eingeschränkt oder aufgehoben. Streckung durch mediales und laterales Retinakulum noch bedingt möglich.

Röntgen

Ausschluss knöcherner Ausriss (selten), Patellaquerfraktur. Verkalkungen und degenerative Ausziehungen an der Patellaspitze weisen auf Vorschäden hin.

MRT

Darstellung der Rupturzone, Ausdehnung möglicher degenerativer Vorschäden im Sehnenbereich und zum Ausschluss von Begleitläsionen hilfreich (Abb. 13.10).

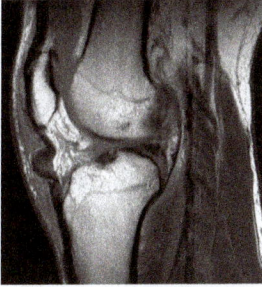

Abb. 13.10: Seitliches MRT-Bild des Kniegelenks. Hochgradige Partialruptur der Patellarsehne im MRT.

Sonographie

Partielle Rupturen, degenerative Vorschädigung und die Ausdehnung der Ruptur-zone darstellbar.

Therapie

Konservative Therapie: Nur bei Partialrupturen angezeigt. Ruhigstellung für 14 Tage unter Vermeidung der aktiven Extension gegen Widerstand für 4–6 Wochen. Ggf. erfolgt Bewegungslimitierung durch eine Knieschiene.

Operative Therapie: Bei Komplettruptur und knöchernen Ausrissen. Refixation eines knöchernen Fragmentes mittels Drahtcerklage. Bei tibialem Ausriss Refixa-tion der Tuberositas tibiae. Bei reinen Ligamentrupturen erfolgen Sehnennähte, die ggf. durch transossäre Nähte oder Nahtanker zusätzlich gesichert werden. Zum Schutz der Refixation bzw. Nähte bietet sich im Zweifelsfall eine temporäre Draht-cerklage zwischen Patellaspitze und Tuberositas tibiae (McLaughlin-Schlinge) an, die nach 3–4 Monaten entfernt werden kann.

13.7 Knorpelverletzungen im Kniegelenk

Ursache, Unfallmechanismus

Direkte und indirekte Traumata nicht selten in Verbindung mit Bandläsionen.

Symptomatik

Keine spezifische Symptomatik. Schmerzen, intermittierende Blockaden (Stre-ckung- und/oder Flexionsdefizit) aber auch rezidivierende Ergüsse treten auf.

Untersuchung

Kein spezifischer Test der auf Knorpelverletzungen hinweist ist bekannt. Druckschmerz in höherer Flexion deutet auf eine Osteochondrosis dissecans am medialen Femurkondylus hin. Begleitläsionen (Meniskusläsion) und Bandinstabilitäten (VKB-Insuffizienzen) bestimmen oft das klinische Bild.

Röntgen

Ausschluss von ossären und osteochondralen Läsionen sowie von degenerativen Veränderungen (Osteophyten). Osteochondrale Läsionen (Osteochondrosis dissecans) werden oft als Zufallsbefund gefunden.

MRT

Dringend indiziert um rein chondrale Aussprengungen, Defektzonen und intraossäre Veränderungen (Zysten, Ganglien, Knochenödeme) auszuschließen. Die Vitalität osteochondraler Fragmente bzw. eines osteochondralen Dissekates ist durch ein MRT mit Kontrastmittel zu beurteilen. Begleitläsionen (Meniskusläsion) und Bandinstabilitäten (VKB-Insuffizienzen) sind zu erfassen.

Therapie – Indikationen

Konservative Therapie ist bei degenerativen Knorpelläsionen indiziert. Bei akut auftretenden Bewegungseinschränkungen, Streckdefiziten und/oder plötzlichen Schmerzen bei klinisch positiver Meniskussymptomatik ist ein operatives (arthroskopisches) Vorgehen indiziert. Bei chronischen Schmerzen oder leichten rezidivierenden Ergüssen ist die arthroskopische Therapie dagegen kaum erfolgversprechend.

Bei einer akuten Knorpelverletzung (MRT-Befund) wird das abgelöste Fragment möglichst arthroskopisch refixiert, um eine ausgedehnte Arthrotomie zu vermeiden. Dies ist operationstechnisch schwierig und nur bei Kindern und Jugendlichen erfolgversprechend. Bei Ausbruch größerer osteochondraler Fragmente Refixation über eine limitierte Arthrotomie. Alternativ Extraktion des Knorpelstücks, da diesen sonst durch Einklemmen zu weiteren Knorpelschäden führen kann. Der Knorpeldefekt wird in Abhängigkeit seiner Größe zur Induktion von Ersatzknorpel (Faserknorpel) angemeißelt (Mikrofraktur-Technik). Alternativ kann ein größerer Defekt mit einer Kollagenmembran überdeckt (AMIC-Technik) werden oder durch eine autologe Chondrozytentransplantation (ACT) versorgt werden.

13.8 Intraartikulärer Infekt im Kniegelenk – diagnostische und therapeutische Sofortmaßnahmen notwendig

Jeder Infektverdacht ist eine Notfallsituation, die keinen zeitlichen Aufschub gestattet.

Ursache

- **Primäre septische Arthritis.** Infektion nach Punktionen, Infiltration, arthroskopischen und offenen Eingriffen oder nach offener Gelenkverletzung.
- **Sekundäre septische Arthritis (endogene septische Arthritis)** hämatogene Streuung. Häufigste Infektursache. Mit zunehmendem Alter erhöhtes Risiko (geschwächtes Immunsystem, z. B. bei internistischen Grunderkrankungen, systemische Kortisontherapie).

Keimspektrum

Keimnachweis gelingt nur bei 63 % bis 100 % (Gächter 1995). Daher spricht ein negatives Ergebnis der bakteriologischen Untersuchung nicht gegen einen Infekt. Über 50 % Staphylococcus aureus häufigster Keim. Auch seltenere Erreger sind anzutreffen. Einige Bakterienarten (z. B. Propioni Bakterien) lassen sich erst nach längerer Bebrütung nachweisen.

Der Erregernachweis ist in jedem Fall essenziell für eine effiziente Antibiotikaapplikation.

Symtomatik

Typische Entzündungszeichen (Überwärmung, Druckschmerz, Bewegungsschmerz, Schwellung, Ergussbildung) in unterschiedlicher Intensität.

> Nach intraartikulärer Kortisoninjektion kann Symptomatik verschleiert, abgeschwächt oder atypisch sein. Gleiches gilt bei Immunschwäche (z. B. Immunsuppresion) oder älteren Patienten (> 65 Jahre) zu.

Differentialdiagnostisch sind Erkrankungen, die zu einer Überwärmung, einer lokalen oder generellen Gelenkrötung führen können, abzugrenzen (Chondrokalzinose, rheumatische Arthritis, Morbus Sudeck, Synovitis).

Untersuchung

Erhebung der Anamnese essenziell (vorausgegangene OP, Injektion etc.). Palpation (Temperatur des Gelenkes, periartikuläre Schwellung?, intraartikulärer Erguss?).

CRP-Wert ist diagnostisch besonders hilfreich, da er innerhalb von Stunden nach Infektausbruch ansteigt.

Gelenkpunktion

Zuerst Röntgen in 2 Ebenen um ossäre Affektion auszuschließen (s. unten). Punktion ist bei Verdacht eines intraartikulären Geschehens obligat. Immer unter sterilen Kautelen (Handschuh, Mundschutz, sterile Desinfektion des Punktionsbereiches). Punktat wird hinsichtlich Farbe, Transparenz und Viskosität beurteilt und zur bakteriologischen Untersuchung eingeschickt. Zudem werden Leukozytenzahl und Glucosewert im Punktat bestimmt (Tab. 13.7).

Unterscheidung zwischen postoperativem Reizerguss und Gelenkinfekt nicht einfach. Für Reizerguss sprechen:

– Frühe Symptomatik (in den ersten Stunden nach dem Eingriff);
– Normale Körpertemperatur;
– Keine oder nur geringe CRP-Erhöhung;
– Leukozytenzahl im Punktat < 25.000.

Für Infekt sprechen:

– Symptomatik nach beschwerdefreien Intervall 24 h bis 5 Tage post-OP;
– Allgemeines Krankheitsgefühl;
– CRP-Erhöhung;
– Leukozytenzahl im Punktat > 25.000;
– Glukosewert im Punktat < 50 % des Blutwertes.

Tab. 13.7: Analyse des Gelenkpunktates (mod. nach Stutz 2005).

Parameter	Normal	Nicht inflammatorisch	Inflammatorisch	Purulent	Hämorrhagisch
Farbe	farblos	xanthochrom	xanthochrom bis weiss	erregerabhängig	xanthochrom bis dunkelrot
Transparenz	klar	klar	durchsichtig bis trüb	trüb	rötlich-trüb
Viskosität	hoch	hoch	niedrig	eher hoch	hoch
Leukozyten/mm³	200	200–2.000	2.000–60.000 durchschn. 20.000	20.000–200.000 durchschn. 100.000	variabel
Glukose (mg%)	ähnlich Blutwert	ähnlich Blutwert	< Blutwert	< 50 % Blutwert	ähnlich Blutwert

Röntgen
Röntgen obligat, um eine knöcherne Beteiligung auszuschließen.

MRT

MRT darf die chirurgische Therapie keinesfalls verzögern. **!**

MRT indiziert, wenn Entzündungssymptomatik nur auf einen Gelenkbereich beschränkt (gekammerter Infekt, Infekt in dorsomedialem oder posterolateralen Recessus). Bei knöcherner Beteiligung radiologisch okkulte Prozesse darstellbar, z. B. nach Bandrekonstruktion.

13.8.1 Therapie

Ein forciertes und strukturiertes therapeutisches Handeln ist unverzichtbar. Wird an Möglichkeit eines Infektes gedacht, wird so gehandelt, als wenn ein Infekt vorliegt.

Im Zweifelsfall wird das Gelenk arthroskopisch gespült.

Verdacht auf eine Gelenkinfektion bedeutet:
– Schnellstmögliche Operation (Notfallindikation) „kein Abwarten bis zum nächsten Morgen";
– kein Abwarten des Erregernachweises nach Punktion;
– kein Abwarten auf MRT-Befund;
– kein Abwarten auf Wirkung des Antibiotikums.

Konservative Therapie
Besteht der begründete Verdacht eines Gelenkinfektes ist die konservative Therapie kontraindiziert.

Operative Therapie
Therapie der Wahl ist die Arthroskopie, um das Infektstadium zu evaluieren, zudem sind die meisten intraartikulären Infekte arthroskopisch zu therapieren.
   Stadieneinteilung nach Gächter (1987).
Die Therapie erfolgt stadienabhängig:
– **Stadium I.** Schwierig akuten Reizzustand von Anfangszustand eines Gelenkinfektes zu unterscheiden. Aus dem verdächtigen synovialen Bereich wird eine Synoviabiopsie entnommen. Synoviale Hypertrophien und Blutkoagel werden entfernt.

- **Therapie:** Gesamten Gelenkraum arthroskopisch dargestellt und durchgespült (10–15 l). An Synovia anhängende Fibrinauflagerungen und Blutkoagel (guter Bakteriennährboden) werden entfernt.
- **Stadium II.** Gelenkerguss gelblich oder rötlich-gelblich. Synoviale Hypertrophien mit mehr oder minder ausgeprägten Einblutungen. Fibrinablagerungen und Blutkoagel werden gefunden.
- **Therapie:** Arthroskopische Spülung, Synovektomie der veränderten Bereiche.
- **Stadium III.** Grobzottige Synovitis, Gelenk kann in mehrere Kammern badeschwammähnlich unterteilt sein. Knorpeldestruktionen unterschiedlichen Schweregrades.
- **Therapie:** Ausgedehnte Synovektomie mit Entfernung von Nekrosen und Adhäsionen. Glättung instabiler Knorpelbereiche, Entfernung instabiler Bandanteile (z. B. nach Bandrekonstruktion).
- **Stadium IV.** Überschießende Pannusbildung mit Infiltration und evtl. Unterminierung von Knorpelarealen. Radiologisch subchondrale Osteolysen, knöcherne Erusionen und Zystenbildungen nachzuweisen.
- **Therapie:** Alleinige arthroskopische Therapie nicht mehr indiziert. Arthrotomisches Vorgehen mit großzügigem Débridement der betroffenen ossären chondralen und synovialen Strukturen

Weiteres Vorgehen von klinischem Verlauf und CRP-Wert abhängig.
1. Post-OP-Tag. CRP, Lokalbefund und Allgemeinzustand kontrollieren. Oft sinkt der CRP-Wert nur minimal, steigt manchmal sogar leicht an.

2. Post-OP-Tag. Laborkontrolle (CRP, Leukozyten) zeigt an, ob Entzündungsparameter sinken. Sinkt der CRP-Wert unter Besserung der klinischen Symptomatik ist trotzdem eine 2. arthroskopische Gelenklavage zu empfehlen, wenn sich der Infektionsverdacht bestätigt (arthroskopischer Befund, Erregernachweis).

Sollte sich der klinische Zustand am 2. Post-OP-Tag gebessert und die Laborparameter annähernd normalisiert haben, wird in Abhängigkeit des Primäreingriffs mit der Mobilisation begonnen. Nach einer Bandrekonstruktion kann es daher sinnvoll sein, auf eine forcierte Mobilisation zu verzichten und das Gelenk zunächst noch für einige Tage zu immobilisieren.

3.–6. Post-OP Tag. Stagniert CRP-Wert oder steigt sogar signifikant an eine erneute arthroskopische Gelenklavage. Zuvor MRT um intraossäre Ursachen oder lokale Verhalte auszuschließen.

ab 8. Post-OP-Tag:

2-Wochen CRP-Kontrolle für 4 Wochen. Bei Persistieren oder Wiederansteigen erneute operative Revision.

Antibiotikatherapie

Hauptpfeiler der Therapie ist nicht das Antibiotikum, sondern die suffiziente operative Gelenk-revision.

Zunächst parenterale Antibiotikagabe, die den Hauptkeim (Staphylococcus aureus) erreicht. Nach Antibiogramm mit Erregernachweis wird die Antibiotikatherapie ggf. angepasst.

Dauer der i. v. Antibiose richtet sich nach klinischem Verlauf, Erreger und Abnahme des CRP-Wertes. 5–7 Tagen nach Normalisierung der Laborparameter Umstellung auf orale Medikation. Diese wird für 4–6 Wochen fortgeführt. Bei seltenen Erregern Abstimmung der antibiotischen Therapie mit Hygieneinstitut oder klinischen Infektiologen.

13.9 Literatur

Ahn JH, Lee YS, Yoo JC, Chang MJ, Park SJ, Pae YR. Results of arthroscopic all-inside repair for lateral meniscus root tear in patients undergoing concomitant anterior cruciate ligament reconstruction. Arthroscopy 2010;26:67–75

Amis AA. Current concepts on anatomy and biomechanics of patellar stability. Sports Med Arthrosc 2007;15:48–56

Andersson-Molina H, Karlsson H, Rockborn P. Arthroscopic partial and total meniscectomy: a long-term follow-up study with matched controls. Arthroscopy. 2002;18:183–9

Brucker PU, Von Campe A, Meyer DC. Clinical and radiological results 21 years following successful, isolated, open meniscal repair in stable knee joints. Knee. 2011;18:396–401

Bruns J, Rayf M, Steinhagen J. Longitudinal long-term results of surgical treatment in patients with osteochondritis dissecans of the femoral condyles. Knee Surg Sports Traumatol Arthrosc. 2008;16:436–41

Chen SY, Cheng CY, Chang SS, Tsai MC, Chiu CH, Chen AC, Chan YS. Arthroscopic suture fixation for avulsion fractures in the tibial attachment of the posterior cruciate ligament. Arthroscopy. 2012;28:1454–63

Choi CJ, Choi YJ, Lee JJ, Choi CH. Magnetic resonance imaging evidence of meniscal extrusion in medial meniscus posterior root tear. Arthroscopy. 2010;26:1602–06

Dejour H, Walch G, Nove-Josserand L, Guier C. Factors of patellar instability: an anatomic radiographic study. Knee Surg Sports Traumatol Arthrosc. 1994;2:19–26

Fanelli GC, Harris JD. Surgical treatment of acute medial collateral ligament and posteromedial corner injuries of the knee. Sports Med Arthrosc. 2006;14:78–83

Gomoll AH, Farr J, Gillogly SD, Kercher J, Minas T. Surgical management of articular cartilage defects of the knee. J Bone Joint Surg Am. 2010;92:2470–90

Griffith CJ, LaPrade RF, Fritts HM, Morgan PM. Posterior root avulsion fracture of the medial meniscus in an adolescent female patient with surgical reattachment. Am J Sports Med. 2008;36:789–92

Harston A, Nyland J, Brand E, McGinnis M, Caborn DN. Collagen meniscus implantation: a systematic review including rehabilitation and return to sports activity. Knee Surg Sports Traumatol Arthrosc. 2011;20:135–46

Henne-Bruns D, Dürig M, Kremer B. Chirurgie. Thieme Verlag, Stuttgart, 2007

Hirner A, Weise K. (eds.). Chirurgie – Schnitt für Schnitt. Thieme, Stuttgart, New York, 2004:446–67

Jacobson KE, Chi FS. Evaluation and treatment of medial collateral ligament and medial-sided injuries of the knee. Knee Surg Sports Traumatol Arthrosc. 2006;14:58–66

Kim JH, Chung JH, Lee DH, Lee YS, Kim JR, Ryu KJ. Arthroscopic suture anchor repair versus pullout suture repair in posterior root tear of the medial meniscus: a prospective comparison study. Arthroscopy. 2011;27:1644–53

Kopf A. Schmerztherapie multikulti. Vortrag Deutsche Gesellschaft für Chirurgie, 132. Kongress (ID: 1627), 2015

LaPrade RF, Wijdicks CA. Surgical technique: development of an anatomic medial knee reconstruction. Clin Orthop Relat Res. 2012;470:806–14

Mainil-Varlet P, Van DB, Nesic D, Knutsen G, Kandel R, Roberts S. A new histology scoring system for the assessment of the quality of human cartilage repair: ICRS II. Am J Sports Med. 2010;38:880–90

Mathews CJ, Coakley G. Septic arthritis: current diagnostic and therapeutic algorithm. Curr Opin Rheumatol. 2008;20:457–62

McNicholas MJ, Rowley DI, McGurty D. Total meniscectomy in adolescence: a thirty-year follow-up. J Bone Joint Surg Br. 2000;82:217–21

Meißner W. Akutschmerztherapie in Deutschland. Vortrag Deutsche Gesellschaft für Chirurgie, 132. Kongress (ID: 1626), 2015

Metcalf MH, Barrett GR. Prospective evaluation of 1485 meniscal tear patterns in patients with stable knees. Am J Sports Med. 2004;32:675–80

Möhnle P. Möglichkeiten akuter Schmerztherapie auf der Intensivstation. Vortrag Deutsche Gesellschaft für Chirurgie, 132 (ID: 1628), 2015

Möllmann M. Anästhesia Guidelines. Digital Pediatric Surgery, Amazon 2015

Moser K-H. Was können die Krankenhauschirurgen vom ambulanten Operateur in der Schmerztherapie lernen? Vortrag Deutsche Gesellschaft für Chirurgie, 32. Kongress (ID: 1629), 2015

Ogilvie Harris DJ, Weisleder L. Fluid pump systems for arthroscopy: a comparison of pressure control versus pressure and flow control. Arthroscopy. 1995;11:591–95

Pape-Köhler C, Stein G. Unfallchirurgie in der Grund- und Notfallversorgung. Thieme Verlag, 2016

Paxton ES, Stock MV, BE, Brophy RH. Meniscal Repair Versus Partial Meniscectomy: A Systematic Review Comparing Reoperation Rates and Clinical Outcomes. Arthroscopy. 2011;27:1275–88

Perdue PS, Hummer CD, Colosimo AJ, Heidt RS, Dormer SG. Meniscal repair: Outcomes and clinical follow-up. Arthroscopy. 1996;12:694–98

Pinczewski LA, Lyman J, Salmon LJ, Russell VJ, Roe J, Linklater J. A 10-year comparison of anterior cruciate ligament reconstructions with hamstring tendon and patellar tendon autograft: a controlled, prospective trial. Am J Sports Med. 2007;35:564–74

Pinter G, Likar R. Geriatrische Notfallversorgung: Strategien und Konzepte. Springer Verlag, 2013

Reich A. Besondere anästhesiologische Gesichtspunkte und Richtlinien bei operativen Eingriffen im Kindesalter. In: Chirurgie im Kindesalter, Willital, GH, Lehmann, RR. Spitta Verlag, Balingen 2000:1177–84

Rosenberg TD, Paulos LE, Parker RD, Coward DB, Scott SM. The forty-five-degree posteroanterior flexion weight-bearing radiograph of the knee. J Bone Joint Surg Am. 1988;70:1479–83

Ruße K, Schulz MS, Strobel MJ. Epidemiologie der hinteren Kreuzbandverletzung. Arthroskopie. 2006;19:215–20

Schmeling A. Aktuelle Aspekte der patellofemoralen Instabilität. SFA-Arthroskopie. 2010;23

Schumpelick V, Kasperk R, Stumpf M. Operationsatlas Chirurgie. Thieme Verlag, 2013

Schwarz NT, et al. Allgemein- und Viszeralchirurgie essentials: Intensivkurs zur Weiterbildung. Thieme Verlag, 2012

Shelbourne K, Jari S, Gray T. Outcome of untreated traumatic articular cartilage defects of the knee:a natural history study. J Bone Joint Surg Am. 2003;85:8–16

Steadman J, Rodkey W. Tissue-engineered collagen meniscus implants: 5- to 6-year feasibility study results. Arthroscopy. 2005;21:515–25

Steadman JR, Rodkey WG, Briggs KK. Microfracture chondroplasty: indications, techniques, and outcomes. Sports Med Arthrosc Rev. 2003;11:236–44

Strobel MJ, Eichhorn J, Schießler W. Arthroskopie des Kniegelenkes. 3 Aufl. Deutscher Ärzteverlag Köln, 1998

Strobel MJ, Weiler A. Hinteres Kreuzband – Anatomie, Diagnostik und Operationstechnik. EndoPress Tuttlingen, 2008

Strobel MJ, Zantop T. Vorderes Kreuzband. Anatomie – Diagnostik – Operationstechnik. EndoPress Tuttlingen, 2010

Strobel MJ, Zantop T. Kniegelenk, Band 1–4 aus: Strobel MJ (Hrsg) Arthroskopische Chirurgie Teil I, 2 Aufl. Springer Berlin Heidelberg New York Tokyo, 2014

Stutz G. Diagnostik und Therapie von Gelenkinfekten. SFA Arthroskopie Aktuell. 2005;18

Stutz G, Gächter A. Diagnostik und stadiengerechte Therapie von Gelenkinfekten. Unfallchirurg. 2001;104:682–6

Verdonk P, Beaufils P, Bellemans J, Djian P, Heinrichs EL, Huysse W, Laprell H, Siebold R, Verdonk R. Successful Treatment of Painful Irreparable Partial Meniscal Defects With a Polyurethane Scaffold: Two-Year Safety and Clinical Outcomes. Am J Sports Med. 2012;40:844–53

Zantop T, Petersen W, Sekiya JK, Musahl V, Fu FH. Anterior cruciate ligament anatomy and function relating to anatomical reconstruction. Knee Surg Sports Traumatol Arthrosc. 2006;14:982–92

M. Langer

14 Handchirurgie – Erstversorgung

Handchirurgische Eingriffe verlangen spezielle Kenntnisse in Anatomie, Biomechanik, Diagnostik, Wundheilung und Rehabilitation, aber auch spezielle operative Fähigkeiten. Der Operateur muss nicht nur schnell, sondern auch gleichzeitig besonders gewebeschonend arbeiten, muss gut trainiert in der Mikrochirurgie sein, verschiedene Osteosynthesetechniken beherrschen, muss Sehnen und Bänder stabil, aber gleichzeitig äußerst zart und gleitfähig verbinden können, muss vertraut sein mit gefäßchirurgischen und neurochirurgischen Eingriffen, muss plastisch-chirurgisch sehr versiert sein und vor allem zahlreiche Entscheidungen am OP-Tisch in kürzester Zeit treffen können.

> Bei vielen akuten Erkrankungen und Verletzungen ist die Prognose maßgebend von der Erstversorgung abhängig.

Einteilung der behandelten Themen der Handchirurgie
- handchirurgische Techniken (14.1)
- Sofortmaßnahmen am Unfallort (14.2)
- Sofortmaßnahmen in der Ambulanz (14.3)
- Sofortmaßnahmen im Operationssaal (14.4)
- Versorgungsstrategien und Sofortmaßnahmen bei:
    - Verletzungen der Haut, Fingerkuppen und der Fingernägel (14.5)
    - Verletzungen der Sehnen, Gefäße und Nerven (14.6)
    - Frakturen und Luxationen im Bereich der Hand (14.7)
    - komplexe Handverletzungen (14.8)
    - Infektionen der Hand (14.9)

14.1 Vorbemerkungen zur Handchirurgie

Für Handchirurgische Eingriffe sollten bestimmte Voraussetzungen gegeben sein: Möglichkeit zur Blutleere/Blutsperre, ausreichende Anästhesie, Lupenbrillenvergrößerung, feine Instrumente und feines Nahtmaterial, geeignetes Material für Verband und Ruhigstellung.

14.1.1 Blutleere/Blutsperre

> Jeder Eingriff an der Hand sollte in Blutleere oder Blutsperre erfolgen!

DOI 10.1515/9783110283624-014

Eine Blutleere (Blutsperre mit kleinen Einschränkungen) ermöglicht eine Präparation mit klarer Übersicht über die anatomischen Strukturen. Die Operation ist dadurch schneller und risikoärmer.

Bei der Blutleere wird der Finger oder der Arm ausgewickelt und dann die (pneumatische) Manschette aufgepumpt, so dass fast kein Blut im Operationsgebiet mehr vorhanden ist. Demgegenüber bedeutet eine Blutsperre, dass die Extremität vor Anlage der Manschette nicht ausgewickelt wird. Ein Auswickeln ist bei Infektionen oder liquiden Tumoren nicht angebracht, da Bakterien oder Tumorzellen in das umliegende Gewebe gepresst werden könnten.

Technik

- Fingerblutleere: Zwei (oder drei) Finger eines sterilen Handschuhs – der Größe 6 bei Frauen, der Größe 7 bei Männern – werden an der Basis und knapp an der Fingerspitze abgeschnitten. Die beidseits offenen Gummifingerlinge werden über den betroffenen Finger gezogen und dann zur Basis hin aufgerollt. Durch das Aufrollen wird das Blut herausgedrückt, der Druck auf die Arterien ist gerade ausreichend. Intimaschäden durch zu hohen Druck bei der Verwendung von Gummischlauch und Klemme sind beschrieben (Abb. 14.1).
- Oberarmblutleere: über eine Watteumwickelung wird am Oberarm eine breite Tourniquet-Manschette eng angelegt und verklebt. Dann wird mit einem breiten Gummi die Hand, der Unterarm und der Oberarm bis zur Manschette straff gewickelt und die Manschette aufgepumpt, wobei der Druck den systolischen Blutdruck um etwa 50–100 mmHg überschreiten sollte. Ein Druck von 250 mmHg (Kinder) bis 300 mmHg (Erwachsene) wird bei geeigneter Anästhesie längere Zeit gut vertragen. Nach Abwickeln des Gummibandes kann die Blutleere für maximal 2 Stunden genutzt werden. Nach etwa 2,5 Stunden Blutleere entstehen zunehmend irreversible Muskelschädigungen. Daher wird bei längeren Operation nach 2 Stunden die Blutleere aufgehoben, der Arm für 20 Minuten durchblutet und dann erneut für 2 Stunden ausgewickelt.

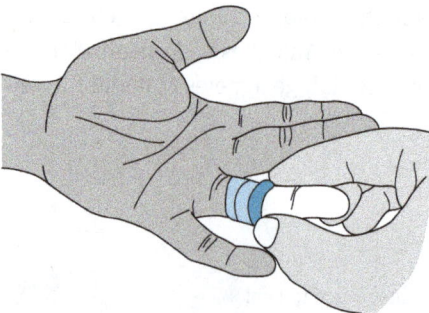

Abb. 14.1: Technik der Fingerblutleere mit Handschuhfingern.

– Oberarmblutsperre: Hier darf der Arm nicht ausgewickelt werden, das Blut kann aber im Arm durch Hochhalten über Herzniveau und vorsichtiges Fokusfernes Ausstreichen deutlich reduziert werden. Die zuvor wie bei der Oberarmblutleere angelegte Tourniquet-Manschette wird dann aufgepumpt und kann ebenfalls etwa 2 Stunden belassen werden.

14.1.2 Anästhesie bei handchirurgischen Eingriffen

Eine vollständige Anästhesie des Operationsgebietes ist Voraussetzung für übersichtliche und gewebeschonende Operation, bei der jederzeit ein Erweiterungsschnitt zur Darstellung möglicherweise verletzter Strukturen möglich sein muss!

Die meisten Eingriffe an der Hand lassen sich in Leitungsanästhesie durchführen.

Folgende Anästhesie-Arten sind möglich:
– Lokale Infiltrationsanästhesie;
– Fingerblock nach Oberst;
– Metakarpalblock;
– Handblock;
– Stammnervenblock;
– Plexusanästhesie;
– i. v. Regionalanästhesie nach Bier;
– Wide awake approach;
– Vollnarkose.

Die Auswahl der Anästhesieform richtet sich nach lokalen Gegebenheiten (Infektion, Verletzung tieferer Strukturen mit breiter Eröffnung), sowie generellen individuellen Faktoren (Alter, internistische Erkrankungen, Allergien auf Anästhetika etc.). Grundsätzlich sind aus zahlreichen Gründen (Risiko, Schmerzverarbeitung – CRPS, postoperative Konzentrationsfähigkeit, etc.) alle Formen der Lokalanästhesie/Leitungsanästhesie günstiger als eine Vollnarkose. In letzter Zeit sind wir dazu übergegangen nur noch langwirksame Lokalanästhetika zu verwenden, wenn Durchblutung und kurzfristige Verbandskontrollen sichergestellt sind.

14.1.2.1 Lokale Infiltrationsanästhesie

Gute Indikationen sind hier z. B. kleine, oberflächliche, nicht infizierte Wunden am Handrücken oder am Unteram sicher ohne Gefäß-, Nerven- oder Sehnenbeteiligung. Das betreffende Gebiet kann lokal mit einem gängigen Lokalanästhetikum umspritzt werden. Grundsätzlich sollte nie im infizierten Bereich gespritzt werden.

Vor jeder Injektion muss eine Aspiration auf Blut durchgeführt werden, um eine versehentliche intravenöse Injektion mit schneller Resorption und dadurch bedingter Überdosierung mit Reaktionen des zentralen Nervensystems zu vermeiden: Taubheitsgefühl, Sehstörungen, Atemstörungen, kardiale Störungen, Krämpfe, Schwindel, Benommenheit.

Die Maximaldosen für die Lokalanästhetika müssen bekannt sein.

- Lidocain Erwachsene 200–400 mg, Kinder 3–6 mg/kg KG;
- Prilocain Erwachsene 300–600 mg, Kinder 4,5–8,5 mg/kg KG;
- Mepivacain Erwachsene 200–400 mg, Kinder 3–6 mg/kg KG;
- Bupivacain Erwachsene 75–150 mg, Kinder 1–2 mg/kg KG;
- Ropivacain Erwachsene 200 mg, Kinder 2 mg/kg KG.

14.1.2.2 Fingerblock nach Oberst

Bei der Originalmethode wird an der Basis des Fingergrundgliedes von streckseitig radialseitig und ulnarseitig eingestochen und die dorsalen Fingeräste des Ramus superficialis des N. radialis, bzw. die des R. dorsalis des N. ulnaris und in der Tiefe die Digitalnerven (Ni. digitales palmares proprii) lokal anästhetisiert. Für Eingriffe am Nagel oder am Endglied (bis dort reichen die dorsalen Äste nicht) reicht eine Anästhesie der (palmaren) Digitalnerven. Diese lassen sich mit einer dünnen Nadel von palmar über einen einzigen Einstich problemlos und sicher erreichen (Abb. 14.2).

Da Eingriffe am Nagel und am Endglied in der Regel längere Zeit schmerzhaft sind, verwenden wir ausschließlich langwirksame Lokalanästhetika. Meist reichen 3–5 ml, die sehr langsam gespritzt werden sollten.

Für Eingriffe am Mittelglied oder distalen Grundglied sollten die dorsalen Nervenäste wie bei der Originalmethode von Oberst auch mit anästhetisiert werden.

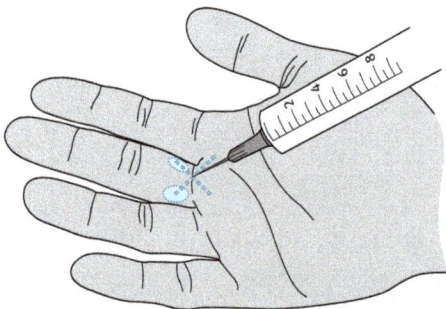

Abb. 14.2: Technik der modifizierten Oberst-Anästhesie von palmar.

14.1.2.3 Metakarpalblock

Die Nn. digitales palmares communes lassen sich nach der klassischen Methode über Einstiche am Handrücken zwischen den Mittelhandknochen hindurch erreichen. Mit einer dünnen Nadel ist dies aber auch von palmar durchaus möglich.

14.1.2.4 Handblock

Um die gesamte Hand weitgehend schmerzfrei zu bekommen können sämtliche Stammnerven auf Handgelenkshöhe lokal anästhetisiert werden. Der N. medianus auf Höhe der Handgelenksbeugefurchen ulnar der Flexor carpi radialis Sehne, der N. ulnaris ebenfalls auf Höhe der Handgelenksbeugefurchen unterhalb der Flexor carpi ulnaris Sehne, der R. superficialis des N. radialis im Bereich des Proc. styloideus radii breit subkutan.

14.1.2.5 Stammnervenblock

Einzelne Stammnerven können auch auf Höhe des Ellenbogens geblockt werden. Der N. ulnaris ist meist gut tastbar, bei den anderen Nerven sind gute anatomische Kenntnisse Voraussetzung.

14.1.2.6 Plexusanästhesie

Die subaxilläre Nervenblockade des Plexus brachialis am Oberarm sollte von einem Anästhesisten durchgeführt werden, um ein hohes Maß an Sicherheit bei der Auswahl der Lokalanästhetika, bei der Vermeidung von Gefahren, bei möglichen individuellen Ausnahmeverläufen und deren Therapie zu gewährleisten. Die Ultraschall-gestütze Plexusanästhesie setzt sich derzeit immer mehr durch.

14.1.2.7 i. v. Regionalanästhesie nach Bier

Bei Eingriffen unterhalb von 30–45 Minuten kann auch noch die i. v. Regionalanästhesie nach Bier angewendet werden. Am Handrücken wird zunächst ein Zugang gelegt, dann wird der Arm blutleer ausgewickelt und eine (meist doppelte) Manschette am Oberarm über den systolischen Blutdruck aufgepumpt. In den blutleeren Arm wird dann über den Zugang am Handrücken bei Erwachsenen 50 ml des Lokalanästhetikums injeziert. Nach Entfernung des Zugangs am Handrücken und Desinfektion kann nach etwa 10–15 Minuten operiert werden.

14.1.2.8 Wide awake approach

Lange Zeit galt es als kontraindiziert ein Lokalanästhetikum mit Adrenalinzusatz an der Hand anzuwenden. Die Warnungen stammen von wenigen Fällen mit Fingernekrosen aus einer Zeit vor 80–100 Jahren, als die Adrenalinkonzentration noch sehr hoch war und Lokalanästhetika vom Estertyp verwendet wurden, die nach einigen Tagen nach Anbruch der Aufbewahrungsflasche hochtoxisch wurden. Lalonde führte 2005 die lokale Injektion von Lokalanästhetikum mit Adrenalizusatz ohne zusätzlichen Tourniquet, also ohne Blutleere ein. Der Patient bleibt also völlig wach und kann auch noch alle Muskeln am Arm voll bewegen. Dies hat erhebliche Vorteile z. B. bei Tenolysen oder Ersatzoperationen.

14.1.2.9 Vollnarkose

Eine Allgemeinnarkose ist bei allen größeren Infektionen an der Hand, bei großen Verletzungen mit deutlich längerer Operationszeit als 2 Stunden, bei Kindern und bei Patienten, die eine Lokalanästhesie nicht vertragen indiziert.

14.1.3 Hautschnitte an der Hand

Bei den Hautschnitten an der Hand können zahlreiche Fehler gemacht werden. Folgende Regeln sollten beachtet werden. Beugefurchen sollten nicht senkrecht durchschnitten werden, da die Narben später sehr häufig zu Beugekontrakturen führen. Auf der Streckseite dagegen sind senkrecht kreuzende Schnitte zu den Streckfurchen nicht problematisch. Der Schnitt sollte so angelegt werden, dass er

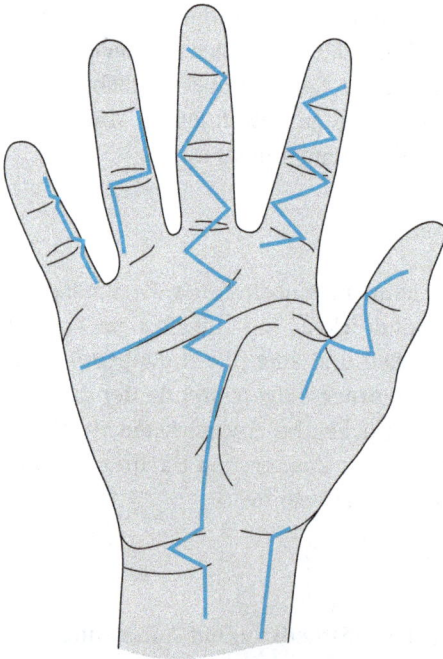

Abb. 14.3: Günstige Schnittführungen an der Hand palmar.

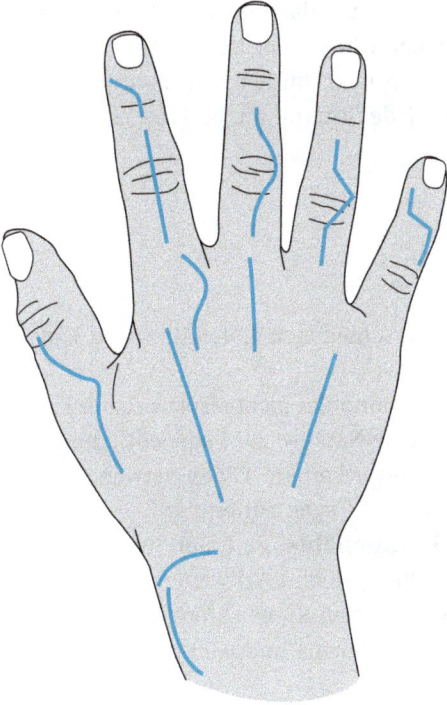

Abb. 14.4: Günstige Schnittführungen an der Hand dorsal.

jederzeit erweiterbar ist und gefährdete Strukturen gut abdeckt werden können. Bei Beugekontrakturen kann die Schnittführung auch schon so gewählt werden, dass kleine Lappenplastiken für eine Verringerung der Spannung sorgen (YV-Plastiken, Z-Plastiken).

Bei traumatisch entstandenen Riss-, Schnitt- oder Platzwunden sollten die vorhandenen Hautwunden schmal exzidiert werden und möglich keine oder wenig neue Schnitte angelegt werden, um die Durchblutung sowohl von arterieller als auch von venöser Seite aus nicht zu beeinträchtigen. Müssen trotzdem neue Schnitte angelegt werden, so sollte die Schnittführung so angelegt werden, dass die Durchblutung der Weichteile so wenig wie möglich beeinträchtigt wird und dass auch eventuell notwendig werdende lokale Lappenplastiken nicht „verbaut" werden. Längsverlaufende Schnitte direkt über Hautnerven sollten ebenfalls vermieden werden (Abb. 14.3 und 14.4).

14.1.4 Gewebeschonende (atraumatische) Operationstechnik

Die zahlreichen eng beieinander liegenden feinen Strukturen an der Hand zwingen den Operateur dazu, mit feinen Instrumenten ohne große Kraft, ohne Druck gezielt anatomisch zu präparieren und mit feinem Nahtmaterial spannungsfreie Nähte zu setzen. Durch verschiedene Hautplastiken kann in den meisten Fällen ein spannungsfreier Hautverschluss erreicht werden. Nerven dürfen niemals unter Spannung koaptiert werden. Grundsätzlich sollte jede Struktur an der Hand so gewebeschonend wie möglich behandelt werden.

14.1.5 Nahtmaterial

Je nach Gewebetyp muss an der Hand mit verschiedenen Materialien und Fadenstärken gearbeitet werden.

Als **Hautnahtmaterial** wird meist ein 5/0 monofiler nicht resorbierbarer Faden verwendet. Sehr kleinen Kindern kann man eine Narkose zur Fadenentfernung ersparen, wenn als Hautnahtmaterial schnell resorbierbare Fäden verwendet werden. Die Fäden werden in der Regel nach etwa 14 Tagen entfernt.

Sogenannte **Subkutannähte** (richtig: **Koriumnähte**, da unter Subkutis meist das Fettgewebe, das nicht genäht werden sollte, gemeint ist) werden an der Hand an der Beugeseite nicht eingesetzt. Die entstehenden Knoten stören das Tastempfinden dauerhaft. An der Streckseite des Handrückens und weiter proximal sind sie aber durchaus sinnvoll.

Strecksehnen und **Beugesehnen** können entweder mit nichtresorbierbaren Nahtmaterial oder langsam resorbierbarem Nahtmaterial versorgt werden. Wir verwenden je nach Stärke der Sehne einen 3/0 bis 5/0 Faden für die Kernnaht und einen 6/0 oder 7/0 Faden für die feinadaptierende Ringnaht.

Zu den **Bändern** an der Hand muss folgendes festgestellt werden: Bänder müssen sehr große Kräfte aushalten und keine Bandnaht kann diese Stabilität auch nur annähernd erreichen. Daher hat die Bandnaht nur adaptierenden Charakter und kann mit sehr feinem Material (4/0 und 5/0) ausgeführt werden, die Bandnaht muss aber durch andere Maßnahmen wie transfixierenden K-Drähten, Schienen oder Fixateuren gesichert werden.

Arterien an der Hand werden mit monofilem Nahtmaterial je nach Stärke der Gefäße mit 6/0 (A. radialis oder A. ulnaris am Handgelenk), 8/0 (Metakarpalarterien), 9/0 (größere Fingerarterien), 10/0 und 11/0 (kleinere Fingerarterien) genäht.

Nerven dürfen nicht unter Spannung genäht werden. Hält ein 10/0 Faden nicht, sollte die Indikation zur Nerventransplantation überprüft werden, ggf. kann eine Nerventransplantation vermieden werden durch eine „akzeptable" Mobilisation des Nervens – ohne die Blutversorgung des Nervens zu beeinträchtigen und eine leichte (!) Beugestellung des Fingers oder des Handgelenkes. Beim N. ulnaris auf Höhe des Ellenbogens kann eine Verlagerung (am besten subfaszial) einen Längengewinn ergeben.

Für das Epineurium des N. medianus verwenden wir 8/0 Nylon, dünnere Nerven dann mit 9/0 und 10/0 Nylon.

Fettgewebe und **Muskel** selbst kann man nicht nähen, da das gefasste Gewebe innerhalb kürzester Zeit unter Druck nekrotisch wird. Allerdings können die eingelagerten Faszien, Sehnen und Muskelhüllen mit 4/0 oder 5/0 Vicryl genäht werden. **!**

14.1.6 Osteosynthesen an der Hand

Zahlreiche Frakturen an der Hand können sehr gut konservativ behandelt werden. Es gibt aber auch zahlreiche Indikationen für Osteosynthesen an der Hand. Für die Osteosynthese stehen verschiedene Materialien zur Verfügung:
– Kirschner-Draht;
– Intramedullärer Draht;
– Draht-Cerclage;
– Schrauben (Kortikalisschrauben, Spongiosaschrauben, kanülierte Schrauben, Herbert-Schrauben);
– Platten;
– Fixateur externe;
– Anker-Systeme.

14.1.6.1 Kirschner-Drähte

Diese Bohrdrähte sind die am meisten und am vielseitigsten an der Hand einsetzbaren Materialien und sollten immer in verschiedenen Stärken (0,6 bis 2,5 mm) verfügbar sein. Beim Einbringen ist auf das umliegende Weichteilgewebe zu achten, das sich leicht um den rotierenden Draht wickeln kann und dadurch u. U. zerreißt. Die Umdrehungszahl sollte möglichst niedrig gehalten werden, da an der Spitze doch erhebliche Temperaturen entstehen können, die am Knochen lokale Hitzenekrosen hervorrufen.

Die Drähte sind in der Regel aus Stahl, seltener aus Titan. Die mechanischen Eigenschaften von Stahl (glatter, weniger brüchig, leichter wieder zu entfernen) sind günstiger.

Bei einigen Osteosynthesen an der Hand haben sich beidseits angespitzte Drähte (doppelt armiert) bewährt.

14.1.6.2 Intramedulläre Drähte

Für intramedulläre Schienungen von Frakturen können entweder K-Drähte der Stärke 0,8 bis 2,5 mm oder vorgefertigte Drähte verwendet werden. Durch eine kleine Öffnung z. B. an der Basis eines Knochens können durch den Markraum die Drähte vorgetrieben werden und Schaftfrakturen in guter Position stabilisieren. Am häufigsten werden diese Drähte bei Frakturen des 5. Mittelhandknochens eingesetzt (Foucher-Technik).

Draht-Cerclagen: Einige Fragmente oder Schaftquerfrakturen können sehr stabil und einfach durch eine Drahtschlinge gefasst werden. Durch ein- oder beidseitiges verzwirbeln der Drahtenden entstehen sehr hohe Kompressionsdrücke und eine Fraktur kann häufig ohne größeren Weichteilschaden stabil fixiert werden. Häufig werden die Drahtcerclagen noch zusätzlich mit einem K-Draht kombiniert. Auch Arthrodesen über eine Zuggurtungstechnik können die Draht-Cerclagen eingesetzt werden. Die Stahl-Drähte für Cerclagen werden auf Rollen geliefert und haben meist einen Durchmesser zwischen 0,4 und 1,0 mm. Eine ganze Reihe von Osteosynthesen kann statt mit Draht auch mit Fäden, z. B. PDS durchgeführt werden.

14.1.6.3 Schrauben

An der Hand werden heute Schrauben mit einem Durchmesser zwischen 1,0 mm und 2,5 mm verwendet, am Scaphoid auch 3,0 mm Schrauben. In vielen Fällen kann durch Schrauben eine absolute anatomische Rekonstruktion erreicht werden, allerdings ist dazu meist auch eine größere Freilegung des Knochens mit einem entsprechenden Weichteilschaden verbunden. Die meisten Minischraubensysteme sind heute aus Titan und brauchen nicht zwangsläufig wieder entfernt werden.

Durch die Verwendung von Repositionszangen können fast immer einfache Kortikalisschrauben verwendet werden – auch die klassische Zugschraube wird dadurch entbehrlich. Spongiosaschrauben gibt es für die Hand fast gar nicht. Kanülierte Schrauben sind an Hand ebenfalls eher unüblich mit Ausnahme der von Timothy Herbert entwickelten kopflosen Schraube für das Kahnbein, die es heute nur noch kanüliert gibt. Diese Herbert-Schrauben gibt es heute von vielen verschiedenen Firmen mit unterschiedlichen Namen, basieren aber auf einer Frakturkompression durch zwei komplett versenkte unterschiedliche Gewinde.

14.1.6.4 Platten

Für die verschiedenen Knochen an der Hand gibt es heute eine Vielzahl unterschiedlicher Platten, mittlerweile auch Platten für winkelstabile Schrauben. Noch mehr als bei den Schrauben muss die Fraktur für eine Plattenosteosynthese extensiv freigelegt werden. Diese weite Freilegung kann dann leicht zu Verklebungen der Sehnen führen. Daher ist die Indikation gewissenhaft zustellen und das operative Vorgehen streng atraumatisch.

14.1.6.5 Ankersysteme

Einige knöcherne Band- oder Sehnenausrisse an der Hand haben so kleine Fragmente, dass eine Schraubenosteosynthese nicht mehr möglich ist. Hier gibt es die Möglichkeit mit kleinen Knochenankern diese Strukturen wieder am Knochen zu befestigen.

14.1.7 Ruhigstellung und Hochlagerung

Zur Heilung verschiedener Gewebearten an der Hand ist häufig eine Ruhigstellung notwendig. Der Körper versucht bei verschiedenen Verletzungen von Natur aus diese Ruhigstellung durch Schwellungen zu erreichen. Bei gezielter Behandlung oder Operationen sind diese natürlichen Schwellungen aber manchmal nicht nötig und für eine schnelle Rehabilitation eher hinderlich.

> Wenn eine Ruhigstellung erforderlich ist, muss die Hand in einer solchen Position gehalten werden, in der Kontrakturen möglichst vermieden werden. Dies ist *nicht* die sogenannte „Funktionsstellung" der Hand, sondern die „Intrinsic-plus-Stellung" (Abb. 14.5).

Bei der „Intrinsic-plus-Stellung" ist das Handgelenk in leichter Extensionsstellung (30°), die Grundgelenke stark gebeugt (70°–80°) und die Mittel- und Endgelenke ganz gestreckt (0°). In dieser Position sind die Kollateralbänder der Finger maximal gespannt und können sich während der Ruhigstellungsphase nicht verkürzen. Das Gegenteil dieser „Intrinsic-plus-Stellung" ist die „Intrinsic-minus-Stellung" mit gestreckten Grundgelenken und gebeugten Mittel- und Endgelenken, die entsteht, wenn der Nerv, der die intrinsische Muskulatur innerviert, ausfällt: Ulnaris-Parese mit der Krallenhand!

Die Funktionsstellung der Hand ist dagegen die Position, in der eine eingesteifte oder fast funktionslose Hand die noch größtmögliche Restfunktion hat (Abb. 14.6).

> Die Dauer der Ruhigstellung sollte grundsätzlich so kurz wie möglich gehalten werden! Die Anzahl der ruhiggestellten Gelenke sollte so gering wie möglich sein!   **!**

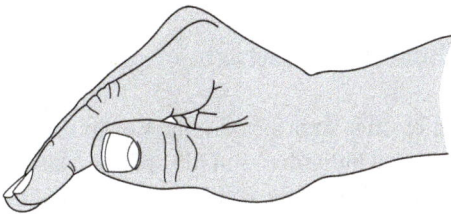

Abb. 14.5: Intrinsic-plus-Stellung der Hand als günstigste Stellung der Hand für die kurzfristige Lagerung (bewegungsunterstützende Position).

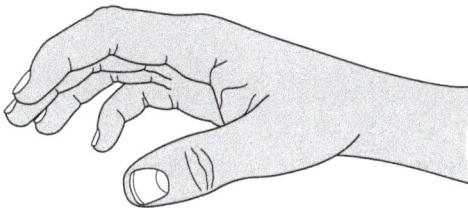

Abb. 14.6: Häufig missverstandene „Funktionsstellung" der Hand (einsteifungsunterstützende Position).

Darüber hinaus müssen bei der Erstanlage eines Ruhigstellungsverbandes folgende Punkte beachtet werden:

– Die Durchblutung der Hand oder der Finger muss jederzeit leicht kontrolliert werden können, d. h. die Fingerspitzen müssen sichtbar bleiben.

– Alle frischen Verletzungen und besonders Verletzungen, die stark anschwellen können (z. B. Handgelenksverletzungen), dürfen nicht primär mit einem zirkulären Gips oder Kunststoffschienenverband versorgt werden, sondern werden auf einer Schiene mit einem dehnbaren Kompressionsverband gelagert, oder zumindest muss der zirkuläre Verband bis auf die letzte Faser längs gespalten werden (Böhler).

– Der Schienenverband oder Wickelverband darf auf keinen Fall zu eng sein (Gefahr der Entwicklung eines CRPS (Sudeck), oder einer venösen Stauung), muss aber rutschfest sein. Druckstellen auf der Haut durch die Schienen müssen vermieden werden.

– Bei kleinen Kindern ist häufig ein Oberarmgips notwendig, da Unterarmgipse bei Kleinkindern häufig leicht rutschen oder abmontiert werden können.

– Wunden innerhalb einer Ruhigstellungsschiene, die sich infizieren könnten, müssen jederzeit kontrolliert werden können und müssen einen leicht zu öffnenden Verband haben.

Das Hochlagern der Extremität ist ein wichtiger Bestandteil der Behandlung. Wird eine Verletzung operativ stabilisiert oder von außen mit einer Schiene entlastet, so ist die natürliche Schwellung nicht mehr notwendig. Da Schwellungen einer Extremität oder eines Gelenkes fast immer mit Bewegungseinschränkungen – durch vermehrtes Volumen, Sehnenverklebungen, Kapselverklebungen, etc. – einhergehen, können diese Nachteile vermieden oder vermindert werden, wenn der hydrostatische Druck in der Extremität durch Hochlagerung über Herzniveau deutlich gesenkt wird. Zusätzlich sind Lymphdrainagen sehr hilfreich.

14.2 Sofortmaßnahmen am Unfallort bei Verletzungen der Hand

Schon am Unfallort kann der Laie, Ersthelfer oder Arzt schon eine Menge nützlicher Maßnahmen ergreifen, um die Situation des Patienten und die spätere Versorgung zu erleichtern. Zu diesen Maßnahmen gehört eine orientierende Untersuchung und eine Ruhigstellung bzw. ein Verband der Extremität. In den meisten Fällen fehlen richtiges Verbandsmaterial und auch sonstige Ausrüstung zur Versorgung der Verletzung.

14.2.1 Orientierende Untersuchung

Zunächst sollte am Unfallort eine orientierende Untersuchung erfolgen. Wie sieht die verletzte Hand aus? Offene Verletzung? Deformierung? Verrenkung? Dieses Bild

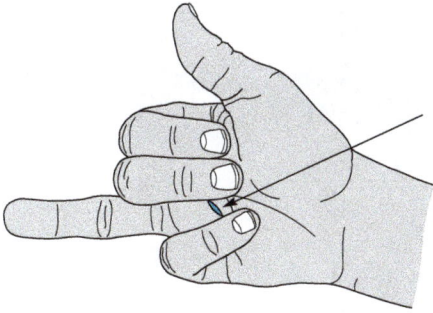

Abb. 14.7: Beugesehnendurchtrennung des Ringfingers.

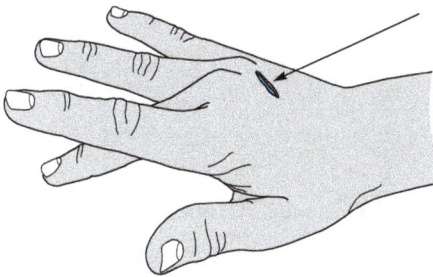

Abb. 14.8: Strecksehnendurchtrennung des Mittelfingers.

sollte man sich einprägen oder besser noch kurz photographieren. Zum Beispiel kann die Richtung einer Luxation wichtige Hinweise auf die zerrissenen Bänder geben. Nach einer Reposition hat man häufig keine Möglichkeit mehr, den schmerzhaften Finger genauer auf Bandrupturen zu untersuchen und kann somit keine genaue Diagnose und keinen genauen Therapieplan stellen.

Danach sollten kurze Untersuchungen zur Durchblutung der Finger, zur Sensibilität und zur Sehnenfunktion erfolgen (Abb. 14.7 und 14.8). Diese Untersuchungen kann man in Sekundenschnelle machen, ohne dass wichtige Zeit verloren geht.

Die Durchblutung der Finger kann man am besten am Fingernagel oder an der Fingerkuppe durch leichten Druck überprüfen. Bei Sensibilitätsuntersuchungen sollte ein Seitenvergleich mit anderen Fingern erfolgen. Dabei ist wichtig, dass der Verletzte keine Sicht auf die verletzte Hand hat. Bei frischen Verletzungen kommt es nicht selten vor, dass trotz komplett durchtrennter Nerven ein normales Gefühl bei Berührungen angegeben wird, wenn der Verletzte auf die Untersuchung seiner Hand schaut.

Zur groben Untersuchung des Bewegungsapparates reicht ein angedeuteter Faustschluss oder Fingerstreckung bzw. ein Spitzgriff aller Finger (Abb. 14.9).

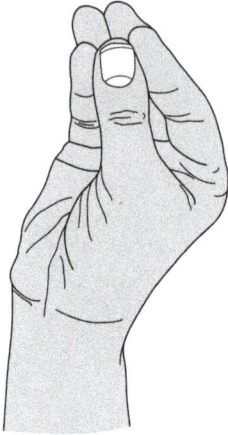

Abb. 14.9:
Problemloser Spitzgriff –
alle Nerven intakt.

14.2.2 Sofortmaßnahmen am Unfallort (ohne Ausrüstung) bei geschlossenen Verletzungen der Hand

Bei geschlossenen Verletzungen liegt meist ein Bruch, eine Verrenkung, eine Quetschung oder ein Hitzeschaden vor. Das Beste, was in diesen Situationen gemacht werden kann ist Ruhigstellung und Kühlung zur Schmerztherapie und evtl. eine milde Kompression, um einer Schwellung entgegenzuwirken. Zur Ruhigstellung eignen sich alle Materialien, die durch Anlagerung den Bewegungsschmerz lindern können: Holz, Pappe, Metallschienen etc. Der Schmerz kann wirksam durch Kühlung verringert werden. Hierzu eignen sich Eispackungen aus dem Kühlschrank oder feuchte Tücher, die durch Verdunstungskälte kühlend wirken. Die Haut sollte aber niemals längere Zeit mit Eis in direktem Kontakt stehen, da auch lokale Erfrierungen möglich sind. Eine sofortige (!) Kühlung z.B. unter fließendem Wasser ist bei Verbrennungen oder Verbrühungen die allerwichtigste Maßnahme. Hier zählt jede Sekunde, da die Schädigung der Haut auch nach Entfernung der Hitzequelle noch weiter fortschreitet und sofortige Kühlung den Schaden gering halten kann.

14.2.3 Sofortmaßnahmen am Unfallort (ohne Ausrüstung) bei offenen Verletzungen

An Wunden jeglicher Art, sollte man am Unfallort so wenig wie möglich manipulieren. Den groben Schmutz sollte man natürlich vorsichtig beseitigen, aber man sollte nicht versuchen die Wunde abzuwaschen oder den Dreck abzuwischen. Das bereitet nur Schmerzen und (zusätzliche) Keime können noch tiefer in die Wunden gelangen. Das austretende Blut reinigt die Wunde meist schon ausreichend gut. Perforierende kleinere Fremdkörper können entfernt werden, größere sollten bis zur Klinik belassen werden, damit dort der gesamte Verletzungskanal abgeschätzt werden kann. Stark blutende Wunden müssen komprimiert werden. Die Wunde kann z. B. mit einem sauberen Handtuch abgedeckt und dann manuell komprimiert werden. Bei nicht stillbaren Blutungen an der Hand kann die A. brachialis an der Innenseite des Oberarms manuell komprimiert werden bis zusätzliche Hilfe vor Ort ist und z. B. eine Blutdruckmanschette am Oberarm über den systolischen Blutdruck aufgepumpt wird. Die Zeit, ab wann der Arm nicht mehr durchblutet wird, muss notiert und jedem Beteiligten mitgeteilt werden.

Auf keinen Fall dürfen zusätzliche Gewebeschäden durch Abbinden mit dünnen Seilen oder Drähten, durch Klemmen in der Wunde etc. auftreten.

Sämtliche Amputate müssen mit dem Patienten in die Klinik geschafft werden. Auch wenn der Patient schon zur Klinik unterwegs ist, sollte weiter nach den Amputaten gesucht werden. Beim Transport des Amputates können viele Fehler gemacht werden, die eine Replantation erschweren oder unmöglich machen. Das Amputat darf nicht austrocknen, nicht ertrinken, nicht erfrieren, nicht vergiftet (Alkohol, Formalin, etc.) und der Stoffwechsel in den Zellen des Amputates sollte durch Kühlung gebremst werden. Man macht alles richtig, wenn man das Amputat so behandelt, wie einen zarten frischen Salat, den man auf eine lange Reise mitnehmen müsste: sauber verpackt, ohne Druck, vielleicht etwas feucht, gekühlt (optimal sind 4 °C, also die Temperatur von einem Eis-Wasser-Gemisch).

14.3 Sofortmaßnahmen in der Ambulanz

In der Ambulanz liegen erstmals sehr gute Bedingungen zur Behandlung der Handverletzung vor. Gutes Licht, sterile Instrumente, sterile Handschuhe, sterile Abdecktücher und Verbände, Blutdruckmanschetten zur Blutleere, Nahtmaterial, Schienenmaterial, Möglichkeit zur Anlage einer Infusion, Lokalanästhetika und vieles mehr. Eine Frage nach der Tetanusprophylaxe und die ggf. notwendige Impfung dürfen niemals vergessen werden.

Bei blutenden Wunden gehen wir wie folgt vor: Zuerst maximale Armhochlagerung und Anlage einer Blutdruckmanschette am Oberarm, Sicherung durch zusätzliche Pflasterstreifen und Aufpumpen auf 250 mmHg. Dann Absenken des Armes und Auspacken der Verletzung. Genaue Inspektion der Handinnenfläche und des Handrückens. Säuberung der Wunde mit NaCl 0,9% soweit möglich und dabei Sensibilitätstestungen und Aufforderungen, die Finger zu strecken oder eine Faust zu machen. Meist kann dann schon eine recht genaue Diagnose über die Verletzungen gestellt werden. Hat man sich ausreichend Klarheit über die Sensibilität der Hand verschafft, ist das beste Schmerzmittel ein Leitungsblock mit Lokalanästhetika. Danach können die Fingerspitzen gut gesäubert und dann die Blutsperre geöffnet werden. Hierbei ist auf die Durchblutung und vor allem auf die Dauer der Rekapillarisierung der Fingerkuppen zu achten.

Je nach Blutungsstärke kann ein guter Druckverband angelegt oder die Blutsperre ggf. wieder angestellt werden. Danach können weitere diagnostische Maßnahmen (Röntgen, Ultraschall, etc.) durchgeführt und OP-Vorbereitungen getroffen werden.

14.4 Sofortmaßnahmen im OP

Der Patient liegt im Op auf dem Op-Tisch, der betroffene Arm seitlich ausgelagert auf einem Handtisch. Nachdem eine ausreichende Anästhesie (Leitungsanästhesie, Plexusanästhesie, Vollnarkose) vorliegt, wird eine Blutleere angelegt, der Arm mit der Esmarch-Binde ausgewickelt, die Manschette auf etwa 250 mmHg–300 mmHg aufgepumpt und die Hand intensiv gereinigt. Dazu eignen sich sehr gut NaCl 0,9 % Lösungen, verdünnte Betaisodona-Lösungen, Polyhexidin-Lösungen. Auf keinen Fall sollte Octenisept bei offenen Wunden verwendet werden. Erst danach kann die Hand mit ungefärbten Alkohollösungen desinfiziert werden.

Nach dem sterilen Abdecken kann die Operation unter Lupenbrillenvergrößerung beginnen.

Die wichtigste Maßnahme bei Handverletzungen im OP ist die gründliche Wundsäuberung, das Wunddébridement. Hier sollte man sich viel Zeit nehmen und erst wenn alles „sauber" ist über Rekonstruktionsmaßnahmen nachdenken.

Das Débridement sollte sehr sparsam, aber radikal erfolgen oder vereinfacht:

„Viel wegschneiden – gute Wundheilung, wenig wegschneiden – schlechte Wundheilung."

(N. Freiberger).

14.5 Verletzungen der Haut, Fingerkuppen und der Fingernägel

Verletzungen der Haut und der Fingerspitzen sind ausgesprochen häufig. Da die Haut an der Hand zu den immer sichtbaren Körperstellen gehört, die Fingerspitzen den häufigsten und intensivsten Kontakt mit der Umwelt haben und hier ein Sinnesorgan – der Tastsinn – lokalisiert ist, muss gerade hier die Versorgung von Verletzungen kosmetisch und funktionell besonders sorgfältig erfolgen.

14.5.1 Einfache Schnittverletzungen der Haut

Bei den einfachen Schnittverletzungen an der Haut der Hand gelten die gleichen Regeln wie überall am Körper: Genaue Anamnesen zum Unfallhergang und Unfallzeitpunkt müssen erfragt werden, die Wunde muss genau inspiziert werden und Begleitverletzungen der gerade an der Hand eng beieinander liegenden Strukturen müssen ausgeschlossen werden. Saubere frische Wunden (unter 6 Stunden (Friedrich)) können nach entsprechender Reinigung manchmal sofort primär vernäht werden. Ältere Wunden oder primär zerfetzte oder verschmutze Wunden müssen exzidiert werden. Dabei sind Schnitterweiterungen der Haut zum Ausschluss tieferer Verletzungen nicht nur erlaubt, sondern geradezu Pflicht.

Für den Hautverschluss auf der Palmarseite der Hand und der Dorsalseite der Finger wird monofiles nicht resorbierbares Nahtmaterial der Stärke 5/0 verwendet, bei sehr kräftigen Händen in der Hohlhand ggf. auch 4/0. Wichtig ist, dass der Hautverschluss spannungsfrei sein muss.

Am Handrücken kann es manchmal notwendig werden, auch Koriumnähte einzubringen. Da die Haut am Handrücken sehr dehnbar und gut verschieblich ist, sind hier Nähte unter leichter Spannung eher erlaubt. Als Nahtmaterial für die Koriumnähte verwenden wir Nahtmaterial der Stärke 5/0.

14.5.2 Riss- und Quetschwunden an der Hand

Riss- und Quetschverletzungen sind sehr häufig. Die Wundränder sind besonders stark traumatisiert, entwickeln mit der Zeit noch Nekrosen und heilen daher schlecht. Es empfiehlt sich daher bei diesen Wunden immer die Wundränder schmal (1 bis 2 mm) zu exzidieren. Die Schwierigkeit bei Quetschverletzungen besteht darin, dass nicht abgeschätzt werden kann, welche Gewebeanteile sich noch erholen und welche nicht. Deshalb ist es besser bei Quetschverletzungen erst einige Tage abzuwarten. Hautdefekte sollten nicht primär unter Spannung vernäht oder mit Lappenplastiken gedeckt werden, sondern mit Kunsthaut verschlossen werden. Die Einnaht von Kunsthaut ist auch deshalb wichtig, damit sich die Wundränder nicht retrahieren und der Defekt größer wird.

14.5.3 Fingerkuppenverletzungen

Die Fingerkuppe als Sitz des Tastsinnes und gleichzeitig die am häufigsten mit der Umwelt in Kontakt stehende Körperregion benötigt eine besondere Behandlung. Eine Kürzung des Fingerstumpfes ist insbesondere am Daumen auf ein Minimum zu begrenzen. Die Sensibilität ist so gut es eben geht zu erhalten.

In der älteren Handchirurgischen Literatur finden sich noch zahlreiche verschiedene Lappenplastiken für die Fingerkuppen. Viele haben bis heute ihre Berechtigung, allerdings hat die sekundäre Wundheilung der Fingerkuppen im Semiokklusivverband mit Folien funktionell so gute Ergebnisse geliefert, dass die meisten Fingerkuppenverletzungen heute sekundär zur Heilung gebracht werden.

14.5.3.1 Semiokklusivverband

Das Regenerationspotential der Fingerkuppe ist gewaltig, fast möchte man annehmen, dass die Fingerkuppen des Menschen wie die amputierten Gliedmaßen bei

Amphibien nachwachsen könnten. Der Vergleich mit Amphibien ist gar nicht so schlecht, da auch die Fingerkuppe für dieses Nachwachsen ein permanent feuchtes Milieu benötigt. Leider haben wir es noch nicht geschafft, dass auch der Knochen nachwächst, aber die Fingerkuppe und Haut regenerieren sich zu einem erstaunlich großen Anteil. Wie sich gezeigt hat, kann der Semiokklusivverband auch bei Verletzungen mit freiliegendem Knochen angewendet werden (Abb. 14.10).

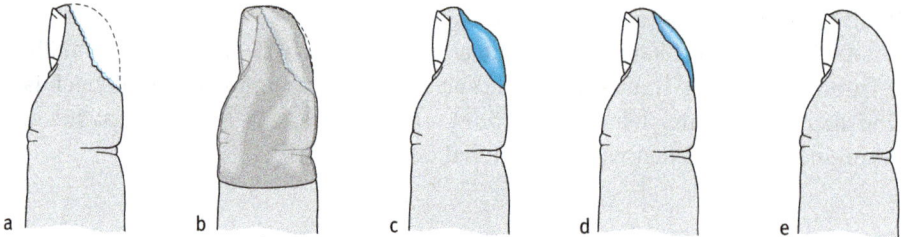

Abb. 14.10: (a)–(e) Semiokklusiv-Verband.

Vorgehen: Bei einer frischen Kuppenverletzung ohne der Möglichkeit der Replantation-/Composite-graft-Replantation oder sonstiger sinnvoller einfacher Defektdeckung wird die Wunde unter Oberst-Anästhesie gereinigt, ein ganz „schmales" Débridement durchgeführt und ggf. spritzende Blutgefäße vorsichtig elektrokoaguliert. Dann wird ein wasserdichter Folienverband (o. Ä.) bis zum Fingermittelgelenk angelegt. Dieser Verband verbleibt für eine Woche. Beim ersten Verbandswechsel sollten die Fenster geöffnet werden, da unter dem Folienverband ein sehr strenger Geruch lauert. Dies ist normal und kein Grund zur Besorgnis. Die Hautränder sollten gesäubert werden, aber die „Koagel", die auf dem Stumpf liegen, dürfen auf keinen Fall entfernt werden. Dann wird ein neuer Folienverband für 1 Woche angelegt und diese Prozedur mehrmals wiederholt. Es entwickelt sich dann eine zunehmende Granulation (Abb. 14.10 (e) und (d), blau markiert) und vom Rand her eine zunehmende Epithelisation, so dass die Fingerkuppe nach etwa 5 bis 6 Wochen vollkommen verschlossen ist (Abb. 14.10 (a) bis (e)).

14.5.3.2 Fingerkuppenplastiken

Fingerkuppenplastiken haben den Vorteil, dass durch die Lappenplastik mit direkter Hautnaht die Heilungszeit kürzer ist, als beim Semiokklusivverband. Aber sie haben die Nachteile, dass der Stumpf in der Regel noch etwas gekürzt werden muss, dass in das unverletzte benachbarte Hautareal hineingeschnitten werden muss – also zusätzliche Narben entstehen und dass die Sensibilität und die Durchblutung des gebildeten Lappens gefährdet sein kann.

Die häufigsten und bekanntesten Fingerkuppenplastiken sind die VY-Lappenplastik, die beidseitige VY-Lappenplastik nach Kuttler (Abb. 14.12) und die große seitliche VY-Lappenplastik nach Venkataswami (Abb. 14.11–14.13). Bei allen Lap-

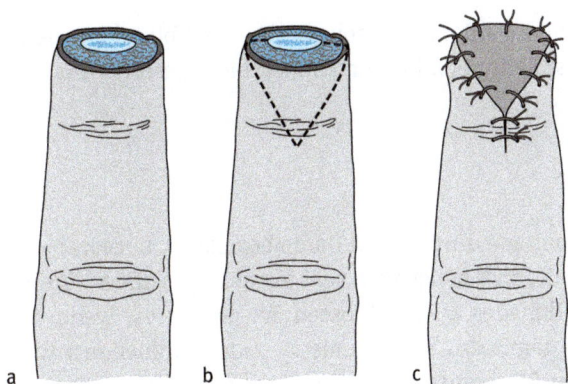

Abb. 14.11: (a)–(c) VY-Lappenplastik: Fingerkuppenplastik bei Fingerkuppenverletzungen.

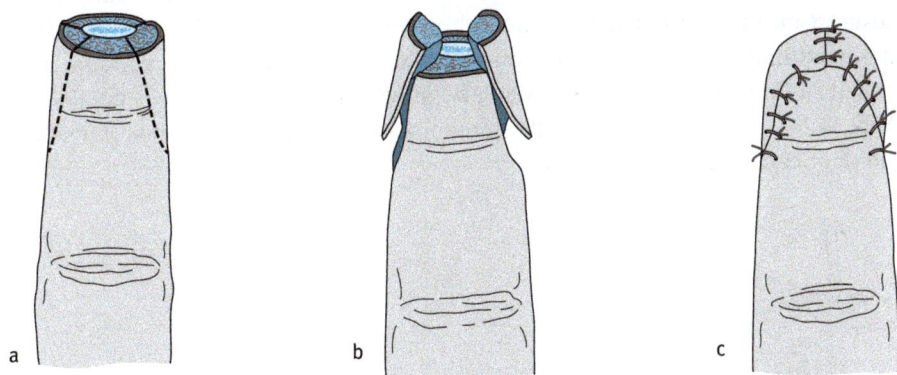

Abb. 14.12: (a)–(c) Kuttler-Lappenplastik: Fingerkuppenplastik bei Fingerkuppenverletzungen.

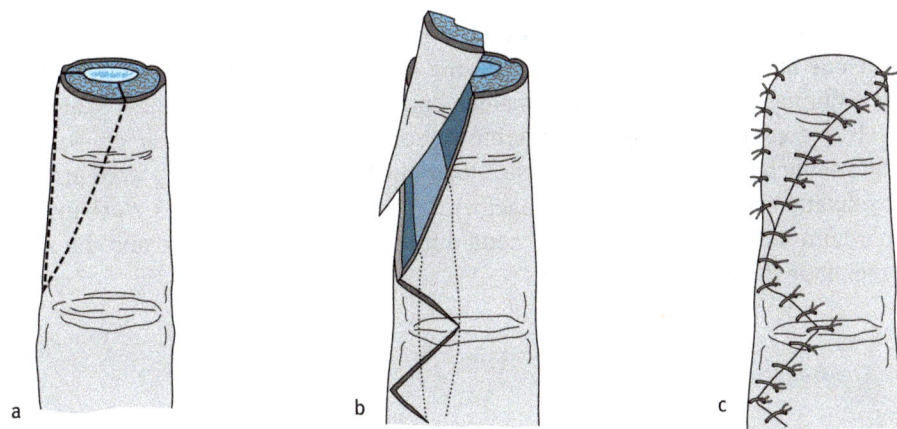

Abb. 14.13: (a)–(c) Venkataswami: seitliche Fingerkuppenplastik bei Fingerkuppenverletzungen.

penplastiken muss darauf geachtet werden, dass sowohl die Durchblutung (arteriell und venös) als auch die sensible Innervation im Lappen nicht gestört wird.

14.5.4 Subunguale Hämatome

Kleinere lokale subunguale Hämatome durch einen Hammerschlag, Quetschung in einer Tür sind extrem schmerzhaft, aber meist auch sehr leicht zu beseitigen. Wenn eine dislozierte Fraktur des Endgliedes ausgeschlossen ist, genügt es, wenn die Nagelplatte durchlöchert wird, damit das subunguale Hämatom abfließen kann. Dies ist nur möglich, solange der Bluterguss sich noch nicht verfestigt hat. Es geht immer sehr gut, solange die Verletzung noch frisch ist. Die Nagelplatte selbst hat wie das Haar keine Schmerznerven und das darunter befindliche Hämatom ist ebenfalls frei von Nerven. Daher ist die Durchbohrung der Nagelplatte – soweit man keinen sehr starken Druck ausübt – vollkommen schmerzfrei und eine Anästhesie ist meist nicht notwendig. Die Bohrung sollte außerhalb des Lunula-Bereiches stattfinden. Wir verwenden eine sterile Kanüle, die immer vorrätig und schnell zu Hand ist. Durch rotierende Bewegungen wirkt die Kanüle wie ein Bohrer (Abb. 14.14). Sobald die Nagelplatte durchbrochen ist, entleert sich das Hämatom und der Schmerz lässt sofort nach.

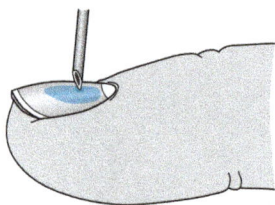

Abb. 14.14: Nageltrepanation mit einer Kanüle.

Andere Möglichkeiten sind eine lokale „Schmelzung" der Nagelplatte durch eine glühende Büroklammerspitze, eine Bohrung der Nagelplatte mit einem 1,5 mm bis 2 mm dünnen Bohrers oder das Schneiden eines Abflussloches mit einem Skalpell.

Ist die gesamte Nagelplatte unterblutet, sollte in Oberst-Anästhesie die Nagelplatte seitlich angehoben und das Nagelbett mit NaCl-Lösung gespült werden. Die Nagelplatte sollte als Schutz des Nagelbettes verbleiben. Nach etwa 3 Wochen hat sich dann auf dem Nagelbett eine neue dünne Nagelplatte gebildet und die alte Nagelplatte kann entfernt werden.

14.5.5 Nagelbettverletzungen

Nagelbettverletzungen kommen bei verschiedenen Verletzungen des Endgliedes vor und es empfiehlt sich immer das Nagelbett zu rekonstruieren. Dazu muss die

Nagelplatte – soweit sie noch intakt ist – seitlich angehoben werden und das Nagelbett mit einem dünnen, monofilen Nahtmaterial rekonstruiert werden. Wir verwenden PDS 7/0 (Abb. 14.15).

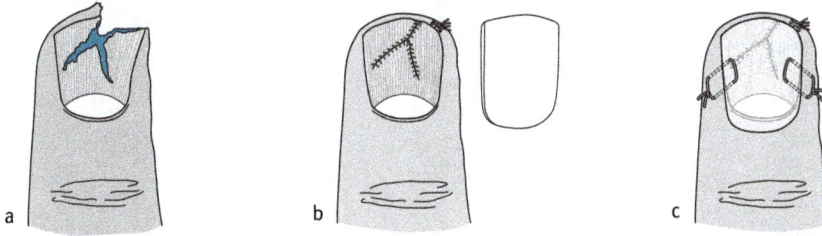

Abb. 14.15: (a)–(c) Nagelbettrekonstruktion bei Nagelbettverletzungen und Verletzungen des Fingerendglieds.

14.5.6 Defektverletzungen der Haut und Lappenplastiken

Hautdefekte an der Hand kommen bei vielen Verletzungen (Messer, Glasscherben, Fräsen, Kreissägen etc.) vor. Defekte können aber auch nach Verätzungen, Verbrennungen, Tumorexzisionen, Hautnekrosen bei Quetschverletzungen, Auflösung von Narbenkontrakturen und vielen anderen Situationen entstehen.

Die Behandlung von Defektverletzungen an der Hand richtet sich nach der Lokalisation, der Tiefe und der Größe des Defektes. Besonders sensible Hautareale oder starken Belastungen ausgesetzte Haut muss anders gedeckt werden, als beispielsweise der Handrücken. Andererseits muss auch der besonderen Beweglichkeit von Hautarealen Rechnung getragen werden. Die erste Interdigitalfalte zwischen Daumen und Zeigefinger muss sehr beweglich und elastisch sein, Narben oder Hautaufwerfungen im Bereich der Beugefurchen der Finger sind funktionell sehr ungünstig. Die lokal vorhandene Haut bietet in der Regel die qualitativ besten Ergebnisse der Defektdeckung, da Hautqualität, Hautfarbe und -struktur am besten übereinstimmt. Dies ist aber immer nur bis zu einer bestimmten Größe möglich. Außerdem kann in vielen Fällen noch die volle Sensibilität erhalten werden. Hauttransplantate hinterlassen dagegen einen lebenslangen Sensibilitätsverlust an der entsprechenden Region.

14.5.6.1 Kleine lokale Lappenplastiken

Zu den kleinen Lappenplastiken, die man an der Hand gut anwenden kann, gehören vor allem die Rotationslappen, die Dehnungslappen, die VY-Lappen, die YV-Lappen, die Z-Plastiken, und die Transpositionslappen (Abb. 14.16–14.18). Viele De-

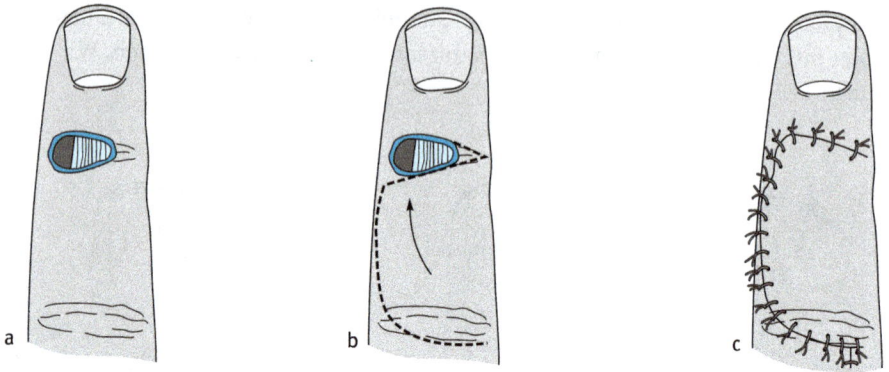

Abb. 14.16: (a)–(c) Rotationslappenplastik bei Defektverletzungen am Finger.

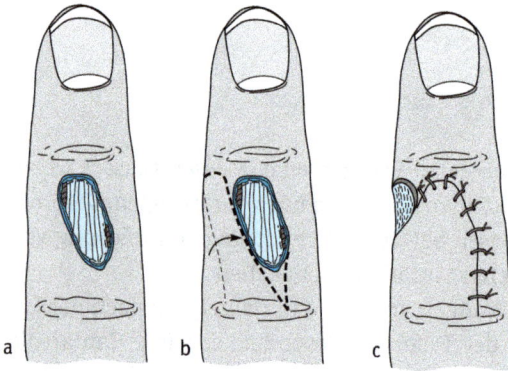

Abb. 14.17: (a)–(c) Transpositionslappenplastik bei Defektverletzungen am Finger.

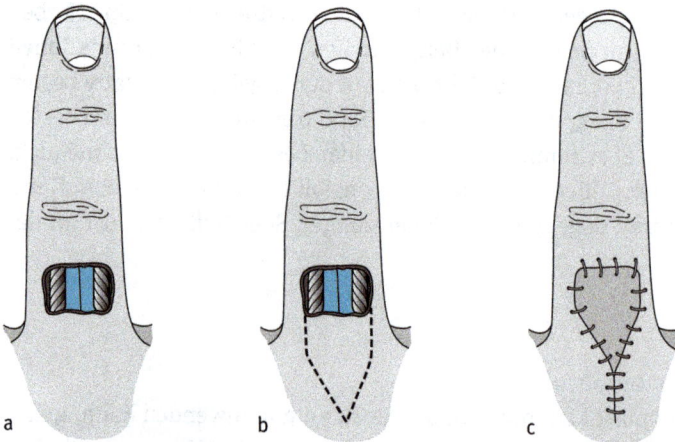

Abb. 14.18: (a)–(c) VY-Lappenplastik zum Verschluss bei Defektverletzungen am Finger.

fekte lassen mit diesen Lappenplastiken unkompliziert verschließen. Die Haut am Handrücken ist besonders verschieblich und dehnbar, so dass hier die meisten Defekte bis zu etwa 3 cm^2 primär verschlossen werden können.

14.5.6.2 Größere lokale Lappenplastiken

Zu den größeren Lappenplastiken an der Hand, die also eine aufwendigere Präparation benötigen gehören die Cross-finger-Lappenplastiken, Limberg-Lappen, die Metakarpalarterienlappen und verschiedene Fingerlappen (Abb. 14.19–14.21). Für die Operation dieser Lappen ist eine größere handchirurgische Erfahrung notwendig.

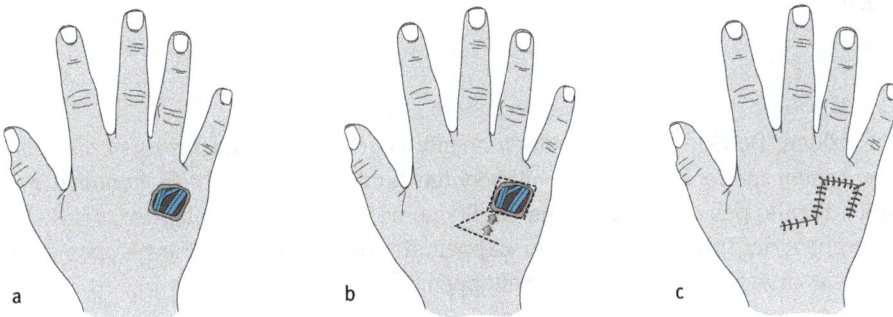

a   b   c

Abb. 14.19: (a)–(c) Limberg-Lappenplastik bei größeren Defektverletzungen an der Hand.

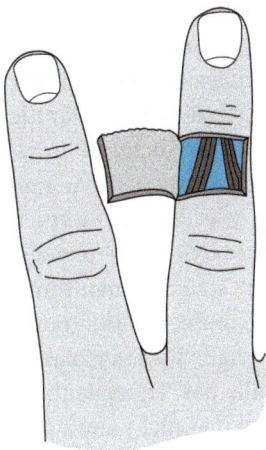

Abb. 14.20: Cross-Finger-Lappenplastik bei größeren Defektverletzungen an den Fingern.

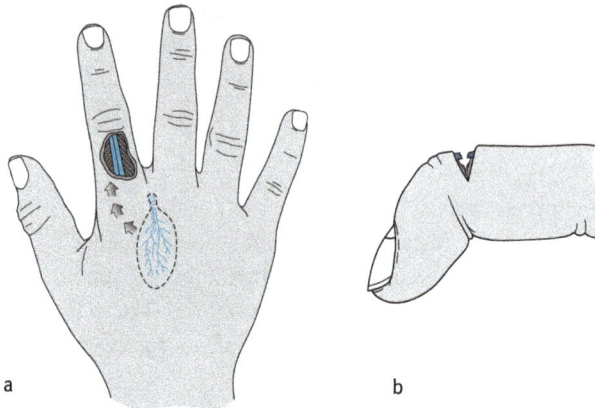

Abb. 14.21: (a), (b) Metakarpalarterienlappen bei größeren und tiefen Defektverletzungen an den Fingern.

14.5.6.3 Defektdeckung bei großen Defekten an der Hand

Für größere Defektdeckungen sollten ebenfalls erfahrene Handchirurgen mit ausgewiesenen mikrochirurgischen Fähigkeiten kontaktiert werden. Es kommen gestielte Fernlappen oder freie Lappen in Frage, wie z. B. der Leistenlappen, der Radialislappen, der Interossea posterior-Lappen, der freie laterale Oberarmlappen oder der freie anterolaterale Oberschenkellappen.

14.5.6.4 Spalthaut und Vollhauttransplantationen

Liegt kein tiefer gehender Defekt der Haut vor und ist der Wundgrund ausreichend gut durchblutet (kein freiliegender Knochen, keine freiliegenden Implantate, keine freiliegenden Nerven oder Gefäße) kann der Defekt auch mit dünnen Spalthaut- oder Vollhauttransplantaten gedeckt werden. Spalthaut wird meist vom Oberschenkel in einer Schichtdicke von etwa 0,2 bis 0,3 mm mit einem speziellen Spalthautmesser entnommen. Allerdings ist dafür eine Vollnarkose erforderlich. Für die Hand reichen meist kleine Hauttransplantate, die dann einfacher auch in Plexusanästhesie oder zusätzlicher Lokalanästhesie als Vollhauttransplantate vom gleichen Unterarm entnommen werden und primär wieder verschlossen werden können. Vollhauttransplantate müssen gut entfettet werden, damit die Diffusionsstrecke zur regenerativen Schicht möglichst kurz ist. Vollhaut- und Spalthauttransplantate müssen genau an den Defekt angepasst werden und müssen Perforationsstellen aufweisen (oder „gemesht" sein), damit Sekrete unterhalb des Transplantates abfließen können. Ein Serom oder Hämatom unterhalb des Transplantates würde dazu führen, dass das Transplantat nicht ernährt wird und nicht anwächst. Damit das Hauttransplantat immer einen engen Kontakt hat und nicht verrutschen kann, sollte eine Fettgaze, oder eine Silikonauflage auf das Hauttransplantat gelegt werden und ein Überknüpfverband angebracht werden. In der Regel ist ein Haut-transplantat nach etwa 5 Tagen angewachsen.

14.5.7 Hochdruckinjektionsverletzungen

Hochdruckinjektionsverletzung stellen immer einen Handchirurgischen Notfall dar. Oft findet sich anfangs nur eine kleine punktförmige Öffnung an der Finger-spitze und sonst kaum Hinweise auf eine größere Schädigung der Hand. Aber auch wenn es nur eine punktuelle kleine Wunde am Finger ist, der Patient muss nüch-tern bleiben und es sollten sofort Operationsvorbereitungen getroffen werden. Die verwendeten Substanz (Farbe, Öl, Lösungsmittel etc.) können innerhalb des subku-tanen Fettgewebes u. U. bis zum Ellenbogen in die Hand eingedrückt worden sein und verursachen dann hier innerhalb kürzester Zeit enorme chemische Gewebs-schädigungen. Das gesamte injizierte Material muss wie ein Tumor oder eine Infek-tion restlos exzidiert werden.

14.5.8 Wunden mit Fremdkörpern

Fremdkörper aller Art (Dornen, Holzsplitter, Glasscherben, Metallteile, Drähte, Bleistiftspitzen, etc.) in der Hand sind nicht selten, sollten aber immer entfernt werden, da eine große Gefahr von tiefen Infektionen besteht. Nur Metallsplitter lassen sich sicher im Röntgenbild lokalisieren, alle anderen, vor allem Glas kann sehr schwer aufzufinden sein. Die Operationen sollten immer in sehr guter Blutlee-re erfolgen, da man durch den eingebluteten Eindringkanal die besten Hinweise über die Lokalisation erhält und Glassplitter sonst gar nicht zu finden sind. Der gesamte Eindringkanal und das den Fremdkörper umgebende Gewebe sollten exzi-diert und das gesamte Operationsgebiet, vor allem ggf. eröffnete Gelenke oder Seh-nenscheiden intensiv gespült werden. Über eine Hautnaht muss im Einzelfall ent-schieden werden.

14.5.9 Verbrennungen, Verbrühungen und Stromschäden an der Hand

Auch Verbrennungen, Verbrühungen oder Stromschäden an der Hand sind nicht selten. Die Ausdehnung und der Ausprägungsgrad allerdings sehr unterschiedlich. Die Versorgung außerhalb von Verbrennungszentren sollte nur dann erfolgen, wenn die Verbrennung 1. oder 2. Grades sind, bzw. weniger als 0,5 % der Körper-oberfläche (KOF) drittgradig verbrannt sind, die Ausdehnung der Verbrennung aber insgesamt weniger als 10 % der KOF beträgt, die Patienten gesund im Alter zwischen 12 und 70 Jahren sind, kein Inhalationstrauma vorliegt, keine Starkstromverbrennung vorliegt oder keine wesentlichen Begleitverletzungen bestehen. Tiefe Verbrennungen der Hand (2. oder 3. Grades) sind immer als problematisch anzusehen.

Bei einer Verbrennung 1. Grades ist die Haut schmerzhaft gerötet, die Rötung aber leicht wegdrückbar, die Haut weich und trocken, ohne Blasen und Haare halten fest.

Bei einer Verbrennung 2. Grades ist die Unterscheidung zwischen einer zweitgradig oberflächlichen (IIa) und einer zweitgradig tiefen Verbrennung (IIb) klinisch sehr wichtig. Bei einer IIa Verbrennung ist die Haut gerötet, die Rötung aber noch gut wegdrückbar, es bestehen Blasen oder eine feuchte, weiche Haut, die Berührung ist schmerzhaft und die Haare halten noch. Dagegen ist bei einer IIb-gradigen Verbrennung die Haut rot, kann an einigen Stellen aber weiß sein, die Rötung ist nur schlecht wegdrückbar, die Haut schon etwas verhärtet, die Berührung kann an einigen Stellen schmerzlos sein und Haare lassen sich teilweise leicht herausziehen.

Bei einer Verbrennung 3. Grades (III) ist die Haut meist weiß, eine Rötung nicht wegdrückbar, die Haut hart, schmerzlos, und Haare halten nicht.

Verbrennungen im Grad I oder IIa heilen konservativ ohne Narben innerhalb von 6 bis 10 Tagen spontan ab. Verbrennungen im Stadium IIb können zwar spontan innerhalb von 3–5 Wochen abheilen, hinterlassen dabei aber kräftige Narben. Die Stärke der Narben und die Heilungsdauer können durch Operationen verringert werden. Verbrennungen im Stadium III müssen operativ behandelt werden.

14.5.9.1 Sofortmaßnahmen am Unfallort

Verbrannte Hände müssen so schnell es geht mit Leitungswasser gekühlt werden. Empfohlen werden meist Kühlungszeiten von etwa 15 Minuten. Dies lindert die Schmerzen und die weitere Gewebeschädigung durch Hautpartien, die noch über 50 °C aufweisen, wird gestoppt. Eis oder kühlende Sprays sollten nicht verwendet werden. Bei Kleinkindern ist darauf zu achten, dass keine Unterkühlung auftritt.

14.5.9.2 Maßnahmen auf dem Transport in die Klinik und in der Ambulanz

Die schmerzhaften Hautareale sollten mit feuchten Tüchern weiter gekühlt werden, zusätzlich sind aber meist noch Schmerzmittel notwendig. In der Ambulanz muss der Tetanusschutz überprüft werden. Entgegen früherer Meinungen sollten in der Ambulanz alle Brandblasen abgetragen werden, da sich gezeigt hat, dass die Blasen bei Verbrennungen nicht steril bleiben, sondern Bakterien aus dem Bereich der Tiefe der Haarwurzeln zu ausgedehnten Infektionen der Blasen führen können. Erst nach diesem Débridement kann auch erst eine genaue Diagnose gestellt werden. Bei Verbrennungen Grad I besteht die weitere Therapie im Auftragen von fettenden Salben, bei Verbrennungen Grad IIa im Auflegen von Fettgazeverbänden, die zu Infektionsschutz mit Silbersulfadiazin-Salbe oder zur besseren Beurteilbarkeit mit Gel verbunden werden. Wichtig ist auch hier schon die Verhinderung von Wundinfektionen.

14.5.9.3 Sofortmaßnahmen im Operationssaal

Wenn an der Hand direkt nach der IIb- oder III.-gradigen Verbrennung Flexionskontrakturen oder starke Schmerzen bestehen, die nicht auf das verbrannte Hautareal zurückzuführen sind, Kribbelparästhesien, ausgeprägte Verhärtungen, arterielle Minderdurchblutungen in den Fingern oder venöse Stauungen vorliegen, ist eine Indikation zur Escharotomie und Fasziotomie im Operationssaal gegeben (Abb. 14.22).

Nekrosektomien und Defektdeckungen erfolgen bei Verbrennungen aber in der Regel nicht am Unfalltag, sondern erst nach etwa 2–4 Tagen, wenn das Ausmaß der Verbrennung erst richtig abgeschätzt werden kann. Bei IIb-Verbrennungen wird eine tangentiale Exzision der Verbrannten Hautareale mit einer sofortigen Spalthautdeckung empfohlen, bei III.-gradigen Verbrennungen können auch totale Hautexzisionen und Defektdeckungen mit Lappenplastiken notwendig werden.

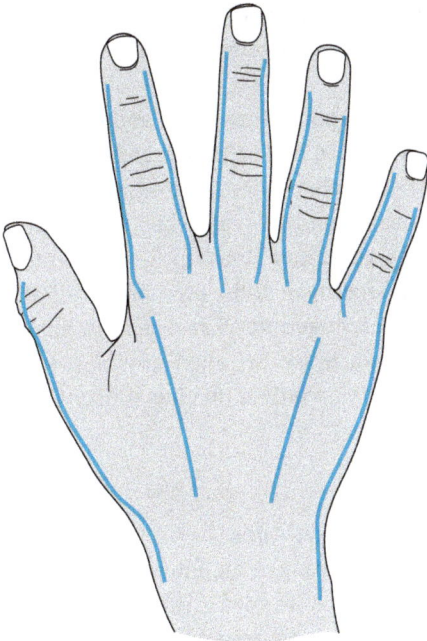

Abb. 14.22: Escharotomie an der Hand bei Verbrennungen II. und III. Grades an der Hand.

14.6 Verletzungen der Sehnen, Gefäße und Nerven

Verletzungen der Sehnen, Gefäße und Nerven spielen an der Hand eine große Rolle, da sie eng benachbart häufig kombiniert verletzt sind und gerade an der Hand eine besondere funktionell günstige operative Versorgung und Rehabilitation benötigen.

14.6.1 Strecksehnenverletzungen

Strecksehnenverletzungen werden je nach Verletzungszone (Zone 1 bis Zone 8) unterschiedlich behandelt. Strecksehnenzone 1 liegt über dem Fingerendgelenk, Zone 2 über dem Mittelgliedschaft, Zone 3 über dem Mittelgelenk, Zone 4 über dem Grundgliedschaft, Zone 5 über dem Grundgelenk, Zone 6 über den Mittelhandknochen, Zone 7 unterhalb des Reinaculum extensorum am Handgelenk und Zone 8 proximal des Retinaculum extensorum.
Verletzungszonen:
- Zone 1: Fingerendglied
- Zone 2: Mittelgliedschaft
- Zone 3: Mittelgelenk
- Zone 4: Grundgliedschaft
- Zone 5: Grundgelenk
- Zone 6: Mittelhandknochen
- Zone 7: distal des Retinaculum extensorum (Handgelenk)
- Zone 8: proximal des Retinaculum extensorum (Handgelenk)

In jeder Zone sind die Strecksehnen bzw. die Streckaponeurose etwas anders aufgebaut und das Bewegungsausmaß ist anders. Auch das klinische Bild ändert sich je nach Verletzungszone. Als Sofortmaßnahme bei frischen offenen Strecksehnenverletzungen ist lediglich ein Druckverband zur Blutstillung und bei proximalen Strecksehnenverletzungen eine Schienung der gesamten Hand in Streckstellung erforderlich. Bei allen offenen Strecksehnenverletzungen sollte eine primäre Naht angestrebt werden. Auch bei kurzen Defektverletzungen der Strecksehnen haben sich primäre Rekonstruktionen bewährt. Dagegen muss bei allen geschlossenen Strecksehnenverletzungen im Einzelfall entschieden werden, ob eine konservative oder operative Behandlung günstiger ist.

14.6.1.1 Offene Strecksehnenverletzungen in der Zone 1 und 2
Diese Verletzungen entstehen meist bei Schnittverletzungen am Fingerrücken. Das Fingerendglied hängt und kann aktiv nicht gestreckt werden (Abb. 14.23). Über eine Schnitterweiterung kann die sehr dünne Streckaponeurose dargestellt, mit fei-

nem Nahtmaterial (wie verwenden PDS 5/0) am besten mit U-Nähten adaptiert werden. Die Naht muss durch eine Schiene in Streckstellung des Fingers gesichert werden. Eine frühzeitige Übungsbehandlung ist hier nicht möglich. Der Finger muss für 5 Wochen in Streckstellung verbleiben.

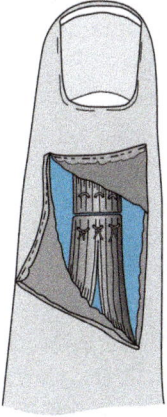

Abb. 14.23: Schnittverletzung mit Strecksehnendurchtrennung.

14.6.1.2 Geschlossene Strecksehnenverletzungen in der Zone 1 und 2

Hier ist eine exakt seitliche Röntgenaufnahme notwendig, um eine knöcherne Verletzung der dorsalen Endgliedbasis auszuschließen. Vorgehen bei knöchernen Verletzungen s. Kap. 14.7.2.

Ist eine knöcherne Verletzung ausgeschlossen ist die Therapie in der Regel konservativ. Meist liegt eine degenerative Ruptur der Streckaponeurose über dem Mittelgliedkopf vor (die man nicht nähen kann). Hier müssen die Sehnenstümpfe durch eine Streckstellung im Endgelenk oder eine leichte Überstreckstellung so angenähert werden, dass sich hier eine kurze Narbe ausbilden kann. Die Dauer der Ruhigstellung z. B. in einer Stack-Schiene (Abb. 14.24) oder mit einer dorsal angelegten gepolsterten Aluminiumschiene beträgt 7 bis 8 Wochen. Dabei muss das Fingerendglied 7 bis 8 Wochen konsequent in Streckstellung verbleiben. Anschließend sollte der Finger noch für einige Wochen nachts in Streckstellung geschient werden.

Es ist durchaus erfolgversprechend, wenn mit dieser konservativen Therapie auch noch nach einigen Wochen nach der Strecksehnenruptur beginnt.

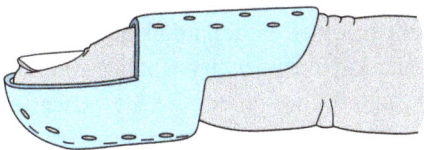

Abb. 14.24: Stack-Schiene.

14.6.1.3 Offene Strecksehnenverletzungen in den Zonen 3 bis 5

Ursachen für offene Strecksehnenverletzungen in den Zonen 3 bis 5 können Verletzungen mit Glas, Messer, Blechkanten, Sägen, Fräsen etc. sein. In diesen Fällen sollten ebenfalls Röntgenaufnahmen des Fingers in 2 Ebenen durchgeführt werden, um knöcherne Verletzungen der Mittelgliedbasis oder Fremdkörper auszuschießen. Verletzungen in der Zone 3 (und 4) führen unversorgt häufig zu einer Knopflochdeformität und bei Verletzungen in der Zone 5 kann eine Eröffnung und Fremdkörpereinsprengung in das Grundgelenk leicht übersehen werden.

Die Refixation des Mittelzügels an der dorsalen Mittelgliedbasis (Zone 3) kann schwierig sein, wenn hier kein ausreichender Sehnenrest mehr vorhanden ist. Wenn keine Defektverletzung vorliegt, muss die Sehne durch transossäre Nähte am Knochen befestigt werden. Bei Defektverletzungen hat sich die Umkehrplastik nach Snow bewährt.

Offene Strecksehnenverletzungen in der Zone 4 können durch U-Nähte versorgt werden, dabei verwenden wir für den stabileren Mittelzügel PDS 4/0 oder 5/0 und für die zarten Seitenzügel und die Streckaponeurose PDS 5/0 oder 6/0. Bei Verletzungen in der Zone 5 muss wegen des Kulissenphänomens von Strecksehne, dorsaler Platte und dorsaler Kapsel aktiv nach Eröffnungen des Grundgelenkes gesucht werden und dieses dann entsprechend gespült werden. Die Strecksehnennaht in der Zone 5 erfolgt über U-Nähte mit PDS 4/0 oder 5/0.

Auch diese Zonen eigen sich nicht für eine frühzeitige Bewegungstherapie, jedenfalls nicht in vollem Umfang. Ist aufgrund der begleitenden Weichteilverletzungen aber mit verstärkten Verklebungen zu rechnen kann eine passive Bewegungstherapie im eingeschränkten Bereich erfolgen (short arm motion = SAM), bei der passiv das Fingermittelgelenk zwischen 0° und 30° bewegt wird.

14.6.1.4 Geschlossene Strecksehnenverletzungen in den Zonen 3 bis 5

Geschlossene Strecksehnenverletzungen in diesen Zonen sind selten, am ehesten noch in der Zone 3 nach Frakturen (s. Kap. 14.7) oder degenerativ. In beiden Fällen sollte eine operative Rekonstruktion angestrebt werden.

14.6.1.5 Offene Strecksehnenverletzungen in den Zonen 6 bis 8

Durchtrennungen der Strecksehnen am Handrücken oder am Unterarm können wie Beugesehnenverletzungen genäht werden, da der Sehnenquerschnitt hier eher rundoval als abgeplattet ist. Die Naht kann mit einer der vertrauten Beugesehnennahttechniken ausgeführt werden. Wie verwenden PDS 5/0, 4/0 oder 3/0 je nach Stärke der Strecksehne und eine Nahttechnik in einer Modifikation nach Kirchmayr. In den meisten Fällen braucht auch hier keine frühzeitige Übungsbehandlung durchgeführt werden, sondern es reicht eine Ruhigstellung für 5 Wochen in einer „Strecksehnenstellung": Handgelenk in 30° Extension, Grundgelenke in 30°

Flexion und die Schiene bis zum PIP reichend. Mittel- und Endgelenke können aktiv (Interosseus- und Lumbricalis-Muskulatur) gestreckt werden und bis etwa 60° aktiv gebeugt werden.

14.6.1.6 Geschlossene Strecksehnenverletzungen in den Zonen 6 bis 8

Geschlossene Strecksehnenrupturen in diesen Zonen sind entweder degenerativer Natur (Rheuma, Arrosionen durch Osteophyten am Handgelenk) oder entstehen infolge einer distalen Radiusfraktur. Lange bekannt ist die Ruptur der langen Daumenstrecksehne im Bereich des Tuberculum Listeri, die kann heute zusätzlich auch an den anderen Strecksehnen durch zu lange Schrauben (z. B.) im 4. Strecksehnenfach) nach palmarer Plattenosteosynthese entstehen. Die Therapie ist eine Rekonstruktion durch Sehnentranspositionen (z. B. Indicis-Plastik), Sehnentransplantationen (z. B. Palmaris longus Transplantation) oder Sehnenkopplungen (z. B. EDC IV Seit zu Seit an die EDC III).

14.6.1.7 Strecksehnenluxationen

Strecksehnenluxationen kommen fast nur im Bereich der Grundgelenke vor. Der Mittelzügel verläuft dann nicht über dem höchsten Punkt über dem Metakarpalekopf. Durch Ruptur eines sagittalen Bandes und eines Strecksehnenhäubchens führt zum Abrutschen des Mittelzügels zur Gegenseite, zur unvollständigen Fingerstreckung und zur Ablenkung des Fingers zu einer Seite mit ggf. kreuzenden Fingern. Die Therapie besteht in einer Rekonstruktion des sagittalen Bandes durch verschiedene Sehnenplastiken.

14.6.2 Beugesehnenverletzungen

Beugesehnenverletzungen sind im Gegensatz zu Strecksehnenverletzungen bezüglich der operativen Versorgung als auch von Seiten der Rehabilitation wesentlich anspruchsvoller. Beugesehnenverletzungen sind meist schnell zu erkennen, da entweder das Endgelenk nicht gebeugt werden kann (Ruptur der tiefen Beugesehne = Flexor digitorum profundus = FDP) oder Endgelenk und Mittelgelenk nicht gebeugt werden können (Ruptur der oberflächlichen Beugesehne = Flexor digitorum superficialis = FDS; und der tiefen Beugesehne). Isolierte Rupturen der oberflächlichen Beugesehne sind selten, schwer zu diagnostizieren und klinisch/funktionell wenig auffällig.

Auch bei den Beugesehnen gibt es eine Zoneneinteilung mit entsprechend unterschiedlichen Therapieverfahren, Rehabilitationen und Prognosen. Die klinisch am schwierigsten zu behandelnde Zone ist der Bereich der Finger, in dem beide Beugesehnen gleichzeitig durch einen engen osteofibrösen Kanal ziehen (früher

Niemandsland, heute Zone 2) und hier besonders leicht und viele Verklebungen auftreten können:

- **Zone 1** ist der distale Abschnitt etwa von der Mitte des Mittelgliedes bis zur Mitte des Endgliedes, hier befindet sich die tiefe Beugesehne (FDP) allein;
- **Zone 2** ist der Bereich von der distalen Hohlhandquerfurche bis zur Mitte des Mittelgliedes. Hier liegen die beiden Beugesehnen FDS und FDP in einem sehr engen Kanal, der aus der Palmarseite des Grundgliedknochens sowie der PIP und MCP-Gelenke und den Ringbändern gebildet wird;
- **Zone 3** liegt zwischen der distalen Hohlhandquerfurche und des distalen Rand des Karpaldaches (Retinaculum flexorum);
- **Zone 4** befindet sich dann direkt im Karpalkanal unterhalb des Retinaculum flexorum;
- **Zone 5** proximal des Karpalkanals oder proximal der Raszetta.

Das erreichbare funktionelle Ergebnis bei Beugesehnenverletzungen ist von zahlreichen Einzelfaktoren abhängig und eine volle funktionelle Wiederherstellung der Fingerbeugung und Fingerstreckung ist nicht leicht zu erreichen.

14.6.2.1 Sofortmaßnahmen bei einer Beugesehnenverletzung am Unfallort

Eine frische Wunde sollte grob gesäubert und verbunden werden. Damit die Muskulatur keine zusätzlichen Reize zur Fingerbeugung erhält und sich dadurch die proximalen Sehnenstümpfe noch weiter zurückziehen, sollten die Finger und das Handgelenk in einer leichten Beugestellung geschient werden. Die verletzten Patienten sollten primär an einen handchirurgisch versierten Arzt/Klinik gebracht werden, der diese Verletzungen einschließlich der Begleitverletzungen (Arterien, Nerven) operativ behandeln und auch die adäquate Nachbehandlung gewährleisten kann.

14.6.2.2 Sofortmaßnahmen in der Ambulanz

Nach den üblichen Maßnahmen in der Ambulanz bei frischen Wunden (Tetanus etc.) ist eine genaue Diagnostik der oberflächlichen und tiefen Beugesehnen aller Finger und des Daumens notwendig sowie eine genaue Diagnostik der einzelnen Nerven der Hand und der Durchblutung, da im Operationssaal unter Narkose/Leitungsanästhesie und Blutleere diese Tests nicht mehr ohne weiteres möglich sind.

14.6.2.3 Allgemeine Grundregeln zur operative Versorgung von Beugesehnenverletzungen

- Beugesehnen dürfen nur sehr zart mit Pinzetten oder Haken gefasst werden, Klemmen sollten gar nicht benutzt werden.

- Es ist immer eine zickzackförmige Schnitterweiterung notwendig, um die zurückgezogenen Sehnenenden zu finden. Um diese Schnitte möglichst kurz zu halten und damit die Sehnenstümpfe besser gefunden werden können, kann das Handgelenk und die Finger in Flexionsstellung gebracht werden und der Unterarm nach distal hin „ausgemolken" werden.
- Die hervorgezogenen Sehnenstümpfe können mit Kanülen durchstochen und so am Zurückschnellen gehindert werden.
- Die Beugesehnenscheide und die Ringbänder sollten möglichst geschont werden, längerstreckige Ringbandverletzungen müssen rekonstruiert werden.
- Eine Kürzung der Sehne beim Débridement sollte möglichst vermieden werden.

14.6.2.4 Nahtmaterial und Nahttechnik

Beugesehnennähte müssen für die frühe Mobilisationsbehandlung möglichst stabil genäht werden, andererseits beeinträchtigt eine primär feste Sehnennaht die Durchblutung der Sehne und damit die Sehnenheilung. Viele als stabil geltende Sehnennahttechniken wurden aufgrund der erhöhten Rupturrate nach einigen Tagen wieder verlassen (Bunnell-Schnürsenkelnaht).

Das verwendete Nahtmaterial sollte für mindestens 6 bis 8 Wochen stabil bleiben. Dies kann mit langsam resorbierbarem Nahtmaterial oder mit nicht resorbierbarem Nahtmateral geschehen. Die Stärke des Nahtmaterials richtet sich nach der Nahttechnik (2-Strang, 4-Strang, 6-Strang) und der Stärke der Sehne.

14.6.2.5 Naht-Technik

Bei der Beugesehnennaht müssen verschiedene Details beachtet werden. Die Naht und der Knoten müssen möglichst innerhalb der Sehne liegen und die Durchblutung der Sehnen möglichst wenig beeinträchtigen. Die gebräuchlichsten Nahttechniken sind heute entweder Variationen der Kirchmayr-Naht (Abb. 14.25) aus dem Jahre 1917 oder Variationen der Tsuge-Naht (Abb. 14.26). Wichtig bei der Kernnaht

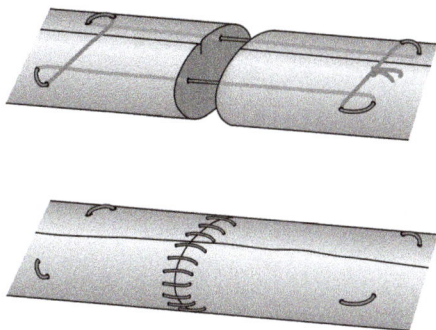

Abb. 14.25: Beugesehnennahttechnik: Kirchmayr-Nahttechnik.

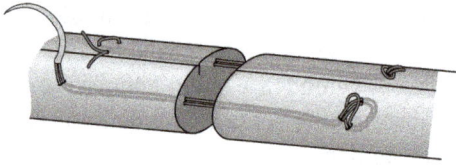

Abb. 14.26: Beugesehnennahttechnik nach Tsuge.

ist eine Verankerung in der Sehne mit einem Abstand von mindestens 10 mm. Darüber hinaus ist eine feinadaptierende Naht direkt an der Rupturstelle notwendig.

14.6.2.6 Rehabilitation von Beugesehnenverletzungen

Bei der Nachbehandlung von Beugesehnennähten sind ebenfalls eine ganze Reihe von Details zu beachten. Die Übungen müssen möglichst frühzeitig beginnen, die Kraft, die auf die Naht einwirkt, muss möglichst geringfügig sein und der betroffene Sehnenabschnitt muss mindestens 5 mm gleiten können. Damit keine zu große Spannung auf die Sehnennaht einwirken kann, wird bereits im Operationssaal eine Schiene in Beugestellung des Handgelenkes und der Grundgelenke angelegt (Kleinert-Schiene, Abb. 14.27).

Die Beugesehne muss dann passiv bewegt werden. Dies geschieht durch eine aktive Streckung und eine passive Beugung der Finger. Die passive Beugung der Finger wird durch Gummizügel oder durch Federn erreicht. Der Patient muss mehrmals stündlich die Finger aktiv strecken. Erst nach sechs Wochen ist die Sehnennaht so stabil, dass die Zügelung abgebaut werden kann und erst nach zwölf Wochen ist eine genähte Sehne als stabil zu betrachten.

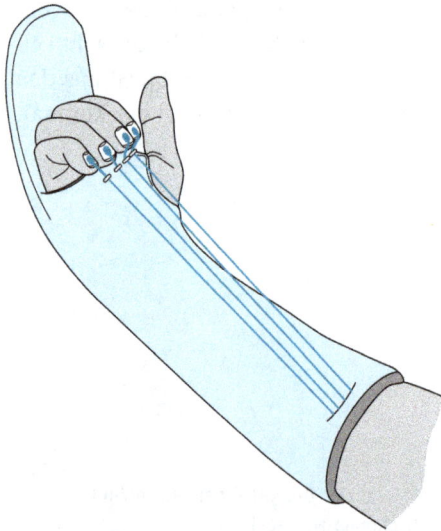

Abb. 14.27: Kleinert-Schiene.

14.6.3 Ringband-Verletzungen

Die Ringbänder der Beugesehnen haben eine enorme Bedeutung für die Biomechanik des Fingerbeugens. Ohne diese Ringbänder kommt es bei der versuchten Fingerbeugung zu einem Abheben der Beugesehnen aus dem vorgesehenen Gleitkanal am Knochen, dem so genannten Bogensehneneffekt oder Bowstringing. Bei längerstreckigem Verlust der Ringbänder führt dies zu einem Streckdefizit und einem Beugedefizit des ganzen Fingers. Insbesondere das A2-Ringband und das A4-Ringband sollten bei Verletzungen der Finger primär wieder rekonstruiert werden. Wenn ein Ringband für eine Beugesehnennaht durchtrennt werden muss, sollte das Ringbnad so eröffnet werden, dass eine Rekonstruktion noch möglich ist.

14.6.4 Gefäßverletzungen der Hand

Die Hand und jeder Finger sind durch mindestens zwei Arteriensysteme versorgt. Diese radialen und ulnaren Arterien sind durch zahlreiche Brücken miteinander verbunden, so dass bei der Verletzung einer Arterie das benachbarte System die Versorgung der Hand oder des Fingers übernehmen kann. Grundsätzlich sollte versucht werden jedes Blutgefäß an der Hand mit einem Durchmesser von mehr als 1 mm zu rekonstruieren. Sind beide Blutgefäße verletzt, muss eine Arterienrekonstruktion erfolgen. Das Nahtmaterial liegt für die größeren Arterien, wie etwa die Arteria radialis oder die Arteria ulnaris bei 6/0, für kleinere Arterien am Finger bei etwa 9/0 oder 10/0. Etwa ab der Mitte der Hohlhand reicht die Lupenbrille nicht mehr aus und es sollte ein Mikroskop benutzt werden. Die Nahttechnik bei Arteriennähten an der Hand ist eine Einzelknopf-Nahttechnik (Abb. 14.28). Zur Überprüfung der Durchblutung ist eine Öffnung der Blutsperre notwendig.

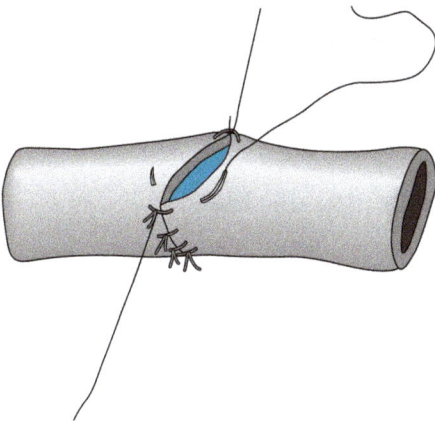

Abb. 14.28: Arteriennaht (Dreiecksnaht nach Carrel).

14.6.5 Nervenverletzungen an der Hand

Da die Fingerkuppen mit dem Tastsinn ein Sinnesorgan darstellen, ist jede Verletzung der Nerven an der Hand eine schwerwiegende Verletzung. Ein durchtrennter Nerv muss nicht notfallmäßig in der Nacht genäht werden, aber es hat sich gezeigt, dass eine Nervennaht innerhalb der ersten Tage nach der Verletzung erfolgen sollte. Bei den Nervennähten sind ebenfalls einer Reihe von Details zu beachten:

– Nerven dürfen niemals unter Spannung genäht werden.
– Es muss äußerst feines Nahtmaterial benutzt werden.
– Bei der Naht sollte möglichst nur das Epineurium mit der Naht gefasst werden (Abb. 14.29).

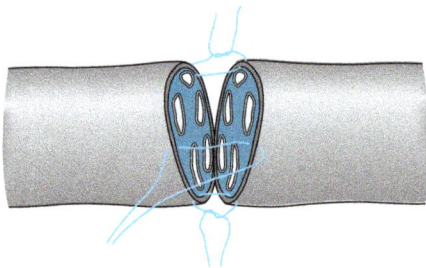

Abb. 14.29: Epineurale Nervennaht.

Nur bei dickeren Nerven sind auch perineurale Nähte sinnvoll.

! Die Spannung einer Nervennaht ist zu groß, wenn ein 10/0 Mikrofaden bei der ersten Einzelknopfnaht reißt.

Ist die Spannung zu groß, liefern Nerventransplantationen die besseren Ergebnisse. Die Naht von Nerven sollte möglichst immer unter dem Mikroskop erfolgen. Müssen Nervenstümpfe angefrischt werden, so sollte dies möglichst mit einem sehr scharfen Skalpell oder einer Rasierklinge als Schnitt erfolgen und nicht mit einer quetschenden Schere.

14.7 Frakturen und Luxationen im Bereich der Hand

Die Frakturen an der Hand sind so unterschiedlich, dass die einzelnen Regionen gesondert besprochen werden müssen. Bei den Luxationen gibt es dagegen eine ganze Reihe von Ähnlichkeiten und Gemeinsamkeiten unter den verschiedenen Gelenken. Nur die Luxation im Bereich des Handgelenkes sind sehr speziell und müssen daher separat abgehandelt werden.

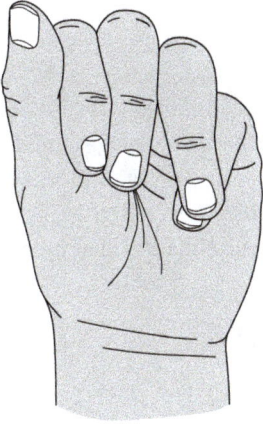

Abb. 14.30: Torsionsabweichung eines Fingers beim Faustschluss bei stark dislozierter/instabiler Fingerfraktur.

Ein großer Anteil der Handfrakturen kann konservativ in einer Schiene ausbehandelt werden. Es muss bei einer konservativen Frakturbehandlung streng darauf geachtet werden, dass:

- so wenig nicht beteiligte Gelenke wie möglich ruhiggestellt werden;
- die benachbarten Gelenke so geschient werden, dass sich die Kollateralbänder während der Ruhigstellungphase nicht verkürzen können (Intrinsic Plus Stellung);
- die Ruhigstellungszeit möglichst kurz gehalten wird (meist reichen 3 (–4) Wochen an den Fingern und Mittelhandknochen aus);
- Torsionsabweichungen („Rotationsfehler", Abb. 14.30) unbedingt vermieden werden müssen.

Das Röntgenbild darf nicht als Maßstab für die Durchbauung einer Fraktur herangezogen werden, da die Mineralisation des Kallus wesentlich länger als 4 Wochen dauert. Bei stark dislozierten oder instabilen Frakturen sowie Frakturen mit einer deutlichen nicht reponierbaren Torsionsabweichung muss die Fraktur operiert werden. Bei allen Frakturen und Luxationen der Hand gilt: Je früher die operative Intervention beginnt, umso leichter ist die Reposition und Osteosynthese.

14.7.1 Nagelkranzverletzungen und Endgliedschaftverletzungen

Diese Verletzungen sind meist auf Quetschverletzungen zurückzuführen. Nur bei groben Dislokationen sind offene Repositionen und Osteosynthesen notwendig, um Deformierungen des Nagelbettes oder Pseudarthrosen zu vermeiden. Für diese sind meist Kirschner-Drähte der Stärke 0,8 mm oder 1 mm ausreichend.

14.7.2 Endgliedbasisfrakturen

14.7.2.1 Palmare Endgliedbasisbrüche

Diese Frakturen sind selten, sind aber dann häufig Avulsionsfrakturen der tiefen Beugesehnen. Bei der Diagnostik sind seitliche Röntgen-Aufnahmen des gesamten Fingers notwendig, da der Ansatzbereich der tiefen Beugesehnen bis weit nach proximal zurückgezogen sein kann. Für die Wiedererlangung der vollen Finger-funktion ist eine frühzeitige Diagnose und eine frühzeitige Refixation der tiefen Beugesehne notwendig.

14.7.2.2 Dorsale Endgliedbasisfrakturen

Dorsale Endgliedbasisfrakturen sind sehr häufig, werden aber fälschlicherweise als knöcherne Strecksehnenausrisse bezeichnet. In der Mehrzahl der Fälle handelt es sich aber um Abscherfrakturen der dorsalen Endgliedbasis unter Endgelenkskom-pression. Wenn das Fragment nur wenig disloziert ist, reicht eine Schienung des Fingerendgelenkes in Streckstellung für 4–5 Wochen aus. Bei größeren Dislokatio-nen und großen Fragmenten kann dagegen eine Operation sinnvoll sein. Hier kön-nen Minischrauben (1,0 bis 1,2 mm), Kirschnerdrähte oder Cerclagen zum Einsatz kommen. Aber man darf sich hier nicht täuschen lassen. Die operative Versorgung dieser Frakturen ist höchst anspruchsvoll.

14.7.3 Mittelgliedbrüche

Unter den verschiedenen Mittelgliedfrakturen – zu unterscheiden sind Kondylen-frakturen des Mittelgliedkopfes, Spiral- und Querfrakturen des Schaftes, sowie dor-sale und palmare Mittelgliedbasisfrakturen – stellen die palmaren Mittelgliedbasis-frakturen die größte Herausforderung an den behandelnden Arzt dar. Da die Streckaponeurose sehr zart ist und es hier leicht zu Verwachsungen kommen kann, sollten großzügige Freilegungen des Knochens unterbleiben. Daher kann bei vielen Mittelgliedfrakturen mit Kirschner-Drähten oder seitlich eingebrachten Schrauben sehr gut gearbeitet werden.

14.7.3.1 Dorsale Mittelgliedbasisfrakturen

Gesondert herausgehoben werden muss die dorsale Mittelgliedbasisfraktur, da an dieser Stelle der Strecksehnenmittelzügel ansetzt und eine konservative Therapie nicht selten in einer Knopflochdeformität mündet. Das seitliche Röntgenbild hier für die Diagnose und Therapie unerlässlich. Je nach Größe des Fragmentes kann die Osteosynthese mit Minischrauben, Drähten oder Cerclagen erfolgen.

14.7.3.2 Palmare Mittelgliedbasisfrakturen

Bei den palmaren Mittelgliedbasisfrakturen muss zwischen den sehr häufigen und harmlosen knöchernen Ausrissen der palmaren Platte durch eine Überstreckverletzung und den schwerwiegenden palmaren Mittelgliedbasisimpressionsfrakturen unterschieden werden.

Bei den Ersteren reicht eine Schienung des Fingers in Streckstellung für eine Woche. Bei diesen Verletzungen ist lediglich die Verbindung der palmaren Platte ausgerissen und meist nur gering disloziert. Das Gelenk ist nicht subluxiert! Die Beugesehnen drücken das Fragment meist an die richtige Stelle und die Heilung erfolgt schnell.

Bei den Impressionsfrakturen ist das Mittelgelenk subluxiert und der Grundgliedkopf steht in der eingestauchten Frakturzone. Hier kann es leicht zu Arthrosen kommen. Die Kollateralbänder sind durch die Kompression nicht im gespannten Zustand und können schrumpfen. Folgen einer konservativen Behandlung sind arthrotische, schmerzhafte, teilweise eingesteifte Mittelgelenke. Ziele der Behandlung, die ebenfalls in den ersten Tagen nach der Verletzung erfolgen sollte, sind eine Aufhebung der Subluxationsstellung und – wenn es geht – eine Rekonstruktion der Gelenkfläche. Dies kann durch verschiedene dynamische Distraktionsfixateure (z. B. Suzuki-Fixateur) oder aufwändige direkte Osteosynthesen erfolgen, die allerdings dem erfahren Handchirurgen überlassen werden sollten.

14.7.4 Grundgliedfrakturen

Grundgliedfrakturen können ebenso wie die Mittelgliedfrakturen in Kopffrakturen (Kondylenfrakturen), Schaftquer- und Schaftspiralfrakturen sowie Basisfrakturen unterteilt werden. Bei den Basisfrakturen spielen die seitlichen Kollateralbandausrisse eine größere Rolle als dorsale oder palmare Basisfrakturen. Natürlich sind auch Trümmerfrakturen in diesem Bereich nicht selten.

Die Erstmaßnahmen nach solchen Frakturen sind Röntgenaufnahmen in 2 Ebenen und eine Ruhigstellung in einer Intrinsic-Plus-Schiene.

Viele Grundgliedfrakturen können konservativ behandelt werden. Bei Instabilität oder Torsionsabweichungen kann operativ mit Kirschner-Drähten oder Schrauben gearbeitet werden. Wenn das Periost des Grundgliedes über einen dorsalen Zugang vorsichtig angehoben wird, sind auch durchaus Plattenosteosynthesen am Grundglied möglich.

Die Operation sollte innerhalb einer Woche nach der Verletzung erfolgen.

14.7.5 Brüche der Mittelhandknochen

Durch die Verbindung der Mittelhandknochen 2–4 untereinander über Bänder und Muskeln sind viele Mittelhandfrakturen nur wenig disloziert und viele Brüche können sehr gut konservativ in einem Mittelhandbrace behandelt werden. Ausnahmen sind offene Frakturen, Brüche mit Torsionsabweichungen, Metakarpalekopffrakturen, stark eingestauchte (verkürzte) Frakturen und stark abgekippte Halsfrakturen (insbesondere Metakarpale 5 = „Amateurboxerfraktur").

Durch eine Pflasterfixation an den Nachbarfinger (Twintape-Verband) und Beugung der Grundgelenke auf fast 90° werden viele Torsionsabweichungen beseitigt.

Als Sofortmaßnahme bei einer solchen Fraktur sollte eine etwaige Torsionsstellung des Fingers durch eine einfache Untersuchung überprüft werden. Beim versuchten Faustschluss bewirkt eine Torsionsabweichung ein Überkreuzen der Finger, bzw. an den Randstrahlen eine seitliche Auslenkung. Diese Torsionsabweichungen sind funktionell sehr stark störend und es sollte von Anfang an versucht werden durch Repositionen und Fixierungen an den Nachbarfinger diese Torsionsabweichungen zu beseitigen. Hier entscheidet sich dann auch, ob konservativ oder operativ vorgegangen werden kann.

14.7.5.1 Mittelhandknochenkopf/Halsfrakturen

Gelenkbrüche der Metakarpaleköpfe (Abb. 14.31) sollten offen anatomisch rekonstruiert werden, da Gelenksteifigkeiten oder Arthrosen möglichst verhindert werden sollten. Eine der häufigsten Frakturen an der Hand sind die Halsfrakturen des 5. Mittelhandknochens, üblicherweise durch einen Wut-induzierten Faustschlag gegen eine Wand oder ähnlich harten Gegenstand („Idiots-fracture"). Bei geringer palmarer Abkippung und ohne Torsionsabweichung können diese Frakturen sehr gut konservativ behandelt werden. Bei größeren Abkippwinkeln ist eine anterograd eingebrachte intramedulläre Drahtschienung (Foucher-Technik) häufig die Therapie der Wahl (Abb. 14.32).

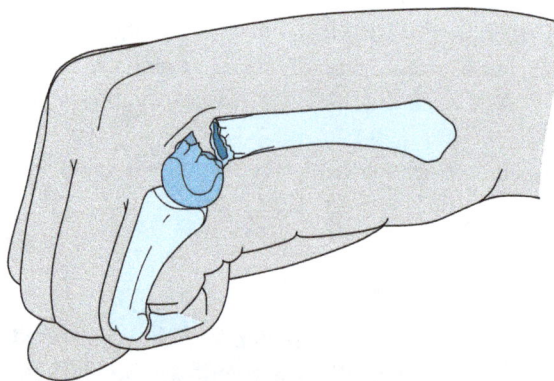

Abb. 14.31: Metakarpale V-Halsfraktur.

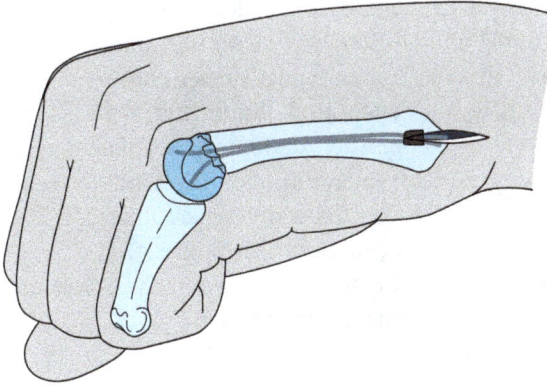

Abb. 14.32: Intramedulläre Drahtschienung nach Foucher.

14.7.5.2 Schaftbrüche der Metakarpalia

Einzelne Schaftquer- oder Schaftschrägfrakturen der Metakarpalia können bei guter Stellung und Stabilität konservativ im Mittelhandbrace ausbehandelt werden. Bei starker Verkürzung, Torsionsabweichungen, Instabilitäten oder insbesondere wenn mehrere Mittelhandknochen frakturiert sind, ist eine Operation indiziert. Je größer die Instabilität, desto rigider muss die Osteosynthese – insbesondere an den Randstrahlen – sein. Spiralfrakturen können mit Cerclagen oder Schrauben versorgt werden, Querfrakturen oder Trümmerfrakturen benötigen häufig eine Plattenosteosynthese mit 2,0 mm oder 2,5 mm starken Schrauben. Bei diesen Osteosynthesen ist darauf zu achten, dass keine Torsionsabweichung entsteht.

14.7.5.3 Basisnahe Frakturen des 1. Mittelhandknochens

Diese Verletzungen stellen fast immer eine Operationsindikation dar, da durch verschiedene Zugrichtungen der ansetzenden Sehnen die Fragmente nicht anatomisch heilen können. Daher haben diese Verletzungen auch Eigennamen: Bennett-Fraktur, Rolandofraktur oder Wintersteinfraktur. Die Bennett- und die Rolandofraktur sind mit Beteiligung des Sattelgelenkes, die Wintersteinfraktur extraartikulär. Durch den Zug der Abductor pollicis longus-Sehne wird dieses Fragment nach proximal-radial gezogen, während die distalen Anteile durch den M. adductor pollicis nach ulnar gezogen werden.

Die Gelenkflächen können am besten von palmar mit Schrauben oder Drähten anatomisch rekonstruiert werden, während die basisnahen Schaftbrüche mit winkelstabilen Platten versorgt werden können.

14.7.6 Frakturen im Bereich der Handwurzel

Frakturen der Handwurzel lassen meist auf eine höhere Krafteinwirkung schließen. Es gibt zahlreiche Gründe, warum Handwurzelknochenbrüche schlecht heilen können:

- Innerhalb des Handwurzelgefüges herrschen verschiedene Spannungen, da keine Muskeln oder Sehnen direkt an den Handwurzelknochen ansetzen, gibt es auch keine „Rückstellkräfte" und die Frakturen bleiben verschoben.
- Die Knochen weisen an verschiedenen Seiten große Knorpelflächen auf und haben daher nur wenige Stellen für den Eintritt von Blutgefäßen. Bei einigen Frakturen (Kahnbeinbruch) kann die Blutversorgung ganz abgeschnitten sein.
- Handwurzelknochen sind hauptsächlich von Gelenkflüssigkeit umgeben, daher befindet sich im Frakturspalt kein Blut, sondern Gelenkflüssigkeit.
- Geringfügige Bewegungen im Handgelenk bewirken eine deutliche Bewegung der Handwurzelknochen oder der Fragmente gegeneinander.
- Viele Brüche der Handwurzelknochen werden leicht übersehen.

14.7.6.1 Kahnbeinbrüche

Kahnbeinbrüche sind relativ häufig, werden häufig übersehen mit teilweise verheerenden Folgen, heilen schlecht aufgrund der Verkippung der Fragmente „humpback"-Deformierung und der schlechten Durchblutung des proximalen Fragmentes.

Der typische Unfall ist ein Sturz beim Fußballspiel mit nachfolgenden Schmerzen an der Radialseite des Handgelenkes. Typisch ist bei der klinischen Diagnostik der Druckschmerz in der Tabatière. Wenn klinisch ein Verdacht auf eine Kahnbeinfraktur besteht, so liegt erst dann keine Kahnbeinfraktur vor, wenn diese durch eine Computertomographie ausgeschlossen wurde. Als erste Röntgenaufnahmen sollten das Handgelenk im dorso-palmaren und exakt seitlichen Strahlengang geröngt werden, dazu eine Kahnbeinspezialaufnahme nach Stecher. In dieser Aufnahme ist das Kahnbein voll aufgerichtet und ohne Überlagerungen durch die anderen Handwurzelknochen. Zeigt sich in diesen Aufnahmen bereits eine Fraktur gibt es nur noch zwei Möglichkeiten für das weitere Vorgehen: Entweder eine Operation mit einer heute üblichen Kahnbeinschraube (Herbert-Schraube) oder die Durchführung einer Computertomographie zur Klärung, ob eine konservative Therapie möglich ist. Diese konservative Therapie ist nur möglich, wenn es sich um einen nicht verschobenen Bruch ohne hump back Deformität handelt. Dies kann nur durch eine CT beurteilt werden. Im MRT können Frakturen leider nicht einwandfrei nachgewiesen oder ausgeschlossen werden.

Ein nicht verschobener Kahnbeinbruch ohne „hump back"-Deformität kann innerhalb von 6 Wochen im Unterarmgips ausheilen. Eine durch eine Kahnbeinschraube stabilisierte Fraktur sollte noch für 3–4 Wochen mit einer Handgelenksschiene abgesichert werden.

14.7.6.2 Frakturen der anderen Handwurzelknochen

Bei den Frakturen der anderen Handwurzelknochen – mit Ausnahme der dorsalen Chip-Fraktur des Os triquetrums, die bei einigen Radiusfrakturen begleitend vorkommen kann – sollte der Patient in einer Handchirurgischen Spezialabteilung vorgestellt werden, da es sich um komplizierte karpale Instabilitäten handeln kann.

14.7.7 Endgelenks- und Mittelgelenksluxationen

Sofortmaßnahmen: Verrenkungen des Endgelenks oder des Mittelgelenks sind oft aufgrund der ungewöhnlichen Stellung sehr spektakulär. Hat man von der klinischen Untersuchung keinen Verdacht auf eine Fraktur, kann zur schnellen Schmerztherapie das Fingergelenk durch Längszug eingerenkt werden. Man sollte sich vorher aber unbedingt die Luxationsstellung des Fingers merken oder photographieren. Nur aus der Luxationsstellung können Rückschlüsse auf begleitende Bandverletzungen gezogen werden.

Falls schnell erreichbar und durchführbar sind Röntgenaufnahmen des Fingers im luxierten Zustand sehr hilfreich für die anschließende Beurteilung, da kleine abgescherte Fragmente nur hier sichtbar sind und die Luxationsrichtung, also die Bandinstabilitäten eindeutig zu beurteilen sind. Röntgenaufnahmen im reponierten Zustand zeigen häufig einen Normalbefund und man kann kaum beurteilen, ob es sich um eine dorsale oder palmare Luxation gehandelt hat.

Ist eine operationspflichtige Fraktur ausgeschlossen, kann die Verrenkung durch Längszug in den allermeisten Fällen problemlos, ggf. unter Oberst-Anästhesie, eingerenkt werden.

14.7.7.1 Dorsale PIP und DIP-Luxationen

Die häufigsten Luxationen dieser Gelenke sind die durch eine forcierte Hyperextension entstandenen dorsalen Luxationen. Bei diesen Luxationen reicht eine Reposition durch Längszug und eine Schienung des Fingers in Streckstellung für 5 bis 10 Tage. Nach der Reposition sollte die Stabilität der Kollateralbänder klinisch überprüft werden und Röntgenaufnahmen in 2 Ebenen angefertigt werden. Es ist auch günstig, das betreffende Gelenk elastisch zu wickeln, damit die verletzten Kollateralbänder und die Kapsel nicht zu stark anschwellen. Die Gelenkschwellung kann sehr lange bestehen bleiben und ein Streckdefizit verbleiben. Daher ist es noch günstig, wenn nach Abnahme der permanenten Schiene der Finger noch nachts für einige Wochen in Streckstellung geschient wird.

14.7.7.2 Palmare und seitliche PIP und DIP-Luxationen

Während bei den dorsalen Interphalangealgelenkluxationen die Kollateralbänder meist noch intakt sind, trifft dies für die palmaren und seitlichen Luxationen nicht zu. Hier sind definitiv Kollateralbänder zerrissen, vor allem aber bei den palmaren

Luxationen auch der Strecksehnenmittelzügel abgerissen, so dass eine konservative Therapie fast immer zur Knopflochdeformität führt. Hier ist eine Vorstellung bei einem Handchirurgen angezeigt.

14.7.8 Grundgelenksluxationen

Die Verrenkungen der Grundgelenke der Finger und des Daumens sind fast immer dorsale Luxationen. Das Besondere bei diesen Luxationen ist aber, dass hier ein Längszug nicht zum Erfolgt führt und die Situation sogar noch verschlimmern kann. Hier sollte ein erfahrener Handchirurg konsultiert werden, der diese nicht selten irreponible Luxation ggf. auch operativ behandeln kann.

14.7.9 Bandrupturen im Bereich der Handwurzel

Bandrupturen im Handgelenksbereich sind für den ungeübten Untersucher sehr schwer zu entdecken. Meist geben die Röntgenbilder des Handgelenkes im dorsopalmaren und exakt seitlichen Strahlengang eine wertvolle Hilfe bei der Diagnostik. Ist der Abstand zwischen den Handwurzelknochen vergrößert, oder gibt es ungewöhnliche Überlagerungen, so sollte der Patient in einer Handchirurgischen Abteilung vorgestellt werden, da diese Instabilitäten mit der Zeit zu schwerwiegenden Handgelenksproblemen führen können.

14.7.9.1 SL-Bandruptur
Die mit Abstand wichtigste Bandruptur im Handgelenksbereich ist die Ruptur des kurzen Bandes zwischen Kahnbein und Mondbein, das Lig. scapholunare interosseum oder kurz SL-Band. Typischer Verletzungsmechanismus ist das Verdrehen des Handgelenks an einem Geländer, an einer starken Bohrmaschine, aber auch bei Stürzen. Der Handgelenksschmerz wird anfangs nur als „Verstauchung" gewertet, die Probleme aber bleiben bestehen. Das Röntgenbild zeigt dann im dp-Strahlengang eine vergrößerte Lücke zwischen Kahnbein (mit Ringzeichen) und Mondbein sowie im seitlichen Röntgenbild eine Palmarabkippung des Kahnbeins und eine Dorsalabkippung des Mondbeines (DISI-Stellung = dorsiflexed intercalated segment instability). Bei frischen Verletzungen ist eine Bandnaht mit K-Draht-Transfixation und Schienenruhigstellung erfolgversprechend. Bei älteren Verletzungen wird die Behandlung zunehmend schwieriger bis unmöglich mit Rettungsoperationen.

14.7.9.2 LT-Bandruptur
Diese Verletzungen sind von der Diagnosestellung sehr schwierig und auch die Behandlung ist schwierig. Hinweise auf diese Verletzung erhält man aus der klini-

schen Untersuchung mit Druckschmerz von ulnar auf das Os triquetrum und die Stellung des Os lunatum im seitlichen Röntgenbild (PISI-Stellung = palmarflexed intercalated segment instability).

14.7.9.3 Perilunäre Luxationen und Luxationsfrakturen

Diese Verletzungen treten regelmäßig bei Stürzen aus größeren Höhen auf und sind handchirurgische Notfälle. Im Röntgenbild fällt eine Fehlstellung und eine Unterbrechung der Gilula-Linien sofort auf. Repositionsversuche sollte aber möglichst nicht außerhalb der versorgenden Klinik gemacht werden da eine geschlossene Reposition sehr schwierig ist und nach einer gelungenen Reposition keine stabile Situation eintreten kann. Der Trend bei diesen Luxationen geht in die Richtung der beidseitigen (dorsal und palmar) Handgelenkseröffnung.

14.8 Komplexe Handverletzungen

Viele Quetsch-, Säge-, Riss- oder Maschinenverletzungen der Hand müssen am Unfallort grob gereinigt, verbunden und schnell in eine Handchirurgische Klinik gebracht werden.

Ein Druckverband kann die Blutung stillen, sollte aber nicht so angelegt werden, dass sämtliche Finger sich überlagern. Dies macht eine Röntgenaufnahme im Verband unbrauchbar. Die schmerzhafte Hand muss erneut ausgepackt werden, neu geröngt und neu verbunden werden. Besser ist es, die Hand bereits am Unfallort so zu verbinden, dass eine Röntgenaufnahme im Verband möglich ist.

14.8.1 Teilamputationen

Die Sofortmaßnahmen bei Teilamputationen sind:
Überprüfung der:
– Durchblutung;
– Nervenfunktion;
– Sehnenfunktion und
– ein Druckverband und
– ein zügiger Transport in die Klinik.

14.8.2 Amputationsverletzungen

Bei den spektakulären Amputationsverletzungen sind Sofortmaßnahmen am Amputationsstumpf und am Amputat notwendig. Eine sofortige Vollnarkose am Unfallort ist meist nicht notwendig und für die Klärung von einigen wichtigen anamnestischen Fragen auch kontraproduktiv.

14.8.2.1 Sofortmaßnahmen am Amputationsstumpf

Bei Amputationsverletzungen wird der Stumpf mit einem Druckverband versorgt, ohne dass Klemmen, Ligaturen oder sonstige Instrumente eingesetzt werden und die feinen Strukturen für die mikrochirurgische Versorgung zerquetschen. Auch eine Blutstillung mit Eletrokoagulationen sollte am Amputationsstumpf unterbleiben.

14.8.2.2 Sofortmaßnahmen und Umgang mit dem Amputat

Das Amputat sollte allenfalls grob vom Schmutz befreit werden und dann gekühlt mit dem Patienten in die Klinik geschafft werden. Bis in die Klinik sollte das Amputat möglichst nicht vom Patienten getrennt werden, da es durch widrige Umstände passieren könnte, dass Patient und Amputat in verschiedene Krankenhäuser gebracht werden.

Wie weiter oben bereits beschrieben darf das Amputat nicht austrocknen, nicht ertrinken, nicht erfrieren, nicht vergiftet (Alkohol, Formalin, etc.) werden und der Stoffwechsel in den Zellen des Amputates wird durch Kühlung gebremst. Optimal sind 4 °C, also die Temperatur von einem Eis-Wasser-Gemisch, allerdings darf das Amputat nicht direkt mit dem Eis in Berührung kommen. Auf dem Notarztwagen oder Rettungswagen sind entsprechende Doppelbeutel mit Kühlung vorhanden.

Insbesondere bei Makroamputationen, also Amputationen mit reichlich Muskulatur am Amputat (Hand, Unterarm, Oberarm) sollte die betreffende Klinik vorab informiert werden, da die Zeit bis zur Reperfusion des Amputates möglichst unter 3 Stunden liegen sollte und die Operation somit sehr zügig beginnen sollte.

14.9 Infektionen der Hand

Infektionen an der Hand sind häufig ebenfalls Erkrankungen, bei denen schnelle chirurgische Maßnahmen unerlässlich sind. Die Infektion schädigt mit zunehmender Zeitdauer immer mehr das Gewebe und die bleibenden Schäden werden mit zunehmender Dauer der Infektion immer größer. Der fast 2000 Jahre alte Spruch „ubi pus ibi evacua" muss heute etwas relativiert werden, da die Mikrobiologen gezeigt haben, dass aus dem Eiter häufig gar keine Bakterien gezüchtet werden können, sondern dass nur die Kulturen aus dem umliegenden (nicht flüssigen) Gewebe positiv sind. Will man also die Bakterien beseitigen, so ist es notwendig das gesamte infizierte Gewebe zu entfernen und nicht nur den flüssigen Eiter abzulassen. Auch die sogenannten „Gegeninzisionen" dienten nur dem leichteren

Abfluss und für den Laschendurchzug, halfen aber nicht bei der Entfernung der Bakterien und sollten heute unterbleiben. Dies muss an der Hand aufgrund der zahlreichen eng benachbarten Leitungsbahnen von handchirurgisch erfahrenen Chirurgen durchgeführt werden.

14.9.1 Paronychien – Panaritium

Bei den Nagelwall- und Nagelbettinfektionen sind die Bakterien über den Nagelfalz in die Tiefe gelangt und können am besten zunächst über den gleichen Weg wieder entfernt werden. Oft kommt bei leichtem Anheben des Nagelwalls der Eiter dem Operateur entgegen, nichtsdestotrotz sollte die gesamte Eiterhöhlenwand vorsichtig ausgekratzt werden. Tiefere Infektionen müssen schonend eröffnet und das infizierte Gewebe restlos herausgeschnitten werden.

14.9.2 Subkutane Infektionen

Theoretisch muss es immer eine Einstichstelle geben, über die die Bakterien in das Unterhautfettgewebe vorgedrungen sind, es sei denn, es handelt sich um eine hämatogene Streuung. Wenn der Kanal sichtbar ist, sollte dieser Kanal mit exzidiert werden und als Zugang zur Infektionshöhle gewählt werden, die dann komplett exzidiert wird. In der Tiefe ist auf Leitungsbahnen zu achten. Die Höhle wird noch mit verschiedenen Lösungen (NaCl, 1%-Betaisodona-Lsg.) ausgespült (verboten ist Octenisept®).

Findet sich keine Eintrittstelle, sollte eine Inzision an der ungefährlichsten und kosmetisch günstigsten Stelle vorgenommen werden und der Infektionsherd ausgeräumt werden.

14.9.3 Sehnenscheideninfektionen

Eine Infektion der Sehnenscheide, beispielsweise durch eine winzig kleine Stichverletzung auf Höhe der Endgelenksbeugefurche führt innerhalb weniger Stunden bis weniger Tage zu einer stark schmerzhaften und gefährlichen Erkrankung. Wird zu spät operiert, resultiert in vielen Fällen eine bleibende Fingersteifigkeit oder eine Fingeramputation.

Kanavel beschrieb bereits vor über 100 Jahren die vier Kardinalzeichen einer Beugesehnenscheideninfektion:
- gleichmäßige Schwellung des gesamten Fingers;
- Druckschmerz über dem Verlauf der Beugesehnenscheide;

–   gebeugte Fingerstellung;
–   extreme Schmerzen bei der versuchten Fingerstreckung.

Da sich die Bakterien innerhalb der Beugesehnenscheide hemmungslos vermehren können und dabei die Gleitschichten der Sehne zerstören, ist ein schnelles Eingreifen notwendig. Je schneller der Eingriff vorgenommen werden kann, umso geringer sind die Schäden und umso besser das Ergebnis.

> **!**   Antibiotikagaben verschleiern die Symptomatik und verhindern eine schnelle Intervention. Daher sollte schon bei einem geringen Verdacht auf eine Beugesehnenscheideninfektion die Indikation zur Operation gestellt werden.

Operationstechnik bei Beugesehnenscheideninfektionen: Ist eine Einstichstelle sichtbar, so wird diese exzidiert und dann das proximale und distale Ende der Sehnenscheide eröffnet. Findet sich trübe Flüssigkeit, so wird die gesamte Beugesehnenscheide intensiv gespült. Liegt bereits eine ausgeprägte Synovialitis der Sehnenscheide vor und ist die Sehnenoberfläche aufgerauht, so sollte über die gesamte Länge der Beugesehnenscheide eröffnet und das Synovialgewebe exzidiert werden.

14.9.4 Empyeme an der Hand

Auch Gelenkinfektionen an der Hand sind dringliche Operationen, da Bakterien den Gelenkknorpel schnell und irreversibel schädigen. Bei Gelenkinfektionen ist der Finger im Gelenkbereich spindelförmig geschwollen. Der Zugang zum Gelenk ist am günstigsten an den Rändern der Kollateralbänder. Das Gelenk muss intensiv gespült und das vermehrte Synovialgewebe reseziert werden.

14.9.5 Knocheninfektionen an der Hand

Eingedrungene Fremdkörper oder fortgeleitete Infektionen können auch zu einer Knocheninfektion an der Hand führen. Auf dem Röntgenbild sind meist schon Osteolysen erkennbar. Der gesamte Bereich der Osteitis muss radikal ausgeräumt werden. Knorpelflächen bieten eine ganze Zeit einen gewissen Schutz vor einem Überspringen der Infektion auf den Nachbarknochen und sollten daher bei der Operation noch geschont werden.

14.10 Literatur

Brug E, Langer M, Probst A. Flexor and extensor tendon injuries of he hand Orthopade. 2000 Mar;29(3):216–27

Brug E, Langer M. Panaritium oft he distal finger joint and subcutaneous infections of he hand. Kongressbd Dtsch Ges Chir Kongr. 2001;118:402–3

Damert HG, Altmann S, Stübs P, Infanger M, Meyer F. What Do General, Abdominal and Vascular Surgeons Need to Know on Plastic Surgery – Aspects of Plastic Surgery in the Field of General, Abdominal and Vascular Surgery. Zentralbl Chir. 2014 Apr 25

Henne-Bruns D, Dürig M, Kremer B. Chirurgie. Thieme Verlag, Stuttgart, 2007

Hirner A, Weise K. Chirurgie Schnitt für Schnitt. Thieme Stuttgart, 2004

Koban KC, Leitsch S, Holzbach T, Volkmer E, Metz PM, Giunta RE. 3D-imaging and analysis for plastic surgery by smartphone and tablet: an alternative to professional systems? Handchir Mikrochir Plast Chir. 2014 Apr;46(2):97–104

Kolbenschlag J, Gehl B, Daigeler A, Kremer T, Hirche C, Vogt PM, Horch R, Lehnhardt M, Kneser U. Microsurgical Training in Germany – Results of a Survey among Trainers and Trainees. Handchir Mikrochir Plast Chir. 2014 Aug;46(4):214–23

Langer MF, Wieskötter B, Herrmann K, Oeckenpöhler S. Flexor tendon transplantation. Orthopade. 2015 Oct;44(10):777–85. doi: 10.1007/s00132-015-3156-2

Langer MF, Hermann K, Oeckenpöhler S, Wieskötter B. Restoration of ulnar collateral ligament stability of the metacarpophalangeal joint of the thumb. Oper Orthop Traumatol. 2015 Oct;27(5):380–93. doi: 10.1007/s00064-015-0413-9

Langer MF, Oeckenpöhler S, Hartensuer R, Herrmann K, Wieskötter B. Pulley reconstruction in the hand. Orthopade. 2015 Oct;44(10):757–66. doi: 10.1007/s00132-015-3158-0

Langer MF, Oeckenpöhler S, Kösters C, Herrmann K. Wieskötter B.Suture techniques for flexor tendons of the hand. Orthopade. 2015 Oct;44(10):748–56. doi: 10.1007/s00132-015-3153-5

Langer MF, Wieskötter B, Hartensuer R, Kösters C, Oeckenpöhler S. Ligament reconstruction in extensor tendon dislocation. Oper Orthop Traumatol. 2015 Oct;27(5):394–403. doi: 10.1007/s00064-015-0419-3

Langer MF, Wieskötter B, Herrmann K, Oeckenpöhler S. Ligament reconstruction for trapeziometacarpal joint instability. Oper Orthop Traumatol. 2015 Oct;27(5):414–26. doi: 10.1007/s00064-015-0418-4

Lüninghake FJ, Yarar S, Rueger J, Schädel-Höpfner M. Carpometacarpal fractures and fracture dislocations of rays 2–5. Unfallchirurg. 2014 Apr;117(4):291–8

Pape-Köhler C, Stein G. Unfalchirurgie in der Grund- und Notfallversorgung. Thieme Verlag, 2016

Richter M. Die verletzte Kinderhand: Klinische Untersuchung, Workshop 5, 21.03.2017, Kongress der Deutschen Gesellschaft für Chirurgie 2017, Kongress-App „SynopticCon"

Siebert CH, Birnbaum K, Heller KD. Tipps & Tricks für den Orthopäden. Springer Berlin, 2000

Towfigh H, Hierner R, Langer M, Friedel R. Handchirurgie. Springer Verlag, 2011

Towfigh H, Hierner R, Langer M, Friedel R. Frakturen und Luxationen der Hand. Springer Verlag 2013

Van Rijt WG, de Wildt RP, Tellier MA. Local anaesthetics containing epinephrine for use in the hand and fingers. Ned Tijdschr Geneeskd. 2014;158:A7390.

Willital H, Lehmann RR. Chirurgie im Kindesalter. Spitta, Balingen, 2000

M. Möllmann

15 Vorbereitung zur Narkose bei chirurgischen Sofortmaßnahmen

15.1 Präoperatives Gespräch

Im Sinne des Patienten arbeiten Chirurgie und Anästhesie eng zusammen. Nach Indikationsstellung zur Operation durch die Chirurgie sollte eine frühestmögliche Information an die Anästhesie erfolgen. Der Patient bzw. die Eltern des kindlichen Patienten sollten bereits vor dem Prämedikationsgespräch mit dem Anästhesisten durch den Chirurgen über die Operationsindikation, den eigentlichen Eingriff und mögliche Risiken ausführlich informiert werden. Um ein geeignetes Anästhesieverfahren für den Patienten auszuwählen ist für den Anästhesisten neben der Kenntnis über den operativen Eingriff auch die Anamnese des Patienten entscheidend. Eine körperliche Untersuchung und Anamnese zu Nebenerkrankungen, Blutungsrisiken, Allergien (insbesondere Medikamenten- und Latexallergien), Medikamenteneinnahmen, familiäre Dispositionen (z.B. Maligne Hyperthermie, verlängerte Nachschlafphase, gehäufte Blutungsneigung), Organfunktionsstörungen (Herz, Lunge, Gefäße, Niere und endokrine Organe), psychische Konstitution sind zur Risikoeinschätzung und Auswahl der Anästhesie unerlässlich.

Ebenfalls sollte auf die möglicherweise bestehenden Ängste des Patienten eingegangen und im ersten Gespräch eine Vertrauensbasis zum Patienten aufgebaut werden. Ein relativ angstfreies Verhältnis zwischen Patient, Chirurg und Anästhesist hilft Ängste und Stress in der perioperativen Phase zu vermindern und nicht zuletzt auch die Dosierungen der Medikamente samt ihrer möglichen Nebenwirkungen einzusparen.

15.2 Einverständniserklärung

Die chirurgische Einverständniserklärung sollte, wenn immer möglich, vor dem Prämedikationsgespräch mit dem Anästhesisten stattgefunden haben. Nur so ist es dem Anästhesisten möglich, das für den vorgesehenen Eingriff am besten geeignete Anästhesieverfahren auszuwählen. Die anästhesiologische Patientenaufklärung erfolgt schriftlich und in der Regel anhand von Aufklärungsvordrucken, die nach Empfehlungen der DGAI (Deutsche Gesellschaft für Anästhesie und Intensivmedizin) erstellt wurden. Sofern es sich nicht um eine Notfallindikation zur Operation handelt und der Patient möglichst ohne viel Zeitverlust operiert werden muss, soll der Patient ausreichend Zeit haben, um bei voller Bewusstseins- und Entscheidungsfreiheit über die bevorstehende Anästhesie und deren mögliche Risiken nachdenken zu können und die Möglichkeit haben sich ggf. auch gegen einen Ein-

DOI 10.1515/9783110283624-015

griff zu entscheiden. Hierzu hat sich in der Praxis bewährt, dass der Patient den anästhesiologischen Aufklärungsbogen bereits frühzeitig ausgehändigt bekommt (z. B. durch den Chirurgen bei der chirurgischen Aufklärung), um sich über die Narkoseverfahren zu informieren und die vorgegebenen Fragen zu beantworten. Im folgenden Prämedikationsgespräch kann der Patient dann alle aufgekommenen Fragen, das vorgesehene Anästhesieverfahren und die Risikoeinschätzung mit dem Anästhesisten besprechen und seine Einwilligung geben.

15.3 Nahrungskarenz

Vor jedem operativen Eingriff ist eine Nahrungskarenz zur Vermeidung einer Aspiration notwendig. Ausgenommen sind Patienten, die einer schnellstmöglichen operativen Versorgung bedürfen (z. B. Polytraumapatienten, Patienten mit einem akuten Abdomen). Hier wird grundsätzlich von einem nicht nüchternen Patienten ausgegangen.

Bis 6 Stunden vor der Narkoseeinleitung kann Nahrung, etwa in Form einer kleinen Mahlzeit, z. B. eine Scheibe Weißbrot mit Marmelade, ein Glas Milch, aufgenommen werden. Klare Flüssigkeiten, die kein Fett, keine Partikel und keinen Alkohol enthalten (z. B. Wasser, fruchtfleischlose Safte, kohlensäurehaltige Getränke wie Mineralwasser, Limonade oder Tee oder Kaffee, jeweils ohne Milch) können in kleinen Mengen (ein bis zwei Gläser/Tassen) bis zu 2 Stunden vor Narkoseeinleitung getrunken werden.

Oral applizierbare (Dauer-)Medikamente und/oder Prämedikationspharmaka können am Operationstag mit einem Schluck Wasser bis kurz vor dem Eingriff eingenommen werden.

Neugeborene und Säuglinge können bis 4 Stunden vor Beginn der Narkoseeinleitung gestillt werden oder Flaschennahrung erhalten.

15.3.1 Impfabstand

Es gibt weder Hinweise auf eine klinisch relevante Interaktion zwischen einer durchgeführten Impfung und einer Allgemeinanästhesie noch Anhaltspunkte für erhöhte perioperative Komplikationsraten nach einer Impfung.

Als sinnvoll hat sich ein Zeitabstand zwischen Impfung und elektiver Operation bewährt, um impfbedingte Nebenwirkungen nicht als postoperative Komplikationen zu interpretieren. Nach Impfungen mit abgeschwächten oder vermehrungsunfähigen Lebend-Vakzinen (z. B. Masern, Mumps, Röteln, Gelbfieber, Windpocken, Poliomyelitis oral, Typhus) sollte daher bei elektiven Eingriffen ein Abstand von 14 Tagen, bei Impfungen mit Totimpfstoffen (z. B. Influenza, Hepatitis A und B, FSME, Poliomyelitis parenteral) von 3 Tagen eingehalten werden.

15.3.2 Weiterführung einer Dauermedikation

Die Weiterführung der oralen „Haus-Medikation" sollte bis auf wenige Ausnahmen fortgeführt werden. Bei einigen Medikamenten kann es sogar zu einer Verschlechterung des Patienten kommen, wie z. B. eine Verschlechterung der koronaren Herzkrankheit bei plötzlichem Absetzen eine β-Blockers.

Folgende Medikamente sollten auch am Morgen der Operation ohne Beachtung der präoperativen Nüchternheit mit etwas Wasser eingenommen werden:

–   Antiasthmatika;
–   Antihypertensiva;
–   β-Blocker und Calciumantagonisten;
–   antiarrhythmische Therapie;
–   Digitalis;
–   Antidepressiva;
–   Antikonvulsiva;
–   Neuroleptika;
–   Parkinson-Medikation.

Ein Absetzen wird in der Regel für gerinnungshemmende Medikamente, ACE-Hemmer, Diuretika, Antidiabetika vom Biguanid- und Sulfonylharnstoff-Typ und nichtselektive MAO-Hemmer empfohlen.

15.4 Medikamentöse Narkosevorbereitung – Prämedikation

Die Anxiolyse ist neben einer ggf. notwendigen Schmerzlinderung die Hauptindikation für eine Prämedikation. Weitere Effekte wie Beruhigung und Entspannung wirken sich auf den perioperativen Verlauf positiv aus. Als „Goldstandard" gelten die Benzodiazepine und aufgrund seiner relativ kurzen Halbwertzeit das Midazolam.

Benzodiazepine wirken vorwiegend anxiolytisch, sedierend und antikonvulsiv. Das Auftreten paradoxer Erregungszustände wird u. U. bei älteren Patienten beobachtet. Bei Überdosierung kann Atemdepression auftreten. Aufgrund der muskelentspannenden Wirkung besteht bei bekannter Muskelschwäche (z. B. Myastenia Gravis) eine Kontraindikation. Zur Schmerzlinderung werden hauptsächlich antipyretische Analgetika eingesetzt. Man unterscheidet zwei Gruppen:

1.   saure antipyretische Analgetika (NSAR): Diclofenac und Ibuprofen. Auch die Gruppe der selektiven Cyclooxygenase-2-Hemmer wird hierzu gezählt wie z. B. Celecoxib und Parecoxib;
2.   nicht saure antipyretische Analgetika: Metamizol und Paracetamol.

Insbesondere bei starken Schmerzen und auch Schmerzpatienten sollte man die antipyretische „Basisschmerztherapie" durch Opiate ergänzen.

Für viele erwachsene Patienten kann es notwendig sein, für die Nacht eine orale Schlafmedikation zu verordnen. Dikaliumclorazepat, z. B. gilt als effektive Schlafmedikation. Bei Säuglingen, die noch nicht fremdeln, kann grundsätzlich auf eine Prämedikation (zur Anxiolyse) verzichtet werden. Zur Verminderung verstärkter Speichelproduktion bzw. zur Dämpfung des vagalen Reflexes kann auch Atropin als Anticholinergikum verabreicht werden.

15.4.1 Präoperative Blutentnahme

Um die Funktion der Organsysteme näher zu beurteilen und mögliche Risiken, die anamnestisch nicht erhoben werden konnten, zu beurteilen lässt sich bei vielen Patienten eine präoperative Blutuntersuchung nicht vermeiden. Für Eingriffe mit erhöhtem Blutverlust ist es sogar notwendig, die Blutgruppe zu bestimmen und für den Notfall Blutkonserven bereitzustellen. Eine einheitliche anästhesiologische Blutwertbestimmung gibt es nicht. Für Kinder ist eine Blutentnahme mit sehr viel „Angst vor der Nadel" verbunden und sollte daher gut abgewogen werden. So kann bei einer unauffälligen Anamnese, Familienanamnese und körperlichen Untersuchung auf eine Blutentnahme verzichtet werden. Selbst bei einer geplanten Regionalanästhesie kann bei entsprechend unauffälliger Anamnese auf eine Gerinnungsdiagnostik verzichtet werden. Eine Rücksprache mit dem Anästhesisten im Hinblick auf zu erhebende Blutwerte und mögliche Konsequenzen für das geplante Anästhesieverfahren ist daher im Sinne der „Angstvermeidung" anzustreben.

15.5 Allergien

Bei bekannten Allergien gegen Medikamente sollte eine entsprechende Applikation der allergieauslösenden Medikamente unterbleiben. Bei Antibiotika sind evtl. Kreuzallergien zu berücksichtigen. Insbesondere bei bekannter Latexallergie, deren Prävalenz immer mehr zunimmt, ist auf eine latexfreie Arbeitsumgebung (Handschuhe, Absaugschläuche, Tubus, Larynxmaske etc.) zu achten. Bei entsprechender Prädisposition des Patienten ist die Narkoseeinleitung stets in „Alarmbereitschaft" mit bereits liegender peripherer Venenverweilkanüle und Bereithaltung der Notfallmedikamente (Antihistaminika, Steroide und Adrenalin) durchzuführen.

15.6 Punktionsschmerz

Zur Linderung der Schmerzen bei der Venen- oder Arterienpunktion zur Narkosevorbereitung besteht die Möglichkeit, die Punktionstelle mit einer topisch wirkenden Anästhesiecreme im Sinne einer Oberflächenanästhesie zu betäuben. Die Creme ist ca. eine Stunde vor Punktion mit einem Okklusionsverband aufzutragen und ca. 5–10 Minuten vor der Punktion wieder zu entfernen.

15.7 Intravenöser Zugang

Die Einleitung einer Narkose erfolgt intravenös, sodass zu jeder Narkosevorbereitung die venöse Punktion und Einbringung der Venenverweilkanüle gehört. Zu beachten ist, je nach erwartetem Volumenbedarf des Patienten, die unterschiedlichen Durchflussraten der Kanülen (z. B. 24 Gauge (gelb) = 13 ml/min, 22 G (blau) = 36 ml/min, 20 G (rosa) = 61 ml/min, 18 G (grün) = 96 ml/min, 17 G (weiß) = 128 ml/min, 16 G (grau) = 196 ml/min, 14 G (orange) = 343 ml/min).

Bei gesunden Kindern ist bei einem elektiven operativen Eingriff grundsätzlich eine Maskeneinleitung möglich und ein intravenöser Zugang zu legen, wenn die Kinder durch das Inhalationsanästhetikum bereits schlafen. Dieses Verfahren ist allerdings stets von der Erfahrung des Anästhesisten abhängig. Grundsätzlich gilt: Die intravenöse Narkoseeinleitung ist sicherer! Zur Vermeidung und Risikoreduzierung von Narkosezwischenfällen (z. B. Laryngospasmus, Aspiration, Schock) werden Patienten mit erhöhtem Risiko, nicht nüchterne Patienten und Notfallpatienten immer intravenös eingeleitet.

Die venöse Punktion sollte von distal nach proximal erfolgen, um möglicherweise mehrfach punktierte Gefäße distal verbinden zu können. Als venöse Punktionsstellen eignen sich u. a. Handrücken, Handgelenkbeugeseite, Unterarm und der Fußrücken. Bei Kindern z. B. zusätzlich Daumen, Großzehe und Skalpvenen. Im Notfall können auch die V. jugularis externa und die Venen der Ellenbeugen punktiert werden. Ist im lebensbedrohlichen Notfall keine zeitnahe Punktion einer Vene möglich, stehen heute zunehmend intraossäre Zugangswege zur Verfügung.

15.8 Atemweg

Zur Sicherung des Atemwegs und Sicherstellung der Beatmung wird der Patient in der Narkose intubiert und beatmet. Als gesicherter Atemweg und Goldstandard gilt der Endotrachealtubus, der ab dem 16. Lebensjahr i. d. R. den erwachsenen Tubusgrößen entspricht (Frauen 7–7,5 ID und Männer 8–8,5–9 ID).

Für Kinder in unterschiedlichen Entwicklungsstufen und Altersklassen ist der Endotrachealtubus verschieden groß. Als Faustregel gilt ab einem Lebensjahr:

Tubusgröße ID (Innendurchmesser) = (4,5 + Alter [in Jahren]) / 4

Als weitere Orientierung kann man den Kleinfinger des Kindes als groben Richtwert für die benötigte Tubusgröße (Außendurchmesser) heranziehen.

In der Anästhesie findet die Larynxmaske eine zunehmende Verbreitung. Grundsätzlich kann sie analog zur Maskennarkose eingesetzt werden. Ohne einen ausreichenden Aspirationsschutz zu bieten ist sie bei Laparotomien, nicht nüchternen Patienten und Beatmungen mit notwendig erhöhtem Beatmungsdruck kontraindiziert. Der große Vorteil der Larynxmaske gegenüber dem Tubus ist die gute Toleranz beim Patienten und den geringen Atemwegswiderständen mit der Möglichkeit einer spontanen oder assistierten Beatmung. Ebenfalls können Situationen eines schwierigen Atemwegs unter Umgehung eines Tubus besser gehandhabt werden.

15.9 Monitoring unter Narkose

Das Standardmonitoring enthält zur sicheren Überwachung der Vitalparameter eine Pulsoxymetrie, die nichtinvasive Blutdruckmessung nach Riva-Rocci und das Elektrokardiogramm mittels Drei- oder Vierpolableitung. Unter Beatmung findet eine kontinuierliche Messung des Kohlendioxids als sensibelster Beatmungsparameter statt, der neben der sicheren Tubuslage auch eine Aussage über das Herz-Kreislaufsystem zulässt. Zur weiteren Überwachung und Steuerung der Beatmung werden die Atemvolumina sowie die ex- und inspiratorischen Atemgase und Inhalationsanästhetika gemessen.

15.10 Blutverlust – Hämorrhagischer Schock

Zur Abschätzung einer Blutung bzw. des Blutverlustes ist es hilfreich eine Vorstellung über das Gesamtblutvolumen eines Patienten zu haben. Das Blutvolumen des Erwachsenen wird mit 65–70 ml/kg KG angegeben. Bei Kindern ist es etwas höher und wird bei Säuglingen und Kleinkindern mit 80 ml/kg KG angegeben.

Bei normalen Ausgangs-Hämoglobin-Werten ist bereits ab einem Blutverlust von ca. 25–30 % mit einem Schock zu rechnen.

Beispiel: Säugling mit 10 kg = 800 ml Blutvolumen, hier entsprächen 30 % Blutverlust gerade einmal 240 ml!

Im Notfall gilt die Aufrechterhaltung der Normovolämie, die mit kristalloider und kolloidaler Lösung zur Akuttherapie angestrebt wird, bevor im Verlauf der Mangel an Sauerstoffträgern und Gerinnungsfaktoren durch Blutprodukte und Gerinnungsfaktoren ersetzt wird.

15.11 Lokal- und Leitungsanästhesie

Bei der Lokalanästhesie wird durch eine umschriebene Infiltration mit einem Lokalanästhetikum in die Haut und das Subkutangewebe eine lokal begrenzte Anästhesie erzielt. Die Indikation wird in der Regel zur Linderung von Punktionsschmerz vor größeren Kanülierungen (z. B. ZVK, Shaldon, Arterie) oder auch zur kleineren Wundversorgung gestellt. Die Lokalanästhesie erfolgt nach einer Oberflächendesinfektion mittels feiner Kanüle. Nach Punktion des Gewebes ist vor jeder Applikation des Lokalanästhetikums mittels Aspiration eine intravasale Lage auszuschließen, um nicht versehentlich Lokalanästhetikum intravasal zu spritzen und systemische Nebenwirkungen auszulösen.

Die Leitungsanästhesie nach Oberst dient der Anästhesie im Bereich der Finger- und Zehenendglieder. Das Lokalanästhetikum wird hierzu im Bereich der Finger- oder Zehengrundgelenke rechts und links in die Nähe der Gefäß-Nervenbahnen appliziert. Wie bei der Lokalanästhesie gilt es, jede intravasale Applikation des Lokalanästhetikums zu vermeiden!

15.11.1 Regionalanästhesie

Die Regionalanästhesie bei Kindern findet überwiegend in der postoperativen Schmerztherapie und in der relativen Kontraindikation einer Vollnarkose, bei z. B. Notfallpatienten, ehemalige Frühgeborene oder nicht nüchternen Patienten ihren Platz.

Da bei Kindern eine Tolerierung einer Operation in Regionalanästhesie nicht zu erwarten ist, erfolgt oft eine Regionalanästhesie (z. B. Ilioinguinalis-Iliohypogastricus-Block, Peniswurzelblock) unter Vollnarkose, mit dem Ziel eine ausreichende postoperative Schmerztherapie zu erzielen.

Allerdings stellt bei Säuglingen ein Kaudalblock unter Sedierung durchaus eine praktizierte Möglichkeit dar. Eine Option zur Durchführung einer Kaudalanästhesie ist die der initialen Analgosedierung mittels Ketanest und Midazolam unter erhaltener Spontanatmung. Anschließend kann das Kind zur Anlage einer Kaudalanästhesie gelagert werden. Nach der erfolgreichen Punktion und Applikation des Lokalanästhetikums kann nach abwarten des Wirkeintritts (ca. 20 Minuten) der operative Eingriff (Urogenital-, Leisteneingriffe) ohne weitere Vollnarkose erfolgen. Bei älteren Kindern und mit zunehmender Kooperation sind weitere Regionalanästhesieverfahren, wie z. B. Femoralisblock, Ischiadicusblock, Axilläre Plexus Blockade oder auch Katheterverfahren möglich.

15.12 Literatur

Ashcraft KW, Holder TM (eds.). Pediatric Surgery. W.B. Saunders Company, Philadelphia, 1993

Coran AG, Caldamone A, Adzick NS, Krummel TM, Laberge J-M, Shamberger R. Pediatric Surgery. Elsevier, 2012

Genzwürker H, Hinkelbein J. Fallbuch Anästhesie, Intensivmedizin, Notfallmedizin und Schmerztherapie. Thieme Verlag, 2014

Helfen T. BASIC Notfall- und Rettungsmedizin. Elsevier Verlag, 2012

Koppenberg J, Moecke H. Pschyrembel Anästheseiologie. Walter de Gruyter Verlag, 2014

Kretz F-J, Becke K, et al. Anästhesie bei Kindern. Thieme Verlag, 2016

Larsen R. Anästhesie. Elsevier, 2013

Meneghini L, et al. The usefulness of routine preoperative laboratory tests for one-day surgery in healthy children. Paediatr Anaesth 1998;8(1):11–5

Puri P, Newborn Surgery. Arnold Company, London, 2003:605–613

Schäfer R, Söding P. Klinikleitfaden Anästhesie: Mit Zugang zur Medizinwelt. Elsevier, 2016

Siebert JN, et al. Influence of anesthesia on immune responses its effect on vaccination in children: review of evidence. Pediatr Anesth 2006; Online Early Articles: published article online: 12.12. 2006. Short JA, et al. Immunization and anesthesia

Van Aken HK, Hinnerk W, et al. Lokalanästhesie, Regionale Schmerztherapie. Thieme Verlag, 2010

Van Aken HK, Reinhart K, et al. Intensivmedizin. Thieme Verlag 2014 (auch als eBook)

Wrobel M, Wrobel M, Lahme T. Anästhesie-Fibel. Elsevier, 2016

G. H. Willital, C. Kraneis, J. Kraneis, H. von Mallinckrodt

16 Antibiotikaanwendung bei chirurgischen Sofortmaßnahmen

16.1 Antibiotika – Indikationen

Entzündliche Erkrankungen (Infektionen) können ausgelöst werden durch Bakterien, Viren und Pilzerreger und sind Indikationen für Antibiotika unter Beachtung spezieller Richtlinien.

16.2 Antibiotika – Definitionen

Antibakteriell wirkende Substanzen wurden früher als Chemotherapeutika, sie werden heute als Antibiotika bezeichnet. Da Antibiotika synthetisch hergestellt werden können, haben sich die Begriffe Chemotherapeutika und Antibiotika verwischt, sie werden heute synonym verwendet. Penicillin, das als erstes Antibiotikum entdeckt wurde, ist das ideale und mit der größten Wirksamkeit versehene Antibiotikum bei gleichzeitig geringster Organotrophie, Toxizität und Resistenzentwicklung und geringster toxischer allergischer Nebenreaktion.

16.3 Bakteriostase und Bakterizidie

Bakteriostatika hemmen mit verschiedenem Angriffspunkt und in reversibler Form das Bakterienwachstum. Bakterizidie bedeutet eine irreversible Schädigung der Bakterien und damit eine definitive Vernichtung der infektionsauslösenden Bakterien. Bakterizide Antibiotika sind bei allen Infektionen indiziert, bei denen die körpereigene Abwehr geschwächt ist.

Wo liegen die Angriffspunkte der Antibiotika?

– Sie stören den Aufbau der Bakterienzellwand. Dies geschieht durch eine irreversible Störung, ausgelöst durch das Enzym Transpeptidase. Diese Transpeptidase ist verantwortlich für die Vernetzung der Peptidbrücken in der Bakterienzellwand.

– Sie zerstören das Bakterienzytoplasma.
  Das Zytoplasma und ihre Membran sind eine osmotische Schranke der Bakterienzellen. Sie reguliert den Ein- und Austritt von lebenswichtigen Stoffen für die Bakterien. Hier greifen bestimmte Antibiotika ein.

DOI 10.1515/9783110283624-016

– Bakterieneiweißsynthese hemmende Antibiotika:
  Diese Antibiotika hemmen und zerstören die Eiweißsynthese an den bakteriellen Ribosomen.
– Bakterien m-RNS-polymerasehemmende Antibiotika:
  Diese Antibiotika verhindern die Synthese der m-RNS der Bakterien. Dadurch können wachsende Bakterien zerstört werden.

16.4 Antibiotika – Keimresistenz

Eine Bakterienresistenz liegt vor, wenn die minimale Hemmkonzentration (MHK) gegen die Bakterien *in vitro* höher ist als die *in vivo* erreichbare Serum- bzw. Gewebekonzentration. Praktisch bedeutet dies folgendes: wenn bei einer Serum- oder Gewebeuntersuchung der Antibiotikaspiegel nach der Antibiotikaapplikation niedriger ist als wie der angegebene Serum-Gewebespiegel (minimale Hemmkonzentration) in der Gebrauchsanweisung, so kommt die Wirkung des Antibiotikums nicht zum Tragen und der Keim gedeiht weiter und ist gegen das Antibiotikum widerstandsfähig (Keimresistenz).

Ursache können dafür sein: eine zu niedrig durchgeführte Applikation des Antibiotikums, eine aus verschiedenen Gründen vorhandene Unempfindlichkeit der Bakterien gegenüber dem Antibiotikum oder eine Inaktivierung des Antibiotikums durch bakterielle Enzyme.

Im Kliniklabor kann man durch sogenannte Disk-Tests, auf die man den bakterienhaltigen Abstrich aufbringt zwischen empfindlichen und resistenten Keimen unterscheiden.

Eine gekreuzte Resistenz nennt man die Resistenz gegen ein Antibiotikum, die zugleich auch zu einer Resistenz gegen ein anderes Antibiotikum führt. Die Resistenzentstehung tritt auf bei Erkrankungen mit einer langandauernden antibakteriellen Behandlung. Die Therapieempfehlung ist, die Resistenzentstehung zu verhindern durch eine Kombination von antibakteriell wirksamen Substanzen.

16.5 Antibiotika – Pharmakokinetik

Die Wirkungsweise der Antibiotika hängt ab von der Aufnahme eines Antibiotikums im Gewebe d. h. von der Gewebekonzentration des Antibiotikums. Sie ist abhängig von der Grundkrankheit, von der Organdurchblutung, der Bindung des Antibiotikums an Serum-Eiweißkörper und von der Ausscheidung des Antibiotikums. Die Proteinbindung eines Antibiotikums ist reversibel, der ungebundene Teil des Antibiotikums ist antibakteriell wirksam.

16.6 Antibiotikaauswahl

Eine adäquate erfolgreiche Infektionsbekämpfung ist nur möglich, wenn die Auswahl des Antibiotikums getroffen wird aufgrund der klinischen Diagnose und aufgrund bakteriologischer Untersuchungen mit Hilfe eines Antibiogramms unter Einbeziehung individueller Unverträglichkeitsreaktionen und Allergien. Bei Erkrankungen, bei denen der Erreger nicht bekannt ist, ist ein Breitspektrumantibiotikum oder die Kombination von Antibiotika, die sich in ihrem Wirkungsspektrum ergänzen, einzusetzen (z. B. ein Cephalosporion oder ein Breitspektrum Penicillin und ein Aminoglykosid).

16.6.1 Antibiotika – Nebenwirkungen

Sie lassen sich einteilen in:
1. Lokale Komplikationen wie Thrombophlebitis nach i. v. Applikation, Nerven-Entzündungen und Gewebsnekrosen bei i. m. Applikation, Übelkeit, Erbrechen und Durchfall bei oraler Verabreichung.
2. Störungen des biologischen Gleichgewichts bezogen auf die Darmflora mit Schleimhautentzündungen, Flüssigkeitsverlust und Durchfällen oder fehlende Wirksamkeit durch Resistenzentwicklung.
3. Toxische Schäden, wenn Ausscheidungsstörungen und Störungen der Entgiftung vorliegen bzw. eine Überdosierung des Antibiotikums erfolgte.
4. Allergische Reaktionen mit Hautausschlag, Haut- und Schleimhautschwellungen, entzündliche Veränderungen an den Augen sowie Herz-Kreislaufstörungen.
5. Sekundäre Auswirkungen so wie die Herxheimer-Reaktion, wobei es bei effizienter Antibiotikatherapie es vorrübergehend zu einer Temperaturerhöhung kommen kann durch freiwerdende Toxine der durch das Antibiotikum abgetöteten Bakterien.

16.7 Antibiotikawirkung und körpereigene Immunabwehr

Bakterielle Infekte, virale Infekte und mykologische Infektionen werden zuerst durch die körpereigene Immunabwehr erfaßt, d. h. körpereigene Immunglobuline werden gebraucht und verbraucht beim körpereigenen Einsatz der Infektabwehr. Diese Wirkung tritt zuerst bei Infekten ein und auch dann, wenn das Antibiotikum am Wirkungsort die Erreger nicht restlos beseitigen kann. Da die körpereigenen Immunreserven bei Frühgeborenen, Neugeborenen und Säuglingen begrenzt sind kann es rasch zu einer lebensbedrohlichen Ganzkörperinfektion im Sinn einer Sepsis kommen. Diesen gefährlichen Verlauf muss man rechtzeitig erkennen und unverzüglich neben der antibiotischen Therapie zusätzlich für eine Zufuhr von Immunglobulinen sorgen. Gerade in der Neugeborenen- und Kinderchirurgie wird dies oft nicht erkannt bzw. unterbewertet. Es können aber auch bei Kindern wie bei Erwachsenen die Funktion der körpereigenen Abwehrkräfte geschädigt oder reduziert sein. Es gibt auch eine Immundepression durch Strahlentherapie, durch Cytostatika und durch antiphlogistische Medikamente. Auch in diesen Fällen ist über einige Tage die intravenöse Immunsubstitution angebracht.

16.7.1 Antibiotika – Wirkungsspektrum

Penicilline

Wirkungsspektrum: Die Wirksamkeit beruht auf einer Hemmung der bakteriellen Zellwandsynthese. Die antibakterielle Wirkung erstreckt sich auf Streptokokken, Pneumokokken, Diphteriebakterien, Klostridien, Meningokokken, Spirochäten, Borrelien, penicillinasenegative Staphylokokken Gonokokken und Aktinomyceten.

Zur Verfügung stehen:

Medikamente in Form von Oralpenicillinen: säurestabil, geeignet bei Infektionen der oberen Luftwege, Scharlach, Haemophilus influenzae.

Medikamente als parenteral zu verabreichende Penicilline.

Kombinationspräparate Penicillin mit Clavulansäure: Augmentan. Die von den Microorganismen gebildeten Beta-Laktamasen werden inaktiviert.

Kombinationspräparate Penicillin mit Sulbactam: Diese Kombination ist ebenfalls ein Beta-Lactamase-Inhibitor.

Penicillinasefeste Penicilline: Sie haben eine bis zu 250-fach stärkere Wirkung gegen Penicillin-G-resistente Staphylokokken.

Azylureido-Penicilline: Sie haben eine spezielle Wirkung gegen Pseudomonas aeruginosa und gegen Enterokokken.

Aminobenzyl-Penicilline: Besondere Wirkung gegen Pseudomonas aeruginosa.

Aminobenzyl-Penicillin in Kombination mit Tazobactam: Gegen beta-laktamasebildende piperacillin-resistente Stämme.

Cephalosporine

Sie unterscheiden sich von den Penicillinen durch eine hervorragende beta-laktamase Stabilität. Sie wirken daher auch gegen penicillinresistente Staphylokokken. Die Empfindlichkeit gegenüber gramnegativen Erregern ist sehr unterschiedlich, deshalb ist eine vorherige Resistenztestung notwendig.

Beta-Lactam-Antibiotika

Sie wirken im gramnegativen Bereich (Proteus, Escherichia-Coli, Enterobakter und Pseudomonas).

Aminoglykoside

Sie wirken hauptsächlich bei Infektionen mit gramnegativen Erregern (Escherichia coli, Klebsiellen, Proteus, Pseudomonas). Aminoglykoside können bei eingeschränkter Nierenfunktion kumulieren.

Chloramphenicol

Das Wirkungsspektrum umfaßt grampositive Bakterien, Kokken, Sporenbazillen, gramnegative Keime, Aktinomyzeten, Spirochäten, Leptospiren und Rickettsien. Es besteht eine hohe Resistenz gegen Pseudomonas aeruginosa.

Tetracycline

Ihr Wirkungsbereich erstreckt sich auf grampositive und gramnegative Keime, auf Anaerobier, Sporenbildner, Aktinomyzeten, Spirochäten, Leptospiren, Rickettsien, Mykoplasmen und Chlamydien. Hauptindikationen für Tetracycline sind Mischinfektionen des intestinalen Systems, bei chronischer Bronchitis und bei Adnexitis.

Makrolide

Wirkungsspektrum erstreckt sich auf grampositive Stäbchen und Kokken sowie auf gramnegative Kokken. Erythromycin ist eine gute Alternative bei Penicillinunverträglichkeit.

Lincosamide

Ihr Wirkungsspektrum erstreckt sich auf Streptokokken, Staphylokokken und Anaerobia. Ein Hauptanwendungsbereich ist die Osteomyelitis.

Glykopeptid-Antibiotika

Hauptanwendungsbereich sind Penicillin- oder Cephalosporin-Unverträglichkeiten oder therapieresistente Staphylokokken- oder Enterokokken-Infektionen. Nach oraler Verabreichung ist es geeignet zur selektiven Darmdekontamination (SDD) und zur Therapie der antibiotikaassoziierten Enterokolitis (AAEL) hervorgerufen durch Clostridium difficile.

Sulfonamide

Da Sulfonamide Nebenwirkungen wie Appetitlosigkeit, Brechreiz, zentralnervöse Symptome, Nieren- und Leberschädigungen sowie schwerste Allergien auslösen können, sind die Sulfonamide weitestgehend verdrängt durch Antibiotika. Das Wirkungsspektrum umfaßt grampositive und gramnegative Bakterien, Streptokokken, Meningokokken, Pneumokokken, Shigellen, Aktinomyceten und Klebsiellen. **Medikamente:** Bactrim, Eusaprim, Cotrim.

16.8 Leitlinien zur Antibiotikaanwendung im Krankenhaus

Die Deutsche Gesellschaft für Infektiologie (DGI) hat in Zusammenarbeit mit Fachgesellschaften Leitlinien und strategische Hinweise, was den Einsatz von Antibiotika im Krankenhaus anbelangt, verfasst.

16.8.1 Ziele der Leitlinien

Bei den Sofortmaßnahmen in der Chirurgie spielen die Infektionsprävention und Infektionstherapie eine wichtige Rolle im Hinblick auf einen komplikationsfreien Verlauf. Die zunehmende Resistenzentwicklung und die Neuentwicklung von Antibiotika machen eine kontrollierte Antiinfektivaanwendung notwendig. Eine sogenannte AntiBiotic Stewardship (ABS)-Aktivität mit entsprechenden Programmen soll hierzu eine wichtige Hilfestellung leisten. Verbessert werden sollen dadurch die Infektionsprävention, die antibiotische Therapie, die Qualitätskontrolle bei der Verordnung von Antiinfektiva sowie die Dosierung, die Applikation und die Anwendungsdauer. Ein weiteres Ziel ist die Minimierung von Toxizität, von Resistenzentwicklungen und die Kostenreduzierung.

16.8.2 Teams von ABS-Experten

Voraussetzung für die Durchführung von ABS-Programmen im Krankenhaus ist ein multidisziplinäres Team. Für die chirurgischen Belange zuständig sind ein Chirurg in leitender Position, ein Infektiologe, ein Facharzt für Mikrobiologie, ein Krankenhaushygieniker und ein Fachapotheker für klinische Pharmazie, insbesondere mit pharmakotherapeutischen Kenntnissen.

16.8.3 ABS-Strategien

1. Deeskalation:
   Deeskalation beinhaltet beispielsweise die Umstellung von einer empirischen Kombinationstherapie auf eine gezielte Monotherapie im Hinblick auf Erreger, Resistenz und Infektionserkrankung. Dadurch erfolgt eine Reduktion der Antibiotikalast, Reduzierung von Resistenzentwicklungen, Vermeidung von Superinfektionen und Reduktion von unerwünschten Arzneimittelwirkungen.

2. Therapiedauer:
   Die Verkürzung der Antiinfektiva-Behandlungsdauer soll hierbei beachtet werden einschließlich der perioperativen Prophylaxe.

3. Verabreichung von oralen Antibiotika:
   Die Möglichkeit der Umsetzung von einer intravenös gestarteten antibiotischen Therapie auf eine orale Applikation soll am 3. bis 4. Tag überprüft werden. Die orale Zufuhr von Antibiotika fördert die Mobilität des Patienten, Material- und Personalkosten können gesenkt werden.

4. Dosisoptimierung:
   Die Dosierung, das Dosierungsintervall und die Applikationsart der Antiinfektiva sind für eine wirksame Anwendung ein wichtiger Bestandteil dieser ABS-Programme. Bei kritisch kranken Patienten wird ein therapeutisches Drug-Monitoring (TDM) empfohlen. Für die Praxis bedeutet dies, dass beispielsweise eine verlängerte Infusion von Betalactamen, vor allem bei kritisch Kranken sinnvoll ist und empfohlen wird.

5. Substanzwechsel, sogenanntes „Cycling":
   Der Wechsel von Antibiotika-Applikationen und das Wiedereinsetzen dieser ausgewählten Antibiotika in einen bestimmten wechselnden Rhythmus soll nicht durchgeführt werden. Sie sind nicht geeignet, um Resistenzentwicklungen umzukehren. In diesem Zusammenhang ist eine in wenigen Tagen Abstand notwendige Erreger- und Resistenzanalyse notwendig.

6. Mitteilung mikrobiologischer Befunde:
   Molekularbiologische Methoden zum schnelleren Erregernachweis sollen genutzt werden. Positive Blutkulturbefunde, mikroskopische Befunde, Schnelltests und Schnellresistenz-Testungen sollen dem behandelnden Arzt zeitunabhängig mitgeteilt werden.

16.8.4 Behandlung von Patienten mit multiresistenten Erregern und Clostridium difficile

Hier spielen die ABS-Maßnahmen eine wichtige Rolle. Auf bestimmte Substanzen bezogene Verordnungsbeschränkungen wie z. B. Penicilline anstelle von Cephalosporinen kann die Clostridium difficile Erkrankung deutlich gesenkt werden. Eine Reduktion von mehrfach resistenten gramnegativen Bakterien, insbesondere was die ESBL-Bildner, MRSA und VRE Erreger betrifft, kann durch den Einsatz von Penicillinen und, wie eingangs erwähnt, eine Reduktion von Cephalosporinen erreicht werden. Notwendig hierzu ist eine umfassende Diagnostik, eine sofortige Befunderhebung, eine gezielte antibiotische Behandlung und ein krankenhaushygienisches Management nötig. Eine computer-assistierte Informationstechnologie ist durch die jeweilige Krankenhausverwaltung sicherzustellen und deren Tätigkeit durch das ABS-Team zu kontrollieren.

16.8.5 Praktische Hinweise zur Anwendung

Eine Antibiotika-Hausliste wird im Rahmen der existierenden Arzneimittelliste des Krankenhauses auf der Basis des Patientenspektrums und der Operationen sowie auf der Basis der therapeutischen Wirksamkeit, der Toxizität und der Kosten erstellt. Tabelle 16.1, 16.2 und 16.3 dienen dazu, didaktische Hinweise, wobei die aufgeführten Dosierungen variabel sind und dem Alter der Patienten und der Grundkrankheit angepasst werden müssen, zu verdeutlichen.

Fortbildung, Schulung und Informationen sorgen für die notwendige Basis an Kenntnissen für eine rationale Antibiotikatherapie. Sie sind unverzichtbar für eine mikrobiologische Diagnostik und sollen als aktive Schulungsmaßnahmen durchgeführt werden. In diesem Zusammenhang sollen sogenannte aktive Antiinfektiva-Verordnungsanalysen und Antiinfektiva-Visiten mit den verordnenden Ärzten durchgeführt werden. Empfehlenswert ist, wenn im Krankenhaus eine Antibiotika-Hausliste erstellt wird.

Tab. 16.1: Antibiotika-Hausliste.

Antibiotikum	Applikationsart	Säuglinge mg/kg	Ältere Kinder mg/kg	Erwachsene mg/kg
Penicillin	i. v.	30.000–130.000 E	25.000–100.000 E	20.000–1,5 Mio E
Ampicillin	peroral	50–100 mg	40–80 mg	30–60 mg
Ampicillin	i. v.	300–400 mg	250–300 mg	180–230 mg
Amoxicillin	peroral o. i. v.	40–80 mg	30–60 mg	25–50 mg
Oxacillin	peroral	100–200 mg	80–150 mg	60–130 mg
Azlocillin	i. v.	200–300 mg	150–300 mg	100–250 mg
Mezlocillin	i. v.	300–400 mg	250–300 mg	130–250 mg
Amoxicillin und Clavulansäure	peroral			2× täglich 1 Tablette
Cephalotin	i. v.	50–130 mg	40–100 mg	30–75 mg
Cefotaxim	i. v.	25–50 mg	50–100 mg	50–90 mg
Cefuroxim	i. v.	50–75 mg	75–150 mg	40–90 mg
Orale Cephalo-sporine	peroral	75–150 mg	60–120 mg	45–90 mg
Monobactame Aztreonam	i. v.	50–100 mg	50–80 mg	30–80 mg
Carbapeneme Imipenem	i. v.	50–75 mg	50 mg	30–50 mg
Doxycylin	i. v.	./.	2–4 mg	1,5–3 mg
Chloramphenicol	i. v.	./.	40–60 mg	30–45 mg
Gentamicin	i. v.	3–6 mg	2,5–4 mg	1,8–3,6 mg
Clindamycin	i. v.	25–30 mg	25–30 mg	18–23 mg
Erythromycin	peroral	20–60 mg	20–60 mg	15–45 mg
Vancomycin	i. v.	./.	20–40 mg	15–30 mg
Nitrofurantoin	peroral	./.	5 mg	5 mg
Co-Trimoxazol	peroral	2 mg	6–8 mg	./.

Tab. 16.2: Übersicht über Operationen an unterschiedlichen Organen und die hierfür in Frage kommenden Antibiotika. In jedem Fall ist aber die jeweilige Antibiotikaauswahl und Indikation abhängig von dem entsprechenden Antibiogramm.

Erkrankung	Empfohlenes Antibiotikum
Kolon-Chirurgie, Rektum-Chirurgie, Appendektomie	Aminopenicillin, Acylaminopenicillin, Cephalosporine
Gallenwegschirurgie	Aminopenicillin, Acylaminopenicillin, Cephalosporine 2 (bei Allergie: Clindamycin u. Aminoglykosid)
Magenchirurgie	Aminopenicillin, Cephalosporine (bei Allergie: Clindamycin u. Aminoglykosid)
Leberresektionen, Pankreasresektionen, Ösophagusresektion	Aminopenicillin, Acyclaminopenicllin (bei Allergie: Clindamycin u. Aminoglykosid)
Herz-, Gefäß-, Implantationschirurgie	Cephalosporine 2 (bei Allergie: Glykopeptid)
Unfallchirurgie	Aminopenicillin, Cephalosporine 2 (bei Allergie: Clindamycin u. Aminoglykosid)
Plastische Chirurgie	Cephalosporine
Handchirurgie	Aminopenicillin (bei Allergie: Flurochinolon Gruppe 3, Doxycyclin)
Bissverletzung Mensch/Tier	Aminopenicillin

Tab. 16.3: Übersicht über die unterschiedlichen Organeninfektionen, die dafür verantwortlichen Erreger und die hierfür in Frage kommenden Antibiotika. In jedem Fall ist aber das jeweilige Antibiogramm notwendig.

Organerkrankung	Häufige Erreger	Empfohlenes Antibiotikum
Speiseröhre Galle, Leber, Pankreas Magen, Dünndarm, Dickdarm, Rektum	aerobe und anaerobe Mischinfektion Enterobakterien Enterokokken	Aminopenicillin Acylaminopenicillin Cephalosporine (2. und 3. Generation)
Niere, Ureter, Harnblase Urethra	Enterobakterien	Cephalosporine (2. und 3. Generation) Fluorchinolon
Knochen und Gelenke	S. aureus S. epidemidis Pseudomonas aeruginosa	Cephalosporine (2. und 3. Generation)

Tab. 16.3: Fortsetzung.

Organerkrankung	Häufige Erreger	Empfohlenes Antibiotikum
Zentrales Nervensystem	S. aureus Koagulase neg. Staphylokokken	Glykopeptid Clindamycin Carbapenem
Lunge, Herz und Gefäße	Streptococcus pneumoniae	Cephalosporine (2. und 3. Generation) Aminopenicillin

16.8.6 Empfehlung bei MRSA-Erkrankungen

16.8.6.1 Erregerspektrum

Methicillin-resistente *Staphylococcus aureus* (MRSA)-Stämme sind gegen Betalactam-Antibiotika (Penicilline, Cephalosporine und Carbapeneme) unempfindlich. Hinzukommen sehr häufig weitere Antibiotika-Resistenzen (z. B. gegen Gyrasehemmer, Makrolide, und Clindamycin), so dass nur noch eingeschränkte Therapieoptionen bestehen. Einige MRSA-Stämme weisen zudem eine erhöhte Virulenz auf. Das Bakterium *Staphylococcus* (S.) aureus zeichnet sich weiterhin durch eine ausgeprägte Kolonisationsfähigkeit und hohe Umweltresistenz aus. Träger von *S. aureus* haben ein erhöhtes Risiko einer postoperativen S.-aureus-Infektion.

16.8.6.2 Welche Patienten sind betroffen

1. Patienten mit bekannter MRSA-Anamnese;
2. Patienten aus Regionen/Einrichtungen mit bekannt hoher MRSA-Prävalenz;
3. Patienten mit einem stationären Krankenhausaufenthalt (> 3 Tage) in den zurückliegenden 12 Monaten;
4. Patienten, die während eines stationären Aufenthaltes Kontakt zu MRSA-Trägern hatten (z. B. bei Unterbringung im selben Zimmer);
5. Patienten mit zwei oder mehr der nachfolgenden Risikofaktoren:
   a) Chronische Pflegebedürftigkeit;
   b) Antibiotikatherapie (5 Tage oder länger) in den zurückliegenden 6 Monaten;
   c) liegender Katheter (z. B. Harnblasenkatheter, PEG-Sonde);
   d) Dialyseempfindlichkeit;
   e) Hautulcus, Gangrän, chronische Wunden, tiefe Weichteilinfektionen;
   f) Brandverletzungen.

16.8.6.3 Nachweis

1. Abstrich der Nasenvorhöfe (rechts/links) und des Rachens.
2. Abstriche von ggf. vorhandenen Wunden, ekzematösen Hautarealen und Ulzera.
3. Konventionelle Kultur und ggf. Resistenzbestimmung: wenn möglich bereits ambulant vor einer geplanten stationären Aufnahme.
4. PCR-basierter MRSA Schnelltest (mit selektiver Kultur und ggf. nachfolgender Resistenzbestimmung) bei besonderer Dringlichkeit.

Dieses MRSA-Eingangsscreening entspricht der Vorgehensweise an verschiedenen chirurgischen Kliniken. Die Quintessenz dieser S3-Leitlinie geht, was die chirurgische Antibiotikaanwendung betrifft zurück auf Prof. Dr. med. G. Hegemann (Erlangen), Prof. Dr. med. K. Schwemmle (Gießen) und Prof. Dr. med. H. Bünte (Münster): Drei Punkte sind entscheidend: Antibiotika-Kurz-Applikation, Antibiotika-Applikation hochdosiert, keine Antibiotikagabe ohne Antibiogramm.

16.9 Literatur

Bauer S, Bouldouyre MA, Oufella A, et al. Impact of a multidisciplinary staff meeting on the quality of antibiotherapy prescription for bone and joint infections in orthopedic surgery. Med Mal Infect. 2012 Dec;42(12):603–7. (III)

Burke JP. Maximizing appropriate antibiotic prophylaxis for surgical patients: An update from LDS Hospital, Salt Lake City. Clinical infectious Diseases. 2001 Sep 1;33:S78–S83. (II)

Cusini A, Rampini SK, Bansal V, et al. Different patterns of inappropriate antimicrobial use in surgical and medical units at a tertiary care hospital in Switzerland: a prevalence survey. PLoS One. 2010;5(11):e14011. (IV)

De Auraujo OR, da Silva DC, Diegues AR, et al. Cefepime restriction improves gram-negative overall resistance patterns in neonatal intensive care unit. Braz J Infect Dis. 2007 Apr;11(2):277–80. (II)

Genzwürker H, Hinkelbein J. Fallbuch Anästhesie, Intensivmedizin, Notfallmedizin und Schmerztherapie. Thieme Verlag, 2014

Gendrin V, Letranchant L, Henard S, et al. (Impact of corrective measures on fluroquinolones prescriptions for urinary tract infections during a 2-round relevance study). Press Med. 2012 Jan;41(1):e 10–e 14. (III)

Gomez MI, Acosta-Gnass SI, Mosqueda-Barboa L, Basulado JA. Reduction in surgical antibiotic prophylaxis expenditure and the rate of surgical site infection by means of a protocol that controls the use of prophylaxis. Infect Control Hosp Epidermiol. 2006 Dec;27(12):1358–65. (II)

Helfen T. BASIC Notfall- und Rettungsmedizin. Elsevier Verlag, 2012

Hersh AL, Beekmann SE, Polgreen PM, Zaoutis TE, Newland JG. Antimicrobial stewardship programs in pediatrics. Infect Control Hosp Epidemiol. 2009 Dec;30(12):1211–7. (I)

Honda H, Krauss MJ, Jones JC, Olsen MA, Warren DK. The value of infectious diseases consultation in Staphylococcus aureus bacteremia. Am J Med. 2010 Jul;123(7):631–7. (II)

Kanter G, Connelly NR, Fitzgerald J. A system and process redesign to improve perioperative antibiotic administration. Anesth Analg. 2006 Dec;103(6):1517–21. (II)

Lee J, Pai H, Kim YK, et al. Control of extended-spectrum beta-lactamase-producing Escherichia coli and Klebiella peumoniae in a children's hospital by changing antibicrobial agent usage policy. J Antimicrob Chemother. 2007 Sep;60(3):629–37. (II)

Metjian TA, Prasad PA, KogonA, Coffin SE, Zaoutis TE. Evaluation of an antibicrobial stewardship program at a pediatric teaching hospital. Pediatr Infect Dis J. 2008 Feb;27(2):106–11. (II)

Nair BG, Newman SF, Peterson GN, Wu WY, Schwid HA. Feedback mechanisms including real-time electronic alerts to achieve near 100 % timely prophylactic antibiotic administration in surgical cases. Anesth Analg. 2010 Nov;111(5):1293–300. (II)

Newland JG, Hersh AL. Purpose and design of antimicrobial stewardship programs in pediatrics. Pediatr Infect Dis J. 2010 Sep;29(9):862–3. (IV)

Ozgun H, Ertugrul BM, Soyder A, Ozturk B, Aydemir M. Peri-operative antibiotic prophylaxis: adherence to guidelines and effects of educational intervention. Int J Surg. 2010;8(2):159–63. (II)

Pape-Köhler C, Stein G. Unfallchirurgie in der Grund- und Notfallversorgung. Thieme Verlag, 2016

Pinter G, Likar R. Geriatrische Notfallversorgung: Strategien und Konzepte. Springer Verlag, 2013

Price J, Ekleberry A, Grover A, et al. Evaluation of clinical practice guidelines on outcome of infection in patients in the surgical intensive care unit. Crit Care Med. 1999 Oct; 27(10):2118–24. (II)

Rentsch M, Khandoga A, Angele M, Werner J. Komplikationsmanagement in der Chirurgie. Springer Verlag, 2015

Schroeder S, Hochreiter M, Koehler T, et al. Procalcitonin (PCT)-guided algorithm reduces lenght of antibiotic treatment in surgical intensive care patients with severe sepsis: results of aprospective randomized study. Langenbecks Arch Surg. 2009 March,394(2):221–6. (I)

Uckay I, Vernaz-Hegi N, Harbarth S, et al. Activity and impact on antibiotic use and costs of a dedicated infectious diseases consultant on a septic orthopaedic unit. J Infect. 2009 March;58(3):205–12. (III)

Van Kasteren ME, Mannien J, Kullberg BJ, et al. Quality improvement of surgical prophylaxis in Dutch hospitals: evaluation of a multi-site intervention by time series analysis J Antimicrob Chemother. 2005 Dec;56(6):1094–102. (II)

Weber A, Schneider C, Grill E, Strobl R, Vetter-Kerkhoff C, Jauch KW. (Interventions by clinical pharmacists on surgical wards-impact on antibiotic therapy). Zentralbl. Chir. 2011 Feb;136(1):66–73. (II)

Willemsen I, van den BR, Bijsterveldt T, et al. A standardized protocol for perioperative antibiotic prophylaxis is associated with improvement of timing and reduction of costs. J. Hosp Infect. 2007 Oct; 67(2):156–60. (II)

Willital GH, Lehmann RR. Chirurgie im Kindesalter. Spitta Verlag, 2000

Zanetti G, Flanagan HL, Jr., Cohn LH, Giardina R, Platt R. Improvement of intraoperative antibiotic prophylaxis in prolonged cardiac surgery by automated alerts in the operating room. Infect Control Hosp Epidemiol. 2003 Jan;24(1):13–6. (II)

Zvonar RK, Bush P, Roth V. Practice changes of improve delivery of surgical antibiotic prophyaxis Healthc Q. 2008;11(3 Spec N.):141–4. (II)

H.-R. Raab, A. Troja, D. Antolovic, G. H. Willital

17 Punktionen

17.1 Punktionen – Vorbereitungen

Die Durchführung von Punktionen und/oder Injektionen ist eine der häufigsten invasiven Tätigkeiten im Krankenhaus und in der Arztpraxis. Das Spektrum reicht von gering-invasiven Punktionen bis hin zu invasiven Punktionen (z. B. intraarticulär) oder Drainageneinlagen (z. B. Monaldi-Drainage, Bülan-Drainage). Grundsätzlich ist der Patient über die geplanten Maßnahmen zu informieren und sein Einverständnis einzufordern (Ausnahmen hiervon sind seltene vitale Indikationen, wie z. B. eine Perikardtamponade und eine Perikardpunktion). Zur Vorbereitung der Punktion oder Injektion unter sterilen Bedingungen sind einige grundsätzliche Dinge zu beachten:

- Die allgemein anerkannten Standards zur Hygiene sind streng einzuhalten (siehe auch Robert Koch-Institut, www.rki.de).
- Vor dem Beginn der Maßnahme ist eine hygienische Händedesinfektion durchzuführen.
- Bei Applikation von Medikamenten sollen diese unmittelbar kurz vorher zubereitet werden.
- Wird steriles Zubehör benötigt, sollte dies auf einer separaten sterilen Unterlage abgelegt werden.

17.2 Allgemeine Vorbereitungen zur Punktion

1. Auf strenge Sterilität (Anlegen von OP-Handschuhen), besonders bei Gelenkpunktionen, ist zu achten.
2. Vorbereitungen des Arztes: Händewaschen, sterile Handschuhe, Kopfbedeckung, Mundschutz, Operationskittel anlegen.
3. Lokale Vorbereitungen im Punktionsgebiet: Nach vorausgegangener klinischer Untersuchung Palpation und Markierung (z. B. mit Tuschestift) der Einstichstelle. Die Ultraschalluntersuchung ist eine wichtige Orientierungshilfe im Hinblick auf die Lokalisation der Flüssigkeitsansammlung, in Hinblick auf die Oberkante des Flüssigkeitsspiegels und im Hinblick auf die topographische Anatomie benachbarter Organe.

   Rasieren der betreffenden Hautstelle. Reinigen und Entfetten der Haut mit Benzin oder Alkohol.

   Zwei- bis dreimaliges Desinfizieren der Haut im Bereich der Einstichstelle im Abstand von mindestens 15–20 cm.

DOI 10.1515/9783110283624-017

4. Lokalanästhesie: Quaddel setzen, Epidermis und tiefer gelegene Gewebsschichten lokal anästhesieren. Steriles Abdecken um die Punktionsstelle, so dass bei der anschließenden Punktion die Sterilität gewährleistet ist.

5. Durchführung der Punktion: Eine Punktionsnadel mit einer Spritze von 20 ml wird in den vorher anästhesierten Bereich in Richtung Punktionsbereich vorgeschoben. Vor Erreichen des Punktionsgebietes schiebt man die Nadel mit der Spitze langsam, unter leichtem Sog. Das Eintreten der Punktionsnadel in den Flüssigkeitsraum zeigt sich dann durch Füllung der Spritze mit Punktionsflüssigkeit. Misslingt dieses Vorgehen, so liegt eine Verstopfung meist der Punktionsnadelöffnung durch Gewebe oder Blutkoagula vor, was aber durch Druck auf den Spritzenstempel und Durchtritt von Luft aus der Spritze durch die Kanüle beseitigt werden kann. Bei Punktionen größerer Flüssigkeitsmengen sind Spritzen mit höherem Aufnahmevolumen (z. B. Rotanda-Spritze als geschlossenes System bei Pleurapunktion) zu verwenden.

6. Nachbehandlung: Nach erfolgter Punktion und Entfernung der Punktionsnadel wird die Einstichstelle nochmals desinfiziert und ein Schutzverband (Stülpa-Verband) angelegt.

7. Bei Kindern sollte vor jeder Punktion ein Suppositorium zur Beruhigung der Kinder verabreicht werden.

17.3 Punktionen – Indikationen

Die Punktion als Erstversorgung ist prinzipiell eher selten. In seltenen Indikationen muss notfallmäßig punktiert oder drainiert werden: Pneumothorax, Hämatothorax, Herztamponade, Chylothorax, Hämatome. Grundsätzlich kann man zwischen diagnostischen und therapeutischen Punktionen unterscheiden:

1. Therapeutische Punktionen: Entlastungspunktionen (z. B. Hämatome, Serome, Flüssigkeitsansammlungen in Körperhöhlen oder Gelenkergüssen). Intraartikuläre Injektionen mit Medikamenten.

2. Diagnostische Punktionen, die meist mit einer therapeutischen Punktion zur Untersuchung von zytologisch/histologischen, bakteriellen, serologischen und auch immunologischen Untersuchungen einhergehen.

17.4 Punktionen – Kontraindikationen

Abszesse: Abszesse müssen in den allermeisten Fällen inzidiert werden und gegebenenfalls mit einer Gegeninzision mit Lascheneinlegung behandelt werden, damit Nekrosen entfernt werden können und die Wunde ausgespült werden kann.

Phlegmone: Hierbei handelt es sich um eine flächenförmige Hautentzündung und Entzündung im Unterhautgewebe bei der durch eine Punktion eine Entlastung nicht erzielt werden kann. Hier ist eine antibiotische Therapie und Ruhigstellung indiziert.

Hydrozele: Hydrozelen im Kindesalter sind immer ein Hinweis auf einen offenen Prozessus vaginalis, der auch obliterieren kann durch einen Ventilmechanismus (Ventilmechanismus nach D. Stephens). Punktionen sind daher keine kausale sondern eine symptomatische Therapie. Die Gefahr einer Infektion bei Punktionen vom Skrotum aus ist groß und kann eine Nekrose des Hodens nach sich ziehen.

17.5 Punktionen – Hygiene- und Prophylaxemaßnahmen

Die Hygiene- und Prophylaxemaßnahmen richten sich nach den Hygienestandards des Robert Koch-Instituts Berlin.

17.6 Pleurapunktion

Indikation: Ein nachweisbarer Pleuraerguss, der sich im Ultraschall gut darstellen lässt und/oder ursächlich für Atemstörungen des Patienten verantwortlich ist, stellt immer eine Indikation zur Punktion ggf. mit Einlage einer Drainage dar. Die Desinfektion erfolgt nach den Hygienestandards des Hauses. Die Punktion kann wahlweise im Sitzen des Patienten mit vorgebeugtem Oberkörper oder im Liegen erfolgen. Hilfreich in Hinblick auf die Ergusslokalisation ist der Ultraschall, um den Erguss zu identifizieren und den Bezug zur Lunge, zum Zwerchfell, zur Milz und zur Leber sicher abzuschätzen.

Durchführung: Die Pleurapunktion wird entweder mit einer Punktionskanüle oder mit einem Thoraxschlauch mit Trokar durchgeführt. Beim wachen Patienten führt man die Punktion in sitzender Stellung des Patienten durch. Dabei muss er gestützt werden. Das Einstechen der Punktionskanüle bei Ergüssen erfolgt in der Mitte der stärksten Dämpfung, d. h. meist in der hinteren Axillarlinie im 6. ICR an der Oberkante der Rippe. Es ist zweckmäßig, vorher unter Bildwandlerkontrolle oder unter Ultraschallkontrolle die obere Begrenzungslinie des Ergusses zu markieren. Bei einem Pneumothorax wird die Drainage nach Lokalanästhesie in der Medioklavikularlinie im 2. ICR rechts oder links parasternal eingeführt. Kontraindiziert ist die Punktion an der Unterkante der Rippe, da dort Vene, Arterie und Nerv verlaufen. Das Ablassen der Flüssigkeit (bis max. 1000 ml) hat langsam zu erfolgen, da sonst die Gefahr eines sich plötzlich entwickelnden Lungenödems droht. Bei solch großen Flüssigkeitsansammlungen, bei der Möglichkeit der erneuten Ansammlung

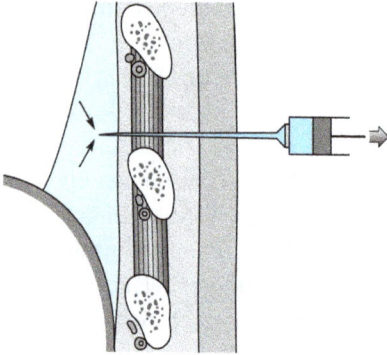

Abb. 17.1: Technik der Pleurapunktion: Flüssigkeitsspiegel vorher durch Ultraschalluntersuchung markieren. Die Einstichstelle ist immer oberhalb der Rippenkante.

von Exsudat im Pleuraspalt und bei partiell gekammerten Ergüssen sollte immer eine Dauerabsaugung durch einen Thoraxschlauch für einige Tage erfolgen. Bei jeder Pleurapunktion ist darauf zu achten, dass während des Punktionsvorgangs ein Einströmen von Luft in den Pleuraraum und somit ein Pneumothorax vermieden wird.

17.7 Thoraxdrainageneinlage (Monaldi, Bülau)

Indikation: Indikation für die Anlage einer Thoraxdrainage ist ein Pneumothorax, der größer als ein reiner Mantelpneu ist und/oder klinische Symptome verursacht. Weitere Indikationen stellen der Hämatothorax, nach z. B. Thoraxtrauma, ausgedehnte Pleuraergüsse oder auch das Vorliegen eines Chylothorax dar.

Technik der Applikation des Thoraxdrains:
1. Desinfektion über dem betreffenden ICR 20 × 20 cm.
2. Infiltrationsanästhesie und Stichinzision der Haut ca. 1 cm über der Oberkante der Rippe 15–20 mm tief.
3. Vorschieben des Thoraxschlauches mit dem Trokar. Markierung (ca. 3 cm) am Trokar bzw. am Thoraxschlauch durch eine quer angelegte Kocherklemme, um ein tieferes Vorschieben des Thoraxdrains und um Verletzungen der Lunge oder des Herzens zu vermeiden.
4. Liegt der Trokar in der Pleurahöhle, so wird dieser zurückgezogen, die Thoraxdrainage abgeklemmt, der Schlauch gegebenenfalls noch etwas vorgeschoben und an der Thoraxfaszie und Haut mit Hilfe einer U-Naht sicher fixiert.
5. Anschließend wird der Schlauch über ein Zwischenstück an eine Saugapparatur angeschlossen. An dem Zurückfließen von Blut, Flüssigkeit oder an dem Beschlag auf der Innenseite (bei Pneumothorax) erkennt man die richtige Lage.

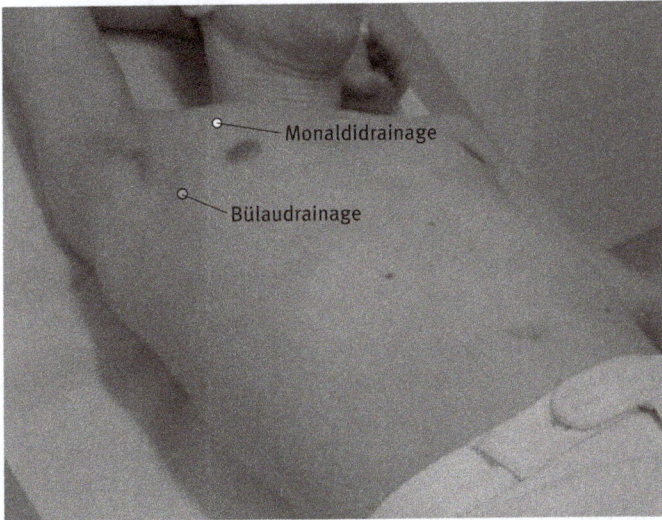

Abb. 17.2: Thoraxdrainageneinlage.

Besonders zu beachten:

1. Die Einstichstelle in der Haut und die Durchtrittsstelle des Schlauches in den Thorax sind immer um einen Interkostalraum gegeneinander versetzt (Abb. 17.2). Bei diesem Vorgehen kann der eingelegte Schlauch gut fixiert werden, die lokale Infektionsgefahr ist gering und die Abdichtefunktion um den Schlauch besser als bei direktem Durchtritt vertikal durch die Thoraxwand. Nach Entfernen des Thoraxdrains legen sich die räumlich versetzten Öffnungen an der Pleura und der Haut visierartig übereinander und führen deshalb zu einer sicheren Abdichtung. Dies ist der Grund dafür warum Hautinzision und Eröffnung der Pleura mit dem Trocar um einen ICR versetzt schräg übereinander erfolgen sollen.

2. Die Fixation des Schlauches erfolgt mit einer U-Naht, die nicht nur Haut und Subkutangewebe fasst, sondern bis auf die thorakale Faszie reicht.

Ziel der Behandlung ist die Entlastung des Thorax durch einen in den Pleuraspalt eingelegten Schlauch bei einem Pyothorax, Hämatothorax und Pneumothorax.

17.8 Aszitespunktion

Indikation: Jeder Aszites sollte zur weiteren Diagnostik punktiert werden. Blutgerinnungsstörungen werden vorher untersucht.

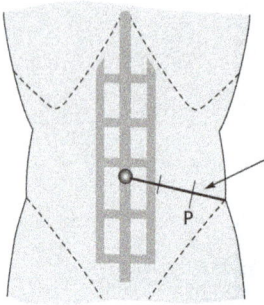

Abb. 17.3: Einstichstelle bei Aszitespunktion in halb linker Seitenlage zwischen mittlerem und äußerem Drittel auf einer Verbindungslinie zwischen Nabel und Spina iliaca anterior superior.

Durchführung: Bei ausgedehntem Aszites ist eine Punktion relativ gefahrlos möglich. Bei kleineren Aszitesmengen stellt die ultraschallgesteuerte Punktion eine gute Hilfestellung dar. Die Punktionsstelle liegt in einer Verbindungslinie zwischen Spina iliaca anterior superior und dem Bauchnabel am Übergang des mittleren zum äußeren Drittel dieser Linie (Abb. 17.3). Der Patient liegt in Rückenlage, die Punktionsstelle wird desinfiziert und steril abgedeckt. Es erfolgt dann eine oberflächliche Hautanästhesie mit einem Lokalanästhetikum. Die Hautanästhesienadel wird dann unter intermittierender Aspiration, je nach Bauchdeckendicke, vorgeschoben. Anschließend wird die Nadel für die Lokalanästhesie durch die Punktionskanüle ausgewechselt und an der gleichen Stelle, an der vorher die Haut und die Bauchdecke mit dem Lokalanästhetikum punktiert wurde, vorgeschoben. Während des Vorschiebens der Punktionskanüle in Richtung Peritoneum und Bauchhöhle wird intermittierend Lokalanästhetikum appliziert. Danach erfolgt dann die Punktion der Bauchhöhle unter Aspiration. Nach der Flüssigkeitsentnahme erfolgt eine mikrobiologische, serologische und zytologische Untersuchung. Geht die Punktion über eine rein diagnostische Punktion hinaus, so kann anschließend ein Ablaufsystem mittels eines Dreiwegehahns mit einem Beutel angeschlossen werden. Es ist darauf zu achten, dass bei Erwachsenen nicht mehr als ca. 2–3 Liter abgelassen werden. Mit Hilfe der Laborparameter, wie Gesamteiweiß, Albumin, Laktat, Glucose, alkalischer Phosphatase, Amylase und Triglyzeride kann die Ursache des Aszites geklärt werden. Des Weiteren gibt der primär makroskopische Aspekt Hinweise für ein peritonitisches Geschehen. Nach der Punktion und nach Entfernung der Punktionskanüle wird die Punktionsstelle steril verbunden und mit einer elastischen Binde komprimiert.

17.9 Perikardpunktion

Indikation: Indikation für eine Perikardpunktion ist ein ausgedehnter Perikarderguss bzw. eine Herzbeuteltamponade aufgrund einer Blutung nach stumpfem Thoraxtrauma und Herzkontusion. Die Punktion kann entweder aus diagnostischen Gründen (bakterielle Untersuchung) oder aber zur Entlastung einer Perikardtamponade durchgeführt werden.

Durchführung: Die Punktion (Abb. 17.4) sollte nur unter Monitoring der Herz-Kreislauffunktion und unter Sedierung des Patienten erfolgen. Die Punktion erfolgt im 45° Winkel zwischen Xiphoid und rechtem Rippenboden. Dies wird am zweckmäßigsten unter echokardiographischer Kontrolle durchgeführt, so dass die Nadel sichtbar und kontrolliert in den Herzbeutel eingeführt werden kann.

Worauf kommt es an?

Verminderung bzw. Beseitigung des Drucks im Herzbeutel durch Punktion bzw. Thorakotomie bei operativer Versorgung der Blutungsquelle.

Punktion mit dicker Punktionsnadel. Die Punktion erfolgt links vom Prozessus Xyphoideus im Bereich des Angulus epigastricus, so dass die Nadel unter Kontakt mit dem Knorpel der Rippe links von der Mittellinie nach kranial durch die Larrey'-sche Lücke des Zwerchfells retrosternal vorgeschoben wird. Dies geschieht unter leichtem Unterdruck, so dass an dem Einströmen von Blut in die Spritze die richtige topographische Lage der Nadel erkannt werden kann. Die durchschnittliche Einstichtiefe beträgt 2-3 cm. Andere Punktionsstellen sind der 4. ICR oder der 5. ICR links parasternal. Wenn nach einer Punktion keine Besserung eintritt, ist die Indikation zur Thorakotomie gegeben, um die Blutungsquelle chirurgisch zu versorgen.

Beachte: Bei jedem stumpfen Thoraxtrauma soll eine Herzkontusion mit Rhythmusstörungen ausgeschlossen werden und Serum-Enzymbestimmungen durch CPK, SGOT oder LDH durchgeführt werden. Deshalb soll nach jedem Thoraxtrauma ein EKG wiederholt angefertigt werden. Verletzungsfolgen nach einem Thoraxtrauma am Herz infolge eines stumpfen Herztraumas:

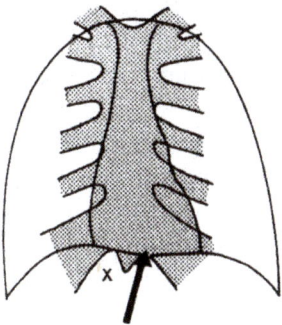

Abb. 17.4: Punktionsstelle und Punktionsrichtung bei Herzbeutelpunktion unter Ultraschallkontrolle.

1. Riss im Perikard mit Ruptur perikardialer Gefäße und Blutung in den Herzbeutel (Hämatoperikard). Charakteristisch ist das symptomenfreie Intervall. Danach erst stellen sich hämodynamische Störungen und das bedrohliche Bild der Herztamponade ein. Die Herzbeuteltamponade führt zu einer Verlagerung und Kompression des Herzens mit akutem Herzversagen, mangelnder diastolischer Füllung und koronarer Mangeldurchblutung. Sie stellt die Indikation zur sofortigen Thorakotomie dar.
2. Riss im Myokard bei unverletztem Perikard und Herzbeuteltamponade. Später kann eine Myokardnarbe entstehen, die einen Schwachpunkt darstellt im Hinblick auf Druckbeanspruchung der Herzmuskulatur. Daraus kann sich ein Herzwandaneurysma entwickeln mit negativer hämodynamischer Auswirkung und Emboliegefahr.
3. Risse des Vorhofseptums und Risse des Ventrikelseptums mit Endokardblutungen. Dies kann zu Rhythmusstörungen und hämodynamischen Störungen führen.
4. Risse im Klappenbereich, Risse der Papillarmuskeln und der Sehnenfäden.

17.10 Lumbalpunktion

Indikation: Eine Lumbal- bzw. Liquorpunktion kann aus diagnostischer Indikation z. B. bei entzündlichen oder malignen Erkrankungen der Hirnhäute bzw. des Gehirns notwendig sein. Eine therapeutische Lumbalpunktion kann gegeben sein zur intrathekalen Applikation von Chemotherapeutika oder zur Entlastung bei erhöhtem Liquordruck.

Durchführung: Der Patient befindet sich in sitzender Position oder linker Seitenlage: Flachlagerung, Vermeidung einer seitlichen Verkrümmung der Wirbelsäule. Bei sitzender Position macht der Patient dabei einen sogenannten „Katzenbuckel" wobei der Kopf nach vorne gebeugt und die Beine so weit wie möglich an die Brust angezogen werden. Nach vorausgegangener Lokalanästhesie (Infiltrationsanästhesie) erfolgt die Punktion zwischen dem 3. und 4. processus spinosus der Lendenwirbelsäule in der Medianebene (Abb. 17.5). Die Punktion gelingt nur, wenn durch Buckelbildung der Abstand der Dornfortsätze erweitert wird. Zur Liquoruntersuchung und Durchführung des Queckstedt-Tests wird der Patient in die linke, flache Seitenlage gebracht. Liquordrucknormalwert: 110–160 mm Wassersäule. Für die Liquoruntersuchung werden 8–10 ml Flüssigkeit entnommen. Lumbalpunktionen sind bei Verdacht auf erhöhten intrakraniellen Druck und bei Stauungspapille wegen der Gefahr der Hirnstammeinklemmung kontraindiziert.

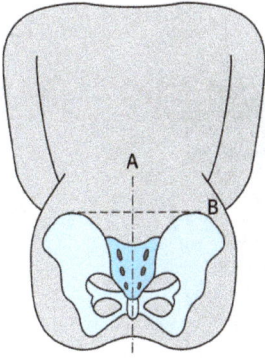

Abb. 17.5: Lumbalpunktion. Lokalisation der Einstichstelle bei Lumbalpunktion (Patient in nach vorne gebeugter, sitzender Position), an der Kreuzungsstelle zweier gedachter Linien: vertikale Linie über Processus spinosi der Dornfortsätze (A) und einer horizontalverlaufenden Linie in Höhe der beiden cristae iliacae (B).

17.11 Gelenkpunktionen – präoperative Sicherheitsmaßnahmen

Streng zu beachten sind die infektionspräventiven Leitlinien der Deutschen Orthopäden, der orthopädischen Chirurgie sowie des Berufsverbandes der Ärzte für Orthopädie und des Arbeitskreises Krankenhaus-Praxishygiene. Intraartikuläre Injektionen oder Funktionen erfordern eine sorgfältige Indikationsstellung, über die der Patient vor dem Eingriff ausführlich aufgeklärt werden muss und darüber schriftlich einverstanden sein muss. Kontraindikationen für intraartikuläre Injektionen sind lokale Infektionen, Hautschäden und bestimmte Hauterkrankungen in der direkten Umgebung der Injektionsstelle. Im Gegensatz zur Injektion kann jedoch eine Gelenkpunktion zur Entleerung eines Pyarthros trotz der genannten Kontraindikationen notwendig sein. Gelenkpunktionen und Gelenkinjektionen sind in eine erhöhte Risikogruppe einzureihen, so dass ein streng steriles Arbeiten notwendig ist. In den folgenden Absätzen werden die einzelnen Gelenkpunktionen dargestellt.

17.12 Kniegelenkspunktion

Der Patient befindet sich in Rückenlage wobei die Kniekehle auf einer Knierolle locker gelagert ist. Die Muskulatur soll entspannt und die Patella locker verschieblich sein.

Einstichstelle: in der Mitte eines Dreiecks, das von der medialen Patellarandmitte, dem Epicondyius femoris medialis im oberen Bereich und medialem Tibiakondylus im unteren Bereich gebildet wird (Abb. 17.6).

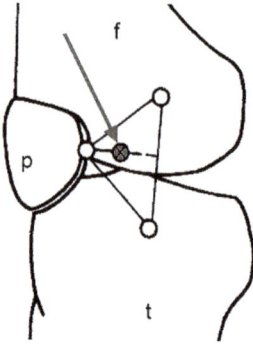

Abb. 17.6: Lokalisation der Punktionsstelle, markiert durch den Pfeil. Die Punktionsstelle liegt in der Mitte des eingezeichneten Dreiecks. wobei die Eckpunkte des Dreiecks sind: medialer Patellarand, medialer Femurkondylus und medialer Tibiakondylus (f = Femur, t = Tibia, P = Patella. Der Pfeil markiert die Punktionsstelle in der Mitte dieses Dreiecks, nicht die Punktionsrichtung).

Die Punktion wird erleichtert, wenn die Patella durch Druck auf den lateralen Patellarand nach medial geschoben und somit der Nadel entgegen gedrückt wird. Die Nadelführung ist annähernd horizontal und zeigt nur leicht nach hinten.

17.13 Hüftgelenkspunktion

Der Patient befindet sich in Rückenlage, dabei muss die Muskulatur entspannt, die Hüfte leicht gebeugt und das Bein nach außen rotiert sein.

Injektionsstelle (Abb. 17.7): Von der Mitte einer Linie zwischen Spina iliaca anterior superior und dem Tuberkulum pubioum erfolgt eine Linie 20 mm nach unten

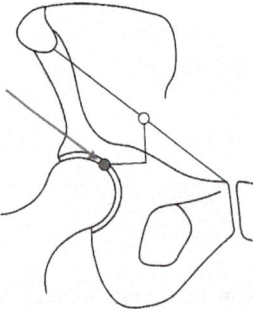

Abb. 17.7: Lokalistaion der Punktionsstelle bei einer Hüftgelenkspunktion: Mitte der Linie zwischen Spina iliaca naterior superior und Tuberculum pubicum. Dann Markierung eines Punktes der 20 mm tiefer liegt als die vorher markierte Stelle. Von da aus geht man auf einer gedachten Linie horizontal nach lateral, erneut in einer Länge von 2 cm. Das Ende dieser Linie markiert die Punktionsstelle. Dies ist dann die Einstichstelle für die Hüftgelenkspunktion.

und von da aus horizontal nach lateral in einer Länge von erneut 20 mm vertikal nach unten.

An dieser Stelle ist dann die Einstichstelle für die Hüftgelenkspunktion. Die Einstichstelle ist immer lateral der Arteria femoralis, der Vena femoralis und des Nervus femoralis. Die Nadel wird senkrecht zur Oberfläche eingestochen, ca. 3–5 cm, bis man auf einen knöchernen Widerstand kommt. Durch geringfügige Bewegungen der Nadel und Aspiration kann dann die Flüssigkeit abgesaugt werden.

17.14 Punktion des oberen Sprunggelenks

Der Patient befindet sich in Rückenlage, das Bein befindet sich dabei in mittlerer Extensionsstellung. Einstichstelle: Von der Vorwölbung des Malleolus medialis geht man in horizontaler Richtung ca. 2–4 cm nach lateral. Die Vertiefung, die man dort palpiert, liegt zwischen dem Vorderrand des Malleolus medialis und dem Talus. Die Nadel wird am tiefsten Punkt dieser Excavatio immer medial der Sehne des Musculus extensor hallucis longus parallel zur Fußsohlenebene und in einem Innenrotationswinkel von 25 bis 30° ca. 15–20 mm tief eingestochen.

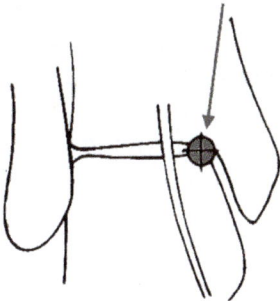

Abb. 17.8: Lokalisation der Punktionsstelle bei einer Sprunggelenkspunktion. Die Punktionsstelle (angekreuzter Kreis) liegt 20–40 mm lateral des Malleolus medialis in horizontaler Richtung in einer tastbaren Weichteilvertiefung. An der tiefsten Stelle dieser Einsenkung erfolgt die Punktion. Die Punktionsrichtung ist horizontal und in einem Innenrotationswinkel von 30 Grad und einer Einstichtiefe von ca. 20 mm.

17.15 Punktion des Schultergelenks

Die Punktion erfolgt entweder am sitzenden Patienten mit einem leicht abduzierten Arm oder am liegenden Patienten, wobei der Arm etwas abduziert und nach außen rotiert ist. Injektionsstelle: Man sucht zunächst den Prozessus coracoideus auf, der kaudal des lateralen Klavikulaabschnitts lokalisiert ist. Kaudal und lateral des Prozessus coracoideus liegt die Injektionsstelle. Diese ist zwischen dem Gelenkkopf und dem Rand der Fossa articularis der Scapula. Die Nadel wird senkrecht zur Unterlage bis auf den Gelenkkopf ca. 3–4 cm eingestochen.

17.16 Punktion des Ellenbogengelenkes

Die Punktion erfolgt am liegenden oder auch am sitzenden Patienten mit rechtwinklig gebeugtem Ellenbogengelenk. Punktionsstelle: Sie befindet sich im Sulkus zwischen Epicondylus humeri lateralis und dem Prozessus coronoideus ulnae. Die Nadel wird annähernd horizontal in leicht kraniokaudaler Richtung zur Unterlage entlang des Sulkus ca. 1,5 bis 2 cm tief eingestochen.

17.17 Port-A-Cath-Systeme oder BROVIAC-Katheter

Durch vollständig unter die Haut zu implantierende zentralvenöse Kathetersysteme ist es möglich, einen sicheren zentralvenösen Zugang zu erhalten. Die sogenannten Portsysteme sind mit allen Substanzen. die venös verabreicht werden können, benutzbar. Es haben sich zwei Systeme etabliert. In der Erwachsenenmedizin das sogenannte „Port-A-Cath-System". Bei Kindern und Jugendlichen hat sich daneben der sogenannte BROVIAC-Katheter etabliert. Dieser liegt in einer subkutanen Tunnelung mit einer Muffe, um die eine U-Hautnaht gelegt wird. Der BROVIAC-Katheter hat ein externes Anschlussstück, so dass der Patient nicht punktiert werden muss.

Indikation: Die Indikationen für ein vollständig implantierbares zentralvenöses Kathetersystem ist bei Patienten mit einer intermittierenden Chemotherapie oder einer Langzeiternährung gegeben:
- Leukämien,
- Morbus Hodgkin,
- Neuroblastom,
- Hepatoblastom,
- Osteosarkom,
- Ewing-Sarkom,
- Morbus Crohn,
- Colitis ulcerosa,
- Zöliakie,
- nekrotisierende Enterokolitis,
- Kurzdarmsyndrom.

Die Katheterimplantation kann bei Patienten in jeder Altersgruppe durchgeführt werden: Neugeborene, Säuglinge. Kleinkinder, ältere Kinder, Jugendliche, Erwachsene. Die Vorteile liegen in einer schmerzlosen Applikation, in einer geringen Infektionsrate, in einer langen Verweildauer und in einer Bewegungsfreiheit.

Beschreibung des Port-A-Cath-Systems: Dieses System ist ein vollständig implantierbares Kathetersystem für die intraarterielle, intravenöse und intraperitoneale Medikamenten-Applikation. Eine permanente Perfusion ist nicht erforderlich. Es ist möglich durch wiederholten perkutanen Zugang Kurz- und Langzeitinfusionen durchzuführen. Durch dieses Prinzip werden zwei wichtige Vorteile geschaffen: 1. der Patient braucht nicht permanent an ein Infusionssystem angeschlossen zu werden, 2. durch die subkutane Platzierung des Ports ist die Infektionsgefahr auf ein Minimum reduziert.

Das System besteht aus zwei Hauptanteilen:

Teil 1: subkutan zu implantierender lnjektionsport, der aus einer Kammer aus rostfreiem Stahl besteht mit einer selbstabschließenden Silikonmembran und

Teil 2: Silastik-Katheter mit Sicherung zur Kammer. Der Katheter kann röntgenologisch dargestellt werden. Die Punktion der Silikonmembran des Ports erfolgt mit einer abgewinkelten, sogenannten Huber-Nadel, ohne dass dabei Metallteilchen aus der selbstschließenden Silikonmembran herausgestanzt werden.

Implantationstechnik: Die Implantationstechnik erfolgt immer in Narkose.

Vier Schritte sind zu beachten:

Schritt 1: Das Kathetersystem wird mit heparinisierter physiologischer Kochsalzlösung angefüllt.

Schritt 2: horizontal verlaufender Hautschnitt über der Mitte des musculus sternoclaidomastoideus im vorderen Bereich des Muskels. Mit zwei scharfen Häkchen wird die Haut und das subkutane Fettgewebe auseinandergehalten. Mit einer Metzenbaum-Schere und einem Overholt wird die mediale Seite des Musculus sternoclaidomastoideus freigelegt. Anschließend wird dann unter Sicht digital die Vorderseite des Muskels nach proximal und nach distal freigelegt und mobilisiert und dabei das mediale Halsdreieck partiell freigelegt. In diesem Bereich ist die bläulich schimmernde Vena jugularis interna sofort und leicht zu identifizieren. Mit einem Overholt wird die Vena jugularis unterminiert und zwei Haltefäden im Abstand von 15 mm um die Vene geführt und beide Fäden werden angeklemmt. Wo der proximale Faden um die Vene gelegt ist wird das Gefäß mit einer Gefäßklemme vorübergehend abgeklemmt. Der distale um das Gefäß gelegte Faden wird unter leichter Spannung aus dem Operationsfeld nach oben gehalten. Das angespannte Gefäß wird nun mit einer Potts-Schere eröffnet, nicht durchtrennt. Durch diese Gefäßeröffnung

kann dann der Katheter in das Gefäß gelegt und einige Zentimeter vorgeschoben werden. Die Durchgängigkeit wird überprüft, indem der Katheter an ein Infusionssystem angeschlossen wird. Dies ist notwendig, um
zu überprüfen, ob der Katheter frei durchgängig ist oder partiell verlegt
ist an der Venenwand oder an einer Gefäßabzweigung. Ist die Durchgängigkeit gewährleistet wird der Faden Stärke 3/0 geknüpft und der Katheter in der Jugularisvene fixiert. Der proximale Faden wird entweder geknüpft und die Vena jugularis damit verschlossen oder ein zusätzlicher
Faden um das Gefäß an der Eintrittsstelle des Katheters gelegt, um eine
Nachblutung zu vermeiden. Die Platzierung des Silikonkatheters erfolgt
unter röntgenologischer Kontrolle in die obere Hohlvene.

Schritt 3: Anschließend erfolgt die Präparation einer subkutanen Tasche auf dem
musculus pectoralis für die Implantation des Ports. Die Präparation erfolgt von dem Hautschnitt am Hals aus subkutan über die Clavicula auf
die Faszie des Musculus pectoralis. Dort erfolgt dann ein horizontal verlaufender Hautschnitt in einer Ausdehnung von ca. 20 mm. Der Hautschnitt liegt dabei oberhalb der Mamille. Von da aus wird der Port, der
mit dem Katheter verbunden wurde, auf der Faszie des musculus pectoralis fixiert. Wichtig ist, dass der Port immer ein bis zwei Zentimeter
oberhalb der Hautinzision zu liegen kommt. Der Silikonkatheter ist aus
Sicherheitsgründen mit Hilfe eines Sicherungsringes an der Ansatzsteile
des Metallports fixiert.

Schritt 4: Am Operationstisch erfolgt die transkutane Punktion des Portsystems
mit der Huber-Nadel und die Überprüfung der Durchgängigkeit des Systems. Danach wird das Infusionssystem angeschlossen.

Besonderheiten der Implantation: Die Implantation des Port-A-Cath-Systems ist
technisch relativ einfach. Auf folgende Punkte ist zu achten:

1. Die Katheterimplantation soll in die Vena jugularis interna und nicht in die
   Vena jugularis externa erfolgen. Grund: bei kleinen Kindern ist die Vene sehr
   dünn, die Durchflussgeschwindigkeit reduziert, der Katheter kann an Abzwei-
   gungen und Einmündungen der vena jugularis externa verlegt werden.
2. Vermeidung von Knickbildungen des Katheters am Abgang des Port-A-Cath-
   Systems. Sie führen zu einer Durchflussbehinderung.
3. Kontrolle der Lage der Katheterspitze. Der Katheter soll unter intraoperativer
   Röntgenkontrolle in der Vena cava superior liegen. Durchflussbehinderungen
   können entstehen, wenn der Katheter abgleitet in die Vena axillaris oder, wenn
   er im rechten Vorhof platziert ist mit Irritationen der Herzfunktion.
4. Aufgrund der Größe des Ports kann über dem Port die Haut niveauerhaben
   sein. Die subkutane Tasche für den Port soll daher relativ weit subkutan angelegt werden, damit Ischämie und starke Spannungen auf der Hautnaht unterhalb des Ports vermieden werden.

Implantation von BROVIAC-Kathetern: Die Implantation des Katheters wird in analoger Weise in die Vena jugularis interna durchgeführt. Die Fixation des Katheters in der Vena jugularis erfolgt analog zu dem Verfahren der Port-A-Cath-Implantation. Der Katheter wird subkutan aus dem Halsbereich in einem getunnelten Kanal in die vordere Axillarlinie submammär geführt. Von dort wird er durch die Haut nach außen geleitet. Der Katheter besitzt eine „Kollagenmuffe", die in das Subkutangewebe zu liegen kommen soll. Begründung: Die Muffe kann dann mit dem Subkutangewebe gut verwachsen und einen sicheren Abschluss bilden und postoperativen Infektionen vorbeugen.

Praktischer Hinweis: Der Katheter wird zunächst im Bereich der Haut im Pektoralisbereich, im Bereich der Muffe, fixiert. Dann erfolgt Kürzung des Katheters auf die gewünschte Länge. Dann wird der Katheter in das Gefäß implantiert.

17.18 Literatur

Bernau A, Heeg P, Rompe G, Rudolph H. Intraartikuläre Punktionen und Injektionen. Deutsches Ärzteblatt. 1999 July;96:28–9

Helfen T. BASIC Notfall- und Rettungsmedizin. Elsevier Verlag, 2012

Kommission für Krankenhaushygiene und Infektionsprävention beim RKI. Anforderungen an die Hygiene bei Punktionen und Injektionen. Bundesgesundheitsblatt 2011;54:1135–44

Kommission für Krankenhaushygiene und Infektionsprävention beim RKI. Die Kategorien in der Richtlinie für Krankenhaushygiene und Infektionsprävention 2010;53:754–6

Leitlinie DGOOC, BVO und Arbeitskreis der AWMF. Hygienemaßnahmen bei Intraartikulären Punktionen und Injektionen. 2008

Scheubel R. Thoraxdrainagen und getunnelte Katheter, Workshop 3, 21.03.2017, 134. Kongress der Deutschen Gesellschaft für Chirurgie 2017, Kongress-App „SynopticCon"

Schumpelick V, Kasperk R, Stumpf M. Operationsatlas Chirurgie. Thieme Verlag, 2013

Thomsen TW, Shen S, Shaffer RW, Setnik GS. Videos in clinical medicine. Arthrocentesis of the knee. N Engl J Med. 2006 May 11;354(19)

Thomsen TW, Shaffer RW, White B, Setnik GS. Videos in clinical medicine. Paracentesis. N Engl J Med. 2006 Nov 9;355(19)

Thomsen TW, DeLaPena J, Setnik GS. Videos in clinical medicine. Thoracentesis. N Engl J Med. 2006 Oct;12:355(15)

Van Aken HK, Reinhart K, et al. Intensivmedizin. Thieme Verlag, 2014 (auch als eBook)

Willital GH, Mittag J. Digital Atlas of Pediatric Sugery Vol. I/II, Amazon Kindle Direct Publishing ASIN: B 0161EFG16, 2016/2017

G. H. Willital

18 Chirurgische Technik

18.1 Chirurgische Händedesinfektion

> Desinfektion bedeutet Verringerung bzw. Freimachen von krankheitsauslösenden Mikroorganismen (Bakterien, Viren, Pilzerreger) auf den Händen durch Händewaschen mit einem Desinfektionsmittel.

Ziel ist die Vermeidung der Übertragung von Krankheitserregern von einem Patienten auf den anderen. Händedesinfektion dient zum eigenen Schutz und zum Schutz des Personals und der Patienten.

Zur Anwendung gelangen ausschließlich die von der Deutschen Gesellschaft für Hygiene und Mikrobiologie geprüften und für wirksam befundeten Desinfektionsmittel. Für welches der Desinfektionsmittel man sich entscheidet, bleibt den einzelnen Krankenhäusern vorbehalten.

Man kennt die **hygienische Händedesinfektion:** vor und nach jedem Patientenkontakt und bei jedem Verbandwechsel. Der Verbandwechsel soll mit sterilen Handschuhen erfolgen. Davon unterscheidet sich die chirurgische Händedesinfektion vor Operationen und invasiven Eingriffen.

Man geht folgendermaßen vor:

- **Hygienische Händedesinfektion:** Ziel ist es mit einem hautschonendem Desinfizienz bei der Behandlung und Pflege von Patienten eine Übertragung von Infektionserregern zu vermeiden (nosokomiale Infektionen). Die Desinfektion erfolgt mit ca. 3 ml (2 bis 3 Hübe aus dem Wandspender) und ca. 30 Sekunden in beide Hände – Handrücken, Hohlhand – einreiben.
- **Zu Beachten:** Schmuck an Fingern und am Handgelenk sowie lange Fingernägel beeinträchtigen die Effizienz der Händedesinfektion.
- Chirurgische Händedesinfektion (Abb. 18.1): Ziel ist es vor Operationen oder invasiven Eingriffen eine Erregerfreiheit auf den Händen zu erreichen. Diesen Desinfektionsmaßnahmen müssen sich alle an der Operation beteiligten Personen unterziehen. Eine mechanische Reinigung der Hände mit Wasser und Seife und Nägeltoilette wird vor der Verwendung des Desinfektionsmittels durchgeführt (Dauer: 2 Minuten).

In die Hände und in die Unterarme wird dann das Desinfektionsmittel eingerieben (zwei- bis dreimal). Am Anfang wird das Desinfektionsmittel bis zum Ellbogen, am Schluss nur noch in die Hände eingerieben. Dabei werden die Arme immer nach oben gehalten, damit die Desinfektionslösung vom Ellbogen nicht in Richtung der Hände abfließen kann. Am Ende der Desinfektion wird mit nach oben gerichteten Händen und Armen ca. 30 bis 40 Sekunden gewartet bis die Hände trocken sind durch Verdunsten des Desinfektionsmittels. Dann

DOI 10.1515/9783110283624-018

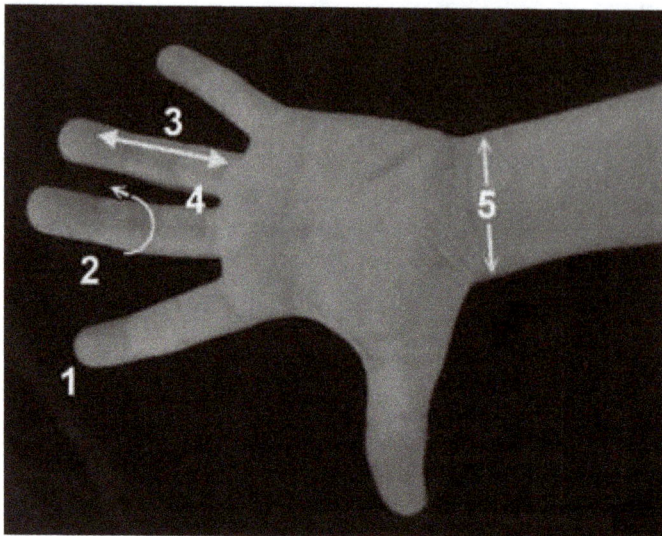

Abb. 18.1: Überblick über die chirurgische Händedesinfektion. 5 Schritte sind wichtig: Schritt 1: Desinfektion der Fingerkuppen; Schritt 2: Zirkuläre Desinfektion der Finger; Schritt 3: Vertikale Desinfektion aller Finger; Schritt 4: Desinfektion der Fingerzwischenräume; Schritt 5: Zirkuläre Desinfektion des Handgelenks.

erfolgt das Anlegen des OP-Kittels und mit Hilfe des OP-Personals erfolgt dann das Anziehen der Handschuhe über die trockene Haut.

> **!** Einmalhandschuhe dürfen nur einmal benutzt werden. Sie schützen das Personal vor Selbstinfektion bei Berührung der Patienten, Berührung von Wunden und bei Verbandwechsel und schützen vor einer Übertragung von Erregern von Patient zu Patient durch das Personal.

Bei HIV-infizierten Patienten ist auf Folgendes zu achten:
1. Vermeidung von Haut- und Schleimhautkontakten mit Blut und Körperflüssigkeiten;
2. Vermeidung von perkutanen Kontakten, insbesondere durch Nadelstichverletzungen.

> **Achtung:** Bei Einreißen der OP-Handschuhe durch das Instrumentarium ist das Instrumentarium z. B. Nadeln oder Nadelhalter auszuwechseln und mit dem Wechsel der Handschuhe oder Wechsel der OP-Kleidung ist eine kurze lokale Desinfektion der Haut bzw. der Hände des Operateurs erforderlich.

18.2 Vorbereitung des Operationsgebietes

Entscheidend ist die *Säuberung und Desinfektion* des Operationsgebietes. Es gehört zur Säuberung des Operationsgebietes, dass die betreffenden Körperabschnitte enthaart, gewaschen, gereinigt und mit einem fettlösenden Mittel behandelt werden. Um Riss-Quetschwunden im Bereich des behaarten Kopfes muss ein ca. 1,5–2 cm breiter, rasierter Saum angelegt werden, damit die Wundversorgung, einschließlich Naht, und der Verband durchgeführt bzw. angelegt werden können.

Nach der Säuberung des Operationsgebietes erfolgt die Desinfektion, die im Allgemeinen nach den im jeweiligen Krankenhaus geltenden Grundsätzen vorgenommen wird, wobei die wirksamste Methode die dreimalige Desinfektion des entsprechenden Körperabschnitts ist. Dabei wird jedes Mal vom Zentrum des Operationsgebietes aus in die Peripherie durch spiralenförmige Bewegungen mit dem Tupfer die Haut desinfiziert. Desinfektion des Operationsbereiches durch Hin- und Herwischen trägt Keime von der Peripherie in den Operationsbereich und ist deshalb zu vermeiden.

Bei Eingriffen an Fingern und Zehen sowie am Knöchel, am Handgelenk bzw. am Unterarm und am Unterschenkel muss immer die gesamte Zirkumferenz desinfiziert werden.

Bei Desinfektionen im Gesicht, vor allem im Bereich der Nase, der Augen, des Ohrs und des Mundes muss darauf geachtet werden, dass die Desinfektionsmittel nicht in diese Körperöffnungen eindringen.

Es wird abgeraten, Wunden vor der Wundversorgung mit Wasserstoffsuperoxyd zu behandeln. Wasserstoffsuperoxyd (H_2O_2) kann dabei in das verletzte oder durch Entzündung eröffnete Gefäßsystem eindringen, dort durch die unkontrollierte oxidative Wirkung zu einer intravaskulären Thrombosebildung und zu irreversiblen Gefäßverschlüssen, z. B. am Auge, Gehirn, Armen oder Beinen führen.

18.2.1 OP-Kleider – OP-Handschuhe

Vor jedem operativen Eingriff muss sich der Operateur umziehen, d. h. Anziehen einer nur für den OP-Bereich bestimmten Hose, eines OP-Hemdes und nur im OP-Bereich benutzter Schuhe (Schuhwaschmaschinen bereiten die Schuhe täglich auf).

Bei Betreten des Operationsbereiches muss der Operateur Kopfbedeckung und Mundschutz tragen. Nach erfolgter Händedesinfektion und Betreten des Operationssaales wird dem Operateur ein Operationskittel gereicht, wobei ein sog. Springer dem Operateur in den Kittel hilft. Anschließend Anlegen der OP-Handschuhe. Dann erfolgt das Abdecken des Operationsfeldes und gegebenenfalls erneuter Handschuhwechsel unmittelbar vor der Operation.

Bei Kindern ist meist aufgrund der fehlenden Kooperationsbereitschaft eine Infiltrations- oder Leitungsanästhesie nicht möglich. Sogenannte „OP-Lampen-Handgriffe" sollen während der Operation nur vom Operateur bzw. von den Personen, die am OP-Tisch stehen angefasst und eingestellt werden, wenn anschließend ein Handschuhwechsel stattfindet. Am zweckmäßigsten ist es, wenn die Beleuchtung des OP-Felds durch das Pflegepersonal erfolgt.

18.3 Lokalanästhesie bei der chirurgischen Wundversorgung

Da sich die Lokalanästhesie vom Säureamidtyp durch eine lange Wirkungsdauer und eine niedrige Sensibilisierungsrate auszeichnen, sollten diese den Präparaten vom Estertyp vorgezogen werden.

Bei der *Leitungsblockade* wird die Lösung in unmittelbarer Nähe eines Nervenastes appliziert. Vom Chirurgen kann diese Leitungsanästhesie an Zehen und Fingern (Oberst), Rektum und Anus (Blockade des N. haemorrhoidalis) und Penis (Penisblockade) durchgeführt werden.

Bei der *Infiltrationsanästhesie* injiziert man nach Setzen einer Hautquaddel an der Punktionsstelle mit einer ausreichend langen Nadel das Lokalanästhetikum rautenförmig in verschiedenen Ebenen (Feldblockade). Dabei wird nach wiederholter Aspiration beim Vorschieben der Nadel die größere Menge des Lokalanästhetikums beim Zurückziehen appliziert.

Vor der Reposition von Knochenbrüchen wird die Kanülenspitze unter ständiger Aspiration in das Frakturhämatom gebracht und durch Infiltration des Hämatoms die *Bruchspaltanalgesie* erreicht. Die Alternative ist die Leitungsanästhesie.

Es sollten grundsätzlich folgende *Vorbereitungen* getroffen werden:

- Infusion, Sauerstoff und Beatmungsmöglichkeiten, Möglichkeit zur endotrachealen Intubation und Sauerstoffbeatmung, Absaugvorrichtung;
- Medikamente (Vagolytika, Vasodepressoren, Kortison, Antihistaminika, Sedativa).

Tab. 18.1: Maximale Dosierung der am häufigsten verwendeten Lokalanästhetika in ml.

			2 %	1 %	0,5 %	0,25 %
Lidocain	mit Adrenalin	(1 : 100.000)	25	50	100	–
	ohne Adrenalin		10	20	40	–
Prilocain	mit Adrenalin	(1 : 200.000)	30	60	–	–
	ohne Adrenalin		20	40	–	–
Mepivacain	mit Adrenalin	(1 : 200.000)	25	50	100	–
	ohne Adrenalin		18	35	70	–
Bupivacain	mit Adrenalin	(1 : 200.000)			45	90
	ohne Adrenalin				30	60

In der Tabelle 18.1 sind die Maximalvolumina der gebräuchlichsten Lokalanästhetika für Erwachsene (70 kg) dargestellt. Die Lösungen mit Adrenalinzusatz diffundieren langsamer aus dem infiltrierten Bereich. Zur Infiltration eignen sich besonders Lidocain, Mepivacain in einer 0,5–1%igen Lösung.

18.3.1 Kontraindikation für eine Lokalanästhesie

1. Neugeborene, Säuglinge und Kleinkinder, bei denen die Einsicht für diese Form der Narkose nicht besteht und motorische Unruhe nicht ausgeschaltet werden kann.
2. Entzündungen (Phlegmone, eitrige Infektion) im zu infiltrierenden Bereich.
3. Tiefe, verzweigte Wunden, Stichverletzungen im Thorax und im Abdomen.
4. Bewusstlose Patienten: Priorität der Erstversorgung beachten.
5. Offene Wunden und Frakturen.
6. Keine Lokalaästhetika und vasokonstriktorische Medikamente bei Patienten mit Bluthochdruck, Hyperthyreose, Diabetes oder künstlichen Herzklappen.
7. Patienten, die sich nicht beruhigen lassen (Medikamente, Alkohol, Drogen).
8. Überempfindlichkeit gegen Lokalanästhetika.
9. Fehlende Einverständniserklärung.

Besonders zu beachten: Durch den Zusatz von Vasokonstriktoren zu dem Lokalanästhetikum ist die Blutungszeit im Operationsgebiet herabgesetzt. Kontraindikation ist jedoch der Einsatz von Lokalanästhetika in Kombination mit Vasokonstriktoren bei den Endartieren, d. h. an den Fingern, den Zehen und am Penis, da eine irreversible Vasokonstriktion zur Gangrän führen kann. Weiterhin besteht eine Kontraindikation bei Patienten mit Bluthochdruck, Herzklappenfehlern, Hyperthyreose und Diabetes.

18.3.2 Vermeidung von Zwischenfällen bei der Lokalanästhesie: Was ist zu beachten?

- Immer ist eine sorgfältige Anamnese im Hinblick auf früher aufgetretene Nebenreaktionen mit Lokalanästhetika, z. B. beim Zahnarzt, zu eruieren.
- Die genaue Kenntnis der Höchstdosierung des jeweils verwendeten Lokalanästhetikums ist eine wichtige Voraussetzung für die Anwendung der Lokalanästhetika.
- Intravasale Injektionen müssen unbedingt vermieden werden (Kontrolle durch Aspirationsversuch und Abnehmen der Spritze von der Kanüle während des Ablaufs der Lokalanästhesie).

18.3.3 Symptomatik von Lokalanästhesie-Nebenwirkungen

- Urticaria, ödematöse Schleimhautschwellungen von Nase, Pharynx und Larynx;
- unspezifische Unverträglichkeitsreaktionen, wie Angstempfindung;
- Es empfiehlt sich daher im Notfall vorsichtshalber ein Intrakutantest mit Micro-Fine-Spritze 0,1 ml. Es kann aber bereits ein solcher Intrakutantest zu schweren allergischen Reaktionen mit anaphylaktischem Schock führen.

18.3.4 Technik der Infiltrationsanästhesie

Bei der Infiltrationsanästhesie wird zunächst mit einer sehr dünnen Nadel im späteren operationsfreien Bereich ein kleines Depot subkutan gesetzt. Von diesem Depot aus erfolgt dann in V-förmiger Richtung ein Umspritzen des Operationsfeldes durch vorsichtiges Vorschieben der Injektionskanüle.

Die Infiltration erfolgt hierbei in divergierender Richtung. Von den Schenkeln dieses V erfolgt dann in konvergierender Richtung ein weiteres Umspritzen des Operationsfeldes und Infiltration des Lokalanästhetikums in umgekehrter Richtung. Bei der Wundversorgung soll die Infiltration wegen der Gefahr der Keimverschleppung aus den evtl. kontaminierten Wundrändern nicht vom Wundrand her erfolgen. Das Lokalanästhetikum kann aber in die Wunde selbst geträufelt werden, um dadurch einen wirkungsvollen lokalen Effekt zu erzielen.

Bei völlig sauberen Wunden, wie bei Kopfplatzwunden, ist eine Infiltrationsanästhesie vom Wundrand möglich. Dies hat den Vorteil, dass der Einstich vom Wundrand her weniger schmerzhaft ist als die Infiltration von der gesunden Haut. Bei besonders ängstlichen Patienten ist es zweckmäßig, zunächst lokal Chloräthyl auf die Haut als lokales Anästhetikum aufzuträufeln.

18.3.5 Indikation für eine Lokalanästhesie

Kleine Tumoren, Lipome, Lymphknotenexstirpation, Weichteilverletzungen, Schnittverletzungen, Atherome, Warzen, Eingriffe an den Endphalangen von Fingern und Zehen.

18.3.6 Technik der Oberst'schen Leitungsanästhesie an Fingern und Zehen

- Indiziert bei operativen Eingriffen an Endgliedern von Fingern und Zehen.
- Kontraindiziert dann, wenn bei entzündlichen Erscheinungen an der Hand das distale Interphalangealgelenk nach proximal überschritten ist.
- Bei entzündlichen Veränderungen muss mit verzögertem Wirkungseintritt gerechnet werden.
- Bei Verletzungen müssen Mobilität und Sensibilität vor Anlegen der Leitungsanästhesie überprüft werden.
- Einstichstelle mit dünner kurzer 18er Nadel in Höhe der Metakarpalköpfchen und Setzen einer Quaddel (Abb. 18.2) auf der dorsalen Seite der Finger.
- Nadel auf die Gegenseite des Fingers zur Betäubung der kontralateralen Fingerseite vorschieben und Quaddel setzen.
- Anschließend Zurückziehen der Nadel. Infiltration des Lokalanästhetikums in Höhe der Metakarpalköpfchen auf der volaren Seite des betreffenden Fingers.

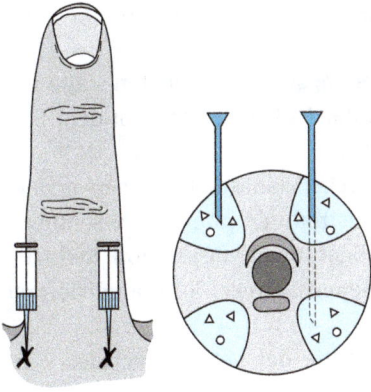

Abb. 18.2: Übersicht über die Oberst'sche Leitungsanästhesie und über die Lokalisation der Einstichstellen mit einer 18er Nadel in Höhe der Metakarpalköpfchen.

– Wenig Lokalanästhetikum verwenden, um eine zu pralle Infiltration des Gewebes mit evtl. Beeinträchtigung der Durchblutung zu vermeiden.

18.3.7 Lokalanästhetikum im infizierten Bereich

Abszesse sollen in Allgemeinnarkosen und nicht in Lokalanästhesie behandelt werden. Bei größeren Eiteransammlungen und bei phlegmonösen Entzündungen ist wegen der Ausbreitungsgefahr von einer Umspritzung oder Infiltration abzusehen. Kleine umschriebene Abszesse, bei denen die Nadel mit Sicherheit das entzündete Gewebe bzw. Eiterherde nicht erreicht, können umspritzt werden. Kälteanästhesie mit Chloräthylspray als Lokalanästhetikum für Abszessinzisionen sollte nicht angewandt werden, da die analgesierende Wirkung unzureichend ist, die Inzision und die Drainage des Abszesses inadäquat ist und Eiter und Nekrosen nur ungenügend entfernt werden können. Bei einer solchen Vorgehensweise liegt die Rezidivquote eines Abszesses ca. zehnmal höher.

18.3.8 Anwendung der Chloräthylsprays

Der Einsatz des Chloräthylsprays ist besonders bei sensiblen Erwachsenen möglich, um den ersten Einstich der Infiltrations- und Leitungsanästhesie möglichst unempfindlich zu machen und den lokalen Schmerz bei Wunden zu reduzieren.

18.3.9 Anwendung von Oberflächenanästhetika

Bei sehr sensiblen Erwachsenen kann man die Wundränder kleinerer Verletzungen, die genäht werden sollen, mit einem aufgeträufelten Lokalanästhetikum, wie es z. B. bei der Schleimhautanalgesie angewendet wird, betäuben, z. B. mit Lidocain.

- Bei ausgedehnten Wunden und bei besonders ängstlichen Patienten sollte immer ein venöser Zugang angelegt werden. In diesen Fällen kann vor dem Eingriff Diazepam i. v. 5–10 ml verabreicht werden.
- Immer die möglichst niedrigste Konzentration an Lokalanästhetikum verwenden.
- Verwenden der Lokalanästhetika mit Vasokonstriktoren in einem Mischungsverhältnis von 1 : 100.000 bis 1 : 200.000. Verzögerung der Resorption, Reduzierung der Blutungsneigung in stark durchblutetem Gewebe. Kontraindiziert ist dies an Fingern, Zehen und am Penis.
- Schmerzarme Injektionstechnik durch Betäubung der jeweils nächsten Einstichstelle von der ersten Injektion aus.
- Betäubung der ersten Einstichstelle auf der Haut evtl. mit Chloräthylspray.
- Vermeidung intravasaler Injektionen von Lokalanästhetika durch ständige Bewegung der Nadel. Wiederholte Aspirationen, wobei darauf zu achten ist, dass kein Blut in der Spritze erscheinen darf.
- Vermeidung von praller Infiltration des Gewebes, vor allem an den Fingern und Zehen. Es darf nicht zur Weißverfärbung der Haut kommen, da es dadurch zu einer Kompression der Gefäße kommen kann.
- Sofortige Unterbrechung der Infiltration bei Klage des Patienten über Schwindel, Benommenheit und Brechreiz.
- Vor dem Operationsbeginn analgetische Wirkung abwarten. Prüfung der analgetischen Wirkung im anästhesierten Bereich mit Hilfe einer Injektionsnadel.
- Stellt sich heraus, dass die analgetische Wirkung durch die Infiltrationsanästhesie nicht ausreicht, ist die Revision abzubrechen, der operative Eingriff ist dann in Allgemeinnarkose durchzuführen.
- Belehrung und Aufklärung des Patienten im Hinblick auf den operativen Eingriff, mögliche Nebenwirkungen und auch über die anhaltenden Nachwirkungen der Lokalanästhesie sind dem Patienten zu sagen.
- Bereits vor der Operation sollte der Patient darauf hingewiesen werden, dass je nach Art, Größe und Ausdehnung des Eingriffes und der hierzu nötigen Menge und Konzentration an Lokalanästhetika Nachwirkungen auftreten können, die die Verkehrstüchtigkeit beeinflussen. In diesem Fall sollte, insbesondere nach größeren Eingriffen, der Patient in einen Überwachungsraum gebracht werden, in dem er über einen Zeitraum von 1–3 h überwacht werden und sich ausruhen kann.

18.4 Abdecken des Operationsgebiets

Bevor man mit irgendeinem Eingriff beginnt (auch Lokalanästhesie), werden alle unsterilen Gebiete um das vorher desinfizierte, vorbereitete Operationsgebiet mit sterilen Tüchern oder den sehr zweckmäßigen OP-Tapes abgedeckt. Um ein Verrutschen und Verschieben der Tücher untereinander zu vermeiden, werden diese mit den oben genannten Tapes miteinander fixiert. Tuchklemmen werden nicht verwendet. Die längliche Öffnung bei Schlitztüchern wird ebenfalls den lokalen Größenverhältnissen durch Tapes angepasst. Ausnahme bilden lebensbedrohliche Verletzungen, bei welchen dringlich operativ vorgegangen werden muss.

18.5 Nahtmaterial – Unterschiedliche Gewebe brauchen unterschiedliches Nahtmaterial

18.5.1 Empfohlenes Nahtmaterial/Nadeltypen bei Kindern

Die Tabelle 18.2 gibt einen Überblick über geeignetes Kinder-Nahtmaterial.

Tab. 18.2: Kinder-Nahtmaterial – Übersicht über unterschiedliche Gewebeanteile, die durch Naht readaptiert werden müssen und Anwendung der entsprechenden Fadenstärke; R = resorbierbares Nahtmaterial, NR = nicht resorbierbares Nahtmaterial, R rapid = schnell resorbierbares Nahtmaterial.

Gewebe	Nahtmaterial	Stärke USP
Hautnaht (Thorax, Abdomen, Extremitäten)		
ohne Spannung	NR	4–0
mit Spannung	NR	3-0, 2-0
Hautnaht (Gesicht)	R rapid	5–0
Lippennaht, Wangenschleimhaut	R rapid	5–0
Naht von Hauttransplantaten	R	5–0
Fasziennaht	R	2–0
Muskelnaht	R	3–0
Sehnennaht	R + NR	4–0
Gefäßnaht	R	5–0
Peritonealnaht	R	2–0

18.5.2 Empfohlenes Nahtmaterial/Nadeltypen bei Erwachsenen

In Tabelle 18.3 ist das empfohlene Nahtmaterial und Fadenstärke für Erwachsene zusammengestellt – einschließlich verschiedener Nadeltypen.

Tab. 18.3: Übersicht über unterschiedliche Gewebeanteile, die durch Naht readaptiert werden müssen und Anwendung des entsprechenden Nahtmaterials und der Fadenstärke; R = resorbierbar, NR = nicht resorbierbar.

Gewebe	Nahtmaterial	Stärke USP
Hautnaht (Thorax, Abdomen, Extremitäten)		
ohne Spannung	NR	3–0, 2–0
mit Spannung	NR	2–0, 0
Hautnaht (Gesicht)	NR	5–0
Lippennaht, Wangenschleimhaut	NR R rapid	3–0
Naht von Hauttransplantaten	NR	4–0
Fasziennaht	R ungefärbt	0
Muskelnaht/Faszie	R	3–0
Sehnennaht	R	4–0
Gefäßnaht	R	4–0
Peritonealnaht	R Plus	0

18.5.3 Instrumentarium für Nähte

1. *Nadelhalter* mit oder ohne Einraster als Arretierung an den Handgriffen. Nadelhalter ohne Arretierung werden vor allem bei Nervennähten und Gefäßnähten verwendet. Ferner gibt es Nadelhalter mit eingeschliffenen Scherenbranchen, die man bei atraumatischer Nahttechnik verwendet.
2. *Nadeln:* Es gibt gerade Nadeln, wie sie bei Sehnennähten verwendet werden. Es gibt gleichförmig gekrümmte Nadeln (runde und scharfe Nadeln), wobei der Krümmungsradius den lokalen anatomischen Verhältnissen entspricht. Das Öhr der Nadel kann dabei zwei verschiedene Formen haben (Abb. 18.3, zum

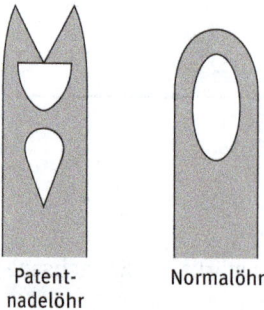

Patent-nadelöhr   Normalöhr

Abb. 18.3: Überblick über verschiedene Nadelöhre.

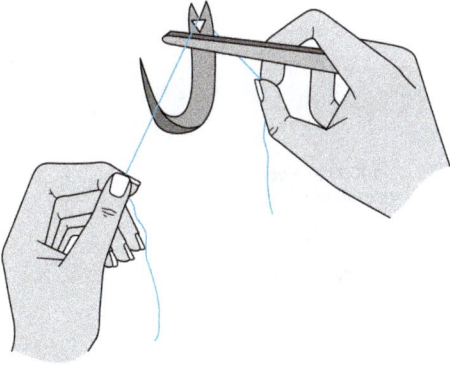

Abb. 18.4: Technik des Einfädelns in ein „Nadelöhr".

Einfädeln siehe Abb. 18.4). Daneben gibt es atraumatische Nähte, wobei die Nadel mit dem Faden verschweißt ist und kein Nadelöhr vorhanden ist.

18.5.4 Indikation für eine atraumatische Naht

Dabei handelt es sich um eine Naht, die eine möglichst geringe Traumatisierung des Gewebes hervorruft. Diese Naht ist bei Operationen an der Lunge und im gastrointestinalen System, in der Gefäßchirurgie, in der Hand- und plastischen Chirurgie, in der Kinderchirurgie sowie bei der Readaptation der Haut indiziert.

18.5.5 Nahtmaterial

Man unterscheidet und verwendet:
1. resorbierbares Nahtmaterial, bei der Naht von subkutantem Gewebe, Peritoneum, Faszie, Muskulatur, Darm, Schleimhäute;
2. nicht resorbierbares Nahtmaterial (z. B. Stahldraht), Hautnaht, Sehnennaht etc.

Vermeidung von Komplikationen bei Nähten: Wundrupturen, Fadenfisteln, Infektionen, Wundrandnekrosen, breite Narben
1. Nahtmaterial soll möglichst unter der geringsten Gewebespannung geknotet werden, da sonst Ödemgefahr und Nekrosegefahr infolge Gefäßzerrung und Gefäßkompression besteht. Dies gilt vor allem bei Nähten an der Hand.
2. Adäquate Operationstechnik. Vermeidung von operationstechnischen Fehlern: breite Unterbindungen, dickes Nahtmaterial, mehr als drei Knoten, zu locker geknüpfte Knoten, sich lösende Knoten und lange Fadenstümpfe *begünstigen die Infektion und Fadenfisteln.*

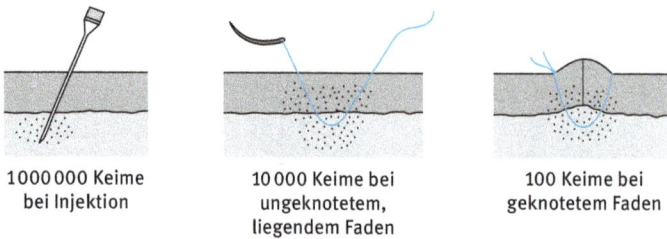

| 1000000 Keime bei Injektion | 10 000 Keime bei ungeknotetem, liegendem Faden | 100 Keime bei geknotetem Faden |

Abb. 18.5: Wundheilungsstörungen und Minimal-Anzahl der Keime pro mm³ in Abhängigkeit von der chirurgischen Technik.

3. Schlechte Blutstillung, Hämatome, Wundhohlräume und Quetschungen der Hautränder können zu Wundheilungsstörungen führen (Abb. 18.5).

4. *Muskel-Fasziennähte* dürfen nur ganz locker gelegt werden, der 2. und 3. Knoten soll jedoch über den ersten fest angezogen werden und darf nicht locker sein (s. auch Kap. Handchirurgie).

5. Vor jedem Wundverschluss wird, wenn mit einer postoperativen Sickerblutung zu rechnen ist, eine Redon-Drainage (Fingerredon oder Normalredon) mit Saugöffnungen eingelegt, im wundfernen Bereich aus der Haut herausgeleitet, an der Haut fixiert und in eine Flasche mit Unterdruck geleitet. Redons bleiben durchschnittlich 3 Tage liegen.

6. Bei invertierenden Nähten liegt der Knoten auf der Unterseite der adaptierten Gewebeanteile, hierbei entstehen sehr selten Fadenfisteln. Diese Nahttechnik ist indiziert bei dünnem Subkutangewebe.

7. Kapillarblutungen am Wundrand stehen nach Knüpfen der Nähte. Gefäßkoagulationen mit Diathermie sollen in diesen ganz oberflächlichen Hautbereichen vermieden werden, da Wundrandnekrosen entstehen können. Folgen sind: Wunddehiszenzen, Infektionen, sekundäre Wundheilung, breite Narben. Die Überängstlichkeit des Chirurgen eine Blutung zu übersehen und diese durch Diathermie zum Stillstand zu bringen, kann zu o. g. Komplikationen führen (H. Bünte).

8. Nähte dürfen nicht zu eng gesetzt werden. Wenn das zwischen 2 Nähten liegende Gewebe sich weiß verfärbt im Vergleich zu dem benachbarten Gewebeanteilen sind die Abstände zwischen zwei Nähten zu eng. Es entstehen Nekrosen, Fadenfisteln, Infektionen oder Wundrupturen.

9. Die häufigsten Fehler bei Nahttechniken sind (Gefahr der Narbenbildung):
   a) zu dickes Nahtmaterial subkutan mit der Folge von Wundrupturen, Fadenfisteln und hypertrophen Narben (s. auch Kap. Handchirurgie);
   b) zu viele (mehr als 3) Knoten: verlängerte Resorptionszeit, Wundheilung verzögert, rote Narbe über Monate, breite Narbe als Endergebnis;
   c) Knoten über dem ersten Knoten nicht straff genug angezogen: der Knoten lockert sich, die gesamte Wundspannung ist auf der Haut, Hohlraumbildung unter der Haut, Serom-Bildung, Wundruptur, breite Narbe;

d) Fäden sind zu lang abgeschnitten (über 3 mm): Irritation des darüberliegenden Gewebes, Serom-Bildung, Fadenenden schauen aus der Hautnaht heraus, Fadenfisteln.

18.6 Technik der Hautnaht

18.6.1 Operationstechnische Hinweise

Jede Hautnaht soll so angelegt werden, dass eine lückenlose, spannungsfreie Adaptation der frischen Wundränder gewährleistet ist. Ein- und Ausstichstelle der Hautnaht sollen vom Wundrand gleichen Abstand haben, und es muss jeweils gleich viel subkutanes Gewebe miterfasst werden. Einstich-Ausstich-Linie muss in allen Fällen die Wundränder in einem rechten Winkel kreuzen (Abb. 18.6). Ein- und Ausstichstelle sollen gleich weit vom Wundrand entfernt sein; der Stich gleich tief und anschließend locker geknüpft sein.

Besonders zu beachten sind die folgenden Punkte:

1. Exakte Readaptation der Wundränder ohne Überlappen oder Einstülpen der Wundränder.
2. Korrektur von Hautzipfeln nach ovalärer Hautexzision durch Resektion dieser Enden.
3. Wundrandadaptation bei triangelförmigen Wunden durch intrakutane invertierende Naht.
4. Unterminierung der Wundränder zur Mobilisation der Haut mit Skalpell oder Schere, zur Entlastung der Hautnaht und zur Verminderung der Spannung.

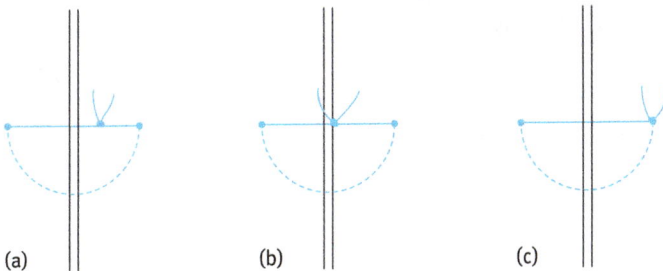

(a)   (b)   (c)

Abb. 18.6: Normal evertierende Nahttechnik (a). Der Knoten liegt auf der Oberfläche der zu adaptierenden Gewebeanteile. Invertierende Nahttechnik: der Knoten liegt auf der Unterseite der zu adaptierenden Gewebeanteile. Lokalisation der Knoten bei evertierender Nahttechnik: sie sind in unmittelbarer Nähe des Wundrandes lokalisiert: richtige Lage des Knotens zur Wunde (a). Eine falsche Knotenlage liegt vor, wenn der Knoten über den Wundrand zu liegen kommt (b). Dies führt zu einer Irritation der Wunde und zu einer auffällig breiten Narbe. Eine falsche Knotenlage liegt auch dann vor (c), wenn der Knoten an der Ein- oder Ausstichstelle des Fadens zu liegen kommt. Dies kann zu Infektionen und zu einer Keiminvasion führen mit Mikroabszessen oder Phlegmonen.

5. Sicherung des Wundverschlusses mit Steristrips oder Klammer-Pflaster.
6. Lückenlose Adaptation aller Schichten einer tiefen Wunde und vorübergehendes Einlegen einer Wunddrainage zur Vermeidung von Hohlräumen, Hämatomen und Seromen und zur Verbesserung der Wundheilung.

Nahttechnik – Komplikationen
Besonders zu beachten – Vermeidung von Komplikationen
Fadenfisteln entstehen:
– wenn zu dickes Nahtmaterial verwendet wird;
– wenn zu viele Knoten gesetzt werden (mehr als drei);
– wenn die Knoten zu locker übereinander gelegt werden;
– wenn keine invertierende Subkutannaht gelegt wird.

Im Folgenden werden die vier wichtigsten Nahttechniken in der Unfall- und Notfallchirurgie beschrieben.

18.6.2 Einfache Nähte

Einfache Nähte (Abb. 18.6) sind am gebräuchlichsten. Hautränder oder die entsprechenden Gewebeanteile müssen genau nebeneinander (Stoß auf Stoß) liegen!

Blair-Donati-Naht (evertierende Naht)

Die Blair-Donati-Naht (Abb. 18.7) eignet sich besonders gut, wenn durch die Naht reichlich subkutanes Fettgewebe mit erfasst werden muss und Ein- und Ausstichstelle weiter als 10 mm vom Wundrand entfernt sind, wobei gleichzeitig eine gute Adaptation erreicht wird. Sie findet vor allem Anwendung beim Verschluss von

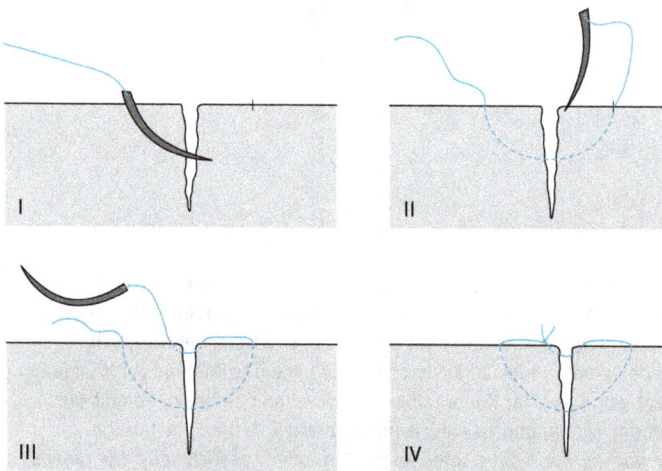

Abb. 18.7: Überblick über die Technik der Blair-Donati-Naht.

Laparotomie- und Thoraxwunden sowie bei Hautnähten an den unteren und oberen Extremitäten.

18.6.3 Intrakutane Rückstichhautnaht

Die intrakutane Rückstichhautnaht (Abb. 18.8) ist besonders dort indiziert, wo es aus kosmetischen Gründen auf eine später möglichst unauffällige Narbe ankommt. Intrakutan fortlaufende Hautnähte sind vor allem bei Eingriffen in der Kinderchirurgie indiziert.

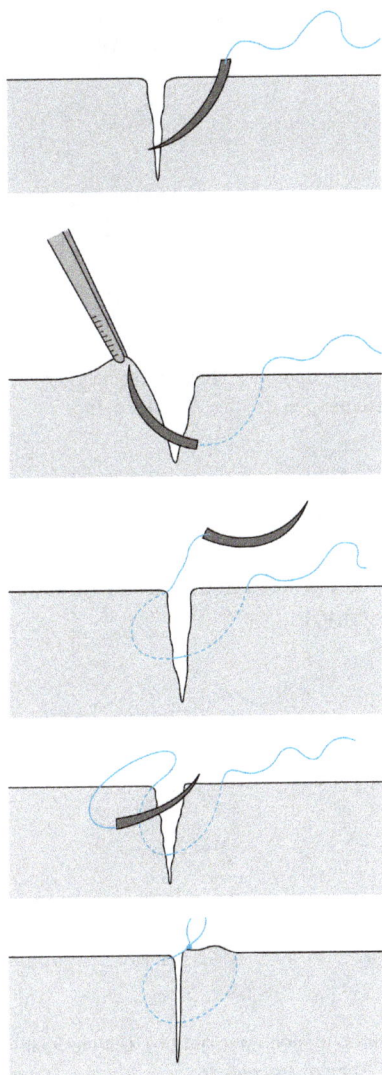

Abb. 18.8: Überblick über die Technik der intrakutanen Rückstichhautnaht.

18.6.4 Ausstülpende U-Naht

Wenn die Wundränder (W) dazu neigen, sich einzustülpen, verwendet man ausstülpende U-Nähte (Abb. 18.9).

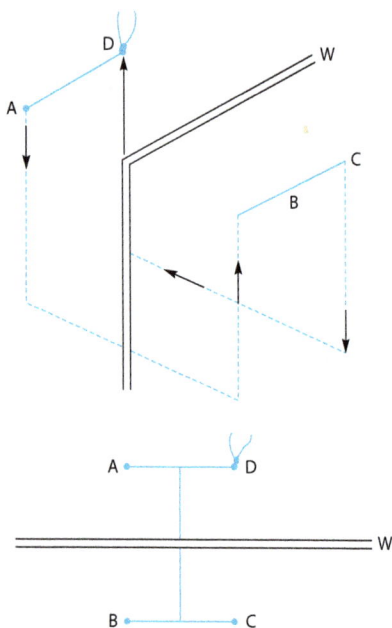

Abb. 18.9: Überblick über die Technik der ausstülpenden U-Naht; W = Wundrand.

18.6.5 Intrakutane Hautnaht und invertierende Subkutannaht

Die intrakutane fortlaufende Hautnaht wird vor allem bei Eingriffen bei Kindern als readaptierende Hautnaht durchgeführt (Abb. 18.10).

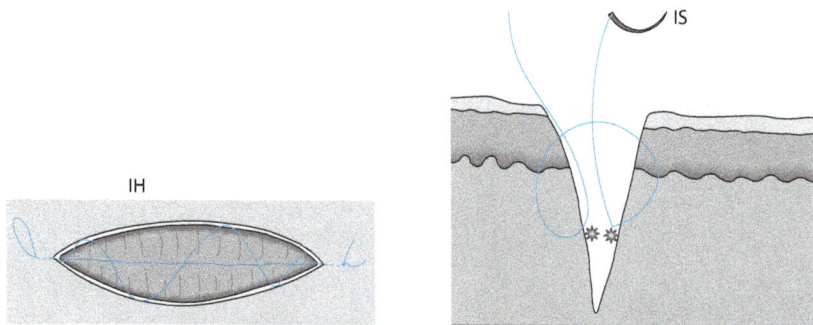

Abb. 18.10: Überblick über die Technik der fortlaufenden intrakutanen Hautnaht (IH). Um die Spannung zu nehmen, kann eine invertierende Subkutannaht (IS) angelegt werden.

18.7 Technik des Knotens

18.7.1 Operationstechnische Hinweise

Knoten sind in unmittelbare Nähe des Wundrandes zu legen, denn nur so sind die Voraussetzungen für ein kosmetisch gutes Resultat gegeben (Abb. 18.6).

18.7.2 Der einfache Knoten

Siehe umseitige Abbildung 18.11

a) Rotationsbewegung der rechten Hand in Supinationsstellung.

b) Gekrümmtes Endglied des Mittelfingers führt den Faden in Pfeilrichtung.

c) Mittelfinger mit Faden kommt über den zwischen Ringfinger und Daumen/Zeigefinger gespannten Faden zu liegen.

d) Streckbewegung des Mittelfingers, gleichzeitig Ringfinger aus der Schlaufe ziehen.

e) Parallel zur Mittelfingerstreckbewegung geht das Loslassen des Fadens durch den Zeigefinger/Daumen.

f) Durchziehen des Fadens über den Fingerrücken und erneutes Fassen des Fadens mit Daumen und Zeigefinger.

g) Gelegter Knoten

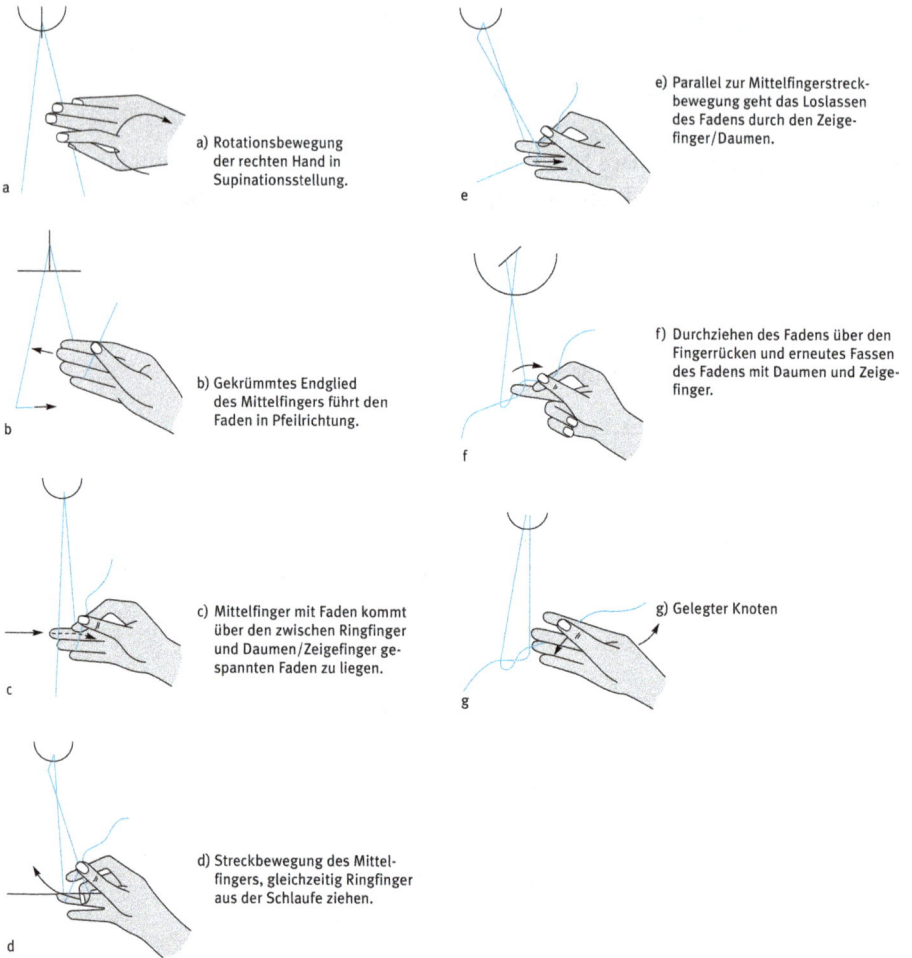

Abb. 18.11: Technik des Knotens (a–g):

(a) Die linke Hand hält zwischen Daumen und Zeigefinger das linke Fadenende fest. Die rechte Hand hält in Pronationsstellung zwischen Daumen und Zeigefinger das rechte Fadenende fest, dann erfolgt eine Rotationsbewegung der rechten Hand von Pronation in Supinationsstellung.

(b) Das gekrümmte Endglied des Mittelfingers führt den Faden in Pfeilrichtung. Technischer Hinweis: der Mittelfinger der rechten Hand macht schrittweise alle Bewegungen bis der Faden zur Schlinge durchgezogen ist. Dann hält die geöffnete Hand den Faden zwischen Mittelfinger und Ringfinger fest;

(c) Mittelfinger mit Faden kommt über dem zwischen Ringfinger und Daumen/Zeigefinger gespannten Faden zu liegen;

(d) Streckbewegung des Mittelfingers, gleichzeitig Ringfinger aus der Schlaufe zurückziehen;

(e) Parallel zur Mittelfingerstreckbewegung geht das Loslassen des Fadens durch den Zeigefinger/Daumen;

(f) Durchziehen des Fadens über den Fingerrücken, über den Mittelfinger und den Ringfinger. Durch erneutes Fassen des Fadens mit Daumen und Zeigefinger werden beide Fadenenden zugezogen.

(g) Der gelegte Knoten wird zugezogen.

18.7.3 Der chirurgische Knoten

Die Abbildung 18.12 zeigt den einfachen (a) und den chirurgischen (b) Knoten.

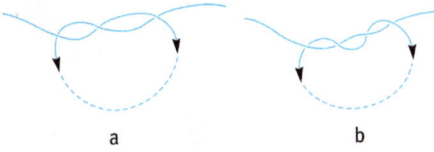

a   b

Abb. 18.12: Überblick über den einfachen Knoten (a) und den chirurgischen Knoten (b).

18.7.4 Knoten mit dem Instrument

Beim Knoten mit dem Instrument (Abb. 18.13) ist wichtig, dass der erste Knoten kein geworfener Knoten, sondern ein einfacher oder chirurgischer Knoten ist, auf den dann ein zweiter Knoten gesetzt wird, ohne dass sich bei diesem Knotenvorgang der erste Knoten lockert.

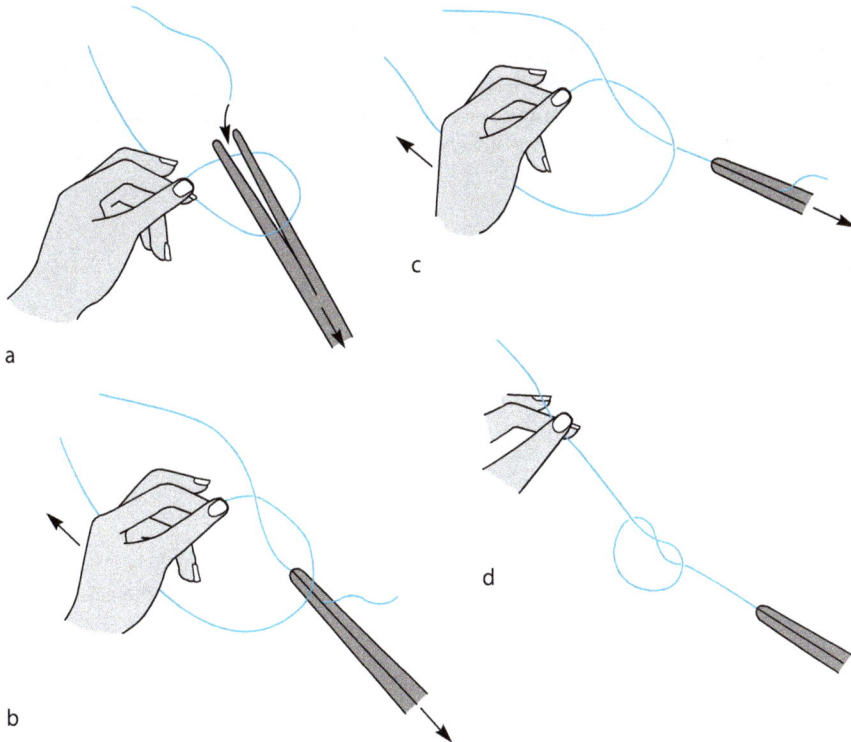

a

b

c

d

Abb. 18.13: Technik des Knotens mit dem Instrument (a)–(d).

18.8 Entfernen des Nahtmaterials

Empfehlungen zur Entfernung des Nahtmaterials postoperativ:
- am Kopf 4. bis 6. Tag;
- Extremitäten 10. bis 14. Tag;
- Abdomen und Thorax 7. bis 10. Tag;
- Leistengegend 7. Tag;
- rechter Unterbauch 7. Tag;
- am Hals 3. bis 4. Tag.

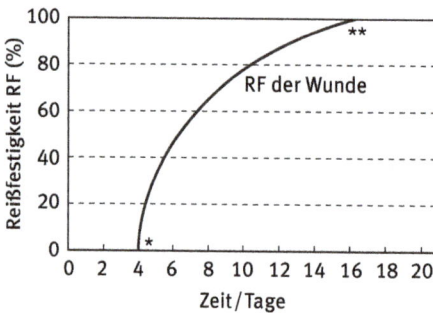

Abb. 18.14: Darstellung der Reißfestigkeit der Wunde in Abhängigkeit von der Zeit (RF = Reißfestigkeit). Im Durchschnitt hat die Reißfestigkeit (Beginn der Wundheilung [*], Ende der Wundheilung [**]) der Wunde bei ungestörtem Heilungsverlauf zwischen dem 6. und 14. Tag, je nach Lokalisation der Wunde, Reißfestigkeitswerte erreicht, die der physiologischen Belastung der Haut in den entsprechenden Körperarealen standhält.

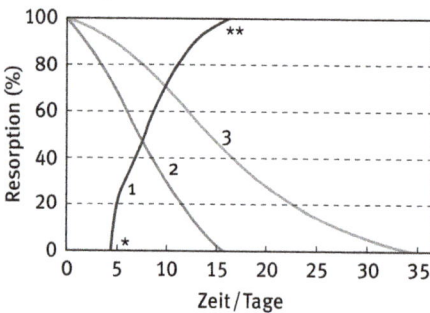

Abb. 18.15: Reißfestigkeit der Wunde (1) am Anfang [*] und am Ende der Wundheilung [**] und graphische Darstellung der Reißfestigkeit von schnell (2) und langsam (3) resorbierbarem Nahtmaterial.

Die Reißfestigkeit der Wunde nimmt im Allgemeinen vom 4. Tag an zu (Abb. 18.14 und Abb. 18.15). Beim Entfernen des Haut-Nahtmaterials muss daher auf folgende Punkte geachtet werden:

1. *Kosmetischer Faktor:* Je früher die Fäden entfernt werden, desto weniger auffallend das Narbenbild, Beurteilung der Fadenentfernung nach der Hautspannung.
2. *Altersfaktor:* Je älter die Patienten, desto langsamer ist der Heilungsverlauf, umso länger sollte das Nahtmaterial liegen bleiben.
3. *Lokalisationsfaktor:* Hautfäden in mechanisch beanspruchten Körperteilen sollen länger liegen bleiben (s. auch Punkt 1).
4. *Sterilitätsfaktor* der Wunde: Infizierte Wunden heilen schlechter, d. h. langsamer, manchmal mit Wundranddehiszenz, meist mit breiter Narbe, was sich bereits am 7.–10. Tag optisch deutlich anbahnt.
5. *Narbenprophylaxe:* Bei den unter Punkt 4 genannten Wundheilungsstörungen ist eine narbenpräventive Therapie indiziert. Sie sollten in Form einer Salbe zweimal am Tag appliziert werden über die Dauer von ca. 3–6 Monaten. Die entscheidenden pharmakokinetischen Komponenten sind: Allantoin, Heparin und Extractum cepae. Um die Wirkung einer narbenreduzierenden Salbe zu verstärken, ist es empfehlenswert, nach Salben-Applikation einen Verband anzulegen, um ein Verwischen des Narbenmittels und damit eine Wirkungsverminderung zu verhindern (evidenzbasiert überprüft).

18.9 Hautklebung

Um kosmetisch einwandfreie Wundverhältnisse zu erreichen, kann an Stelle einer Hautnaht ein Hautkleber verwendet werden.

Voraussetzung für kosmetisch unauffällige Narben ist die Operationstechnik. Ein wichtiger Operationsschritt ist eine invertierende, dicht unter der Haut gelegte Naht. Sie hat die Aufgabe, die Wundränder möglichst spannungsfrei und eng aneinander zu bringen und die Spannung von der Hautnaht zu nehmen. Die invertierende Subkutannaht versenkt den Knoten unter das subkutane Fettgewebe.

Invertierende Einzelnähte sind noch zweckmäßiger als eine fortlaufende Naht. Eine fortlaufende Naht kann sich lockern und erfüllt dann nicht mehr die Funktion der Entspannung der Haut und kann deshalb die Ursache von breiten Narben sein. Deshalb ist es empfehlenswert, invertierende subkutane Einzelnähte zu verwenden: atraumatisches Nahtmaterial der Stärke 3–0, 4–0 oder 5–0 (resorbierbares Nahtmaterial), wobei nicht mehr als drei Knoten gelegt werden sollten. Die Fadenenden über dem Knoten sollten nicht länger als 2–3 mm betragen. Sobald die Naht beendet ist, kann dann die Haut, die absolut trocken sein muss, bimanuell so zusammenführt werden, dass sich die Wundränder direkt berühren.

Dieser Vorgang kann auch erreicht werden durch Adaptation der Wundränder mit einer chirurgischen Mikropinzette. Sobald die Wundränder sich berühren, d. h. readaptiert sind, wird der Hautkleber über die Wunde und über die der Wunde benachbarten Hautränder gestrichen und die Wundrandadaptation über eine Dauer von ca. 20–30 Sekunden beibehalten. Dadurch kann der Wundkleber auf der Haut und über der Wunde trocknen und die Wunde zusammenhalten. Die manuelle oder instrumentelle Wundrandadaptation muss immer so erfolgen, dass der Wundkleber niemals zwischen den Wundrändern in die Wunde abläuft. Dies würde zu entstellenden Narben führen. Die Wundklebung kann bei größeren Wunden auch abschnittsweise erfolgen, wobei die Wundrand-Adaptation, wie eingangs erwähnt, für die jeweiligen Wundabschnitte nacheinander erfolgt.

Wer eine Wunde kleben will, muss auf Folgendes achten:

1. Schnittfläche der Haut soll vertikal zur Hautoberfläche verlaufen (nicht schräg),
2. beide Wundränder müssen durch darunterliegende Nähte einander angenähert sein,
3. an beiden Hautwunden-Rändern darf es nicht bluten,
4. der über die eng aneinander liegenden Wundränder gestrichene Hautkleber liegt wie ein kontinuierliches Dach über den beiden Hautflächen, ohne dass der Kleber in den Wundspalt eindringen oder abfließen kann.

Dieses „Wundheil-Quattro" führt zu nahezu unsichtbaren Narben.

18.10 Verbandtechnik

18.10.1 Wundverband – verbandstechnische Hinweise

1. Jeder Verband auf primär durch Naht verschlossene Wunden muss folgendermaßen angelegt sein:
   a) steril;
   b) trocken;
   c) rutschfest.
2. Einen besonders sicheren, rutschfesten Sitz sollen folgende Verbände haben: Kopfverbände, Rumpfverbände, Fingerverbände.
3. Spezielle Kinderverbände lassen sich lokal anpassen und schmerzlos entfernen.
4. *Feuchte Verbände mit 3%iger Kochsalzlösung* werden immer dann angelegt, wenn Wunden primär offengelassen wurden und ein freier Sekretabfluss aus dem infizierten Wundgebiet erfolgen soll: *osmotische Wundreinigung.* Anschließend kann ein der Größe der Wunde angepasster Verband aufgelegt werden, der unter leichter Kompression fixiert wird.
5. Am behaarten Kopf, wo trotz Rasierens der Verband oft ungenügend hält, kann Verbandmull mit lang belassenen geknoteten Hautfäden über der Wunde nochmals verknotet werden, wodurch die Wunde abgedeckt wird.
6. Bei allen chirurgisch-ambulant versorgten Weichteilverletzungen der Hand größeren Ausmaßes empfiehlt es sich, den betreffenden Finger ganz mit elasti-

schen Fingerbinden einzubinden und ihn vorübergehend (ca. 6 Tage) auf einer Schiene ruhig zu stellen.

7. Bei allen offenen Frakturen ist bis zum Zeitpunkt der Operation immer ein ausreichend großer, steriler, primärer Wundverband mit Tüchern und Binden zur Vermeidung von Sekundärinfektionen anzulegen.

8. In der Regel werden Wundverbände bei sauberen Wundverhältnissen nach 24 h entfernt und die versorgte Wunde offen behandelt.

18.10.2 Bindenverbände

Vorbemerkungen

Entscheidend für gut sitzende Bindenverbände ist die Wahl der richtigen Bindenbreite, die den lokalen Verhältnissen angepasst werden muss. Grundsätzlich ist zu beachten, dass Verbände der Hand und des Unterarms den Handrücken umfassen müssen, um eine Ödembildung im Handrückenbereich zu vermeiden. Dies gilt in gleichem Maße für Verbände am Unterschenkel und Fuß. Dies wird häufig nicht beachtet. Es entstehen schmerzhafte Ödeme.

Verbände sollen straff angelegt werden, ohne eine strangulierende Wirkung auszuüben. Deshalb sind Mullbinden kontraindiziert; mit Ausnahme elastischer Mullbinden. Der Zug von Wickel-Tour zu Tour soll möglichst gleich groß sein. Beim Anlegen des Bindenverbandes lässt man die Binde immer in Pronationsstellung über den einzubindenden Körperteil laufen (Hand umfasst die Binde in Pronation), Haftbinden gibt es in verschiedenen Breiten und unterschiedlichen Strukturen.

Spezielle Techniken bei Bindenverbänden

– An konisch zulaufenden Gliedabschnitten ist es oft nur durch Umschlagtouren möglich, einen gleichmäßig anliegenden Verband zu applizieren (Abb. 18.16).

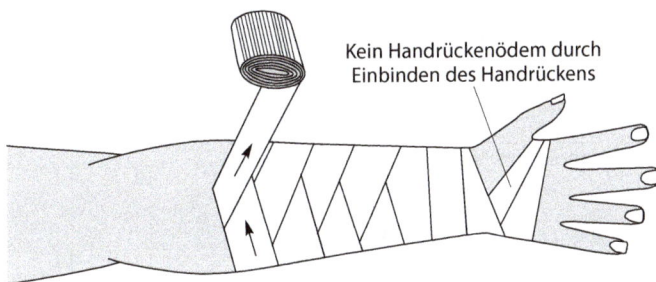

Kein Handrückenödem durch Einbinden des Handrückens

Abb. 18.16: Bindenverband an konisch zulaufenden Körperabschnitten, Wundverband mit sogenannten „Umschlagtouren".

– Bei Kopfverbänden benötigt man gleichzeitig zwei Binden, wobei die eine in anterior-dorsaler Richtung vom Os frontale zum Os occipitale läuft und jedesmal an ihrer Umschlagsstelle von der zirkulär um den Kopf verlaufenden Binde fixiert wird. Ist der Verband angelegt, so dient ein Heftpflaster oder ein Tape, das von der lateralen Gesichtshälfte über den Verband zu anderen Gesichtshälfte läuft, als zusätzliche Fixation des Verbandes. Darüber wird ein Stülpa-Verband angelegt.

Desault-Verband

Indikation: Ruhigstellung von Distorsionen und Knochenbrüchen im Schulterbereich, Skapulafrakturen, Schulterluxationen, Frakturen am Tuberkulum maius sowie Humerusfrakturen (Abb. 18.17).

Technik:

1. Befestigung eines Wattekissens auf gepuderter Haut in der Achselhöhle der verletzten Seite mit zirkulären Bindentouren (Abb. 18.17a).
2. Fixation des senkrecht herabhängenden Oberarms am Thorax mit zirkulären Binden (Abb. 18.17b).
3. Achsel-Schulter-Ellenbogen-Tour, wobei man die Binde von der Achsel der gesunden Seite (Abb. 18.17c, Punkt 1) über den Rücken zur Schulter der kranken Extremität (Abb. 18.17c, Punkt 2) und weiter ventral zum Ellenbogen und Unterarm laufen lässt, so dass dieser in Rechtwinkelstellung (Abb. 18.17c, Punkt 3) zum Oberarm, der am Thorax fixiert ist, gehalten wird. Sehr praktisch und zu empfehlen sind die TG-Schlauchverbände bei Immobilisation des Schultergelenks.

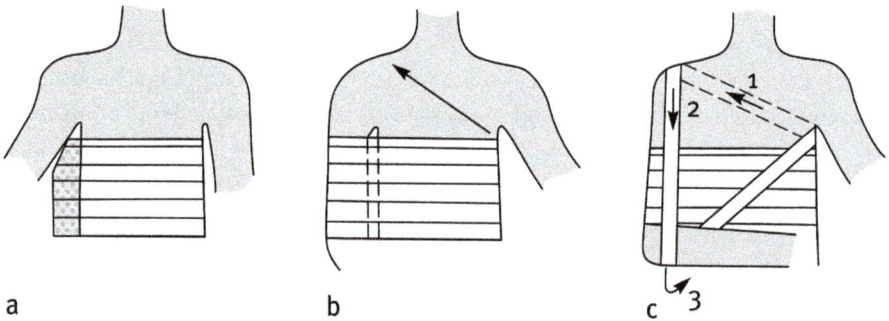

Abb. 18.17: Desault-Verband, Erläuterung im Text.

Velpeau-Verband

Indikation: Schulterdistorsionen oder nach reponierter Schulterluxation (Abb. 18.18).

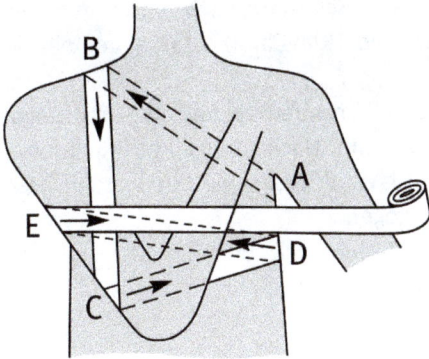

Abb. 18.18: Velpeau-Schulterverband. Die Buchstaben geben in ihrer Reihenfolge den Verlauf der Bindentour an.

Der Verband wird folgendermaßen angelegt: Die Hand der kranken Extremität wird auf die Schulter der Gegenseite gelegt. Zwischen Oberarm/Unterarm und Brust werden zwei gepuderte Polsterkissen gelegt.

Achsel-, Schulter-, Ellenbogen-Achsel, Oberarm-Achsel-Tour (gekennzeichnet durch Punkt A bis Punkt E): So verläuft die elastische Binde (8, 10, 12 cm) mehrere Male um den Oberkörper, um eine Immobilisation des Oberarms zu erzielen.

Rucksackverband

Indikation: Klavikulafraktur. Sinn dieses Verbandes (Abb. 18.19) ist es, die Schultern nach hinten zu ziehen und die Beweglichkeit an der Frakturstelle (Klavikula) zu hemmen. Rucksackverbände werden auch angelegt bei der postoperativen Nachbehandlung von Trichterbrust- oder Kielbrustoperationen.

Der Verband wird folgendermaßen angelegt: Zwei Achselringe aus TG-Schlauchverband werden über ein Schaumgummikissen am Rücken durch eine

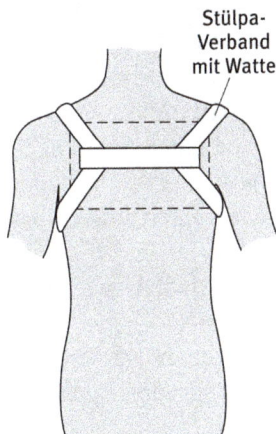

Stülpa-
Verband
mit Watte

Abb. 18.19: Rucksackverband.

Querverbindung so unter Zug gesetzt, dass beide Schultern nach hinten gezogen werden. Die Beweglichkeit an der Frakturstelle (Klavikula) wird somit eingeschränkt.

Einen ähnlichen Zweck erfüllt auch ein Achtertourenverband mit elastischer Binde, der um Schulter, Achsel und Rücken verläuft. Nach Anlegen des Rucksackverbandes müssen Stellungskontrollen der Klavikula durchgeführt werden. Der Verband wird täglich kontrolliert und nachgezogen.

Sogenannte Geradehalter erfüllen diesen Zweck auch. Sie sind leicht anzulegen, sehr wirkungsvoll und nicht auftragend.

Stützverbände

Material: Dabei handelt es sich um Idealhaftbinden, das sind kohäsive textilelastische Binden mit einer Dehnbarkeit von 60–70 %. Aufgrund ihrer hohen Elastizität üben sie einen kräftigen, kontinuierlichen Zug und Druck aus, der um so konstanter und höher ist, je mehr Bindentouren angelegt werden. Diese Binden sind gekennzeichnet durch hohe Luftdurchlässigkeit, Elastizität, rutschfeste stabilisierende Passform und gute Hautverträglichkeit.

Indikationen: Sportverletzungen wie Distorsionen (Sprunggelenk, Kniegelenk) oder Kontusionen mit Hämatomen.

Technik: Vor dem Anlegen eines solchen Stützverbandes muss die Haut entfettet werden. Es empfiehlt sich, die entsprechenden Stellen zu rasieren. Idealhaftbinden am Fußgelenk werden nach leichter Unterpolsterung der Vertiefungen unter den distalen Enden des Malleolus medialis und lateralis als Spikaverbände (Verband in Achterform aufsteigend) angelegt.

Heftpflasterstützverbände sind aufgrund ihrer Nachteile gegenüber dem Idealhaftverband verlassen worden; Ausnahme siehe unten auf dieser Seite.

Idealhaftverbände am Kniegelenk (Stabilisierung des medialen Gelenkspalts: Abb. 18.20) werden so angelegt, dass nach Auspolsterung der Vertiefung am Kniegelenk die Bindetour A (Abb. 18.20) von innen nach außen ventral um den Unterschenkel läuft, dann weiter von außen nach innen auf der Rückseite des Knies verläuft (Punkt C, Abb. 8.20). Dann verläuft die Bindetour von innen unten nach oben außen auf den Oberschenkel (Punkt D, Abb. 18.20 und weiter), in horizontaler Richtung um den Oberschenkel und dann von innen oben nach unten außen über den medialen Gelenkspalt zum Unterschenkel.

In Kenntnis des Bewegungsmechanismus der einzelnen Gelenke werden in ähnlicher Weise Stützverbände an anderen Gelenken angelegt.

Dachziegelverbände bei Zehenfrakturen und Zehenluxationen werden mit mehreren, ca. 1 cm breiten Heftpflasterstreifen so angelegt, dass sie von distal nach proximal über die Zehe verlaufen und sich dorsal überkreuzen.

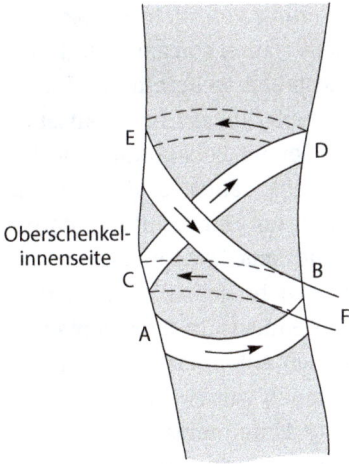

Abb. 18.20: Idealhaftverband um das Kniegelenk.

18.10.3 Ruhigstellende Verbände/immobilisierende Verbände

1. **Gipsverband:** Gipsverbände werden angelegt in Form von Gipsbinden oder Gipslagen, die übereinandergelegt den anatomischen Verhältnissen angepaßt werden. Zuvor wird das entsprechende Hautareal mit einer faltenfrei aufgelegten Textilgaze überzogen und darüber faltenfrei eine Schaumstoffbinde gewickelt, um Druckstellen auf exponierten Körperstellen zu vermeiden. Auf diese Art und Weise können Druckschädigungen auf Nerven und exponierte Hautareale vermieden werden. Die trockene Gipsbinde wird in warmen Wasser feucht, flexibel und anschmiegsam gemacht und die Oberfläche wird mit den Händen geglättet und anmodeliert. Gipsverbände werden zur äußeren mechanischen Fixation von nicht verschobenen Knochenbrüchen angelegt. Sie werden appliziert nach achsen- und rotationsgerechten Repositionen. Sie werden angelegt zur Ruhigstellung der Gelenke nach Zerrungen, Prellungen, Hämatomen sowie Bänder- und Sehnenrissen.

   Mit der notwendigen Immobilisation nimmt man in Kauf: Thromboseneigung, Gelenkversteifung, negative Auswirkungen auf Durchblutung und Nervenfunktion sowie Abbau von Muskelmasse. Das sind keine Nachteile, sondern Begleiterscheinungen. Man kann sie reduzieren durch permanente Überwachung der Patienten mit dem Ziel einer möglichst kurzen Immobilisation. Sicherheitshinweise: Antithrombosetherapie, Physiotherapie und Ernährungstherapie zum Aufbau von benachbarten Muskelelementen. Dadurch lassen sich Thrombosen, Gelenkversteifungen, Nervenschädigungen und Veränderungen der Muskelmasse vermeiden.

2. **Cast-Stützverband:** Sie sind eine Alternative zu den Gipsverbänden. Sie bestehen aus einem Glasfaser-Trägergewebe oder Polyester-Trägergewebe, beschichtet mit einem Kunststoffharz, das durch Eintauchen in Wasser geschmeidig und anmodellierbar gemacht wird.

Indikationen sind die äußere mechanische Stabilisierung von nicht dislozierten Frakturen. Weiterhin werden sie verwendet zur Immobilisation von axial- und rotationsgerecht reponierten Frakturen. Indikationen bestehen weiterhin zur Ruhigstellung von operierten Sehnen- und Bänderrissen. Weiterhin zur Immobilisation bei Distorsionen und Kontusionen. Sie sind indiziert bei der Behandlung und Ruhigstellung von frisch verletzten Körperteilen, in diesen Fällen ist der Verband längs zu spalten aufgrund der Gewebeschwellung und, um Durchblutungsstörungen zu vermeiden: Vermeidung eines Compartmentsyndroms. Die Vorteile der Cast-Verbände gegenüber Gipsverbänden sind: geringes Gewicht, schnelles Aushärten, frühe Belastbarkeit, Wasserunempfindlichkeit und bei Kindern beste Akzeptanz.

3. **Aluminiumfingerschiene:** Nachdem der Finger mit einer elastischen Fingerbinde oder mit einem TG-Schlauchverband verbunden wurde, wird eine einfache oder zur besseren Stabilisierung eine doppelte Aluminiumschiene um den betreffenden Finger, die Hand und den distalen Unterarm angelegt und mit elastischen schmalen Binden in dieser Stellung fixiert.

4. **Volkmann-Schiene:** Rinnenförmig gewölbte Schiene mit einem Fußteil, geeignet zum Transport des frakturierten Unterschenkels. Der Unterschenkel wird, nachdem er vor allem in der Kniekehlengegend unterpolstert wurde, mit elastischen Binden an der Schiene fixiert. Eine Alternative dazu sind die sog. Luftkissenschienen, sie werden erfolgreich beim Transport frakturierter unterer Extremitäten eingesetzt.

5. **Braun'sche Schiene:** Es handelt sich dabei um eine L-förmig konfigurierte, schaumstoffgepolsterte Lagerungsschiene für die untere Extremität. Sie wird gebraucht zur postoperativen Lagerung der unteren Extremität nach Osteosynthesen. Bei Oberschenkelosteosynthesen wird der Oberschenkel in senkrechter Richtung und der Unterschenkel in horizontaler Richtung gelagert. Bei Unterschenkelosteosynthesen erfolgt die Oberschenkellagerung im Winkel von 45°, der Unterschenkel wird in einem Winkel von 10° hochgelagert. Das Fußteil des Bettes ist um 15° angehoben.

18.11 Narbenmanagement – Narbenprophylaxe und Narbentherapie

Die beste Maßnahme, Narben zu verhindern, ist die Operationstechnik und die Maßnahmen zur Narbenprophylaxe. Operationstechnische Maßnahmen, um kosmetisch unauffällige Narben zu erzielen:
– Vermeidung von Wundinfektionen. Indikation von Antibiotika überprüfen.
– Vermeidung von Blutungen im Wunbereich.
– Vermeidung von Hohlräumen und Flüssigkeitsansammlungen im Wundbereich. Indikation von Wunddrainagen überprüfen.
– Invertierende Langer'sche Nähte 3/0 oder 4/0 anwenden.

- Vermeidung von zu dickem Nahtmaterial bei der Readaptation von Muskulatur, Faszien und Sehnen.
- Anlegen von 3 Knoten bei subkutanen Nähten. Es sollen keine lockeren Knoten gelegt werden, der 2. und 3. Knüpfvorgang soll fest auf den ersten Knoten erfolgen. Andernfalls lockert sich die Naht und die Spannung auf der Haut nimmt zu. Folge: breite Narbe.
- Vermeidung von Fadenfisteln, indem die Fadenenden nicht länger als 2–3 mm betragen sollen.
- Verschluss der Haut mit einer intrakutanen Naht, die mit wenigen Einzelnähten an Hautabschnitten mit größerer Spannung und möglicher Wunddehiszenz gesichert werden können. Diese zusätzlichen Sicherungsnähte können dann am 2. bis 3. Tag entfernt werden.

Was die Narbenprophylaxe und auch die Narbentherapie im Frühstadium betrifft, so eignen sich Salben mit Heparin, Allantoin, Extraktum Cepae. Sie bewirken eine Reduktion der Fibroblasten- und Fibrozytenaktivitäten. Die Salbenapplikation sollte bei ersten Hinweisen auf Narbenbildung bereits 14–28 Tage nach der Operation lokal zweimal am Tag mit anschließendem Okklusionsverband erfolgen. Die Dauer der Applikation richtet sich nach dem jeweiligen Therapieerfolg und kann sich über mehrere Monate erstrecken. Ultraschallkontrollen mit Prüfköpfen zwischen 7 und 20 MHz ermöglichen es, dem Patienten den Therapieerfolg optisch durch Vermessung der Narbe zu dokumentieren (Abb. 18.21), insbesondere, was die Narbentiefe und die Narbenbreite anbelangt, dies betrifft in erster Linie die Therapie und die Kontrolle bestehender Narben.

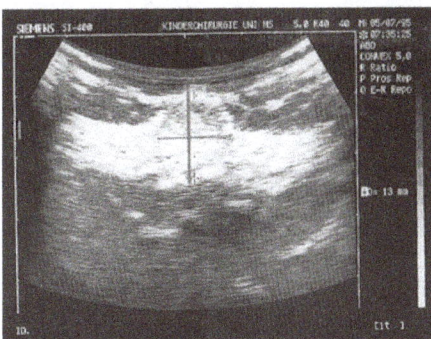

Abb. 18.21: Dokumentation der Narbenbreite und der Narbentiefe durch Ultraschalluntersuchungen. Dokumentation der Narbenverkleinerung nach perkutaner Salbentherapie über mehrere Monate und mit Hilfe eines Occlusionsverbandes über ca. 30 Min., damit die lokale Salbenanwendung sich nicht verwischt und sicher eindringen kann.

18.12 Esmarch'sche Blutleere

18.12.1 Definition und Indikation

Blutverlustreduziertes Operieren an den Extremitäten kann erreicht werden durch präoperatives „Blut-Auswickeln" mit einer Esmarch'schen Binde. Dabei wird die entsprechende Extremität angehoben. Mit einer Esmarch'schen Binde wird von distal nach proximal das Blut schrittweise „ausgewickelt". Danach kann man dann durch eine aufblasbare angelegte Manschette eine Blutsperre erreichen. Eine nahezu blutungsfreie Übersicht im Operationsfeld ist dadurch gesichert.

18.12.2 Technik

Man verwendet 6–8 cm breite Gummibinden. Die betreffende Extremität wird zunächst hochgehalten und das Blut proximalwärts mit der Esmarch'schen Binde ausgewickelt. Die Binde verschmälert sich beim richtigen Umlegen und Anziehen bis auf die Hälfte ihrer Breite. Danach wird die Blutsperre mit einer pneumatischen Binde, die bis zu einem Manometerdruck von 300 mm Hg, bei Kindern bis 200 mm Hg aufgeblasen wird, angelegt. Anschließend wird die Gummibinde entfernt. Die Dauer der Blutleere soll nicht mehr als 120 min betragen.

Bei der Blutsperre an einem Finger legt man um das Grundglied des Fingers einen Gummischlauch unter Spannung an, der in dieser Position durch eine Klemme festgehalten wird. Nur so gelingt es, eine blutungsfreie, klare Übersicht im Operationsfeld zu erhalten und die Ausdehnung und das Ausmaß von Läsionen richtig zu beurteilen.

> **Sicherheitshinweise – Vermeidung von Komplikationen**
> 1. Um Nervenläsionen zu vermeiden, werden zur Erreichung der Blutleere immer breite Gummibinden oder pneumatische Binden, niemals Gummischläuche verwendet. Ausnahme: Gummischlauch zur Erzeugung einer Blutleere am Finger.
> 2. Blutsperren sollen immer möglichst weit distal und dort, wo dicke Muskelpolster sind, angelegt werden. Nervenschädigungen sind vor allem durch Druck am Oberarm zu befürchten.
> 3. In Abhängigkeit von der Dauer der Blutsperre kommt es später zu einer unterschiedlich lang andauernden Dysorie im Kapillarbereich, was sich als ödematöse Schwellung manifestiert. Bei Hochlagerung des Beins oder des Arms kann diesem Verlauf entgegengewirkt werden.

18.13 Intragluteale Injektionstechnik

Dabei handelt es sich um eine intramuskuläre Verabreichung von Medikamenten in die Glutealmuskulatur z. B. Antibiotika, Impfstoffe etc.

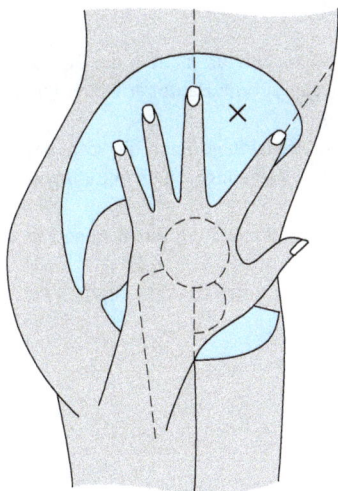

Abb. 18.22: Intragluteale Injektion (i. g. Injektion) in die rechte Glutealmuskulatur. Die Injektion erfolgt in die Mitte der Fläche, die von Zeigefinger und Mittelfinger gebildet wird. Das Kreuz markiert die Injektionsstelle.

Technik (Abb. 18.22):

1. Injektionsnadel 5–6 cm lang;
2. Der linke Handteller des Arztes wird auf den Trochanter major des Oberschenkels gelegt bei rechter intraglutealer Injektion;
3. Zeige- und Mittelfinger werden maximal gespreizt, und der ventral liegende Zeigefinger tastet die spina iliaca anterior superior des Patienten. Bei Injektion in die rechte Glutealmuskulatur ist dies der Zeigefinger. Bei der Injektion in die linke Gesäßhälfte berührt der Mittelfinger die spina iliaca anterior superior und der Zeigefinger ist abgespreizt in Richtung Labrium cristae iliacae;
4. Die so gebildete Sektorfläche zwischen Zeigefinger und Mittelfinger stellt das Injektionsfeld dar;
5. Dreimalige Desinfektion der Haut;
6. Injektion in der Mitte dieses Hautareals senkrecht zur Hautoberfläche. Vor jeder Injektion erfolgt bei liegender Nadel im Muskelgewebe ein Aspirationsversuch, um eine intravasale Injektion zu vermeiden. Die Injektion erfolgt in einem Zug möglichst kurz, bei stehendem oder seitlich liegendem Patienten. Langsames Injizieren kann schmerzhaft sein;
7. An Stelle des Aspirationsversuches kann man auch die Spritze von der Nadel abnehmen, um zu beurteilen ob die Nadel in einem Gefäß liegt, was man daran erkennen würde, dass Blut aus der Nadel nach außen abfließt;
8. Injektion des Medikaments.

Jede so durchgeführte intragluteale Injektion liegt weit entfernt vom Nervus ischiadicus und vermeidet die Hauptkomplikation: die Spritzenlähmung des Nervus ischiadicus, da die meisten Medikamente zu einer Nervenschädigung führen, wenn sie in dessen unmittelbare Nähe injiziert werden.

Sicherheitshinweise – Vermeidung von Komplikationen

Injektion erfolgt in den oberen, äußeren Quadranten der Glutealmuskulatur, nicht in die Gesäßbacke. Exakte Einhaltung der senkrechten Stichrichtung in Bezug auf die Hautoberfläche. Einstichtiefe von ca. 5–6 cm beachten.

1. *Vermeidung einer Spritzenlähmung* des Nervus ischiadicus. Vermeidung durch die Wahl der adäquaten Injektionsstelle mit Hilfe des Dreiecks zwischen Zeigefinger und Mittelfinger (Handdreieck).
2. *Vermeidung einer Blutungen* aus der Arteria glutaea superior. Vermeidung durch Absetzen der Spritze oder Aspirationsversuch.
3. *Vermeidung eines Spritzenabszesses* und Nekrosen. Vermeidung durch exaktes, steriles Arbeiten und dreimaliges Desinfizieren der Injektionsfläche.

18.14 Intravenöse Injektionstechnik

1. Wo findet man eine punktionsgeeignete Vene?
   a) Ellenbeuge: Vena basilica, Vena medialis cubiti, Vena cephalica (Abb. 18.23).
   b) Handrücken: Vena cephalica, Vena basilica.
   c) Ventral des Malleolus medialis: Vena saphena magna (Abb. 18.24).
   d) Bei Säuglingen und Kleinkindern eignen sich die Vena jugularis externa oder eine der Schädelvenen zur Venenpunktion.
2. Anlegen einer *Druckmanschette,* einer Staubinde oder eines Stauschlauches an den Extremitäten proximal von der zu punktierenden Venenstelle, so dass der Rückfluss des venösen Blutes gestaut wird.
3. Wenn die Vene sichtbar anschwillt, wird der entsprechende Hautbezirk *desinfiziert.* Die Haut über der Einstichstelle wird leicht angespannt, indem die linke Hand von hinten den Arm oder den Fuß umfasst. Gleichzeitig soll die betreffende Extremität festgehalten werden, um unwillkürliche Ausweichbewegungen der Patienten im Moment der Punktion zu verhindern. Dies entspricht dem Vorgehen beim Rechtshänder.

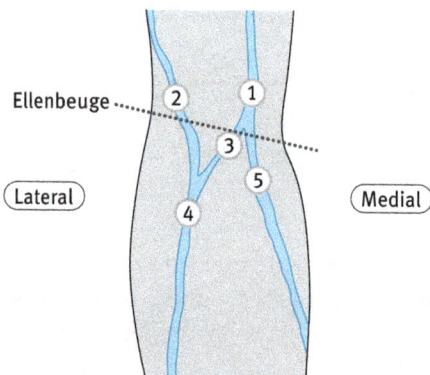

Abb. 18.23: Topographie der Venen in der Ellenbeuge; (1) Vena basilica, (2) Vena cephalica, (3) Vena medialis cubiti, (4) Vena cephalica, (5) Vena basilica.

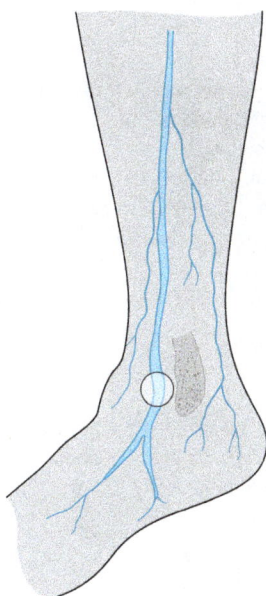

Abb. 18.24: Topographie der Vena saphena magna auf der Innenseite des Knöchels, ventral des Malleolus medialis.

4. Vor der Punktion/Injektion kann man lokal ein EMLA-Pflaster anlegen, um eine Schmerzunempfindlichkeit der Haut herbeiführen.

5. *Venenpunktion mit einer Butterfly oder einer* Kanüle, die fest mit der Spritze verbunden ist. Die Nadel wird in die sich vorwölbende Vene vorgeschoben. Es empfiehlt sich, den Anstellwinkel (Winkel zwischen Kanüle und Hautoberfläche) nicht zu klein zu wählen, sondern im 30°-Winkel die Kanüle anzusetzen.

6. Die linke Hand hält die Kanüle beim anschließenden *Aspirationsversuch* fest. Strömt Blut in die Spritze, ein, so wird bei Blutentnahme die Stauung belassen und die entsprechende Blutmenge entnommen. Bei i. v. Applikation von Medikamenten wird nach positivem Aspirationsversuch die Stauung aufgehoben und das Medikament injeziert.

   Beim Anlegen einer Infusion wird die Metallkanüle, die zusammen mit der Plastikkanüle in der Vene liegt zurückgezogen, die Plastikkanüle weiter in die Vene vorgeschoben und mit einem Pflaster an der äußeren Haut fixiert. Vorteil: In der Venenwand liegt ein flexibler Katheter, der auch bei brüsken Bewegungen die Venenwand nicht durchsticht. Bei einer Butterfly liegt die Metallkanüle in der Vene.

7. Anforderungen, die an intravenös verabreichte Medikamente gestellt werden:
   a) müssen blut- und gewebsisoton sein;
   b) dürfen die Venenwand nicht reizen;
   c) müssen steril sein.

Sicherheitshinweis I

1. *Rollvenen:* Venen, die kurz vor Ihrer Punktion infolge perivaskulärer Bindegewebsschlaffheit zur Seite ausweichen. Abhilfe: Haut über der Vene ganz straff ziehen, um so ein Ausscheren der Vene zu vermeiden. Steiler Anstellwinkel zwischen Spritze und Hautoberfläche, bis man die Venenwand angestochen hat, dann die Nadel vorsichtig vorschieben.

2. *Hämatom:* Man hat die Venenwand auf der Rückseite durchstochen, und beim Zurückziehen der Nadel blutet es aus dieser Stelle in das perivaskuläre Gewebe. Abhilfe: Man sollte die Nadel ganz entfernen und Kompression über dem sich bildenden Hämatom ausüben. Injektion an anderer Stelle.

3. *Perivaskuläres Depot:* Injektionsflüssigkeit gelangt nicht in das Gefäß, sondern daneben. Abhilfe: Nadel ganz entfernen und Kompression. Injektion an anderer Stelle.

Sicherheitshinweis II

Das System der Dreiweghähne erhöht die Sicherheit der Anwendung zwischen künstlicher Ernährung und Systemen, die Infusionslösungen zuführen und vermeidet dadurch Fehlkonnektionen. Damit sind die Forderungen der ISO nach einem internationalen Standard erfüllt.

Trotz mehrmaligem Stechen kein Erfolg:

1. Betreffende Extremität unter Körperniveau herabhängen lassen, dadurch sammelt sich das venöse Blut in den peripheren Abschnitten der betreffenden Extremität. Die Venen in diesem Körperabschnitt lassen sich dann leichter punktieren.

2. Heiße Kompressen auf die betreffenden Stellen auflegen oder ein warmes Handbad machen, damit erweitern sich die Venen und die Punktion wird dadurch erleichtert.

3. Hand auf- und zumachen. Durch die Muskelpumpe wird hierbei Blut in die Venen gebracht, diese füllen sich stärker an und die Venenpunktion wird dadurch leichter.

4. Hilft auch das nicht: Venae sectio.

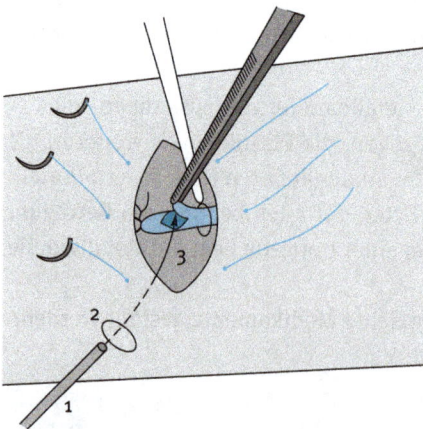

Abb. 18.25: Technik der Venae sectio. (1) Venenkatheter, (2) Durchlassschnitt für den Katheter durch die Haut, (3) freigelegte Vene, in die der Katheter eingelegt wird und in der Vene durch eine Ligatur (resorbierbarer Faden) fixiert wird.

18.15 Venae sectio/Subklaviapunktion

18.15.1 Definition

Dabei handelt es sich um einen minimalinvasiven Eingriff mit einem Hautschnitt und Freilegen und Eröffnen einer Vene zur i. v. Infusion oder Transfusion.

Lokalisation:
- Venen der Ellenbeuge (Abb. 18.23);
- Vena saphena magna ventral des Malleolus medialis (Abb. 18.24);
- Subklaviapunktion (Abb. 18.26).

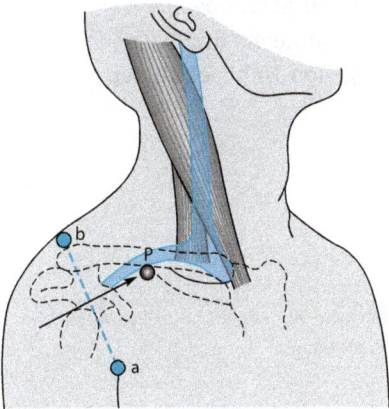

Abb. 18.26: Technik der Subklaviapunktion. Orientierungslinien zur infraklavikulären Punktion: Die Punktionsrichtung verläuft senkrecht zur Mitte einer gedachten Linie von der vorderen Achselfalte (a) zum lateralen Ende des Schlüsselbeins (b); der Punktionspunkt (P) liegt vor der Kreuzung von Schlüsselbein und erster Rippe (aus Gabka, J. Infektions- und Infusionstechnik, Walter de Gruyter, Berlin 1988).

18.15.2 Technik (Vena saphena magna) Venae sectio

1. Vorbereitungen zur Venae sectio:
   Desinfektionsmittel, Kompressen, Tapes oder Abdeckfolie, Lokalanästhetikum 1%ig, Injektionskanüle Größe 18, Rekordspritze Volumen 5 ccm, Skalpell Größe 15, Metzenbaumschere, 2 scharfe kleine Wundhäkchen, resorbierbares Nahtmaterial (4/0), 2 stumpfe Klemmchen, Pott'sche Schere.
2. Dreimaliges Desinfizieren des betreffenden Hautabschnittes; zirkuläre Desinfektion an Extremitäten ca. 30 cm breit. Steriles Vorgehen, Anlegen von OP-Handschuhen.
3. Infiltrationsanästhesie mit Lokalanästhetikum.
4. Sensibilitätsprobe im anästhesierten Bereich.
5. Schnitt senkrecht zur Verlaufsrichtung der Vene. Lateral der Vena saphena magna verläuft der Nervus saphenus, medial der Vena saphena magna verläuft der Ramus cutaneus cruris tibialis des Nervus saphenus.
6. Kutis und Subkutis stumpf durch Spreizen der Branchen einer Metzenbaum-Schere von tiefer gelegenem Gewebe abpräparieren.

7. Aufsuchen der blauschimmernden Vene. In manchen Fällen empfiehlt es sich, proximal von der Stelle der Venenfreilegung eine pneumatische Staubinde anzulegen, um die Vene leichter aufzufinden.
8. Hat man die Vene gefunden, wird die Stauung gelöst und die Vene stumpf in ihrer Zirkumferenz freipräpariert. Proximal und distal wird ein Faden um das Gefäß gelegt. Mit der Pott-Schere wird ein kleiner Schnitt in die Venenwand gemacht. Der distale Faden wird geknüpft und angeklemmt. Das freie Ende der Schnittstelle in der Venenwand wird mit einer feinen Pinzette gefasst und der vorher bestimmte Venenkatheter, der mit Infusionslösung gefüllt ist, in die Vene eingeführt. Dann wird der proximale Faden um die Venenwand, in der der Katheter liegt, geknüpft. Der Venenkatheter wurde vorher durch eine kleine Hautinzisionsstelle subkutan in das OP-Feld vorgeschoben.
9. Wundschluss mit 2–3 Hautnähten. Fixation des Katheters durch eine in unmittelbarer Nähe der Katheteraustrittsstelle gelegenen Naht, ohne den Katheter zu strangulieren.
10. Anlegen eines Kompressenverbandes.

18.16 Infusionstechnik

Hinweis: Zwischen Injektionskanüle und Infusionssystem wird ein sogenannter Dreiwegehahn platziert, um Zusatzlösungen zu applizieren oder Blut abzunehmen.

1. Vorbereitung der Infusion mit den individuellen Bestandteilen zur intravenösen Infusion. Aufgrund verschiedener Infusionsbestecke empfiehlt es sich, vorher die Technik zum Anlegen des jeweiligen Bestecks durchzulesen.
2. Infusionskanüle durch Venenpunktion einlegen. Vorteil: In der Vene liegt dann ein flexibler Katheter, der auch bei brüsken Bewegungen die Gefäßwand nicht durchsticht. Zwischen Infusionskanüle und der Infusion wird ein sogenannter Dreiwegehahn nach Hopf dazwischen verbunden. Der Vorteil dieses Dreiwegehahns ist, dass durch das Bewegen eines kleinen Plastikhebels drei Zugangswege zur Vene von außen ermöglicht werden können: Infusionszugangsweg, getrennte Blutabnahmemöglichkeit, genau dosierte Arzneimittelapplikation.
3. Nach Anlegen der Infusion und Herstellung der Verbindung zum Infusionsbesteck lässt man die Infusion laufen und ermittelt an der Frequenz der Tropfen im Tropfenzähler die optimale Lage der Nadel bzw. der Kanüle in der Vene. In dieser Position erfolgt die Fixation der Nadel bzw. der Kanüle und des Schlauches mit Heftpflaster bzw. mit einem speziellen Kinderpflaster an der Haut. Es empfiehlt sich, den Unterarm auf einer Schiene mit elastischen Binden zu fixieren.

Sicherheitshinweis: Das Infusionssystem muss luftblasenfrei an die Venenkanüle angeschlossen werden.

18.17 Intrakardiale Injektionstechnik

Die Injektion erfolgt mit einer langen, dünnen Nadel im 4. ICR links parasternal 4–5 cm tief (Abb. 18.27). Dann erfolgt eine Blutaspiration aus dem rechten Ventrikel und Injektion.

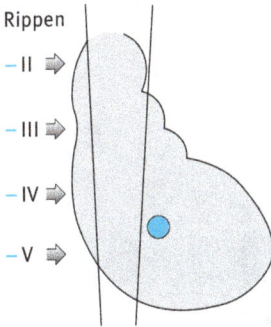

Abb. 18.27: Lokalisation der Injektionsstelle bei intrakardialer Injektion im 4. ICR links parasternal. Der blaue Punkt entspricht der Punktionsstelle. Die schwarzen, vertikalen Linien stellen die Ränder des Sternums dar.

18.18 Implantation von bioabbaubaren Patches

Hierbei handelt es sich um bioabbaubare und in körpereigenes Gewebe umbaubare sterile, inerte Implantate, die zu einer Verstärkung von kollagenem Bindegewebe bzw. Sehnenanteilen führen (Abb. 18.28, Abb. 18.29) und die Gewebsdefekte verschließen und abdichten. Es handelt sich nicht um Fremdkörper. Sie müssen nicht wieder explantiert werden. Ihr zeitlicher Umbau und ihre Transformation erfolgt je

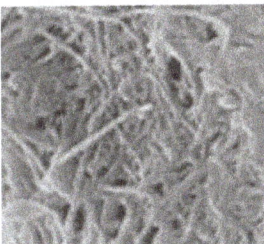

Abb. 18.28: Grundstruktur der aus Kollagen-Fibrillen bestehenden avitalen, sterilen, implantierbaren bioabbaubaren Patches. Sie werden in körpereigenes kollagenes Bindegewebe nach 3 bis 6 Monaten umgewandelt (R. R. Lehmann, Anatomisches Institut der Universität Münster). Histologisches Nativpräparat.

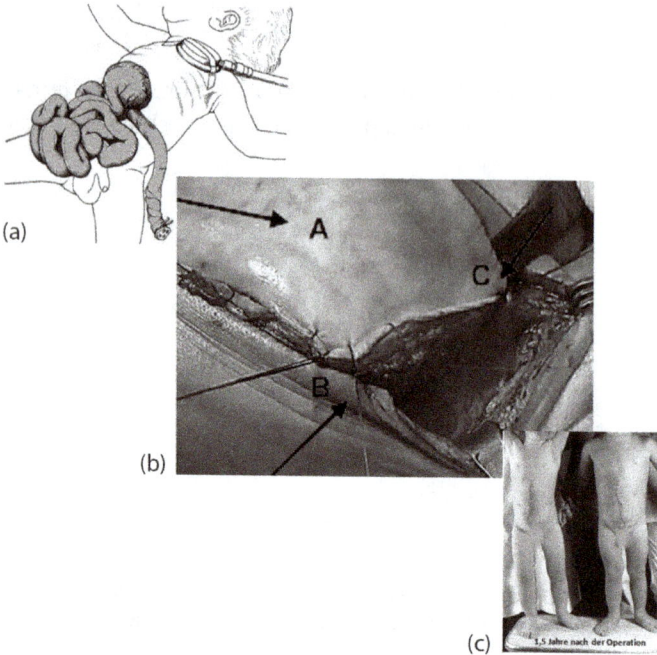

(a)

(b)

(c)

Abb. 18.29: Überblick über den Bauchdeckenersatz bei großen Bauchwanddefekten (a), Verschluss der Bauchdecke mit bioabbaubarem Patch (b); Spätergebnisse 1,5 bis 2 Jahre nach der Implantation (c). Intraoperatives Bild mit Patch (A) als Bauchdeckenersatz, Fixation am Leistenband (C) und an der Muskulatur der Bauchdecke.

Bioabbaubarer Patch
umgebaut

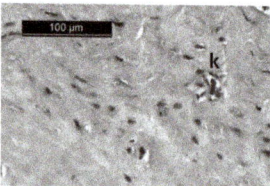

Abb. 18.30: Histologischer Nachweis des Umbaus von bioabbaubaren Bindegewebstransplantaten in körpereigenes Bindegewebe. Umwandlung des Implantates in körpereigenes Bindegewebe nach 6 Monaten, Fibroblasten, kollagene Fibrillen und Kapillargefäße (k) sind sichtbar. Vergleicht man dieses neugebildete Bindegewebe mit körpereigenem Bindegewebe z. B. der Rectusscheide, so sind histologisch keine Unterschiede im Gewebeaufbau zu erkennen.

nach flächenförmiger Ausdehnung innerhalb von 3–6 Monaten, wie histologische Untersuchungen gezeigt haben (R. R. Lehmann, Anatomisches Institut der Universität Münster). Hauptindikationen (Abb. 18.29) sind angeborene oder erworbene Defekte in der Bauchdecke, im Zwerchfell, an der Thoraxwand, bei Leistenbruchrezidivoperationen im Jugend- und Erwachsenenalter, bei Rektumprolaps-Operationen und als Ersatz von Gelenkbändern und Sehnen. Dies wurde zusammenfassend dargestellt in der Broschüre „Biodegradable Implants" (G. H. Willital, A. K. Saxena, A. Nouri) 2014, Ped. Surgical Research Institute Münster und in Vol. 2 Digital Atlas Pediatric Surgery, Amazon 2016.

Deshalb sind Nachoperationen zur Materialentfernung nicht notwendig. Das Implantationsmaterial soll unter kurzzeitiger Antibiotika-Infusionstherapie eingesetzt werden. Aufgrund der Umbauvorgänge kann es zu Flüssigkeitsansammlungen im Implantationsbereich kommen. Deshalb ist eine Wunddrainage empfehlenswert.

Diese bioabbaubaren Patches müssen nicht wieder, wie bereits erwähnt, explantiert werden. Ihr zeitlicher Umbau und ihre Transformation erfolgen je nach flächenförmiger Ausdehnung innerhalb von 3–6 Monaten, wie histologische Untersuchungen gezeigt haben (Abb. 18.30). Ein spezieller Patch-Einsatz (s. oben) ist dort indiziert, wo erhöhte Gewebsspannungen herrschen.

18.19 Tracheotomie

18.19.1 Indikation

Als lebenswichtiger Eingriff zur Beseitigung akuter Atmungsbehinderung: Jede Intubation, die sich über 2–3 Wochen erstreckt, kann durch eine Tracheotomie ersetzt werden. Der Zeitfaktor der Intubation als Indikator für eine Tracheotomie ist fließend und hängt vom Grundleiden und der zu erwartenden Lungenfunktion ab. Weitere Indikationen sind: Kehlkopfverletzungen und Kehlkopffremdkörper, Glottisödem, Glottiskrampf, Kehlkopfphlegmone, Kehlkopftumore, Tracheomalazie, Lungenkontusion, schweres Schädel-Hirntrauma, Querschnittslähmung und Herzinfarkt mit sekundären Veränderungen an Trachea und Lungen.

18.19.2 Technik

Man unterscheidet: (Abb. 18.31)
- Tracheotomia superior (Eröffnung der Trachea kranial vom Isthmus der Schilddrüse im Bereich des 2.–4. Trachealringes); und die
- Tracheostomia inferior (kaudal vom Isthmus der Schilddrüse im Bereich des 6.–7. Trachealringes).

18.19.3 Tracheotomia superior

1. Vorbereitungen für den Eingriff: Desinfektionsmittel, Kompressen, Skalpell, 2 scharfe Haken, Metzenbaumschere, 2 scharfe Klemmchen, Overholt, Punkt-

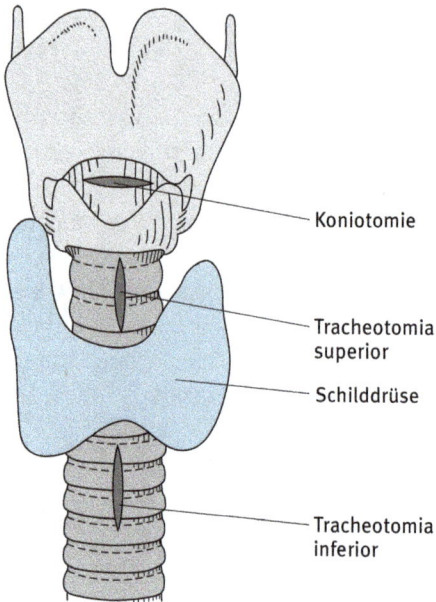

Abb. 18.31: Überblick über Koniotomie, Tracheotomia superior und Tracheotomia inferior. Bei der Koniotomie wird das Ligamentum Cricothyreoideum in querer Richtung durchtrennt. Durch diese Öffnung erfolgt dann die Einführung der Trachealkanüle (aus: Pschyrembel® Klinisches Wörterbuch, Walter de Gruyter, Berlin 2014).

    saugung, Trachealkanüle aus Plastik, resorbierbares Nahtmaterial (3/0), Hautnaht (4/0). Patient in Rückenlage, Kopf in Hyperextension.

2. Vollnarkose.
3. Längsschnitt in der Mittellinie vom unteren Rand des Schildknorpels (Incisura thyreoidea inferior) ca. 4–5 cm in kaudaler Richtung (Abb. 18.31).
4. Durchtrennung und Abpräparieren des subkutanen Bindegewebes von der Raphe der beiden Mm. sternohyoidei und exakte Blutstillung.
5. Spaltung der Raphe in der Medianlinie und Darstellung der Trachea unter Abschiebung des Isthmus der Schilddrüse.
6. Eröffnung der Trachea durch einen der Größe der Trachealkanüle entsprechenden Trachealschnitt, 2–3 Ringknorpel distal von Cartilago cricoidea.
7. Anlegen von zwei Haltefäden an den seitlichen Partien der eröffneten Trachea.
8. Einführen der Kanüle (Trachealkanüle aus Plastik und nicht aus Metall) und Aufblasen der die Trachea abdichtenden Manschette.
9. Die Trachealkanüle ist somit fest fixiert; es werden einige Subkutan- und Hautnähte angelegt (Naht der Tracheawand an dem Subkutan- und Hautgewebe mit Einzelknopfnähten). Die Kanüle wird über ein breites Halsband außen in entsprechender Position gehalten. Exakte Blutstillung.

Sicherheitshinweis: Bei der Tracheotomie von Säuglingen und Kleinkindern soll niemals eine Knorpel-Exzision an der Trachea durchführt werden. Dies führt immer später zu Trachealstenosen. Die Tracheotomie bei Kindern erfolgt immer über eine Trachea-Längsinzision.

18.20 Koniotomie

In äußerst dringenden Fällen und nur dann, wenn das nötige Instrumentarium nicht vorhanden ist, führt man die Koniotomie durch.

Technik (Abb. 18.31):
1. Desinfektion der Haut;
2. Hautschnitt von der Mitte der Cartilago thyroidea ca. 4 cm nach kaudal;
3. Darstellung des Ligamentum cricothyroideum (Ligamentum conicum);
4. Durchtrennung des Ligamentum conicum durch horizontal Schnittführung;
5. Einführung der Kanüle unter Spreizung der Öffnung und Schonung der Cartilago cricoidea;
6. Fixation der Kanüle am Hals durch ein um den Hals gelegtes, 2–3 cm breites Bändchen.

18.21 Schockposition, Antiaspirationsstellung bei Bewusstlosen

Das Drei-Punkte-Programm, das die Atmung bei Mehrfachverletzten betrifft, lautet:
1. Freimachen der Atemwege durch Entfernen von Fremdkörpern in den oberen Luftwegen mit Hilfe einer Fasszange. Absaugen von Blut, Sekret und Erbrochenem.
2. Freihalten der Atemwege:
   a) durch Schockposition des Patienten, somit Vermeidung der Aspiration von Mageninhalt (Abb. 18.32); Kopftieflagerung;
   b) durch hebenden Kieferwinkelgriff und Hyperextensionsstellung des Kopfes, wobei eine Larynxblockade durch Zurückfallen der Zunge nicht mehr möglich ist.
3. Luftzufuhr, künstliche Beatmung über Tubus oder Trachealkatheter.

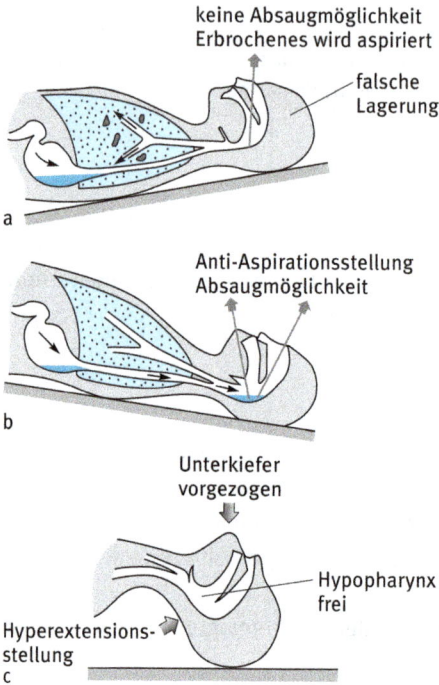

keine Absaugmöglichkeit
Erbrochenes wird aspiriert

falsche
Lagerung

a

Anti-Aspirationsstellung
Absaugmöglichkeit

b

Unterkiefer
vorgezogen

Hypopharynx
frei

Hyperextensions-
stellung

c

Abb. 18.32: Lagerung von bewusstlosen Patienten, um eine Aspiration von Mageninhalt in die Trachea zu vermeiden (a). Durch diese Lagerung (b) besteht keine Gefahr einer Larynxblockade durch Zurückfallen der Zunge (c). Dadurch werden die luftzuführenden Wege freigehalten.

18.22 Präoperative Lagerung der Patienten

Bei der Lagerung von Patienten vor einer Operation ist Folgendes zu beachten:
1. Die definitive Lagerung des Patienten erfolgt immer vor der Desinfektion.
2. Für die richtige Lagerung ist der Operateur verantwortlich.
3. Richtige Lagerung bedeutet: keine „Schädigung" des Patienten während der Operation, Fixation des Patienten am Operationstisch, Verbesserung der Zugangswege und der Übersicht zum eigentlichen OP-Feld durch eine auf die OP ausgerichtete Lagerung.
4. Die Lagerung des Patienten muss dem Anästhesisten einen sicheren Zugang zum Nasen-Rachenraum geben.
5. Die Lagerung muss dem Anästhesisten einen sicheren venösen/arteriellen Zugang ermöglichen.
6. Wenn die Arme nicht am OP-Tisch, sondern auf extra Armschienen gelagert sind, ist darauf zu achten, dass im Ellbogenbereich eine Polsterung erfolgt und durch die Kanten der Armschiene keine Nervenkompressionen und Nervenschäden eintreten. Der Arm darf im Schultergelenk nicht über 90° abduziert werden, um Plexusschäden durch Überdehnung zu vermeiden.
7. Bei Abdominaleingriffen befindet sich der Patient in Rückenlage. Durch Tuchrollen unter dem Rücken sind die Abdominalbereiche angehoben, so dass der

Bereich in dem der Hautschnitt liegt (OP-Feld) immer die höchste Stelle darstellt (entfällt bei Laparoskopie).

8. Bei thorakalen Eingriffen erfolgt eine Seitenlagerung des Patienten und eine
Überstreckung des Thorax für die laterale Thorakotomie: Anheben des OP-Fel-
des; Vermeidung eines Abkippens/Abknickens des Halses und damit verbun-
dener Aretria-carotis-Durchblutungsstörung. Bei einer medianen Sternotomie
befindet sich der Patient in Rückenlage.

9. Bei proktologischen Eingriffen befindet sich der Patient in Rückenlage. Das
Gesäß ist am OP-Tischende gelagert, die Beine in der Hüfte um 90° abgewinkelt
und abduziert und die Unterschenkel horizontal auf Beinschienen fixiert
(Steinschnitt-Lage).

10. Bei handchirurgischen Eingriffen lagert der gesamte Arm abduziert nicht am
OP-Tisch, sondern auf einem Handtisch.

11. Kinder liegen bei Operationen entweder auf einem speziellen Kinderoperati-
onstisch oder auf einem OP-Tisch mit Wärmevorrichtung, um ein Auskühlen
mit nachfolgender Azidose, Hypoglykämie oder Sklerem zu verhindern. Die
Kinder können an den seitlichen Körperpartien vor Auskühlung durch Watte
und Tücher geschützt werden.

12. Bei thorakoskopischen/laparoskopischen Eingriffen sind das OP-Feld, die Mo-
nitore, die Position des Operateurs und der OP-Schwester in einer abgestimm-
ten Zuordnung auszurichten.

13. Bei Hüftgelenksoperationen und Seitenlagerung der Patienten ist darauf zu
achten, dass der Hals und der Kopf des Patienten nicht nach lateral, d. h. zur
Seite abgewinkelt sind. Dabei kann eine Kompression der Halsgefäße mit Minderdurchblutung des Gehirns und einer irreparablen Hirnschädigung auftreten. Die Halswirbelsäule soll sich bei dieser Seitenlagerung in einem „geraden
Seitenverlauf" befinden. Dies kann einfach dadurch erreicht werden, dass unter den seitlichen Partien des Kopfes Kissen auf den OP-Tisch gelagert werden,
die ein Abknicken des Halses verhindern.

14. Bei Säuglingen mit einer operativen Korrektur einer anorektalen Fehlbildung
hat sich der Analatresiering, der am Operationstisch angebracht wird, bewährt.
Die Beine werden an diesem Analatresiering fixiert. Haltefäden können an den
Einkerbungen des Rings stabilisiert werden. Dadurch ist ein konstanter, gleich-
bleibender Zug an bestimmten Gewebeanteilen gewährleistet. Bei einer manuellen Assistenz ist dies auch kurzfristig meist nicht möglich (Nixon). Dadurch sind
gleichbleibende Sichtverhältnisse im OP-Bereich (Schließmuskulatur) gegeben.

18.23 Katheterismus

Übersicht über die verschiedenen Katheter gibt Abb. 18.33. Der suprapubische Blasenkatheter ist dargestellt in Abb. 18.34. Alle Katheter werden vor dem Einführen
mit einem Katheter-Gleitmittel versehen.

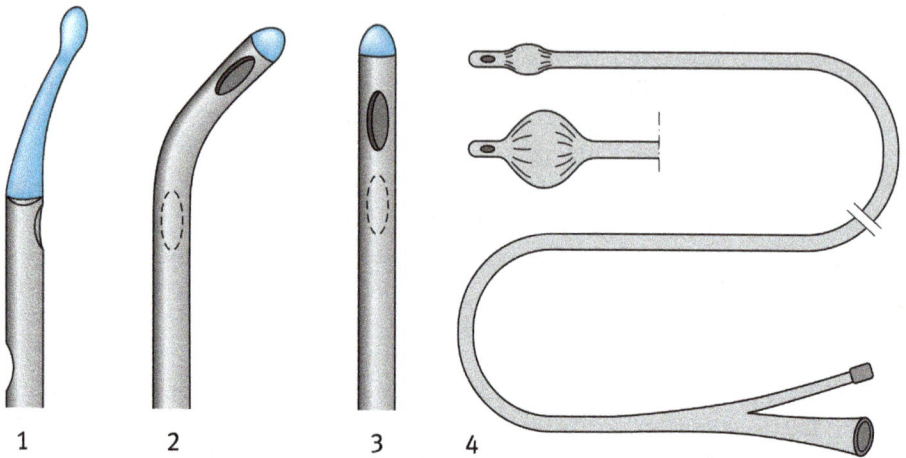

Abb. 18.33: Übersicht über verschiedene Katheter; (1) Tiemann-Katheter, (2) Mercier-Katheter, (3) Nélaton-Katheter, (4) Ballon-Katheter. Katheterdurchmesser: Charriére 6 bis 26 (1 Charriére entspricht 1/3 mm).

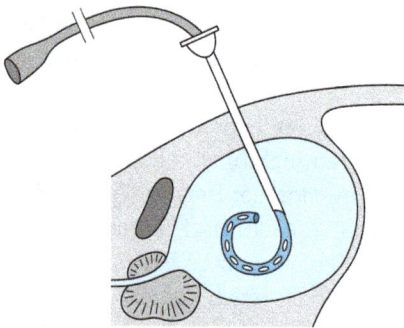

Abb. 18.34: Suprapubischer Blasenkatheter.

1. Rasieren des Genitale;
2. Anlegen von OP-Handschuhen. Es ist auf absolut steriles Vorgehen zu achten;
3. Säubern des Meatus mit einem Desinfektionsmittel bei Männern wie bei Frauen;
4. Anheben des Penis, um die physiologische Abknickung der Urethra auszugleichen mit der linken Hand;
5. Die rechte Hand fasst mit steriler Pinzette den Katheter. Der Katheter ist mit Instillagel, das Lidocain enthält, zur Schleimhautanalgesie bestrichen;
6. Rechte Hand schiebt dann den mit der Pinzette gefassten Katheter in die Harnröhrenöffnung und weiter, bis aus dem Katheter Urin abläuft;
7. Der Ballonkatheter wird dann mit 1–2 ccm Kochsalzlösung, je nach Größe, gefüllt und langsam nach außen zurückgezogen bis der Ballonkatheter am Blasenausgang festhängt;

8. Dann wird der Katheter abgestöpselt. Dadurch, dass der Katheter einen kleinen Ballon hat stabilisiert er sich von selbst in der Blase.

Sicherheitshinweise:
1. Die Vorhaut muss immer in physiologischer Stellung über der Penisspitze sein, um die Ausbildung einer Paraphimose (Vorhaut eingeklemmt und hinter der Penisspitze) zu vermeiden.
2. Der Meatus soll möglichst entzündungsfrei sein, da eine Reizung der Urethraschleimhaut durch den Katheter zu einem dauernden Sekretabfluss führt.
3. Wählt man einen *Ballonkatheter*, der nach Aufblasen des Ballons ohne Außenfixation festhält, erspart man sich das zeitraubende und für den Patienten lästige Fixationsmanöver des Katheters an der Haut sowie die ständigen Kontrollen.

18.24 Paraphimose

Dabei handelt es sich um eine Arretierung (Einklemmung) der Vorhaut hinter dem Sulcus der glans penis. Durch eine sekundäre Schwellung wird dieser Zustand noch verstärkt.

Therapie: Wenn man die glans komprimiert gelingt meist die unblutige Reposition, so dass die Vorhaut wieder über die Penisspitze zurückschlüpft und damit die Paraphimose beseitigt wird. In allen Fällen, bei denen dies nicht möglich ist, muss der Vorhautring über einer Rinnensonde dorsal gespalten und eine Phimosenoperation durchgeführt werden (Abb. 18.35).

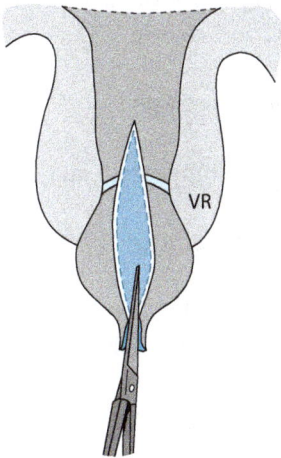

Abb. 18.35: Der Vorhautring (VR) ist längs gespalten. Dorsale Vorhauterweiterungsplastik (DVEP). Eine Vorhautresektion ist nicht erforderlich.

18.25 Vorhaut im Reißverschluss fixiert

Wenn sich die Vorhaut im Reißverschluss verfängt geht man folgendermaßen vor:
1. Die Vorhaut löst sich vom Reißverschluss nur dann, wenn man den Reißverschluss in die Richtung bewegt, in der man den Verschluss schließen möchte.
2. Man kann vor diesem Manöver lokal ein Lokalanästhetikum applizieren.
3. Die Bewegung, den Reißverschluss zu schließen, erfolgt langsam, Millimeter für Millimeter.
4. Erfolgt die Bewegung des Reißverschlusses in die entgegengesetzte Richtung (Öffnen), so ist dies extrem schmerzhaft und weiteres Vorhautgewebe wird vom Reißverschluss verletzt.

Wichtig: Der Reißverschluss muss geschlossen und die Vorhaut weggehalten werden, wenn man die Vorhaut vom Reißverschluss lösen will.

18.26 Hautschnitte – Schnittführungen

Hierbei ist auf Folgendes zu achten:
1. Alle Hautschnitte sind entsprechend des Verlaufs der Spaltlinien der Haut zu legen (Abb. 18.36).
2. Faszienschnitte erfolgen in der Hauptfaserrichtung.
3. Schnittführungen im Handbereich: an den Fingerquerfalten auf der volar oder dorsal Seite: horizontaler Hautschnitt. An den seitlichen Partien der Finger erfolgt ein sogenannter Kantenschnitt in Längsrichtung der Finger auf der lateralen bzw. medialen Seite der Finger zwischen den Fingerquerfalten. Auf der Handinnenseite erfolgen die Hautschnitte entsprechend der individuellen Hautfalten.
4. Abdominelle, mediane Längsschnitte erfolgen zwischen Processus xiphoideus und Symphyse.
5. Abdominelle quere Bauchschnitte können im Oberbauch supraumbilikal oder im Unterbauch infraumbilikal erfolgen.
6. Rippenbogenrandschnitte rechts oder links infracostal werden bei isolierten Eingriffen an Gallenwegen oder Milz durchgeführt.
7. Mittelbaucheingriffe können von semizirkulären supraumbilikalen oder semizirkulären infraumbilikalen oder von medianen vertikalen Hautschnitten erfolgen.
8. Infraumbilikaler, sagittaler, medianer Bauchschnitt bei Eingriffen im Unterbauch.
9. Wechselschnitt im rechten Unterbauch bei Appendektomien: schräger Unterbauchschnitt im Winkel von ca. 45°, dann Längsschnitt durch Fasziengewebe (Rektusscheide) und durch das Peritoneum.

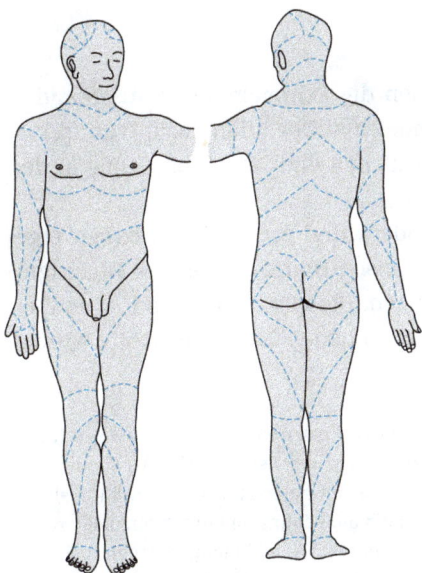

Abb. 18.36: Überblick über die Spaltlinien der Haut von ventral und von dorsal gesehen. Hautschnitte sollen immer entlang dieser Hautlinien erfolgen: Nur durch eine solche Schnittführung sind optisch unauffällige Narben möglich.

10. Schräger Inguinalschnitt bei Leitstenbruchoperationen im Erwachsenenalter.
11. Horizontaler Inguinalschnitt in der Inguinalfalte bei Kindern mit Leisten-bruch-, Hydrozelen- oder Leistenhodenoperationen.
12. Dorsale Vorhauterweiterungsplastik (DVE) bei Phimosenoperationen im Kin-desalter: dorsale Längsinzision der Vorhaut über dem Schnürring nach proxi-mal und mit anschließender Readaptation des inneren und äußeren Präputi-ums in querer, semizirkulärer Richtung.
13. Trokarinzision bei Thorakoskopien und Laparoskopien entsprechend des Ver-laufs der Spaltlinien der Haut.
14. Kocher-Kragenschnitt: bogenförmiger, querer Hautschnitt am Hals als Zugang zur Schilddrüse, zum Jugulum und vorderem Mediastinum.
15. Sagittaler, seitlicher Thoraxschnitt in der vorderen Axillarlinie in Richtung seit-licher Rippenbogen, medial des nervus thorakodorsalis als lateraler thorakaler Zugang bei Kindern.
16. Periareolarschnitt bogenförmig unterhalb des Mamillenhofs bei Brustdrüsen-operationen und Augmentationsplastiken.
17. Pfannenstiel-Schnitt: querer, bogenförmiger suprasymphysärer Schnitt als Zu-gang zur Blase.
18. Querer Flankenschnitt als Zugang zur Niere und Nebenniere.
19. Supraumbilikaler, semizirkulärer Hautschnitt bei Nabelbruchoperationen.

18.27 Wunddrainagen

Über die Indikation zu Wunddrainagen gehen die Lehrmeinungen auseinander. Grundsätzlich dienen Wunddrainagen am Ende einer Operation dazu, Wundsekrete und kontaminierte Körperflüssigkeiten abzuleiten und Wundhohlräume in den Weichteilen durch Sog zu verkleinern.

Evidenzbasierte Untersuchungen bei Kindern und Jugendlichen haben ergeben, dass nach Peritonitis die abdominelle Robinson-Drainage über 6–8 Tage signifikant weniger Schlingenabszesse, Adhäsionen, Reoperationen und Wundheilungsstörungen ergab als bei jenen Patienten, bei denen darauf verzichtet wurde.

Sicherheitshinweise:
1. Abszesse sollen an ihren Seiten durch eine Inzision eröffnet werden. Anschließend erfolgt eine Kürettage von Nekrosen, entzündeten Lymphknoten und Detritus, eine Wundspülung und Einlegen einer breiten Drainage für 4–6 Tage, um einen freien Abfluss zu gewährleisten.
2. Zwischen dem 7. und 9. Tag entstehen nach Peritonitis am häufigsten intraabdominelle Abszesse und lokale Wundheilungsstörungen. Solange müssen Wunddrainagen liegen bleiben, unabhängig davon, ob der Patient stationär oder ambulant behandelt wird.
3. Man kennt subkutane Drainagen (Redon-Wunddrainagen), Bauchhöhlendrainagen (Robinson-Drainagen), Thoraxdrainagen (Bülau-Drainagen, Monaldi-Drainagen), Drainagen des Magens (Magensonden als Antiaspirationsmaßnahmen) oder suprapubische Blasendrainagen.

18.28 Lasereinsatz bei chirurgischen Erstversorgungen – Waldschmidt-Willital-Laser-Operationen

1. Definition Laser.
   Hierbei handelt es sich um eine Abkürzung für: *Light Amplification by Stimulated Emission of Radiation*. Der Laser hat folgende drei Eigenschaften:
   a) Kollimation: Die Strahlenbündel verlaufen nahezu parallel zueinander, d. h. der Laserstrahl verändert sich in seinem Durchmesser kaum.
   b) Kohärenz: Die Wellen befinden sich zeitlich und räumlich genau in der gleichen Phase zueinander.
   c) Monochromasie: Alle Wellen eines bestimmten Laserstrahles haben die gleiche Wellenlänge, Frequenz und Energie.
2. Lasertypen.
   Für den chirurgischen Einsatz kommen im wesentlichen vier verschiedene Lasertypen in Betracht:
   a) Argon-Laser. Dieser Laser arbeitet im Blaulichtbereich bei 488 nm und im Grünlichtbereich bei 415 nm. Das Laserlicht wird selektiv durch Hämoglobin adsorbiert. Es wird durch die intakte, darüber liegende Haut und sonstige Strukturen hindurch gelassen ohne eine Wirkung zu zeigen. Da es durch hämoglobinbeladene Strukturen, d. h. in Gefäßen absorbiert wird,

führt es bei Hämangiomen zu Gefäßkoagulationen und Obliterationen. Er wird daher bei der Behandlung von Gefäßmissbildungen und Gefäßtumoren eingesetzt.

b) CO_2-Laser. Dieser Laser hat eine Wellenlänge von 10.600 nm. Er ist für das Auge nicht sichtbar. Um den CO_2-Strahl sichtbar zu machen, wird ein Helium-Neon-Pilotlicht mit diesem Strahl kombiniert. Der CO_2-Laser wird in erster Linie für einen präzisen, genauen Schnitt verwendet. Umliegendes Gewebe bleibt nahezu unberührt. Die postoperative Narbenbildung ist äußerst gering. Der CO_2-Laser kann in der Mikrochirurgie unter mikroskopischer Kontrolle eingesetzt werden.

c) Nd:YAG-Laser. Dieser Laser arbeitet bei einer Wellenlänge von 1.064 nm. Er wird mit einem koaxialen Helium-Neonlicht als Pilotlicht kombiniert. Der Nd:YAG-Laser hat einen hohen Schneide- und Koagulationseffekt und wird im Kontaktverfahren oder im Nonkontaktverfahren angewendet. Er kann endoskopisch zur Blutstillung verwendet werden und zum Verschweißen von durchtrennten Nervenfasern unter Vermeidung späterer postoperativer Schmerzen.

d) Erbium-Laser. Mit diesem Laser kann man exophytisch wachsende Narben, was ihre Narbenhöhe anbelangt im μ-Bereich abtragen und damit zu einer Verbesserung des Narbenbildes beitragen. Allerdings hat man damit keinen Einfluss auf die Breite der Narbe.

e) KTP-Laser. Hierbei handelt es sich um einen Dual-Laser mit den Wellenlängen 532 und 980 nm. Selektiv können hierbei hellrote und dunkelrote Gefäße verschlossen werden.

f) Fraxel-Laser. Es handelt sich um einen Laser mit der Wellenlänge 1028 nm, der über einen Applikator hunderte von Einzelstrahlen auf die Haut abgibt mit variabler Intensität und Eindringtiefe bis maximal 1,6 mm.
Anwendung: Narben, schlaffe Haut, Pigmentflecke.

3. Lasereinsatz bei eingewachsenen Zehennägeln und bei der Emmet'schen Exzision:
Eingewachsene Zehennägel gehen häufig mit einer Paronychie einher. Die chirurgische Therapie besteht in einer seitlichen keilförmigen Exzision von infizierten Weichteilen und einem schmalen Nagelabschnitt. Bei der Exzision können zwei Hauptprobleme auftreten: Ausbreitung der Infektion in Form einer Phlegmone und eine diffuse Blutung aus dem Wundbett. Durch die Laserapplikation kann diese Komplikation beherrscht werden; man kann mit dem Laser keimarme Verhältnisse schaffen, eine mögliche rasche Wundheilung erreichen und gleichzeitig mikrokapilläre Blutungsquellen verschließen (kinderchirurgische Datenbank IDBEC). Weiterhin gelingt es durch einen laserinduzierten Verschluss von offenen Nervenendigungen, eine deutliche Schmerzreduzierung zu erreichen. Verwendet werden der Nd: YAG-Laser im defokussierten Zustand bei 15 bis 20 Watt im Dauerbetrieb durch langsames Hin- und Herbewegen des Laserstrahls auf das eröffnete Gewebe von Fingern oder Zehen.

4. Lasereinsatz bei infiziertem Pilonidalsinus:
    Infizierte Areale wie z. B. Pilonidalsinus über dem Os sacrum mit schlechter
    Heilungstendenz und häufigen Rezidivquoten können mit dem Nd: YAG-Laser
    und der Barefiber bis auf den Knochen exzidiert und anschließend durch Naht
    readaptiert werden. Die primäre Wundnaht infizierter Gewebeareale ist mög-
    lich. Der Laser macht die Wunde keimarm bzw. keimfrei. Es ist auch möglich,
    primär eine Wundexzision durchzuführen und anschließend mit dem Laser im
    defokussierten Zustand die Wundränder und den Wundgrund zu behandeln.
    Die notwendige Energie hierfür beträgt 15 Watt, die Bewegungsgeschwindig-
    keit 1 mm/sek.

5. Lasereinsatz bei Spider Naevi.
    Hierbei handelt es sich um angeborene oder erworbene, im Subkutangewebe
    gelegene, Kapillargefäße. Die Behandlung erfolgt mit dem Argon-Laser und ei-
    ner Energie von 8 bis 10 Watt und einer Behandlungsdauer von 0,3 bis 0,5
    Sekunden. Eine Alternative ist der Nd:YAG-Laser im fokussierten Zustand bei 7
    bis 12 Watt. Die Wirkung des Lasers erkennt man daran, dass die Rotfärbung
    des Gefäßes durch Gefäßokklusion verschwindet und damit eine kausale The-
    rapie der Naevi erreicht wird. Der neueste Laser hierfür ist der Dual-Laser, bei
    dem gleichzeitig zwei Lasertypen zum Einsatz gelangen (KTP-Laser).

6. Lasereinsatz bei Gefäßtumoren der Haut, auch bei blutenden Gefäßtumoren:
    Hierbei erfolgt, ähnlich wie bei Spider Naevi, eine lokale Tumorbehandlung
    mit dem Laser transkutan im Nonkontraktverfahren und im defokussierten Ver-
    fahren unter Zuhilfenahme des Nd:YAG-Lasers. Die Laserapplikation erfolgt
    punktuell, so dass zwischen behandelten Arealen unbehandelte Gefäßtumor-
    bereiche liegen, die jedoch aufgrund der Gefäßkoagulation sekundär obliterie-
    ren. Bei der interstitiellen Lasertherapie wird die Barefiber durch das Gewe-
    be gestochen und bis in das zu behandelnde Gewebe vorgeschoben. Tumore,
    Metastasen in der Lunge, Leber, Milz, im Pankreas und im Knochen, sowie
    tief invasiv wachsende Hämangiome und Lymphangiome können damit er-
    folgreich behandelt werden. Die interstitielle Lasertherapie erfolgt mit dem
    Nd:YAG-Laser mit einer Stärke von 15–20 Watt und einer Einwirkzeit von 1–2
    Sekunden. Dann erfolgt eine Veränderung der Position der Laserspitze und
    eine neue Laserapplikation kann erfolgen.

7. Endoskopische Laseranwendung bei Blutungen, Polypen und Tumoren:
    Als Endoskope hierzu werden fexible Geräte der verwendet. Der Laserstrahl
    wird hierbei über biegsame Quarzfasern der Stärke 200–400 μ durch den Ar-
    beitskanal des Endoskops an die Stelle vorgeschoben, aus der es beispielswei-
    se blutet oder wo ein Polyp abgetragen werden soll.

8. Laparoskopischer Lasereinsatz (intraoperativer Lasereinsatz):
    Hauptindikationen hierbei sind traumatisch gesetzte oberflächliche, blutende
    Organrupturen und blutende Gefäße zu verschließen und eine bakterielle Kon-
    tamination der Bauchhöhle durch eine aszendierende Infektion über rupturier-

te Gallenkanälchen bei Leberrupturen durch Verschluss dieser kanalikulären Strukturen zu verhindern. Weiterhin ist der Lasereinsatz bei laparoskopischen Eingriffen sinnvoll nach Biopsien, um die Wundoberfläche zu verschließen, um Blutungen und Sekretionen aus der Biopsiestelle zu vermeiden. Mit dem Nd:YAG-Laser kann man auch minimal invasiv Briden in der Bauchhöhle durchtrennen. Falls Verwachsungen und Briden mit Blut und Lymphgefäßen ausgestattet sind, werden diese in Nanosekunden verschlossen. Eingehende Untersuchungen zur Gewebeinteraktion und Gewebereaktion auf die Lasereinwirkung erfolgten von R. R. Lehmann und G. H. Willital.

9. Nanochirurgie unter Zuhilfenahme von Laser und Ultracisionstechnik bei blutenden Tumoren (Tumorresektionstechnik):

   Hierbei erfolgt mit Hilfe der Ultracisionstechnik (Ethicon) eine im Nanobereich ablaufende Separation des infiltrativ wachsenden Tumorgewebes von benachbartem Nervengewebe, Gefäßen und sonstigen Organstrukturen. Die Separation erfolgt hierbei so genau, dass die oben genannten Strukturen organschonend und organerhaltend freigelegt werden und hierbei sämtliches Tumorgewebe im Nanobereich entfernt wird (Willital, Lehmann). Kleinste Gefäßeröffnungen und Gewebespalten werden in Nanosekunden verschlossen, so dass dadurch intraoperativ eine Tumorzellverschleppung vom Tumor in das Nachbargewebe nicht erfolgt. Diese Tumorzellaussaatblockade wird durch die Wirkung des Lasers im defokussierten Zustand je nach Art des Tumors bei 10–30 Watt und einer Bewegunggeschwindigkeit von 1–2 mm/sek. erreicht. Die Separation des Tumors von dem umliegenden Gewebe erfolgt durch die höchst differenzierte Resektionstechnik in Form von hochfrequenten Schwingungen an der Spitze des Ultrazisionsgerätes, das eine Schwingungsfrequenz von 25.000–45.000 pro Sekunde aufweist.

10. Lasereinsatz bei Narben:

    Hierbei wird der Fraxel-Laser (1028 nm) eingesetzt. Die Eindringtiefe beträgt 0,314–1,6 mm bei 520–14.500 Spots/cm². Dadurch wird das Narbengewebe in ca. 20 μ große Partikel zerlegt, die zum Teil nach außen abgestoßen oder resorbiert werden. Die Gewebespalträume werden durch frisches, körpereigenes Gewebe ersetzt.

18.29 Pulsoxymetrie

Dabei handelt es sich um eine transkutane, nicht invasive Messung der arteriellen Sauerstoffsättigung aufgrund pulssynchroner Absorptionsänderungen im Gewebe.

18.30 Sofortmaßnahmen bei analer Inkontinenz

Analtampons dichten den Darm sofort und sicher ab. Sie wurden an der Chirurgischen Universitätsklinik Erlangen und an der Universität Münster entwickelt, weiterentwickelt und bei über 500 Kindern, Jugendlichen und Erwachsenen eingesetzt und erprobt. Der Auftrag hierzu erging an Professor Dr. G. H. Willital durch die Deutsche Gesellschaft für Kinderchirurgie und über die Volkswagenstiftung. Die Qualitätskontrollen der porösen, schaumstoffartigen Tampons erfolgten an der Ludwig Maximilians Universität München.

Die Tampons gibt es in unterschiedlichen Größen mit einem Ausziehfaden. Damit war erstmals eine Abdichtung des Darmes möglich. Eine Situation, die, wie Betroffene gesagt haben „ihr Leben völlig geändert und normalisiert hat". Hierzu gibt es einen Video-Applikationsfilm und detaillierte wissenschaftliche und patientenorientierte Angaben (siehe unten).

Ein wichtiger wirtschaftlicher Aspekt ist die Tatsache, dass die Tampons ohne irgendwelche Zahlungen über Rezept erhältlich sind. Für den verschreibenden Arzt wird der Etat nicht belastet. Die Nennung der Hilfsmittelnummer auf dem Rezept ist notwendig, damit die Tampons über die Apotheke an die Patienten ausgeliefert werden können.

18.31 Literatur

Feddermann N. Anale Inkontinenz als Folge der Analatresie: Experimentelle Untersuchungen zum Ersatz des M. sphincter ani internus durch Tissue Engineering. Inaugural-Dissertation Universitätsklinikum Münster, 2006

Gasser T. Basiswissen Urologie (Springer Lehrbuch). Springer Verlag, 2015

Henne-Bruns D, Dürig M, Kremer B. Chirurgie. Thieme Verlag, Stuttgart, 2007

Helfen T. BASIC Notfall- und Rettungsmedizin. Elsevier Verlag, 2012

Hirner A, Weise K (eds.). Chirurgie – Schnitt für Schnitt. Thieme, Stuttgart, New York, 2004:446–467

Jerosch J. Vertebroplastik und Kyphoplastik ein Update. Mediengruppe Oberfranken – Fachverlage, Aus: Chirurgische Praxis 2016;81:217–31

Kiefer T. Thoraxdrainagen, Springer Verlag. 2016

MED Medtronic GmbH, Signia. Die Revolution der Klammernaht, 22.03.2017, Satellitensymposium, 134. Kongress der Deutschen Gesellschaft für Chirurgie 2017, Kongress-App „SynopticCon".

Schwarz NT, et al. Allgemein- und Viszeralchirurgie essentials: Intensivkurs zur Weiterbildung. Thieme Verlag, 2012

Willital GH, Mittag J. Digital Atlas of Pediatric Sugery Vol. I/II, Amazon Kindle Direct Publishing ASIN: B 0161EFG16, 2016/2017

B. Hartmann, A. Hartmann

19 Bildgebende diagnostische Technik

19.1 Konventionelles Röntgen

19.1.1 Röntgen als diagnostische Sofortmaßnahme

In der Notfall- und Unfallchirurgie werden Patienten zur Diagnostik des Skelettsystems mit Ausnahme des Schädels primär konventionell geröntgt. Ergeben sich hieraus weitere Fragestellungen, z. B. komplizierte Frakturen, gelenknahe Frakturen oder Frakturen mit Gelenkbeteiligung sowie Wirbelsäulenverletzungen, erhalten die Patienten zur weiteren Abklärung eine Computertomographie. Bei umfangreicheren Verletzungsmustern, z. B. Thorax-, Abdominal-, Schädel-Hirn-, Polytrauma, werden die Patienten primär einer computertomographischen Diagnostik zugeführt.

In der Allgemeinchirurgie hat die konventionelle Röntgenaufnahme einen Stellenwert zum Nachweis von freier Luft im Abdomen oder im Thorax und zur Diagnostik von abdominellen Spiegelbildungen als Hinweis auf einen Ileus oder entzündliche Veränderungen. Zur Abklärung von Differentialdiagnosen werden auch MRT-Techniken eingesetzt.

19.1.2 Technische Grundsätze

Die Röntgenaufnahmen werden heutzutage in digitaler Technik durchgeführt. Damit liegen alle Untersuchungs- und Patientendaten in digitaler Form vor und die Aufnahmen stehen über RIS- und PACS-System sowohl dem behandelnden Chirurgen wie auch dem befundenden Radiologen sofort zur Verfügung.

19.1.3 Röntgenaufnahme des Skelettsystems

Grundsätzlich sind die Röntgenaufnahmen immer in 2 Ebenen anzufertigen. Bei Extremitätenaufnahmen ist das angrenzende Gelenk voll mit abzubilden. Aufnahmen der Gegenseite zum Vergleich sind aus Strahlenschutzgründen nicht indiziert. Spezialaufnahmen sind nur in Ausnahmefällen erforderlich:
- Sogenannte Naviculare-Aufnahmen zur Darstellung des Os Scaphoideum;
- Sogenannte Henkeltopf-Aufnahmen zur Darstellung des Jochbeins;
- Sogenannte Tunnelaufnahmen zur Darstellung der Eminentia intercondylaris am Kniegelenk;
- Die HWS wird in drei Ebenen geröntgt: Als dritte Ebene erfolgt eine Dens-Zielaufnahme.

DOI 10.1515/9783110283624-019

Bei Röntgenaufnahme des Beckens gilt zu beachten, dass Frakturen im Bereich des Kreuzbeins durch Darmgasüberlagerungen häufig maskiert werden. Bei entsprechender Klinik sollte deshalb zum Ausschluss einer Fraktur oder einer Sprengung des Ileosakralgelenks eine Computertomographie ergänzt werden.

Konventionelle Schädelaufnahmen besitzen heute keine Berechtigung mehr. Bei Schädel-Hirn-Trauma erfolgt die Abklärung mittels Computertomographie.

19.1.4 Röntgenaufnahme des Thorax

Die Röntgenthoraxaufnahme wird ebenfalls in zwei Ebenen (p. a. und seitlich) in Inspirationsstellung durchgeführt. Bei nicht stehfähigen Patienten erfolgt die Aufnahme in Behelfstechnik im anterior-posterioren Strahlengang im Liegen.
Bei spezifischen Fragestellungen werden Spezialaufnahmen benötigt:
- Bei der Frage nach Pneumothorax erfolgt die Röntgenthoraxaufnahme in Exspirationsstellung, da ein Pneumothorax in Exspirationsstellung sensitiver erkannt wird.
- Zur Diagnostik von Rippenfrakturen erfolgt eine Hemithoraxaufnahme in zwei Ebenen (a. p. und schräg).

19.1.5 Röntgenaufnahme des Abdomens

Abdomenaufnahmen zum Ausschluss freier Luft sind immer in Linksseitenlage anzufertigen, da sich die Luftsichel unter dem rechten Zwerchfell im Kontrast zur Leber am empfindlichsten abgrenzen lässt.

A. p.-Aufnahmen erfolgen zur Dokumentation der Darmgasverteilung in der Ileusdiagnostik. Röntgenaufnahmen des Abdomens ermöglichen es, differenzierte Aussagen zu machen über die Lokalisation des Darmverschlusses. Zur Beurteilung der anorektalen Anomalien kann neben dem Ultraschall-Analatresieverfahren (Willital) eine Röntgenaufnahme eine genauere Diagnostik ermöglichen. Die Röntgendiagnostik ermöglicht eine Differenzierung bei Ösophagusatresien und bei Zwerchfellhernien.

19.2 Computertomographie

19.2.1 Allgemeine Vorbemerkung

In der Computertomographie (CT) finden heute sogenannte Multislice-Computertomographen Anwendung, wobei sich für die Bildgebung in der Traumatologie sog. 16- bis 64-Zeiler bewährt haben. Mit diesen Geräten gelingt es, in kürzester Zeit große Volumina mit isotropen Volumenelementen (Voxel) zu untersuchen und Bilder in allen Ebenen zu rekonstruieren. Standardrekonstruktionen sind axial, coronar und sagittal. Es wird eine überlagerungsfreie Darstellung aller Organsysteme erreicht, sodass diese Methode den konventionellen Aufnahmen in fast allen Belangen überlegen ist. Erkauft wird dieser Vorteil durch eine im Vergleich zum konventionellen Röntgen wesentlich höhere Strahlenbelastung für den Patienten.

19.2.2 Cranielle Computertomographie

Die native cranielle Computertomograpie (cCT) ist indiziert beim Schädel-Hirn-Trauma sowie bei weiteren neurologischen Akutsyndromen. Indiziert ist die cCT beim Schädel-Hirn-Trauma bei Verdacht auf knöcherne Läsionen der Schädelkalotte und des Gesichtsschädels sowie bei neurologischen Auffälligkeiten des Patienten (z. B. Bewusstlosigkeit, Kopfschmerzen, Amnesie, Pupillenauffälligkeiten).

Untersuchungen mit Kontrastmittel haben einen Stellenwert bei der Frage nach Tumorgeschehen und zur Gefäßdarstellung bei Hirnarterienaneurysmen (CT-Angiographie).

19.2.3 Wirbelsäulen-CT

Eine Computertomographie der Wirbelsäule erfolgt bei unklarem Befund im konventionellen Röntgen oder zur Abklärung von bekannten Frakturen hinsichtlich der Mitbeteiligung des Spinalkanals und Fragmentlokalisationen.

19.2.4 CT der HWS

Die CT der HWS nimmt insofern eine Sonderstellung ein, als oft der Dens Axis abgeklärt werden muss, da dieser häufig auf den Dens-Zielaufnahmen durch andere Strukturen überlagert ist. Außerdem sind die Verletzungen der kleinen Wirbelgelenke auf den konventionellen Aufnahmen häufig nicht ausreichend diagnostizierbar.

19.2.5 CT Thorax

Das CT Thorax dient zur Abklärung von Lungenparenchymverletzungen, Pneumo- und Hämatothorax, sowie von mediastinalen Blutungen und zum Ausschluss von Gefäßverletzungen. Die Untersuchung wird deshalb in der Traumatologie routinemäßig mit i. v. Kontrastmittelgabe durchgeführt.

19.2.6 CT Abdomen

Die Computertomographie mit i. v. Kontrastmittelgabe (bei Bedarf biphasisch) erlaubt den Nachweis von Verletzungen der parenchymatösen Organe (Leber-, Milz-, Nierenruptur), von freier Luft nach Hohlorganverletzungen und von Gefäßverletzungen. Auch anderweitige Pathologien im Abdominalraum wie Tumore oder Entzündungen sowie Konkremente von Gallenblase und harnableitendem Systems werden zuverlässig erfasst. Zusätzlich kann die Computertomographie auch in Form einer CT Angiographie ausgewertet werden, um Pathologien am Gefäßsystem darzustellen.

19.2.7 Sonderfall Polytrauma

Beim Polytrauma wird nach Stabilisation des Patienten und Durchführung einer Sonographie (s. u.) in kurzer Zeit (benötigter Zeitaufwand bei geübtem Team max. 10 Minuten) eine Polytraumaspirale des Patienten angefertigt. Diese deckt den gesamten Körper des Patienten vom Kopf bis zu den Kniegelenken ab. Die Arme sind häufig nicht vollständig mit abgebildet. Bei entsprechender Fragestellung an den distalen Extremitäten können diese ggf. ebenfalls mit abgebildet werden.

19.3 Sonographie

Mithilfe des Ultraschalls lassen sich Organe, Gefäße, Hautstrukturen und oberflächliche Sehnen analysieren. Ultraschallsonden sind mit unterschiedlicher Hertzfrequenz ausgestattet: je höher die Hertzfrequenz, umso niedriger die Eindringtiefe des Ultraschalls in das Gewebe und umso genauer die lokale Gewebsanalyse.
Mit Hilfe des Ultraschalls lassen sich im Rahmen der chirurgischen Erstversorgung feststellen:
1. Intrakranielle Blutungen bei Neugeborenen und Säuglingen;
2. Hämatome am Hals, in der Bauchdecke, im Thorax (Hämatothorax), in der Muskulatur der Extremitäten und als freie Flüssigkeit/Blutungen im Abdomen, Organrupturen (Abb. 19.1);
3. Retroperitoneale Organrupturen und Blutungen;
4. Veränderungen im Becken und Flüssigkeitsansammlungen/Blut im Douglasraum (auch mit Hilfe des endoanalen Ultraschalls);
5. Gefäßveränderungen und Durchblutungsstörungen im Bereich der Hals-, Bein- oder Armgefäße durch den fabkodierten Doppelultraschall: Diese Veränderungen können auch hörbar gemacht werden;

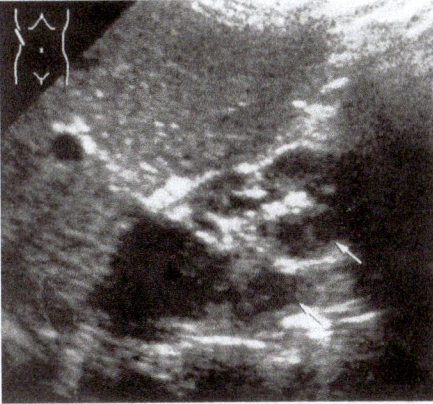

Abb. 19.1: Sonographie-Aufnahme nach Leberruptur mit Blutung aus einem Leberriss. Links oben ist die Leber dargestellt, darunter in Bildmitte sind gekammerte Blutungsherde als hypodense dunkle Areale sichtbar.

6. Intrathorakale Gefäßdarstellungen (Aorta, Vena cava) und intraabdominelle Gefäßdarstellungen (Aorta, Vena cava, Arteria/Vena iliaca) und Ausschluss von Aneurysmen;
7. Bei unklarem Sonographiebefund stehen als ergänzende Methoden CT- und MR-Angiographien zur Verfügung. Sollten interventionelle Maßnahmen erforderlich sein, kann auch eine direkte digitale Subtraktionsangiographie mit anschließender Intervention erfolgen;
8. Diagnostik von Pathologien im Bereich von Gelenken (z. B. Sehnenansätze, Gelenkerguss);
9. Beim akuten Trauma liegt die Bedeutung des akuten Ultraschalls primär im schnellen, sensitiven und unkomplizierten Nachweis von freier Flüssigkeit im Abdomen als Hinweis auf eine Organverletzung (FAST – Focussed Assessment with Sonography for Trauma).

19.4 Magnetresonanztomographie

Im Gegensatz zur CT werden bei der Magnetresonanztomographie (MRT, Kernspintomographie) keine Röntgenstrahlen verwendet. Diese Methode ist somit wie die Sonographie ohne Strahlenbelastung für den Patienten. Die Informationen entstammen den Wasserstoffprotonen des Körpers, die sich in einem Magnetfeld nach elektrischem Störimpuls wieder ausrichten und dabei Energie freisetzen. Ebenso wie in der CT handelt es sich bei der MRT um eine Schnittbilduntersuchung. Sie ist besonders geeignet zur Darstellung der folgenden Strukturen:

- Gehirn;
- Wirbelsäule und Rückenmark: eine wesentliche Indikation zur MRT in der Akutdiagnostik besteht in der Abklärung eines Querschnittsyndroms;
- Gelenke, insbesondere Binnenstrukturen;
- Gefäße (MR-Angiographie mit oder ohne Kontrastmittel);
- Weichteilstrukturen;
- in zunehmendem Maße Abdomendiagnostik.

Der Nachteil der Untersuchung ist, dass sie in einer relativ schmalen Röhre stattfinden muss und ihre Durchführung recht zeitaufwendig ist (10–45 Minuten, je nach Fragestellung). Des Weiteren ist die Untersuchung besonders bewegungsanfällig, weshalb der Patient entweder kooperativ sein oder sich in Narkose befinden muss, um aussagekräftige Ergebnisse zu erzielen. Somit wird die MRT in der Akutdiagnostik relativ selten eingesetzt und ist gezielten Fragestellungen vorbehalten.

19.5 Weitere Untersuchungsverfahren

Weitere Untersuchungsverfahren wie z. B. Emissions-Computertomographie (ECT), Single-Photo-Emissions-Computertomographie (SPECT), Positronen-Emissions-Computertomographie (PET) sowie Szinitigraphie spielen in der Akutdiagnostik eine seltenere Rolle.

19.6 Endoskopie

Im Rahmen der chirurgischen Sofortmaßnahmen können folgende Endoskopieverfahren zum Einsatz kommen; sie sind richtungsweisend für die Diagnosestellung und für die Art des chirurgischen Eingriffs:
1. Präoperative Endoskopie des gastrointestinalen Systems und des Tracheo-Bronchialsystems;
2. Diagnostische Thorakoskopie;
3. Diagnostische Laparoskopie;
4. Diagnostische Arthroskopie;
5. Intraoperative Endoskopie. Die dringlich durchgeführte intraoperative Endoskopie ermöglicht bei eröffnetem Thorax oder Abdomen (Thorakotomie, Laparotomie, Thorakoskopie, Laparoskopie) eine genaue Lokalisation von Tumoren, Blutungen, Läsionen, Fisteln etc. anzugeben. Dies geschieht über die sogenannte Diaphanoskopie. Der Eingriff wird sicherer, genau an der Stelle der Veränderung; es ist nur eine schmale, begrenzte Präparation nötig. Dies wurde erstmals bei kinderchirurgischen Eingriffen praktiziert, wissenschaftlich untersucht und dokumentiert in Kooperation mit Rösch, z. B. bei der Operation eines blutenden Peutz-Jeghers-Befundes (Willital).

Mit der Endoskopie (starre und flexible Instrumente) lassen sich Läsionen im Bereich des gastrointestinalen Systems, Läsionen von Trachea und Bronchien sowie Läsionen im Bereich von Gelenken feststellen. Darüber hinaus ermöglicht die Endoskopie von Urethra, Blase, Ureter und Nierenbecken, Organveränderungen und Läsion festzustellen.

19.7 Thermographie

Die Thermographie gewinnt bei den chirurgischen Sofortmaßnahmen in zunehmendem Maße an Bedeutung (G. H. Willital, H. Meier). Sie ist nicht invasiv, beliebig häufig wiederholbar und einfach durchzuführen und auszuwerten (Abb. 19.2). Bei der chirurgischen Erstversorgung könnten mit Hilfe der Thermographie z. B. Durchblutungsstörungen an den oberen und unteren Extremitäten diagnostiziert werden. Weiterhin ist es möglich, sehr präzise umschriebene Haut- und Organbezirke mit Entzündungsherden unterschiedlicher Ursache sowohl im Initialstadium als auch im fortgeschrittenen Stadium unter Mitbeteiligungen darzustellen. Daraus kann dann die entsprechende Therapie eingeleitet werden. Auch die Früherkennung eines Kompartmentsyndroms nach Weichteilläsionen oder nach Frakturen mit Durchblutungsstörungen ist die Thermographie hilfreich. Bereits Temperaturdifferenzen von 0,5 °C lassen sich mit diesen farbkodierten bildgebenden Verfahren optisch exakt darstellen.

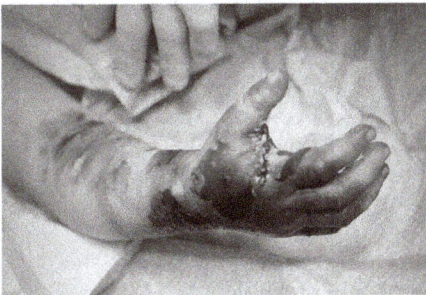 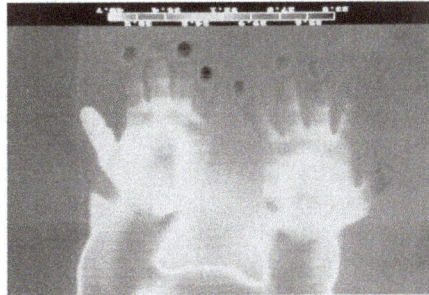

(a)   (b)

Abb. 19.2: (a) Differenzierte Beurteilung der Hand und des Unterarms nach traumatischer Verletzung. Aufnahmebefund der rechten Hand und des rechten Unterarms mit starker Schwellung und Blutergüssen. (b) Thermographie-Befund zur Identifizierung von durchblutungsgestörten Bereichen: dunkelgraue Bereiche an den Fingern sind stark durchblutungsgestörte Anteile, durchblutungsgefährdete Abschnitte zeigen hellgraue Übergangszonen und normal durchblutete Körperabschnitte mit weißen Bereichen. Die farbkodierte Bildanalyse bei Erwachsenen wie bei Kindern hat eine sichere diagnostische Aussagekraft (Willital) in Hinblick auf die Durchblutungsverhältnisse mit Hilfe der Thermographie.

Tab. 19.1: Übersicht bildgebender Verfahren zur Diagnostik bei chirurgischen Notfällen. Auflistung der Organe in alphabetischer Reihenfolge.

Nr.	Was soll untersucht werden	Finde ich wo	Besonderheiten
1	Becken	19.1.3/19.1.2/19.2	Röntgen, CT, Sono (Flüssigkeit)
2	Blase, Schließmuskulatur	19.4	MR, Sono
3	Dickdarm (Ileus)	19.1.2/19.1.5/19.4	Röntgen, Sono, MR, Endoskopie
4	Dünndarm (Ileus)	19.1.2/19.1.5/19.4	Röntgen, Sono, MR
5	Duodenum	19.4	MR, Endoskopie
6	Ellbogen	19.1.2	Röntgen, Thermographie
7	Enddarm, Schließmuskulatur	19.4	MR, Endo-Sono, Endoskopie
8	Finger	19.1.2	Röntgen, Thermographie
9	Gallenblase	19.2./19.2.6	CT
10	Hämatome	19.3.2	Sono, Thermographie
11	Handgelenk	19.1.2	Röntgen, Thermographie
12	Herzbeutel	19.2	CT
13	Herzkranzgefäße	19.2	CT/Angiographie
14	Hirnblutung – Trauma	19.2.2/19.3	cCT
15	Hirngefäße – Schlaganfall	19.2.2/19.3	cCT
16	Hirnoedem	19.2.2/19.3	cCT
17	Hüfte	19.1.2	Röntgen, Thermographie
18	Jochbein	19.1.3/19.1.2	Henkeltopfaufnahme
19	Kiefer	19.1.2/19.2.2	pa-Röntgen, cCT
20	Kniegelenk	19.1.2 /19.1.3/19.2	Röntgen, CT, Tunnelaufn.: Emin. Interc.
21	Leber	19.1.1/19.2/19.2.6	Sono, CT m. i. v.-Kontrastmittel, Endoskopie
22	Magen	19.6	Endoskopie
23	Mesenterialgefäße	19.2	CT m. i. v.-Kontrastmittel
24	Milz	19.1.1/19.2.6	Sono, CT m. i. v.-Kontrastmittel, Endoskopie
25	Mittelfuß	19.1.2	Röntgen, Thermographie
26	Mittelhand	19.1.2	Röntgen, Thermographie
27	Nase	19.1.2/19.2.2	Röntgen, cCT
28	Navikulare Fraktur	19.1.3/ 19.1.2	Röntgen
29	Niere	19.2/19.2.6	Sono, CT m. i. v.-Kontrastmittel
30	Oberarm	19.1.2	Röntgen, Thermographie
31	Oberschenkel	19.1.2	Röntgen, Thermographie
32	Ohr	19.1.2/19.2.2	Röntgen, cCT
33	Orbita	19.1.2/19.2.2	pa-Röntgen, cCT
34	Pankreas	19.1.1/19.2/19.2.6	Sono, CT m. i. v.-Kontrastmittel, Endoskopie
35	Polytrauma	19.2.7	Polytrauma-Spirale
36	Rippen	19.1.2	Röntgen, a. p./schräg/tangential
37	Schädel	19.1.1/19.2.2	cCT
38	Schulter	19.1.2/19.2	Röntgen, CT, Thermographie
39	Speiseröhre	19.6	Endoskopie, MR
40	Sprunggelenk	19.1.2	Röntgen, Thermographie
41	Steißbein	19.1.2/19.2	Röntgen, CT, Thermographie

Nr.	Was soll untersucht werden	Finde ich wo	Besonderheiten
42	Sternum	19.1.2	Röntgen, CT
43	Thorax/Hämatothorax	19.2.5	CT, Endoskopie
44	Thorax/Pneumothorax	19.2.5	CT, Endoskopie
45	Unterarm	19.1.2	Röntgen, Thermographie
46	Unterschenkel	19.1.2/19.2	Röntgen, CT, Thermographie
47	Urethra	19.4	Endoskopie, MR
48	Wirbelsäule	19.1.1/19.2.3	Röntgen, Schrägaufn.-For. interv.
49	Wirbelsäule – HWS	19.1.3/19.1.2/19.2.4	Röntgen 3 Ebenen, Dens-Zielaufnahme
50	Zehen	19.1.2	Röntgen, Thermographie

19.8 Literatur

Becker Ch. Endoanaler Ultraschall, Frakturen. In Willital, GH, Lehmann, RR et al. Lehrbuch über Kinderchirurgie – Morphologie, perioperative Diagnostik, Operationstechniken, konservative Maßnahmen, Neugeborenenchirurgie, Spitta Verlag, Balingen, 2000:513/1044

Bingöl A. BASICS Plastische und ästhetische Chirurgie. Elsevier Verlag, 2014

Carbon RT. Chirurgie im Kindesalter In Willital, GH, Lehmann, RR et al. Lehrbuch über Kinderchirurgie – Morphologie, perioperative Diagnostik, Operationstechniken, konservative Maßnahmen, Neugeborenenchirurgie, Spitta Verlag, Balingen, 2000:934

Debus ES, Grundmann R. Evidenzbasierte Gefäßchirurgie. Springer Verlag, 2015

Dützmann S. BASICS Neurochirurgie. Elsevier Verlag, 2014

Gruber W, Richter V. Ambulante arthroskopische Schulterchirurgie. Vorteile für Patienten und Kostenträger. Mediengruppe Oberfranken – Fachverlage, Chirurgische Praxis 2016;81:285–311

Hammes C, Heinrich E. BASICS Urologie. Elsevier Verlag, 2015

Helfen T. BASIC Notfall- und Rettungsmedizin. Elsevier Verlag, 2012

Louwen F. Pränatale Diagnostik. In Willital, GH, Lehmann, RR et al. Lehrbuch über Kinderchirurgie – Morphologie, perioperative Diagnostik, Operationstechniken, konservative Maßnahmen, Neugeborenenchirurgie. Spitta Verlag, Balingen, 2000:111/813/1294

Meier C-M. Trichterbrust, Zwerchfelldefekt, Megakolon. In Willital, GH, Lehmann, RR et al. Lehrbuch über Kinderchirurgie – Morphologie, perioperative Diagnostik, Operations-techniken, konservative Maßnahmen, Neugeborenenchirurgie, Spitta Verlag, Balingen, 2000:33/111/386

Mittag B. Datenbankausgerichtete, vergleichende Analyse von Trichterbrustergebnissen unter besonderer Berücksichtigung assoziierter Syndrome, Klassifikation, farbkodierter Raster-stereographie und Neuentwicklungen in der Operationstechnik. Inaugural-Dissertation Universitätsklinikum Münster (2010)

Morcate J. Doppelsaugbiopsie. In Willital, GH, Lehmann, RR. et al. Lehrbuch über Kinderchirurgie – Morphologie, perioperative Diagnostik, Operationstechniken, konservative Maßnahmen, Neugeborenenchirurgie. Spitta Verlag, Balingen, 2000:525

Ooms N, et al. Laparoscopic Treatment of Intestinal Malrotation in Children. Eur J Pediatr Surg 2016;26:376–381

Sailer M, Aigner F. Koloproktologie: Expertise Allgemein- und Viszeralchirurgie Thieme Verlag, 2016

Saxena A. Duodenum, Mekoniumilesus, Thermographie. In Willital, GH, Lehmann, RR et al. Lehrbuch über Kinderchirurgie – Morphologie, perioperative Diagnostik,

Operationstechniken, konservative Maßnahmen, Neugeborenenchirurgie. Spitta Verlag, Balingen, 2000:243/251/288/1173

Saxena AK, Höllwarth ME. Essentials of Pediatric Endoscopy Surgery. Springer Verlag, 2008

Siewert JR. Chirurgie. Springer Verlag, 2001

Schleef J. Laparoskopie. In Willital, GH, Lehmann, RR et al. Lehrbuch über Kinderchirurgie – Morphologie, perioperative Diagnostik, Operationstechniken, konservative Maßnahmen, Neugeborenenchirurgie. Spitta Verlag, Balingen, 2000:921

Tsokas J. Inkontinenz, Knochenzysten, Nec. In Willital, GH, Lehmann, RR et al. Lehrbuch über Kinderchirurgie – Morphologie, perioperative Diagnostik, Operationstechniken, konservative Maßnahmen, Neugeborenenchirurgie. Spitta Verlag Balingen, 2000:513

Willital GH, Kiely E, et al. Atlas of Children's Surgery. Pabst Science Publisher, Lengerich/Berlin, 2005

Willital GH, Mittag J. Digital Atlas of Pediatric Surgery, Vol. I. Amazon Kindle Direct Publishing, ASIN: B0161EFG16, 2015

Zernitzky A, Böttger J. Gibt es Indikationen zur laparoskopischen Operation bei Peritonitis. Mediengruppe Oberfranken – Fachverlage, Chirurgische Praxis 2016;81:199–208

A. Bacak, C. Kraneis, J. Kraneis, G. H. Willital

20 Laborreferenzwerte, Schnelltests, Infusionslösungen, Stufen der evidenzbasierten Medizin

20.1 Labor-Referenzbereiche für die Notfalldiagnostik im Erwachsenenalter (geordnet in alphabetischer Reihenfolge)

Referenzbereiche für Laborparameter sind von verschiedenen Faktoren abhängig:
- **Patient:** Alter, Geschlecht, körperliche Konstitution, körperliche Aktivität vor Entnahme, ethnische Herkunft, Nahrungsaufnahme, Lebensstandard, Immunstatus, therapeutische Medikamentation, Alkoholkonsum, etc.
- **Messverfahren:** Quantitativ, qualitativ, automatisiert, manuell, Methodenspezifität, etc.
- **Störfaktoren, die ein Messsystem beeinflussen können**: Medikamente/Infusionen, Auto-Antikörper, Kälteagglutinine, Lipämie, Hämolyse, High-Dose-Effekt, Citratbeimengungen, Sonneneinstrahlung, Kühlung und/oder weitere
- **Entnahme/Transport/Aufbewahrung**: Die Transportangaben hier beruhen auf einem Maximalzeitfenster von 24 h nach Entnahme ohne Abzentrifugation. Abgesertes Blut direkt nach Entnahme, Kühlung, Lichtgeschützte Verpackung und/oder ähnliches können die Transportbedingungen verändern.
- Institutionsabhängige, eigene laborinterne Erfahrungs-Referenzwerte, vorgegebene firmenabhängige Referenzwerte (Testkits, Automaten, etc.)

Einzelne von der Norm abweichende Konzentrationen zeigen meist keine eigenständige Gefährdung. Die hier angegebenen Indikationen, mögliche Störfaktoren und besondere Angaben dienen als Übersichtsbeispiele bzw. als Rückschlussbeispiele.

Tab. 20.1: Referenzbereiche für Laborparameter, alphabetisch geordnet (Werte aus: Pschyrembel, Klinisches Wörterbuch; De Gruyter Verlag, 266. Auflage und Klinische Chemie und Hämatologie; Thieme Verlag, 6. Auflage und spezielle Referenzwerte von Prof. Dr. G. Assmann (Labormedizin)).

Parameter	Referenzbereich	
ALAT (GPT) [Blut] Alanin-Aminotransferase (ALT) Glutamat-Pyruvat-Aminotransferase	♀ < 35 U/l	♂ < 50 U/l
	Indikationen: Diagnose, Differentialdiagnose und Verlaufskontrolle von Leber- und Gallengangserkrankungen	
	Probenmaterial: Serum; Transport bis 1 d, Blut ungekühlt	
	Störfaktoren: Bilirubin↑, Triglyceride↑	

DOI 10.1515/9783110283624-020

Tab. 20.1: Fortsetzung.

Parameter	Referenzbereich
Albumin [Blut]	♀/♂ 3,5–5,3 g/dl Indikationen: chronische Leber- und Nierenerkrankungen, Ödeme, Wundheilungsstörungen, enteraler Proteinverlust, Proteinmangel Probenmaterial: Serum; Transport bis 1 d, Blut ungekühlt Störfaktoren: Hämolyse, Lipämie
Albumin [Urin]	♀/♂ < 30 mg/24 h Indikationen: diabetische Nephropathie, Überwachung bei Hypertonie Probenmaterial: Sammelurin; Transport bis 1 d
Alkalische Phosphatase [Blut]	♀ 35–105 U/l ♂ 40–130 U/l Indikationen: cholestatische Lebererkrankungen Probenmaterial: Serum; Transport bis 1 d, Blut ungekühlt Störfaktoren: Hämolyse, Lipämie
Amylase [Blut]	♀/♂ < 110 U/l Indikationen: Diagnose von akuter und chronischer Pankreatitis, Verlaufskontrolle nach endoskopisch-retrograder Choledochopankreatikographie Probenmaterial: Serum; Transport bis 1 d, Blut ungekühlt Störfaktoren: Bilirubin↑, Hämoglobin↑, Triglyceride↑
Amylase [Urin]	♀/♂ < 350 U/l Indikationen: Nachweis und Ausschluss akuter Pankreatitis, Verlaufskontrolle nach endoskopisch-retrograder Choledochopankreatikographie Probenmaterial: Spontanurin; Transport bis 1 d, Urin ungekühlt
APTT [Blut] Aktivierte Partielle Thromboplastinzeit	♀/♂ 25–38 s Indikationen: Suchtest zur Beurteilung des intrinischen Gerinnungssystems, Heparintherapieüberwachung, Nachweis spezifischer Inhibitoren, Ausschluss von Lupus-Antikoagulantien Probenmaterial: Citrat-Plasma; Blut ungekühlt
ASAT (GOT) [Blut] Aspartat-Aminotransferase Glutamat-Oxalacetat-Transaminase	♀ < 35 U/l ♂ < 50 U/l Indikationen: Differentialdiagnose von chronischen und akuten Lebererkrankungen, Diagnose und Verlaufsbeurteilung von Myokard-, Skelettmuskel- und Leberzellnekrosen Probenmaterial: Serum; Transport bis 1 d, Blut ungekühlt
Bilirubin – Direkt [Blut]	♀/♂ < 0,3 mg/dl Indikationen: Diagnose, Differentialdiagnose und Verlaufskontrolle bei Ikterus und Lebererkrankungen Probenmaterial: Serum; Blut ungekühlt Störfaktoren: Ascorbinsäure↑, Hämoglobin↑, Triglyceride↑ Besonderes: Probe vor starker Sonneneinstrahlung schützen.

Parameter	Referenzbereich
Bilirubin – Gesamt [Blut]	♀/♂ 0,1–1,2 mg/dl Indikationen: Diagnose, Differentialdiagnose und Verlaufskontrolle bei Ikterus, Hepatitis, hämolytischen und biliären Leber-erkrankungen Probenmaterial: Serum; Blut ungekühlt Störfaktoren: Ascorbinsäure↑, Hämoglobin↑, Triglyceride↑ Besonderes: Probe vor starker Sonneneinstrahlung schützen. Indirektes Bilirubin = Gesamt Bilirubin – Direkt Bilirubin
Calcitonin [Blut]	♀ < 5,0 pg/ml ♂ < 8,4 pg/ml Indikationen: Verdacht, Verlaufskontrolle und Screening des medullären Schilddrüsenkarzinoms, Screening bei Verdacht auf multiple endokrine Neoplasie, ektope Produktion von Calcitonin, Abklärung szintigraphisch kalter Schilddrüsenknoten Probenmaterial: Serum; Blut ungekühlt Störfaktoren: Bilirubin↑, Hämoglobin↑, Triglyceride↑
Calcium [Blut] Ca = Calcium	♀/♂ 2,20–2,60 mmol/l Indikationen: Erkrankungen des Skelettsystems, Spontan-frakturen, Gewichtsverlust, Nierenkrankheiten, Urolithiasis, peptisches Ulcus, Pankreatitis, Verlauf nach Schilddrüsenoperation, maligne Lymphome und Tumore, Störung der Parathormon-Synthese in der Nebenschilddrüse, Vitamin-D Beurteilung Probenmaterial: Serum Besonderes: Ca ist zu 50 % frei, 40 % sind an Albumin und 10 % an Phosphat gebunden. Bei stark von der Norm abweichenden Albuminkonzentrationen kann die Ca-Konzentration wie sie bei 40 g Albumin/l vorliegen würde umgerechnet werden: Ca_{Total} (mmol/l) = $Ca_{gemessen}$ (mmol/l) – 0,025 × Albumin (g/l) + 1
Calcium [Urin] Ca = Calcium	♀/♂ 2,5–6,0 mmol/24 h Indikationen: Beurteilung des Ca-Haushaltes bei abweichender Norm des Serum-Ca oder Beurteilung bei normalen Serum-Ca mit klinischen Symptomen oder Therapie mit Kortikosteroiden, Differentialdiagnose primärer Hypoparathyreoidismus Probenmaterial: Sammelurin; Transport bis 1 d, Urin ungekühlt
Chlorid [Blut] Cl = Chlorid	♀/♂ 95–105 mmol/l Indikationen: Säure-Basen-Haushaltsstörung Probenmaterial: Serum Anionenlücke = Na – Cl – Bicarbonat (8–16 mmol/l Referenzwert)
Cholesterin [Blut]	♀/♂ < 200 mg/dl Indikationen: Artheriosklerose-Risiko-Früherkennung, Verlaufskontrolle bei Therapien mit lipidsenkenden Medikamenten Probenmaterial: Serum Störfaktoren: Bilirubin↑, Hämoglobin↑, Triglyceride↑

Tab. 20.1: Fortsetzung.

Parameter	Referenzbereich
CK [Blut] Creatin-Kinase	Indikationen: Ausschluss/Nachweis von Skelettmuskel-erkrankungen, Verdacht auf Herzmuskelerkrankung, Bestätigung eines ST-Streckenhebungs-Infarkts, Indikationsstellung und Kontrolle einer Lysetherapie nach Herzinfarkt, Neugeborenen-Screening auf Muskeldystrophien Probenmaterial: Serum Besonderes: Falsch erhöhte Werte in Hämolytischen Seren und bei Leberstauung nach Rechtsherzinsuffizienz durch vermehrte Adenylatkinase.
CK-MB [Blut] Creatin-Kinase MB-Isoenzym	♀/♂ < 25 U/l Indikationen: Verdacht/Ausschluss eines Herzinfarktes, Differentialdiagnostik zu Skelettmuskelerkrankungen Probenmaterial: Serum
Cobalamin [Blut] Vitamin B12	♀/♂ 156–672 pmol/l Indikationen: chronisch atropische Gastritis, nach Magen(teil)-resektion, Erkrankungen am terminalem Ileum, vegetarische Ernährung Probenmaterial: Serum
CRP [Blut] C-reaktives Protein	♀/♂ < 5 mg/l Indikationen: Diagnose und Verlaufskontrolle akuter Entzündungen und Infektionen, Unterscheidung bakterieller und viraler Infektionen, Erfassung infektiöser Komplikationen nach Operationen Probenmaterial: Serum Besonderes: negative Werte sind möglich bei lokalen und chronischen Entzündungen als auch bei Virusinfektionen.
Differentialblutbild [Blut]	Neutrophile Granulozyten ♀/♂ 53–75 % Eosinophile Granulozyten ♀/♂ 1–5 % Basophile Granulozyten ♀/♂ 0–1 % Monozyten ♀/♂ 2–8 % Lymphozyten ♀/♂ 25–40 % Indikationen: Diagnose, Verdacht und Verlaufskontrolle von Infektionen, Entzündungen, myelotische und lymphatische Leukämien, Morbus Hodgkin, Autoimmunerkrankungen, Non-Hodgkin-Lymphom, multiples Myelom, Tumore, Stammzell-erkrankungen, rheumatroide Arthritis, Diabetes Mellitus Probenmaterial: K3-EDTA-Blut
Eisen [Blut] Fe = Eisen	♀ 6–26 µmol/l ♂ 10–28 µmol/l Indikationen: Messgröße zur Bestimmung der Transferrin-Sättigung und Eisenresorbtionstests (Eisenintoxikation) Probenmaterial: Serum
Erythrozyten [Blut]	♀ 4,2–5,4 (106/µl) ♂ 4,6–6,2 (106/µl) Indikationen: Anämie, Polyglobuline Probenmaterial: K3-EDTA-Blut

Parameter	Referenzbereich
Erythrozyten-Indizes [Blut]	MCV mittleres zelluläres Volumen ♀/♂ 80–96 fl MCH mittleres zelluläres Hämoglobin ♀/♂ 28–32 pg MCHC mittlere korpuskuläre ♀/♂ 32–36 g/dl Hämoglobinkonz. Indikationen: Anämie Probenmaterial: K3-EDTA-Blut
Faktor II [Blut] Prothrombin	♀/♂ > 60/70 % Indikationen: Abklärung kongenitaler oder erworbener hämorraghischer Diathese, Substitutionstherapie-überwachung, Leberfunktionsprüfung bei Lebererkrankungen Probenmaterial: Citrat-Plasma
Faktor XIII [Blut] Transglutaminase/ Fibrinoligase	♀/♂ > 60/70 % Indikationen: Unterscheidung zwischen erworbenem und angeborenem FXIII-Mangel, Substitutionstherapieüberwachung Probenmaterial: Citrat-Plasma
Ferritin [Blut]	♀ 10–200 µg/l ♂ 30–300 µg/l Indikationen: Erkennung und Verlaufskontrolle von Eisenbilanzstörungen und der Hämochromatose Probenmaterial: Serum
Fibrinogen [Blut]	♀♂ 2–4 g/l Indikationen: Erkennung verschiedener angeborener oder erworbener Fibrinogenämien, Leberfunktionsstörung, Fibrinolyse-therapiekontrolle, Nachweis als Risiko-Faktor bei kardio-vaskulären Erkrankungen, transistorische Hyperfibrinogenämien Probenmaterial: Citratplasma
FSH [Blut] Follikelstimulierendes Hormon	♀ 1–34 IU/l ♂ 2–18 IU/l ♀ 27–133 IU/l (Postmenopause)
FT3 [Blut] Freies Trijod Thyronin	♀/♂ 1,8–4,6 pg/ml Indikationen: Hyperthyreosediagnose, Substitutionstherapie-verlaufskontrolle Probenmaterial: Serum Besonderes: Die Messung von Gesamt T3 ist von der Konzentration der Bindungsproteine abhängig
FT4 [Blut] Freies Thyroxin	♀/♂ 9,3–17,0 pg/ml Indikationen: Hypo- und Hyperthyreosediagnose, Suppressions- und Substitutionstherapieverlaufskontrolle Probenmaterial: Serum Besonderes: Heparin- und Carbmazepintherapie können Testergebnisse verändern.
Gesamt-Eiweiß [Liquor]	♀/♂ 150–450 mg/l Indikationen: diabetische Polyneuropathie, Hirntumore im Kleinhirnbrückenwinkelbereich, eitrige Meningitis, Guillan-Barre-Syndrom Probenmaterial: Liquor

Tab. 20.1: Fortsetzung.

Parameter	Referenzbereich
Gesamt-Eiweiß [Blut]	♀/♂ 66–83 g/l Indikationen: Chronische Nieren- und Lebererkrankungen, Durchfälle, pathologische Blutsenkungsreaktionen, Proteinurie, Polyurie, Ödeme, maligner Tumor, Lymphome, monoklonale Gammopathie, Rheumatismus, Blutungen, Schock, Verbrennungen Probenmaterial: Serum
Gesamt-Eiweiß [Urin]	♀/♂ < 150 mg/24 h Indikationen: Proteinurie, Therapieüberwachung bei Proteinurien Probenmaterial: Sammelurin Eosinophile: 1,0–7,0 %
GGT [Blut] Gammaglutamyltransferase	♀ < 40 U/l ♂ < 60 U/l Indikationen: Diagnose und Verlaufskontrolle hepatobiliärer Erkrankungen, Differenzierung bei erhöhter alkalischer Phosphatase-Aktivität Probenmaterial: Serum
Glucose [Blut] Blutzucker	♀/♂ 65–100 mg/dl Indikationen: Suchtest und Therapiekontrolle für Diabetes mellitus, Nachweis von gestörter Glucoseintoleranz, Hypoglykämien, Überwachung bei parenteraler Ernährung Probenmaterial: Serum
Glucose [Urin]	♀/♂ < 70 mg/24 h Indikationen: Glucosurie, Therapiekontrolle bei Diabetes mellitus Probenmaterial: Sammelurin
Glucose [Liquor]	♀/♂ 2,7–4,8 mmol/l Indikationen: ZNS-Entzündungen und Tumore, veränderter Liquorfluss Probenmaterial: Liquor
Hämatokrit [Blut]	♀ 37–47 % ♂ 40–52 % Indikationen: Anämie, Polyzythämie, Polyglobulie, Berechnung MCV und MCHC Probenmaterial: K3-EDTA-Blut
Hämoglobin [Blut]	♀ 12–16 g/dl ♂ 14–18 g/dl Indikationen: Diagnose und Verlauf von Anämie, Polyzythämie, Polyglobulie Probenmaterial: K3-EDTA-Blut
Harnsäure [Blut]	♀/♂ 3–7 mg/dl Indikationen: Diagnose, Therapieverlauf und Risikobewertung bei Gicht, Hypertonie, Hyperlipädemie, Glucosemetabolismus-störungen Probenmaterial: Serum
Harnsäure [Urin]	♀/♂ < 500 mg/24 h Probenmaterial: Sammelurin

Parameter	Referenzbereich
Harnstoff [Blut]	♀/♂ 17–43 mg/dl Indikationen: Differentialdiagnose bei akutem Nierenversagen, Beurteilung terminaler Niereninsuffizienz Probenmaterial: Serum
Harnstoff [Urin]	♀/♂ 21–43 mg/24 h Indikation: Beurteilung des metabolischen Status Probenmaterial: Sammelurin
HbA1C [Blut] Hämoglobin A1C	♀/♂ 4–6 % Indikationen: Diagnostik von Diabetes mellitus Typ 1 und 2, Beurteilung hyperglykämischer Phasen der letzten 3 Monate Probenmaterial: EDTA-Vollblut
HDL-Cholesterin [Blut] High-Density-Lipoprotein	♀/♂ > 35 mg/dl Indikationen: Artheriosklerose-Risiko-Früherkennung, Lipidstatus Probenmaterial: Serum Besonderes: bei Fettstoffwechselstörung auch Cholesterin, Triglyceride und Lp(a) mitbestimmen. Benötigt zur LDL-Cholesterin-Konzentrationsberechnung.
Homocystein [Blut]	♀/♂ 5–12 µmol/l Indikationen: Artherioskleroserisikoabschätzung, Vitamin B12-Mangel, Thrombophiliescreening Probenmaterial: EDTA-Plasma
Immunglobuline [Blut]	IgG ♀/♂ 7–16 g/l IGA ♀/♂ 0,7–5,0 g/l IgM ♀/♂ 0,4–2,8 g/l IgE ♀/♂ 100–300 µg/l Indikationen: Infektionsdiagostik, mono- und polyklonale Gammopathien, B-Zell-Defekte, Mangelsyndrome, gehäufte sinopulmonale Infektionen, Diarrhoe, glutensensitive Enteropathie, IgA Nephritis, Allergien, parasitäre Erkrankungen, Imundefekte Probenmaterial: Serum
Kalium [Blut] K = Kalium	♀/♂ 3,6–4,8 mmol/l Indikationen: Bluthochdruck, Herzrhythmusstörungen, Störungen des Säure-Basen Haushaltes, Leukämie, megaloblastäre Anämie, Medikamenten- und Zytostatikatherapie Probenmaterial: Serum
Kalium [Urin] K = Kalium	♀/♂ 25–125 mmol/24 h Indikationen: Ätiologiebestimmung von Hyper- und Hypokaliämie Probenmaterial: Sammelurin
Kreatinin [Blut] GFR = Glomeruläre Filtrationsrate	♀/♂ 50–93 µmol/l Indikationen: akute und chronische Nierenerkrankungen, Hypertonie, Sepsis, Schock, Polytrauma, Stoffwechselstörungen Probenmaterial: Serum

Tab. 20.1: Fortsetzung.

Parameter	Referenzbereich
Kreatinin [Urin]	♀/♂ 1,2–1,8 g/24 h Indikationen: akute und chronische Nierenerkrankungen, Hypertonie, Sepsis, Schock, Polytrauma Probenmaterial: Sammelurin
Laktat [Blut]	♀/♂ < 2,2 mmol/l (venös) ♀/♂ < 1,8 mmol/l (arteriell) Indikationen: Prognose und Verlaufsbeurteilung bei Kreislaufschock, Gefäßverschlüssen, Sepsis und Vergiftungen Probenmaterial: Na-Fluorid-Plasma Besonderes: Epinephrin, Glucose, Bicarbonat und andere Infusionen vermeiden.
LDH [Blut] Laktatdehydrogenase	♀/♂ < 250 U/l Indikationen: Ikterusdifferenzierung, Verdacht auf toxische Leberschäden, Herzinfarktspätdiagnostik bis 48 h, Beurteilung von megaloblastären Anämien, Krankheitsaktivitätsmonitoring bei Hodgkin- und Non-Hodgkin-Lymphomen Probenmaterial: Serum
LDL-Cholesterin [Blut] Light-Density-Lipoprotein	♀/♂ < 100 mg/dl Indikationen: Arteriosklerose-Risiko-Früherkennung, Verlaufskontrolle bei Therapien mit lipidsenkenden Medikamenten Probenmaterial: Serum
Leukozyten [Blut]	♀/♂ 4.800–10.00/µl Indikationen: Verdacht und Verlaufskontrollen von Entzündungen, Infektionen, Gewebsnekrosen, systematischer Erkrankung oder toxischer Störung des hämatopoetischen Systems so wie Verlauf einer Herzinsuffizienz Probenmaterial: K3-EDTA-Blut
Leukozyten [Liquor]	♀/♂ 5 × 10^6 Mpt/l Indikationen: Verdacht auf Pleozytose Probenmaterial: Liquor
Magnesium [Blut] Mg = Magnesium	♀/♂ 0,75–1,10 mmol/l Indikationen: Verdacht auf Magnesiummangel, gastrointestinale und kardiale Beschwerden, Therapie mit Diuretika oder nephrotoxischen Medikamenten, Magnesiumintoxikation Probenmaterial: Serum
Magnesium [Urin] Mg = Magnesium	♀/♂ 1–10 mmol/24 h Indikationen: Verdacht auf Magnesiummangel, Gastrointestinale und kardiale Beschwerden, Therapie mit Diuretika oder nephrotoxischen Medikamenten, Magnesiumintoxikation Probenmaterial: Sammelurin

Parameter	Referenzbereich
Myoglobin [Blut]	♀ 7–64 µg/l ♂ 16–76 µg/l Indikationen: Ausschluss und Diagnose des akuten Myokard-infarkts, Reinfarkt-Diagnostik und Verlaufsbeurteilung, Verlaufs-kontrolle von Skelettmuskelerkrankungen, Lysetherapiekontrolle, Beurteilungsparameter in der Sportmedizin für Leistungs- und Trainingszustand Probenmaterial: Serum
Myoglobin [Urin]	♀/♂ < 300 µg/l Indikationen: akute und chronische Muskelerkrankungen und Verletzungen Probenmaterial: Spontanurin
Natrium [Blut] Na = Natrium	♀/♂ 135–145 mmol/l Indikationen: Hypo- und Hypernatriämieabklärung, Diabetes mellitus, Hypothyreose, Ödeme Proenmaterial: Serum
Natrium [Urin] Na = Natrium	♀/♂ 60–200 mmol/24 h Indikationen: Hypo- und Hypernatriämieabklärung, Verdacht auf Störung des Wasserhaushalts Probenmaterial: Sammelurin
Retikulozyten [Blut]	♀/♂ 0,5–2,4 % Indikationen: Anämiendifferenzierung, Mangelanämien Therapie-kontrolle, aplastische Anämie, Beurteilung der Erythropoese nach Knochenmarkstransplantation Probenmaterial: K3-EDTA-Blut
Testosteron [Blut] SHBG = Sexualhormon bindendes Globulin	♀ 20–50 ng/dl ♂ 300–800 ng/dl Indikationen: Hypogonadismus, Hodentumore, Substitutions-überwachung Probenmaterial: Serum
Thrombozyten [Blut]	♀/♂ 150.000–400.000/µl Indikationen: Ausschluss einer Blutungsneigung, Verdacht auf Knochenmarkserkrankung, Chemotherapieüberwachung Probenmaterial: K3-EDTA-Blut (Citrat)
TPZ/Quick Thromboplastinzeit	♀/♂ 70–125 % Indikationen: Störungen des exogenen Gerinnungssystems, Beurteilung von Blutungsneigung, Cumarinintoxikationsnachweis, Vitamin-K-Mangel, Lebersynthesefunktionsbeurteilung, Therapieüberwachung mit oralen Antikoagulanzien oder bei Substitutionstherapie, Prä-, Peri- und Postoperative Gerinnungs-statuskontrolle Probenmaterial: Citrat-Plasma
TSH [Blut] Thyreoidea Stimulierendes Hormon	♀/♂ 0,27–4,2 µU/ml Indikationen: Verdacht auf Hyper- oder Hypothyreose, Hyperprolaktinämie, Therapiemonitoring bei Suppresions- und Substitutionstherapie Probenmaterial: Serum

20.2 Urinteststreifen

Mit einem Urinteststreifen (verschiedener Firmen) lassen sich verschiedene Parameter qualitativ und halbquantitativ aus dem Urin nachweisen. Dieses dient meist als Gesamtübersicht. Dabei zu beachten gilt die biologische Streuung verschiedener Parameter durch die Urinausscheidung.

Tab. 20.2: Parameter im Urin.

Parameter	Indikation
pH	Säure-Basen-Haushalt
Leukozyten	Leukozyturie
Erythrozyten	Hämaturie
Glucose	Diabetes mellitus, renale Glukosurie
Ketone	Hyperglykämie
Proteine	Proteinurie
Nitrit	Bakterielle Harntraktinfektion
Bilirubin	Ikterus
Urobilinogen	Ikterus

20.3 Blutgasanalysen-Werte

Tab. 20.3: Referenzwerte der Blutgasanalyse.

Parameter	Referenzbereich
pH	7,37–7,45
pCO_2	32–46 mmHg
HCO_3-Standardbicarbonat	21–26 mmol/l
Basenüberschuss	−2 bis +2 mmol/l
pO_2	71–104 mmHg
O_2	90–96 %

20.4 Blutdruck-Referenzwerte

Tab. 20.4: Referenzwerte des Blutdrucks.

Alter	Systolisch (mm Hg)	Diastolisch (mm Hg)
0–3 Monate	70–86	–
3–12 Monate	86–93	60–62
1– Jahre	95–101	65–69
9–14 Jahre	101–110	68–74
≥ 18 Jahre		
optimal	< 120	< 80
normal	< 130	< 85
hochnormal	130–139	85–89

20.5 Antidots

Tab. 20.5: Beispiele für Antidote bei Vergiftungen.

Wirkstoff	Antidot
Methanol	Ethanol
Opiate	Nalorphin, Naloxone
Digitalisglykoside	Digitalisantidot
Benzodiazepine	Flumazenil
β-Rezeptorenblocker	Glukagon
Paracetamol	Acetylcystein
Paraquat	Aktivkohle
Kohlenmonoxid	Sauerstoff
Cyanide, H_2S	Dimethylaminophenol + Na-thiosulfat
Eisen	Desferrioxamin
Methämoglobinbildner	Toluidinblau

20.6 Organerkrankungen und Laborhinweise

Tab. 20.6: Organerkrankungen und Laborwerte-Veränderungen, Laborkontrollen indiziert.

Verdacht auf	Parameter
Infektionskrankheiten	CRP, Immunglobuline, Leukozyten, Cobalamin, Kreatinin, Laktat, Differentialblutbild, etc. (Spezialuntersuchungen: Liquor, Blutkultur, Abstrich, Stuhl, etc. – infektionsabhängig)
Lebererkrankungen	ALAT(GPT), Albumin, Alkalische Phosphatase, ASAT(GOT), Bilirubin, Faktor II, Fibrinogen, Gesamteiweiß, Homocystein, GGT, LDH
Nierenerkrankungen	Calcium, Gesamteiweiß, Harnstoff, Kreatinin
Wundheilungsstörungen	Albumin, APTT, Faktor II & XIII, Fibrinogen, Gesamteiweiß, Thrombos, TPZ
Anämie/Erkrankungen des Blutbilds	Erythrozyten, Ferritin, Hämatokrit, Hämoglobin, Kalium, LDH, Retikulozyten, Differentialblutbild
Herzerkrankungen (Herzinfarkt, Herzrythmusstörungen, ...)	ASAT(GOT), Cholesterin, CK, CK-MB, LDH, Myoglobin, Kalium
Artherioskleroserisiko	Cholesterin, HDL, Homocystein, LDL
Skelettmuskelerkrankungen	ASAT(GOT), Calcium, CK, CK-MB, Myoglobin
Blutzucker (Hyper- Hypoglycämie, Diabetes, ...)	Glucose, HbA_{1C}, Natrium, Harnsäure
Ödeme	Albumin, Gesamteiweiß, Natrium
Hyperparathyroidismus	Calcitonin, Calcium
Säure-Basen-Haushaltsstörung (Azidose, Alkalose, ...)	Blutgase, Laktat, Chlorid, Kalium
Hyperthyreose	TSH
Schock	Gesamteiweiß, Kreatinin, Laktat, Häemoglobin, Glucose (je nach Schockzustand)

Weitere Erkrankungen, wie z. B. Borreliose, Yersiniose, Hepatitis, Tetanus (insbesondere virale, bakterielle, mykotische und parasitäre Erkrankungen) lassen sich aus verschiedenen Materialien nachweisen (Kultur, PCR, Immunfluoreszenz, etc.).

20.7 Blutgruppen-Transfusionssystem

Tab. 20.7: Blutgruppentransfusionssytem. Es gilt das ABO-Blutgruppensystem, bei welchem für Erythrozyten und Plasma folgende Regelung gilt:

Spendererythrozyten	Mögliche Empfänger
0	0, A, B, AB
A	A, AB
B	B, AB
AB	AB
Spenderplasma	**Mögliche Empfänger**
0	0
A	0, A
B	0, A
AB	0, A, B, AB

Jedoch gibt es neben dem ABO-Blutgruppensystem weitere transfusionsrelevante Blutgruppensysteme (Rhesus, Kell, Kidd, Duffy, MNS, Diego, Bombay, etc.), welche eine Blutgruppeninkompatibilität verursachen können. Terminale Kontrolle vor Transfusionen ist der Bedside-Test.

20.8 Labor-Referenzbereiche für die Notfalldiagnostik bei Kindern

Tab. 20.8: Labor-Referenzbereiche für die Notfalldiagnostik bei Kindern.

Abkürzung	Genaue Bezeichnung	Normalwerte	Diagnostische Bedeutung
= ALT ALAT = GPT = SGPT	Alanin-Aminotransferase Glutamat-Pyruvat-Transaminase Serum-Glutamat-Pyruvat-Transaminase	< 60 U/l	Lebererkrankungen
Albumin	Proteine	3,5–6,7 g/dl	Tumorerkrankungen, Wundheilungsstörungen
Amylase	Enzym der Bauchspeicheldrüse	6–34 U/l	Bauchspeicheldrüsen-erkrankungen und -verletzungen, Nieren-versagen, Galleabfluss-störungen

Tab. 20.8: Fortsetzung.

Abkürzung	Genaue Bezeichnung	Normalwerte	Diagnostische Bedeutung
AP	Alkalische Phosphatase	40–170 U/l	Galleabflussstörung, Knochentumore
= ASAT AST = GOT = SGOT	Aspartat-Aminotransferase Glutamat-Oxalacetat- Transaminase Serum-Glutamat-Oxalacetat- Transaminase	< 80 U/l	Lebererkrankungen Skelett-/Muskel- erkrankungen
BGA	Blutgasanalyse ph-Wert pO$_2$-Wert pCO$_2$-Wert HCO$_3$-Wert Basen-Überschuss	 7,35–7,45 75–100 mmHg 35–45 mmHg 21–27 mmol –3 bis +3 mmol	Wieviel Sauerstoff ist im Blut?
Bili	Gesamt-Bilirubin	< 1,0 mg/dl	Leberfunktionsstörungen, Galleabflussstörungen
BZ	Blutzucker	70–100 mg/dl	Diabetische Stoffwechsellage
BSG BKS	Blutsenkungsgeschwindigkeit	10/20 mm (1. + 2. Std.)	Entzündungen
Calcitonin	Peptidhormon (Schilddrüse)	30–260 pg/dl	Tumormaker bei Schilddrüsentumoren
Ca	Calcium	2,1–2,9 mmol/l	Knochenstoffwechsel- störung
Chol	Gesamtcholesterin Gesamtcholesterol	< 210 mg/dl	Fettstoffwechselstörung
CK CPK	Kreatininphosphokinase	< 70 U/l	Herz- und Skelett- muskelerkrankungen
CRP	C-reaktives Protein	< 0,5 mg/dl	Entzündungen
Elektrolyte	Natrium Kalium Calcium Magnesium Chlorid	134–143 mmol/l 3,5–5,1 mmol/l 2,1–2,9 mmol/l 0,62–0,99 mmol/l 98–107 mmol/l	Störungen im Elektrolythaushalt
Eosinophile	Bestandteil des weißen Blutbilds	2,3–5,0 %	Warnhinweis für Allergiebereitschaft und Parasiten

Abkürzung	Genaue Bezeichnung	Normalwerte	Diagnostische Bedeutung
Erys	Erythrozyten = rote Blutkörperchen	3,9–5,9 Mio./µl	Blutverlust oder Bluteindickung
Faktor-XIII	Gerinnungsfaktor	75–100 %	Blutgerinnungsfaktor, Blutungsneigung nach Operationen, Wundheilungsstörungen
Fibrinogen	Gerinungsfaktor	200–450 mg/dl	Blutgerinnungsstörungen
Gesamt-Eiweiß	Albumine Globuline	6,6–8,7 g/dl	Allergien, Abwehrstörungen, Darmerkrankungen, Gedeihstörungen
GGT γ-GT	Gamma-Glutamyltransferase Gamma-Glutamyl-Transpeptidase	< 28 U/l	Lebererkrankungen
Harnstoff	Nierenfunktions-Stoffwechsel-Parameter	< 24 mg/dl	Nierenfunktions-störungen
Hs	Harnsäure	< 17 mg/dl	Stoffwechsel-erkrankungen, Hunger, Nierenfunktion, Tumore
HbA$_{1c}$	Hämoglobin A$_{1c}$, glycosylierte Hämoglobinuntereinheit	< 6 % d. Hb	Roter Blutfarbstoff gebunden an Glukose mittlerer Blutzuckerwert der letzten 8 Wochen
Hb	Hämoglobin	12–18 g/dl	Sauerstoffbindung im Blut
HDL	High density lipoprotein	< 40 mg/dl	Eiweissstoff für Fetttransport „guter Fettwert"
Hkt Hk Hct	Hämatokrit	37–52 %	Prozentualer Anteil der roten Blutkörperchen Blutarmut, Bluteindickung
Hcy	Homocystein	< 10 mmol/l	Vitaminmangel, Herz-Kreislauf-Störungen
Immunglobuline	IgA IgE IgG IgM	35–320 mg/dl 0–115 U/l 350–1200 mg/dl 74–150 mg/dl	Körpereigene Eiweissstoffe als Körperschutz (Immunabwehr)

Tab. 20.8: Fortsetzung.

Abkürzung	Genaue Bezeichnung	Normalwerte	Diagnostische Bedeutung
K	Kalium	3,5–5,1 mmol/l	Wichtiges Elektrolyt zur Darmfunktion, Blutzuckerstabilisierung, Herz-/Kreislauffunktion
Kreatinin	Kreatinin	< 1,2 mg/dl	Nierenfunktions- störungen
Laktat	Stoffwechselprodukt der Milchsäure im Blut	5,7–22 mg/dl	Sauerstoffversorgung des Gewebes: Kreislaufschock, Stoffwechselstörungen
LDH	Laktat-Dehydrogenase Gesamt-LDH LDH-Isoenzyme	120–240 U/l	Herz-, Muskel-, Leberschädigungen
LDL	Low density lipoprotein	< 160 mg/dl	Transport-Eiweissstoff für Cholesterin/ Cholesterol „schlechter Fettwert"
Leukos	Leukozyten = weiße Blutkörperchen	4.000–10.000 Zellen/µl	Entzündungen
Lymphozyten	Bestandteil des weißen Blutbilds	35,0–45,0 %	Akute und chronische Erkrankungen des lymphatischen Systems, Tumorerkrankungen, Störungen der Immunabwehr
Monozyten	Bestandteil des weißen Blutbilds	4,8–6,0 %	Chronische Entzündungen infektiöse Monozytose = Pfeiffer'sches Drüsenfieber
Myoglobin	Muskelprotein	32–66 µg/l	Muskelerkrankungen Muskelzerstörungen
Na	Natrium	134–143 mmol/l	Störungen bei Reizweiterleitung im peripheren Nervensystem
PTT	Partielle Thromboplastinzeit	30–42 sek.	Gerinnungsstörungen

Abkürzung	Genaue Bezeichnung	Normalwerte	Diagnostische Bedeutung
Quick	Gerinnungsparameter	70–100 %	Gerinnungsstörungen
Retikulozyten	Entwicklungsvorstufe von roten Blutkörperchen	4–15 ‰	Störungen der Bildung von roten Blutkörperchen
Testosteron	Sexualhormon	0,7–1,12 ng/ml	Hodenfehlbildungen
Thrombos	Thrombozyten = Blutplättchen	150.000–300.000 Zellen/µl	Blutgerinnungsstörungen
T3	Schilddrüsenhormon	0,97–2,22 ng/ml	Schilddrüsenstoffwechselstörung
T4	Schilddrüsenhormon	6,4–11,9 µg/dl	Schilddrüsenstoffwechselstörung
TSH	Thyreoidea stimulierendes Hormon	1,0–5,8 µU/ml	Schilddrüsenerkrankungen
Vanillinmandelsäure	Abbauprodukt von Adrenalin und Noradrenalin	1,5–5,0 mg/d	Tumormaker im Urin für Neuroblastome und Phäochromozytom
Vitamine	Vitamin A	20–80 µg/dl	Haut-, Schleimhaut
	Vitamin B_2	75–300 µg/l	Zuckerstoffwechsel
	Vitamin B_6	7–30 ng/ml	Haare
	Vitamin B_{12}	310–1.100 pg/ml	Bildung roter Blutkörperchen
	Vitamin C	5–15 µg/ml	Infektionsschutz
	Vitamin D	700–3.100 U/l	Förderung der Calciumaufnahme
	Vitamin E	5–20 µg/ml	Immunsystemunterstützung
	Vitamin H	200–1.000 pg/ml	Haare

20.9 Schnell- und Suchtests

Diese Testverfahren dienen zur orientierenden, qualitativen und halbquantitativen Bestimmung verschiedener Parameter. Überwiegend werden Teststreifen verwendet, deren Auswertung entweder visuell durch Vergleiche der Reaktionsfarbe mit der angegebenen Farbskala oder mit einem Reflexionsphotometer erfolgt. Bei den meisten dieser Testverfahren ist das Ergebnis sofort ablesbar; aufgrund dessen erweisen sie auch in der Notfalldiagnostik hilfreiche Dienste. Als Untersuchungsmaterialien kommen Harn, Blut, Serum und Stuhl in Frage.

20.9.1 Harn

Tab. 20.9: Nachweis qualitativer und halbquantitativer Parameter im Harn.

Bilirubin	Der Nachweis des Bilirubins erfolgt mit dem Bilur-Test oder auf dem entsprechenden Testfeld der Mehrfachteststreifen.
Blut (Erythrozyten und Hämo- bzw. Myoglobin)	Mit dem Testpapier von Sangur-Test kann man intakte Erythrozyten nachweisen, wobei die Grenze bei 5 Ery/µl liegt und Hämoglobin entsprechend einer Menge aus ca. 10 Ery/µl. Der Nachweis intakter Erythrozyten erfolgt durch eine punktuelle Verfärbung des Testfeldes, der des Hämoglobins durch eine homogene.
Eiweiß	Schon ein Gehalt von 0,06 g/l Albumin kann auf dem Testpapier von Albym-Test oder auf dem Testfeld eines Mehrfachteststreifens nachgewiesen werden.
Glucose	Die Teststreifen sind spezifisch für die D-Glucose. Qualitativer Nachweis erfolgt durch den Gluketur-Test, S-Glukotest und Ratio-Test. Ein halbquantitativer Nachweis erfolgt durch den Diabur-Test 5000, Ecur-Test, Glukotest und Keto-Diabur-Test 5000, der gleichzeitig auch Ketonkörper nachweist, neu Nephur-Test-und Nephur-Test + Leuko.
Ketonkörper	Der Ketur-Test sowie das entsprechende Feld auf dem Mehrfachteststreifen dienen zum Nachweis der Acetessigsäure und des Acetons, nicht aber der P-Hydroxybuttersäure.
Leukozyten	Nachweisbar durch den Cytur-Test, ebenfalls auf den Mehrfachteststreifen, wie Combur-Test, Nephur-Test usw.
Nitrit	Im Harn reduzieren die meisten harnpathogenen Keime das Nitrat zu Nitrit, das durch den Nitur-Test qualitativ nachgewiesen werden kann.
pH-Wert	Durch das pH-Testpapier (und auch verschiedene Mehrfachteststreifen) kann man den pH-Wert des frischen Harns sofort ablesen.
Urobilinogen	Es kann mit dem Ugen-Test und auf Mehrfachteststreifen im Urin halbquantitativ nachgewiesen werden.

20.9.2 Blut

Tab. 20.10: Parameter im Blut.

Glucose	Durch den Hämo-Glukotest 20–800 kann der Blutzucker halbquantitativ im Bereich von 20–800 mg/dl bestimmt werden. Auch eine sofortige quantitative Bestimmung ist möglich, und zwar reflexionsphotometrisch mit dem Reflolux II.

20.9.3 Stuhl

Tab. 20.11: Parameter im Stuhl.

Albumin im Mekonium	Zur Screening-Untersuchung von Neugeborenen auf Mucoviscidose wird der BM-Test-Mekonium verwendet.
Okkultes Blut im Stuhl	Es wird durch den Hämoccult- oder den Hemo-FEC-Test nachgewiesen.

20.10 Überblick über die wichtigsten Infusionslösungen und Indikationsgebiete

Basiselektrolytlösung:
1. Jonosteril;
2. Ringer-Infusionslösung;
3. Ringerlactat.

Vollelektrolytlösung und Kohlehydrate:
1. Jonosteril D5IJonosteril paed;
2. Sterofundin;
3. Tutofusin Pädiafusin 1/11.

Elektrolytlösung Kaliumfrei:
1. Jonosteril Na 100 Kaliumfrei;
2. Kochsalzlösung 0,9 %;
3. Tutofusin.

Azidose:
1. Na-Hydrogencarbonat 8,4 % Infusionslösung;
2. Na-Hydrogencarbonat 4,2 %;
3. 3 M Trometamol Lösung.

Kalium-Ersatzlösung:
1. Inzolen.

Glucoselösung:
1. Glucose 25 mit Elektrolyten;
2. Glucoselösung 12 %, 24 % mit Elektrolyten.

Aminosäuren, Kohlehydrate, Elektrolyte:
1. Aminofusion forte N;
2. Aminomel 10 X-E;
3. Aminopäd.

Aminosäuren, Elektrolyte:
1. Aminosteril plus;
2. Aminoplasmal;
3. Intrafusin.

Aminosäuren ohne Zusätze:
1. Aminoven;
2. Aminoven infant;

3. Aminoplasmal kohlehydratfrei, elektrolytfrei;
4. lntrafusin 10 %/15 %.

Aminosäuren-Kombilösung:

1. Aminomix;
2. Nu-Triflex combi;
3. Clinimix;
4. Combifusin.

Osmotherapie:

1. Glycerosteril;
2. Osmofundin 15 % N;
3. Mannit0120 %.

Volumenersatz:

1. Longasteril40;
2. Plasmasteril;
3. Gelafundin 4 % ;
4. Expafusin;
5. Haemofusin;
6. Plasmafusin.

20.11 Stufen der evidenzbasierten Medizin

Tab. 20.12: Die wichtigsten Infusionslösungen und Indikationsgebiete.

Stufe[1]	Evidenz-Typ
1	wenigstens ein systematisches Review auf der Basis methodisch hochwertiger RCT (randomised controlled trial, randomisierte klinische Studie)
2	wenigstens ein ausreichend großer, methodisch hochwertiger RCT
3	methodisch hochwertige Studien ohne Randomisierung bzw. nicht prospektiv (Fall-Kontroll-Studien)
4	mehr als eine methodisch hochwertige nicht-experimentelle Studie
5	Meinungen und Überzeugungen von angesehenen Autoritäten (aus klinischer Erfahrung); Expertenkommissionen, beschreibende Studien (Kasuistik)

[1] Stärkste Evidenz auf Stufe 1.

20.12 Literatur

Bingöl A. BASICS Plastische und ästhetische Chirurgie. Elsevier Verlag, 2014
Brunori M. Myoglobin strikes back. In: Protein Sci. 2010;19(2):195–201

Dützmann S. BASICS Neurochirurgie. Elsevier Verlag, 2014

Hammes C. Heinrich E. BASICS Urologie. Elsevier Verlag, 2015

Helfen T. BASIC Notfall- und Rettungsmedizin. Elsevier Verlag, 2012

Hess R. Klakow-Franck R. Gebührenordnung für Ärzte – Laboratoriumsuntersuchungen. Deutscher Ärzte-Verlag Köln. 2010:231–295

McDowall J. Protein Of The Month: a-Amylase, www.ebi.ac.uk

Plebani M et al. Clinical Chemistry and Laboratory Medicine (CCLM), De Gruyter Berlin/Boston, 2014:1–12

Pschyrembel W, Klinisches Wörterbuch, 260. Auflage, De Gruyter Berlin/New York, 2008

Puri P. Newborn Surgery. Arnold Company, London, 2003:605–613

Reinauer H, Scherbaum WA, Diabetes mellitus: Neuer Referenzstandard für HbA1c., Deutsches Ärzteblatt Köln. 2009(17):106

Willital GH, Kiely E, et al. Atlas of Children's Surgery. Pabst Science Publisher, Lengerich/Berlin, 2005

Willital GH, Lehmann RR. Chirurgie im Kindesalter – Blutnormalwerte, Spitta Verlag, Balingen, 2000:1315–1327 (z. Zt. vergriffen, lieferbar über E-mail: ckraneis@westfalia-apo.de).

Willital GH, Mittag J. Digital Atlas of Pediatric Surgery, Vol. I. Amazon Kindle Direct Publishing, ASIN: B0161EFG16, 2015

J. von Fallois, G. H. Willital, C. Kraneis, J. Kraneis,
H. von Mallinckrodt

21 Ärztliche Sofortmaßnahmen bei Schiffsreisen

Eine tabellarische Zusammenfassung kann nie die umfassende Herangehensweise nach fachärztlicher Praxis und Leitlinien abbilden. Ein erfahrender Schiffsarzt muss sich nicht nur in der Allgemein- und Notfallmedizin gut auskennen, sondern in allen denkbaren Fachgebieten die möglichen Notfälle erkennen und darauf reagieren können. Je weiter man von Land und Zivilisation entfernt ist, desto größer wird das Risiko für Patient und Arzt. Fachliche Unterstützung wird dann nicht nur logistisch, sondern auch qualitativ mitunter schwierig.

– Überblick über venösen Zugang am Arm: siehe Abb. 18.23
– Überblick über venösen Zugang am Knöchel: siehe Abb. 18.24

Hier erwähnte Präparate-Namen sollen keine Präferenz gegenüber Substanzen mit gleichem oder ähnlichem Wirkstoff darstellen, sondern lediglich das gewohnte pharmakologische Denken unterstützen (Tab. 21.1).

Tab. 21.1: Ärztliche diagnostische und therapeutische Sofortmaßnahmen an Bord – Übersicht.

Erkrankung	Sofortmaßnahme
Abszess	Abszessinzision und Eröffnen, Spülen mit Knopfkanüle und 0,9 %-NaCl, vorher Schmerzmittel oral oder i. v.
Alkoholvergiftung	Überprüfung Vitalparameter, i. v. Flüssigkeit, Magensonde legen und Magen spülen, Magenschutz, ggf. Schmerzmittel, vorher Rachenanästhesiespray
Allergie	Antihistaminika, Calcium, Prednisolon
Analfissur	Lokalanästhesie (Beteuben mit Gel/Salbe), Stuhl weich halten (Laxantien), Sitzbäder
Analprolaps	Schmerzmittel i. v., Patient in Seitenlage, digital langsam reponieren
Anus-Praeter-Prolaps	Schmerzmittel i. v., Patient in Seitenlage, digital langsam reponieren
Appendizitis	Antibiotikum i. v./oral, bei Persistenz frühestmöglich in die Klinik an Land
Arrhythmie	Betablocker; Digitalis
Asthma	Theophylin, ß-Mimetika, Prednisolon, i. v. Inhalationstherapie, bei Entzündungszeichen Antibiose
Atemstillstand	Reanimation, Defibrillator, Sauerstoffzufuhr (Maske oder Tubus), Kontrolle der Vitalparameter, venöser Zugang, EKG

DOI 10.1515/9783110283624-021

Tab. 21.1: Fortsetzung.

Erkrankung	Sofortmaßnahme
Augenentzündung	Antibiotisch-antientzündliche Augentropfen, Thermographie
Azetonemisches Erbrechen	Antiemetika
Bezoar	Sedierung, Klinik an Land zum frühestmöglichen Zeitpunkt aufsuchen, Gastroskopie in Narkose
Blasenentzündung	Schmerzmittel, Spasmolytikum, bei positiven Bakerien-Nachweis Antibiose
Blut im Darm/Stuhl	Sedierung, i. v.-Flüssigkeitszufuhr 0,9 %-NaCl, Teststreifen, Rektoskopie/Koloskopie und Ausschluss von Polyp, Fissur, Hämorrhoide, zum frühestmöglichen Zeitpunkt Klinik an Land aufsuchen, Hb-Bestimmung
Blut im Urin	U-Status, Teststreifen, Sedierung, i. v.-Flüssigkeitszufuhr 0,9 %-NaCl, Spasmolytikum. Zum frühestmöglichen Zeitpunkt Klinik an Land aufsuchen, Hb-Bestimmung
Bluterbrechen	Sedierung, i. v.-Flüssigkeitszufuhr 0,9 %-NaCl, zum frühestmöglichen Zeitpunkt Gastroskopie an Land
Bluthusten	Sedierung, i. v.-Flüssigkeitszufuhr 0,9 %-NaCl, zum frühestmöglichen Zeitpunkt in die Klinik zur Bronchoskopie, Hb-Bestimmung
Bradycardie	EKG, Je nach Form Antiarrhythmikum nach Leitlinien (z. B. Atropin), ggf. externer Schrittmacher, Ausschiffen
Brustwirbelsäulen Schmerzen	EKG, Ausschluss Herzinfarkt, Schmerzmittel oral oder i. v., ggf. venöser Zugang, ggf. Röntgen, Thermographie
Darminkontinenz	Analtampons, ggf. Antidiarrhoika
Darmverschluss/ Subileus	Nahrungskarenz, i. v. Infusion (z. B. Neostigmin, Panthenol), oral Gastroprokinetika, Magensonde, zum frühestmöglichen Zeitpunkt in die Klinik an Land
Divertikulitis	i. v. Antibiotikum, mildes Abführmittel
Drogenverdacht/ Intoxikation	Überprüfung Vitalparameter, Antidota (z. B. Naloxon), i. v.-Flüssigkeit, Magensonde legen, ggf. Schmerzmittel, Intensiv-Überwachung
Durchfall	Antidiarrhoika, Trockenhefe-Präparate, ggf. Antibiose
Ebola-Verdacht	Isolation, internationale Verfahrensanweisungen beachten; symptomatische Therapie gegen Fieber, Durchfall, Erbrechen
Ellbogen-Schmerzen	Fraktur ausschließen durch Röntgen, bei Schleimbeutelentzündung Ruhigstellung auf Schiene, ggf. Antibiotikum, Ultraschallkontrolle, bei Abszess Eröffnung, Thermographie
Embolie	Venöser Zugang, Überprüfung Vitalparameter, Heparin i. v. , ggf. Sauerstoff-Gabe, Schmerzmittel i. v., zum frühestmöglichen Zeitpunkt in die Klinik

Erkrankung	Sofortmaßnahme
Erbrechen	Antiemetika, ggf. Infarktausschluss
Ertrinken	Vitalparameter überprüfen, venöser Zugang, Magensonde legen, EKG, ggf. Defibrillator, Intensivüberwachung, langsam Erwärmen
Fieber	Ursache suchen, ggf. Antibiose, Antiphlogistikum
Fingerverletzungen	Ausschluss einer Fraktur durch Röntgen, Wundversorgung nach Friedrich, ggf. Fremdkörper entfernen (Leitungsanästhesie nach Oberst), Ruhigstellung, Tetanus-Schutz-Überprüfung, ggf. Antibiotika-Therapie, bei tiefen Verletzungen mit Verdacht auf Sehnen- bzw. Nervenverletzungen zur Vorstellung in die Klinik an Land, Thermographie
Flüssigkeit verschluckt (Säure/Laugen) Fremdkörper im Magen oder Bronchus	Ultraschall-Kontrolle, rasche Vorstellung in der Klinik an Land: Gastroskopie, Bronchoskopie
Fußsohlen-Fremdkörper	Schmerzmittel oral, Desinfektionslösung, Fußbad mit warmen Wasser, Lupenbrille, mikrochirurgische Pinzette, Stichskalpell
Gallenkolik/Gallenstein	Ultraschall, ggf. Antibiose, Schmerzmittel-Infusion, Spasmolytikum
Gichtanfall	Antiphlogistika: Allopurinol, Thermographie
Hämorrhoiden	Lokalanästhesie (z. B. Lidocain, Analtampon), ggf. i. v.-Schmerzmittel, Inzision
Handgelenk-Schmerzen	Ausschluss einer Fraktur durch Röntgen, Ruhigstellung, Schmerzmittel, Thermographie
Harnwegs-Infekt	U-Status, Antibiotikum, ggf. Schmerzmittel, Kontrolle nach drei Tagen
Hautallergie	Lokale Therapie (Dimetindenmaleat), ggf. Calcium oral
Hautinfektion	Wundrevision, Antibiotika lokal, oral, steriler ruhigstellender Verband, Kontrollen, Thermographie
Herpes-Bläschen	Aciclovir
Herzinfarkt	Heparin, Aspirin i. v., ggf. Betablocker, Lysetherapie nach Indikation, ggf. Thrombozyten-Aggregations-Hemmung einleiten, Glycerol-Trinitrat Kapseln, umgehende Vorstellung zur Coronar-Angiographie an Land
Herzinsuffizienz, dekompensiert	EKG, Infarkt ausschließen, Diuretica, ACE-Hemmer oder AT II-Antagonist, Betablocker, enge Kontrolle (wiegen!), Tromcardin, Digitoxin, Digoxin
Herzstillstand	Reanimation nach Leitlinien, Kontrolle der Vitalparameter, venöser Zugang, EKG, Defibrillator, Intensiv-Überwachung
Hitzschlag	Vitalparameter überprüfen, venöser Zugang und Gabe von Flüssigkeit, Antiemetika, Sauerstoffgabe, Lagerung des Patienten in kühlem abgedunkelten Raum

Tab. 21.1: Fortsetzung.

Erkrankung	Sofortmaßnahme
Hodentorsion	Hodenentzündung ausschließen bzw. therapieren, Schmerzmittel, Sedierung, schnellstmögliche operative Revision an Land, Thermographie-Diagnostik
Hüftschmerzen	Ausschluss einer Fraktur bzw. Hüftgelenksluxation, insbesondere nach Hüftgelenks-Implantat durch Röntgen, Analgesie, Thermographie
Husten	Ursache suchen, ggf. Antibiose, Hustenstiller (Antitussiva z. B. Codeinphosphat, Dextromethorphan) ggf. Mucolytica
Hypertonie	Antihypertonika. Blutzucker monitoren, ggf. Gabe von Insulin, venöser Zugang, bei zu hohem Blutzucker (>500 mg/dl) Überwachung und rasche Vorstellung an Land
Hyperventilationstetanie	Pat. vor Eigenverletzung schützen, Beruhigung, ggf. Calcium-Lösung langsam i. v.
Hypoglykämie	Blutzucker monitoren, venöser Zugang, Gabe von Glucose i. v. oder oral, bei zu niedrigen Blutzucker Intensiv-Überwachung
Hypoglykämie	Blutzucker messen, Gabe von Glucose i. v.
Ileosacral-Gelenk-Schmerzen	Schmerzlinderung durch Butylscopolaminiumbromid, Röntgen, Chirotherapie, Quaddeln mit Scandicain, abschwellende Maßnahmen: Aescin, Thermographie-Diagnostik
Impfkomplikation	Schmerzmittel, Beruhigung, ggf. Sedierung, ggf. Antibiose, bei Abszess schmale Eröffnung. Bei Schock: Infusion und Cortison, Überwachung
Insektenstich	Schmerztherapie, lokale Kühlung, ggf. mit Feuchtverbänden, Ruhigstellung, bei zusätzlicher Infektion Antibiotikagabe, Blutzucker messen: bei zu hohem Blutzucker Gabe von Insulin, venöser Zugang. Bei allergischen Schock: hochdosierte Gabe von Cortison, Intensiv-Überwachung
Kinder – Hautausschlag	Ausschluss Kinderkrankheit, bei allergischer Reaktion antiphlogistische Therapie, Calcium oral
Kinetose	Antiemetika, Sedativa (z. B. Dimenhydrinat, Promethazin)
Kniegelenkschmerzen	Ausschluss einer Baker-Zyste und einer Kniegelenksverletzung (Kreuzband, Seitenbänder, Meniskus, Patella), Schonung, Manschette, Analgesie, Thermographie-Diagnostik
Knochenbruch geschlossen	Schmerzmittel, Ruhigstellung auf Schiene oder Vakuum-Schiene, Diagnosestellung von Fraktur, Fissur, Kontusion, Distorsion und Hämatom. Kontrolle von Sensibilität, Motilität und Durchblutung, kurzfristig Vorstellung an Land
Knochenbruch offen	Blutstillung venös durch Tamponade, arteriell Miniklemme anlegen, parallel dazu Schmerzmittel i. v. Infusion, Antibiose, Wundreinigung, Verband und Ruhigstellung auf Schiene oder Vakuum-Schiene, Diagnosestellung von Fraktur, Fissur, Kontusion, Distorsion und Hämatom. Kontrolle von Sensibilität, Motilität und Durchblutung, kurzfristige Vorstellung an Land

Erkrankung	Sofortmaßnahme
Kopfschmerzen	Ausschluss von Akuterkrankungen (Schädel-Hirn-Trauma, Meningitis, Schlaganfall, Hirnblutung etc.), sonst symptomatische Therapie z. B. mit Analgetika (Metamizol)
Lebensmittelvergiftung	Überprüfung Vitalparameter, i. v. Flüssigkeit, ggf. Magensonde legen, ggf. Schmerzmittel i. v., Überwachung
Leistenbruch eingeklemmt	Repositionsversuch, warmes Bad, Schmerzmittelgabe i. v., bei nicht reponierbarem Bruch, schnelle Vorstellung in der Klinik an Land
Lendenwirbelsäulen-Schmerzen	Röntgen zum Ausschluss einer Fraktur, bei Bestätigung absolute Ruhiglagerung und schnellstmögliche klinische Weiterbehandlung, Heparin. Ausschluss eines Bandscheibenprolapses durch Reflexüberprüfung (siehe Kapitel Knieverletzungen). Bei Prolapshinweis Lagerungsbehandlung und i. v. Schmerztherapie, Thermographie-Diagnostik
Lippenherpes	Antivirale Salbe: Aciclovir
Lungenentzündung	Röntgenuntersuchung, Inhalieren, Mukolytikum, Ambroxol, Antibiose, ggf. Sauerstoffgabe, enge Kontrolle
Magenschlauch legen	Vor dem Magenschlauchlegen: Anästhesin Rachenspray verwenden
Magen-Schleimhaut-Entzündung	Säureblockade durch PPI oder H_2-Blocker (Omeprazol), ggf. Sedativa, Beruhigung und Schonkost
Mandelentzündung/ Tonsilitis	Je nach Schwere Antibiotika oral oder i. v., Herzklappen prüfen (Endocarditis?), Thermographie-Diagnostik
Münze verschluckt	Ultraschall-Kontrolle, bei festsitzender Münze nach 2 bis 3 Tagen Klinik aufsuchen (Gastroskopie)
Nabelentzündung	Lokale Desinfektion, oral oder i. v. Gabe von Antibiotikum, bei permanenter Sekretion Klinik aufsuchen
Nase verlegt	Fremdkörper ausschließen, abschwellende Therapie
Nasenbluten	Schaumstoff-Tampon Größe 1, ggf. getränkt mit Adrenalin (Off-Label-Use), Nasenflügel komprimieren, ggf. Vorstellung HNO
Nierenstein	U-Status, Ultraschall, Analgesie i. v.
Obstipation	Abführmittel, Darmreinigung durch Klistier, gesteigerte Flüssigkeitszufuhr, Vermeidung von „obstipierender" Ernährung
Ohnmacht	Überprüfung Vitalparameter, ggf. Sauerstoff über Maske, EKG, Blutzucker, Synkope ausschließen, Defibrillator
Ohr-Eiterung	Orale Antibiose, lokal antibiotische Lösung, z. B. Augentropen
Paronychie	Eiterblase eröffnen, Feuchtverbände mit 3 %-NaCl oder Kamillenbäder, Ruhigstellung
Piercing-Infektion	Piercing entfernen, lokale Antibiose
Priapismus	Positiv inotrope Lösung, z. B. Etilefrin-HCL

Tab. 21.1: Fortsetzung.

Erkrankung	Sofortmaßnahme
Quallen- oder Seeigel-Verletzung	Sofortmaßnahme: Abspülen mit Meerwasser oder Essig. Nie mit Süßwasser oder Alkohol spülen! Abschaben der Haut z. B. mit einer Kredit- oder Plastikkarte, nicht mit Textilien verreiben. So kann überschüssiges Gift von der Haut entfernt werden. Danach Therapie mit entzündungs- und allergiehemmenden Medikamenten
Reflux	Protonenpumpen-Hemmer oder H_2-Blocker, abends Kopf höher lagern
Schädel-Hirn-Trauma	Ausschluss einer Schädelfraktur durch MR oder Röntgen, Kontrolle der Bewusstseinslage, der Pupillen und des Reflexstatus. Bei persistierender Benommenheit / beginnender Bewusstlosigkeit dringend in Klinik verlegen, um ischämische Hirnschädigungen zu vermeiden
Schlaganfall	Überprüfung der Vitalparameter, Blutdruck-, Blutzucker und EKG-Überwachung, venöser Zugang, Gabe von Heparin i. v., zeitnah in Stoke Unit an Land. Thrombolytische Therapie erst nach CCT
Schmerzen	Analgesie nach WHO Stufe I bis III, je nach Indikation. Cave: Magen, Niere, Obstipation? Diclofenac-Na
Schmerzen sehr stark	Acetylsalicylsäure und Codein
Schnittverletzung	Wundreinigung mit H_2O oder NaCl, Prüfen von Sensibilität und Motorik, Klammerpflaster oder Hautnaht, Verband, Schmerzmittel oral, Tetanus prüfen
Schulterschmerzen	Fraktur- und Luxationsausschluss durch Röntgen, bei Sehnen- und Muskelläsion Ruhigstellung, Schmerz-Therapie und abschwellende Maßnahmen. Sonst Physiotherapie
Schwindel	Kreislaufkontrolle, EKG. Bei anhaltenden Schwindel über Tage zunächst symptomatische Therapie. Ggf. Kontrolle an Land durch Neurologen, Ophthalmologen oder HNO-Arzt
Sehstörungen	Visusprüfung, Augenhintergrund, Kreislaufkontrolle, EKG. Bei Opticus-Neuritis Notfall-Ausschiffung an Land. Sonst zunächst symptomatische Therapie und Kontrolle durch Neurologen, Augenarzt an Land.
Singultus	Symptomatische Therapie, Nifedipin
Sonnenallergie, -brand	Antiphlogistika, ggf. Calcium-Gabe und Kortikoide, Vermeidung direkter Sonnenexposition
Sonnenstich	Calcium-Gabe, i. v. Flüssigkeit, kühl und dunkel überwachen, symptomatische Therapie gegen Kopfschmerzen und Übelkeit
Soor-Beläge an Körperöffnungen	Lokal: z. B. Nystatin-Salbe, Immunstaus prüfen (Vorsorge?)
Sprunggelenk-Schmerzen	Ausschluss einer Knöchelfraktur (Röntgen, MR, Ultraschall) oder einer Bandverletzung im Sprunggelenk, Ruhigstellung, Schmerztherapie, abschwellende Maßnahmen, ggf. Manschette, Gehhilfen, Heparin

Erkrankung	Sofortmaßnahme
Tachycardie	EKG, Antiarrhythmikum nach Leitlinien (z. B. Betablocker, Amiodaron, Verapamil, Adrekar)
Tetanie	Meist Hyperventilation, Calcium i. v. langsam applizieren, beruhigen, ggf. Ca. und Phosphat im Serum bestimmen (Hypercalcämie?)
Thrombose	O_2- und D-Dimere prüfen, Schmerztherapie, Voll-Heparinisierung s. c. oder i. v., abschwellende Maßnahmen, ggf. O2-Gabe, Ausschiffung planen, Thermographie-Diagnostik
Thrombophlebitis	O_2- und D-Dimere prüfen, Schmerztherapie, Voll-Heparinisierung s. c., ggf. Antibiose, Bewegung
Tinnitus	Beruhigungsmittel, Infusion mit Corticoiden, Durchblutungsmittel
Trommelfell-Perforation	Schmerzmittel i. v., Antibiotikum oral oder i. v., Antibiotische Lösung ins Ohr
Tabletten-Überdosierung	Lidocain-Spray in den Nasen-Rachenraum, Rücksprache mit Giftnotruf-Zentrale, Intensiv-Überwachung, Ausschiffung planen
Urininkontinenz	Vorlage, U-Status, ggf. blockierender Blasenkatheter, Auffangbeutel
Verbrennung, Verbrühung	Sofort Umschläge mit Wasser und Kochsalzlösung, z. B. Sulfadiazin Salbe, ggf. i. v. Antibiose, Kontrolle
Vorhaut im Reißverschluß (Kinder)	Loslösen der Vorhaut durch Schließen des Reißverschlusses an der Hose. Reißverschluß nicht zurückziehen.
Wunden	Wundpflege, antibiotische Salbe, Heilsalbe
Zahnschmerzen	Analgetica, Mundspülungen mit Antiseptica, ggf. Antibiose. Bei Abszess eröffnen, spülen, ggf. Vorstellung beim Zahnarzt an Land
Zehennagel eingewachsen	Schmerztherapie, Fußbäder in antiseptischer Lösung, lokal antibiotische Salbe, ggf. i. v.-Antibiose, Ruhigstellung in einer Schiene, bei Abszess-Blase Eröffnen und Verbände mit 3 %-Kochsalzlösung, Nagelkorrektur-Spange anlegen

C. Kraneis, J. von Fallois, G. H. Willital
21.1 Bordapotheke

Die Zusammenstellung einer Bordapotheke wird durch das Gesetzblatt BAnz AT 14.10.2015 B2 international geregelt. Danach sind die Medikamentengruppen, -Mengen und Wirkstoffe beschrieben, die auf einem Schiff in Abhängigkeit von der beförderten Personenzahl und dem Fahrtgebiet mitzuführen sind. Darüber hinaus obliegt es jeder Reederei selbst, zusätzliche Produkte, Geräte oder Instrumente an Bord zu führen, die im Sinne der Gesundheit von Passagieren und Mannschaften sinnvoll sind. Daher sei hier nur eine begrenzte Übersicht ohne den Anspruch der Vollzähligkeit dargestellt (Tab. 21.2).

Da eine namentliche Nennung von Medikamenten aufgrund gesetzlicher Regelungen bei Publikationen nicht gestattet ist, finden Sie eine Auswahl von Medikamenten in der „Roten Liste". Hinweis: Suchen Sie am Anfang der „Roten Liste 2016" (Seite 255), in der dort verzeichneten Übersicht von 88 Hauptgruppen die von Ihnen gewünschte Anwendung heraus. Sie finden dann dazu eine entsprechende Zahl (188). Unter dieser Nummer finden Sie dann alle Medikamente, die für eine bestimmte Erkrankung in Frage kommen (Name, Firma, Wirkstoff, Dosierung, Nebenwirkungen, Preis).

Tab. 21.2: Bordapotheke Übersicht.

Anwendung wofür, gegen, Indikation	Wirkstoff, chemische Bezeichnung
Angina pectoris	Nitroglycerin, Terbutalin
Antiallergikum	Calcium Gluconat
Antiarrhythmikum	Amiodaron
Asthma bronchiale	Orciprenalin, Terbutalin
Augenentzündung	Kanamycin
Bluthochdruck	Candesartan, Losartan, Bisoprolol, Urapidil
Blutzucker zu hoch	Insulin
Blutzucker zu niedrig	Glucose
Durchfallmittel	Loperamid, Sacharomyces boulardi
Elektrolytersatz	Elektrolyt-Lösung
Entwässerung	Furosemid, Torasemid
Fieber	Paracetamol
Hautallergien	Dimetinden
Hautinfektion	Neomycinsulfat, Fuzidinsäure
Herpes zoster	Aciclovir, Brivudin

Anwendung wofür, gegen, Indikation	Wirkstoff, chemische Bezeichnung
Herzinfarkt-Prophylaxe	Acetylsalicylsäure, Phenprocumouron
Herzkreislaufmittel	Mg-, Ca-Hydrogenasparat
Herzrhythmusstörung	Atropinsulfat
Infusion bei Schock, Hypovolämie	Natriumchlorid
Kaliummangel, Ileus	Kaliumhydrogen-Carbonat
Kontrastmittel, Abführmittel	Amidotrizoesäure
Laryngospasmus	Succametonium
Lokalanästhetikum	Mepivacain, Lidocain
Lokalanästhesie	Lidocain
Muskelschmerzen, Wadenkrämpfe	Magnesiumcitrat
Ohrenentzündung, Schnupfen	Xylometazolin
Pylorospasmus, akuter Krampfanfall	Diazepam
Reizhusten	Codein
Schleimlöser	Ambroxol
Schmerzen	Tramadolol
Schmerzen, Koliken	N-Butyl-Scopalamin
Schmerzmittel, Entzündungshemmer	Ibuprofen, Diclofenac, Novaminsulfon
Schock, Allergie, Asthma bronchiale	Prednisolon
Sedativum	Midazolam, Disoprofol
Sodbrennen, Antazidum	Omeprazol, Magnesium Algedrat
Soor	Nystatin
Sphinkter-Achalasie, Verstopfung, Muskelkrämpfe – Bein, Arm	Calcium Glukonat, Magnesium Citrat
Thromboseprophylaxe	Enoxaparin, Phenprocumouron
Übelkeit, Erbrechen	Dimenhydrinat, Metoclopramid
Verbrennungen, Verbrühung	Sulfadiazin
Verstopfung	Macrogol

Empfehlungen (G. H. Willital, C. und J. Kraneis) zur Diagnosestellung an Bord sind: Stethoskop, Blutdruckmeßgerät, Blutzuckermeßgerät, perkutanes Sauerstoffmessgerät, Teststreifen für Blut- und Urinuntersuchungen, EKG-Gerät mit Auswertung, Lungenfunktionsgerät mit Auswertung, Ultraschallgerät mit Prüfköpfen 3,5 Mhz und über 10 Mhz, flexibles Endoskop für Pharynx und Speiseröhre (Fremdkörper und Blutung), flexibles Endoskop für Rektum und Sigma (Blutungen), KTP-Laser zur Blutstillung bei Hautgefäßblutungen, Thermokamera, um Entzündungen am Kopf, am Hals, am Brustkorb, am Bauch und an den Extremitäten perkutan feststellen zu können.

Hinweise zur Homöopathie-Bordapotheke: Bei Akuterkrankungen und daraus resultierenden Sofortmaßnahmen fragen ca. 30 % der Reisenden nach homöopathischen Wirkstoffen. Die folgende Zusammenstellung gibt eine Übersicht über die 10 häufigsten Symptome/Erkrankungen auf Schiffsreisen, bei denen eine Nachfrage nach Homöopathie-Wirkstoffen gestellt werden kann:

– Angina: Nux vomica
– Astma bronchiale: Aconitum
– Bauchkoliken: Argentum nitricum
– Brechdurchfall: Arsenicum album
– Erbrechen: Okoubaka
– Fieber: Oscillo-coccinum
– Hordeolum: Belladonna
– Quallen: Urtica urens
– Sonnenbrand: Aconitum
– Zahnschmerzen: Belladonna

21.2 Literatur

Kohlfahl M. Medizin auf See. DSV Verlag, 2014
Ottomann Ch, Seidenstücker KH. Maritime Medizin. Springer Verlag, 2015
Willital GH, Lehmann RR, Meier C-M, Schaarschmid K. Chirurgie im Kindesalter.
    Spitta Verlag, 2000

G. H. Willital, C. und J. Kraneis

22 Ärztliche Sofortmaßnahmen bei Flugreisen

Aufgrund der Zunahme von Flugreisen, insbesondere mit Kindern, haben wir eine Umfrage bei 500 Eltern, die mit ihren Kindern kurz vor ihrem Rückflug aus dem Ausland nach Münster unterwegs waren, durchgeführt. Dabei haben wir Auskünfte über kinderspezifisches Verhalten, über die kindliche Versorgung an Bord und die Möglichkeiten des Bordpersonals im Zusammenhang mit Kindern als Flugreisende gesammelt. Dies wurde 2005 auf einem Symposium am Flughafen Münster-Osnabrück, unter Leitung von Univ.-Prof. Willital und Mitarbeitern und der Lufthansa mit weiteren Fluggesellschaften besprochen und dokumentiert zur späteren Realisation. Daraus haben wir dann zusammen mit Kinderärzten, Internisten und Anästhesisten eine Übersichtsliste über ärztliche Sofortmaßnahmen sowohl bei Kindern, als auch bei Erwachsenen, zusammengestellt.

1. Wundversorgungsset: 2 chirurgische Pinzetten, unterschiedliche Skalpelle (15er-Skalpell, Stichskalpell, normales Skalpell, 2 anatomische Pinzetten, 1 Gefäßpinzette, 2 Gefäßklämmchen, 1 gebogene Klemme (Overholt), 2 scharfe Häkchen, 2 Wundspreizer, 1 Diathermiegerät, 2 Nadelhalter, 2 Metzenbaum-Scheren, atraumatisches Nahtmaterial 3/0, 4/0, 0 resorbierbar und nicht resorbierbar;
2. Binden: elastische Binden in unterschiedlicher Breite, Kunststoffbinden, die in mehreren Lagen zu einer stabilen Schiene, nach entsprechender Anfeuchtung geformt werden können, pneumatische Schiene, Rucksackverband, Mullbinden sollen insbesondere bei Kindern nicht verwendet werden, da diese zu Strangulationen und zu einer Gewebeischämie führen können;
3. Infusionsbesteck: Stauschlauch oder Blutdruckmanschette, Butterflynadeln, Pflaster normal und antiallergisch;
4. Beatmungsmaske, Beatmungsbeutel, Güdeltubus, Intubationsbesteck, Beatmungsgerät/Sauerstoff-Flasche, Absauggerät, Defibrillator;
5. Infusionslösungen: Basiselektrolytlösung, Elektrolytlösung mit Kohlehydraten, Elektrolytlösungen kaliumfrei, Kaliumersatzlösung, Glucoselösung, Azedoselösung, Aminosäurelösung ohne Zusätze, Osmotherapielösung und Volumenersatzlösung;
6. Medikamente: Schmerzmittel, Herzinfarktmittel, Lungenemboliemittel, Insulin, Glucoselösung, krampflösendes Mittel, Sedativa, Antibiotika, Calcium-Ampullen.

22.1 Literatur

Siedenburg J. Moderne Flugmedizin. Handbuch für Ärzte. Gentner Verlag, 2015

Stüben U. Taschenbuch Flugmedizin und ärztliche Hilfe an Bord. Medizinisch Wissenschaftliche Verlagsgesellschaft 2007

Willital GH, Mittag J. Digital Atlas of Pediatric Surgery, Vol. I. Amazon Kindle Direct Publishing, ASIN: B0161EFG16, 2015

DOI 10.1515/9783110283624-022

Sachregister

www.ingramcontent.com/pod-product-compliance
Lightning Source LLC
Chambersburg PA
CBHW061925190326
41458CB00009B/2661